Ein Prinzip – drei Leistungen

herzentlastend

blutdrucksenkend

ödemabbauend

Dytide® H

bekannt für seine kaliumbewahrende Diurese

Verhandlungen der
Deutschen Gesellschaft für innere Medizin

90. Kongreß, 29. April bis 3. Mai 1984, Wiesbaden

Teil I

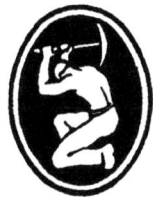

Verhandlungen der
Deutschen Gesellschaft für innere Medizin

Herausgegeben von dem ständigen Schriftführer K. Miehlke

90. Kongreß
Gehalten zu Wiesbaden vom 29. April bis 3. Mai 1984

Mit 774 Abbildungen und 454 Tabellen

Teil I

Referate zu folgenden Hauptthemen: Neue Infektionskrankheiten und neue Aspekte bei Infektionskrankheiten; Die Hypertonie als ständige Herausforderung unserer Zeit; Die Endokarditis als interdisziplinäres Problem; Die Vielgestaltigkeit der Virushepatitis

Podiumsgespräche zu folgenden Themen: Einsatz von Antibiotika in der Praxis; Neue Aspekte in Diagnostik und Therapie von Herzrhythmusstörungen; Therapie der Herzinsuffizienz heute

Symposien zu folgenden Themen: Mikrozirkulation in der klinischen Medizin; Therapie der Ösophagusvarizenblutung; Neue nichtinvasive Verfahren zur Beurteilung von Herz- und Gefäßkrankheiten; Pathogenitätsfaktoren und Abwehrmechanismen bei Infektionskrankheiten; Hypothalmische und gastrointestinale Neuropeptide und Neurotransmitter; Ergebnisse der Psychotherapieforschung bei psychosomatischen Erkrankungen

Freie Vorträge zu folgenden Themen: Angiologie; Diabetes; Endokrinologie; Gastroenterologie; Hämatologie; Hämostaseologie; Hepatologie; Hypertonie; Infektionskrankheiten; Kardiologie; Klinische Immunologie; Klinische Pharmakologie; Nephrologie; Onkologie; Pankreaserkrankungen; Psychosomatik; Pneumologie; Rheumatologie; Stoffwechsel

Teil II

Poster zu folgenden Themen: Angiologie; Diabetes; Endokrinologie; Gastroenterologie; Hämatologie; Hämostaseologie; Hepatologie; Hypertonie; Infektionskrankheiten; Kardiologie; Klinische Immunologie; Klinische Pharmakologie; Nephrologie; Onkologie; Pankreaserkrankungen; Psychosomatik; Pneumologie; Rheumatologie; Statistik; Stoffwechsel

Springer-Verlag Berlin Heidelberg GmbH 1984

Professor Dr. Klaus Miehlke
Humboldtstr. 14
D-6200 Wiesbaden

Das Inhaltsverzeichnis der Verhandlungen der Deutschen Gesellschaft für innere Medizin, 90. Kongreß, Teil I und II *ist in Teil I enthalten* (Seite V−XXXVI)!

ISBN 978-3-8070-0342-9   ISBN 978-3-642-85457-6 (eBook)
DOI 10.1007/978-3-642-85457-6

Library of Congress Catalog Card Number 73-19036.

Verantwortlich für den Anzeigenteil:
E. Lückermann, H. Hüttig, Kurfürstendamm 237, D-1000 Berlin 15
2382/3321-543210

Inhaltsverzeichnis

Teil I

Neue Infektionskrankheiten und neue Aspekte bei Infektionskrankheiten

Erworbenes Immundefektsyndrom (AIDS)

Herpesvirusinfektionen

Toxisches Schocksyndrom

Die Hypertonie als ständige Herausforderung unserer Zeit

Die Endokarditis als interdisziplinäres Problem

Die Vielgestaltigkeit der Virushepatitis

1. Podiumsgespräch

Einsatz von Antibiotika in der Praxis

2. Podiumsgespräch

Neue Aspekte in Diagnostik und Therapie von Herzrhythmusstörungen

3. Podiumsgespräch

Therapie der Herzinsuffizienz heute

Symposium A

Mikrozirkulation in der klinischen Medizin

Symposium B

Therapie der Ösophagusvarizenblutung

Symposium C

Neue nichtinvasive Verfahren zur Beurteilung von Herz- und Gefäßkrankheiten

Symposium D

Pathogenitätsfaktoren und Abwehrmechanismen bei Infektionskrankheiten

Symposium E

Hypothalamische und gastrointestinale Neuropeptide und Neurotransmitter

Symposium F

Ergebnisse der Psychotherapieforschung bei psychosomatischen Erkrankungen

Freie Vorträge

Angiologie

Diabetes I

Diabetes II

Endokrinologie I

Endokrinologie II

Endokrinologie III

Gastroenterologie I

Gastroenterologie II

Gastroenterologie III

Gastroenterologie IV

Hämatologie I

Hämatologie II

Hämostaseologie

Hepatologie I

Hepatologie II

Hepatologie III

Hepatologie IV

Hypertonie I

Hypertonie II

Hypertonie III

Infektionskrankheiten I

Infektionskrankheiten II

XVI

Kardiologie II

Kardiologie III

Kardiologie IV

Kardiologie V

Klinische Immunologie

Klinische Pharmakologie I

Klinische Pharmakologie II

Nephrologie I

Nephrologie II

Nephrologie III

Onkologie I

Onkologie II

Pankreaserkrankungen

Psychosomatik

Pneumologie I

Pneumologie II

Rheumatologie

Stoffwechsel I

Stoffwechsel II

Stoffwechsel III

Teil II

Postersession I

Endokrinologie

Pankreaserkrankungen

Hämatologie

Onkologie

Nephrologie 1

Postersession II

Nephrologie 2

Kardiologie

XXVII

Postersession III

Diabetes

Hepatologie

Klinische Immunologie

Postersession IV

Gastroenterologie

Stoffwechsel

Postersession V

Hypertonie

Statistik

Psychosomatik

Angiologie

Hämostaseologie

Rheumatologie

Postersession VI

Infektionskrankheiten

Klinische Pharmakologie

Pneumologie

Anhang 1939

Vorsitzender

1984—1985   Prof. Dr. med. *F. Anschütz* — Darmstadt

Vorstand

1984—1985   Prof. Dr. med. *F. Anschütz* — Darmstadt
Prof. Dr. med. *W. Siegenthaler* — Zürich
Prof. Dr. med. *N. Zöllner* — München
Prof. Dr. med. Dres. h. c. *E. F. Pfeiffer* — Ulm
Prof. Dr. med. *K. Miehlke* — Wiesbaden
Prof. Dr. med. *H. Schmidt* — Wiesbaden

Vorstand

1983—1984   Prof. Dr. med. *W. Siegenthaler* — Zürich
Prof. Dr. med. *H. J. Dengler* — Bonn
Prof. Dr. med. *F. Anschütz* — Darmstadt
Prof. Dr. med. *N. Zöllner* — München
Prof. Dr. med. *B. Schlegel* — Wiesbaden
Prof. Dr. med. *K. Miehlke* — Wiesbaden

Ehrenmitglieder

1984   Prof. Dr. med. *H. Begemann* — München
Dr. med. *F. W. Fischer* — Bonn

Korrespondierende Mitglieder

1984   Prof. Dr. med. *G. G. Jackson* — Chicago
Prof. Dr. med. Dres. h. c. *E. H. Kass* — Boston
Prof. Dr. med. *H. C. Neu* — New York

Ständige Schriftführer

1961—1984   Prof. Dr. med. *B. Schlegel* — Wiesbaden
ab 1984   Prof. Dr. med. *K. Miehlke* — Wiesbaden

Kassenführer

1967—1984   Prof. Dr. med. *K. Miehlke* — Wiesbaden
ab 1984   Prof. Dr. med. *H. Schmidt* — Wiesbaden

Mitglieder des Ausschusses

1984—1985   Prof. Dr. med. *E. Deutsch* — Wien
Prof. Dr. med. *G. Riecker* — München
Prof. Dr. med. *H. Losse* — Münster
Prof. Dr. med. *H. Gillmann* — Ludwigshafen
Prof. Dr. med. *J. Schirmeister* — Karlsruhe
Prof. Dr. med. *F. Krück* — Bonn
Prof. Dr. med. *U. Gottstein* — Frankfurt
Prof. Dr. med. *G. Schütterle* — Gießen
Dr. med. *H.-J. Frank-Schmidt* — Ludwigshafen
Prof. Dr. med. *K. Kochsiek* — Würzburg
Prof. Dr. med. *G. Geyer* — Wien
Prof. Dr. med. *P. C. Scriba* — Lübeck
Prof. Dr. med. *K. Schöffling* — Frankfurt

Prof. Dr. med. *P. G. Scheurlen* − Homburg/Saar
Prof. Dr. med. *E. Wetzels* − Rosenheim
Prof. Dr. med. *U. C. Dubach* − Basel
Prof. Dr. med. *W. Wilmanns* − München
Prof. Dr. med. *M. Classen* − Frankfurt
Prof. Dr. med. *G. Paumgartner* − München
Prof. Dr. med. *H. Löffler* − Kiel
Prof. Dr. med. *H. Goebell* − Essen
Prof. Dr. med. *K. Federlin* − Gießen
Prof. Dr. med. *W. T. Ulmer* − Bochum
Prof. Dr. med. *H. Greten* − Hamburg
Prof. Dr. med. *H. Schliack* − Hannover

Begrüßungsworte des Vorsitzenden

Siegenthaler, W., Zürich

Frau Minister,
Herr Staatssekretär,
verehrte Gäste,
liebe Kolleginnen und Kollegen,
meine Damen und Herren!

Ich möchte Sie alle recht herzlich zur Eröffnungssitzung der 90. Tagung der Deutschen Gesellschaft für Innere Medizin *begrüßen* und meiner Freude Ausdruck geben, daß Sie so zahlreich erschienen sind.

Persönlich begrüßen möchte ich als Vertreter des *Bundes:*
Herrn Dr. *A. Probst*, Parlamentarischer Staatssekretär des Bundesministeriums für Forschung und Technologie in Vertretung des Bundesministers für Forschung und Technologie Dr. *Riesenhuber*
Herrn Ministerialdirektor Prof. Dr. *M. Steinbach* vom Bundesministerium für Jugend, Familie und Gesundheit
Herrn Generaloberstabsarzt Dr. *Linde*, Inspekteur des Sanitäts- und Gesundheitswesens
Herrn Oberbürgermeister a. D. *Rudi Schmitt*, Mitglied des Bundestags
Frau *Hannelore Rönsch*, Mitglied des Bundestags.

Das *Land* Hessen ist vertreten durch:
Herrn Ministerialrat Dr. *Th. Zickgraf* vom hessischen Sozial und Arbeitsministerium.

Aus einem *anderen Bundesland* freue ich mich ganz besonders begrüßen zu können:
Frau Dr. *Scheurlen*, Minister für Arbeit, Gesundheit und Sozialordnung des Saarlandes.

Die *Stadt Wiesbaden* ist vertreten durch:
Herrn Dr. *H.-J. Jentsch*, Oberbürgermeister der Stadt Wiesbaden
Herrn Stadtrat und Gesundheitsdezernent *Joachim Exner*
Herrn Stadtkämmerer *Dietrich Oedekoven*
Herrn Stadtverordnetenvorsteher *Kurt Lonquich*

Ich begrüße die *Präsidenten anderer Gesellschaften*, so:
Herrn Dr. *K. Vilmar*, Präsident der Bundesärztekammer und des Deutschen Ärztetages
Herrn Dr. *W. Bechtoldt*, Präsident der Landesärztekammer Hessen
Herrn Dr. *H.-J. Frank-Schmidt*, Präsident des Berufsverbandes Deutscher Internisten,
dem ich auch bei dieser Gelegenheit zum 25jährigen Jubiläum des BDI die herzlichen Glückwünsche unserer Gesellschaft übermitteln möchte.
Herrn Prof. Dr. *L. Koslowski*, Präsident der Deutschen Gesellschaft für Chirurgie
Herrn Prof. Dr. *G. Oehlert*, Präsident der Deutschen Gesellschaft für Gynäkologie und Geburtshilfe
Herrn Prof. Dr. *F. Nager*, Präsident der Schweizerischen Gesellschaft für Innere Medizin

Ich begrüße, zahlreiche *weitere Gäste*, so:

Herrn Prof. *A. Schreiber*, Prodekan der Medizinischen Fakultät der Universität Zürich

Herrn Direktor *P. Stiefel*, Verwaltungsdirektor des Zürcher Universitätsspitals

Vertreter der Deutschen Forschungsgemeinschaft, der Jung-Stiftung für Wissenschaft, der Paul Martini-Stiftung und der Boehringer-Ingelheim-Stiftung

Unsere verehrten Ehrenmitglieder und korrespondierenden Mitglieder

Bei dieser Gelegenheit möchte ich zwei Ehrenmitglieder unserer Gesellschaft, Herrn Prof. *H. E. Bock* und Herrn Prof. *G. Kuschinsky*, zu ihrem kürzlich vollendeten 80. Geburtstag herzlich gratulieren und unserer Freude über Ihre Anwesenheit Ausdruck geben.

Ich begrüße nicht weniger herzlich alle *Referenten*, *Moderatoren* und *Teilnehmer*, insbesondere diejenigen, die *aus dem Ausland* nach Wiesbaden gekommen sind und insgesamt 20 Länder repräsentieren.

Eine besondere Freude ist es mir, dieses Jahr wieder eine *DDR-Delegation* bei uns begrüßen zu können. Sie steht unter der Leitung von Herrn Prof. Dr. *H. Heine*, Direktor des Zentralinstituts für Herz- und Kreislaufforschung der Akademie der Wissenschaften der DDR. Weitere Mitglieder sind Prof. *Berndt*, Prof. *Brüschke*, Frau Dozent Dr. *Baumgarten* und Prof. *Seige*, der derzeitige Präsident der Internationalen Gesellschaft für Innere Medizin. Mit ihnen begrüßen möchte ich auch die beiden DDR-Ehrenmitglieder unserer Gesellschaft, Prof. *Hollmann* und Prof. *Sundermann*.

Danken möchte ich schließlich:

dem *Sekretariat in Wiesbaden*, ganz besonders Frau *R. Maerkel*, die jahraus-jahrein sich in hervorragender Weise für die Belange unserer Gesellschaft einsetzt.

Prof. *Miehlke*, dem Kassenführer, und Prof. *Schlegel*, für den dies der letzte Kongreß als Sekretär unserer Gesellschaft sein wird. Er hat seit 1960 während 25 Jahren unserer Gesellschaft gedient. Dafür hat ihm die Gesellschaft im vergangenen Jahr die Ehrenmitgliedschaft verliehen. Am heutigen Tage bleibt mir deshalb nur, Ihnen nochmals zu danken und Ihnen für die Zukunft alles Gute zu wünschen.

Den Zürich Strings (*Orchester*) unter Leitung von Herrn *Frank Gassmann* für die musikalische Begleitung.

den *Mitarbeitern* meiner Klinik, vor allem aber Herrn Dr. *J. Steurer* sowie meiner Direktionssekretärin, Frau *U. Wampfler,* und schließlich *meiner Frau*, die mir bei der Vorbereitung mit Rat und Tat zur Seite stand.

Einleitung

Zum vierten Male in der Geschichte der Deutschen Gesellschaft für Innere Medizin ist es einem Schweizer vergönnt, ihrer Gesellschaft vorzustehen. Nach der ersten Tagung im Jahre 1882 kam diese Ehre 1893 dem Basler *Hans Immermann*, 1927 dem Zürcher *Otto Nägeli*, 1950 dem Berner *Walter Frey* zu und in diesem Jahre habe ich die Ehre, die 90. Tagung der Deutschen Gesellschaft für Innere Medizin zu präsidieren. Ich möchte mich dafür herzlich bedanken, zeigt diese Tatsache doch, daß die Gesellschaft über 100 Jahre hinweg ihre Großzügigkeit und Weltoffenheit bewahrt hat. Sie zeigt aber auch, daß die Wissenschaft vor Grenzen nicht mehr Halt macht. Das gilt auch für die Probleme der Medizin, die weltweit ähnlich sind. In diesem Sinne möchte ich auch mit meiner Eröffnungsansprache „*Die Medizin im Spannungsfeld der Umwelt*" Fragen aufgreifen, die mir für unsere Zukunft allgemein von grundsätzlicher Bedeutung erscheinen.

Erlauben Sie mir zuerst einige *Ausführungen zum wissenschaftlichen Programm* unserer Tagung. Es gliedert sich in die Hauptthemen, Podiumsgespräche, Symposien, freie Vorträge und Poster. Die Durchsicht des Programms mag den Eindruck eines gewissen schweizerischen Übergewichts ergeben. Ich kann Ihnen aber versichern, daß unter Berücksichtigung

XL

sämtlicher Arbeiten des Kongresses das Verhältnis von nationalen und internationalen Beiträgen gegenüber früher keine Änderung erfahren hat.

Hauptthemen und Podiumsgespräche sollen in erster Linie wissenschaftlich gesicherte und praktisch relevante Daten vermitteln. *Symposien, freie Vorträge* und *Poster* sind vor allem Spiegelbild der wissenschaftlichen Tätigkeit in Kliniken und Instituten.

Durch die zusätzliche Schaffung von Möglichkeiten für die Ausstellung von *Postern* hoffe ich, die jungen wissenschaftlich aktiven Leute vermehrt in den Rahmen des Mutterkongresses der Inneren Medizin zu integrieren. Die große Zahl von angemeldeten Arbeiten zeigt, daß das Bedürfnis dazu bei jungen Wissenschaftlern auch vorhanden ist. Leider mußten auch in diesem Jahr etwa 30% der eingereichten Arbeiten abgelehnt werden. Allen, die mir bei dieser nicht leichten Selektion geholfen haben, möchte ich dafür danken.

Danken möchte ich aber auch allen Vorsitzenden und Referenten, die sich im Sommer 1983 für die *Vorbesprechung* von Hauptthemen, Podiumsgesprächen und Symposien die Zeit genommen haben nach Zürich zu kommen. Sie haben damit eine Abstimmung der Themen ermöglicht, die den Teilnehmern während dieser Tagung zugute kommen sollte.

Grußworte

Es werden nun Grußworte an Sie richten:

Herr Dr. *A. Probst*, parlamentarischer Staatssekretär im Bundesministerium für Forschung und Technik

Herr Dr. *H.-J. Jentsch*, Oberbürgermeister der Stadt Wiesbaden

Tod von Mitgliedern

Im vergangenen Jahr hat unsere Gesellschaft wieder eine Reihe von Mitgliedern durch den Tod verloren. Ich möchte Ihnen die uns bekanntgewordenen Namen in alphabetischer Reihenfolge verlesen:

Prof. Dr. med. et phil. *Gustav Bodechtel*, München

Dr. med. *Hans Hermann Börger*, Radolfszell/Bodensee

Prof. Dr. med. *Heinrich Böttner*, Mülheim/Ruhr

Prof. Dr. med. *Hans von Braunbehrens*, Ebenhausen/Isartal

Dr. med. *Fritz Brecke*, Freiburg/Breisgau

Dr. med. *Paul Denck*, Stendal

Dr. med. *Reinhard Gahl*, Berlin

Prof. Dr. med. *Hans Greuel*, Meerbusch

Dr. med. *Hans Hartleben*, Freiburg/Breisgau

Dr. med. *Artur Haun*, Oberhausen

Dr. med. *Karl Hauptmann*, Fürth/Bayern

Dr. med. *Josef Heddäus*, Frankfurt am Main

Prof. Dr. med. *Franz Hertle*, Bad Ems

Dr. med. *Friedrich Jahn*, Schmalkalden/Thüringen

Dr. med. *Walter August Jüngst*, Mücke/Oberhessen

Dr. med. *Joachim Kämmerer*, Erfurt

Dr. med. *Jobst Kiessling*, Brackenheim

Dr. med. *Jochen Kießling*, Horn Bad-Meinberg

Dr. med. *Hans Friedrich Kramer*, Friedberg-Ockstadt

Dr. med. *Jürg Krauß*, Bad Eilsen

MR Prof. Dr. med. *Karl Krug*, Halle/Saale

Dr. med. *Eckart Kühle*, Hamburg

Prof. Dr. med. *Joachim Kühnau* sen., Hamburg

Dr. med. *Fritz Laessing*, Cuxhaven

Prof. Dr. med. habil. *Carl Mumme*, Hamburg
Prof. Dr. med. habil. *Rudolf Pannhorst*, Berlin
Prof. Dr. med. et Dr. phil. nat. *Kurt Plötner*, Freiburg/Breisgau
Dr. med. *Heinz Posthofen*, Bad Krozingen
Frau Dr. med. *Imogen Riemann*, Goslar
Dr. med. *Hanns Röhlinger*, Jena
Dr. med. *Hugo Rüdiger*, Siegen
Dr. med. et phil. *Helmut Schenk*, Remscheid
Dr. med. *Manfred Schierge*, Karl-Marx-Stadt
Dr. med. *Hermann Schilling*, Gotha
Frau Dr. med. *Anette Schmitt*, Neunkirchen
Dr. med. *Wolfram Scholich*, Meerbusch
Prof. Dr. med. *Otto Schrappe*, Würzburg
Prof. Dr. med. *Helmut Schubothe*, Freiburg/Breisgau
Dr. med. *Alfred Störmer*, München
Dr. med. *Reinhard Strube*, Bremen
Prof. Dr. med. *Ulrich Wetzel*, Eschwege
Gestatten Sie mir, daß ich zweier Verstorbener besonders gedenke.

Prof. Gustav Bodechtel

Am 10. Juli 1983 verstarb unser Ehrenmitglied *Prof. Dr. med. Gustav Bodechtel* 84jährig in München, wo er von 1953 bis 1969 Ordinarius der Inneren Medizin und Direktor der II. Medizinischen Universitätsklinik war. Nach dem Studium in Erlangen erhielt er die entscheidenden Impulse für seinen weiteren Werdegang am damals bedeutendsten Zentrum der Hirnforschung, am Neuropathologischen Institut der Deutschen Forschungsanstalt für Psychiatrie in München bei Prof. Spielmeyer, später an der Medizinischen Universitätsklinik Erlangen bei Prof. L. R. Müller sowie an der Neurologischen Universitätsklinik Hamburg-Eppendorf bei Prof. Pette. 1940 wurde Prof. Bodechtel auf den 2. Lehrstuhl für Innere Medizin an der Medizinischen Akademie Düsseldorf berufen, ehe ihn sein Weg 1953 als Nachfolger Gustav v. Bergmanns nach München führte.

Das *wissenschaftliche Lebenswerk* ist charakterisiert durch die gemeinsame Betrachtung und Erforschung der Erkrankungen des Nervensystems und der inneren Organe, vor allem von Kreislauf und Stoffwechsel. Diese Synopsis läßt sich wie ein roter Faden durch alle seine Arbeiten, Handbuchbeiträge und Lehrbücher verfolgen und bestimmte auch den Wiesbadener Internistenkongreß unter seinem Vorsitz im Jahr 1966. So ist es nicht erstaunlich, daß unter seinen Schülern sowohl Lehrstuhlinhaber für Innere Medizin wie für Neurologie zu finden sind. Gustav Bodechtel, seit 1941 Mitglied unserer Gesellschaft, wurde 1968 zum Ehrenmitglied ernannt.

Seiner Münchener Klinik blieb er auch nach seiner *Emeritierung* mit seiner großen Erfahrung und in bewundernswerter Aktivität bis nach seinem 82. Geburtstag in dem von ihm gegründeten Friedrich-Baur-Institut zur Erforschung entzündlicher Nervenkrankheiten eng verbunden. Die deutsche Medizin verliert mit ihm einen großen Kliniker, einen viel gesuchten Arzt und einen begeisternden akademischen Lehrer, der mit der integrierenden Kraft seiner Persönlichkeit das Gesamtgebiet der Inneren Medizin und Neurologie umfassend vertreten hat.

Es mag etwas ungewöhnlich sein, wenn ich in diesem Zusammenhang auch auf den Tod eines Chirurgen eingehe, der die Innere Medizin der Bundesrepublik Deutschland jedoch wesentlich beeinflußt hat.

Prof. Rudolf Zenker

Prof. Dr. med. Dr. h.c. Rudolf Zenker, em. Ordinarius für Chirurgie an der Universität München, verstarb am 18. Januar 1984 kurz vor Vollendung seines 81. Lebensjahres in München.

Rudolf Zenker wurde am 24. Februar 1903 in München geboren, habilitierte sich 1937 in Heidelberg und übernahm hier 1942 die kommissarische Leitung der Chirurgischen Universitätsklinik und 1943 die Leitung der Chirurgischen Abteilung der Städtischen Krankenanstalten in Mannheim. 1951 nahm er den Ruf der Universität Marburg an und wechselte 1958 als Ordinarius für Chirurgie und Direktor der Chirurgischen Universitätsklinik nach München, zusammen mit seinen Mitarbeitern Klinner und Sebening. Professor Zenker beschäftigte sich seit 1955 mit Fragen und Problemen des extrakorporalen Kreislaufes und führte 1958 die erste erfolgreiche Operation mit Hilfe der Herz-Lungen-Maschine und 1969 die erste Herztransplantation in der Bundesrepublik durch. Zenker war Ehrendoktor der Universität Saloniki. 1980 erhielt er von der Deutschen Gesellschaft für Chirurgie die Ernst-v. Bergmann-Medaille in Gold und anläßlich des 83. Deutschen Ärztetages wurde er in Berlin mit der Paracelsus-Medaille der deutschen Ärzteschaft ausgezeichnet.

Ich möchte Sie bitten, sich zu Ehren der Verstorbenen zu erheben. Ich danke Ihnen.

Theodor-Frerichs-Preis 1984

Es ist das Privileg des Vorsitzenden Ihrer Gesellschaft, jeweils den Frerichs-Preis der Deutschen Gesellschaft für Innere Medizin übergeben zu dürfen.

Die Kommission, bestehend aus den Herren Kochsiek, Paumgartner und Scriba, schlägt nach Zustimmung von Vorstand und Ausschuß vor, aus sieben eingereichten Arbeiten die Arbeit mit dem Kennwort VHDL 041250 und 3245 mit dem Frerichs-Preis auszuzeichnen.

Es handelt sich um die Herren Dr. med. *Eberhard Windler* und Dr. med. *Wolfgang Daerr*, Medizinische Kernklinik und Poliklinik der Universität Hamburg, Martinistr. 52, 2000 Hamburg 20, und die Arbeit:

Ein neues Lipoprotein sehr hoher Dichte
Isolierung aus Rattenserum, Charakterisierung und Metabolismus.

Ich möchte Ihnen im Namen der Deutschen Gesellschaft für Innere Medizin zum Frerichs-Preis 1984 herzlich gratulieren.

Laudatio

In den Industrienationen sind atheromatöse Gefäßveränderungen die häufigste Todesursache. Neben der primären und sekundären Prävention der Hyperlipoproteinämie stehen Maßnahmen zur Regression der Atherosklerose im Mittelpunkt aktueller klinisch-therapeutischer Forschung.

In der vorliegenden Arbeit wird ein neues Lipoprotein sehr hoher Dichte vorgestellt, das bei der Ratte isoliert worden ist, und das für den HDL-gebundenen hepatischen Lipoproteinabbau beim Menschen Modellfunktionen haben könnte.

In einer klaren Versuchsplanung wurde mit Methoden von hohem internationalen Standard dieses very high density-Lipoprotein isoliert und charakterisiert. Kinetische und metabolische Aspekte lassen Rückschlüsse auf die biologische Bedeutung dieser Lipoproteinfraktion zu. In methodisch schwierigen, aber sehr sorgfältigen Untersuchungen wurde dieses neue Lipoprotein gegenüber Artefakten abgesichert.

Der Befund, daß diese Apolipoprotein-E-reichen Partikel zum zentripetalen Cholesterintransport entscheidend beitragen, stellt eine außerordentlich wertvolle Erkenntnis dar.

Obwohl die Übertragbarkeit dieser tierexperimentellen Befunde auf die menschlichen Verhältnisse noch nicht gesichert ist, handelt es sich um eine Arbeit von hoher Aktualität, Originalität und experimenteller Qualität.

Ich übergebe Ihnen hiermit Urkunde und Preis und wünsche Ihnen für Ihre weitere wissenschaftliche Tätigkeit viel Erfolg.

Die Medizin im Spannungsfeld der Umwelt

Siegenthaler, W. (Zürich)

Eröffnungsansprache

Meine sehr verehrten Gäste,
liebe Kolleginnen und Kollegen,

Otto Nägeli, einer meiner Vorgänger auf dem Zürcher Lehrstuhl für Innere Medizin, begann seine Eröffnungsrede dieses Kongresses im Jahre 1927 folgendermaßen: „Es ist der hohe Vorzug dieser Stelle, deren Würde Sie mir übertragen haben, daß aus dem Gesamtgebiete der Medizin in Lehre und Forschung darauf hingewiesen werden darf, wo etwas zu ändern und zu verbessern ist. Daß das in der Medizin immer nötig sein wird, daß immer Kritik und Verbesserungen eingreifen müssen, darüber brauche ich keine weiteren Worte zu verlieren. Ein jeder wird nun hier über das reden, was seinem Herzen am nächsten liegt und was ihn am meisten bewegt und berührt."

Das möchte ich mit meinen heutigen Ausführungen zum Thema „*Die Medizin im Spannungsfeld der Umwelt*" auch tun. Die Spannung, ein Begriff aus der Physik, symbolisiert das Kräftefeld zwischen zwei sich gegenseitig anziehenden oder abstoßenden Polen. Spannung bezeichnet auch eine Diskrepanz zwischen Erwartung und Erfüllung.

Den Begriff der Umwelt habe ich nicht gewählt, um etwa heutigen Tendenzen nachzueifern. Er findet sich bereits in den Schriften von Hippokrates, der der Umwelt ein großes Kapitel gewidmet hat. Das entsprechende Kapitel befaßt sich vor allem mit dem Einfluß von Lüften, Gewässern und Örtlichkeiten auf die Gesundheit des Menschen. Ich möchte diesen Begriff jedoch weiter fassen und Probleme besprechen, die heute die Medizin aus einem viel komplexeren Umweltfeld betreffen.

Unsere *Umwelt* besteht heute außer den Kranken insbesondere auch aus den Gesunden, also den potentiellen Konsumenten, den Politikern, der pharmazeutischen Industrie, der technischen Industrie, den Versicherungsträgern und den Verwaltungen aller Art, aber auch einer Ärzteschaft mit verschiedenartigen Interessen. Zusammen mit den Medien äußern sich alle zu aktuellen Fragen der Medizin. Es scheint mir deshalb gerechtfertigt, daß wir uns auch von dieser Stelle aus mit unserer Umwelt und ihren Fragen oder Vorwürfen ernsthaft auseinandersetzen. Es sind nicht Fragen, die die Bundesrepublik Deutschland, Österreich oder die Schweiz allein betreffen, es sind Fragen, die heute weltweit vor allem in industrialisierten Ländern mit einem hohen medizinischen Standard zur Diskussion stehen.

Die letzten 30 Jahre haben uns medizinische Fortschritte gebracht, wie sie die Welt bislang nicht erlebt hat. Trotz dieser Tatsache wird die *Kritik an der Medizin* immer lauter. Sie richtet sich unter anderem gegen die organbezogene Beurteilung des Menschen, also gegen zuviel Spezialisierung, gegen zuviel Technologie und damit gegen zu viele Untersuchungen, gegen zu viele Medikamente, gegen mangelnde Zeit für das Gespräch zwischen Arzt und Patient und damit gegen mangelnde Humanität. Die riesigen Kosten im Gesundheitswesen werfen zudem die Frage nach Aufwand und Nutzen, nach optimaler und maximaler, wünschbarer und machbarer Medizin bzw. nach den Grenzen der Medizin auf.

Die Kritik an der Medizin ist allerdings nicht nur eine Erscheinung der heutigen Zeit. Schon J. W. Goethe schrieb in seinem Drama „Die Aufgeregten": „Der Arzt kuriert Dir eine Krankheit weg, die andere herbei, und Du kannst nie wissen, ob er Dir genutzt oder geschadet hat." Noch pointierter formulierte F. Nietzsche seine Kritik mit den Worten: „Man müßte für seinen Arzt geboren sein, sonst gehe man an ihm zugrunde."

Die uns bedrängenden *Fragen* sind heute so imminent geworden, daß wir uns mit ihnen ernsthaft auseinandersetzen müssen. Als akademische Lehrer haben wir die Pflicht, auf Kritik einzugehen, wenn unser Auftrag nicht die gewünschten Auswirkungen hat. Andernfalls verlieren wir die großartige Möglichkeit, unser Gesundheitssystem entscheidend mitzugestalten. Wir sollten Kritik jedoch nicht nur beachten, sondern auch abwehren, wenn sie unberechtigt ist.

Wenn ich versuche, auf die erwähnten kritischen Fragen einzugehen, dann hoffe ich, aus einer vielfältigen Tätigkeit heraus Voraussetzungen für eine einigermaßen differenzierte Analyse aufzubringen. Zum besseren Verständnis meiner folgenden Ausführungen mag es nützlich sein zu wissen, daß ich mich dem Liberalismus auch im ärztlichen Bereich verpflichtet fühle, allerdings mit der Einschränkung, daß bei der ausgesprochen sozialen Aufgabe unseres Berufes Hingabe nicht mit Business verwechselt werden darf.

Die Spezialisierung in der Medizin

Ich möchte zunächst die Frage der *Spezialisierung* gerade in der Inneren Medizin zum Anlaß nehmen, um auf den Vorwurf der Überspezialisierung bzw. Züchtung von Organspezialisten einzugehen. Mit dieser Frage haben sich bereits viele meiner Vorgänger auseinandergesetzt, ja sie hat schon Theodor Frerichs beim 1. Kongreß unserer Gesellschaft beschäftigt. Die Frage nach der Einheit der Inneren Medizin hat jetzt aber einen Stellenwert erreicht, der nicht emotional, sondern rational analysiert werden muß.

Wenn ich über die letzten 30 Jahre seit meinem Staatsexamen *Rückschau* halte, dann besteht kein Zweifel, daß Entwicklungen erfolgt sind, die die Medizin entscheidend verändert haben. Ich erinnere in der Kardiologie an Herzkatheterismus, Echokardiographie und Herzchirurgie, in der Gastroenterologie an Endoskopie und Ultraschalldiagnostik, in der Nephrologie an die verschiedenen Dialyseverfahren und die Transplantationschirurgie, bei den Infektionskrankheiten an die immensen diagnostischen und therapeutischen Möglichkeiten und die Entdeckung neuer Krankheiten, in der Angiologie an Ultraschalltechnik und perkutane transluminale Dilatationsverfahren in den verschiedensten Gebieten, in der Onkologie an früher unbekannte therapeutische Möglichkeiten und auch in allen anderen Gebieten der Inneren Medizin an einen riesigen Zuwachs an neuen Erkenntnissen. Sie alle sind vorwiegend durch die *Spezialisierung* möglich geworden, woraus auch die große Bedeutung der Spezialisten klar erkennbar ist. Es ist zweifellos so, daß die beachtlichen technischen Fortschritte und der damit verbundene enorme Zuwachs an wissenschaftlicher Information wichtige Gründe für die zunehmende Spezialisierung sind. Damit wird die Spezialisierung aber gleichzeitig auch mit der Technik in enge Beziehung gebracht.

Die *moderne technische Medizin* ist averbal und hat zweifellos einen Rückgang des Arztes vom Patienten zur Folge, so daß Humanität zum Teil durch Technik verdrängt wird. So hat denn bis zu einem gewissen Grade ein Funktionswandel des Arztes vom Priester zum Techniker stattgefunden. Die Medizin schöpft dabei wohl alle technischen Möglichkeiten aus, orientiert sich aber immer weniger am Kranken und verleiht damit der Krankheit im Sinne einer naturwissenschaftlich definierbaren Fehlregulation eine eigene Existenz und eine eigene Dynamik, ohne dabei den Menschen in seiner Gesamtheit zu erfassen. Was wir deshalb brauchen, ist nicht eine neue Medizin, sondern ein neues Menschenbild. Es geht dabei nicht um ein Zurück hinter den naturwissenschaftlich-technischen Fortschritt, sondern es geht um die Integrierung dieses Fortschrittes in ein umfassendes Konzept einer integralen Heilkunde. Um dieses gewünschte Ziel zu erreichen, muß nach Heinrich Schipperges ein Paradigmawechsel von der Heiltechnik zur Heilkunde stattfinden. Die Medizin muß sich bewußt sein, daß sie sich in ihrer Tätigkeit nicht als reine Naturwissenschaft definieren kann, sondern zur Erfassung des ganzen Menschen ihre Wurzeln auch in geisteswissenschaftlichen Denk- und Erkenntnistheorien hat. Jaspers äußerte sich dazu wie folgt: „Die Medizin stützt sich auf zwei Pfeiler, den der Wissenschaft und den der Humanität als die Ehrfurcht vor den Menschen. Wissenschaft und Humanität sind keine Konträre, sie bedingen einander, denn die Unwissenschaftlichkeit ist der Boden der Inhumanität." Treffend hat auch Goethe erklärt, daß die Materie nie ohne Geist und der Geist nie ohne Materie sein kann.

Durch die enormen *Fortschritte* in der naturwissenschaftlich-technischen Medizin der letzten Jahrzehnte werden Krankheiten heute zweifellos besser erkannt und behandelt. Zudem wird aber auch der Glaube genährt, Gesundheit sei zu einer unbegrenzt machbaren, herstellbaren, beherrschbaren und berechenbaren Sache geworden. Viel seltener wird dagegen die Frage aufgeworfen, ob alles was machbar ist, auch verantwortbar und bezahlbar ist, wobei die Medizin mit ihrem Mythos der Machbarkeit keineswegs allein dasteht. H. E. Richter meint dazu: „Die Illusion von allzeit herstellbarem Fortschritt und ungeduldige Überansprüchlichkeit haben die Medizin in einen Zugzwang gesetzt, in eine Schachpartie, die nicht zu gewinnen ist."

Die enorme Entwicklung der Inneren Medizin war nur möglich durch einen großzügigen *Ausbau der verschiedenen Spezialitäten.* Sie hat aber auch dazu geführt, daß große und wichtige Spezialitäten unseres Faches, die durchaus die Bedeutung von Ophthalmologie, Otorhinolaryngologie usw. aufweisen, eine Eigenständigkeit gesucht haben und zum Teil noch suchen. Hier liegen die Verhältnisse aber doch grundsätzlich anders. Der Ohrenkranke hat meist keine weiteren Organmanifestationen. Beim Herzkranken sind dagegen oft Lungen, Leber, Nieren usw. mitbetroffen, weshalb der Patient nicht primär einer organspezifischen, sondern einer allgemeininternistischen Betreuung bedarf. Es zeigt sich deshalb auch in unserem Sprachraum immer mehr, daß die internmedizinischen Spezialitäten in ihrem Nutzen für die Patienten nur innerhalb der Inneren Medizin zur vollen Entfaltung kommen, aber auch die Innere Medizin sich nur mit den Spezialisten weiterentwickeln kann. Die Innere Medizin kann beispielsweise nicht ohne Kardiologie und die Kardiologie nicht ohne Innere Medizin funktionieren. Deshalb sind Wege zu suchen, die beiden Anliegen gerecht werden. Dazu sind auch verschiedene Modelle entwickelt worden. Immer aber hat sich gezeigt, daß eine Einheit nur dann zum Tragen kommt, wenn sie das gesamte Spektrum der Inneren Medizin in ihre Arbeit miteinbezieht.

Heute ist eingetreten, was vor über 100 Jahren Jakob Burckhardt beim Räsonieren über den Fortschritt sagte: „Selbst die Steigerung der intellektuellen Entwicklung läßt sich bezweifeln, weil mit fortschreitender Kultur die Arbeitsfähigkeit und das Bewußtsein des Einzelnen sich immer mehr verengen könnte." Wir haben das *Gleichgewicht zwischen Generalistentum und Spezialistentum* verloren. Dieses Dilemma unseres Jahrhunderts kommentierte der Romanist E. R. Curtius folgendermaßen: „Spezialismus ohne Universalismus ist blind und Universalismus ohne Spezialismus eine Seifenblase." Wie finden wir zur richtigen Mitte? Die Quantität an Einzelwissen und an Information hat derart zugenommen, daß sie von einem Einzelnen gar nicht mehr überblickbar und sinnvoll reproduzierbar ist. Dies gilt in der Inneren Medizin nicht nur für die Generalisten, sondern auch schon für die Spezialisten, indem ein Gastroenterologe beispielsweise Immunologe, Endokrinologe, Membrantransportspezialist oder Experte der fiberoptischen Endoskopie sein kann.

Diese Entwicklung gilt bereits auch für andere Spezialitäten, so daß die Aufsplitterung nicht nur die Innere Medizin, sondern bereits deren Spezialitäten erfaßt. Damit verbunden ist eine *Fragmentation der ärztlichen Betreuung*, die durch eine verminderte Beziehung zwischen Ärzten und Patienten gekennzeichnet ist. Es ist ein Wechsel eingetreten von einem System, das mehr als 70% Hausärzte aufwies, zu einem System, das nun beinahe 70% Spezialisten zeigt. In einer solchen Struktur sehen die Patienten selten nur einen Spezialisten, sondern werden oft von Spezialist zu Spezialist weitergereicht. Daraus resultiert, daß *ein* für die Koordination und die gesamte medizinische Betreuung verantwortlicher Arzt fehlt.

In dieser Phase müssen wir eine *Standortbestimmung* vornehmen, die sich in erster Linie an unserer Aufgabe zu orientieren hat. Diese besteht darin Ärzte auszubilden, die in der Lage sind, unsere Bevölkerung internmedizinisch gut zu betreuen. Wenn man davon ausgeht, daß internmedizinische Probleme etwa 70% der ärztlichen Praxis ausmachen, und daß der Internist bei etwa 80% der Patienten allein durch Anamnese und Untersuchung eine Diagnose stellen kann, dann muß man als Konsequenz die Zahl der Spezialisten zugunsten der Generalisten reduzieren.

Es steht außer Zweifel, daß vor allem unsere *universitären Institutionen* insbesondere im Bereich der Forschung, aber auch für die Betreuung von Patienten mit komplizierten diagnostischen und therapeutischen Problemen auf Spezialisten angewiesen sind. Wenn diese jedoch nicht in die gesamte Innere Medizin einbezogen sind, dann ergibt sich bei jeder Spezialität gezwungenermaßen eine vor allem organbezogene Medizin, eine Tendenz, die auch in Schwerpunktkliniken zu erkennen ist.

Im Rahmen dieser spezialistischen Einengung wird nicht nur einseitiges Behandeln von Krankheiten gefördert, sondern auch eine breitbasige, die gesamte Medizin überblickende *Ausbildung* von Studenten und *Weiterbildung* von Ärzten erschwert. Dies begünstigt die Weiterbildung zum Spezialisten, der wieder Spezialisten nach sich zieht. Da zudem an unseren Fakultäten die akademische Laufbahn für Internisten, die sich mehr der breiten klinischen Arbeit zuwenden möchten, fast unmöglich wird, weil wissenschaftliche Tätigkeit eigentlich nur in einer Spezialität erbracht werden kann, wird die Tendenz zur Spezialisierung noch weiter gefördert. So befinden sich unser ärztlicher Nachwuchs und wir alle in einem Dilemma zwischen spezialistischer Ambition einerseits und den Erfordernissen der allgemeinen klinischen Tätigkeit andererseits. Diese Problematik läßt sich unterdessen auch an größeren extrauniversitären Krankenhäusern erkennen.

Nach einer Phase der Emanzipation der Spezialitäten der Inneren Medizin ist zweifellos eine gewisse Ernüchterung eingetreten. So sehr in größeren Zentren die Bedeutung und Notwendigkeit von Spezialisten nicht zur Diskussion steht, so sehr brauchen wir heute mehr denn je Internisten oder Generalisten, die den Überblick in der Breite behalten. Sie sind in der Praxis für die Primärversorgung unserer Bevölkerung, im kleineren und mittleren Krankenhaus für die Mehrzahl internistischer Probleme und im Großbetrieb für die Integration der Spezialitäten entscheidend. Fragen nicht nur der Patientenbetreuung, sondern auch der Ausbildung und Weiterbildung sowie der Ökonomie sprechen eindeutig für eine derartige Entwicklung. Daneben ist eine feste Symbiose zwischen Internisten und Spezialisten anzustreben. Sie erfordert jedoch eine Bereitschaft von beiden Seiten, wobei sich die Schwerpunkte an praktischen Realitäten zu orientieren haben. Nur in einer *integrierten Inneren Medizin* werden wir uns dem Vorwurf der Organspezialisation und dem Zerfall der Inneren Medizin entziehen können. Dazu bedarf es aber in universitären Institutionen auch einer ausgleichenden Förderung aller Spezialitäten, wobei der Rahmen durch gegebene Möglichkeiten gesetzt wird.

Die von den Vereinigten Staaten übernommene und notwendige Spezialisierung darf bei uns aus all den erwähnten Gründen nicht den Grad erreichen, der dort heute sogar die Schaffung von „general internal medicine divisions" oder von Kernkliniken bzw. von „outpatient departments" oder Polikliniken neben den Spezialitäten notwendig macht. Es erscheint deshalb unverständlich, daß auch im deutschsprachigen Raum trotz besserem Wissen über das Bedürfnis von *universitären allgemeinen Kernkliniken und universitären allgemeinen Polikliniken* diskutiert wird, obwohl sie in der Inneren Medizin ausgerechnet diejenigen Institutionen verkörpern, die Studenten, Assistenten und Oberärzten das vermitteln, was sie später vor allem benötigen. Wenn diese Erkenntnis nicht selbstverständlich ist, dann müssen sich Ministerien, Universitäten und Fakultäten wohl fragen, wie sie die breiten Bedürfnisse unserer Bevölkerung in Zukunft noch abdecken wollen.

Die *praktizierende Ärzteschaft*, die den Universitäten bezüglich Ausbildung ebenfalls zuviel Spezialistentum vorwirft, sollte sich nicht gleichzeitig auch gegen allgemeine universitäre Polikliniken auflehnen, wenn sie glaubwürdig bleiben will. Ich habe dabei bewußt nicht von Spezialambulanzen oder nichtuniversitären Ambulanzen gesprochen, bei denen andere Voraussetzungen vorliegen.

L

Die bisherige Entwicklung zeigt, daß insbesondere unsere medizinischen Fakultäten in Zukunft *Mitarbeiter mit verschiedenen Talenten* brauchen, die gleichgestellt je nachdem mehr als Internisten oder Spezialisten bzw. als Ärzte, Lehrer oder Wissenschafter funktionieren, die aber integriert an der gemeinsamen Aufgabe zusammenarbeiten sollten. Dadurch wird es möglich sein, Patientenbetreuung, Lehre und Forschung auf hohem Niveau zu halten.

Es ist interessant, daß in letzter Zeit ausgerechnet aus dem *angloamerikanischen Sprachraum* von Vorbildern auch unserer Spezialisten, so z. B. von E. Braunwald, R. Petersdorf, A. Leaf und auch von A. Relman, dem langjährigen Editor des New England Journal of Medicine, bemerkenswerte und sehr ähnliche Äußerungen in dieser Hinsicht zu vernehmen sind. Der Vorbehalt gegenüber einer weitgehenden Spezialisierung ist heute auch von dort zu hören, von wo die Entwicklung zu uns gekommen ist. Für uns heißt dies, daß wir wieder vermehrt auf die Bedürfnisse unserer Bevölkerung Rücksicht nehmen müssen. Die Patienten brauchen zunächst ihren Internisten, der zugleich auch ihr Hausarzt sein kann. Wir müssen deshalb alle Anstrengungen darauf ausrichten, für diese Bedürfnisse vor allem Internisten oder Generalisten und weniger Spezialisten weiterzubilden. Dies kann jedoch nur in integrierten intermedizinischen Kliniken geschehen.

In diese Richtung zielt auch der Vorschlag von S. Peart, der im Lancet neuestens ernsthaft die Wiedergeburt des „professors of medicine" oder des früheren Klinikchefs mit seinen integrierenden Aufgaben fordert. Im Gegensatz zur europäischen Medizin wurde die Stellung des Chairman oder des Klinikchefs in den Vereinigten Staaten von Amerika trotz der sehr weitgehenden Spezialisierung immer beibehalten, weshalb zumindest eine Verselbständigung von Spezialitäten nicht eingetreten ist.

Spezialisten müssen demzufolge bestehende *Fachrichtungen bereichern und nicht aufspalten.* Da der Fortschritt von heute oft die Routine von morgen ist, besteht kein Zweifel, daß wir uns auf dem Weg des medizinisch-naturwissenschaftlichen Fortschritts weiterbewegen werden. Wir sollten aber gerade im Jahre Orwells vermeiden, daß keiner mehr vor dem Können des andern sicher ist.

Mein wesentliches *Anliegen für den diesjährigen Internistenkongreß* besteht aus den geschilderten Gründen denn auch darin, die Innere Medizin in ihrer gesamten Breite darzustellen. Ich habe deshalb auch versucht, die Spezialgebiete unseres Faches möglichst umfassend zu berücksichtigen und hier in integrierter Umgebung zu präsentieren.

Die Kosten in der Medizin

Ein weiteres bedeutendes Spannungsfeld der heutigen Medizin sind die *Kosten* im Gesundheitswesen. Mit der breiten Entwicklung der Medizin sind durch die Möglichkeiten auch Bedürfnisse entstanden, deren Befriedigung eine enorme Kostensteigerung mit sich brachte. Dabei ist jedoch nicht zu übersehen, daß die Kosten multifaktoriell bedingt sind und unverhältnismäßig zugenommen haben. Anfang des 20. Jahrhunderts gab man kaum mehr als 1% des damals erheblich kleineren Sozialproduktes für die Gesundheit aus. In der Bundesrepublik wurden 1960 daraus 4,5%, 1970 6,4%, 1978 9,2% und 1983 10%. Bei Fortdauer dieses exponentiellen Wachstums würde im Jahr 2019 das gesamte Sozialprodukt durch Ausgaben für die Gesundheit ausgeschöpft. Die Verhältnisse in der Schweiz sind vergleichbar.

Es stellt sich heute deshalb grundsätzlich die Frage, ob und wie lange wir diese Medizin weiterhin *finanzieren* können. Dabei ist es sicher schwierig, eine genaue Prozentzahl des Sozialproduktes, die für die Gesundheit aufgewendet werden kann, zu postulieren. Einerseits darf man die Medizin mit den vielen intangiblen Werten nicht nur vom ökonomischen Standpunkt aus betrachten, andererseits werden weitere Fortschritte aber auch zunehmende Kosten hervorrufen. Jede Gesellschaft wird sich deshalb überlegen, wieviel sie für ihr Gesundheitswesen ausgeben will. Man kann nicht nur den Fortschritt begrüßen, ihn aber nicht bezahlen wollen.

Wenn man die ähnliche *Struktur der Gesundheitskosten* in den industrialisierten Ländern Europas untersucht, so zeigt sich, daß beispielsweise 1983 in der Schweiz 51% für

Spitalmedizin, 19,8% für ambulante Betreuung, 14% für Arzneimittel und 15,2% für Verwaltungskosten ausgegeben wurden. Ein Vergleich dieser Zahlen mit denen vor 30 Jahren zeigt, daß sich insbesondere die Ausgaben für die Spitäler prozentual enorm erhöht haben, daß aber auch in der freien Praxis eine deutliche Zunahme der Kosten zu verzeichnen ist. Dabei kommt sowohl im Krankenhaus als auch in der freien Praxis bei der Kostensteigerung der zunehmenden Verordnung medizinischer Leistungen ohne Zweifel eine wichtige Rolle zu. Diese Situation birgt die Gefahr der Überarztung in sich, woraus auch viele Kritiken der Gesellschaft an der Medizin resultieren. Es stellt sich deshalb die Frage, wie es zu dieser veränderten Situation kommen konnte.

Kosten und Ärztezahl

Wenn man bedenkt, daß in der Schweiz jährlich 900 und in der Bundesrepublik 10 000 Ärzte *approbiert* werden, dann wird man sich nicht wundern, daß die Schweiz mit einem Arzt auf 392 Einwohner bezüglich Ärztedichte gar an der Weltspitze steht, gefolgt von der Bundesrepublik und Österreich mit einem Arzt auf 442 Einwohner und den USA mit einem Arzt auf 476 Einwohner. Dabei ist zu bedenken, daß vom erwähnten Einwohneranteil pro Arzt nur ein kleiner Teil krank ist.

Wie auch sonst bekannt, zeigt eine interessante Studie einer schweizerischen Krankenkasse über die Beziehung der *Ärztezahl zu den Gesundheitskosten*, daß sich in einer untersuchten Region bei einer Erhöhung der Zahl der Ärzte um 45,5% und praktisch konstanter Bevölkerung die Gesamtkosten für die Krankenkassen um 90,8% erhöht haben, während in der gleichen Zeit die Kosten für die einzelnen medizinischen Leistungen lediglich um 19,2% gestiegen sind. Mit diesen Zahlen wird offensichtlich, daß ein *größeres Angebot an medizinischen Dienstleistungen* für diese überproportionale Kostensteigerung wesentlich mitverantwortlich ist.

Die vom Arzt mitbeeinflußte Kostensteigerung ist insbesondere durch einen *größeren Behandlungsaufwand* mit entsprechenden technischen Untersuchungen und Laboruntersuchungen bedingt. Schölmerich zeigte beispielsweise, daß eine akute Appendicitis vor 20 Jahren mit fünf Laboruntersuchungen, 1978 aber mit bis zu 30 Laboruntersuchungen einherging, ohne daß erkennbare Einflüsse auf die damals wie heute guten statistischen Ergebnisse der Operation bekannt sind.

Solange Ärzte im Verhältnis zu Patienten in ausgewogener Zahl vorhanden waren, wurden den Patienten schon aus zeitlichen Gründen nur die notwendigen Dienste angeboten. Eine wichtige Bedeutung für die Kostensteigerung kommt heute auch der zunehmenden *Spezialisierung* und damit der Zunahme von Spezialisten mit einem breiten Leistungsangebot zu. Demgegenüber konnten die Ärzte früher nicht viel mehr als Anamnese, Untersuchung und Beratung (beaucoup de bonnes paroles) anbieten. Mit der Ärzteschwemme macht sich jedoch eine gegenteilige Entwicklung bemerkbar, so daß insbesondere die Zahl der Ärzte an der heutigen Kostensituation eine wichtige Rolle spielt.

Der *Staat* muß deshalb auch erkennen, daß er durch die riesige Zahl von Ärzten, die er jährlich ausbildet, für diese Entwicklung maßgebend verantwortlich ist. Im Gegensatz zu anderen Berufen werden die ärztlichen Leistungen weitgehend von Versicherungsträgern übernommen und damit auch von unserer Gesellschaft getragen. Die großen staatlichen Investitionen ins Medizinstudium kurbeln somit die Kosten im Gesundheitswesen ganz wesentlich an. Man wird deshalb nicht darum herumkommen, sich im Rahmen sämtlicher Sparüberlegungen auch über die Zahl der auszubildenden Ärzte ernsthafte Gedanken zu machen. Die Abschaffung des Lateinstudiums hat die Schleusen zum Arztberuf wesentlich geöffnet und den Ärzteüberfluß in noch ausgesprochenerem Maße zum Ausdruck einer verfehlten Hochschulpolitik werden lassen. Es ist unsinnig, das Pferd am Schwanz aufzuzäumen, indem man versucht, die Folgen der Ärzteplethora zu beeinflussen, ohne von den Ursachen der ganzen Entwicklung auch nur zu sprechen. Darüber können auch Diskussionen zur Novellierung der Approbationsordnung nicht hinwegtäuschen, da damit auch nur Symptome behandelt werden.

Die mit einer deutlichen Kostensteigerung verbundene Entwicklung der *Technik* betrifft wohl vor allem Kliniken, macht aber auch vor der Praxis des niedergelassenen Arztes nicht Halt. Der Großteil der Ärzte möchte auf die moderne Technologie nicht verzichten, weil er vom Nutzen für seine Patienten überzeugt ist. Durch die Entwicklung, insbesondere auch von nichtinvasiven Methoden, stehen den Ärzten sehr viel mehr diagnostische und therapeutische Möglichkeiten zur Betreuung der Patienten zur Verfügung. Ärzte offerieren nicht mehr länger nur Zeit und Rat, sondern zudem technische Leistungen.

Neue Techniken werden heute *in rascher Folge* mit oft marginalen Verbesserungen *entwickelt*. Da insbesondere auch von seiten der Medien oft ein großer Druck erzeugt wird, sie in der Praxis einzusetzen, hinkt die notwendige Evaluation vor allem auch bezüglich Kosten-Nutzenanalyse oft hinten nach. Es ist offensichtlich einfacher und attraktiver, neue Technologien zu entwickeln und einzuführen als zuerst seriöse, gut kontrollierte klinische Studien über deren Effektivität durchzuführen. In diesem Zusammenhang muß auch auf zahlreiche großangelegte diagnostische und therapeutische Studien hingewiesen werden, die uns immer wieder unterschiedliche Resultate geliefert haben und auch heute nach Jahren noch keine Entscheidungshilfe geben, obwohl entsprechende Konsequenzen bereits vor Jahren gezogen worden sind.

Die *Eskalation technischer Untersuchungen* ist oft nur Ausdruck einer Unsicherheit. Je unerfahrener ein Arzt, desto umfangreicher ist sein diagnostisches Programm. Diese Tatsache erfordert auch einen bestimmten Lern- und Lehrvorgang der medizinischen Wissenschaft. Wissen und Wissensvermittlung bedeutet nicht allein eine Akkumulation von immer mehr Fakten, sondern auch das Erkennen einer veränderten Situation und ein Überbordwerfen obsoleten Wissens. Dazu bedarf es im Unterricht allerdings des Einsatzes von erfahrenen *Lehrerpersönlichkeiten* und nicht von Assistenten, die eben ihre Ausbildung begonnen haben. Das ist mit ein Grund, daß Magistralvorlesungen, sofern sie nicht abgeschafft wurden, auch heute bei den Studenten auf großes Interesse stoßen. Beim Einsatz von Ultraschall, Computertomographie und anderen neueren Großgeräten, wie z. B. NMR (nuclear magnetic resonance), aber auch im Labor müssen zudem der *Ausbildung des Untersuchers* und der differenzierten Indikationsstellung vermehrte Beachtung beigemessen werden. Sonst laufen wir Gefahr, aus falsch interpretierten Befunden Indikationen zu immer weiteren Untersuchungen zu stellen.

In dieser Situation ist es unumgänglich an *Maßnahmen* zu denken, Anamnese, Untersuchung und Beratung besser zu honorieren als technische Leistungen. Dann würde die Medizin auch wieder etwas von ihrer alten Kunst zurückgewinnen. Es erscheint dringend nötig, primäre ärztliche Fähigkeiten wie Denken, Hören, Riechen, Fühlen, Sehen, Intuition und Empathie wieder vermehrt zu fördern. Die Entschädigungen für technische Leistungen sind jedoch heute so viel höher als jene der persönlichen Leistung, daß eine geringe Chance besteht, ohne Änderung der finanziellen Schwerpunkte die eigentliche Hausarzttätigkeit erfolgreich ankurben zu können. Wenn man die technischen Leistungen auf ein notwendiges Maß zurückschrauben will, dann muß man den Anreiz dazu verändern. Dies ist wohl nur über eine Senkung der entsprechenden Entschädigungen möglich. Gleichzeitig ist es aber unabdingbar, daß die Ärzte für ihre ärztliche Grundleistung, d. h. Gespräch und Untersuchung, in vernünftigem Rahmen besser entschädigt werden und nicht nur die Honorierung technischer Leistungen nach unten verändert wird. Dadurch wird auch vermieden, daß die Ärzteschaft immer mehr in ein krämerhaftes Verhalten hineingedrängt wird.

Ich glaube, daß zur Eindämmung der Kosten auch ein Umdenken und verstärkte Anstrengungen zur *Qualitätssicherung* durch die Ärzteschaft notwendig werden, so daß eine ökonomische und damit auch in ihren Kosten kontrollierbare und bezahlbare Medizin unter Erhaltung des heutigen Standards geschaffen werden kann. Der prinzipielle Vorgang, der zu einer rationelleren Medizin führt, ist die kritische Selbstreflexion über diagnostisches Vorgehen und therapeutische Anordnungen.

So hat z. B. Dubach an der Basler MedizinischenPoliklinik gezeigt, was eine *radiologische Untersuchung der Lendenwirbelsäule* bei Kreuzschmerzen bezüglich Diagnose, Therapie und Arbeitsfähigkeit bringt. Das Ergebnis des Vergleichs zweier Gruppen, von denen die eine geröntgt und die andere nicht geröntgt wurde, muß nachdenklich stimmen. Weder die anamnestisch gestellte Diagnose noch das therapeutische Vorgehen wurden durch die röntgenologischen Befunde nennenswert beeinflußt. Einzig die Dauer der Arbeitsunfähigkeit war bei den geröntgten Patienten länger. Die Kosten dagegen waren bei den Patienten mit Röntgenbildern um durchschnittlich 150% höher. Durch gezielte Ausbildung und Weiterbildung konnte in diesem Sektor eine eindeutige Reduktion röntgenologischer Untersuchungen und damit auch der Kosten erreicht werden.

Geht man beispielsweise beim Symptom der *Hypertonie* von den Ergebnissen einer Studie der Zürcher Medizinischen Poliklinik davon aus, daß nur 2–3% der Hypertonien kausal behandelt werden können, dann stellt sich die Frage, inwieweit sich der Aufwand weitergehender diagnostischer Abklärungen im Vergleich zum Nutzen dann noch rechtfertigen läßt. Derartige Untersuchungen zur vermehrten Evaluation diagnostischer und therapeutischer Maßnahmen und zur Entwicklung entsprechender Programme scheint mir in Zukunft beispielsweise eine wichtige Aufgabe universitärer Polikliniken oder anderer geeigneter Institutionen zu sein.

Es bedarf also einer *Strategie der Diagnostik und der Therapie*, nicht einer Anwendung aller möglichen Untersuchungsverfahren und therapeutischen Möglichkeiten. Diese Hinweise sollen keineswegs Anstoß zu diagnostischem und therapeutischem Minimalismus sein, der die Qualität der Medizin gefährden würde, sondern Diagnostik und Therapie müssen durchdacht durchgeführt werden. Diagnostische Möglichkeiten sollten zudem von therapeutischen Konsequenzen gefolgt sein, eine Tatsache, die vor allem dem wenig Erfahrenen Mühe bereitet und zu einer unnötigen Ausschöpfung des medizinischen Angebotes führt.

In diesem Zusammenhang wird man auch um Fragen der *Fortbildung* nicht herumkommen. Persönlich bin ich nicht für obligatorische Fortbildung, die ja individuell sehr unterschiedlich gestaltet sein kann. Trotzdem müssen neue relevante medizinische Erkenntnisse in Zukunft rascher und vermehrt ins Bewußtsein der Ärzte eingehen. Diese beinhalten zusätzlich zu neuen Möglichkeiten durchaus auch Vereinfachungen bisheriger Maßnahmen, wie dies heute beispielsweise bei Diagnostik und Therapie des unkomplizierten Harnwegsinfektes der Fall ist.

Im Rahmen der Kostenentwicklung soll hier noch ein bisher bei uns wenig bekannter *medizinischer Industriekomplex* angesprochen werden. In den letzten 10–15 Jahren ist vor allem in den USA neben öffentlichen Institutionen eine Art von privater Gesundheitsindustrie herangewachsen, die in Form großer Geschäftsketten mit eigenen Spitälern, diagnostischen Laboratorien, Dialysezentren, Befruchtungsfirmen usw. eine große Zahl von Dienstleistungen für Privatpatienten anbietet, die aber auch auf indirektem Weg über die Subventionierung der Krankenkassen durch staatliche Gelder mitfinanziert werden. Wenn Ärzte auch an den Finanzierungskosten derartiger Unternehmen beteiligt sind, kommt es notwendigerweise zu einem Interessenkonflikt. Dadurch wird aber auch die ärztliche Persönlichkeit in ihrer Haltung zum Patienten in Frage gestellt und der ärztliche Beruf in Richtung Geschäft (Business) verändert.

In diesem Zusammenhang muß auch auf die *Überkapazitäten im Bettensektor* aufmerksam gemacht werden, die z. T. unnötige Hospitalisationen bewirken und die Hospitalisationsdauer verlängern. Darüber können auch überdimensionierte Spitalbauten nicht hinwegtäuschen. Unnötige Hospitalisationen sollten einer effizienteren ambulanten Betreuung unter Zuhilfenahme von Institutionen mit entsprechender Infrastruktur weichen. Damit könnte man dem Ziel, so viel ambulant wie möglich, so wenig stationär wie nötig, näher kommen.

Kosten und Arzneimittel

Neben Ärztezahl, Spezialisierung und moderner Technologie spielen auch die *Arzneimittel* bei der Kostensteigerung eine Rolle. Obwohl die Kosten für die Arzneimittel prozentual gegenüber der üblichen Teuerung nicht angestiegen sind, sind jedoch die Ausgaben für Arzneimittel im gesamten angestiegen. Dies hängt einerseits mit einer größeren verabreichten Medikamentenmenge, die z. T. durch die Altersstruktur der Bevölkerung bedingt ist, und andererseits mit modernen teureren Präparaten zusammen. Es ist deshalb verständlich, daß sich insbesondere auch die Kassen überlegen, wie man diese Arzneimittelkosten beeinflussen könnte.

Die *Negativliste* enthält Medikamente einiger Anwendungsgebiete, deren Kostentragung dem einzelnen Patienten finanziell zugemutet wird und fördert das Kostenbewußtsein bei Patienten und Ärzten. Sie berücksichtigt jedoch nicht, daß es gelegentlich schwierig ist, zwischen einer Befindlichkeitsstörung und einer Krankheit zu unterscheiden und die ärztliche Tätigkeit durch bürokratische Maßnahmen eingeschränkt wird.

Eine auch schon diskutierte „*Positivliste*", die dem Arzt die zur Verordnung erlaubten Medikamente auflistet, würde wohl die Bewegungsfreiheit des Arztes stark einschränken, aber nicht sicher mit einer Kosteneinsparung einhergehen.

Die *Transparenzliste* schließlich muß ebenfalls auf Vor- und Nachteile überprüft werden. Die Auflistung und der Preisvergleich sogenannter Synonympräparate sind sicher für die Beurteilung eines Medikamentes ungenügend, da dabei die Verschiedenartigkeiten von Pharmakokinetik, Galenik usw. und damit Hinweise zur *Qualität* vernachlässigt werden. Die sofort offensichtliche Tatsache, daß Nachahmerpräparate billiger sind als Originalpräparate, ist die Hauptinformation dieser auf reinem Preisvergleich basierenden Liste. Trotz der Befürwortung kostensparender Maßnahmen im Arzneimittelsektor muß man sich doch der Ausgaben der forschenden pharmazeutischen Industrie gegenüber den Nachahmerfirmen für die Entwicklung neuer Präparate bewußt sein. Eine verminderte Investition in die Forschung würde gerade in unseren Ländern in diesem hochentwickelten Zweig der Medizin rasch eine unerwünschte Stagnation bringen. In diesem Zusammenhang muß auch den Gegnern von Tierversuchen gesagt werden, daß nicht nur die Medizin, sondern auch die pharmazeutische Industrie bei ihren Innovationen auf den Tierversuch angewiesen ist, um damit den Humanversuch umgehen zu können. Trotzdem sind alle Anstrengungen zu unterstützen, die eine Alternative zum Tierversuch ermöglichen.

Die Medizin ist an einer engen wissenschaftlichen Zusammenarbeit mit der *pharmazeutischen Industrie* interessiert. Diese Beziehung basiert auf einer jahrzehntelangen Tradition. In den letzten Jahren ist offensichtlich im Hinblick auf eine zunehmende Konkurrenzsituation innerhalb der pharmazeutischen Industrie der Verkaufsgedanke stärker in den Vordergrund getreten. Daß dabei auch Auswüchse zu beobachten sind, ist wohl dieser Situation zuzuschreiben. Daneben müssen auch die Ärzte zu vermehrter kritischer Indikationsstellung bei der Verabreichung von Medikamenten aufgerufen werden. Fragen zur Wirksamkeit von Medikamenten und zur Compliance der Patienten müssen unsere tägliche Arbeit noch stärker beeinflussen.

Kosten und Versicherungsträger

Ein anderer wichtiger Punkt bei der Kostensteigerung ist die *Expansion der verschiedenen Versicherungsträger*, wobei auch der Staat als Versicherungspartner miteinbezogen ist. Die meisten Versicherungen entschädigen die Ärzte auf der Basis ihrer Untersuchungen. Diese Untersuchungen werden durch Kliniker, Allgemeinarzt oder Spezialisten selbst bestimmt, wodurch oft mehr Zeit für die Technik eingesetzt wird als für Untersuchung, Beratung oder Betreuung von Patienten. Dieses Versicherungssystem hat aber auch einen ungünstigen Einfluß auf das Verhalten der Patienten. Sie fühlen sich berechtigt, medizinische Leistungen zu fordern, weil sie dafür ja auch Versicherungsprämien bezahlt haben. Da zudem weder Patienten noch Ärzte primär mit den Kosten konfrontiert werden, hat sich ein System entwickelt, das einen ständigen Anstieg der Gesundheitskosten bewirkt und immer höhere Prämien erfordert.

Im Gegensatz zu anderen Berufen regeln sich *Angebot und Nachfrage* im ärztlichen Beruf nicht in gleicher Abhängigkeit. Der Steuerzahler hilft zunächst mit, die Ausbildung von zu vielen Ärzten zu finanzieren, und das Zuviel nachher auch noch mit immer höheren Kassenprämien zu bezahlen.

Eine weitere *Arbeitszeitverkürzung* würde die Kostensituation noch verschärfen. Sie berücksichtigt aber auch nicht die Tatsache, daß Patienten rund um die Uhr krank sind und Ärzte und Pflegepersonal nicht beliebig oft ausgewechselt werden können, ohne daß die Betreuung der Patienten weiteren Schaden nimmt.

Kosten und Patienten

Neben medizinisch bedingten Faktoren sind es aber auch *gesellschaftliche Phänomene* und *Forderungen*, mit denen sich die Medizin bei der Kostensteigerung konfrontiert sieht. Es sind dies u. a. die veränderte Altersstruktur unserer Gesellschaft sowie die unter anderem auch von den Medien mitgetragene Begehrlichkeit und das Anspruchsdenken der Patienten. Die *Altersstruktur* ist nicht zu verändern und ist ein zu akzeptierendes Faktum. Die *Begehrlichkeit* des Patienten ist demgegenüber ein variabler Faktor und beeinflußbar. Da die dadurch entstehenden Kosten jedoch in der Regel von den Kassen übernommen werden, sind weder Arzt noch Patient unmittelbar betroffen, wodurch der Anreiz zum Sparen verlorengeht. Dadurch kommt es vielfach auch zu einer unnötigen Ausschöpfung gegebener Möglichkeiten. Die primäre Verpflichtung des Arztes gegenüber seinen Patienten kann ihn jedoch nicht von ökonomischen Überlegungen entbinden.

Neben der Eindämmung technischer Leistungen auf ärztlicher Seite, würde die Einführung eines *Selbstbehaltes* beim Patienten unter Rücksichtnahme auf wirtschaftlich schwache Kreise zweifellos einen Anstoß zu vermehrtem Kostenbewußtsein geben. Das würde auch das Bewußtsein fördern, daß die Behandlung einer Krankheit teurer ist als die Bewahrung der Gesundheit.

Der *Circulus vitiosus* zu viele Ärzte, zu viele Spezialisten, zu viele technische Leistungen, zu viele Medikamente, zu große Beanspruchung der Versicherungsträger und damit zu hohe Kosten im Gesundheitswesen ist vorprogrammiert. Wenn es nicht gelingt, diese Fakten erkennbar zu machen und Vorschläge zu Lösungen zu erarbeiten, werden die Ärzte von der staatlichen Bürokratie, die der Kreativität zweifellos nicht zuträglich ist, immer mehr bedrängt werden. Um den Weg in den staatlichen Zwang nicht Wirklichkeit werden zu lassen, müssen Vorschläge für ein den heutigen Möglichkeiten angepaßtes Gesundheitssystem vor allem aus den eigenen Reihen kommen und sich in erster Linie an den Bedürfnissen und Möglichkeiten unserer Gesellschaft orientieren.

Eine *medizinische wissenschaftliche Gesellschaft hat auch den Auftrag, sich mit medizin- und sozialpolitischen Aufgaben auseinanderzusetzen, wenn ihr wissenschaftlicher Auftrag in Frage gestellt wird.* Dies ist heute eindeutig der Fall. Ich habe versucht, die Probleme darzulegen und die Verantwortung von Medien, Politikern, Kassenvertretern, Patienten und auch von uns Ärzten aufzuzeigen. Die Medizin braucht nach einer stürmischen Entwicklung eine Phase der Konsolidierung bzw. Umstrukturierung und der difinitiven Evaluation der gewonnenen diagnostischen und therapeutischen Erkenntnisse.

Es ist unwahrscheinlich, daß *alle* meinen Überlegungen gleichermaßen zustimmen werden. Deshalb möchte ich zum *Abschluß* meiner Ausführungen und gleichzeitig zur Eröffnung der 90. Tagung der Deutschen Gesellschaft für innere Medizin zum Überdenken der heutigen Problematik und zur Mithilfe bei der Lösung der hängigen Fragen auffordern.

Gastroenterologie IV

Jüngst, D., Martin, R., Caselmann, W. (Med. Klinik 2, Klinikum Großhadern, München)

Zur Bedeutung der Lipidbestimmungen in der Differentialdiagnostik des Aszites

Einführung

Zur Differenzierung der Ursachen eines Aszites werden primär zytologische und biochemische Untersuchungen eingesetzt. Dabei weist ein positives Ergebnis der Asziteszytologie mit hoher Wahrscheinlichkeit auf ein Malignom hin, ein unauffälliger zytologischer Befund schließt dieses jedoch keineswegs aus. So wird die diagnostische Sensitivität der Zytodiagnostik zwischen 30 und 82% angegeben, wobei es sich hier allerdings überwiegend um Untersuchungen von Pleuraergüssen handelte (Dines et al. 1975; Tomb 1974; Järvi et al. 1972).

Von den zahlreichen biochemischen Verfahren zur Differenzierung eines Aszites hat sich bisher die Proteinbestimmung am besten bewährt. Bei Konzentrationen im Aszites über 2,5–3,0 g/dl geht man von einem Exsudat, bei einer geringeren Konzentration von einem Transsudat aus. Mehrere Arbeiten wiesen nach, daß sich Exsudate häufiger bei maligner Aszitesbildung finden, aber auch Patienten mit einer entzündlich bedingten Aszitesbildung, wie z. B. bei der Peritonealtuberkulose, können eine Exsudatbildung aufweisen (Tavel 1959; Paddock 1940; Pillay 1963; Sochocky 1967; Singh et al. 1969). Die differentialdiagnostische Wertigkeit der Proteinbestimmung wird weiter dadurch eingeschränkt, daß einige Autoren im Aszites von Leberzirrhosen in etwa 20% erhöhte Proteinwerte nachwiesen (Sampliner und Iber 1974) und andere niedrige Konzentrationen im Aszites maligner Herkunft bestimmten (Tavel 1959).

Über Lipidbestimmungen im Aszites liegen bisher nur Einzelmitteilungen vor. So wies Rovelstadt (1958) auf eine deutlich höhere Konzentration der Gesamtlipide im Aszites maligner Genese im Vergleich zum Aszites bei Leberzirrhosen hin. Später konnte Polak (1978) einen höheren Choleteringehalt im Aszites bei malignen aber auch entzündlichen Erkrankungen im Vergleich zum Aszites anderer Ursache nachweisen.

Es war das Ziel der vorliegenden Studie die nachfolgenden Fragen zu beantworten.
1. Wie hoch ist die Konzentration von Protein im Vergleich zu Phospholipiden, Triglyzeriden und Cholesterin im Aszites verschiedener Ätiologie?
2. Bestehen klinisch verwertbare Unterschiede dieser Parameter im Aszites bei benigner oder maligner Grunderkrankung?
3. Können diese Parameter eine Ergänzung zur zytologischen Diagnostik darstellen?

Patienten und Methoden

Untersucht wurden 26 Patienten mit einem Aszites bei benigner Grunderkrankung. Bei 20 bestanden chronische Lebererkrankungen, wobei alkoholische und posthepatitische Leberzirrhosen zu etwa gleichen Teilen vertreten waren. Bei zwei Patienten bestand eine Herzinsuffizienz, einmal ein Budd-Chiari-Syndrom, zweimal eine portale Hypertension unklarer Ätiologie und einmal eine Osteomyelofibrose. Bei den 31 Patienten mit Aszites und maligner Grunderkrankung lagen in zwölf Fällen Ovarialkarzinome und in zehn Fällen Mammakarzinome vor. Karzinome anderer Lokalisation waren nur als Einzelfälle vertreten.

Zur Untersuchung wurden nur frische Aszitespunktate verwendet, die entweder durch direkte Punktion oder bei der Laparoskopie gewonnen wurden. Proben mit makroskopisch erkennbarer Blutbeimengung wurden nicht untersucht, da in diesen Fällen alleine diese Kontamination eine Erhöhung der gemessenen Parameter bewirken würde. Die Protein-bestimmung wurde mit der Biuretmethode (Merck) durchgeführt, die Cholesterin- und Triglyzeridbestimmung erfolgte enzymatisch ohne vorherige Extraktion (Boehringer, Mannheim). Die Phospholipide wurden nach vorheriger Extraktion mit Chloroform/Me-thanol (3 : 1) kolorimetrisch gemessen.

Zur zytologischen Untersuchung wurde die Aszitesprobe zentrifugiert und das Sediment auf einem Objektträger ausgestrichen.

Nach Trocknung wurden die Präparate einmal nach Papanicolao und zweimal nach Giemsa gefärbt und von zwei Zytologen beurteilt (Institut für Pathologie der LMU-Mün-chen).

Ergebnisse und Diskussion

Im benignen Aszites betrug der Bereich der Phospholipide 0,15−0,84 mmol/l x̄ = 0,35 mmol/l), der Triglyzeride 14−164 mg/dl (x̄ = 51 mg/dl), des Cholesterins 4−54 mg/dl (x̄ = 22 mg/dl) und des Proteins 0,7−6,7 g/dl (x̄ = 2,0 g/dl). Deutlich höhere Konzentrationen aller Parameter fanden sich im malignen Aszites mit einem Bereich der Phospholipide von 0,14−1,34 mmol/l (x̄ = 0,77 mmol/l), der Triglyzeride von 17−849 mg/dl (x̄ = 76 mg/dl), des Cholesterins von 28−214 mg/dl (x̄ = 76 mg/dl) und des Proteins von 1,6−8,1 g/dl (x̄ = 3,8 g/dl). Obwohl alle Parameter im malignen Aszites höhere Konzen-trationen als im benignen Aszites aufwiesen, ist die Diskrimination durch die Proteinbe-stimmung und insbesondere durch die Cholesterinbestimmung größer als durch die Messung von Phospholipiden oder Triglyzeriden.

Um die eingeführte Proteinbestimmung unmittelbar mit dem Cholesterinnachweis zu vergleichen, wurden die Einzelwerte sowohl im benignen als auch im malignen Aszites korreliert (Abb. 1). Die eingetragenen Grenzen entsprechen der 90. Perzentile. Man erkennt deutlich, daß im hier untersuchten Kollektiv die Differenzierung zwischen einem benignem von einem malignem Aszites am besten durch die Cholesterinbestimmung gelingt. Bei einem Diskriminationspunkt von 50 mg/dl liegt die diagnostische Sensitivität bei 96% und die

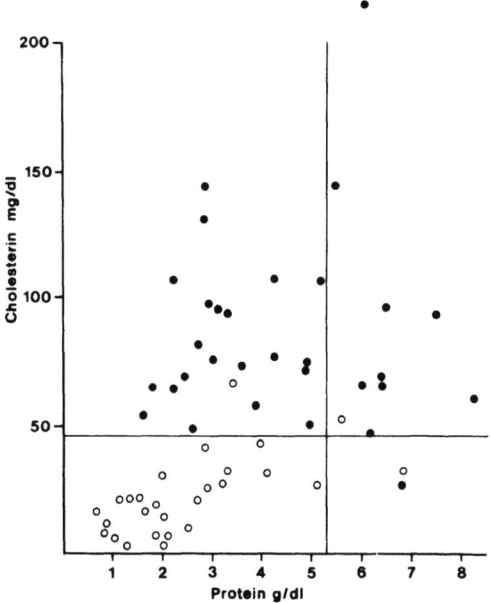

Abb. 1. Korrelation von Cholesterin und Protein im Aszites bei 26 Patienten mit benigner (○) und 31 Patienten mit maligner (●) Grunderkran-kung

591

Spezifität bei 94%. Diese diagnostische Trennschärfe wurde von den anderen Parametern nicht annähernd erreicht.

Die zytologische Untersuchung war nur bei einem Teil der Aszitesproben möglich. Von den 16 Patienten mit benignem Aszites wiesen alle einen negativen Befund auf, entsprechend einer Spezifität von hier 100%.

Bei 15 von 26 untersuchten Patienten mit malignem Aszites war der zytologische Befund positiv, entsprechend einer Sensitivität von 58%, einem Wert der in guter Übereinstimmung mit der Literatur liegt.

Ein Vergleich der zytologischen Ergebnisse mit den anderen Verfahren zeigte, daß insbesondere die Cholesterinbestimmung im Aszites eine wertvolle Ergänzung darstellen könnte. Bei einem Diskriminationspunkt von 50 mg/dl Cholesterin im Aszites fand sich bei den 15 Patienten mit malignem Aszites und positiver Zytologie in 14 Fällen auch ein erhöhtes Cholesterin. Aber auch bei den elf Patienten mit malignem Aszites und negativem zytologischem Befund war der Cholesterinwert noch bei zehn Fällen über 50 mg/dl erhöht. Dagegen wiesen alle 16 Patienten mit benignem Aszites und negativer Zytologie auch einen unter 50 mg/dl liegenden Cholesterinwert auf. Eine vergleichar gute Diskriminierung zwischen malignem und benignem Aszites konnte durch die Kombination der Zytologie mit der Proteinbestimmung nicht erreicht werden.

Zusammenfassung

Die Ergebnisse zeigen, daß einem positiven zytologischem Nachweis im Aszites in unserer Studie immer ein Karzinom zugrunde lag. In diesen Fällen ergibt die weitere Bestimmung biochemischer Parameter keine zusätzlich wertvolle Information.

Von besonderem Interesse sind diese Methoden jedoch bei Patienten mit Aszites unbekannter Herkunft und negativer Zytologie. In dieser Gruppe würde ein erhöhter Cholesterinwert eindeutig für ein Malignom sprechen und bei klinischen Konsequenzen eine weitere diagnostische Abklärung, z. B. durch Laparoskopie, erforderlich machen.

Dagegen ist bei negativer Zytologie und einem unter 50 mg/dl liegendem Cholesterin im Aszites eine maligne Ursache wenig wahrscheinlich, so daß sich in diesen Fällen in der Regel weitere diagnostische invasive Maßnahmen erübrigen.

Literatur

Dines DE, Pierre EV, Franzen SJ (1975) The value of cells in the pleural fluid in the differential diagnosis. Mayo Clin Proc 50: 571−572 − Järvi OH, Kunnas RJ, Laitio MT (1972) The accuracy and significance of cytologic diagnosis of pleural effusions. Acta Cytol (Baltimore) 16: 152−158 − Paddock FK (1940) The diagnostic significance of serous fluids in disease. N Engl J Med 223: 1010−1015 − Pillay VK (1963) Diagnostic significance of protein concentration in serous fluids. S Afr Med J 37: 379−381 − Polak M, da Costa ACT, Bitelmann B, Faria RM, Miranda CR, Betarello A (1978) Diagnostic value of the biochemical profile (protein, cholesterol, glucose, mucoprotein, amylase) of ascitic fluid. Rev Hosp Clin Fac Med Sao Paulo 33: 186−199 − Rovelstad RA, Bartholomew LG (1958) The value of examination of ascitic fluid and blood for lipids and for proteins by electrophoresis. Gastroenterology 34: 436−450 − Sampliner RE, Iber FL (1974) High protein ascites in patients with uncomplicated hepatic cirrhosis. Am J Med Sci 267: 275−279 − Singh MM, Bhargava AN, Jain KP (1969) Tuberculous peritonitis: an evaluation of pathogenetic mechanisms, diagnostic procedures and therapeutic measures. N Engl J Med 281: 1091−1094 − Sochocky S (1967) Tuberculous peritonitis: a review of 100 cases. Am Rev Respir Dis 95: 398−401 − Tavel ME (1959) Ascites: Etiologic considerations with emphasis on the value of several laboratory findings in diagnosis. Am J Med Sci 237: 727−742 − Tomb J (1974) A cytopathological study on serous fluid in cancer. Lab Med J 27: 51−58

Janisch, H. D. (Abteilung für Innere Medizin mit Schwerpunkt Gastroenterologie), Savaser, A. N. (Strahlenklinik und Poliklinik), Pfretzschner, C., Gögler, H. (Chirurgische Klinik und Poliklinik), Bauer, F. E., von Kleist, D., Hampel, K. E. (Abt. für Innere Medizin, Universitätsklinikum Charlottenburg der Freien Universität Berlin)

Funktionsprüfung des peritoneovenösen Shunts (Denvershunt) durch Szintigraphie, Doppler-Sonographie und Röntgenuntersuchung

Einleitung

Die peritoneovenöse Ableitung eines medikamentös nicht beeinflußbaren Aszites unterschiedlicher Ätiologie wurde 1974 erstmals von LeVeen [1, 2] beschrieben und bisher bei ca. 6 000 Patienten angewandt. Als Ventile stehen heute drei verschiedene Modelle zur Verfügung: der eigentliche LeVeen-Shunt, der Denver-Shunt und das Cordis-Hakim-Ventil. Auf die bautechnischen Unterschiede sowie die Vor- und Nachteile der einzelnen Ventile soll aber in diesem Zusammenhang nicht weiter eingegangen werden. Das Prinzip des peritoneovenösen Shuntes besteht darin, daß ein mehrfach perforierter Teflonschlauch in die Bauchhöhle eingelegt wird. Am Ende des Drainageschlauches befindet sich ein Einwegventil, das sich öffnet, wenn der Druck im Abdomen den der großen Gefäße des Brustraumes um 3−5 cm H_2O übersteigt. Die Aszitesflüssigkeit wird dann über einen subkutan liegenden „venösen Schenkel" in die Vena jugularis interna in das Blutgefäßsystem drainiert.

Da die Anlage eines derartigen Shuntes mit nicht unerheblichen Früh- und Spätkomplikationen verbunden sein kann [3−6], ist für die Wahl dieses therapeutischen Vorgehens nur ein selektierter Patientenkreis nach vorangegangenem Ausschöpfen der konservativ

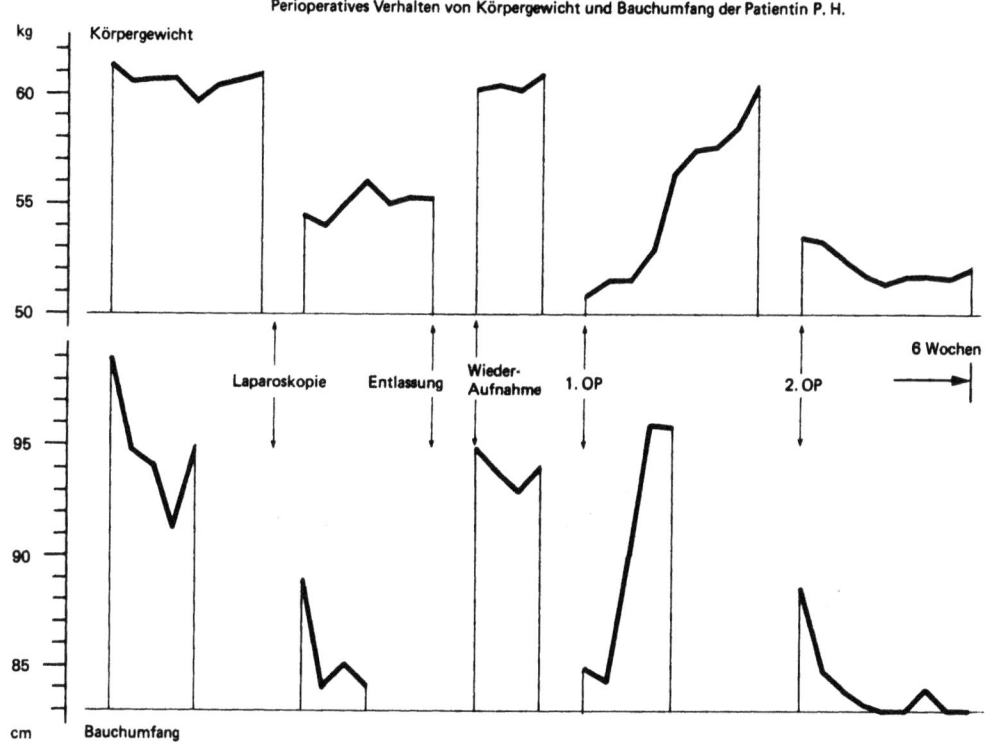

Abb. 1. Verlauf von Körpergewicht und Bauchumfang bei einer Patientin mit Aszites in der perioperativen Beobachtungsphase der Shuntoperation

therapeutischen Maßnahmen geeignet [7]. In einer Arbeit von Lund et al. [8] lag die Gesamtzahl der aufgetretenen Komplikationen bei 49 Patienten nach Anlage eines Denver-Shuntes bei 45%. Dieses Patientenkollektiv schließt allerdings mit 17% einen hohen Anteil von Patienten ein, bei denen ein Tumorleiden der Aszitesbildung zugrunde lag. Ein Shuntverschluß trat in diesem Kollektiv als Frühkomplikation in 6% auf, in weiteren 2% traten die Verschlüsse im späteren Verlauf auf. Hinweis auf einen Shuntverschluß ist die erneute rasche Gewichtszunahme bzw. Zunahme des Bauchumfanges (Abb. 1). Ist es zu einem Verschluß des peritoneovenösen Shuntes gekommen, stellt sich für das weitere therapeutische Vorgehen die Frage, in welchem Teil des Systems − abdomineller Schenkel, Kammer oder venöser Schenkel − der Stop lokalisiert ist, da sich das weitere chirurgische Vorgehen danach richten wird.

Methode

Wir haben bei sechs Patienten mit Shuntverschluß eines Denver-Shuntes zur Lokalisation der Unterbrechung die Röntgenuntersuchung, die Dopplersonographie und die Szintigraphie eingesetzt. Bei allen Patienten bestand als Grundkrankheit eine Leberzirrhose unterschiedlicher Genese. Die Verschlüsse der Shunts traten bei allen Patienten in der postoperativen Frühphase noch während des stationären Aufenthaltes auf.

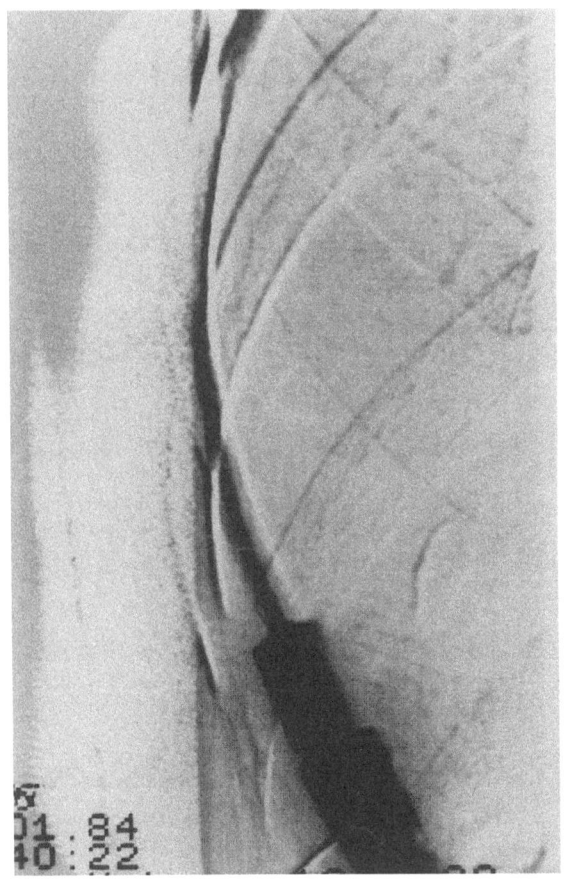

Abb. 2. Röntgendarstellung (digitale Subtraktionsangiographie) der Shuntkammer und des „venösen" Shuntansatzes eines Denver-Shuntes

Ergebnisse

Röntgenologisch ließ sich in konventioneller Technik und im digitalen Subtraktionsverfahren bei allen Patienten gut der venöse Schenkel des Systems darstellen (Abb. 2). Dieses diagnostische Vorgehen ist jedoch mit einer Punktion des Kunststoffdrainagesystems verbunden und damit mit der Gefahr einer bakteriellen Inokkulation. Die Dopplersonographie in der „continous wave"-Technik war unter manueller Kompression und Dekompression der Shuntkammer lediglich geeignet, Schwankungen der Flüssigkeitssäule im System zu erfassen. Qualitativ konnte mit dieser Methode der Verschluß zwar erfaßt werden, eine Höhenlokalisation des Stops war jedoch nicht möglich. Der Mangel dieses Untersuchungsverfahrens dürfte wahrscheinlich auch durch das Kunststoffmaterial der Shuntverbindung bedingt sein. Die Szintigraphie war dagegen geeignet, den gesamten Shuntverlauf und seine Funktion darzustellen. Durch Injektion von Tc99-Schwefelkolloid oder Tc99-Albumin in die Aszitesflüssigkeit gelang die Shuntdarstellung risikoarm und ohne wesentliche Belastung für den Patienten. Unter einer Großfeldgammakamera wurde der Verlauf des Tracers beobachtet. Atemübungen und manuelle Ventilkompression während der Untersuchung waren hilfreich zur Anregung der Flüssigkeitsbewegung vom Abdominalraum in das venöse System. Die szintigraphisch gestellte Diagnose konnte bei allen Patienten während der Revision bestätigt werden.

Zusammenfassung

In der Behandlung des konservativ nicht beeinflußbaren Aszites steht für ein selektiertes Patientenkollektiv die Möglichkeit der peritoneovenösen Ableitung der Aszitesflüssigkeit zur Verfügung. Dieser chirurgisch kleine Eingriff ist jedoch mit einer relativ hohen Früh- und Spätkomplikationsrate verbunden. Eine der Komplikationen ist der Shuntverschluß. Hinweis auf eine Okklusion ist die rasche Zunahme des Körpergewichtes und/oder des Bauchumfanges. Beide müssen daher vom Patienten sorgfältig und regelmäßig kontrolliert werden. Ist es zu einem Shuntverschluß gekommen, muß vor der Revision die Höhe des Verschlusses lokalisiert werden. Von den Funktionsprüfungen: Röntgendarstellung, Dopplersonographie und Szintigraphie ist die letztgenannte Methode am besten geeignet, die Funktion des peritoneovenösen Shuntes nachzuweisen. Diese Untersuchung stellt die Funktion des gesamten Shuntes dar und ist zudem risikoarm.

Literatur

1. LeVeen HH, Wapnick S, Grosberg S, Kinney MJ (1974) Peritoneo-venous shunting for ascites. Ann Surg 180: 580 − 2. LeVeen HH, Wapnick S, Grosberg S, Kinney MJ (1976) Further experience with peritoneo-venous shunt for ascites. Ann Surg 184: 574 − 3. Grieg PD, Langer B, Blendis LM et al. (1980) Complications after peritoneovenous shunting for ascites. Am J Surg 139: 125 − 4. Lerner RG, Nelson JC, Cornines P, del Guercio LRM (1977) Intravascular coagulation complicating peritoneal artrial shunt. Am Soc Hematol Blood (Suppl 1) 50: 274 − 5. Vaida GA, Laucius JF (1980) LeVeen shunt dislodgement. JAMA 243: 149 − 6. Van Deventer GM, Snyder N, Patterson M (1979) The superior vena cava syndrome: a complication of the LeVeen shunt. JAMA 242: 1655 − 7. Maier KP (1983) Die Behandlung des „therapierefraktären" Aszites. Inn Med 10: 291 − 8. Lund RH, Moritz MW (1982) Complications of Denver peritoneovenous shunting. Arch Surg 117: 924

Klein, H. O., Dias Wickramanayake, P., Schultz, V., Mohr, R., Oerkermann, H.
(Medizinische Universitätsklinik I, Köln)

5-Fluorouracil, Adriamycin und Methotrexat zur Behandlung des metastasierten Magenkarzinoms — FAMeth-Protokoll

In einer Phase II-Studie versuchten wir zu prüfen, inwieweit eine sequentielle Kombination von Methotrexat, 5-Fluorouracil und Adriamycin beim Magenkarzinom wirksam ist. Cadman und Bertino [Lit. bei 1] hatten in In vitro-Versuchen nachweisen können, daß die sequentielle Gabe von Methotrexat und 5-Fluorouracil in bezug auf Tumorzellvernichtung (L1210-Leukämie) synergistisch wirkt, wenn zumindest ein Zeitabstand von 1 Std zwischen der Gabe der beiden Zytostatika besteht.

Das klinische Behandlungsprotokoll (Tabelle 1) bestand aus hochdosierten Gaben von Methotrexat (1,5 g/m² KO) und 5-Fluorouracil (1,5 g/m² KO). Methotrexat wurde 1 Std vor 5-Fluorouracil gegeben, wobei beide Zytostatika als Bolus injiziert wurden. 24 Std nach Gabe von Methotrexat begann eine Behandlung mit Zitrovorum Faktor (15 mg/m² KO, q 6 Std × 12, oral). 48 Std nach MTX-Gabe wurde mittels einer HPLC-Methode bzw. eines Enzymimmunassays die Plasmakonzentration des Methotrexat bestimmt. 14 Tage nach Gabe von Methotrexat erfolgte eine Bolusinjektion von Adriamycin (30 mg/m²). Das Behandlungsprotokoll wurde alle 28 Tage wiederholt. Studienpatienten mußten eine Kreatinin-Clearance von > 60 ml/min aufweisen.

Tabelle 1. Zytostatischer Behandlungsplan für das metastasierende Magenkarzinom

Metastasierendes Magenkarzinom (Kombinationschemotherapie)
Vor Beginn der zytostatischen Behandlung Bestimmung der 24 Std-Kreatinin-Clearance

Tag 1	t = 0	1 500 mg/m² MTX + 1 Amp. Paspertin	i.v. Injektion
	t = 1 Std	1 500 mg/m² 5-FU + 1 Amp. Paspertin	i.v. Injektion
Tag 2	24 Std nach MTX-Gabe	15 mg/m² Leukovorin-Tabletten alle 6 Std während 72 Std	
Tag 14		30 mg/m² Adriamycin	i.v. Injektion
Tag 1+2		Förderung der Diurese: Jeweils 250 mg Diamox oral	

Tag 1−3 Stationäre Patienten:
  3 000 ml 5% Glukose/24 Std sowie 250 mval NaHCO₃/m²/24 Std

Ambulante Patienten:
  3 000 ml Trinkmenge/Tag
  Ein- und Ausfuhrkontrolle von Flüssigkeit
  pH-Kontrolle im Urin 4× täglich, pH sollte ≥ 7,4 sein.
  Bei niedrigem pH-Wert Uralyt-u oral

Vermeidung von Medikamenteninteraktion:
  Keine Beimedikation von Urosin, Salizylaten
  Keine prednisonhaltigen Medikamente
  Keine kohlensäurehaltigen Getränke

Wiederholung der Behandlung frühestens nach 28 Tagen

48 Std nach MTX-Gabe Bestimmung des MTX im Serum. Die Serumkonzentration sollte weniger als 1×10^{-7} betragen.
Sollte der MTX-Spiegel mehr als 1×10^{-7} betragen, muß die Leukovoringabe entsprechend der nachstehenden Formel neu berechnet werden:

Leukoprovin (mg) = $10 \times$ MTX* (mg/l) $\times 0,76 \times$ Körpergewicht (kg)

$$* \text{MTX (mg/l)} = \frac{\text{MTX (mol/l)}}{10^{-6}\,\text{mol/l}} \times 0,5$$

Tabelle 2. Charakteristik der Patienten mit metastasiertem Magenkarzinom

Geschlecht:	
Männlich	n = 56
Weiblich	n = 22
Alter: Median 55,3 (23–80 Jahre)	
Allgemeinzustand nach Karnofsky	
50%	n = 13
50–59%	n = 42
60–69%	n = 19
> 70%	n = 4
Histologie:	
Adenokarzinom	n = 43
Siegelzellenkarzinom	n = 35
Behandlungsform:	
Stationär	n = 56
Ambulant	n = 22

Tabelle 3. Tabellarische Darstellung der Metastasenlokalisation sowie der bereits erfolgten Vorbehandlungen

Vorbehandlung:	
Keine Operation	n = 17
Totale Gastrektomie	n = 14
$^2/_3$-Resektion des Magens	n = 25
Gastroenteroanastomose	n = 2
Laparotomie	n = 22
Lokalisation der Metastasen:	
Haut	n = 2
Großes und kleines Netz	n = 26
Lymphknoten	n = 47
Peritonealkarzinose	n = 17
Aszites	n = 17
Knochen	n = 5
Leber	n = 32
Lunge	n = 5
Gehirn	n = 2

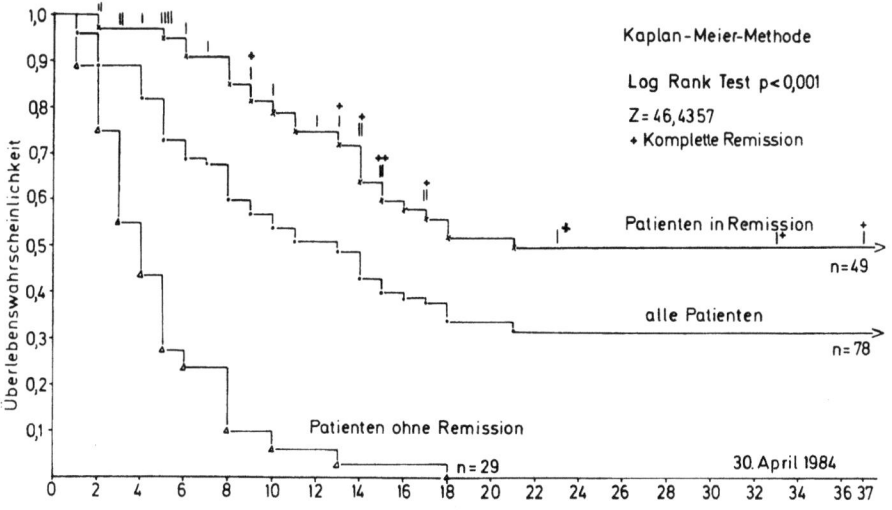

Abb. 1. Überlebenswahrscheinlichkeit für Patienten mit metastasiertem Magenkarzinom. $^+$Dieses Symbol bezeichnet Patienten in kompletter Remission

597

Tabelle 4. Charakteristik der Patienten mit kompletter Remission eines metastasierenden Magenkarzinoms

Patient	Alter (Jahre)	K – I (%)	Operation	Histologie	Lokalisation der Metastasen	Therapiezyklen bis zur CR (n)	Konsolidierung (n)	Rezidiv	Überlebenszeit (Monate)
L. W.	54	70–80	Totale Gastrektomie	Entdifferenziertes Adenokarzinom	Schnittränder nicht tumorfrei	2	0	Nein	13
J. G.[a]	62	50	Laparotomie: inoperabel	Entdifferenziertes Adenokarzinom	Magen; Pleurakarzinose links	8	2	Nein	37
T. H.	56	60	Totale Gastrektomie	Siegelring-Zellkarzinom, verschleimend	*Rezidiv:* Konglomerattumor am Leberhilus	9	2	Nein	13
W. H.	72	60	Inoperabel	Siegelring-Zellkarzinom, verschleimend	Magen; regionale Lymphknoten	7	0	Ja nach 6 Monaten	14
K. A.	66	50–60	$^2/_3$-Resektion des Magens	Siegelring-Zellkarzinom, verschleimend	*Rezidiv:* Paracavale und -aortale Lymphknoten	4	2	Nein	17
B. F.	24	60	Totale Gastrektomie	Entdifferenziertes Adenokarzinom	Infiltration des Pankreas, Lymphknoten paracaval und -aortal	5	1	Nein	9
M. B.	39	70	Subtotale Gastrektomie	Siegelring-Zellkarzinom, verschleimend	*Rezidiv:* Magen, Lymphknoten paraaortal	6	5	Ja nach 13 Monaten	21 †
D. M.	54	70	Subtotale Gastrektomie	Adenokarzinom	*Rezidiv:* Paraaortale Lymphknoten, Pankreasinfiltration	3	5	Nein	33
L. H.	62	60	Subtotale Gastrektomie	Differenziertes Adenokarzinom	*Rezidiv:* Lymphknoten paraaortal, am Nierenhilus, Mesenterium	6	0	Nein	16

78 Patienten mit metastasierendem Magenkarzinom und einem schlechten Allgemeinzustand (Karnofsky-Index 50–70%) wurden zytostatisch behandelt (Tabellen 2 und 3). Die Ansprechrate betrug 63% (49/78 Patienten). Neun der 78 Patienten kamen bislang in eine komplette Remission, die z. T. mehr als 30 Monate anhält (Tabelle 4). Die mittlere Überlebenszeit für Patienten mit kompletter und partieller Remission ist 22 Monate, für die Therapieversager nur 5 Monate ($p < 0,001$) (Abb. 1). 28% der Patienten konnten ambulant behandelt werden. Die Rate der schweren Nebenwirkungen ist kleiner als 7%. Es besteht Kreuzresistenz zwischen dem FAMeth und dem FAM-Protokoll [2].

Literatur

1. Klein HO, Dias Wickramanayake P, Dieterle F, Mohr R, Oerkermann H, Brock J, Beyer D, Gross R (1982) Chemotherapieprotokoll zur Behandlung des metastasierenden Magenkarzinoms. Methotrexat, Adriamycin und 5-Fluorouracil. Dtsch Med Wochenschr 107: 1708–1712 – 2. McDonald JS, Schein, P, Neno W, Woolley, P (1976) 5-Fluorouracil (5-FU), mitomycin C (MMC) and adriamycin (ADR) – FAM: a new combination chemotherapy program for advanced gastric carcinoma. Proc Am Assoc Cancer Res/Proc Am Soc Clin Oncol 17: 264

Fritz, M., Kasper, H. (Medizinische Universitätsklinik Würzburg), Schrezenmeir, J. (Medizinische Universitätsklinik Mainz), Siebert, G. (Universitätsklinik und Poliklinik für Zahn-, Mund- und Kieferkrankheiten, Würzburg)

**Einfluß von Ballaststoffen
auf die Wasserstoff- und Methanexhalation bei Gesunden**

1. Einleitung und Fragestellung

Ballaststoffe sind definitionsgemäß diejenigen Nahrungsbestandteile, die mittels körpereigener Verdauungsenzyme nicht in resorptionsfähige Moleküle zerlegt werden können. Sie werden im Kolon je nach chemischer und physikalischer Beschaffenheit mehr oder weniger intensiv von anaeroben Bakterien genutzt. Bei der Kohlenhydratvergärung entstehen dabei als Endprodukte u. a. Wasserstoff (H_2) und bei rund 40% erwachsener Testpersonen [3] auch Methan (CH_4). Diese Gase werden zu etwa 20% resorbiert und quantitativ über die Lunge ausgeschieden [6]. Zur Beurteilung von Ausmaß und Zeitverlauf der intestinalen Gasproduktion nach Guar und Kleie haben wir die Exhalation von H_2 und CH_4 gemessen. Um möglichst praxisnahe Bedingungen zu schaffen, wurden die Testsubstanzen zusammen mit einer standardisierten Normalkost verabreicht. Neben den Ballaststoffen gelangen nach neueren Studien [2, 4, 9, 10] jedoch auch beim Gesunden regelmäßig geringe Anteile von verdaulichen Kohlenhydraten wie Stärke oder Fruktose in besiedelte Darmregionen, hinzu kommen variable Mengen an endogenen Mukopolysacchariden [1, 8]. Somit ist die Höhe des im Kolon verfügbaren Substrats auch bei definierter Ballaststoffzufuhr nicht sicher abzuschätzen.

2. Methodik

Elf gesunde Probandinnen im Alter von 19–23 Jahren erhielten jeweils 1 Woche lang Guar bzw. Weizenkleie in einer Tagesdosis von 20 g mit einschleichender Dosierung an den ersten beiden Tagen. Nach 6tägiger Gewöhnung an die Testsubstanz wurde am 7. Tag die pulmonale H_2- und CH_4-Ausscheidung nüchtern und in stündlichen Intervallen über 10 Std gemessen. Die Probenahme erfolgte durch 5-min-Rückatmung in ein leicht umgerüstetes Spirometer

(VT-3; Hellige). Aliquots der so gesammelten und konzentrierten Atemluft wurden gaschromatographisch analysiert [12]: GC 572OA mit WLD (Hewlett Packard), Trägergas N_2, Molekularsiebe 5A und 13X (Supelco). Aus den ermittelten Gaskonzentrationen wurde unter Berücksichtigung des Systemvolumens und der Meßdauer die H_2- bzw. CH_4-Exhalation pro Minute errechnet.

Weizenkleie von definierter Partikelgröße wurde in loser Form (Milupa), Guar als Granulat (Glucotard; Boehringer Mannheim) täglich zweimal verabreicht: zum Frühstück in 200 ml Orangensaft und zum Mittagessen in 150 g Joghurt. Als Kontrolle diente 1 Versuchswoche mit ausschließlich Orangensaft und Joghurt ($n = 5$) oder mit 50 g/Tag Saccharose zusätzlich ($n = 6$). Zu Vergleichszwecken wurde den Testmahlzeiten am 7. Tag einer weiteren Kontrollwoche je 10 g Laktulose (D-Galaktosyl-$\beta(1 \rightarrow 4)$-D-fruktose; Merck) zugesetzt. An 2 Tagen vor und am Meßtag war die Kost standardisiert: 2 000 kcal; normale Nährstoffrelation (15 : 35 : 50 Energie% Protein, Fett und Kohlenhydrat); mit 12 g [7] relativ arm an Ballaststoffen; laktosedefiniert (6 g in Joghurt). Die Probanden führten täglich, während der Exhalationsmessungen stündlich Protokoll über abdominelle Empfindungen. An den 3 Tagen mit standardisierter Kost wurde Stuhl gesammelt. Auf jede der Versuchs- bzw. Kontrollwochen, die in randomisierter Folge zu absolvieren waren, folgte ein freies Intervall von mindestens 7 Tagen. Während der Gesamtdauer der Studie durften keine zusätzlichen Ballaststoffpräparate und Zuckeraustauschstoffe sowie keine Laxantien verwendet werden. Die letzte Antibiotikaanwendung lag spätestens 3 Monate vor Beginn der Studie.

3. Ergebnisse

3.1. Wasserstoffexhalation

Die über 10 Std integrierte H_2-Exhalation ($\bar{x} \pm$ SEM) war gegenüber ballastarmer Kontrollkost (10 $\pm$ 2 ml) nach Zusatz von Guar auf 42 $\pm$ 7 ml und unter Weizenkleie auf 19 $\pm$ 3 ml H_2 pro 10 Std erhöht. Bei Zusatz des unverdaulichen Disaccharids Laktulose zeigte sich im Vergleich zu Guar und Kleie eine wesentlich höhere H_2-Exhalation von 148 $\pm$ 16 ml/10 Std. Sämtliche Unterschiede sind statistisch signifikant ($p < 0,05$; Wilcoxon). Der zeitliche Verlauf der H_2-Ausscheidung (Abb. 1) zeigt typische Unterschiede zwischen den Testsubstanzen; im Fall von Guar ist ein besonders deutlicher mahlzeitenbezogener H_2-Verlauf erkennbar. In allen Fällen fanden sich am Nachmittag die höchsten Gaswerte, was als Kumulationseffekt von Frühstück und Mittagessen erklärt werden kann; der relativ steile H_2-Anstieg bei Guar und Laktulose 1 Std nach dem Mittagessen dürfte durch gastrokolische Reflexe mitbedingt sein [13].

3.2. Mund-Zökumtransit

Die Zeit zwischen Einnahme des Testfrühstücks und Anstieg von H_2 über den Nüchternwert der jeweiligen Person (Mund-Zökumtransitzeit) betrug im Mittel ($n = 11$) unter Kontrollkost 4,4 Std, bei Guar- und Kleiezusatz 4,4 bzw. 4,1 Std (n.s.). Nach Zugabe von 10 g Laktulose zum Frühstück war die Mund-Zökumzeit dagegen auf 2,3 Std ($p < 0,001$) verkürzt.

3.3. Methanexhalation

Nur bei drei der elf Versuchspersonen fand sich CH_4 in der Atemluft, und zwar in relativ konstanter Rate im Verlauf eines Meßtages, d. h. ein mahlzeitenbezogener Anstieg wie bei H_2 zeigte sich hier nicht, auch nicht nach Laktulosezusatz. Allerdings betrug die CH_4-Exhalation nach 6tägiger Gewöhnung unter Guar rund das 3fache, unter Weizenkleie rund das 1,5fache und unter Saccharose rund das 2fache des Kontrollwerts (3,0 $\pm$ 1,1 ml CH_4/Std; $n = 3$). In

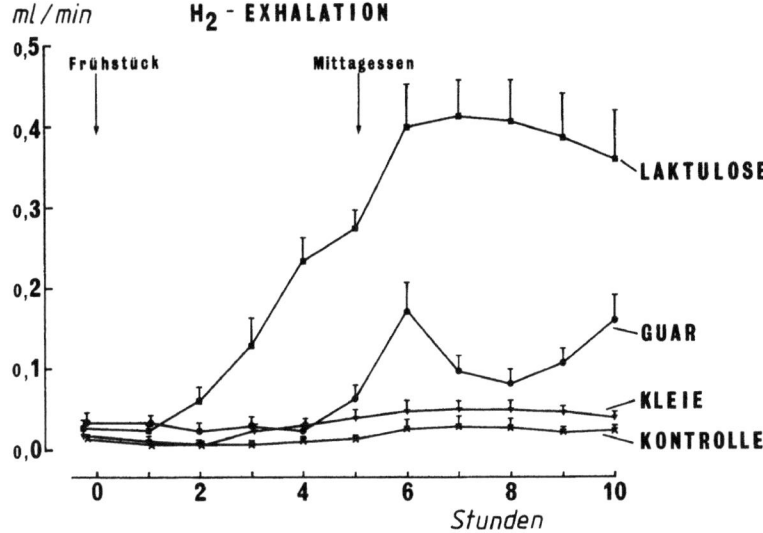

Abb. 1. Wasserstoffexhalation ($\bar{x} \pm$ SEM) von elf gesunden Probanden unter standardisierter ballaststoffarmer Kost (Kontrolle) und nach Zusatz von Guar (Glucotard), Weizenkleie bzw. Laktulose, jeweils 2×10 g

einer Vorstudie mit drei anderen Methanbildnern fanden wir im Verlauf von 5 Wochen mit standardisierter ballastarmer Mischkost keine Veränderungen des CH_4-Niveaus in solchem Ausmaß. Da andere Autoren [11] bei akuter Gabe von verschiedenen Ballaststoffen und von Laktulose keine Einflüsse auf die CH_4-Ausscheidung sahen, lassen unsere Ergebnisse chronische Nahrungseinflüsse auf die CH_4-Bildung vermuten.

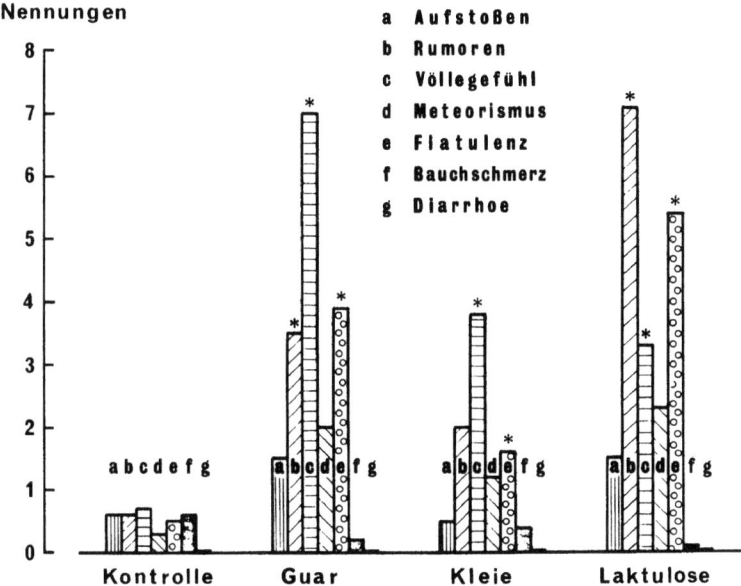

Abb. 2. Abdominelle Empfindungen ($\bar{x}$) von elf gesunden Probanden unter standardisierter ballaststoffarmer Kost (Kontrolle) und nach Zusatz von Guar (Glucotard), Weizenkleie bzw. Laktulose, jeweils 10 g zum Frühstück und 10 g zum Mittagessen; aufgetragen ist jeweils die Summe der differenzierten Nennungen (1 = leicht, 2 = mittel, 3 = stark) während der 10stündigen Exhalationsmessung (Abb. 1)

3.4. Stuhlmenge und -frequenz

Wie erwartet zeigte sich unter der Behandlung mit 20 g Weizenkleie eine Erhöhung des Stuhlgewichts von 98 ± 11 g/Tag (Kontrolle) auf 143 ± 25 g/Tag ($p < 0,05$); nicht signifikant verschieden waren die mittleren Stuhlmengen bei Zusatz von 20 g Guar (124 ± 19 g/Tag) und 50 g Saccharose (83 ± 13 g/Tag) zur Kontrollkost. Die Stuhlfrequenz unter Weizenkleie war mit $1,5 \pm 0,1$ Entleerungen pro Tag signifikant erhöht, verglichen mit der Kontrollkost allein ($1,2 \pm 0,1$; $p < 0,05$) und mit Zusatz von Saccharose ($1,0 \pm 0,1$: $p < 0,01$) bzw. Guar ($1,2 \pm 0,1$; $p < 0,05$).

3.5. Abdominelle Empfindungen

Die Angaben der Probanden über abdominelle (Miß-)Empfindungen (Abb. 2) gehen in etwa parallel mit der Wasserstoffexhalation, wenn man Laktulose ausklammert. Die gegenüber Guar und Kleie wesentlich höhere H_2-Ausscheidung nach Laktulose äußerte sich nicht in einer entsprechend stärkeren abdominellen Symptomatik. Andere Autoren [5] fanden bei Inkubation von Stuhlhomogenaten mit Laktulose rund 10fach höhere H_2-Produktion als mit Kleieinkubation; in vivo zeigte sich ein entsprechender Unterschied anhand der H_2-Exhalation, jedoch ebenfalls wie bei unseren Probanden kein entsprechender Unterschied in der abdominellen Symptomatik der Testpersonen.

4. Schlußfolgerung

Mittels der H_2-Exhalation lassen sich die aufgetretenen Unterschiede zwischen Guar und Weizenkleie hinsichtlich Zeitpunkt und Häufigkeit von abdominellen (Miß-)Empfindungen beschreiben. Der Vergleich mit der wesentlich höheren H_2-Bildung nach Laktulose − bei ähnlicher Symptomatik wie nach Guar − gibt jedoch einen Hinweis darauf, daß die absolute H_2-Menge per se nicht die Ursache für mögliche Unverträglichkeitserscheinungen ist.

Literatur

1. Allen A (1981) Structure and function of gastrointestinal mucus. In: Johnson LR (ed) Physiology of the gastrointestinal tract. Raven Press, New York, pp 617−639 − 2. Anderson JH, Levine AS, Levitt MD (1981) Incomplete absorption of the carbohydrate in all-purpose wheat flour. N Engl J Med 304: 891−892 − 3. Bjørneklett A, Jenssen E (1982) Relationships between hydrogen (H_2) and methane (CH_4) production in man. Scand J Gastroenterol 17: 985−992 − 4. Bond JH, Currier BE, Buchwald H, Levitt MD (1980) Colonic conservation of malabsorbed carbohydrate. Gastroenterology 78: 444−447 − 5. Bond JH, Levitt MD (1978) Effect of dietary fiber on intestinal gas production and small bowel transit time in man. Am J Clin Nutr 31: S169−S174 − 6. Levitt MD (1968) Production and excretion of hydrogen gas in man. N Engl J Med 281: 122−127 − 7. Paul AA, Southgate DAT (1978) The composition of foods, 4th edn. Elsevier, London − 8. Perman JA, Modler S (1982) Glycoproteins as substrates for production of hydrogen and methane by colonic bacterial flora. Gastroenterology 83: 388−393 − 9. Ravich WJ, Bayless TM, Thomas M (1983) Fructose: incomplete intestinal absorption in humans. Gastroenterology 84: 26−29 − 10. Stephen AM, Haddad AC, Phillips SF (1982) Dietary sources of carbohydrate in the human colon. Gastroenterology 82: 1189 − 11. Tadesse K, Eastwood MA (1978) Metabolism of dietary fibre components in man assessed by breath hydrogen and methane. Br J Nutr 40: 393−396 − 12. Tadesse K, Smith A, Brydon WG, Eastwood MA (1979) Gas chromatographic technique for combined measurement of hydrogen and methane using thermal conductivity detector. J Chromatogr 171: 416−418 − 13. Tadesse K, Smith D, Eastwood MA (1980) Breath hydrogen (H_2) and methane (CH_4) excretion patterns in normal man and in clinical practice. Q J Exp Physiol 65: 88−97

Feurle, G. E. (Medizinische Poliklinik der Univ. Heidelberg)
Zur Pathogenese der Diarrhoe bei der familiären Amyloidneuropathie

Die hereditäre Amyloidneuropathie vom portugiesischen Typ stellt in Deutschland keineswegs eine exotische Rarität dar. Es sind mindestens sieben Familien beschrieben worden, zwei weitere Sippen deutscher Abstammung wurden in den USA entdeckt. Die Krankheit wird autosomal dominant vererbt. Die Hauptsymptome sind eine progrediente, beinbetonte, periphere Polyneuropathie und chronische Abdominalbeschwerden mit Diarrhoe, die über eine Kachexie zum Tode führt. Andere Symptome sind Impotenz der coeundi, Orthostase, Analsphinkterinsuffizienz, Kardiomyopathie. Die Symptome treten im mittleren Lebensalter auf. Die Lebenserwartung aber ist keineswegs immer eingeschränkt. Als Ursache der Diarrhoe wurden dichte Ablagerungen von Amyloid in Mukosa oder Submukosa mit und ohne Zottenatrophie angenommen, weiterhin eine vermehrte Permeabilität von Gefäßen und Mukosa, aber auch Gefäßverschlüsse durch Amyloid mit Ischämie, von anderen Autoren eine Darmmotilitätsstörung infolge Amyloidablagerung in der Muscularis propria oder auch infolge Amyloidablagerung im autonomen enteralen Nervensystem vermutet.

Letztlich ist auch eine vermehrte, enterale, bakterielle Dekonjugation von Gallensäuren als Ursache des Malassimilationssyndroms diskutiert worden [1−6].

Wir beobachteten zehn Patienten in zwei Familien und einen sporadischen Fall. Röntgenologisch stellten wir eine verzögerte Magenentleerung und eine verlangsamte Passage des Kontrastbreis durch die dilatierten Dünndarmschlingen fest. Bei vier Patienten war das Stuhlgewicht mit 390 ± 206 g/Tag erhöht, das Stuhlfett lag bei $10,1 \pm 5,5$ g/Tag. Im ^{14}C-Glykocholatatemtest ergab sich eine Abatmung von $0,32 \pm 0,09\%$ Dosis/mmol $CO_2 \times$ kg (M $\pm$ SEM) (normal unter 0,15).

Bei zwei Patienten bewirkte eine Therapie mit Cotrimoxazol eine vorübergehende Verminderung der Diarrhoe, ausgedrückt durch eine Verminderung des Stuhlgewichts, eine Reduktion im Glykocholatatemtest und eine Normalisierung der Vitamin B 12-Resorption im Schillingtest (Abb. 1). Bei zwei weiteren Patienten fand sich bioptisch und autoptisch im Dünndarm lediglich eine geringe Amyloidablagerung in Nähe von Gefäßen und Nerven.

Diskussion

Diese Befunde (abnorme Darmmotilität, erhöhte Stuhlfette und -gewichte, pathologischer Glykocholatatemtest, Rückgang der Diarrhoe und des Glykocholatatemtestes und Normalisierung im Schillingtest) weisen daraufhin, daß die Durchfälle bei der familiären

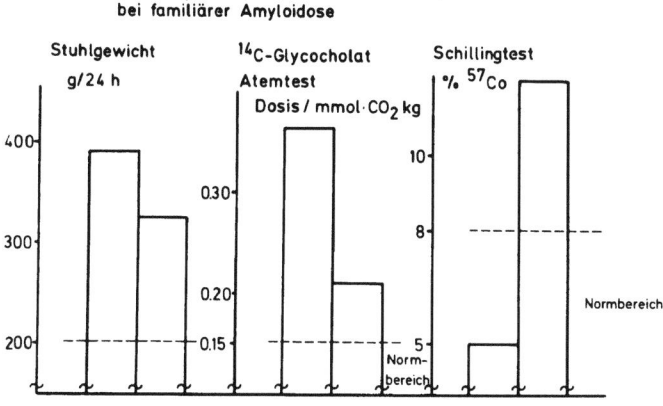

Abb. 1. Wirkung einer einwöchigen Cotrimoxazoltherapie auf Stuhlfett, Stuhlgewicht, Glykocholatatemtest und Schillingtest bei einem Patienten mit familiärer Amyloidneuropathie

Amyloidneuropathie als Folge einer vermehrten bakteriellen Besiedelung und Dekonjugation von Gallensäuren bei gestörter gastrointestinaler Motilität anzusehen sind.

Literatur

1. Feurle GE, Niemöller K (1978) Eine neuentdeckte Sippe mit hereditärer Amyloidneuropathie. Schweiz Med Wochenschr 108: 673–680 – 2. Gilat T, Spiro HM (1968) Amyloidosis and the gut. Am J Dig Dis 13: 619–633 – 3. Herskovic T, Bartholomew LG, Green PA (1964) Amyloidosis and malabsorbtion syndrome. Arch Intern Med 114: 620–633 – 4. Jarnum S (1965) Gastrointestinal haemorrhage and protein loss in primary amyloidosis. Gut 6: 14–18 – 5. Prévôt A, Heisig N, Papageorgiu A (1965) Enteraler Eiweißverlust bei Paramyloidose. Klin Wochenschr 43: 440–444 – 6. Steen L, Stenling R (1983) Relationship between morphologic findings and function of the small intestine in familial amyloidosis with polyneuropathy. Scand J Gastroenterol 18: 961–968

Füessl, H. S., Kremer, H., Zöllner, N. (Med. Poliklinik der Universität München)
Katamnestische Erhebung zur Beurteilung des Spontanverlaufs der Cholelithiasis

Einleitung

Die Cholelithiasis gehört mit zu den häufigsten Erkrankungen der Gastroenterologie. Angaben zur Prävalenz, erhoben anhand von Sektionsstatistiken, liegen zwischen 20 und 32% (Zsosch 1964; Goebell et al. 1981; Massarrat et al. 1982). Über den natürlichen Verlauf der Cholelithiasis und über die sich daraus ergebende Indikation zur Cholezystektomie gibt es unterschiedliche Ansichten. Zahlreiche Chirurgen plädieren wegen der bei über 50% der Steinträger zu erwartenden schwerwiegenden Symptome und/oder Komplikationen für eine Operation zum Zeitpunkt der Diagnosestellung (Lund 1960; Wenckert und Robertson 1965; Ungeheuer und Brandt 1980). Allerdings beziehen sich die bisherigen Verlaufsbeobachtungen meist auf chirurgische Kollektive, bei denen die Symptomatik eindrucksvoll genug war, um eine radiologische Diagnostik zu rechtfertigen.

Erst die Ultraschalldiagnostik ermöglicht Aussagen über den natürlichen Verlauf der Cholelithiasis bei beschwerdefreien Steinträgern.

Patienten und Methoden

In den Jahren 1979–1981 wurden an der Medizinischen Poliklinik 13 767 Patienten einer Oberbauchsonographie unterzogen. In 41,4% der Fälle war die sonographische Untersuchung nicht von einem Arzt indiziert, sondern erfolgte im Rahmen eines ungezielten Screening. Die Verteilung männlich : weiblich war annähernd 1 : 1, das Durchschnittsalter der Patienten betrug bei den Männern 47,6 ± 10,2 Jahre, bei den Frauen 47,2 ± 9,8 Jahre. 1 150 dieser Steinträger wurden 4–5 Jahre nach der sonographischen Diagnosestellung aufgefordert, anhand eines Fragebogens über den weiteren Verlauf zu berichten. Bezüglich aufgetretener Symptome hatten die Patienten die Wahl zwischen typischen Koliken, unspezifischen Beschwerden wie Blähungen, Sodbrennen oder Völlegefühl und Beschwerdefreiheit.

Ergebnisse

Die Prävalenz der Cholelithiasis im Patientengut einer Poliklinik beträgt 9,3%. 38,4% der Steinträger waren männlichen, 61,6% weiblichen Geschlechts. Bei den ärztlich indizierten

	n	%
Koliken	121	25,2
Unspezifische Beschwerden	159	33,1
Keine Beschwerden	201	41,8
$\sum$	481	

Tabelle 1. Symptome bei 481 Patienten mit Cholelithiasis 4−5 Jahre nach Diagnosestellung

Untersuchungen fanden sich in 11,5% der Fälle eine Cholelithiasis, bei ungezieltem Screening nur in 6,1%.

Von 1 150 verschickten Fragebögen kamen 609 zurück, 541 Patienten haben nicht geantwortet. 66 Patienten waren verstorben, 17 unbekannt verzogen, 45 hatten den Fragebogen ungenügend ausgefüllt. 481 Fragebögen konnten ausgewertet werden.

Den weiteren Verlauf der Erkrankung innerhalb der folgenden 4−5 Jahre nach Diagnosestellung zeigt Tabelle 1. 121 Patienten (25,2%) hatten typische Koliken entwickelt, 159 Patienten (33,1%) klagten über unspezifische Oberbauchbeschwerden und 201 Patienten (41,8%) waren völlig beschwerdefrei geblieben. Tabelle 2 vergleicht die Symptomatik der nichtoperierten Patienten mit den präoperativen Beschwerden der Steinträger, die sich einer Cholezystektomie unterzogen hatten. Es besteht kein Unterschied in der Verteilung der Symptome zwischen den beiden Gruppen.

Von den 89 cholezystektomierten Patienten bezeichneten 68 die Operation als Erfolg, zehn berichten von einer teilweisen Besserung der Beschwerden. Bei neun Patienten, die präoperativ beschwerdefrei waren, stellten sich erst im Anschluß an die Cholezystektomie Oberbauchsymptome ein.

Diskussion

Durch die sonographische Diagnostik wurde die Diagnose einer Cholelithiasis vereinfacht und zeitlich vorverlegt, es werden mehr Patienten als früher im asymptomatischen Stadium erfaßt. Die Frage, was man diesen Patienten empfehlen soll, hat dadurch neue Aktualität erlangt. Die von zahlreichen Chirurgen vertretene Meinung, jeder Steinträger solle unmittelbar nach Diagnosestellung operiert werden, beruht auf Ergebnissen älterer Untersuchungen, die von primär symptomatischen Kollektiven ausgingen. Lediglich eine Langzeitstudie an einer kleinen Zahl beschwerdefreier, radiologisch diagnostizierter Steinträger liegt vor. Gracie und Ransohoff (1982) errechneten für diese Probanden eine kumulative 15-Jahreswahrscheinlichkeit von 18% Symptome zu entwickeln. Nach unseren Untersuchungen bei einem im Durchschnitt älteren Patientengut liegt diese Rate mit 25% nach 5 Jahren zwar höher, erreicht aber nicht den Wert chirurgischer Untersuchungen. Vielmehr ist damit zu rechnen, daß mindestens 50% der Steinträger zeitlebens asymptomatisch bleiben. Damit erscheint die

Tabelle 2. Symptome bei 481 Patienten mit Cholelithiasis 4−5 Jahre nach Diagnosestellung: Vergleich zwischen nichtoperierten Patienten

	Nichtoperierte Patienten		Operierte Patienten	
	n	%	n	%
Koliken	99	25,3	22	24,7
Unspezifische Beschwerden	128	32,7	31	34,8
Keine Beschwerden	165	42,1	36	40,4
$\sum$	392		89	

sofortige Operation beschwerdefreier Steinträger nicht gerechtfertigt, der sonographische Zufallsbefund Cholelithiasis hat zunächst keine therapeutische Relevanz.

Die Verteilung der Symptome Koliken, unspezifische Beschwerden und keine Beschwerden ist in den Gruppen der operierten und nichtoperierten Patienten beinahe gleich. Diese Tatsache läßt die Vermutung aufkommen, daß nicht die klinische Symptomatik, sondern der Befund „Cholelithiasis" den Ausschlag zur Operationsindikation gab. 40% der operierten Patienten wurden cholezystektomiert, obwohl sie keine Beschwerden hatten.

Funktionelle Bauchbeschwerden gehören zu den häufigsten Diagnosen, die der Gastroenterologe stellt. Ein Drittel unserer Patienten klagte über Blähungen, Völlegefühl oder Sodbrennen. Derartige Beschwerden sind nicht hinweisend für eine Cholelithiasis, da sie bei Patienten mit und ohne Gallensteine gleich häufig vorkommen (Bainton et al. 1976; Price 1963; Koch und Donaldson 1964). Wird bei Patienten mit derartigen Beschwerden sonographisch eine Cholelithiasis nachgewiesen, besteht die Gefahr, daß dieser Befund die Indikation zur Cholezystektomie induziert. Bei einer Prävalenz der Cholelithiasis von ca. 10% dürfte eine zufällige Koinzidenz von unspezifischen Oberbauchbeschwerden und Gallensteinen häufig sein. Daher sollten mehr denn je Anamnese, klinisches Bild und Verlaufsbeobachtung zur Indikationsstellung der Cholezystektomie herangezogen werden, um einen kausalen Zusammenhang zwischen Cholelithiasis und der klinischen Symptomatik zu sichern.

Literatur

Bainton D, Davies GT, Evans KT, Gravelle IH (1976) Gallbladder disease: prevalence in a South Wales industrial town. N. Engl J Med 294: 1147 − Goebell H, Rudolph HD, Breuer N, Hartmann W, Leder HD (1981) Zum Vorkommen von Gallensteinen bei Leberzirrhose. Z Gastroenterol 19: 345 − Gracie WA, Ransohoff DF (1982) The natural history of silent gallstones. N Engl J Med 307: 798 − Koch JP, Donaldson RM Jr (1964) A survey of food intolerances in hospitalized patients. N Engl J Med 271: 657 − Lund J (1960) Surgical indications in cholelithiasis: prophylactic cholecystectomy elucidated on the basis of long-term follow up on 526 nonoperated cases. Ann Surg 151: 153 − Massarrat S, Klingemann HG, Kappert J, Jaspersen D, Schmitz-Moormann P (1982) Die Häufigkeit der Cholelithiasis im autoptischen Material und ambulanten Krankengut aus Deutschland. Z Gastroenterol 20: 341 − Price HW (1963) Gall-bladder dyspepsia. Br Med J 2: 138. − Ungeheuer E, Brandt P (1980) Chirurgische Therapie bei Gallenwegserkrankungen. Therapiewoche 30: 7684 − Wenckert A, Robertson B (1966) The natural course of gallstone disease. Eleven-year review of 781 nonoperated cases. Gastroenterology 50: 376 − Zsosch H (1964) Die Häufigkeit von Gallensteinen und ihre Kombination mit anderen Befunden. Dtsch Z Verdau Stoffwechselkr 24: 145

Hämatologie I

Gamm, H., Kolbe, K., Roux, A., Rumpelt, H. J. (Abt. für Hämatologie und Pathologisch-Anatomisches Institut der Universität Mainz)
Induktion einer passageren funktionellen Asplenie bei Patienten mit idiopathischer thrombozytopenischer Purpura (I.T.P.): erste Ergebnisse

Vor 10 Jahren entwickelten wir einen Test, um die Sequestrationskapazität der Milz für wärmealterierte Erythrozyten (w.a. E.) zu prüfen [4]. Radioaktiv markierte Erythrozyten (5 ml), die 20 min bei 49,5° C inkubiert werden, transformieren sich zu Sphärozyten; intravenös appliziert werden sie mit einer Halbwertzeit von 6−10 min durch die Milz zu 60−75% aus dem Blut extrahiert. Normalerweise können im Maschenwerk der roten Pulpa 60−100 ml w.a. E. sequestriert werden, das entspricht ca. einem Drittel des Milzvolumens. Bei größeren Belastungsvolumina erfolgt die Clearance der w.a. E. aus dem Blut stark verzögert, ähnlich wie bei splenektomierten Patienten. Die Sequestrationsrate sinkt auf Null. Somit ist eine funktionelle Asplenie eingetreten, wobei sich nach ca. 1 Woche die Funktionsparameter wieder normalisieren. Bei einem Hypersplenesyndrom dagegen ist die Milz in der Lage, über 100 ml w.a. E. mit gleichbleibender kurzer Halbwertzeit aus dem Blut zu sequestrieren. Diese „Kapazitätsprüfung der Milz" führen wir regelmäßig im Rahmen der Differentialdiagnose eines Hypersplenesyndroms durch [5]. Bei Patienten, bei denen es im Laufe der Untersuchung zu einer funktionellen Asplenie kam, konnten wir in den darauffolgenden Tagen häufig einen kurzfristigen Thrombozytenanstieg im peripheren Blut beobachten.

Daraufhin untersuchten wir Patienten mit ITP um festzustellen, ob es auch bei ihnen nach Erreichen einer passageren funktionellen Asplenie zu einem Thrombozytenanstieg kommt und dieser Anstieg möglicherweise einen prognostischen Hinweis auf den weiteren Krankheitsverlauf geben könnte.

Bei dem untersuchten Kollektiv handelt es sich um 30 Patienten mit ITP, von denen 20 bereits vorbehandelt waren (Prednison oder Prednison und Azathioprin über mindestens 1 Monat bis zu mehreren Jahren vor Beginn der Kapazitätsprüfung der Milz). Das mittlere Alter betrug 36 Jahre (16−76 Jahre), Geschlechtsverteilung: 18 ♀/12 ♂. Szintigraphisch ermitteltes Milzgewicht: 200 g (65−450). Mittlere Thrombozytenzahl vor dem Test: 25 000 (1 000−53 000). Thrombozytenantikörper (unspez. Agglutinationstest) konnten bei acht Patienten festgestellt werden. Die Immunglobulinkonzentration im Serum war normal; nur ein Patient hatte einen IgG-Spiegel unter 800 mg/dl. Alle Patienten hatten vermehrt Megakaryozyten im Knochenmark.

Bei 21 der Patienten (70%) kam es im Laufe der ersten 14 Tage nach Durchführung des Belastungstestes mindestens einmal zu einem absoluten Thrombozytenanstieg von 20 000 oder mehr über den Ausgangswert.

In der Tabelle 1 ist die Zahl der Patienten angegeben, die 1, 2−4, 5−7 oder 14 Tage nach der induzierten funktionellen Asplenie einen Thrombozytenanstieg von 20 000 oder mehr über den Ausgangswert aufwiesen. 5−7 Tage nach der Belastung zeigten ca. 50% aller Patienten einen absoluten Thrombozytenanstieg über 20 000, unabhängig ob die Patienten vorbehandelt waren oder nicht. Diese Patientengruppe untersuchten wir hinsichtlich des weiteren Verlaufes der Erkrankung und stellten fest, daß von den vorbehandelten Patienten, die einen signifikanten Thrombozytenanstieg nach Induktion der funktionellen Asplenie hatten, derzeit nur noch ca. 20% (2 von 9) einer Therapie bedürfen. Bei der Gruppe mit geringem Thrombozytenanstieg nach funktioneller Asplenie sind es dagegen ca. 45% (5 von 11). Auch war bei der ersten Gruppe die Ansprechrate auf die Splenektomie höher (3 von 4 gegenüber 5 von 8) (Tabelle 2).

In der vorbehandelten Patientengruppe mit einem absoluten Thrombozytenanstieg von über 20 000 am 7. Tag nach funktioneller Asplenie wurde bei vier von fünf Patienten auch

Tabelle 1

	I.T.P.-Patienten			Tage nach funtioneller Asplenie			
	n	Alter	Thrombozyten-anstieg	0−1	2−4	5−7	14
Alle	30	36	> 20 000	10	12	14	11
			< 20 000	20	18	16	19
Vorbehandelte	20	37,8	> 20 000	6	7	9	7
			< 20 000	14	13	11	13
Nicht Vorbehandelte	10	32,3	> 20 000	4	2	5	4
			< 20 000	6	8	5	6

ohne Splenektomie oder medikamentöse Therapie ein anhaltender Thrombozytenanstieg auf Werte über 80 000 erreicht.

Bei fünf der vorbehandelten Patienten wurde u. a. eine hochdosierte Immunglobulin-therapie (Intraglobin) durchgeführt (0,4 g/kg KG über 5 Tage). Vier dieser Patienten zeigten ein gutes, jedoch nur vorübergehendes Ansprechen (zwischen 7 und 28 Tagen). Ein Patient sprach auf diese Therapie nicht an. Dieser zeigte auch, im Gegensatz zu den anderen vier, keinen Thrombozytenanstieg nach induzierter funktioneller Asplenie [3, 6]. Bei ca. 75% der Patienten mit ITP kommt es nach Splenektomie zu einem dauerhaften Thrombozytenanstieg. In Übereinstimmung mit den Literaturangaben [1, 2] war in unserem Patientenkollektiv die Splenektomie ebenfalls in 75% der Fälle erfolgreich (12 von 16). Nach Induktion einer passageren funktionellen Asplenie konnte in einem ähnlich hohen Prozentsatz ein vorübergehender deutlicher Thrombozytenanstieg (über 20 000/µl) erreicht werden. In diesen Fällen muß postuliert werden, daß die Milz in dem pathophysiologischen Mechanismus der ITP eine wesentliche Rolle spielt.

Wir erklären uns den vorübergehenden Anstieg der Thrombozytenzahl im peripheren Blut nach Überbelastung der Milz mit w.a. E. durch das Eintreten einer passageren funktionellen Asplenie, d. h. Ausschaltung der Sequestrationsräume in der roten Milzpulpa. Parallel dazu kommt es auch zu einer verminderten Thrombozytensequestration durch die Milz.

Zusammenfassend kann man sagen:

1. Die Induktion einer funktionellen Asplenie durch Belastung der Milz mit mindestens 100 ml w.a. E. führt bei fast 70% der Patienten mit ITP im Laufe von 14 Tagen zumindest zu einem einmaligen Anstieg der Thrombozytenzahl von über 20 000 gegenüber dem Ausgangswert.

Tabelle 2

Patienten	n	Thrombozyten nach 7 Tagen	Splenektomie		Keine Splenektomie		z. Z. Therapie notwendig
			Ohne Therapie	Mit Therapie	Ohne Therapie	Mit Therapie	
Alle	14	> 20 000	5	1	7	1	2/14 = 14%
	16	< 20 000	7	3	3	3	6/16 = 38%
Vorbehandelte	9	> 20 000	3	1	4	1	2/9 = 22%
	11	< 20 000	5	3	1	2	5/11 = 45%
Nicht Vorbehandelte	5	> 20 000	2	0	3	0	0/5 = 0%
	5	< 20 000	2	0	2	1	1/5 = 20%

2. Bei Patienten mit einem signifikanten Thrombozytenanstieg war eine weitere Therapie oft nicht mehr erforderlich, da es zu einem anhaltenden Anstieg der Thrombozytenzahl bis zu Werten über 80 000 kam.
3. Obwohl das Patientenkollektiv noch sehr klein ist, scheinen die Patienten mit deutlichem Thrombozytenanstieg nach Induktion einer funktionellen Asplenie auch besser auf die Splenektomie anzusprechen.
4. Dieser Belastungstest mit w.a. E., für den nur patienteneigenes Blut notwendig ist, ist leicht durchzuführen, für den Patienten wenig belastend, ohne Nebenwirkung und gegenüber allen anderen therapeutischen Maßnahmen kostengünstig.
5. Dieser diagnostisch-therapeutische Test sollte bei allen Patienten mit ITP durchgeführt werden.

Literatur

1. Aster R: Thrombocytopenia due to enhanced platelet destruction. In: Williams WJ (ed) Hematology, 2nd ed. McGraw-Hill Book Company, p 1342 — 2. Burns TR, Saleem A (1983) Idiopathic thrombocytopenic purpura. Am J Med 75: 1001 — 3. Bussel JB, Hilgartner MW (1984) Annotation: The use and mechanism of action of intravenous immunglobulin in the treatment of immune haematological disease. Br J Haematol 56: 1 — 4. Fischer J, Gamm H (1981) Die Milzszintigraphie in der Hämatologie und die Bedeutung der Milzfunktion. Nuklearmediziner 4: 189 — 5. Gamm H, Forgalski W, Fischer J (1979) Okkulter Hypersplenismus: Nachweis durch die Kapazitätsprüfung der Milz. Nuklearmedizin 16: 236 — 6. Salama A, Mueller-Eckhardt C, Kiefel V (1983) Effect of intravenous immunoglobulin in immune thrombocytopenia. Lancet 2: 193

Kaltwasser, J. P., Lautenschläger, G., Schalk, K. P., Dix, U. (Abteilung für Hämatologie und Onkologie, Zentrum der Inneren Medizin der Johann-Wolfgang-Goethe-Universität Frankfurt/Main)

Aplastische Anämie: Therapie mit Antithymozytenglobulin (ATG) und hochdosiertem 6-Methylprednisolon (6-MP)

Die isogene und allogene Knochenmarktransplantation (KMT) muß heute als die effektivste Therapieform zur Behandlung der schweren aplastischen Anämien angesehen werden [3, 6, 9]. Aufgrund der natürlichen Histokompatibilitätsbarriere und aufgrund der Altersbegrenzung auf Patienten unter 40 Jahre kann die KMT jedoch nur für einen Teil der Kranken nutzbar gemacht werden.

Unter diesen Umständen verdient ein neues, vor allem von der Schweizer Arbeitsgruppe um B. Speck entwickeltes Therapiekonzept besondere Beachtung, das davon ausgeht, daß einem Teil der aplastischen Anämien eine immunpathogene Inhibition der Stammzellproliferation kausal zugrunde liegt. In vielen Fällen kann, wie bereits mehrfach gezeigt worden ist, mittels immunsuppresiv wirksamer Therapiemaßnahmen eine autologe Regeneration der aplastischen Hämatopoese induziert werden [4, 5, 8].

Hier soll über erste Ergebnisse einer derzeit in Frankfurt durchgeführten prospektiven Studie zur immunsuppressiven Therapie aplastischer Anämien mit *Antithymozytenglobulin (ATG)* und hochdosiertem *6-Methylprednisolon (6-MP)* berichtet werden.

Patienten und Methodik

Bisher wurden 18 Patienten (13 männlich, 5 weiblich) in die Studie einbezogen. Das Durchschnittsalter betrug 31 Jahre (Bereich 4−62 Jahre). 14 Patienten waren entsprechend den Kriterien der *International Aplastic Anemia Study Group* [2], als schwere aplastische Anämien (sAA) einzustufen, während vier Patienten eine mittelschwere aplastische Anämie (mAA) aufwiesen (Tabelle 1).

Tabelle 1. Patientendaten vor Therapiebeginn

Therapie-gruppe	Nr.	Patient	Ge-schlecht	Alter (Jahre)	Blutbild vor Therapie Hb (g/l)	Neutrophilie ($\times 10^9$/l)	Thrombozyten ($\times 10^9$/l)	Retikulozyten ($\times 10^9$/l)	Diagnose	KM-Spender	Therapie
ATG	1	P. P.	m	19	74	0,75	2	8	sAA	–	ATG-Pferd
	2	B. A.	w	50	86	0,16	8	11	sAA	–	ATG-Pferd
	3	B. J.	m	4	90	2,16	10	32	mAA	–	ATG-Pferd
	4	P. K.	m	62	76	1,59	3	64	sAA	–	ATG-Pferd
	5	A. S.	m	21	93	0,12	2	16	sAA	–	ATG-Pferd
	6	R. J.	w	43	66	0,76	5	14	sAA	–	ATG-Kaninchen
	7	L. W.	m	46	89	2,24	5	10	sAA	–	ATG-Pferd
	8	S. W.	m	40	157	0,46	5	386	sAA	–	ATG-Pferd
	9	S. H.	m	25	91	0,38	3	100	sAA	–	ATG-Pferd
	10	P. H.	w	53	90	1,51	2	31	mAA	–	ATG-Pferd
	11	K. S.	w	16	104	1,07	35	0	sAA	–	ATG-Pferd
	12	D. E.	m	13	126	1,08	17	23	mAA	–	ATG-Pferd
6-MP	13	D. R.	m	40	73	0,23	49	10	sAA	–	6-MP
	14	L. W.	m	46	64	1,10	5	56	sAA	–	6-MP
	15	M. B.	w	39	79	1,07	8	121	mAA	–	6-MP
	16	S. H.	m	26	142	1,04	17	88	mAA	–	6-MP
KMT	17	H. M.	m	17	94	3,39	3	134	sAA	1	KMT
	18	K. B.	m	16	75	0,53	4	29	sAA	1	KMT
	19	M. R.	m	25	38	1,30	3	32	sAA	1	KMT
	20	M. D.	m	31	84	0,44	4	31	sAA	2	Androgene

ATG: Antithymozytenglobulin; 6-MP: 6-Methylprednisolon; KMT: Knochenmarktransplantation; sAA: schwere aplastische Anämie; mAA: mittelschwere aplastische Anämie

Patienten mit histokompatiblen Familienspendern im Alter unter 40 Jahren ($n = 4$) wurden zur KMT an entsprechende Transplantationszentren weitergeleitet. Die verbleibenden 14 Patienten wurden mit ATG ($n = 12$) bzw. 6-MP ($n = 4$) behandelt. Zwei der 6-MP-Patienten (L. W., S. H.) waren zuvor bereits mit ATG behandelt worden (Tabelle 1). Alle Patienten erhielten konventionelle supportive Therapie (Zellersatz, Antibiotika) nach Erfordernis. Die ATG-Therapie wurde in reverser Isolierung, die 6-MP-Therapie unter normalen Pflegebedingungen durchgeführt.

Als ATG wurde Pferde-ATG der Firma Upjohn (ATGAM)[1] in einer Dosierung von 20 mg/kg/Tag i.v. an 5 aufeinanderfolgenden Tagen verabreicht. Eine Patientin (R. J.) erhielt an Stelle ATGAM B-Zell-absorbiertes Kaninchen-ATG der Firma Fresenius in einer Dosierung von 10 mg/kg/Tag. Jeder zweite Patient erhielt zusätzlich 3 mg/kg/Tag Metenolon (Primobolan S) p.o., 6-MP wurde in einer Initialdosis von 20 mg/kg/Tag i.v. verabreicht und innerhalb von 30 Tagen auf 1 mg/kg stufenweise reduziert.

Der Therapieeffekt wurde folgendermaßen definiert: 1. *Vollremission:* vollständige Normalisierung aller Parameter. 2. *Teilremission:* signifikante Zunahme bis Normalisierung einer oder zweier Zellinien und der Knochenmarkzellularität, Abnahme der Transfusionsfrequenz. 3. *Therapieversager:* Keiner Änderung oder Verschlechterung gegenüber dem Ausgangsbefund. Als „*Responder*" wurden nur die Patienten gewertet, die innerhalb der ersten 3 Monate nach Therapiebeginn eine Befundverbesserung zeigten. Bei allen Patienten wurden vor Therapiebeginn zwei Knochenmarkbiopsien (Jamshidi-Trepanation) am dorsalen Beckenkamm im Abstand von mindestens 14 Tagen vorgenommen.

Ergebnisse und Diskussion

Tabelle 1 gibt die Patientendaten vor Therapiebeginn einschließlich der Anzahl vorhandener histokompatibler KM-Spender sowie die angewandte Therapieform wieder. Alle vier Patienten mit mindestens einem KM-Spender waren jünger als 40 Jahre. Einer dieser vier Patienten (M. D.) entwickelte während der Vorbereitungen zur KMT unter Androgentherapie eine bis heute anhaltende Remission und wurde von der KMT ausgeschlossen. Bezogen auf das Gesamtkollektiv waren somit vier Patienten, entsprechend 22% transplantierbar, wovon drei (17%) tatsächlich transplantiert wurden. Sieben Patienten, entsprechend 39%, waren älter als 40 Jahre und somit bereits aus Altersgründen von der KMT auszuschließen. Vier weitere Patienten wurden mit 6-MP behandelt, davon zwei, die bereits erfolglos mit ATG vorbehandelt waren. In keinem Fall dieser Gruppe wurde eine Respons beobachtet (Tabelle 2). Drei dieser Patienten verstarben; ein Patient erlitt eine tödliche Hirnblutung, ein Patient verstarb an einer Zytomegaliepneumonie, ein Patient an einer Pilzsepsis. Unter dem Eindruck dieses ungünstigen Therapieergebnisses wurde der 6-MP-Arm des Therapieprotokolls vor allem aus ethischen Erwägungen abgebrochen und nur noch der ATG-Teil weitergeführt.

In der ATG-Gruppe sind bisher zwölf Patienten behandelt worden (Tabelle 2). Davon sind derzeit zehn Patienten hinsichtlich des Therapieergebnisses bewertbar. Eine Patientin (P. H.) verstarb innerhalb der ersten 3 Monate nach ATG und kann nicht bewertet werden. Ein Patient (D. E.) wurde erst vor 3 Wochen behandelt und ist noch nicht bewertbar.

Von den verbleibenden zehn Patienten sind fünf (50%) als Responder einzustufen. Zwei Responder mit der längsten Beobachtungszeit (Tabelle 2) weisen eine Vollremission auf; drei weitere Patienten mit einer Beobachtungszeit von 6 Wochen bis 6 Monate zeigen bisher eine Teilremission. Fünf Patienten müssen als Versager eingestuft werden; davon sind zwei nach 3 bzw. 8 Monaten verstorben. Zwei Responder (P. P., B. A.) haben zusätzlich Androgene erhalten, die verbleibenden drei haben ausschließlich ATG erhalten.

Als Nebenwirkungen wurden unter ATG-Therapie Schüttelfrost, Fieber und Urtikaria während der Serumapplikation und zwischen dem 7. und 15. Tag nach ATG Exantheme, Arthritiden und Transaminasenanstiege (Serumkrankheit) beobachtet. Schwere anaphylaktische Reaktionen, die zum Abbruch der Therapie gezwungen hätten, wurden nicht beobachtet.

---

1 Wir danken der Firma Upjohn GmbH, Heppenheim, für die Überlassung von Versuchsmengen ihres ATG-Präparates „ATGAM"

Tabelle 2. Ergebnis der immunsuppressiven Therapie

Therapie-gruppe	Nr.	Patient	Geschlecht	Alter (Jahre)	Diagnose	Therapie	Therapieergebnis	Überlebenszeit (Monate)
ATG	1	P. P.	m	19	sAA	ATG-Pferd	VR	30
	2	B. A.	w	50	sAA	ATG-Pferd	VR	24
	3	B. J.	m	4	mAA	ATG-Pferd	TR	6
	4	P. K.	m	62	sAA	ATG-Pferd	TR	6
	5	A. S.	m	21	sAA	ATG-Pferd	TR	< 3
	6	R. J.	w	43	sAA	ATG-Kaninchen	Verstorben	3
	7	L. W.	m	46	sAA	ATG-Pferd	Verstorben	8
	8	S. W.	m	40	sAA	ATG-Pferd	Ø	12
	9	S. H.	m	25	sAA	ATG-Pferd	Ø	15
	10	P. H.	w	53	mAA	ATG-Pferd	Verstorben	< 3
	11	K. S.	w	16	sAA	ATG-Pferd	Ø	6
	12	D. E.	m	13	mAA	ATG-Pferd	Nicht bewertbar	< 3
6-MP	13	D. R.	m	40	sAA	6-MP	Verstorben	< 3
	14	L. W.	m	46	sAA	6-PM	Verstorben	7
	15	M. B.	w	39	mAA	6-MP	Verstorben	3
	16	S. M.	m	26	mAA	6-PM	Ø	4

ATG: Antithymozytenglobulin; 6-MP: 6-Methylprednisolon; sAA: schwere aplastische Anämie; mAA: mittelschwere aplastische Anämie; VR: Vollremission; TR: Teilremission; Ø: Therapieversager

Im Gegensatz zu Bacigalupo et al. [1] konnten wir bei den vier mit hochdosiertem 6-MP behandelten Patienten in keinem Fall einen therapeutischen Effekt erzielen. Neben Hyperglykämien und sekundären Cushing-Symptomen traten in zwei Fällen tödlich verlaufende schwere Infektionen auf, die der offenbar lang anhaltenden Immunsuppression durch 6-MP zugeordnet werden können und uns zum Abbruch dieses Studienteiles veranlaßten.

Das bisherige Ergebnis der ATG-Therapie steht in guter Übereinstimmung mit Responsraten kürzlich veröffentlichter kontrollierter Studien aus der Schweiz und den USA [3–5, 8]. Bemerkenswert erscheint uns dabei, daß wir im Vergleich zu der Mehrzahl der zitierten Studien trotz niedriger Gesamtdosis vergleichbare Responsraten (50%) erzielt haben. Das therapeutische Gesamtergebnis ist, bezogen auf die Überlebensraten, nach den bisher publizierten Ergebnissen nahezu identisch mit dem durch KMT bei unselektiertem Krankengut erzielbaren Ergebnissen [3, 8, 9]. Nur bei nichttransfundierten Patienten mit Durchschnittsalter deutlich unter 40 Jahren werden mit KMT wesentlich bessere Ergebnisse erzielt [3, 9, 10]. Allerdings wird nach ATG-Therapie z. T. nur eine Teilremission erzielt, es muß mit Rezidiven gerechnet werden, die aber erneut und erfolgreich mit ATG zu behandeln sind [5, 7].

Nachdem aufgrund der bisherigen klinisch-empirischen Erfahrungen kaum mehr Zweifel an der Wirksamkeit immunsuppressiver Therapie bei AA möglich sind, erscheint es jetzt notwendig, dieses neue therapeutische Prinzip zu standardisieren und die pathophysiologischen Vorgänge, die für die Autoimmuninhibition der Hämatopoese verantwortlich sind, zu analysieren.

Literatur

1. Bacigalupo A, Podesta M, van Lint MT, Vimercati R, Marmont AM (1981) Severe aplastic anemia: correlation of in vitro tests with clinical response to immuno-suppression in 20 patients. Br J Haematol 47: 423–433 – 2. Camitta BM, Thomas ED, Nathan DG, Gale RP, Kopecky KJ, Rappeport JM, Santos G, Gordon-Smith EC, Storb R (1979) A prospective study of androgens and bone marrow transplantation for treatment of severe aplastic anemia. Blood 53: 504–514 – 3. Camitta BM, Storb R, Thomas ED (1982) Aplastic anemia: Pathogenesis, diagnosis, treatment, and prognosis. N Engl J Med 306: 712–718 – 4. Champlin R, Ho W, Gale RP (1983) Antithymocyte globulin treatment in patients with aplastic anemia. N Engl J Med 308: 113–118 – 5. Doney K, Dahlberg StJ, Monroe D, Storb R, Buckner CD, Thomas ED (1984) Therapy of severe aplastic anemia with anti-human thymocyte globulin and androgens: the effect of HLA-haploidentical marrow infusion. Blood 63: 342–348 – 6. Heimpel H, Frickhofen N, Heit W (1983) Aplastic anaemia: new trends in pathogenesis and treatment. In: Rozman C, Raichs A (eds) VII Meeting of the Internat. Soc. of Haematol. European and African Division, Barcelona, Sept. 4th–9th, 1983. Main Lectures, pp 69–88 – 7. Ramsy NKC (1980) Autoimmune mechanisms in etiology of aplastic anemia. Am J Pediatr Hematol Oncol 2: 181–186 – 8. Speck B, Gratwohl A, Nissen C, Leibundgut U, Ruggero D, Osterwalder B, Burri HP, Cornu P, Jeannet M (1981) Treatment of severe aplastic anaemia with antilymphocyteglobulin or bone marrow transplantation. Br Med J 282: 860–863 – 9. Storb R, Santos GW (1983) Application of marrow transplantation in leucemia and aplastic anemia. Clin Haematol 12: 721–737 – 10. Thomas ED (1979) Insight into the pathophysiology of aplastic anemia provided through the results of marrow transplantation. In: Heimpel H, Gordon-Smith EG, Heit W, Kubanek B (eds) Aplastic anemia. Springer, Berlin Heidelberg New York, pp 155–159

Arnold, R. (Abt. Innere Medizin III), Carbonell, F. (Abt. Klin. Physiologie), Goldmann, S. F. (Abt. Transfusionsmedizin), Heit, W., Kurrle, E., Schmeiser, T., Heimpel, H. (Abt. Innere Medizin III), Kubanek, B. (Abt. Transfusionsmedizin, Universität Ulm)

Knochenmarktransplantation bei Erwachsenen mit akuter Leukämie

Einleitung

Die Knochenmarktransplantation (KMT) ist eine wirksame Therapie mit Heilungschancen für Patienten mit akuter Leukämie. Die Rationale der KMT bei der Leukämie ist der Ersatz der Hämopoese nach supralethaler Radio- und Chemotherapie, durch die neben dem Tumorgewebe auch die normale Hämopoese zerstört wird. Voraussetzung für die KMT ist im allgemeinen ein HLA-identischer, MLC-negativer Geschwisterspender. Hauptproblem der allogenen KMT bei Patienten mit akuter Leukämie sind Infektionen einschließlich interstitielle Pneumonie, die Transplantat-gegen-Wirt-Reaktion (GvHD) und Leukämierezidive. Im Folgenden sollen anhand von 23 Patienten, die von der Ulmer Transplantationsgruppe transplantiert wurden, die oben genannten Probleme und mögliche Lösungsvorschläge diskutiert werden.

Material und Methoden

1. Patienten

1980−1983 wurden 21 Patienten allogen transplantiert. 15 Patienten waren in erster Remission ihrer Erkrankung (AML $n = 9$, AUL/ALL $n = 6$), fünf Patienten in zweiter Remission (AML $n = 3$, AUL/ALL $n = 2$) und ein Patient hatte ein beginnendes Rezidiv. Vor 1980 wurden zwei Patienten im akuten Schub ihrer Erkrankung von einem syngenen Spender transplantiert. Das mediane Alter der Patienten lag bei 22 Jahren (16−41).

2. Methoden

Konditionierung: Alle Patienten erhielten Endoxan 120 mg/kg Körpergewicht und bis auf einen Patienten, der nach einem alternativen Schema behandelt wurde, eine Ganzkörperbestrahlung. 18 Patienten erhielten eine einzeitige Ganzkörperbestrahlung, vier Patienten mit AUL/ALL eine fraktionierte Ganzkörperbestrahlung. Alle Patienten waren zur Infektprophylaxe entweder total oder selektiv dekontaminiert. Zur GvHD-Prophylaxe erhielten die allogen transplantierten Patienten Methotrexat.

Ergebnisse

Zehn Patienten (43%) leben rezidivfrei zwischen > 8 Monaten und > 70 Monaten nach KMT. Das mediane rezidivfreie Überleben beträgt 28 Monate. Bei allen Patienten handelt es sich um Spenderhämopoese, wie durch verschiedene Marker nachgewiesen wurde.

13 Patienten sind verstorben. Das mediane Überleben dieser Patienten liegt bei 3 Monaten. Zwei Patienten verstarben vor vollständiger hämopoetischer Rekonstitution (Candidasepsis, Leberausfallskoma bei Hepatitis B). Elf Patienten verstarben mit vollständiger hämopoetischer Rekonstitution. Fünf von elf Patienten verstarben an einer interstitiellen Pneumonie assoziiert mit akuter GvHD, vier von fünf Patienten hatten eine bioptisch nachgewiesene CMV-Pneumonitis. Vier von elf Patienten verstarben an bakteriellen bzw. Pilzinfektionen bei chronischer GvHD, einer von elf an einem rasch progredienten Lungenemphysem unklarer Genese bei chronischer GvHD. Ein Patient hatte 9 Monate nach KMT ein Rezidiv und verstarb 1 Jahr nach KMT, nachdem durch eine erneute aggressive Chemotherapie nur eine kurzfristige Remission erreicht wurde.

Diskussion

Die KMT ist die Therapie der Wahl für jüngere Patienten (≤ 40 Jahre) mit akuter Leukämie und einem kompatiblen KM-Spender. Für Patienten mit AML konnte gezeigt werden, daß die KMT in erster Remission der aggressiven Chemotherapie überlegen ist (Thomas et al. 1979). Bei AMO-Patienten unter 18 Jahren sind die Ergebnisse der aggressiven Chemotherapie vergleichbar mit den Ergebnissen der KMT (Weinstein et al. 1983). Allerdings ist die Beobachtungszeit der Chemotherapiegruppe mit 3 Jahren wesentlich kürzer als die der transplantierten Gruppe. Das Langzeitüberleben der transplantierten Patienten liegt bei 55%. Die Rezidivrate beträgt 10−20%, die anderen Todesursachen sind transplantations-assoziierte Komplikationen. Eine multizentrische Studie mit intensiver Chemotherapie für Patienten mit ALL/AUL zeigte, daß es Risikofaktoren gibt, die eine Einteilung der Patienten in eine Hochrisikogruppe und in eine Gruppe mit niedrigem Risiko ermöglicht. Von den Patienten der Hochrisikogruppe sind nach einer Beobachtungsperiode von 3 Jahren nur noch 23% in erster Remission gegenüber 89% der Patienten mit niedrigem Risiko (Hoelzer et al. 1983). Die Patientengruppe mit prognostisch ungünstigen Faktoren sollte in erster Remission, Patienten mit prognostisch günstigen Faktoren in zweiter Remission transplantiert werden. Ein Vergleich der Überlebensrate von chemotherapierten Patienten und transplantierten Patienten in zweiter Remission ist allerdings bisher nicht möglich, da eine genaue Analyse der Daten nur für transplantierte Patienten vorliegt.

Die Rezidivrate unserer Patienten, die überwiegend in erster Remission und einzelne Patienten in zweiter Remission transplantiert wurden, ist gering und bestätigt die aus der Transplantationsgruppe in Seattle berichteten Daten, daß zur Senkung der Rezidivrate nach KMT eine frühzeitige KMT erforderlich ist. Die Hauptmortalität liegt in den ersten 3 Monaten nach KMT: Todesursachen waren akute und chronische GvHD, assoziiert mit Infektionen und die interstitielle Pneumonie. Die Transplantat-gegen-Wirt-Reaktion (GvHD) ist in unserer Patientengruppe, wie auch in anderen Zentren, das im Vordergrund stehende Problem. Die Letalität liegt zwischen 10 und 40% (Sullivan et al. 1983). Bei dieser großen Schwankungsbreite muß berücksichtigt werden, daß die Abgrenzung von Infektionstodes-fällen mit akuter GvHD gegenüber Infektionstodesfällen assoziiert mit akuter GvHD schwierig ist und auch an den verschiedenen Transplantationszentren unterschiedlich beurteilt wird. Die Therapie der akuten GvHD ist schwierig und bei Grad III−IV häufig nicht erfolgreich (Arnold et al. 1983). Fünf der 20 Patienten (Überleben > 28 Tage) verstarben an akuter GvHC, assoziiert mit CMV-Infektionen. Ein neuer therapeutischer Ansatz ist die prophylaktische Gabe von CMV Hyperimmunglobulin, dessen Wirksamkeit in einer prospektiv randomisierten Studie gezeigt werden konnte (Kubanek et al. 1984). Weitere vier Patienten verstarben an chronischer GvHD, assoziiert mit bakteriellen oder Pilzinfektionen. Die bisherigen prophylaktischen Ansätze mit Methotrexat oder Zyclosporin A sind nicht ausreichend zur absoluten Verhütung einer akuten GvHD. Ausgehend von tierexpe-rimentellen Untersuchungen erscheint die T-Zellelimination aus dem Transplantat möglich und erfolgversprechend. Monoklonale Antikörper und Lektinseparation zur Entfernung der T-Zellen müssen diskutiert werden und sind möglicherweise Methoden der Zukunft.

Zusammenfassung

23 Erwachsene mit akuter Leukämie wurden knochenmarktransplantiert. Es konnte gezeigt werden, daß die Rezidivrate nach KMT gering ist, wenn Patienten in einem frühen Stadium ihrer Erkrankung transplantiert werden. Problem der KMT ist die Mortalität an transplantationsassoziierten Komplikationen. Bei unserer Patientengruppe stand die GvHD und assoziierte Infektionen im Vordergrund. Für eine effektive Prophylaxe der GvHD sind neue Ansätze erforderlich.

Literatur

Arnold R, Schmeiser T, Heit W, Kohne E, Goldmann SF, Heimpel H, Kubanek B (1983) Treatment of severe acute GvHD with high dose ATG. Exp Hematol (Suppl 13) 11: 21–23 – Hoelzer D, Thiel E, Löffler H, Bodenstein H, Büchner T, Messerer D, for the German Multicentre ALL/AUL Study Group (1983) Multicentre pilot study for therapy of acute lymphoblastic and acute undifferentiated leukemia in adults. Haematol Bluttransfus 28: 36–40 – Kubanek B, Ernst P, Schäfer U, Ostendorf P, Wolf H (1984) A controlled trial of intravenous hyperimmunglobulin in the prevention of cytomegalovirus infection in bone marrow transplant recipients. Exp Hematol (Suppl 15) 12: (in press) – Sullivan KM, Parkman R (1983) Pathophysiology and treatment of graftversus-host-disease. Bone marrow transplantation. Clin Haematol 12: 775–789 – Thomas ED, Buckner CD, Clift RA, Fefer A, Johnson FL, Neiman PE, Sale GE, Sanders JE, Singer JW, Shulman H, Storb R, Weiden PL (1979) Marrow transplantation for acute non-lymphoblastic leukemia in first remission. N Engl J Med 301: 597–599 – Weinstein HJ, Mayer RJ, Rosenthal DS, Coral FS, Camitta BM, Gelber RD (1983) Chemotherapy for acute myelogenous leukemia in children and adults: VAPA update. Blood 62: 315–319

Schmeiser, Th., Kurrle, E., Arnold, R., Heit, W. (Abt. Innere Med. III, Zentrum f. Innere Med., Ulm), Krieger, D. (Sektion Infektionskrankheiten, Zentrum f. Inn. Med., Ulm), Kubanek, B. (Abt. Transfusionsmedizin, Zentrum f. Innere Med., Ulm), Heimpel, H. (Abt. Innere Med. III, Zentrum f. Innere Med., Ulm)

Antimikrobielle Prophylaxe bei allogener Knochenmarktransplantation

Grundlagen

Infektionen und die Transplantat-gegen-Wirt-Reaktion (Graft-versus-Host-Disease = GvHD) stellen die schwersten Komplikationen nach der allogenen Knochenmarktransplantation (KMT) des Menschen dar. Wegen der massiven Immunsuppression sowie der intermittierenden Knochenmarksaplasie nach der Konditionierungstherapie durch hohe Dosen Zyclophosphamid und Ganzkörperbestrahlung wurden verschiedene Modalitäten zur prophylaktischen antimikrobiellen Behandlung eingesetzt. Außerdem wurde auch die Möglichkeit der GvHD-Prophylaxe durch Modulation der mikrobiellen Flora und deren Einfluß auf die GvHD-Inzidenz untersucht. Tierversuche und Ergebnisse der humanen KMT weisen darauf hin, daß die allogene KMT bei einem keimfreien Zustand des Empfängers, induziert durch totale Dekontamination des Gastrointestinaltraktes in strikt reverser Isolation, die Inzidenz von Infektionen vermindert und möglicherweise die Inzidenz und Schwere der GvHD reduziert (Bruckner et al. 1983; Heit et al. 1977; Schmeiser et al. 1983; Storb et al. 1983; Vossen et al. 1981). Eine weitere Methode der antimikrobiellen Prophylaxe ist die selektive Dekontamination. Sie hat zum Ziel, potentiell pathogene Mikroorganismen – insbesondere gramnegative Bakterien und Pilze – aus dem Gastrointestinaltrakt zu eliminieren ohne die anaerobe Flora zu beeinträchtigen. Im Tierversuch war die selektive Dekontamination ebenfalls in der Lage, das Auftreten einer GvHD zu verhindern (Heidt et al. 1981). In dieser Studie wurde die Wirksamkeit von zwei Methoden der antimikrobiellen Prophylaxe bei 28 Patienten, die mit einer allogenen KMT behandelt wurden, analysiert.

Methoden

Als Konditionierung vor der KMT erhielten Patienten mit Panmyelopathie 4 Tage Zyclophosphamid 50 mg/kg Körpergewicht, Patienten mit akuter Leukämie oder chronisch myeloischer Leukämie eine Ganzkörperbestrahlung mit 10–12 Gy und Zyclophosphamid 60 mg/kg Körpergewicht für 2 Tage. Siebzehn Patienten (3 Panmyelopathien, 11 akute

Leukämien, 3 chronisch myeloische Leukämien) wurden prophylaktisch behandelt mit totaler Dekontamination in strikt reverser Isolation. Zur totalen Dekontamination des Gastrointestinaltraktes wurde per os eine Kombination von Vancomycin (2 g/Tag), Polymyxin B (0,4 g/Tag), Neomycin (2 g/Tag) und Amphotericin B (2 g/Tag) eingesetzt. Elf Patienten (3 Panmyelopathien, 7 akute Leukämien, 1 chronisch myeloische Leukämie) erhielten im Einzelzimmer eine selektive Dekontamination des Gastrointestinaltraktes. Die selektive Dekontamination enthielt Polymyxin B (0,4 g/Tag), Cotrimoxazol (2,88 g/Tag) und Amphotericin B (2 g/Tag). Allen 28 Patienten wurde zusätzlich eine antibakterielle und antimykotische Lokalbehandlung des Oropharynx und der Körperöffnungen verabreicht. Täglich wurde eine Hautdesinfektion mit Tego 103 durchgeführt, die perorale Ernährung war steril. Zweimal wöchentlich wurden Kulturen von Rachenspülung, Urin und Stuhl analysiert und eine Resistenztestung durchgeführt. Infektionen wurden bakteriologisch, klinisch und radiologisch diagnostiziert. Manifeste Infekte wurden mit einer empirischen Antibiotikakombination (meistens ein Breitbandpenizillin plus ein Aminoglykosid) behandelt und entsprechend dem Antibiogramm modifiziert. Die Diagnose und Graduierung der GvHD erfolgte durch Biopsien von Haut, Leber oder Darm.

Ergebnisse

Die Regeneration der Granulopoese, insbesondere die Phase der schweren Granulozytopenie nach KMT, war für beide Gruppen gleich. Bei allen Patienten mit selektiver Dekontamination traten Infektionen auf, vier von 17 total dekontaminierten Patienten blieben während der gesamten stationären Behandlung fieber- und infektfrei. Die Inzidenz der Fiebertage während der Phase der schweren Granulozytopenie war 38% in der total dekontaminierten Gruppe im Vergleich zu 65% in der selektiv dekontaminierten Gruppe ($p < 0,01$). Patienten mit totaler Dekontamination erhielten im Mittel für 19,5 Tage systemische Antibiotika verglichen mit 29,4 Tagen bei Patienten mit selektiver Dekontamination ($p < 0,01$). Fast alle Infektionen in beiden Gruppen innerhalb der ersten 30 Tage nach KMT waren durch grampositive Kokken oder Viren verursacht. Nur eine gramnegative Infektion des Harntraktes trat auf. Die Spätinfektinen nach KMT zeigten in beiden Gruppen eine Änderung des Erregerspektrums: weniger bakterielle und mehr Virus- und Pilzinfektionen. Kein Patient aus beiden Gruppen starb an einer bakteriellen Sepsis und keiner während der Phase der schweren Granulozytopenie. Die meisten letalen Infektionen waren verursacht durch interstitielle Pneumonien mit Zytomegalievirus bei GvHD. Die Inzidenz der akuten GvHD vom Schweregrad II–IV betrug fünf von 17 (29%) in der total und sieben von elf (64%) in der selektiv dekontaminierten Gruppe.

Diskussion

Diese Ergebnisse zeigen, daß beide Verfahren der antimikrobiellen Prophylaxe wirksam sind zur Prävention von Infektionen bei Patienten mit allogener KMT. In beiden Gruppen trat keine Sepsis durch gramnegative Bakterien oder Staphylococcus aureus auf, während ohne antimikrobielle Prophylaxe von einer hohen Inzidenz durch diese Mikroorganismen berichtet wird (Meyers et al. 1983). Die totale Dekontamination erwies sich in unserer Studie als effektiver im Vergleich zur selektiven Dekontamination: die Inzidenz von Fiebertagen während der Phase der schweren Granulozytopenie war niedriger, es traten weniger Infektionen auf, die Dauer der systemischen Antibiotikatherapie war kürzer und Inzidenz und Schweregrad der GvHD waren geringer.

Literatur

Buckner CD, Clift RA, Thomas ED et al. (1983) Early infectious complications in allogeneic marrow transplant recipients with acute leukemia: effects of prophylactic measures. Infection 11: 243–250 –

Heit H, Heit W, Kohne E et al. (1977) Allogeneic bone marrow transplantation in conventional mice: I. Effects of antibiotic therapy on long-term survival of allogeneic chimeras. Blut 35: 143−153 − Heidt PJ, Vriesendorp HM, Zurcher C et al. (1981) Selective gastrointestinal decontamination in dogs undergoing allogeneic bone marrow transplantation. In: Sasaki S et al. (eds) Recent advances in germfree research. Tokai University Press, Tokyo, pp 579−582 − Meyers JK, Atkinson K (1983) Infection in bone marrow transplantation. Clin Haematol 12: 791−811 − Schmeiser T, Arnold R, Kurrle E et al. (1983) Infection prophylaxis in bone marrow transplantation with two different methods of gnotobiotic care. Exp Hematol (Suppl 13) 10: 107−109 − Storb R, Prentice RL, Buckner CD et al. (1983) Graft-versus-host disease and survival in patients with aplastic anemia treated by marrow grafts from HLA-identical siblings. N Engl J Med 308: 302−307 − Vossen JM, Heidt PJ, Guiot HFL et al. (1981) Prevention of acute graft versus host disease in clinical bone marrow transplantation: complete versus selective intestinal decontamination. In: Sasaki S et al. (eds) Recent advances in germfree research, Tokai University Press, Tokyo, pp 573−577

Pralle, H., Gassmann, W., Haferlach, T., Pandurevic, S., Schmitz, N., Graubner, M., Löffler, H. (II. Med. Klinik der Universität Kiel und Abt. Hämatologie-Onkologie der Universität Gießen)

Stadieneinteilung des Plasmozytoms

Einleitung

Die Überlebenszeiten der Plasmozytompatienten sind sehr unterschiedlich und es stellt sich die Frage, wie die individuelle Überlebenszeit am besten prognostiziert werden kann. Diese Frage ist einerseits von grundsätzlichem Interesse, andererseits erscheint es notwendig, die Patienten zu erkennen, bei denen mit einem blanden Verlauf der Erkrankung zu rechnen ist und denen das Toxizitätsrisiko der Alkylantientherapie erspart werden kann. Dies gilt um so mehr, als den Erfolgsaussichten einer solchen Behandlung doch enge Grenzen gesetzt sind.

Patienten und Methoden

Retrospektiv wurde der Krankheitsverlauf aller Patienten mit Plasmozytom untersucht, die zwischen 1968 und 1980 im Städtischen Krankenhaus Kiel und zwischen 1964 und 1981 in der Medizinischen Klinik der Universität Gießen zytostatisch behandelt worden waren.

Ausgeschlossen wurden Patienten, deren Knochenmarksausstriche nicht zur Nachuntersuchung vorlagen und solchen mit unzureichenden Verlaufsdaten. Es wurde versucht, jeden Patienten innerhalb eines jeden Stadiensystems einem Stadium zuzuordnen. Bei fehlenden Befunden war dies nicht immer möglich.

Die Überlebenskurven der einzelnen Stadiensysteme wurden mit der Kaplan-Meier-Methode berechnet und Unterschiede zwischen verschiedenen Überlebenskurven mit dem Logrank-Test auf statistische Signifikanz geprüft. Das Signifikanzniveau wurde auf $p < 0,05$ festgesetzt.

Stadiensystem von Carbone et al. [3]: Das Stadium entspricht der Anzahl der Risikofaktoren: Hb unter 90 g/dl, Kalzium über 3 mmol/l, Harnstoff-Stickstoff (BUN) über 30 mg/dl und reduzierter Allgemeinzustand: Nicht mehr fähig zu normaler Arbeit und Aktivität.

Stadiensystem der Acute Leukemia Group B [5]: Die Einteilung erfolgt in eine „good risk"- und eine „poor risk"-Gruppe. Die Patienten gehören der „poor risk"-Gruppe an, wenn sie einen der folgenden Risikofaktoren aufweisen: Kalzium über 3 mmol/l, BUN über 30 mg/dl, Leukozyten unter $4 \times 10^9/l$ oder Thrombozyten unter $100 \times 10^9/l$, schwerer Infekt bei Diagnosestellung.

Stadiensystem der South Eastern Cancer Study Group [13]: Von einem „poor risk" wird ausgegangen, wenn ein Risikofaktor vorliegt: Hb unter 90 g/l, Kalzium über 3 mmol/l, Karnowski-Status unter 70%.

Stadiensystem von Durie und Salmon [6]: Siehe Lehrbücher.

Stadiensystem von Alexanian [1]: Dieses System ist eine Modifikation dessen von Durie und Salmon. Die Nierenfunktion ist nicht berücksichtigt. Der Hb-Grenzwert zwischen Stadium I und II ist 105 g/l statt 100 g/l und der Kalziumgrenzwert zwischen Stadium II und III ist 11,5 mg/dl.

Stadiensystem von Merlini et al. [10]: Anhand von graphischen Darstellungen wird mit Hilfe von Hb, Kreatinin, Kalzium, Plasmazellgehalt des Knochenmarks und Paraprotein-spiegel das Stadium bestimmt. Drei Stadien werden unterschieden.

Stadiensystem des Medical Research Council (MRC) [9]: Die Patienten werden in drei Stadien eingeteilt. Die Stadieneinteilung erfolgt einerseits nach der Klinik, wobei zwischen „minimal symptoms" und „restricted activity" unterschieden wird, andererseits nach dem Laborstatus, der durch Hb-Wert und Harnstoff-Stickstoff (BUN) repräsentiert ist. Stadium A „minimal symptoms" und Laborwerte kompensiert (Hb über 100 g/l, BUN unter 22,4 mg/dl), Stadium B: Weder A noch C. Stadium C: „restricted activity" *und* deutlich pathologische Leberwerte (Hb unter 76 g/dl *oder* BUN über 28 mg/dl).

Ergebnisse

Die Stadiensysteme der ALGB [5] und SECSG [13] ergaben signifikant unterschiedliche Lebenskurven für „good risk"- und „poor risk"-Patienten. Dennoch waren die beobachteten Unterschiede gering, die mediane Überlebenszeit lag für „good risk"-Patienten bei 57 Monaten und für „poor risk"-Patienten bei 42 Monaten.

Im Stadiensystem von Durie und Salmon war die Überlebenskurve des Stadium I A signifikant besser als die der Stadien II A und III A (Abb. 1), die eng beieinander lagen. Die Überlebenskurven der drei B-Stadien waren übereinander projizierbar, mit jedoch nur wenigen Patienten in den Stadien I und II. Die A/B-Klassifikation nach der Nierenfunktion war prognostisch bedeutsamer als das Stadium der Erkrankung (Abb. 2). In den zusammengefaßten A-Stadien (Kreatinin unter 2 mg/dl) betrug die mediane Überlebenszeit 57 Monate gegenüber 15 Monate für Patienten in den zusammengefaßten B-Stadien (Kreatinin über 2 mg/dl). Dieser Unterschied war statistisch signifikant ($p < 0{,}05$).

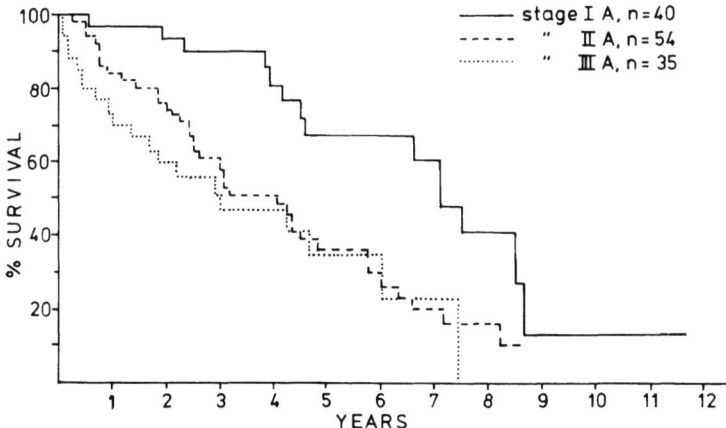

Abb. 1. Überlebenskurven der drei A-Stadien des Stadiensystems von Durie und Salmon [6] (behandelte Patienten)

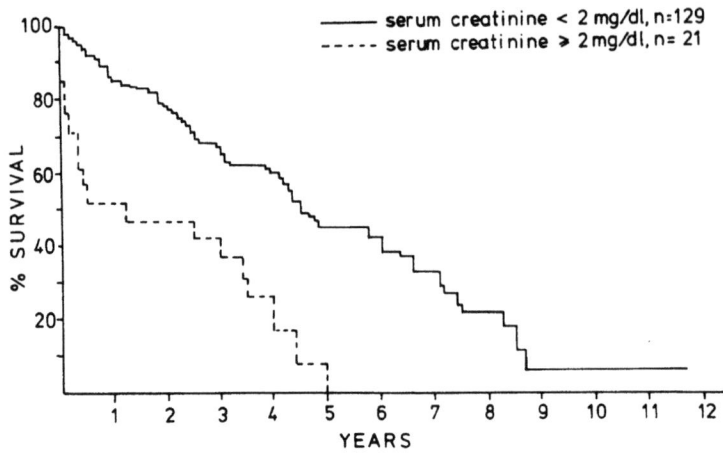

Abb. 2. Überlebenskurven in Abhängigkeit von der Nierenfunktion (behandelte Patienten)

Keine wesentlich bessere Aufteilung der Patienten wurde mit den Stadiensystemen von Alexanian et al. [1], Merlini et al. [10] und Carbone et al. [3] erreicht. Dennoch erscheint das Stadiensystem von Carbone et al. insbesondere dazu geeignet, Patienten zu erkennen, die ein hohes Frühletalitätsrisiko tragen. Während 90% der Patienten ohne oder mit einem Risikofaktor nach 1 Jahr noch am Leben waren, überlebten diesen Zeitpunkt nur 55% der Patienten mit zwei oder mehr Risikofaktoren.

Im Gegensatz zu allen anderen Systemen ergaben sich bei Verwendung des Stadiensystems des British Medical Research Council (Abb. 4) statistisch signifikante Unterschiede zwischen den Überlebenskurven aller drei Stadien. Die mediane Überlebenszeit fiel von 83 Monaten im Stadium A auf 57 Monate im Stadium B und 26 Monate im Stadium C.

Diskussion

Bei unseren zytostatisch behandelten Patienten erlaubte das Stadiensystem von Durie und Salmon die Abtrennung des Stadiums I A von den Stadien II A und III A, die sehr ähnliche Überlebenskurven hatten. Abgesehen von diesem Unterschied war lediglich die Klassifi-

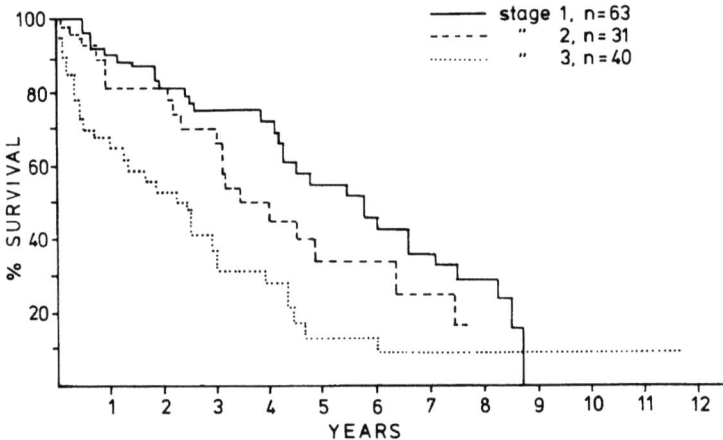

Abb. 3. Überlebenskurven des Stadiensystems von Merlini et al. [10] (behandelte Patienten)

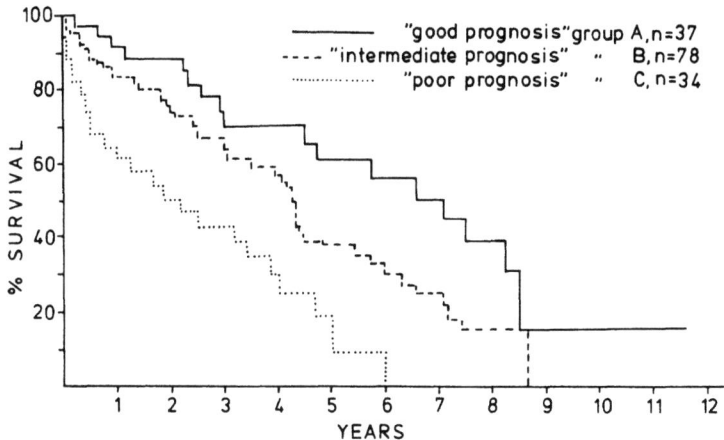

Abb. 4. Überlebenskurven des MRC-Stadiensystems [9] (behandelte Patienten)

kation nach der Nierenfunktion prognostisch relevant, so daß der Wert dieses Stadiensystems als begrenzt beurteilt werden muß. Ähnliche Daten wurden von Vercelli et al. [14], Bergsagel et al. [2], Ösby et al. [11], Harley et al. [8], Pennec et al. [12] und Cohen et al. [4] erhoben. Die drei erstgenannten Arbeitsgruppen fanden Unterschiede zwischen den Überlebenskurven nur, wenn sie die Stadien I A und B, sowie II A, II B, III A und III B zusammenfaßten, während die drei letztgenannten Gruppen überhaupt keinen Vorteil des Stadiensystems gegenüber einzelnen Risikofaktoren fanden. Selbst Durie et al. [2] konnten 1980 keine signifikanten Unterschiede zwischen den drei A-Stadien finden. Uns ist lediglich die Arbeit von Woodruff et al. [15] bekannt, in der sich signifikante Unterschiede zwischen allen drei A-Stadien ergeben hatten.

Die Unterschiede in den Überlebenskurven der Stadiensysteme der SECSG [13] und der ALGB [5] waren signifikant aber nicht relevant. Bei den Systemen von Alexanian et al. [1], Carbone et al. [3] und Merlini et al. [10] unterschieden sich einige Überlebenskurven signifikant, andere nicht. Im Unterschied dazu ergaben sich bei Verwendung des Stadiensystems des British Medical Research Council signifikante Unterschiede in den Überlebenskurven für alle dre Stadien bei behandelten und auch bei 49 unbehandelten Patienten. Dennoch erschien auch dieses Stadiensystem einzelnen prognostischen Faktoren wie Anämie und Niereninsuffizienz kaum überlegen.

Literatur

1. Alexanian R, Balcerzak S, Bonnet JD, Gehan EA, Haut A, Hewlett JS, Monto RW (1975) Prognostic factors in multiple myeloma. Cancer 36: 1192–1201 – 2. Bergsagel DE, Bailey AJ, Langley GR, MacDonald RN, White DF, Miller AB (1979) The chemotherapy of plasmacell myeloma and the incidence of acute leukemia. N Engl J Med 301: 743–748 – 3. Carbone PP, Kellerhouse LE, Gehan EA (1967) Plasmacytic myeloma. A study of the relationship of survival to various clinical manifestations and anomalous protein type in 112 patients. Am J Med 42: 937–948 – 4. Cohen HJ, Silberman HR, Larsen WE, Johnson L, Bartolucci AA, Durant JR for the Southeastern Cancer Study Group (SECSG) (1979) Combination chemotherapy with intermittent 1-3-bis(2-Chloroethyl)l-nitrosourea (BCNU), cyclophosphamide and prednisone for multiple myeloma. Blood 54: 824–836 – 5. Costa G, Engle RL Jr, Schilling A, Carbone P, Kochwa S, Nachman RL, Glidewell O for the Acute Leukemia Group B and the Eastern Cooperative Oncology Group (1973) Melphalan and prednisone: an effective combination for the treatment of multiple myeloma. Am J Med 54: 589–599 – 6. Durie BGM, Salmon SE (1975) A clinical staging system for multiple myeloma. Coorelation of measured myeloma cell mass with presenting clinical features, response to treatment and survival. Cancer 36: 842–854 – 7. Durie BGM, Salmon SE, Moon TE (1980) Pretreatment tumor mass, cell kinetics, and prognosis in multiple

myeloma. Blood 55: 364–372 – 8. Harley JB, Pajak TF, McIntyre OR, Kochwa S, Cooper MR, Coleman M, Cuttner J (1979) Improved survival of increased-risk myeloma patients on combined triple-alkylating-agent therapy: a study of the CALGB. Blood 54: 13–21 – 9. Medical Research Council's Working Party on Leukaemia in Adults (1980) Prognostic features in the third MRC myelomatosis trial. Br J Cancer 42: 831–840 – 10. Merlini G, Waldenström JG, Jayakar SD (1980) A new improved clinical staging system for multiple myeloma based on analysis of 123 treated patients. Blood 55: 1011–1019 – 11. Ösby E, Carlmark B, Reizenstein P (1978) Staging of myeloma. A preliminary study of staging factors and treatment in different stages. In: Mathé G, Seligman M, Tubiana M (eds) Recent Results in Cancer Research. Lymphoid neoplasias. II. Clinical and therapeutic aspects. Springer, Berlin Heidelberg New York, pp 21–27 – 12. Pennec Y, Mottier D, Youinou P, Asselain B, Chavance M, Le Goff P, Le Prise P-Y, Miossec P, Le Menn G (1983) Scand J Haematol 30: 183–190 – 13. Southeastern Cancer Study Group (1975) Treatment of myeloma. Comparison of melphalan, chlorambucil, and azathioprine. Arch Intern Med 135: 157–162 – 14. Vercelli D, Cozzolino F, Di Guglielmo (1981) A comparison of two staging systems for myeloma. Nouv Rev Fr Hematol Blood Cells 23: 107–110 – 15. Woodruff RK, Wadsworth J, Malpas JS, Tobias JS (1979) Clinical staging in multiple myeloma. Br J Haematol 42: 199–205

Hämatologie II

Meusers, P., Heidemann, H., Lunscken, C., Uppenkamp, M., Zou, P., Brittinger, G. (Hämatologische Abteilung der Medizinischen Klinik und Poliklinik des Universitätsklinikums der Gesamthochschule Essen und Hämatologische Abteilung, I. Medizinische Klinik der Medizinischen Hochschule Wuhan, VR China)
Hochdosierte Cytarabinbehandlung bei therapieresistenter akuter myeloischer Leukämie

Nach dem 1. oder 2. Rezidiv wird die akute myeloische Leukämie (AML) nahezu aller Patienten resistent gegenüber den bisherigen, als wirksamste Zytostatika Cytarabin und Anthrazykline enthaltenden Therapieschemata. Ausgehend von Untersuchung von Frei et al. [4] konnte von verschiedenen Arbeitsgruppen [2, 6, 8] nachgewiesen werden, daß die maximal tolerierbare Cytarabindosis bei etwa 3 g/m^2 KO alle 12 Std über 6 Tage liegt. Durch diese Steigerung der Cytarabindosis auf etwa das 30fache der konventionellen Dosierung kann bei Patienten mit AML die Resistenz der leukämischen Zellen durchbrochen werden. Am Beispiel von neun derartig behandelten Kranken sollen Therapieergebnisse und Nebenwirkungen dargestellt werden.

Das Alter der sechs Männer und drei Frauen lag zwischen 18 und 58 Jahren (Median: 34 Jahre). Die Tabelle 1 demonstriert die Therapiemodalitäten vor Anwendung der hochdosierten Cytarabin (HA)-Behandlung. Alle Patienten erhielten eine cytarabin-, anthrazyklin- und thioguaninhaltige Polychemotherapie [1, 5]. Während die Patienten 2 und 8 primär resistent gegenüber dieser Chemotherapie waren, entwickelten die Patienten 1, 3, 6 und 9 nach dem 1. Rezidiv und die Patienten 4 und 7 nach dem 2. Rezidiv ihrer AML eine Resistenz gegenüber dieser und anderen Polychemotherapiekombinationen (1, 3, 5, 9). Bei dem Patienten 5 wurde die HA-Behandlung wegen der Entwicklung einer Anthrazyklinkardiotoxizität als Konsolidierungsbehandlung appliziert.

Wie die Tabellen 1 und 2 zeigen, unterschieden sich die durch eine HA-Therapie erfolgreich behandelten Patienten 1−5 nicht von den Patienten 6−9, bei denen keine neuerliche Remission erzielt werden konnte (Tabelle 1).

Im Rahmen der HA-Behandlung wurde das Cytarabin (Udicil) in einer Dosierung von 3 g/m^2 KO nicht in Lösungsmitteln sondern in 0,9%iger Kochsalzlösung aufgelöst und während 1 Std infundiert. Diese Applikationsweise wurde alle 12 Std während der sechstägigen Behandlungsdauer wiederholt. Die Patienten 2 und 6 erhielten zusätzlich Doxorubicin in einer Dosierung von 20 mg/m^2 KO an den Tagen 7−9, d. h. im Anschluß an die HA-Gabe.

Durch diese Behandlung konnte bei vier von neun therapieresistenten Patienten eine Vollremission erreicht werden und bei dem Patienten 5 eine bereits erreichte Remission für 15 Monate konsolidiert werden. Die Remissionsdauer lag zwischen 4 und 15 Monaten (Median: 14 Monate) (Tabelle 2). Bei der Patientin 4 dauert die Remission zum gegenwärtigen Zeitpunkt noch an, obwohl sie 5 Monate nach der HA-Behandlung eine Meningiosis leucaemica entwickelte, die durch intrathekale Cytarabingaben und eine Schädel- und Rückenmarkbestrahlung erfolgreich behandelt werden konnte. Bereits 4 Monate nach der HA-Behandlung trat bei dem Patienten 1 ein Rezidiv auf, das durch eine erneute HA-Gabe in keiner Weise beeinflußbar war. Die Patientin 3 zeigte 14 Monate nach HA-Applikation ein Rezidiv, das jetzt nicht mehr eindeutig als myeloisch klassifiziert werden konnte. Die Anwendung eines Polychemotherapieprotokolls für Patienten mit ALL/AUL entsprechend einer vom Bundesministerium für Forschung und Technologie geförderten multizentrischen Therapiestudie [7] hat inzwischen, d. h. 4 Monate später zu einer neuerlichen Remission geführt. Zwei Patienten verstarben an den Komplikationen der regelmäßig eintretenden Knochenmarkaplasie, zwei weitere Patienten ließen keinerlei Ansprechen auf die HA-Behandlung erkennen (Tabelle 2).

Patienten mit Vollremission nach HA

1 DAT 5×, DTV VP-16 1×. AT 1×: VR
  AT 11×: Rezidiv
  MTX-COAP 2×, DA (A = 1,2 g × 3 Tage): Keine Remission

2 DAT 2×: Keine Remission

3 DAT 2×: VR
  AT 2×: Rezidiv
  DAPTO 1×: VR
  DAPTO 2×, AT 2×: Rezidiv

4 DAT 2×, COAP 1×: VR
  AT 2×: Rezidiv
  DAT 3×: VR
  AT 21×: Rezidiv
  AT 21×: Rezidiv

5 DAT 1× (Anthrazyklinkardiotoxizität), AT 2×: VR

Patienten ohne Remission nach HA

6 DAT 2×, COAP 1×: VR
  COAP 2×: Rezidiv
  COAP 2×, DAT 1×: Keine Remission

7 DAPTO 7×, COAP 1×: VR
  COAP 2×: Meningosis leukaemica
  AT 2×, A intrathekal (Ommaya Reservoir): VR
  AT 5×: Rezidiv (KM + Meningen)
  AT 13×, COAP 8×, DAT 3×: Keine Remission

8 DAT 3×, COAP 7×: Keine Remission

9 DAT 1×: VR
  DAT 2×, COAP 8×: Rezidiv
  AT 2×: Keine Remission

Tabelle 1. Therapie *vor* hochdosierter Cytarabinbehandlung (HA). Patienten 1–5 erreichten nach HA eine Vollremission, Patienten 6–9 erreichten nach HA keine Remission

VR = Vollremission; KM = Knochenmark; A = Cytarabin; C = Zyklophosphamid; D = Daunomycin; MTX = Methotrexat; O = Vincristin; P = Prednison; VP 16 = Epipodophyllotoxin

Alle Patienten klagten über Übelkeit, Erbrechen, Durchfälle und Haarausfall. Die Dauer der schweren Granulo- und Thrombozytopenie lag zwischen 7 und 34 Tagen. 3–5 Tage nach Beendigung der Therapie entwickelten sich bei drei Patienten eine akute Keratitis und bei zwei Patienten eine schwere Konjunktivitis, obwohl prophylaktisch kortikoidhaltige Augentropfen appliziert worden waren. Zwei Patienten zeigten insbesondere im Bereich der Hände und Füße ausgeprägte Epidermolysen. Flüchtige zerebellare Funktionsstörungen wurden nur bei einer Patientin beobachtet.

Diskussion

Durch eine Steigerung der Cytarabindosis konnte bei etwa der Hälfte der therapieresistenten Patienten mit AML im Rezidiv eine erneute Remission erzielt werden, die im Median 14 Monate anhielt. Dieses Therapieergebnis steht in Übereinstimmung mit demjenigen anderer Arbeitsgruppen [2, 10]. Während die Arbeitsgruppe um Herzig et al. [6] eine höhere Remissionsquote bei denjenigen Patienten beobachtete, die neben der HA-Therapie Anthrazykline erhielten, konnte dies von der Arbeitsgruppe um Willemze et al. [10] nicht bestätigt werden.

Tabelle 2. Hochdosierte Cytarabinbehandlung (HA)

Patient (Alter, Geschlecht)	Überlebenszeit vor VR	HA R	Überlebenszeit nach VR	HA R	Überlebenszeit seit Diagnosestellung
a) Dauer (Überlebenszeit) der Vollremissionen (VR) und Rezidive (R) sowie der Gesamtüberlebenszeit nach Diagnosestellung in Monaten					
1 (27, m)	18 (1)*	13	4	2	37
2 (44, m)		2	7	3	12
3 (18, w)	6 (1)	6	14	4	28+
4 (46, w)	33 (2)	4	14+**		·51+
5 (55, m)	3 (1)		15	2	20+
6 (21, m)	2 (1)	8		1	11
7 (34, m)	11 (2)	34		1	46
8 (34, m)	–	12		10	22
9 (58, w)	12 (1)	7		1	20

b) Therapieergebnisse von neun Patienten

Vollremission	5/9
Tod in der KM-Aplasie	2/9
Kein Ansprechen	2/9

c) Nebenwirkungen

Keratitis	3/9
Konjunktivitis	2/9
Epidermolysen	2/9
Zerebrale Funktionsstörung, Übelkeit, Erbrechen Durchfälle, Haarausfall	9/9
Granulozytopenie von < 500 µl, Dauer: 7–34 Tage	9/9

m = männlich; w = weiblich; ( )* = Zahl der Remissionen; ** Meningosis nach 5 Monaten

Wegen der mangelnden Stabilität der Remissionen kann die HA-Therapie nicht als grundsätzliche Verbesserung der AML-Behandlung angesehen werden. Unter Berücksichtigung der erheblichen Toxizität sollte sie nur bei Patienten bis zum 50. Lebensjahr angewendet werden. Ihre Fähigkeit, bei therapieresistenten Patienten in etwa der Hälfte der Fälle zu neuerlichen Remissionen zu führen, muß jedoch als wertvolle Ergänzung der therapeutischen Möglichkeit bei einer für die meisten Patienten unheilbaren Erkrankung angesehen werden.

Literatur

1. Büchner Th, Urbanitz D, Hiddemann W, Kamanabroo D, Meister R, Balleisen L, Delvos U, Lagreze EM, Schmitz-Hübner U, Schulte H, van de Loo J (1979) Intensification of remission induction therapy for acute non lymphocytic leukemia (ANLL). Blut 39: 133 – 2. Capizzi RL, Cooper M, Richards F, Stuart J, Jackson D, White D, Spurr C, Hopkins J, Muss H, Poole M (1983) Sequential high dose ara-C and asparaginase in the treatment of poor risk and previously untreated patients with ANNL. 13th International Congress of Chemotherapy, Symposium 89, part 216, p 23 – 3. Clarkson BD, Dowling MD, Gee TS, Cunningham IB, Burchenal JH (1975) Treatment of acute leukemia in adults. Cancer 36: 775. – 4. Frei E III, Bickers JN, Hewlett JS, Lane M, Leary WV, Talley RW (1969) Dose schedule and antitumor studies of arabinosylcytosine. Cancer Res 29: 1325 – 5. Glucksberg H, Buckner CD, Fefer A, DeMarsh Q, Coleman D, Dobrow RB, Huff J, Kjobech C, Hill AS, Dittmann W, Neimann PE, Cheever MA, Einstein AB Jr, Thomas ED (1975) Combination chemotherapy for acute nonlymphoblastic leukemia in adults. Cancer Chemother Rep 59: 1131 – 6. Herzig GP, Herzig RH, Wolff SN, Lazarus, HM, Phillips GL (1983) High-dose cytosine arabinoside therapy of acute non-lymphocytic leukemia (1983). 13th International Congress of Chemotherapy, Symposium 89, part

216, p 49 – 7. Hoelzer D, Thiel E, Löffler H, Bodenstein H, Plaumann L, Büchner Th, Urbanitz D, Koch P, Heimpel H, Engelhardt R, Müller U, Wendt FC, Sodomann H, Rühl H, Herrmann F, Kaboth W, Dietzfelbinger H, Pralle H, Lunscken Ch, Hellriegel KP, Spors S, Nowrousian M, Fischer J, Fülle HH, Mitrou P, Pfreundschuh M, Görg Ch, Emmerich B, Queisser W, Meyer P, Labedzki L, Essers U, König H, Mainzer K, Fritze D, Messerer D, Zwingers Th (1983) Multizentrische Therapiestudie Akute Lymphatische Leukämie (ALL) und Akute Undifferenzierte Leukämie (AUL) des Erwachsenen. Verh Dtsch Krebs Ges 4: 723 – 8. Rudnick S, Cadman EC, Capizzi RL, Sheel RT, Papac R, McIntosh S, Bertino JR (1977) High dose cytosine arabinoside in acute leukemia. Blood (Suppl 1) 50: 229 – 9. Whitecar JP Jr, Bodey GP, Freireich EJ, McCredie KB, Hart JS (1972) Cyclophosphamide, vincristine, cytosine arabinoside and prednisone (COAP) combination chemotherapy for acute leukemia in adults. Cancer Chemother Rep 56: 543 – 10. Willemze R, Fibbe WE, Zwaan FE (1983) Experience with intermediate and high dose cytosine arabinoside in relapsed and refractory acute leukaemia. 13th International Congress of Chemotherapy, Symposium 89, part 216, p 39

Hinterberger W., Bettelheim, P., Fischer, M., Lechner, K., Neumann, E., Geißler, K., Niessner, H. (1. Med. Univ.-Klinik Wien), Höcker, P. (Intensivblutbank des Allgemeinen Krankenkauses Wien), Deutsch, E. (1. Med. Univ.-Klinik Wien)

Die Bedeutung myeloischer Stammzellen im Blut von Patienten mit akuter Leukämie und Remission

Wir versuchten bei Patienten mit akuter Leukämie, die eine Vollremission erlangt hatten, die Zahl der Stammzellen im Blut zu definieren. Diese Kenntnis schien uns aus zwei Gründen bedeutsam:

1. Bei regelmäßiger Bestimmung der im Blut leicht zugänglichen Stammzellen könnten Einblicke in den Remissionsstatus gewonnen werden und
2. Die im Blut zirkulierenden Stammzellen könnten für eine autologe Transplantation gesammelt werden, wobei man die Knochenmarkaspiration umgehen könnte.

Patienten und Methodik

Bei neun Patienten mit Akuter Lymphadenose (*ALL*, 4 Common-ALL, 4 T-ALL, 1 O-ALL) und acht Patienten mit Akuter Myelose (*AML*, 1 M1, 3 M2, 1 M3, 3 M4) wurden unter Erhaltungschemotherapie myeloisch determinierte Stammzellen im Blut untersucht. Patienten mit *ALL* erhielten 6-Merkapto-purin (6-MP, 50 mg/m^2 täglich), Methotrexat und Zyklophosphamid (MTX, 5 mg/kg und CPM, 50 mg/m^2, 2× pro Woche). In siebenwöchigen Intervallen wurden zusätzlich Reinduktionszyklen mit Vincristin (VCR, Tag 1, 7, 14, 1 mg/m^2) und Prednisolon (PRED, 2 mg/kg/Tag) gegeben. Patienten mit *AML* erhielten wöchentlich Zyklen mit 6-MP (Tag 1–5, 50 mg/m^2) und Zytosin-Arabinosid (ARA-C, 100 mg/m^2, Tag 6). Die Erhaltungstherapie wurde bei Infektionen oder Leukopenie ($< 2 \times 10^9$/l) unterbrochen. Bisher (20. April 1984) haben zwei Patienten mit ALL und sechs Patienten mit AML rezidiviert. Die mediane Remissionsdauer der übrigen sieben Patienten mit ALL beträgt 78 Wochen, die mediane Remissionsdauer der sechs Patienten mit *AML* betrug 19 Wochen. Myeloisch determinierte Stammzellen („Colony forming Units for Granulocytes and Macrophages, *CFU-GM*) wurden nach der Methode von Pike und Robinson bestimmt [5]. Als Quelle für koloniestimulierenden Faktor wurden „Feeder Layers" mit 10^6 mononukleären Leukozyten/ml Agarkulturmedium verwendet. Die Testzellsuspension enthielt 250 × 10^3 Ficoll-Hypaque separierte periphere mononukleäre Leukozyten in 0,8% Methylzellulose-alpha-Medium. Nach einer Kulturdauer von 10 Tagen wurden Aggregate mit mindestens 20 Zellen, die ausschließlich aus Granulozyten und Makrophagen bestanden, als CFU-GM gezählt. Die Berechnung von CFU-GM/ml Blut erfolgte nach der Formel:

CFU-GM/ml Blut = Kolonien × Leukozyten/µl × %MNC × 250^{-1}.

40 Normalpersonen (Blutspender, Labormitarbeiter) formten ein Normalkollektiv.

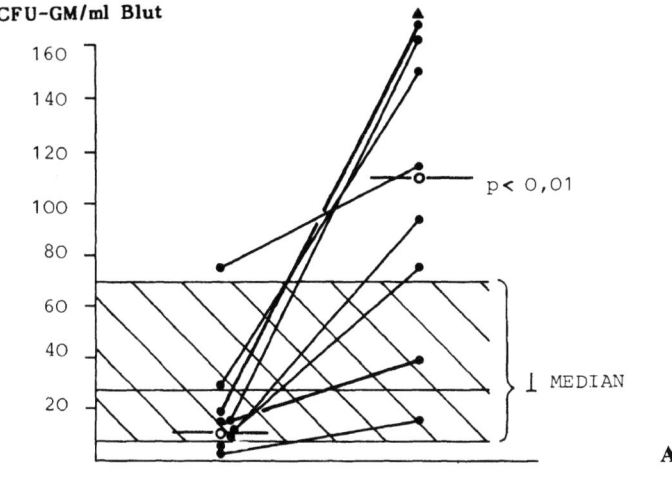

Zirkulierende Stammzellen bei ALL

CFU-GM/ml Blut

p< 0,01

MEDIAN

Abb. 1

Therapie: 6-MP,MTX,CPM   6-MP,MTX,CPM
+ VCN/PRED

Ergebnisse

Das Normalkollektiv wies 28 CFU-GM/ml Blut auf (Median, Bereich: 5–71). Bei Patienten mit *ALL*, die unter einer Erhaltungstherapie mit 6-MP, MTX und CPM standen, waren die CFU-GM signifikant erniedrigt (Median 11,5, $p < 0,05$). Wenn die Patienten jedoch zusätzlich unter einer Reinduktionstherapie mit VCR/PRED standen, kam es zu einem zehnfachen Anstieg der CFU-GM (Median 110, $p < 0,01$, Abb. 1). Ein Fehlen von CFU-GM war in acht von 165 Einzeluntersuchungen zu finden.

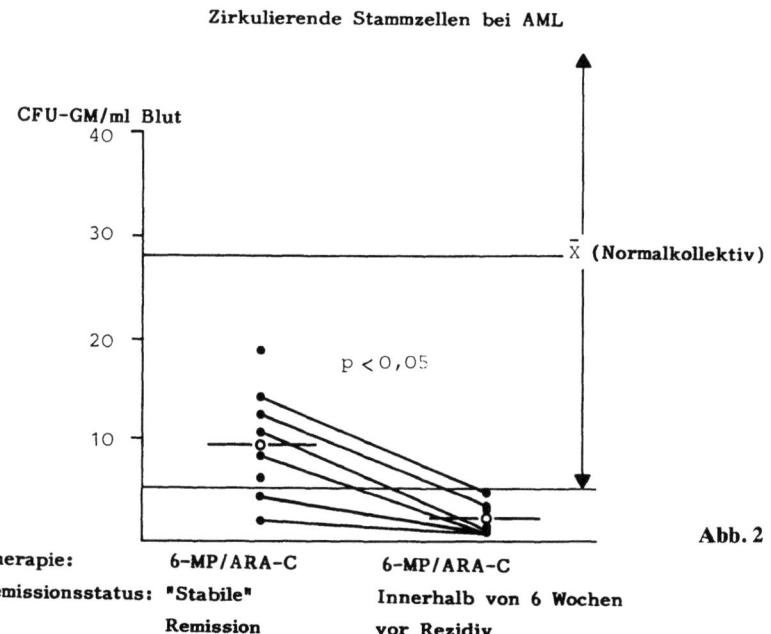

Zirkulierende Stammzellen bei AML

CFU-GM/ml Blut

$\bar{X}$ (**Normalkollektiv**)

$p < 0,05$

Abb. 2

Therapie: 6-MP/ARA-C   6-MP/ARA-C
Remissionsstatus: "Stabile"   Innerhalb von 6 Wochen
                         Remission   vor Rezidiv

627

Bei Patienten mit *AML,* die unter einer Erhaltungstherapie mit 6-MP und ARA-C standen, waren die CFU-GM ebenfalls signifikant vermindert (Median 9,5, $p < 0,01$). Die Auswertung der Untersuchungen, die innerhalb von 6 Wochen vor dem morphologisch erkennbaren Rezidiv durchgeführt wurden, zeigte ein weiteres Absinken der CFU-GM im Blut (Median 2,6, $p < 0,01$, Abb. 2). Ein signifikanter Unterschied fand sich auch in der Häufigkeit von Untersuchungen mit fehlenden CFU-GM: In der „stabilen" Phase der Remission war nur in einer von 54 Untersuchungen kein CFU-GM-Wachstum zu finden, während innerhalb der letzten 6 Wochen vor dem Rezidiv in zehn von 23 Untersuchungen keine CFU-GM nachweisbar waren ($p < 0,01$).

Diskussion

Unsere Untersuchungen belegen ein regelmäßiges Vorkommen von myeloisch determinierten Stammzellen im Blut von Patienten mit akuter Leukämie in Vollremission. Diese Stammzellen reifen zu Granulozyten und Makrophagen aus. Dies deutet darauf hin, beweist jedoch nicht, daß während der Vollremission das Knochenmark von einer nichtleukämischen Hämopoese besiedelt ist.

In mehreren Untersuchungen über das Kolonienwachstum von *Knochenmarkzellen* während der Remission akuter Leukosen wurde eine beträchtliche Fluktuation der Kolonien beobachtet]2, 6]. Übereinstimmend wurde jedoch ein Verlust der Kolonienbildung im Knochenmark vor dem Rezidiv beobachtet [1, 2, 4, 6]. Wir stellten uns daher die Frage, ob solche Veränderungen auch für *im Blut* zirkulierende Stammzellen gelten: Für Patienten mit *ALL* können wir keine Aussage treffen, da nur zwei von neun Patienten rezidivierten. Bei Patienten mit *AML* ging dem morphologisch erkennbaren Rezidiv jedoch ein Absinken der CFU-GM im Blut voraus. Von Bedeutung erwies sich die Analyse bezüglich eines *Fehlens* von CFU-GM im Blut: Während in „stabiler" Remission nur einer von acht Patienten bei einer einzigen Untersuchung keine CFU-GM aufwies, zeigten fünf von sechs Patienten innerhalb von 6 Wochen vor dem morphologisch erkennbaren Rezidiv mehrmals ein Fehlen von Stammzellen im Blut. Für Patienten mit *AML* in vermeintlicher Remission ist daher ein Fehlen myeloischer Stammzellen ein verdächtiger Befund, der zu weiteren Untersuchungen Anlaß geben sollte.

Das regelmäßige Vorkommen von CFU-GM im Blut von Patienten mit akuter Leukämie in Remission eröffnet die Möglichkeit zirkulierende Stammzellen durch Leukapherese für eine autologe Transplantation zu gewinnen. Der zehnfache Anstieg von CFU-GM im Blut von Patienten mit *ALL* unter Reinduktionszyklen mit VCR/PRED war ein auffälliges Ergebnis unserer Untersuchungen: Da autologe Transplantationen mit einer höheren Zahl transplantierter Zellen eine bessere Erfolgschance haben, empfiehlt sich die Ernte von Stammzellen während solcher Reinduktionszyklen.

Für Patienten mit *AML* scheint das Sammeln von Stammzellen während der „stabilen" Phase der Remission kaum praktikabel. Bei diesen Patienten dürfte eine erfolgreiche Sammlung von Stammzellen 14−21 Tage nach Chemotherapie möglich sein, wenn es zu einer überschießenden hämopoetischen Regeneration kommt [3]. Möglicherweise müssen stammzellmobilisierende Substanzen zur Anwendung gebracht werden, um die Gewinnung einer ausreichend großen Zahl von Stammzellen zu ermöglichen.

Diese Untersuchungen wurden durch die „Kommission für Leukämieforschung und Knochenmarktransplantation" der Österreichischen Akademie der Wissenschaften und durch das Projekt No. 4100 des „Fonds zur Förderung der wissenschaftlichen Forschung in Österreich" unterstützt.

Literatur

1. Bull JM et al. (1973) Serial in vitro marrow culture in acute myelocytic leukaemia. Blood 42 : 679−686
− 2. Harris J, Freireich EJ (1970) In vitro growth of myeloid colonies from bone marrow of patients with

acute leukaemia in remission. Blood 35: 61–65 – 3. Juttner CA et al. (1982) Collection of stem cells from peripheral blood in early remission in acute non-lymphoblastic leukaemia. In: Abstracts of the International Congress ISH-ISBT, Budapest, Academiai Nyomda, Budapest; Abstr. No. Tu-52 – 4. Mack T et al. (1972) Colony growth of peripheral blood cells from patients with acute lymphoblastic leukaemia. Cancer Res 32: 2054–2058 – 5. Pike BL, Robinson WA (1970) Growth of human bone marrow cells in vitro. In: Stohlman F Jr (ed) Haemopoietic cellular proliferation. Grune and Stratton, New York, pp 249–259 – 6. Vincent PC et al. (1977) Marrow culture studies in adult acute leukaemia at presentation and during remission. Blood 49: 903–912

Bodemann, H. H., Schröter-Urban, H., Tanzi-Fetta, R. F., Löhr, G. W. (Medizinische Universitätsklinik Freiburg/Brsg.)

Erythrozyten- und Plasmaferritin bei Eisenüberladung

Die Bestimmung der Serum- bzw. Plasmaferritinkonzentration ist die wichtigste nichtinvasive diagnostische Maßnahme, um eine Eisenüberladung zu erfassen und ihr Ausmaß festzustellen [10]. Bei der idiopathischen Hämochromatose sind aber sowohl im frühen, noch latenten Stadium wie auch im klinisch manifesten Stadium nach effektiver Aderlaßtherapie normale Werte möglich, obwohl der Lebereisengehalt erhöht ist [11].

Eine zusätzliche Information über den Eisenstatus läßt sich auf einfache Weise durch die Messung der Ferritinkonzentration in der Erythrozyten gewinnen, deren Wert bei Eisenmangelzuständen bereits herausgestellt wurde [2, 4]. Wir haben deshalb bei Patienten mit idiopathischer Hämochromatose, die überwiegend einer Aderlaßtherapie unterzogen wurden, neben den üblichen hämatologischen Parametern, einschließlich Plasmaferritin, auch das Erythrozytenferritin bestimmt und die Ferritinwerte mit denen von gesunden Männern verglichen. Das stark erhöhte Erythrozytenferritin erweist sich dabei als ein noch empfindlicherer Parameter einer bestehenden Eisenüberladung als das Plasmaferritin, auch wenn es zur Graduierung der Eisenüberladung unter Aderlaßtherapie relativ ungeeignet ist.

Methoden

Die Ferritinkonzentration wurde im Plasma und in gewaschenen Erythrozytensedimenten nach osmotischer Lyse bei 21 Patienten mit Eisenüberladung und bei 27 gesunden männlichen Probanden radioimmunologisch bestimmt [4]. Alle Patienten wiesen einen bioptisch gesicherten erhöhten Eisengehalt der Leber auf. Als zusätzliche hämatologische Parameter werden Erythrozyten- und Retikulozytenzahl und Transferrinsättigung angegeben. Bei unbekannter Ursache der Eisenanreicherung wurde bei 18 Patienten die Diagnose „idiopathische Hämochromatose" gestellt. Bei den drei anderen Patienten war als Ursache ein erhöhter Alkoholkonsum (zwei Patienten) bzw. eine chronische Hämolyse (ein Patient) nicht auszuschließen.

Ergebnisse und Diskussion

Bei den Patienten mit Eisenüberladung ist die Plasmaferritinkonzentration (Tabelle 1) etwa dreifach gegenüber der bei gesunden Männern (88,6 µg/l) erhöht. Dabei überlappen sich die 1-s-Bereiche breit, so daß die Signifikanz der Mittelwertdifferenz relativ schwach ist ($p < 0,01$). Da außerdem die Probandengruppe deutlich jünger als die Patientengruppe ist und andererseits das Plasmaferritin mit dem Alter ansteigt [6], ist möglicherweise der Unterschied zu gleichaltrigen Probanden noch geringer. Dagegen ist die Erythrozytenferritinkonzentration (Tabelle 1) stark auf das neunfache der Norm (141,1 µg/l Zellen) erhöht.

Tabelle 1. Plasma- (PF) und Erythrozytenferritin (EF), Erythrozytenzahl (Ery), Retikulozytenzahl (Retiks) und Transferrinsättigung (TS) bei 21 Patienten mit Hämochromatose. Die Retikulozytenzahl wurde bei 15 dieser Patienten bestimmt. Die Tabelle enthält Mittelwerte und deren Standardabweichungen bzw. 1-s-Bereiche

PF (µg/l)	EF (µg/l Zellen)	EF/PF	Ery ($\times 10^{12}$/l)	Retiks (%)	TS (%)
270,6 (44,4 – 1 648,4)	1299,8 (360,6 ± 685,7)	4,8	4,66 ± 0,47	2,19 ± 1,20	59,9 ± 27,0

Die 1-s-Bereiche berühren sich kaum. Die Differenz der Mittelwerte ist hochsignifikant ($p < 0,0001$). Entsprechend steigt das Konzentrationsverhältnis aus Erythrozyten- zu Plasmaferritin von normal 1,6 auf 4,8 bei den Hämochromatosepatienten an. Transferrinsättigung und Retikulozytenzahl (Tabelle 1) sind annähernd verdoppelt, wobei die Erhöhung der Retikulozytenzahl als Folge der Aderlaßtherapie anzusehen ist.

Das unterschiedliche Verhalten von Plasma- und Erythrozytenferritin unter Aderlaßtherapie ist in Tabelle 2 dokumentiert. Bei diesem Patienten mit Hämochromatose finden sich initial stark erhöhte Konzentrationen an Erythrozyten- und Plasmaferritin, deren Verhältnis 2,6 beträgt. Unter Aderlässen fällt das Plasmaferritin allmählich bis auf etwa ein Zehntel der Ausgangskonzentration in den Normalbereich ab, während das Erythrozytenferritin hoch bleibt und zunächst sogar noch ansteigt. Entsprechend steigt das Konzentrationsverhältnis aus Erythrozyten- zu Plasmaferritin bis auf 25 an. Erst nach Normalisierung des Plasmaferritins führen weitere Aderlässe zum Absinken des Erythrozytenferritins [3]. Ein normales Plasmaferritin bei idiopathischer Hämochromatose kann mit erhöhtem Leberparenchymeisen einhergehen. Um eine effektive Aderlaßtherapie zu gewährleisten, sollten deshalb niedrige Plasmaferritin- und normale Erythrozytenferritinwerte angestrebt werden. Gegenüber der Norm erniedrigte Erythrozytenferritinwerte sind dagegen ein Hinweis auf einen klinisch manifesten Eisenmangel [2, 4].

Während die Höhe des Plasmaferritins ganz überwiegend von der Menge an Speichereisen im retikuloendothelialen System abhängt [12], wird das Erythrozytenferritin offenbar von der Eisenumsatzrate während der Erythropoese reguliert [3, 4, 7]. Diese Umsatzrate hängt im wesentlichen vom Eisenstatus und von der Aktivität der Erythropoese ab [8]. Bei Normalpersonen findet sich zwar keine Korrelation zwischen Erythrozyten- und Plasmaferritin, wohl aber bei den Patienten mit Eisenüberladung in Übereinstimmung mit anderen Mitteilungen [7, 9]. Diese Korrelation wird beim einzelnen Patienten unter Aderlaßtherapie aufgehoben (Tabelle 2). Einerseits fällt das Plasmaferritin in Abhängigkeit von der Menge an entferntem Eisen ab, andererseits wird die Erythropoese stimuliert, was sich in erhöhten Retikulozytenzahlen ausdrückt (Tabelle 1) und in einer vermehrten intestinalen Eisenresorption [5]. Es kann dann die Eisenumsatzrate trotz des Eisenentzugs zunächst gleich bleiben oder noch ansteigen.

Tage	PF (µg/l)	EF (µg/l Zellen)	EF/PF
0	1 200	3 100	2,6
43	548	3 700	6,8
79	340	4 600	13,5
162	128	3 200	25,0

Tabelle 2. Plasma- (PF) und Erythrozytenferritin (EF) bei einem Patienten mit idiopathischer Hämochromatose unter Aderlaßtherapie (Abnahme von etwa 1,5 l Blut pro Monat)

Literatur

1. Bodemann HH, Rieger A, Bross K, Löhr GW (1981) Ferritin concentrations in erythrocytes and plasma of patients with iron deficiency anemia before and during iron substitution. 6th Meeting Int Soc Haemat, Eur Afr Div, Athens, Greece, p 138 − 2. Bodemann HH, Rieger A, Löhr GW (1982) Intraerythrozytäre Ferritinkonzentration und Eisenbestand. Verh Dtsch Ges Inn Med 88: 993−995 − 3. Bodemann HH, Rieger A, Schröter-Urban H, Volk BA, Bross, K, Gerok W, Löhr GW (1983) Ferritinkonzentrationen in Erythrozyten und Plasma bei Eisenmangelanämie unter Eisensubstitution und bei Hämochromatose unter Aderlaßtherapie. Verh Dtsch Ges Inn Med 89: 983−985 − 4. Bodemann HH, Rieger A, Bross KJ, Schröter-Urban H, Löhr GW (1984) Erythrocyte and plasma ferritin in normal subjects, blood donors and iron deficiency anemia patients. Blut 48: 131−137 − 5. Bothwell TH, Finch CA (1962) Iron metabolism. Little, Brown & Co, Boston − 6. Cartwright GE, Edwards CQ, Kravitz K, Skolnick M, Amos DB, Johnson A, Buskjaer L (1979) Hereditary hemochromatosis. N Engl J Med 301: 175−179 − 7. Cazzola M, Dezza L, Bergamaschi G, Barosi G, Bellotti V, Caldera D, Ciriello MM, Quaglini S, Arosio P, Ascari E (1983) Biological and clinical significance of red cell ferritin. Blood 62: 1078−1087 − 8. Finch CA, Huebers H (1982) Perspectives in iron metabolism. N Engl J Med 306: 1520−1528 − 9. Peters SW, Jacobs A, Fitzsimons E (1983) Erythrocyte ferritin in normal subjects and patients with abnormal iron metabolism. Br J Haematol 53: 211−216 − 10. Powell LW, Halliday JW (1980) Idiopathic haemochromatosis. In: Jacobs A, Worwood M (eds) Iron in biochemistry and medicine, II. Academic Press, London New York, pp 461−498 − 11. Wands JR, Rowe JA, Mezey SE, Waterbury LA, Wright JR, Halliday JW, Isselbacher KJ, Powell LW (1976) Normal serum ferritin concentrations in precirrhotic hemochromatosis. N Engl J Med 294: 302−305 − 12. Worwood M (1980) Serum ferritin. In: Jacobs A, Worwood M (eds) Iron in biochemistry and medicine, II. Academic Press, London New York, pp 203−244

Bodemann, H. H., Andreesen, R., Osterholz, J., Bross, K. J., Löhr, G. W. (Medizinische Universitätsklinik Freiburg/Brsg.)

Ferritinkonzentration und Transferrinrezeptoren ausreifender Blutmakrophagen des Menschen

Das retikuloendotheliale System (RES) stellt den wesentlichen Eisenspeicher im Organismus dar. Es wird davon ausgegangen, daß die Ferritinkonzentration im Serum Ausdruck des im RES als Ferritin gespeicherten Eisens ist [12].

Monozyten im Blut des Menschen sind Bestandteil des RES und reifen in Abhängigkeit von der anatomischen Region im Organismus zu Makrophagen mit unterschiedlichen phänotypischen und funktionellen Eigenschaften aus [10]. Dieser Differenzierungsschritt läßt sich durch Kultivation von Blutmonozyten in vitro nachvollziehen [3, 13] und eröffnet damit die Möglichkeit, Aspekte des Eisenstoffwechsels dieses Zellsystems zu untersuchen. Die vorliegende Untersuchung zeigt, daß in Kultur ausreifende Blutmakrophagen Membranrezeptoren für Transferrin entwickeln und gleichzeitig die intrazelluläre Ferritinkonzentration pro Zelle um das bis zu 100fache ansteigt.

Methoden

Die Isolation und Kultivation von Blutmonozyten auf hydrophoben Teflonmembranen wurde bereits beschrieben [3]. Die Vitalität der gewonnenen Zellen lag bei 80−95%. Phänotypische und funktionelle Analysen charakterisierten mehr als 90% der Zellen als Monozytenmakrophagen [1].

Die Untersuchung der Oberflächenmarker erfolgte mit einer modifizierten Peroxydase-Antiperoxydasemethode [7] auf Poly-L-Lysinbeschichteten Objektträgern. Unterschiedliche Antiseren wurden angewendet, von denen für die vorliegende Untersuchung das gegen

Transferrinrezeptoren als Antigen gerichtete OKT9 (Ortho Pharmaceutical Corp., Raritan, NJ) Bedeutung hat.

Zur Bestimmung der intrazellulären Ferritinkonzentration wurden die Zellen zweimal in phosphatgepufferter Kochsalzlösung gewaschen, einmal eingefroren und wieder aufgetaut und fünfmal über 30 s einer Ultraschallbehandlung unterzogen. Die Suspension wurde bei 10 000 g zentrifugiert. Im klaren Überstand wurde die Ferritinkonzentration radioimmunologisch bestimmt (FER-Iron Ansatz, Ramco Labs., Texas).

Ergebnisse und Diskussion

Blutmonozyten weisen zunächst keine Transferrinrezeptoren auf. Bei der kulturellen Differenzierung dieser Zellen zu Makrophagen treten dann Transferrinrezeptoren auf, die sich mit Antitransferrinantikörpern (OKT9) nachweisen lassen. Tabelle 1 enthält die Ergebnisse und zeigt, daß zwischen dem 3. und 9. Tag in vitro der Anteil an Zellen mit Transferrinrezeptoren von etwa 10% auf etwa 80% ansteigt. Das Auftreten dieser Rezeptoren ist zeitlich begleitet von Änderungen der Zellmorphologie, des Zellstoffwechsels und der Phagozytoseaktivität [1, 3, 13].

Da den Zellen während der Ausdifferenzierung im Kulturmedium durch Zusatz von 10% Humanserum Eisen zur Verfügung steht, könnte das Auftreten von Transferrinrezeptoren ein Hinweis auf eine vermehrte Aufnahme von Eisen in den Zellen sein. Die Stimulation der Apoferritin- bzw. Ferritinsynthese durch Eisen wurde in verschiedenen Geweben nachgewiesen [6]. Bei einem vermehrten Eisenangebot an die Zelle über die Transferrinrezeptoren ist deshalb mit ansteigenden intrazellulären Ferritinkonzentrationen zu rechnen. Die Ergebnisse in Tabelle 1 zeigen, daß dies der Fall ist und daß gleichzeitig mit dem Auftreten OKT9-positiver Zellen die intrazelluläre Ferritinkonzentration steil ansteigt. Entsprechend finden sich in den überwiegend OKT9-positiven Alveolarmakrophagen der Lunge hohe Ferritinkonzentrationen [2].

Die Interpretation dieser Ergebnisse ist bislang noch nicht eindeutig. Es erscheint möglich, daß mit dem Transferrinrezeptor neben monozytentypischen Determinanten [9, 10] ein spezifisches Differenzierungsantigen bei der Ausreifung von Monozyten zu Makrophagen gefunden wurde und daß der Anstieg der intrazellulären Ferritinkonzentration lediglich Ausdruck des intrazellulären Eisenangebots ist. Ferritin kann aber auch ein weiteres Differenzierungsantigen der Zellen sein. Ebenfalls nicht entschieden ist die Frage, ob das Ferritin in erster Linie als Speicherform des Eisens anzusehen ist oder als intermediärer Träger des Eisens für notwendige Stoffwechselvorgänge der Zelle [4, 5, 8]. Da das Serumferritin des Menschen offenbar aus dem RES stammt und gleichzeitig ein zuverlässiges Maß für die Menge des Speichereisens im RES darstellt [12], scheint die Bedeutung des Makrophagenferritins als Speicherprotein des Eisens im Vordergrund zu stehen.

Tabelle 1. Anteil an OKT9-positiven Zellen und intrazelluläre Ferritinkonzentrationen bei der Ausreifung von Monozytenmakrophagen des Menschen. Tabelle enthält Mittelwerte und Standardabweichungen aus acht Experimenten

Tage in Kultur	OKT9-positive Zellen (%)	Intrazelluläre Ferritinkonzentration (ng/10^6 Zellen)
1	1 ± 2	14 ± 4
3	11 ± 5	30 ± 12
6	33 ± 8	173 ± 35
9	77 ± 2	430 ± 145
12	94 ± 5	896 ± 288
18	89 ± 6	$1\,223 \pm 447$

Literatur

1. Andreesen R, Osterholz J, Bross KJ, Schulz A, Luckenbach GA, Löhr GW (1983) Cytotoxic effector cell function at different stages of human monocyte-macrophage maturation. Cancer Res 43: 5931−5936 − 2. Andreesen R, Bodemann H, Bross KJ, Costabel U, Osterholz J, Löhr GW (1983) Human monocyte-macrophage differentiation: intracellular ferritin and membrane receptors for transferrin at late stages of maturation. Blood (Suppl) 62: 148a − 3. Andreesen R, Picht J, Löhr GW (1983) Primary cultures of human blood-born macrophages grown on hydrophobic Teflon membranes. J Immunol Methods 56: 295−304 − 4. Bodemann HH, Rieger A, Bross KJ, Schröter-Urban H, Löhr GW (1984) Erythrocyte and plasma ferritin in normal subjects, blood donors and iron deficiency anemia patients. Blut 48: 131−137 − 5. Bodemann HH, Schröter-Urban H, Tanzi-Fetta RF, Löhr GW (1984) Erythrozyten- und Plasmaferritin bei Eisenüberladung. Verh Dtsch Ges Inn Med 90: 629−631 − 6. Bomford AB, Munro HN (1980) Biosynthesis of ferritin and isoferritins. In: Jacobs A, Worwood M (eds) Iron in biochemistry and medicine, II. Academic Press, London New York, pp 173−202 − 7. Bross KJ, Pangalis GA, Staatz CG, Blume KG (1978) Demonstration of cell surface antigens and their antibodies by the peroxidase-antiperoxidase method. Transplantation 25: 331−334 − 8. Cazzola M, Dezza L, Bergamaschi G, Barosi G, Bellotti V, Caldera D, Ciriello MM, Quaglini S, Arosio P, Ascari E (1983) Biological and clinical significance of red cell ferritin. Blood 62: 1078−1087 − 9. Dimitriu-Bona A, Burmester GR, Waters SJ, Winchester RJ (1983) Human mononuclear phagocyte differentiation antigens. I. Patterns of antigenic expression on the surface of human monocytes and macrophages defined by monoclonal antibodies. J Immunol 130: 145−152 − 10. Todd RF, Schlossman SG (1982) Analysis of antigenic determinants on human monocytes and macrophages. Blood 59: 775−786 − 11. Van Furth R (1982) Current view of the mononuclear phagocyte system. Immunbiology 161: 178−185 − 12. Worwood M (1980) Serum ferritin. In: Jacobs A, Worwood M (eds) Iron in biochemistry and medicine, II. Academic Press, London New York, pp 203−244 − 13. Zuckermann SH, Ackermann SK, Douglas SD (1979) Long-term human peripheral blood monocyte cultures: establishment, metabolism, and morphology of primary human monocytemacrophage cell cultures. Immunology 38: 401−411

Porzsolt, F., Stötter, H., Pindur, G., Seifried, D. (Abteilung Innere Medizin III, Universität Ulm), Rasche, H. (Med. Bereich I, Klinik für Innere Medizin, Bremen)
Besonderheiten der NK- und prä-NK-Zellaktivität bei Hämophiliepatienten

Gezielte Untersuchungen der Immunfunktion von Hämophiliepatienten wurden durchgeführt, seit Hämophile als Risikogruppe für AIDS bekannt sind [5]. Hinweise für eingeschränkte Immunfunktionen ergaben sich durch ein erniedrigtes Verhältnis von Helfer/Suppressor-T-Zellen [3] und eine verminderte Aktivität der Natürlichen Killer (NK)-Zellen [2]. Wir konnten diese Befunde bestätigen und ergänzen [10]. In der vorliegenden Arbeit ergaben sich Hinweise für einen Reifungsdefekt der NK-Zellen bei Patienten mit Hämophilie.

Es wurden 33 Hämophiliepatienten und zwölf gesunde Kontrollpersonen untersucht. 23 Patienten waren an Hämophilie A, zehn Patienten an Hämophilie B erkrankt. 28 Patienten benötigten eine wöchentliche oder monatliche Substitutionstherapie; fünf Patienten hatten nur 1- bis 4mal Blutprodukte erhalten, wobei die letzte Substitution 2 Monate bis 8 Jahre zurücklag.

Die Separation peripherer Blutzellen wurde über einem Ficoll-Gradienten durchgeführt. Sofern angezeigt, wurde ein weiterer Trennschritt mit einem Percoll-Gradienten angeschlossen [13].

Die Messung der NK-Zellaktivität erfolgte gegen K 562-Zellen im 4-Std-51-Cr-Release-Assay. Die Aktivität wurde in Lytic Units (LU_{30}) angegeben [9].

Zur Induktion der NK-Zellaktivität wurden Zellen mit PHA-konditioniertem Medium (CM) inkubiert. Nach siebentägiger Kultur wurden die Zellen gezählt, morphologisch beurteilt und auf NK-Zellaktivität untersucht.

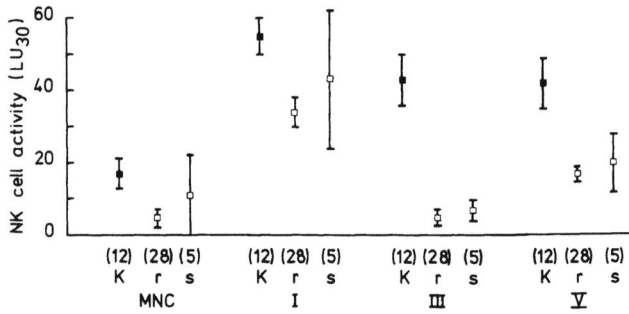

Abb. 1. NK-Zellaktivität ungetrennter MNC und Percoll-getrennter Zellen (F I–F V) vor Kultur. K: Kontrollpersonen. r: regelmäßig substituierte Hämophiliepatienten. s: selten substituierte Hämophiliepatienten. Anzahl der untersuchten Patienten in (■). Angegeben sind Mittelwerte ± SEM

Als Prä-NK-Zellen bezeichnen wir Zellen, die NK-Zellaktivität und Stumulierbarkeit durch Interferon-beta erst nach Inkubation mit CM in Kultur erwerben. Für die Stimulation ist PHA oder Interleukin-2 alleine – im Gegensatz zu CM – nicht ausreichend. Die Induktion der NK-Zellaktivität erfordert eine Stimulation über 2–3 Tage. Für die Vermehrung der NK-Zellen ist eine weitere Kultur von 4–5 Tagen notwendig.

Statistische Unterschiede wurden mit dem Wilcoxon-Rang-Test bestätigt.

Während die Untersuchung von Ficoll-getrennten Zellen (MNC) nur eine mäßige Erniedrigung der NK-Zellaktivität von Hämophilen gegenüber Kontrollen zeigte, konnte ein deutlicher Unterschied zwischen Patienten und Kontrollen bei Untersuchung von Percoll-getrennten Zellen der leichten Fraktion (FI) nachgewiesen werden (Abb. 1). Wie beschrieben [10] enthält diese Fraktion 50–90% Monozyten.

Um zu prüfen, ob die Zellen der FI-Fraktion von Hämophilen NK-Zellaktivität supprimieren, wurden diese Zellen mit NK-Zellen von Kontrollpersonen cokultiviert. Durch diese Cokultur konnte die NK-Aktivität der Zellen von Kontrollpersonen nicht vermindert werden.

Nach Stimulation mit CM war bei Hämophilen die Zahl der Lymphozyten mit großen Granula (LGL) gegenüber Kontrollen vermindert. Zudem wurde eine reduzierte Zellpro-

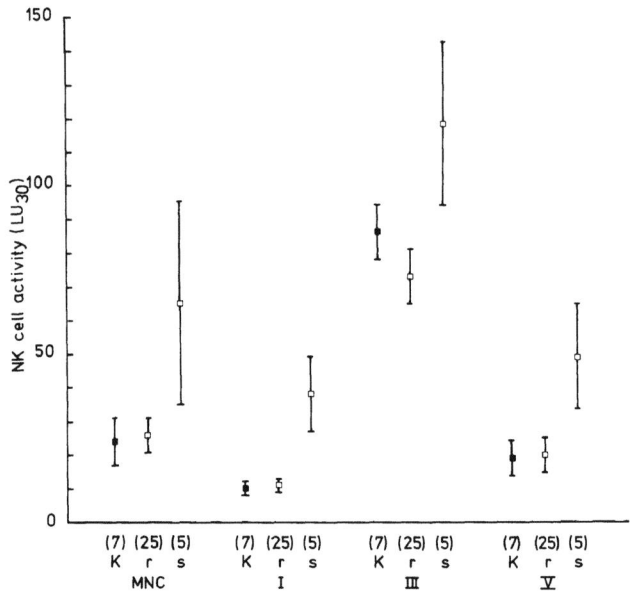

Abb. 2. NK-Zellaktivität nach Kultur mit konditioniertem Medium. Symbole wie in Abb. 1. Angegeben sind Mittelwerte ± SD

liferation in Fraktion V, in der kleine Lymphozyten angereichert waren, bei Hämophilen beobachtet.

Die NK-Zellaktivitäten von Hämophilen nach Stimulation mit CM waren gegenüber den Kontrollen in keiner der untersuchten Populationen erniedrigt (Abb. 2). Dieser Befund deutet darauf hin, daß nach Kultur in Gegenwart einer adäquaten Stimulus NK-Zellaktivität gleichermaßen bei Hämophilen und Kontrollpersonen zu induzieren ist. Bemerkenswert ist, daß die in vitro induzierte NK-Zellaktivität in der Gruppe der selten substituierten Patienten gegenüber Kontrollen sowie gegenüber häufig substituierten Patienten erhöht war.

Verminderte NK-Zellfunktionen werden bei verschiedenen hämatologischen Systemerkrankungen beschrieben [4, 7, 8, 11, 12], wobei die Erkrankung eher als Ursache denn als Folge der verminderten NK-Funktion anzusehen ist. Bei Hämophilie gibt es bisher keine Hinweise auf eine gestörte Funktion hämopoetischer Zellen, wodurch die erniedrigte NK-Zellfunktion zu erklären wäre. Allerdings deuten verschiedene Befunde auf eine gestörte Immunregulation bei Hämophilen oder anderen Risikogruppen für AIDS hin. Von Poon et al. [6] wurde die eingeschränkte NK-Funktion bei Hämophilie als möglicher Reifungsdefekt diskutiert. Unsere Befunde stützen diese Annahme: Im peripheren Blut Hämophiler wurde keine quantitative Verminderung der LGL, jedoch eine eingeschränkte NK-Funktion beobachtet. Für eine Suppression der NK-Funktion ergaben sich keine Hinweise. Die verminderte Proliferation von Lymphozyten, die auch bei AIDS-Patienten beobachtet wurde [1], wurde als Ausdruck eines Immundefekts diskutiert [1]. Nach In vitro-Stimulation konnte bei Hämophilen wie bei Kontrollen NK-Zellaktivität induziert werden. Im Gegensatz dazu war bei Patienten mit verschiedenen hämatologischen Systemerkrankungen in 50% der Fälle keine NK-Zellaktivität durch In vitro-Kultur zu induzieren. Wir nehmen an, daß bei diesen Patienten die Reifungsstörung, die nicht auf das lymphatische System beschränkt ist, einem früherem Stadium als bei Patienten mit Hämophilie zuzuordnen ist. Da in der vorliegenden Studie kein Hämophiliepatient untersucht wurde, der keine Blutprodukte erhalten hatte, ist nicht sicher auszuschließen, daß die postulierte Reifungsstörung durch die Substitutionstherapie zu erklären ist. Andererseits wurden Immundefekte bei Hämophilen nahezu ausnahmslos gefunden, so daß der Ausschluß eines hereditären Immundefekts bei diesen Patienten hilfreich wäre.

Literatur

1. Gottlieb MS, Groopman JE, Weinstein WM, Fafey JL, Detels R (1983) The acquired immunodeficiency syndrome. Ann Intern Med 99: 208–220 – 2. Lederman MM, Ratnow OD, Scillian JJ (1983) Impaired cell-mediated immunity in patients with classic hemophilia. N Engl J Med 308: 79–83 – 3. Menitove JE, Aster RH, Casper JT (1983) T-lymphocyte subpopulations in patients with classic hemophilia treated with cryoprecipitate and lyophilized concentrates. N Engl J Med 308: 83–86 – 4. Pandolfi F, Strong DM, Slease RB (1980) Characterization of a suppressor T-cell chronic lymphocytic leukemia with ADCC but not NK activity. Blood 56: 653–660 – 5. Pneumocystis carinii pneumonia among persons with hemophilia A (1982) Morbid Mortal Weekly Rep 31: 365–367 – 6. Poon MC, Landay A, Prasthofer EDF, Stagno S (1983) Acquired immunodeficiency syndrome with pneumocystis carinii pneumonia and mycobacterium avium-intracellulare infection in a previously healthy patient with classic hemophilia. Clinical, immunologic and virologic findings. Ann Intern Med 98: 287–290 – 7. Porzsolt F, Heimpel H (1982) Impaired T-cell and NK-cell function in patients with preleukemia. Blut 45: 243–248 – 8. Porzsolt F, Frickhofen N, Heit W (1982) Functional differences of two hemopoietic stem cell disorders: Aplastic anemia and preleukemia. Blut 45: 202 – 9. Porzsolt F, Gaus W, Heimpel H (1983) The evaluation of serial measurements of NK cell activity in man. Immunobiology 165: 475–484 – 10. Porzsolt F, Hauser M, Piper C (1984) Inhibited natural killer cell function in hemophiliacs with or without continuous substitution. Blut (in press) – 11. Ruco LP, Procopio A, Maccallini V (1983) Severe deficiency of natural killer activity in peripheral blood of patients with hairy cell leukemia. Blood 61: 1132–1137 – 12. Schmidt P, Peter HH, Kalden JR (1978) Effektorfunktionen akuter Leukämiezellen in „spontanen" (SCMC) und Antikörper abhängigen zellulären Zytotoxizitätstesten (ADCC). Klin Wochenschr 56: 953–962 – 13. Timonen T, Saksela E, Ranki A (1979) Fractionation, morphological and functional characterization of effector cells responsible for human natural killer activity against cell-line targets. Immunology 42: 133–137

Hämostaseologie

Klaubert, W., Bushe, C.-H. (Medizinische Klinik III, Klinikum Großhadern der Universität München), Hafter, R. (Frauenklinik der Technischen Universität München), Gollwitzer, R. (Max-Planck-Institut für Biochemie, München/Martinsried), Wilmanns, W. (Medizinische Klinik III, Klinikum Großhadern der Universität München), Graeff, H. (Frauenklinik der Technischen Universität München)

Hämostaseparameter und Fibronektin im Verlauf von Reanimationen

Veränderungen der Gerinnung werden im Schock beobachtet [1, 2]. Die extremste Schockform ist die Reanimationssituation. Wir haben bei sieben Patienten mit kardialem Herzkreislauf- und Atemstillstand, die auf der internistischen Intensivstation unserer Klinik reanimiert wurden, die Koagulations- und Fibrinolyseparameter im Verlauf von vier erfolgreichen und drei erfolglosen Reanimationen bestimmt.

Methodik

Untersucht wurden: Prothrombin, Plasminogen, Fibronektin (Lasernephelometrie); Fibrinogen (Gerinnbares Protein); AT III (chromogenes Substrat Boehringer Mannheim); Fibrinopeptid A (FPA) (RIA BYK-Mallinckrodt); das F-CB 3-verwandte Antigen (ein frühes α-Kettenbruchstück) F-CB 3 (RIA [3]). Fibrin(ogen)material wurde mittels Protaminsulfatfällung und Immunabsorption aus dem Plasma isoliert und auf 3,5%iger SDS-Elektrophorese bzw. nach reduktiver Spaltung mit Mercaptoäthanol auf 7,5%iger SDS-Elektrophorese aufgetrennt.

Ergebnisse

FPA, AT III und F-CB 3 zeigten im Verlauf der Reanimationen die ausgeprägtesten Schwankungen. Bei drei Patienten, die erfolglos reanimiert wurden, stieg das FPA kontinuierlich bis über 600 ng/ml an, während gleichzeitig das AT III bis unter 50% der Norm abfiel. Bei drei erfolgreich reanimierten Patienten konnte nach initial ebenfalls hohen FPA-Werten ein kontinuierlicher FPA-Abfall beobachtet werden. AT III normalisierte sich rasch. Eine enge zeitliche Relation zwischen der Gabe hoher Katecholamindosen und einem Anstieg von FPA konnte bei zwei Patienten beobachtet werden.

F-CB 3 zeigt ebenfalls zwei unterschiedliche Verlaufstendenzen. Bei den vier erfolgreich reanimierten Patienten war F-CB 3 initial sehr hoch, und fiel im Verlauf der Reanimation ab. Bei den erfolglosen Reanimationen war das F-CB 3 initial niedriger und stieg im Verlauf der Reanimationen an.

Beim Fibrinogen und Fibronektin wurden deutliche, aber uncharakteristische Schwankungen gefunden. Defibrillation bewirkte kurzfristige steile Fibrinogen- und Fibronektinanstiege.

An dem Verlauf eines zunächst erfolgreich reanimierten Patienten, der im Verlauf der folgenden Stunden verstarb, haben wir mit SDS-Elektrophorese nachweisbare Veränderungen während und nach der Reanimation exemplarisch dargestellt.

Das Bandenmuster konnte anhand von Referenzen und durch Bestimmung der Molekulargewichte den Produkten Fibronektin, Fibrinogen, DY/X, DD und Y zugeordnet werden. Die Fibronektinbande kommt im gesamten Verlauf unverändert zur Darstellung. Als Ausdruck hoher fibrinolytischer Aktivitäten und in Übereinstimmung mit den hohen F-CB 3-Werten findet sich zu Beginn der Reanimation eine nur angedeutete Fibrinogenbande. Die Banden prä-X und DY/X dominieren. Da DY und X ähnliche Molekulargewichte haben, kommen sie elektrophoretisch in derselben Bande zur Darstellung. Aufgrund der im Plasma nachweisbaren Konzentration von 240 mg/dl an gerinnbarem Protein und der minimal ausgeprägten DD-Bande kann angenommen werden, daß die DY/X-Bande überwiegend aus X besteht.

Nach erfolgreich beendeter Reanimation kommt es in den folgenden Stunden mit der nachlassenden fibrinolytischen Aktivität zunehmend zur Ausprägung einer normalen Fibrinogenbande. Der Anteil von prä-X und DY/X ist rückläufig. Außerdem kommt es zum Auftreten von zwei Banden im hochmolekularen Bereich, die unmittelbar über dem Fibronektin angeordnet sind.

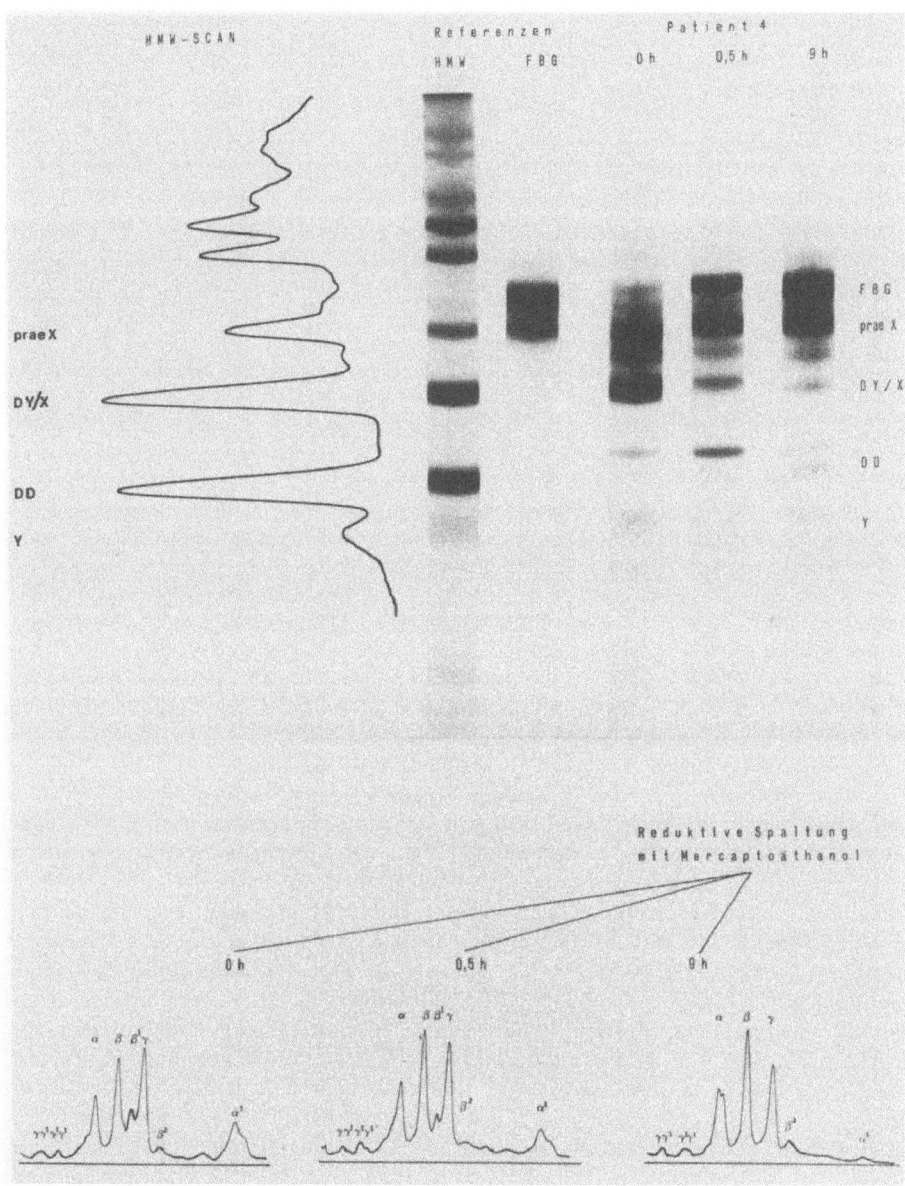

Abb. 1. Gelelektrophorese von Fibrin(ogen)material: *oben:* unreduzierte Proben auf 7,5%igem Gel; *unten:* Scans von reduzierten Proben auf 7,5%igem Gel

Die Identität des oben beschriebenen Bandenmusters mit Fibrinogenmaterial konnte durch die Elektrophorese von immunabsorpierten Material aus den oben beschriebenen Plasmaproben belegt werden (Abb. 1).

Die Auftrennung des reduzierten Fibrinogenmaterials zeigt einen etwa gleichen Anteil der α, β, und γ-Kette. Quervernetztes Fibrinmaterial ließ sich nur in geringen Mengen in Form der dimeren γ-Ketten ($\gamma\gamma^1$ und $\gamma^1\gamma^1$) darstellen. Dieser Befund entspricht dem geringen Anteil an DY und DD. Der Nachweis von β^1 belegt die abgelaufene Fibrinogenolyse. Dem geringen Anteil an $\gamma^1\gamma^1$ entspricht der kleine Anteil β^2 aus dem DD. Der deutliche Anteil an α^1 und α^2 repräsentiert die im Molekül verbliebenen α-Kettenrestbruchstücke. In Übereinstimmung mit den hohen Werten für das F-CB 3-verwandte Antigen wird damit die initial hohe fibrinolytische Aktivität belegt. Am Ende der Verlaufsbeobachtung läßt sich nur noch eine diskrete α^1-Bande nachweisen.

Schlußfolgerung

Aufgrund der bei sieben Patienten gemachten Beobachtungen während vier erfolgreich und drei nicht erfolgreich durchgeführten Reanimationen, kann nur auf bestimmte, die Reanimation möglicherweise günstig oder ungünstig beeinflussende Parameter hingewiesen werden. Danach erscheint eine Stimulation der Fibrinolyse, die vermutlich bereits vor dem endgültigen Herzkreislaufstillstand einsetzt, einen auf den Reanimationsverlauf prognostisch günstigen Einfluß auszuüben.

Diese Untersuchungen wurden ermöglicht durch die Unterstützung aus den Erträgnissen des Wissenschaftlichen Herausgeberkollegiums der Münchener Medizinischen Wochenschrift.

Literatur

1. Matthias FR et al. (1982) Hämostaseologie 2:26 − 2. Mittermayer Ch et al. (1978) Verh Dtsch Ges Pathol 62:11 − 3. Gollwitzer R (1979) Thromb Res 11:859

Schöndorf, T. H.[1], Witt, I.[2], Pralle, H.[1], Jobke, A[2] ([1] Zentrum für Innere Medizin der Universität Gießen und [2] Kinderklinik der Universität Freiburg/Brsg.)
Verminderung von Protein C unter L-Asparaginasetherapie

L-Asparaginase wird zur Therapie bei akuten lymphatischen Leukämien und einigen Lymphomarten eingesetzt. Der auftretende Mangel an Asparagin bewirkt bei normal proliferierenden Zellen nur eine abgeschwächte Hemmung des Wachstums im Gegensatz zu der Wirkung auf die in ihrer Funktion gestörten lymphatischen Zellen.

Unter der Therapie des aus E. coli gewonnenen Enzyms können als Nebenwirkungen anaphylaktoide Reaktionen, Fieber, Pankreatitiden und Hepatosen auftreten.

Erste Beobachtungen über die Therapie mit L-Asparaginase stellten Blutungskomplikationen infolge einer Hypofibrinogenämie bei den beobachteten Nebenwirkungen in den Vordergrund [2]. Außer dem Fibrinogen sind von der selektiven Hemmung der Proteinsynthese in der Leber weitere Gerinnungsproteine betroffen [4]. Regelmäßig ist eine ausgeprägte Abnahme von Plasminogen und Antithrombin III zu beobachten. Daher kann am Ende der zytostatischen Behandlungsphase mit L-Asparaginase bei Erwachsenen ein erhöhtes Risiko für thromboembolische Komplikationen entstehen, das von verschiedenen Autoren mit einer Inzidenz von 10−15% angegeben wird [7, 11]. Bei Kindern wurden bisher nur vereinzelt Thrombosen diagnostiziert. Die Häufigkeit wird mit etwa 1% angegeben [9, 10].

Als wesentliche Ursache einer vermehrten Gerinnungstendenz unter L-Asparaginase wurde bisher die als Folge der Synthesestörung auftretende Abnahme von Antithrombin III angesehen [8, 11, 12].

In den letzten Jahren wurde bekannt, daß bei familiärer Thrombophilie ein weiterer Gerinnungsinhibitor, das Protein C, eine wichtige Rolle spielt [6]. Ein angeborener Mangel dieses Inhibitors ist ähnlich dem Antithrombin III-Mangel mit einem erhöhten Thromboserisiko verbunden [1, 5]. Die Synthese von Protein C findet in der Leber statt und ist wie die der Faktoren II, VII, IX und X Vitamin K-abhängig.

Wir untersuchten das Verhalten von Protein C im Plasma von Patienten unter L-Asparaginase.

Patientengut und Methoden

Patienten

Untersucht wurden fünf internistische Patienten: Drei Patienten mit akuter lymphatischer Leukämie (ALL), ein Patient mit einem lymphoblastischen Lymphom und ein Patient mit einer akuten undifferenzierten Leukämie (Alter: $16-50$ Jahre) sowie drei pädiatrische Patienten mit ALL (Alter: 3, 5 und 15 Jahre). Die erwachsenen Patienten erhielten $8\,000-10\,000$ E L-Asparaginase als Dauerinfusion für $10-12$ Tage, die Kinder und Jugendlichen $8 \times 10\,000$ E/m^2 im Intervall von 3 Tagen als Kurzinfusion in 3 Std.

Methoden

Die Protein C-Konzentration wurde immunologisch bestimmt (Boehringer Mannheim GmbH), die Antithrombin III- und Prothrombinaktivität mit amidolytischen Testen (Boehringer Mannheim GmbH), Fibrinogen wurde funktionell im Fibrinbildungstest nach Clauss gemessen und die alpha$_2$-Makroglobulinkonzentration immunologisch (Auto-ICS, Beckman Instruments).

Ergebnisse

Wie aus früheren Untersuchungen bekannt, kam es bei internistischen Patienten nach Beginn der Dauertherapie mit L-Asparaginase zur Abnahme von Fibrinogen und Antithrombin III etwa entsprechend ihrer Halbwertszeit. Die Protein C-Konzentration nahm bei allen untersuchten Patienten während der frühen Behandlungsphase ebenfalls deutlich ab.

Bei dem in Abb. 1 exemplarisch dargestellten Patienten sank das Protein C auf unter 25%. Antithrombin III wurde wegen der extrem niedrigen Werte von 5,5 IU/ml am 4., 5. und 6. Behandlungstag mit je 1 400 E substituiert.

Die Aktivität des Prothrombins nahm gleichsinnig, jedoch wesentlich weniger stark ab als das Protein C.

Wegen der Protein C-Abnahme erfolgte bei einem der Patienten einmalig eine Substitution mit 3 E Fresh frozen-Plasma, die zu einem Anstieg des Protein C in einen subnormalen Bereich ($\sim 55\%$) führten.

Bei allen Patienten kam es zu einer mäßigen Abnahme des Prothrombins sowie einer je nach Ausgangswert pathologischen Fibrinogenerniedrigung.

Bei keinem der fünf untersuchten erwachsenen hämatologischen Patienten wurde klinisch eine Thrombose beobachtet. Als Grund für das Ausbleiben von thromboembolischen Komplikationen könnte das relativ junge Alter der Patienten, das Fehlen weiterer thrombosefördernder Faktoren sowie die Substitution von AT III und FFP in Betracht gezogen werden.

Bei Kindern entwickelt sich selten, am ehesten bei Adoleszenten, eine Thrombose unter L-Asparaginase, obwohl das Antithrombin III auch erheblich abnehmen kann. Eine

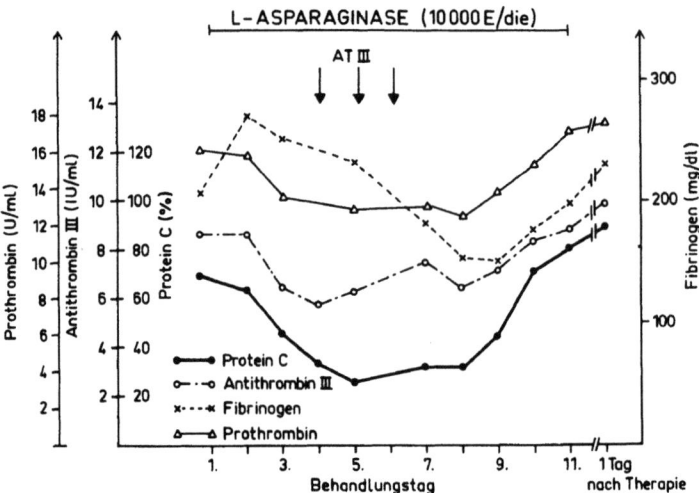

Abb. 1. Verhalten von Protein C, Antithrombin III, Fibrinogen und Prothrombin bei einem internistischen Patienten mit akuter lymphatischer Leukämie unter L-Asparaginasebehandlung

ausgeprägte Antithrombin III-Aktivitätsabnahme unter 9 IU/ml Plasma ließ sich auch bei unseren Patienten unter dem intermittierenden L-Asparaginasetherapieschema nachweisen. Die stärkste Erniedrigung der AT III-Aktivität fand sich bei einem dreijährigen Kind (~ 7,0 IU/ml). Infolge der bereits vorausgegangenen Kortisoldauertherapie war die Ausgangsaktivität des Antithrombin III bei den Kindern erhöht.

Trotz des intermittierenden Therapieschemas mit L-Asparaginase unter gleichzeitiger und vorausgegangener Kortisoltherapie kann die Protein C-Konzentration ebenfalls wie bei den Erwachsenen deutlich abnehmen (Abb. 2). Bei dem dreijährigen Kind ist neben der Antithrombin III-Erniedrigung auch die Verminderung von Protein C am stärksten ausgeprägt.

Patienten Pädiatrie

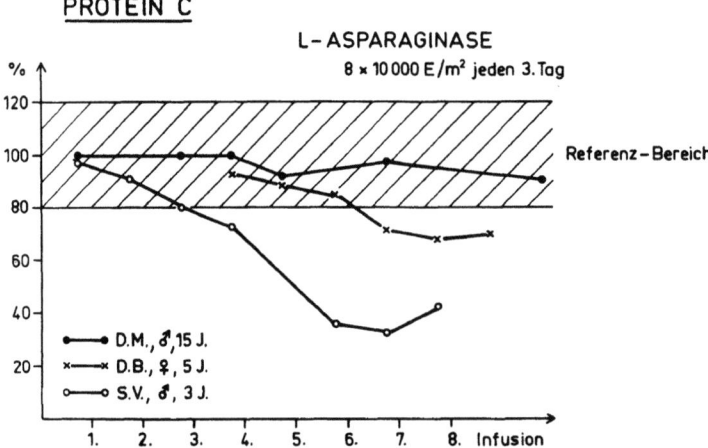

Abb. 2. Verhalten von Protein C bei drei pädiatrischen Patienten mit akuter lymphatischer Leukämie unter L-Asparaginasebehandlung

Schlußfolgerungen

Die dargestellten Ergebnisse zeigen, daß der Gerinnungsinhibitor Protein C von der selektiven Proteinsynthesehemmung durch L-Asparaginase betroffen ist und unter einer Dauertherapie erheblich abnimmt. Zusammen mit dem bereits bekannten Absinken von Antithrombin III bedeutet das eine starke Verminderung der Inhibitorkapazität des Hämostasesystems.

Unter L-Asparaginase werden aber ebenfalls prokoagulatorische Faktoren und Fibrinogen in unterschiedlichem Ausmaß vermindert synthetisiert. Abhängig von der jeweiligen Ausgangsaktivität der Faktoren und Inhibitoren, die, wie gezeigt, auch von Nebenmedikation beeinflußt werden kann, sowie dem unterschiedlichen Ausmaß der Synthesehemmung kann das Gleichgewicht des Hämostasesystems entweder in Richtung Prokoagulation mit Thromboseneigung oder Antikoagulation mit Blutungsneigung verschoben werden. Am Ende einer L-Asparaginasedauertherapie überwiegt meist eine Verminderung der Inhibitoren, so daß eine vermehrte Gerinnungsneigung besteht, die zusammen mit weiteren klinischen thrombosefördernden Faktoren zu thromboembolischen Komplikationen führen kann.

Literatur

1. Bertina RM, Broekmans AW, van der Linden IK, Mertens K (1982) Protein C deficiency in a Dutch family with thrombotic disease. Thromb Haemostas 48: 1−5 − 2. Bettigole RE, Himelstein ES, Oettgen HF, Clifford GO (1970) Hypofibrinogenemia due to L-asparaginase: studies of fibrinogen survival using autologous ^{131}I-fibrinogen. Blood 35: 195−200 − 3. Conard J, Cazenave B, Maury J, Horellou MH, Samama M (1980) L-Asparaginase, antithrombin II, and thrombosis. Lancet 1: 1091 − 4. Gralnick HR, Henderson E (1971) Hypofibrinogenemia and coagulation factor deficiencies with L-asparaginase treatment. Cancer 27: 1313−1320 − 5. Griffin JH, Evatt B, Zimmerman TS, Kleiss AJ, Wideman C (1981) Deficiency of protein C in congenital thrombotic disease. J Clin Invest 68: 1370−1373 − 6. Kisiel W (1979) Human Protein C. Isolation, characterization and mechanism of activation by α-thrombin. J Clin Invest 64: 761−769 − 7. Liebman HA, Wada JK, Patch MJ, McGehee W (1982) Depression of functional and antigenic plasma antithrombin III (AT-III) due to therapy with L-asparaginase. Cancer 50: 451−456 − 8. Pitney WR, Phadke KP, Dean S (1980) Antithrombin III deficiency during asparaginase therapy. Lancet 1: 493−494 − 9. Priest J, Edson JR, Levitt C, Tubergen D, Steinherz P, Cairo M, Bishop A, Sitarz A, White L, Coccia P, Krivit W (1981) Thrombotic complications during L-asparaginase (L-asp)-induced deficiencies of antithrombin (AT), plasminogen (PLAS), and fibrinogen (FIB) in childhood leukemia. ASCO Abstracts, C-612 − 10. Priest JR, Ramsay NKC, Bennett AJ, Krivit W, Edson JR (1982) The effect of L-asparaginase on antithrombin, plasminogen, and plasma coagulation during therapy for acute lymphoblastic leukemia. J Pediatr 100: 990−995 − 11. Schöndorf TH, Pralle H, Graubner M, Lasch HG (1983) Antithrombin III-deficiency and thromboembolic complications under L-asparaginase treatment. Thromb Haemostas 50: 50 − 12. Vellenga E, Mulder NH, Nieweg HO (1980) Antithrombin III deficiency during asparaginase therapy. Lancet 1: 649−650

Heinrich, D., Scharf, T., Santoso, S., Mueller-Eckhardt, C. (Zentrum für Innere Medizin und Institut für Klinische Immunologie und Transfusionsmedizin am Klinikum der Justus-Liebig-Universität Gießen)

Bedeutung des Glykoprotein IIb/IIIa-Komplexes der Plasmamembran für die Plättchenfunktion*

1974 konnten Nurden und Caen [1] zeigen, daß bei Glanzmann-Plättchen eine starke Verminderung der Membranglykoproteine IIb und IIIa vorliegt. Mit verbesserten Techniken

---

* Mit Unterstützung der Deutschen Forschungsgemeinschaft (Mu 277/9-4)

haben dies Philipps et al. [2, 3] kurz darauf bestätigt. Heute ist allgemein akzeptiert, daß die Plättchenfunktionsstörung bei Morbus Glanzmann durch den Glykoprotein (GP) IIb/IIIa-Defekt verursacht wird.

Der Funktionsdefekt der Glanzmann-Plättchen ist charakterisiert durch eine totale Hemmung der Plättchenaggregation, induziert durch ADP, Kollagen, Thrombin, Epinephrin oder Arachidonsäure. Die Bindung der Induktoren der Plättchenaggregation (z. B. ADP oder Thrombin) an spezifische Rezeptoren der Plättchenoberfläche ist normal [4, 5]. Das gleiche gilt für die Konformationsänderung der Plättchen („shape change"). Auch die Freisetzungsreaktion (mit Thrombin induziert) ist bei Glanzmann-Plättchen normal [6]. Gehemmt ist die Bindung von Fibrinogen an die Plättchenoberfläche nach Aktivierung mit ADP, aber auch anderen Induktoren [7]. Die Folge ist eine komplette Hemmung der Plättchenaggregation, denn Fibrinogen ist ein essentieller Cofaktor der Plättchenaggregation [8, 9]. Fibrinogen bindet an die Plättchenoberfläche, wenn nach Aktivierung der Plättchen eine Komplexbildung der Glykoproteine IIb und IIIa stattgefunden hat [10] und Kalzium verfügbar ist [11]. Die Bindung von Fibrinogen an die Plättchenoberfläche läßt sich durch monovalente Antikörper gegen Fibrinogen [12] hemmen oder durch Vorinkubation der Plättchen mit Antikörpern gegen den GP IIb/IIIa-Komplex [13]. Da der GP IIb/IIIa-Komplex ein großes Molekül mit vielen Epitopen ist, stellte sich für uns die Frage, ob die Vorinkubation normaler Plättchen mit einer Reihe GP IIb/IIIa-spezifischer monoklonaler Antikörper zu einer unterschiedlichen Beeinträchtigung der Plättchenfunktion führt.

Material und Methoden

Zitratblut (1/10 Vol. 3,8%ig Natriumzitrat) wurde von gesunden Blutspendern gewonnen, deren AB0-, Rh-, HLA-ABC-, und Zw(a)(P1A1)/Zw(b)(P1A2)-Muster bekannt war. Durch Differentialzentrifugation wurde plättchenreiches Plasma (PRP) gewonnen und durch Verdünnung mit plättchenarmem Plasma (PAP) auf eine Plättchenzahl von 300 000/µl eingestellt. Die Plättchen wurden anschließend bei 37° C über 45 min mit 14-C-Serotonin markiert (5 Hydroxy-Tryptamin-Kreatininsulfat, Amersham, England). Hierbei Aufnahme von 95% der Radioaktivität in die Plättchen. 10 min vor Durchführung der Aggregation wurde eine weitere Aufnahme oder Wiederaufnahme von 14-C-Serotonin durch Zugabe von Imipramin (Tofranil, Geigy) in einer Konzentration von 0,25 µg/ml PRP gestoppt.

1 min vor Durchführung der Plättchenaggregation in einem 3-Kanalaggregometer der Firma Rikadenki wurden folgende Antikörper zu PRP zugesetzt: Plättchenspezifische, monoklonale Antikörper (MAK) GI 3, GI 4, GI 5, GI 6; ferner ein monoklonaler Antikörper gegen Lymphozyten (Antikörper 7,2 von Herrn Dr. Lohmeyer, Gießen, zur Verfügung gestellt); polyklonales Mausimmunglobulin sowie 0,9% NaCl als Kontrollen. Die Herstellung der monoklonalen Antikörper erfolgte entsprechend der von Köhler und Milstein [14] publizierten Methode. Die immunologischen und biochemischen Charakteristika der monoklonalen, plättchenspezifischen Antikörper sind in Tabelle 1 zusammengestellt.

Die immunologischen und biochemischen Charakteristika der plättchenspezifischen, monoklonalen Antikörper GI 3 und (PA 3) und GI 4 (PA 4) wurden kürzlich beschrieben

Tabelle 1. Immunologische und immunchemische Eigenschaften der monoklonalen, plättchenspezifischen Antikörper

MAK	Immunglobulin-subklasse	MAK-Spezifität gerichtet gegen Glykoprotein (GP)	Zw^a-Spezifität
Gi 3	IgG 2a	IIb/IIIa	Nein
Gi 5	IgG 2a	IIb/IIIa	Nein
Gi 4	IgG 1	IIIa	Ja
Gi 6	IgG 1	IIIa	Ja

[15]. GI 5 ist von GI 3 und GI 6 ist von GI 4 immunologisch nicht zu unterscheiden [16].

Nach 1 min Vorinkubation von PRP mit MAK/Kontrolle wurde die Plättchenaggregation durch Zusatz folgender Substanzen induziert: ADP, Kollagen, Thrombin, Ristocetin, Arachidonsäure, plättchenagglutinierender Faktor (PAF) und Ionophor A 23187. Alle Induktoren wurden so verdünnt, daß die resultierende Plättchenaggregation submaximal war (ca. 90% der maximalen Reaktion). 5 min nach Zusatz der Induktoren war jeweils die maximale Plättchenaggregation erreicht. Durch Zusatz von EDTA-Formaldehyd (0,88 Vol. 0,15 mol NaCl, 0,1 Vol. 5%ig EDTA und 0,02 Vol. 37%iges Formaldehyd) im Volumen-verhältnis 1 : 1 zum Aggregationsansatz wurde die Plättchenaggregation und Freisetzung gestoppt. Die Berechnung der 14-C-Serotonin-Freisetzung aus Plättchen wurde bereits früher beschrieben [17].

Ergebnisse

Nach Vorinkubation von PRP mit MAK GI 3 und GI 5 wurde eine deutliche Hemmung der durch alle Induktoren induzierten Plättchenaggregation (Tabelle 2) und 14-C-Serotoninfrei-setzungsreaktion (Tabelle 3) beobachtet. Die Hemmung war bei 10 µg/ml MAK jeweils noch deutlich, bei 1 µg/ml nur noch schwach ausgeprägt. Die Kontrollen mit dem lymphozyten-spezifischen MAK 7,2 und dem polyklonalen Mausimmunglobulin entsprachen immer der NaCl-Kontrolle.

MAK GI 4 und GI 6, die in Voruntersuchungen immunologisch und immunchemisch identisch waren, verhalten sich in bezug auf die Beeinflussung der Plättchenfunktion unterschiedlich. Während MAK GI 4 keinerlei Plättchenfunktionsstörung induziert, trifft dies mit Ausnahme der durch kollageninduzierten Plättchenalteration für GI 6 sehr wohl zu. MAK GI 6 hemmt jedoch nur Zw(a)-positive Plättchen. Zwa(a)-negative Plättchen werden durch GI 6 nicht beeinflußt.

Diskussion

Versucht man die erhobenen Befunde zu interpretieren, so muß man zunächst feststellen, daß die Bindung Zw(a)-spezifischer Alloantikörper an die Plättchenoberfläche über das GP IIIa

Tabelle 2. Hemmung der Plättchenaggregation (%) im Vergleich zur NaCl-Kontrolle. Nach Vorinkubation von PRP und Antikörper wurde die Plättchenaggregation mit folgenden Substanzen ausgelöst: Kollagen (1−4 µg/ml); ADP (1−2 µMol); Thrombin (0,2−0,3 IU/ml); Ristocetin (0,9−1,1 mg/ml); Arachidonsäure (AA, 0,2−0,3 mMol); „Platelet activating factor" (PAF, 10−20 µMol) und Ionophor A 23187 (3−6 µg/ml). Die Ergebnisse sind Mittelwerte von jeweils drei Versuchen mit unterschiedlichen Plättchenspendern

Antikörper	Plättchenaggregation induziert mit						
	Kollagen	ADP	Thrombin	Ristocetin	AA	PAF	A 23187
Gi 3	96	55	79	91	95	87	68
Gi 5	96	62	72	84	93	86	69
Gi 4	0	0	1	0	0	0	1
Gi 6	0	71	84	80	91	90	73
Gi 6[a]	0	0	0	0	0	3	0
M IgG	0	0	0	0	0	2	0
7.2	0	0	0	0	0	1	0

[a] Mit Zw[a]-negativen Plättchen getestet

Tabelle 3. Hemmung der ^{14}C-Serotoninfreisetzung (%) im Vergleich zur NaCl-Kontrolle; weitere Einzelheiten s. Tabelle 2

Antikörper	^{14}C-Serotoninfreisetzung aus Plättchen (PRP) nach Zusatz von						
	Kollagen	ADP	Thrombin	Ristocetin	AA	PAF	A 23187
Gi 3	97	93	78	96	98	70	92
Gi 5	92	98	87	99	98	78	94
Gi 4	0	0	0	0	0	1	0
Gi 6	1	95	69	96	95	78	87
Gi 6[a]	0	3	7	0	0	0	1
M IgG	1	0	0	0	0	0	1
7.2	2	0	0	0	0	1	0

[a] Mit Zw^a-negativen Plättchen getestet

erfolgt [18, 19]. MAK GI 4 und GI 6 haben eine Zw(a)-Spezifität und verhalten sich immunologisch (z. B. bei Kreuzinhibitionsversuchen) identisch. Aus den Versuchen mit GI 4 kann man schließen, daß die Bindung eines Antikörpers am Zw(a)-Antigen des GP IIIa keine meßbare funktionelle Störung der Plättchenfunktion induziert.

Die MAK GI 3 und GI 5 verhalten sich immunologisch und funktionell anders als GI 4. Mit Hilfe immunologischer Methoden (Kreuzinhibition) läßt sich zeigen, daß die Bindung von GI 3/GI 5 an die Plättchenoberfläche eine sekundäre Bindung von GI 4/GI 6 bzw. auch die Bindung eines Zw(a)-spezifischen Alloantikörpers nicht beeinflußt. Funktionell hemmen die MAK GI 3/GI 5 alle auch mit unterschiedlichen Stimuli auslösbaren Plättchenalterationen.

Die Spezifität von GI 3/GI 5 und die uniforme Hemmung der durch unterschiedliche Stimuli induzierten Plättchenalterationen sprechen dafür, daß nicht die Bindung der Induktoren an die Plättchenoberfläche, auch nicht die initiale Aktivierung („shape change") gehemmt werden, sondern eine für alle Stimuli gleichförmige Sekundärreaktion, wahrscheinlich die Bindung von Fibrinogen an den GP IIb/IIIa-Komplex der Plättchenoberfläche. Ohne diese Bindung von Fibrinogen bleibt eine Plättchenaggregation aus.

Für eine enge Nachbarschaft von Zw(a)-Antigen auf den GP IIIa und dem Fibrinogenrezeptor spricht, daß GI 6 − ein Zw(a)-spezifischer MAK − auch die durch die meisten Induktoren stimulierte Plättchenalteration zu hemmen vermag. Warum ausgerechnet die durch Kollagen induzierte Plättchenaggregation und Freisetzungsreaktion durch GI 6 nicht gehemmt wird, bleibt unklar. Offenbar vermag Kollagen die Plättchen und damit auch den Fibrinogenrezeptor der Plättchen anders zu aktivieren als die übrigen Induktoren. Durch Vorinkubation der Plättchen mit MAK GI 6 wird dieser Unterschied möglicherweise sichtbar.

Ein weiterer Befund läßt sich derzeit noch schwer erklären, nämlich die Hemmung der ristocetininduzierten Plättchenaggregation durch GI 3, GI 5 und GI 6.

Bekanntlich induziert Ristocetin die Bindung von von-Willebrand-Faktor (F VIII-vWF) an das Glykoprotein Ib der Plättchenoberfläche. Die Folge ist eine F VIII-vWF induzierte Plättchenagglutination mit (im Plasma) nachfolgender Plättchenaggregation und Freisetzungsreaktion. Entsprechend dieser allgemein akzeptierten Arbeitshypothese müßte nach Vorinkubation der Plättchen mit unseren GP IIb/IIIa-spezifischen MAK nach Ristocetinzusatz zumindest die Plättchenagglutination ungehemmt erfolgen, wie das ja auch bei Glanzmann-Plättchen der Fall ist. Stattdessen findet man, allerdings nur mit niedrigen Ristocetinkonzentrationen (0,9−1,1 mg/ml) nach Vorinkubation der Plättchen mit GI 3, GI 5 und GI 6 eine komplette Hemmung der Plättchenaggregation und Freisetzungsreaktion. Hierfür verantwortlich könnte eine unspezifische Bindung der MAK an den GP Ib-Rezeptor in Form der Bindung von Immunkomplexen sein. Die Bindungsstelle des F VIII-vWF und die

Tabelle 4. Vergleich des Funktionsdefektes von Glanzmann-Plättchen mit normalen Plättchen nach Vorinkubation dieser Plättchen mit GP IIb/IIIa-spezifischen, monoklonalen Antikörpern

Plättchen-parameter	Plättchen Morbus Glanzmann	Normale Plättchen		
		+ MAK Gi 3/Gi 5	+ MAK Gi 4	+ MAK Gi 6
Bindung von ADP/Thrombin	Normal	(Normal)?	(Normal)?	(Normal)?
Fibrinogen	Ø	Ø?	(Normal)?	Ø
„Shape change" ADP/Thrombin	Normal	Normal	Normal	Normal
Aggregation ADP	Ø	1. Ph.: normal 2. Ph.: Ø	Normal	1. Ph.: normal 2. Ph.: Ø
Kollagen	Ø	Ø	Normal	Normal
Ristocetin	1. Ph.: normal 2. Ph.: Ø	Ø	Normal	Ø
^{14}C-Serotonin-freisetzung Thrombin	Normal	Ø	Normal	Ø

der Immunkomplexe (Fc-Rezeptor) sind auf dem GP Ib offenbar eng benachbart, so daß die Bindung von Immunkomplexen die sekundäre Bindung von F VIII-vWF und umgekehrt zu hemmen vermag [20]. Gegen die Bedeutung eines derartigen Hemmechanismus in unseren Versuchsansätzen spricht, daß die MAK auch nach Ultrazentrifugation (Beseitigung der IgG-Komplexe) unverändert funktionell aktiv waren, daß die gleichbehandelten Kontroll-antikörper (MAK 7,2 und Mausimmunglobulin) die ristocetininduzierte Plättchenaggregation nicht hemmten und daß die Hemmwirkung von MAK GI 6 Zw(a)-spezifisch war. Als weitere Erklärungsmöglichkeit käme eine Interaktion von GP Ib und GP IIb/IIIa bei der Plättchenaktivierung in Frage. Denkbar ist, daß bei niedrigen Ristocetinkonzentrationen eine über den GP IIb/IIIa-Komplex erfolgende Verstärkung der Plättchenaktivierung im positiven „Feed-back" den GP Ib-Rezeptor zu aktivieren und damit zu einer ausreichenden Anlagerung von F VIII-vWF zu induzieren vermag. Bei etwas höheren Ristocetinkonzentrationen wäre dann die F VIII-vWF vermittelte Plättchenagglutination auch ohne Verstärkung durch den GP IIb/IIIa-Rezeptor möglich, ähnlich wie das ja auch bei Glanzmann-Patienten beobachtet wird.

Vergleicht man abschließend den Plättchenfunktionsdefekt, der durch die GP IIb/IIIa-spezifischen MAK induziert wird mit dem Defekt der Glanzmann-Plättchen, dann sieht man einige Unterschiede (Tabelle 4). Neben den diskutierten Besonderheiten in der Reaktion mit MAK GI 6 sind es im wesentlichen zwei Unterschiede, die ins Auge fallen:

1. Mit GI 3, GI 5 und GI 6 läßt sich lediglich die zweite Phase der ADP-induzierten Plättchenaggregation hemmen. Die initiale, erste Phase bleibt erhalten. (Zur Erinnerung: Bei Glanzmann-Plättchen fehlt die Aggregation komplett.)

2. Während Glanzmann-Plättchen eine weitgehend normale Freisetzungsreaktion z. B. nach Zusatz von Thrombin aufweisen, sind nach Vorinkubation der Spenderplättchen mit den GP IIb/IIIa-spezifischen MAK immer die Plättchenaggregation und die Freisetzungsreaktion parallel gehemmt.

Dies spricht dafür, daß wir durch alleinige Blockierung des — vermutlich — Fibrinogenrezeptors den Defekt der Glanzmann-Plättchen nicht simulieren können. Bei Glanzmann-Plättchen sind die Plättchenaggregation und die Freisetzungsreaktion zwei voneinander unabhängige Vorgänge, während diese Reaktionen bei normalen Plättchen nach Vorinkubation mit GP IIb/IIIa-spezifischen MAK gekoppelt bleiben.

Literatur

1. Nurden AT, Caen JP (1974) An abnormal platelet glycoprotein pattern in three cases of Glanzmann's thrombasthenia. Br J Haematol 28: 253 – 2. Phillips DR, Jenkins CSP, Lüscher EF, Larrieu MJ (1975) Molecular differences of exposed surface proteins on thrombasthenic platelet plasma membranes. Nature 257: 599 – 3. Phillips DR, Agin PP (1977) Platelet membrane defects in Glanzmann's thrombasthenia. Evidence for decreased amounts of two major glycoproteins. J Clin Invest 60: 935 – 4. White GC, Workman EF Jr, Lundblad RL (1978) Thrombin binding to thrombasthenic platelets. J Lab Clin Med 91: 76 – 5. Legrand C, Caen JP (1976) Binding of 14C-ADP by thrombastenic platelet membranes. Haemostasis 5: 231 – 6. Mustard JF, Kinlough-Rathbone RL, Packham MA, Perry DW, Harfenist EJ, Pai KRM (1979) Comparison of fibrinogen association with normal and thrombasthenic platelets on exposure to ADP or chymotrypsin. Blood 54: 987 – 7. Bennett JS, Vilaire G (1979) Exposure of platelet fibrinogen receptors by ADP and epinephrine. J Clin Invest 64: 1393 – 8. Cross MJ (1964) Effect of fibrinogen on the aggregation of platelet by adenosine diphosphate. Thromb Haemostas 12: 524 – 9. McLean JR, Maxwell RE, Hertler D (1964) Fibrinogen and adenosine diphosphate-induced aggregation of platelets. Nature 202: 605 – 10. Polley MJ, Leung LVK, Clark FY, Nachman RL (1981) Thrombin-induced platelet membrane glycoprotein IIb and IIIa complex formation. An electron microscope study. J Exp Med 154: 1058 – 11. Greenberg JP, Packham MA, Guccione MA, Harfenist EJ, Ork JL, Kinlough-Rathbone RL, Perry DW, Mustard JF (1979) The effect of pretreatment of human or rabbit platelets with chymotrypsin on their response to human fibrinogen and aggregating agents. Blood 54: 753 – 12. Brinkhous KM, Read MS, Mason RG (1965) Plasma thrombocyte agglutinating activity of fibrinogen. Synergism with adenosine diphosphate. Lab Invest 14: 335 – 13. Degos L, Dautigny A, Brouet JC, Colombani M, Ardaillou N, Caen JP, Colombani J (1975) A molecular defect in thrombasthenic platelets. J Clin Invest 56: 236 – 14. Köhler G, Milstein C (1975) Continuous cultures of fused cells secreting antibody of predefined specificity. Nature 256: 495 – 15. Santoso S, Lohmeyer J, Rennich H, Clemetson KJ, Mueller-Eckhardt C (1984) Platelet surface antigens: Analysis by monoclonal antibodies. Blut 48: 161 – 16. Santoso S: Persönliche Mitteilung – 17. Heinrich D, Gutschank S, Mueller-Eckhardt C (1977) HLA-antibody-induced 14C-serotonin release from platelets. Vox Sang 33: 65 – 18. Kunicki TJ, Aster RH (1978) Deletion of the platelet-specific alloantigen P1A1 from platelets in Glanzmann's thrombasthenia. J Clin Invest 61: 1225 – 19. Kunicki TJ, Aster RH (1979) Isolation and immunologic characterization of human platelet alloantigen P1A1. Mol Immunol 16: 353 – 20. Pfueller SL, Weber S, Lüscher EF (1977) Studies on the mechanism of human platelets release reaction induced by immunologic stimuli. III. Relationship between the binding of soluble IgG aggregates to the Fc receptor and cell response in the presence and absence of plasma. J Immunol 118: 514

Kirchmaier, C. M., Arnold, I., Rosenthal D. (Zentrum der Inneren Medizin, Abt. Angiologie der Johann-Wolfgang-Goethe-Universität Frankfurt/Main), Brickl, R. (Thomae GmbH Biberach/Riß), Breddin, H. K. (Frankfurt ZIM)

Die Wirkung von verschiedenen Dipyridamolpräparaten auf Thrombozytenfunktion und Blutspiegel

Einleitung

Eines der bekanntesten Thrombozytenfunktionshemmer ist Dipyridamol. Die Thrombozytenaggregation wird von Dipyridamol nur teilweise und über wenige Stunden bei sehr hohen Konzentrationen gehemmt. Das Medikament verlängert jedoch eine verkürzte Plättchenüberlebenszeit und ist in mehreren Tiermodellen hochwirksam. Um die möglichen Wirkungen auf die Thrombozytenfunktion von Medikamenten testen zu können, benutzen wir in unserer Arbeitsgruppe mehrere Modelle. Als Tiermodell benutzen wir Untersuchungen am Rattenmesenterium, bei dem mit Laserschüssen auf Endothelzellen kleiner Gefäße die Bildung eines gefäßverschließenden Thrombus ausgelöst wird. Die Zahl der benötigten Laserschüsse wird als Maß einer thrombozytenfunktionshemmenden Substanz angesehen. In den von Herrn Weichert durchgeführten Untersuchungen zeigte sich Dipyridamol als hochwirksames Medikament. Neben den bekannten Untersuchungen über die Beeinflussung des Aggregationsverhaltens in vitro und ex vivo versuchen wir über die Beeinflussung der Thrombozytenstimulation plättchenfunktionshemmende Medikamente zu prüfen.

Um die Wirkung von thrombozytenfunktionshemmenden Substanzen auf das Formwandelverhalten der Plättchen zu untersuchen, entwickelten wir ein spezielles Testsystem: Die Zugabe von standardisierten Gewebsextraktfraktionen zu frisch entnommenem Zitratblut führt zu einer raschen und reversiblen maximalen Stimulierung des Thrombozytenformwandels. Nach Einnahme von Plättchenfunktionshemmern wird die Rückbildung der stimulierten Plättchen in ihre native Scheibenform beschleunigt. Wir verglichen die Wirkung von Einzeldosen normalen Dipyridamols (75 und 150 mg) und eines neu entwickelten Depotpräparates (200 mg) in diesem System. Ergänzend bestimmten wir den Einfluß auf Thrombozytenaggregation und Retention.

Methoden

Gesunde Probanden, die 1 Woche vor Untersuchungsbeginn keinerlei Medikamente eingenommen hatten, erhielten entweder eine Einzeldosis des gebräuchlichen Dipyridamols oder die Depotform. In Intervallen von 2 Std wurde bis 8 Std nach Einnahme 10 ml Zitratblut (1 : 10) abgenommen und im Wasserbad bei 37° C inkubiert. Davon wurden Proben von 1 ml entnommen und mit 30 μl Gewebeextrakt (HAF hergestellt nach Kirchmaier et al. 1979) gemischt. Nach einer weiteren Inkubationszeit von 1, 5 und 15 min wurden die Zellen durch Zugabe von 4 ml vorgewärmten gepufferten 6% Glutardialdehyd fixiert. Der Prozentsatz der formveränderten Thrombozyten wurde im Interferenzkontrastmikroskop bestimmt (Bamberg et al. 1978). Änderungen in der Volumenverteilung der Thrombozyten bestimmten wir mit einem Becton- und Dickinson-Ultraflo 100, der mit einem ND 60 Mehrkanalanalysator und einem Commodore-Mikrocomputer gekoppelt war.

Die Messung der Thrombozytenaggregation erfolgte 30 min nach Blutabnahme. Das PRP wurde bei Raumtemperatur gelagert. Die kollageninduzierte Aggregation wurde mit 1 μg/ml Kollagen (Hormonchemie München) ausgelöst. Die Aggregationsmessungen wurden in einem Braun-Universal-Aggregometer durchgeführt.

In einem modifizierten Retentionstest wurden vor Passage durch einen Glasperlenfilter 50 μl Gewebeextrakt zu 2 ml Zitratblut gegeben (Kirchmaier et al. 1979): Die Bestimmungen der Plasmaspiegel sowohl des gesamten als auch des nicht proteingebundenen Dipyridamols wurden mit einem Technicon-Autoanalysator durchgeführt.

Ergebnisse

In vitro beeinflußt Dipyridamol in gleichem Ausmaß den gewebeextraktinduzierten Formwandel und induzierte Thrombozytenretention. Dazu waren jedoch Konzentrationen von 10^{-4} Mol des Medikaments notwendig.

Nach Einnahme von 150 mg Dipyridamol in seiner üblichen Darreichungsform werden beide Parameter stark, jedoch nur kurz anhaltend gehemmt. Das Maximum dieser Hemmung lag zwischen 1 und 2 Std, was auch dem höchsten Blutspiegel entsprach. Um länger anhaltende Blutspiegel zu erreichen, wurde ein neues Depotpräparat entwickelt. Wir prüften Gaben von 200 und 400 mg. Die Thrombozytenaggregation wurde bei keiner der verwendeten Dosierungen beeinflußt. Die Hemmung der Thrombozytenstimulation war abhängig vom Blutspiegel.

Abb. 1 zeigt die prozentuale Hemmung nach Einnahme von 200 mg Depotdipyridamol in Abhängigkeit zum Blutspiegel. Der Einfluß auf die Änderungen der Volumenverteilung der Plättchen verhielt sich analog dem Formwandel und Retentionsverhalten nach Medikamenteneinnahme.

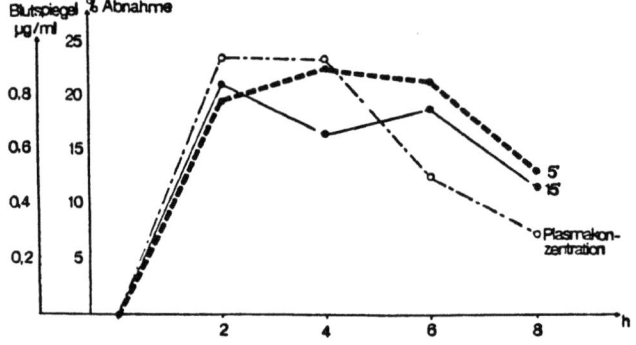

Abb. 1. Eine Einzeldosis von 200 mg Depotdipyridamol hemmt den gewebeextraktinduzierten Formwandel über 6 Std nach Einnahme (durchgezogene Linie, und dickgestrichelte Linie). Die Formwandelhemmung ist abhängig von der Plasmakonzentration (dünngestrichelte Linie)

Einzeldosen von 400 mg Depotdipyridamol führten zu einer ausgeprägten Hemmung 2 Std nach Einnahme im Vergleich zur Gabe von 200 mg jedoch zu keinem längeren Hemmeffekt.

Kontinuierliche Behandlung über mehrere Tage mit 3 × 200 mg Depotdipyridamol hemmte die Plättchenfunktion über die gesamte Behandlungsdauer.

Zusammenfassung

Welcher Mechanismus für die Wirkung thrombozytenfunktionshemmender Medikamente verantwortlich ist, ist bisher unklar. Möglicherweise spielt die Hemmung des Thrombozytenformwandels und der Plättchenadhäsion eine wichtigere Rolle als die Aggregationshemmung. Wenn man dies annimmt, wäre Dipyridamol in seiner neu entwickelten Depotform ein nützliches Antithrombotikum. Weitere Untersuchungen mit Dipyridamol sind notwendig und wären für die Beantwortung der Frage, welche Rolle die Hemmung des Thrombozytenformwandels bei der Verhütung von Thrombosen spielt, nützlich.

Literatur

Bamberg E, Bauer O, Herrmann W, Kroemer H, Lippmann M, Müller CH, Stegmann H, Breddin KH (1978) Primärer Formwandel der Thrombozyten in vitro. Blut 37: 327–339 – Bender N, Kirchmaier CM, Bartsch B, Lindenborn D, Breddin KH (1979) Stimulation of blood platelets by extracts of subcutaneous tissue. Thromb Res 14: 341–351 – Kirchmaier CM, Bender N, Wilhelm B, Al Sayegh A, Breddin KH (1979) A hemostasis activating factor (HAF) in subcutaneous tissue extracts: Effects on morphologic platelet changes, platelet retention and platelet agregation. Thromb Res 16: 81–91 – Kirchmaier CM, Bender N, Al Sayegh A, Breddin KH (1980) A platelet stimulating fraction in human and animal tissues. Artery 8: 416–421 – Schepping M, Jäger H, Herbst MA, Rosenthal HD, Breddin KH (1982) Änderung der Volumenverteilung der Thrombozyten unter dem Einfluß von Gewebeextrakten und von thrombozytenfunktionshemmenden Medikamenten. In: van de Loo, I., Asbeck, F. (Hrsg) Haemostase, Thrombophilie und Atherosklerose. 2. Kongreß für Thrombose und Hämostase, Münster 1982. F. K. Schattauer, Stuttgart, S. 468–471 – Weichert W, Pauliks V, Breddin HK (1983) Laser induced thrombi in rat mesenteric vessels and antithrombotic drugs. Haemostasis 13: 61–71

Rasch, B.-J. (Zentrum für Innere Medizin), Camerer, M. (Institut für klinische Immunologie und Transfusionsmedizin), Heinrich, D., Pralle, H. (Zentrum für Innere Medizin), Bödeker, R. H. (Institut für Medizinische Informatik), Mueller-Eckhardt, C. (Institut für klinische Immunologie und Transfusionsmedizin, Justus-Liebig-Universität Gießen)

Plättchenfunktionsstörungen bei IgG-Plasmozytom:
Keine Korrelation mit plättchenassoziiertem IgG (PaIgG)

Das Auftreten einer Blutungsneigung bei Patienten mit Paraproteinämien ist seit langem bekannt und wurde oft beschrieben [1–21]. Als Ursache der Blutungsneigung kommt unter anderem eine Störung der Plättchenfunktion in Frage.

McGrath et al. [21] fanden bei zehn Patienten mit IgG-Plasmozytom eine Korrelation zwischen Plättchenfunktionsstörung und plättchenassoziiertem IgG (PAIgG). PAIgG und Serum-IgG wiederum waren signifikant positiv korreliert. Daraus folgerten die Autoren, daß mit zunehmenden IgG-Spiegeln das PAIgG ansteigt und daß erhöhtes PAIgG zu einer Plättchenfunktionsstörung führt.

Diese Ergebnisse von McGrath et al. widersprachen Untersuchungen anderer Autoren [22–24], die keinen Zusammenhang zwischen Serum-IgG-Konzentration und PAIgG finden konnten.

An einer etwas größeren Anzahl Patienten mit IgG-Plasmozytom sollte deshalb die Frage geklärt werden, ob zum einen ein Zusammenhang zwischen Paraproteinkonzentration und PAIgG besteht, und ob zum anderen ein erhöhtes PAIgG die Plättchenfunktion beeinträchtigt.

Material und Methoden

Es wurden 28 Patienten mit IgG-Plasmozytom untersucht. Zehn dieser Patienten waren thrombopenisch; Plättchenaggregationsteste waren deshalb bei diesen Patienten nicht durchführbar. Sechs Patienten wiesen klinisch Blutungskomplikationen auf, wobei zwei dieser Patienten thrombopenisch waren.

Im einzelnen wurden die folgenden Untersuchungen durchgeführt: Plättchenaggregation im plättchenreichen Plasma, induziert mit 4 µg/ml Kollagen, 4 µMol ADP, 1,3 µMol Arachidonsäure und 1 mg/ml Ristocetin, die Plättchenausbreitung nach Breddin, die Bestimmung des Faktor VIII-assoziierten Antigens und der Ristocetin-Cofaktoraktivität. Die Normalbereiche dieser Parameter wurden mit Hilfe von 42 gesunden Blutspendern ermittelt.

Bestimmt wurden außerdem Serum-IgG und PAIgG (Methode nach Mueller-Eckhardt et al. [31]). Die Normalwerte für das PAIgG wurden durch die Untersuchung von 76 Blutspendern ermittelt. Als pathologisch wurden für alle Teste Werte außerhalb der zweifachen Standardabweichung (s) gewertet.

Ergebnisse

Mit Hilfe der durchgeführten In vitro-Teste konnten wir eine deutliche Hemmung der Plättchenfunktion bei 14 von 18 Patienten mit IgG-Plasmozytom finden (Tabelle 1). Es fiel auf, daß die Plättchenfunktionsstörung in allen Aggregationstesten deutlich wurde. Besonders ausgeprägt war die Hemmung der Ristocetin-induzierten Plättchenaggregation: bei zwei Patienten mit Blutungskomplikationen war mit 1 mg/ml Ristocetin überhaupt keine Plättchenaggregation auslösbar. Bei diesen Patienten wie bei allen anderen Plasmozytompatienten war jedoch das Faktor VIII-assoziierte Antigen und die Ristocetin-Cofaktoraktivität im Normbereich oder sogar erhöht. Die gehemmte Ristocetin-induzierte Plättchenaggregation konnte demnach nicht im Sinne eines von-Willebrand-Defektes gedeutet werden.

Tabelle 1. Maximale Aggregationsgeschwindigkeit (V max) der mit Kollagen, Arachidonsäure, ADP und Ristocetin induzierten Plättchenaggregation, Serum-IgG-Konzentration (G/l) (Normalbereich 8–18 g/l) und PAIgG (%) (Normalbereich 0–2,52%) von 18 Patienten mit IgG-Plasmozytom. 1 Pfeil = V max liegt unterhalb des Normalbereichs ($\bar{x}$ − 2 s); 2 Pfeile = V max < $\bar{x}$ − 3 s; 3 Pfeile = V max < $\bar{x}$ − 4 s ($\bar{x}$ = Mittelwert der Kontrollgruppe, s = Standardabweichung der Kontrollgruppe). Die Patienten H. H., R. W., K. H. und H. M. waren durch Blutungskomplikationen aufgefallen

Patient	Kollagen	Arachidonsäure	ADP	Ristocetin	Serum-IgG	PAIgG
H. H.	↓↓	↓↓↓	↓↓	↓↓↓	97,8	2,9
R. W.	↓↓	↓	↓↓	↓↓	39,6	4,9
K. H.	↓↓	↓↓↓	↓↓	↓↓↓	92,8	4,5
H. M.	↓		↓	↓	9,1	2,5
Sch. K.	↓↓↓	↓↓↓	↓↓	↓↓↓	72,4	3,9
D. Er.	↓	↓	↓	↓↓	40,3	3,4
D. El.	↓	↓		↓	23,6	3,5
H. I.	↓	↓		↓	63,8	8,8
W. T.	↓				13,5	7,1
P. H.	↓	↓↓↓			5,1	2,9
Sch. H.				↓	44,3	5,4
G. W.		↓↓↓			26,3	4,0
M. A.		↓			16,2	1,5
K. Ag.				↓	27,6	5,0
M. An.	−	−		↓	18,1	2,7
G. H.					29,1	2,6
S. Ha.					13,3	1,4
K. J.					13,4	2,8
	9/17	10/17	7/18	11/18	17/28	24/28

Das Serum-IgG, das hier für die Paraproteinkonzentration im Serum steht (das Paraprotein wurde nicht isoliert bestimmt), war bei 17 von 28 Patienten erhöht ($\bar{x}$ = 33,4 g/l; s = 26,7 g/l; $\bar{x}$ = 23,0 g/l; Range 5,1–97,8 g/l). PAIgG war bei 24 von 28 Patienten erhöht ($\bar{x}$ = 4,8%; s = 2,8%; $\bar{x}$ = 3,94%; Range 0,94–11,6%).

Zwischen PAIgG und Serum-IgG konnte *keine* Korrelation gefunden werden. Ein Zusammenhang zwischen PAIgG und Plättchenfunktion konnte ebenfalls *nicht* nachgewiesen werden.

Tabelle 2. Korrelationen zwischen Serum-IgG, PAIgG und den Plättchenaggregationstesten bzw. der Plättchenzahl. Funktion, Patientenzahl (*n*), Korrelationskoeffizienz (*r*), Wahrscheinlichkeit für den Fehler 1. Art (*p*), n.s. = nicht signifikant

Serum-IgG				
PAIgG		$n = 28$	$r = 0,10$	$p = $ n.s.
PAIgG				
Plättchenaggregationsteste		$n = 18$	$r = -0,10$ bis −0,35	$p = $ n.s.
Plättchenzahl	$y = 200,34 \; e^{-0,0969} x$	$n = 28$	$r = -0,49$	$p < 0,01$
Serum-IgG				
Plättchenaggregation				
induziert mit:				
Kollagen	$y = 85,93 \; e^{-0,00618} x$	$n = 17$	$r = -0,58$	$p < 0,02$
Arachidons.	$y = 110,53 \; e^{-0,00919} x$	$n = 16$	$r = -0,70$	$p < 0,005$
ADP	$y = 90,964 \; e^{-0,0104} x$	$n = 18$	$r = -0,76$	$p < 0,001$
Ristocetin	$y = 199,19 \; e^{-0,0434} x$	$n = 18$	$r = -0,87$	$p < 0,001$
Plättchenausbreitung		$n = 24$	$r = 0,06$	$p = $ n.s.

Hingegen korrelierte die Höhe des PAIgG umgekehrt proportional mit der Plättchenzahl. Ferner war die Plättchenfunktion um so schlechter, je höher die Paraproteinkonzentration im Serum war. Zwischen der Serum-IgG-Konzentration und der Hemmung der Plättchenaggregationsteste bestand eine signifikante Korrelation (Tabelle 2).

Die Plättchenausbreitung war bei acht von 24 Patienten mit IgG-Plasmozytom pathologisch; es bestand aber kein Zusammenhang mit der Höhe von Serum-IgG oder PAIgG.

Diskussion

Im Widerspruch zu McGrath et al. [21] konnten wir bei IgG-Plasmozytompatienten *keinen* Zusammenhang zwischen Serum-IgG und PAIgG sowie auch *keinen* Zusammenhang zwischen PAIgG und der Plättchenfunktion finden.

Übereinstimmend mit McGrath et al. und anderen Untersuchern [24, 26–28] stellten wir fest, daß PAIgG bei den meisten Patienten mit IgG-Plasmozytom erhöht war.

Als Erklärung für die Erhöhung des PAIgG bei IgG-Plasmozytom ist derzeit wohl eine unspezifische, nicht immunologische Assoziation von Immunglobulinen an die Plättchenoberfläche anzunehmen [29, 30].

Die inverse Korrelation zwischen PAIgG und Plättchenzahl könnte eine kausale Beziehung sein, indem erhöhtes PAIgG zu vermehrtem Plättchenabbau führt. Neuere Untersuchungen lassen jedoch vermuten, daß dieser Zusammenhang nicht kausal ist [32]. Beide Phänomene – erhöhtes PAIgG und erniedrigte Plättchenzahl – sind möglicherweise Ausdruck von Membranveränderungen der Plättchen, die zu vermehrtem Plättchenabbau und gleichzeitig zu einer gesteigerten Affinität der Plättchen für Immunglobuline und andere Proteine führen [25, 29].

Das erhöhte PAIgG war bei unseren Untersuchungen nicht mit der Plättchenfunktion von IgG-Plasmozytompatienten korreliert. Trotzdem können Paraproteine die Plättchenfunktion erheblich stören, denn die im plättchenreichen Plasma durchgeführten Untersuchungen der Plättchenfunktion dieser Patienten zeigten eine deutliche Abhängigkeit von der Serum-IgG-Konzentration. Je höher das Serum-IgG war, desto schlechter war die Plättchenfunktion. Die Paraproteine waren aber nicht als PAIgG meßbar. Wahrscheinlich besteht nur eine lockere Assoziation der Paraproteine an die Plättchenoberfläche, so daß diese nach mehrfachen Waschvorgängen im Testverfahren nicht mehr nachweisbar waren.

Denkbar ist eine Behinderung der Bindung von Induktoren der Plättchenaggregation an entsprechende Rezeptoren der Plättchenmembran. Da bei der hier vorgetragenen Untersuchung alle Plättchenaggregationsteste durch IgG-Paraproteine gehemmt wurden, müßten Paraproteine unterschiedliche Rezeptoren der Plättchenmembran gleichzeitig behindern, um einen solchen Defekt zu verursachen.

Alle von uns durchgeführten Plättchenaggregationsteste laufen in vitro letztendlich über eine Fibrinogenbrückenbildung von Plättchen zu Plättchen. Denkbar wäre, daß die Paraproteine die Aktivierung des Fibrinogenrezeptors behindern. Dies könnte durch eine Störung der Clusterbildung des Glykoprotein IIb/IIIa-Komplexes erfolgen und damit alle von uns durchgeführten Plättchenaggregationsteste pathologisch verändern [33, 34].

Ob IgG-Paraproteine durch Verdrängung am Rezeptor oder durch sterische Behinderung von Rezeptoren die Plättchenfunktion hemmen, bleibt offen. Anzunehmen ist, daß die Anlagerung der Paraproteine an die Plättchenoberfläche unspezifisch und reversibel ist.

Dazu paßt die Beobachtung zahlreicher Autoren, daß Blutungskomplikationen von Plasmozytompatienten nach Plasmapherese und damit drastischer Senkung der Paraproteinspiegel oftmals sehr rasch zu stoppen waren [7, 9–11, 13–17]. Auch bei unseren Patienten konnten wir beobachten, daß sich durch die Therapie parallel zur Senkung der Paraproteinspiegel die Plättchenfunktion verbessern ließ und eine vorher bestehende Blutungsneigung verschwand.

Zusammenfassend läßt sich somit sagen, daß die Plättchenfunktionsstörung von Patienten mit IgG-Plasmozytom u. E. auf eine unspezifische Anlagerung der Paraproteine an die Plättchenoberfläche zurückzuführen ist. Die Folge ist eine Hemmung der Plättchenaktivierung. Ein Zusammenhang zwischen dem bei IgG-Plasmozytompatienten häufig erhöhten PAIgG und der Plättchenfunktion besteht nicht.

Das bei IgG-Plasmozytompatienten als PAIgG gemessene Immunglobulin G ist nicht immunologisch an die Plättchenoberfläche assoziiert. Das erhöhte PAIgG stellt bei diesen Patienten eher ein Maß für eine noch zu definierende Veränderung der Plättchenoberfläche dar, als eine von Serumfaktoren abhängige Größe.

Literatur

1. Rosenthal N, Vogel P (1937) Value of sternal puncture on the diagnosis of multiple myeloma. Mt Sinai J Med NY 4: 1001 – 2. Bernard J, Inceman S, Zara M, Christel D (1952) La dysglobulinémie maligne hémorragipare. Rev Hématol 7: 264 – 3. Pachter MR, Johnson SA, Neblett TR, Truant JP (1959) Bleeding, platelets and macroglobulinemia. Am J Clin Pathol 31: 467 – 4. Hurley R, Shaw S (1963) Observations on the haemorrhagic diathesis in multiple myeloma. Postgrad Med J 39: 480 – 5. Viala JJ, Thouverez JP, Belleville J, Revol L, Croizat P (1963) Etude de la coagulation du sang au cours des dysglobulinémies myélomes et maladie de Waldenström à propos de 48 observations. Hémostase 3: 303 – 6. Rozenberg MC, Dintenfass L (1965) Platelet aggregation in Waldenström's macroglobulinaemia. Thromb Haemostas 14: 202 – 7. Smith E, Kochwa S, Wasserman LR (1965) Aggregation of IgG Globulin in vivo. I. The hyperviscosity syndrome in multiple myeloma. Am J Med 39: 35 – 8. Doumenc J, Prost RJ, Samama M, Bousser J (1966) Anomalie de l'aggrégation plaquettaire au cours de la maladie de Waldenström (à propos de 3 cas). Nouv Rev Fr Hematol Blood Cells 6: 734 – 9. Kopp WL, Beirne GJ, Burns RO (1967) Hyperviscosity syndrome in multiple myeloma. Am J Med 43: 141 – 10. Vigliano EW, Horowitz HI (1967) Bleeding syndrome in a patient with IgA myeloma: Interaction of protein and connective tissue. Blood 29: 823 – 11. Cohen I, Amir J, Ben-Shaul Y, Pick A, De Vries A (1970) Plasma cell myeloma associated with an unusual myeloma protein causing impairment of fibrin aggregation and platelet function in a patient with multiple malignancy. Am J Med 48: 766 – 12. Perkins HA, McKenzie MR, Fudenberg HH (1970) Hemostatic defects in dysproteinaemias. Blood 35: 695 – 13. Benninger GW, Kreps SI (1971) Aggregation phenomenon in an IgG multiple myeloma resulting in the hyperviscosity syndrome. Am J Med 51: 287 – 14. Penny R, Castaldi PA, Whitsed HM (1971) Inflammation and haemostasis in paraproteinaemias. Br J Haematol 20: 35 – 15. Pruzanski W, Watt JG (1972) Serum viscosity and hyperviscosity syndrome in IgG multiple myeloma. Ann Intern Med 77: 853 – 16. Tuddenham EGD, Whittaker JA, Bradley J, Lilleyman JS, James DR (1974) Hyperviscosity syndrome in IgA multiple myeloma. Br J Haematol 27: 65 – 17. Harbaugh ME, Hill EM, Conn RB (1975) Antithrombin and antithromboplastin activity accompanying IgG myeloma. Am J Clin Pathol 63: 57 – 18. Deutsch E, Neumann E, Niessner H (1976) Zur Pathogenese der hämorrhagischen Diathesen bei monoklonalen Gammopathien. In: Löffler H (Hrsg) Maligne Lymphome und monoklonale Gammopathien, Reihe: Hämatologie und Bluttransfusion, Bd 18. JF Lehmanns, München, S. 357 – 19. Roberts-Thomson PJ, Mason DY, Mac Lennan ICM (1976) Relationship between paraprotein polymerization and clinical features in IgA myeloma. Br J Haematol 33: 117 – 20. Kasturi J, Saraya AK (1978) Platelet functions in dysproteinaemia. Acta Haematol (Basel) 59: 104 – 21. McGrath KM, Stuart JJ, Richards F (1979) Correlation between serum-IgG, platelet membrane IgG and platelet function in hypergammaglobulinaemic states. Br J Haematol 42: 585 – 22. Hedge UM, Powell DK, Bowes A, Gordon-Smith EC (1981) Enzyme linked immunoassay for the detection of platelet associated IgG. Br J Haematol 48: 39 – 23. Landolfi R, Leone G, Fedeli G, Storti S, Laghi F, Bizzi B (1980) Platelet associated IgG in acute and chronic hepatic diseases. Scand J Haematol 25: 417 – 24. Mueller-Eckhardt C, Kayser W, Mersch-Baumert K, Mueller-Eckhardt G, Breidenbach M, Kugel H-G, Graubner M (1980) The clinical significance of platelet associated IgG: a study on 298 patients with various disorders. Br J Haematol 46: 123 – 25. Kayser W (1981) Immunoglobulin G und Komplementfaktoren an menschlichen Thrombozyten: Pathogenetische, diagnostische und klinische Aspekte. Inaug.-Diss. Gießen – 26. Morse BS, Ginliani D, Nussbaum M (1981) Quantitation of Platelet-associated IgG by radial immunodiffusion. Blood 57: 809 – 27. Hedge UM, Williams K, Devereux S, Bowes A (1983) Platelet associated IgG and immune thrombocytopenia in lymphoproliferative and autoimmune disorders. Clin Lab Haematol 5: 9 – 28. Kelton JG, Giles AR, Neam PB, Powers P, Hageman N, Hirsh J (1980)

Comparison of two direct assays for PAIgG in assessment of immune and nonimmune thrombocytopenia. Blood 55: 424 − 29. Kelton JG, Steeves K (1983) The amount of platelet-bound albumin parallels the amount of IgG on washed platelets from patients with immune thrombocytopenia. Blood 62: 924 − 30. Shulman NR, Leisinger CA, Hotchkiss AJ, Kautz CA (1983) The nonspecific nature of platelet-associated IgG. Trans Assoc Am Physicians 95: 213 − 31. Mueller-Eckhardt C, Schulz G, Sauer K-H, Dienst C, Mahn J (1978) Studies on the platelet radioactive immunoglobulin test. J Immunol Methods 19: 1 − 32. Mueller-Eckhardt C, Mueller-Eckhardt G, Kayser W, Voss RM, Wegner J, Küenzlen E (1982) Platelet associated IgG, platelet survival, and platelet sequestration in thrombocytopenic states. Br J Haematol 52: 49 − 33. McGregor JL, Brochier J, Wild F, Follea G, Trzeciak MC, James E, Dechavanne M, McGregor L, Clemetson KJ (1983) Monoclonal antibodies against platelet membrane glycoproteins. Characterization and effect on platelet function. Eur J Biochem 131: 427 − 34. Scharf T, Santoso S, Rennich H, Heinrich D, Mueller-Eckhardt C (1984) Einfluß monoklonaler, Glykoprotein IIb/IIIa- und Zw(a)-spezifischer Antikörper auf die Plättchenfunktion. Blut (im Druck)

Bender, N. (Johann-Wolfgang-von Goethe-Universität, Zentrum der Inneren Medizin, Abt. für Angiologie, Frankfurt/Main), Schneider, W., Staufenbiel, D., Bussmann, W. D. (Johann-Wolfgang-von Goethe-Universität, Zentrum der Inneren Medizin, Abt. für Kardiologie, Frankfurt/Main)

Thrombozytenfunktion bei oraler Isosorbitdinitrattherapie

Organische Nitratester werden seit vielen Jahren erfolgreich in der Therapie der koronaren Herzkrankheit eingesetzt. Die Hauptwirkung dieser Präparate besteht in einer Vasodilatation mit einer Bevorzugung der venösen Gefäße. Arbeiten aus neuerer Zeit lassen vermuten, daß Nitrate außerdem Einfluß auf die Thrombozytenfunktion nehmen. Diese Wirkung soll durch einen Eingriff der Nitrate in das Prostazyklin/Thromboxansystem zustandekommen.

So fanden Levin et al. (1981) das Nitroglyzerin die Prostazyklinsynthese in Endothelzellenkulturen stimuliert. Auch Schrör et al. (1981) fanden eine entsprechende Wirkung von Nitroglyzerin auf das Endothel der Herzkranzgefäße von Rindern und auf Gewebsstreifen von Kaninchenaorta. Außerdem beschrieben sie eine Hemmung der Thromboxan A_2-Freisetzung aus den Thrombozyten. Ring et al. (1983) maßen eine signifikant verlängerte Blutungszeit nach sublinealer Applikation von Nitroglyzerin. Schäfer et al. (1980) fanden in vitro eine Hemmung der Thrombozytenaggregation durch Isosorbitdinitrat (ISDN). Crea et al. (1981) bestätigten diese Ergebnisse und wiesen ex vivo nach intravenöser Applikation von 4 mg ISDN/Std eine Hemmung der Thrombozytenaggregation und eine Abnahme des Thromboxan A_2-Gehaltes nach. Bei intravenöser Gabe einer höheren Isosorbitdinitratmenge verschwand jedoch die Beeinflussung der Thrombozytenfunktion.

In der hier vorliegenden Arbeit sollte geprüft werden, ob die beschriebene Beeinflussung der Thrombozytenfunktion nach intravenöser Gabe von ISDN auch bei oraler Medikation nachweisbar ist.

Patienten

An der Untersuchung nahmen 13 männliche Patienten im Alter von 41−62 Jahren teil. Das mittlere Alter lag bei 54 Jahren. Alle Patienten stammten aus unserer kardiologischen Ambulanz, wo sie bei Zustand nach koronarer Bypass-Operation weiter betreut wurden. Vor Beginn der Untersuchung wurden mindestens 14 Tage lang keine azetylsalizylsäurehaltigen oder andere die Prostaglandinsynthese hemmenden Präparate eingenommen. Nitrate waren mindestens 1 Woche vorher abgesetzt worden. Sechs Patienten nahmen außer dem Versuchspräparat keine weiteren Medikamente. Drei Patienten wurden mit Antiarrhythmika, zwei Patienten mit Antihypertonika und ein Patient mit einem Lipidsenker während der gesamten Dauer der Untersuchung behandelt.

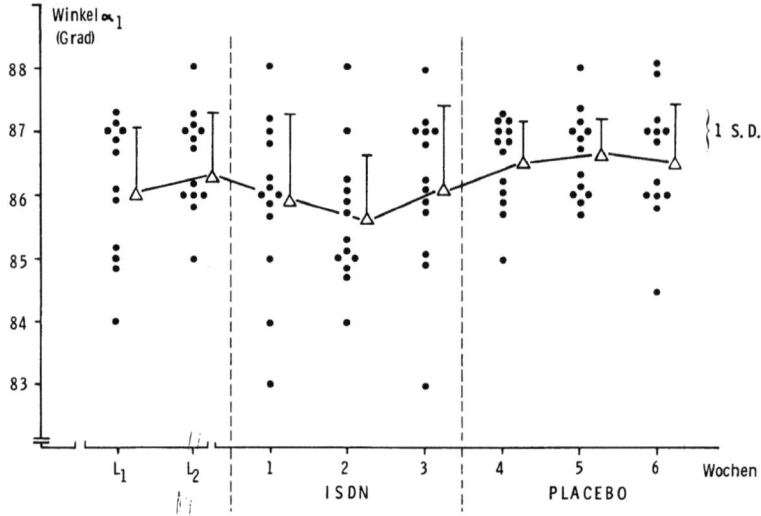

Abb. 1. Einfluß von oralem Isosorbitdinitrat (ISDN) auf den Winkel Alpha$_1$ bei ADP-induzierter Aggregation. $n = 13$; L_1, L_2 = Leerwerte; 1−6 = Blutentnahmen in den Behandlungswochen 1−6; $\triangle$ = arithmetisches Mittel; SD = Standardabweichung

Die Patienten erhielten in einer doppelblind angelegten Studie im Cross over-Verfahren 120 mg Isosorbiddinitrat (ISDN)/Tag in Dosen von je 20 mg bzw. Plazebo. Jede der Therapiephasen dauerte 3 Wochen.

Vor Beginn der Medikamenteneinnahme erfolgten zwei Blutabnahmen zur Leerwertbestimmung. Bei allen übrigen Blutabnahmen, die einmal pro Woche stattfanden, wurde den Patienten 1 Std nach Einnahme der ersten Tagesdosis 40 ml venöses Blut entnommen.

Methoden

Zu den definierten Blutentnahmezeiten L_1−L_2, und 1−6 wurden jeweils sieben Thrombozytenparameter bestimmt.

Die *Thrombozytenzahl* wurde elektronisch in einem Ultraflo 100 (Clay Adams, Div. Becton, Dickinson and Company, NJ, USA) gezählt. Durch Kombination des Ultraflow 100 mit dem Mehrkanalanalysator ND 60 (Nuclear Data Inc., USA) konnte durch einen CBM™ Computer (Modell 8032, Commodore) die *Thrombozytenvolumenverteilung* ermittelt werden (Methode noch nicht publiziert). Die Bewertung der *Thrombozytenausbreitung* erfolgte nach der von Breddin (1963) beschriebenen Methode. Die *kollagen- und ADP-induzierte Aggregation* wurde nach Born (1962) durchgeführt. Zur β-Thromboglobulin- und Thromboxan B$_2$-Bestimmung wurde der β-TG-RIA-Kit von Amersham-Buchler (Braunschweig) und der Thromboxan B$_2$-(^{3}H)-RIA-KIT von NEN Chemicals (Boston, USA) verwendet.

Ergebnisse

Thrombozytenzahl, Thrombozytenausbreitung, Thrombozytenvolumenverteilung und β-Thromboglobulinspiegel zeigten keine Beeinflussung durch in therapeutischen Dosen oral gegebenes Isosorbitalnitrat. Insbesondere fand sich keine Hemmung der kollagen- und ADP-induzierten Aggregation (Abb. 1). Auch eine Änderung der Thromboxanspiegel ließ sich unter ISDN nicht nachweisen (Abb. 2).

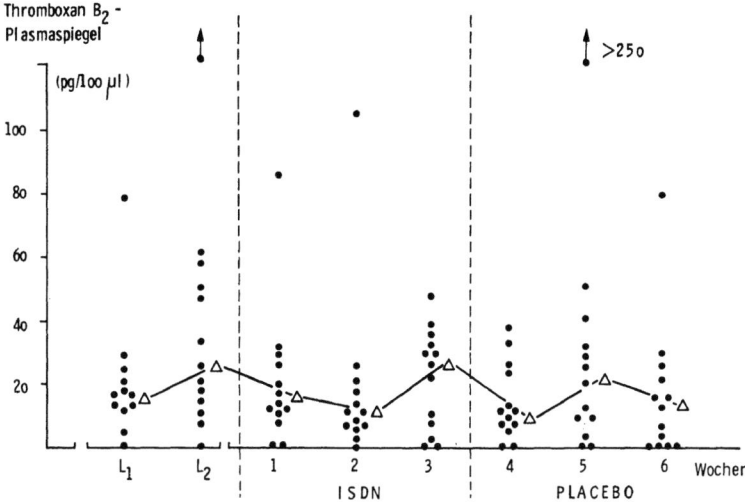

Abb. 2. Einfluß von oralem Isosorbitdinitrat (ISDN) auf den Thromboxan B_2-Spiegel. $n = 13$; L_1, L_2 = Leerwerte, 1−6 = Blutentnahmen; in den Behandlungswochen 1−6; △ = arithmetisches Mittel; SD = Standardabweichung

Zusammenfassung

Wir konnten in unserer Doppelblindstudie keine Beeinflussung der Thrombozytenfunktion durch orales Isosorbitdinitrat finden. Dies steht nicht unbedingt im Gegensatz zu anderen Autoren, die nach intravenöser Nitratapplikation über eine Hemmung der Thrombozytenaggregation berichten. Dosierungsschemata und die damit erzielten Plasmakonzentrationen haben sicherlich eine große Bedeutung, wenn ein Eingriff der Nitrate in den Prostaglandinstoffwechsel diskutiert wird. Da bei einigen unserer Patienten in der Plazebophase pektanginöse Beschwerden auftraten, die unter ISDN oral verschwanden, wurden in der hier verwendeten Therapie sicher klinisch relevante Blutspiegel erreicht.

Literatur

1. Born GVR, Cross MI (1963) The aggregation of blood platelets. J Physiol 168: 178−195 − 2. Breddin K, Bürck KH (1963) Zur Klinik der Thrombozytenfunktionsstörungen unter besonderer Berücksichtigung der Ausbreitungsfähigkeit der Thrombozyten an silikonisierten Glasflächen. Thromb Haemostas 9: 525−545 − 3. Crea F, Chierchia R, Caterina R de, Bernini W, Giannesi, Maseri A (1981) Antiplatelet effects of isosorbide dinitrate (ISDN) in man. Eur Heart J (Suppl A) 2: 53 − 4. Levin RI, Jaffe EA, Weksler BB, Tack-Goldmann K (1981) Nitroglycerin stimulates synthesis of prostacyclin by cultured human endothelial cells. J Clin Invest 67: 762−769 − 5. Ring T, Knudsen F, Kristensen SD, Larsen CE (1983) Nitroglycerin prolongs the bleeding time in healthy males. Thromb Res 29: 553−559 − 6. Schafer AI, Alexander RW, Handin RI (1980) Inhibition of platelet function by organic nitrate vasodilatators. Blood 55: 649−654 − 7. Schrör K, Grodzinska L, Darius H (1981) Stimulation of coronary vascular prostacyclin and inhibition of human platelet thromboxane A_2 after low dose nitroglycerin. Thromb Res 23: 59−67

Hepatologie I

Doermer, A., Ungeheuer, E. (Chirurgische Klinik, Nordwest-Krankenhaus, Frankfurt/Main)

Langzeitergebnisse nach portosystemischer Shuntoperation

Die Leberzirrhose stellt zur Zeit die dritthäufigste Todesursache bei Männern dar. In der Mehrzahl der Fälle steht der Alkoholismus kausal am Anfang einer Entwicklung, deren weiterer Verlauf unabwendbar und schicksalhaft vorbestimmt erscheint. Rezidivierende Ösophagusvarizenblutungen und die schrittweise Verschlechterung der Leberfunktion bis zum Coma hepaticum führen schließlich den letalen Ausgang herbei. Grund für diesen allgemein geteilten Pessimismus ist die Tatsache, daß eine therapeutische Beeinflussung der Leberzirrhose als der zugrundeliegenden Erkrankung weiterhin nicht in Sicht ist und somit jedes Therapieverfahren lediglich symptomatischen Charakter hat.

Erstes Ziel jeder Behandlung muß die endgültige und dauerhafte Beseitigung der ständig drohenden Gefahr einer Ösophagusvarizenblutung sein. Mit der Einführung und zunehmenden Verbreitung der endoskopischen Varizenverödung hat sich vielerorts ein Wandel im Therapiekonzept eingestellt. Wir sehen jedoch in der Sklerosierung nicht eine Alternative zur Shuntchirurgie, sondern eine sinnvolle Ergänzung und wertvolle Bereicherung der therapeutischen Möglichkeiten.

Unser therapeutisches Vorgehen beinhaltet daher nach notfallmäßiger endoskopischer Diagnostik mit gleichzeitiger Sklerosierung die Anlage eines druckentlastenden portosystemischen Shunts bei entsprechend selektiertem Krankengut. Da jedoch der Shuntchirurgie, insbesondere in der Form der portokavalen Anastomose schon immer der Vorwurf der Auslösung einer Enzephalopathie ohne entscheidende Steigerung der Lebenserwartung gemacht wurde, wollten wir erneut in einer retrospektiven Studie unser Patientengut der Jahre 1977−1981 dahingehend untersuchen, inwieweit sich das Therapieziel der endgültigen und dauerhaften Verhinderung einer Rezidivblutung erreichen läßt und wie die Überlebensprognose der so operierten Patienten aussieht.

Wir konzentrierten uns dabei auf folgende Fragen:

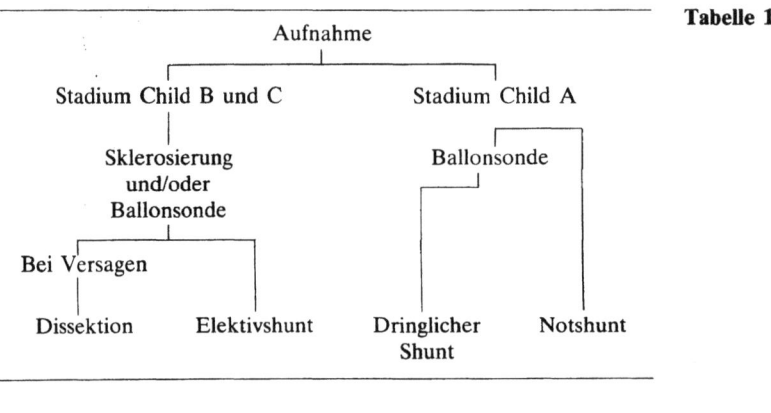

Tabelle 1

Untersuchungsziele: 1. Blutungsrezidiv
2. Shuntdurchgängigkeit
3. Enzephalopathie
4. Letalität
5. Überlebenszeit
6. Rehabilitation

Tabelle 2. Nachuntersuchung portosystemischer Shuntoperationen 1977−1981

Tabelle 3. Nachuntersuchung portosystemischer Shuntoperationen 1977–1981

Untersuchungsprogramm:	1. Klinischer Befund einschließlich neurologischem Status
	2. Gezielte Labortests
	3. Kontrastdarstellung und Endoskopie des Ösophagus
	4. Sonograpgie
	5. Psychometrischer Test

Das Untersuchungsprogramm bestand neben der klinischen Befunderhebung einschließlich neurologischem Status und gezielter Laboruntersuchung in einer Röntgenkontrastdarstellung und Endoskopie des Ösophagus sowie sonographischer Überprüfung der Shuntdurchgängigkeit. Auf eine angiographische Darstellung durch z. B. Splenoportographie wurde bewußt verzichtet, da ein möglicher therapeutischer Nutzen in keinem Verhältnis zum Untersuchungsaufwand und zur Gefährdung des Patienten steht.

In letzter Zeit sind wir jedoch vermehrt zur Shuntdarstellung mittels digitaler Substraktionsangiographie übergegangen und sehen in dieser Methode für die Zukunft eine verläßliche und den Patienten wenig belastende Form der Shuntdurchgängigkeitsüberprüfung.

Besondere Aufmerksamkeit widmeten wir der bekanntermaßen problematisch zu verifizierenden Enzephalotpathie. Die orientierende neurologische Untersuchung wurde ergänzt durch ein EEG. Im übrigen verwendeten wir zwei psychometrische Testverfahren, die sich unter dem Gesichtspunkt einer leichten und reproduzierbaren Überprüfung zerebraler Dysfunktion bewährt haben.

Es sind dies der „Number Connection-Test" oder auch „Trail-Making-Test" nach Reitan zur Kontrolle kognitiver und motorischer Fähigkeiten sowie der Aufmerksamkeitsbelastungstest von Brickenkamp. Mit diesen Tests können unter Zeitdruck die Konzentrationsfähigkeit, die allgemeine Leistungsfähigkeit und die Aufmerksamkeit bei standardisierten Bedingungen gegenüber Normalkollektiven anhand von Tabellen verglichen werden. Er ist als streng objektives Diagnostikum angelegt und im wesentlichen von der Intelligenz unabhängig. Es wird die rasche und sichere Unterscheidung ähnlicher Einzelheiten verlangt.

Bei den im Nachuntersuchungszeitraum 1977–1981 wegen blutender Ösophagusvarizen operierten 93 Patienten führten wir in 41 Fällen einen mesokavalen H-Shunt durch, in 50 Fällen wurde eine portokavale Anastomose, bevorzugt in der Seit-zu-Seit-Form angelegt, und zwei Patienten erhielten eine splenorenale Anastomose. Die Wahl der Shuntform beruhte zum einen auf intraoperativ bestimmten, operationstaktischen Gesichtspunkten, zum anderen favorisierten wir den mesokavalen H-Shunt in den Jahren 1978–1980 unter der Vorstellung einer verbesserten Aufrechterhaltung der hepatopetalen Perfusion. Da es jedoch nach eigenen Erfahrungen auch anhand angiographischer Kontrollen sowie ebenfalls aufgrund mehrerer im Schrifttum angegebener Beschreibungen nach einem mesokavalen H-Shunt häufig zur Spätshuntthrombose mit nachfolgender Rezidivblutung kommt, kehrten wir in den letzten Jahren wieder zum portokavalen Shunt zurück. Den distalen splenorenalen Shunt nach Warren legten wir bewußt wegen höherer Thrombosegefährdung als bei der portokavalen Anastomose und anderenorts angiographisch nachgewiesener Kollateralenbildung mit konsekutiver Aufhebung der intendierten portalen Perfusion nicht an.

Gesamtzahl der Shuntoperationen	93
davon	
Portokavale Anastomose	50
Mesokavaler H-Shunt	41
Splenorenale Anastomose (Linton)	2

Tabelle 4. Nachuntersuchung portosystemischer Shuntoperationen 1977–1981

Durchschnittsalter:	47,3 (14−75 Jahre)	
Geschlecht:	männlich	55
	weiblich	38
Child Stadium:	A:	41
	B:	34
	C:	18

Tabelle 5. Nachuntersuchung portosystemischer Shuntoperationen 1977−1981

Ursache der portalen Hypertension:	
Zirrhose: Alkoholisch	59
Posthepatisch	25
Kavernöse Transformation,	
Pfortaderthrombose	9

Tabelle 6. Nachuntersuchung portosystemischer Shuntoperationen 1977−1981

	n	Letalität %
Shuntoperationen gesamt	318	10,4
Portokavale Anastomosen	238	9,9
Mesokavaler H-Shunt	43	9,5
Splenorenale Anastomose (Linton)	24	16,7
Mesokavale Anastomose	13	23

Tabelle 7. Shuntoperationen bei portaler Hypertension 1963−1983. Chirurgische Klinik, Krankenhaus Nordwest, Frankfurt (Main)

Das Alter der Patienten variierte zwischen 14 und 75 Jahren und betrug im Durchschnitt 47,3 Jahre, das Verhältnis von Männern zu Frauen lag bei 55 : 38. Die Stadieneinteilung nach CHILD umfaßte

41 Patienten CHILD A,
30 Patienten CHILD B,
18 Patienten CHILD C.

Die prinzipiell bei jeder Shuntoperation entnommene Leber-PE ergab in der Mehrzahl der Fälle das Bild einer kleinknotigen Zirrhose. Die äthylische Genese stand eindeutig im Vordergrund.

Die Letalität betrug in einer Gesamtaufstellung aller Shuntoperationen von 1964−1983 10,4%.

	n	Letalität	
		Elektive Operation	Notshunt
Gesamtzahl	93		
Portokavale Anastomose	50	2/40 (5%)	5/10 (50%)
Mesokavaler H-Shunt	41	4/34 (11,8%)	0/7
Splenorenale Anastomose	2	0	

Tabelle 8. Portosystemische Shuntoperationen 1977 bis 1981. Chirurgische Klinik, Krankenhaus Nordwest, Frankfurt (Main)

	n	Rezidivblutung		
		Anzahl	%	
Portokavale Anastomose	23	0		
Mesokavaler H-Shunt	21	4	19	
Splenorenale Anastomose	2	1		

Tabelle 9. Nachuntersuchung portosystemischer Shuntoperationen 1977–1981

Für den Nachuntersuchungszeitraum 1977–1981 ergibt sich beim elektiven Shunt eine Letalität von 7,8%, beim Notshunt von 29,4%. Das deutlich bessere Abschneiden der mesokavalen Anastomose beim Notshunt führen wir auf den geringeren Eingriff in die Hämodynamik zurück und legen diesen trotz höherer Thrombosegefahr daher in der Notfallsituation bevorzugt an.

Von den 46 am Untersuchungsstichtag lebenden und erfaßten Patienten (das Schicksal von sieben Patienten konnte nicht eruiert werden) wurden 31 in der beschriebenen Weise selbst untersucht, in 15 Fällen wurden die Ergebnisse durch Zusammenarbeit mit den Hausärzten ermittelt, wofür wir uns an dieser Stelle herzlich bedanken.

Die Anzahl der Rezidivblutungen sowie das Ausmaß der endoskopisch und röntgenologisch sichtbaren Ösophagusvarizen ist ein Gradmesser für die Beurteilung jeder Therapie blutender Ösophagusvarizen. In unserem Kollektiv der 46 nachuntersuchten Patienten erlitten insgesamt nur 5% eine Rezidivblutung, keiner davon nach Anlage einer portokavalen Anastomose.

Die Überlegenheit der portokavalen Anastomose im Hinblick auf eine endgültige Blutstillung zeigt sich in Übereinstimmung damit auch bei der Auswertung des intraoperativ gemessenen portosystemischen Druckabfalls.

Eine sonographische Überprüfung der Shuntdurchgängigkeit führten wir bei 26 Patienten durch. Als sicher offen konnte der Shunt in 15 Fällen beurteilt werden, wobei die Darstellung der portokavalen Anastomose – wie erwartet – weniger durch störende Überlagerung

Tabelle 10. Nachuntersuchung portosystemischer Shuntoperationen 1977–1981

	n	Shuntsonographie		
		Offen	Nicht beurteilbar	Nicht untersucht
Portokavale Anastomose	23	10	1	12
Mesokavaler H-Shunt	21	5	8	9
Splenorenale Anastomose	2	2		

Tabelle 11. Nachuntersuchung portosystemischer Shuntoperationen 1977–1981

	n	Röntgenologischer Varizennachweis			
		Keine	Mäßig	Stark	Nicht untersucht
Portokavale Anastomose	23	18	2	0	3
Mesokavaler H-Shunt	21	6	9	5	1
Splenorenale Anastomose	2		2		

	n	Enzephalopathie (klinisch, EEG, psychometrischer Test)			Tabelle 12. Nachuntersuchung portosystemischer Shuntoperationen 1977 bis 1981
		Ja	Nein	Keine Aussage	
Portokavale Anastomose	23	2	14	7	
Mesokavaler H-Shunt	21	3	10	8	
Splenorenale Anastomose	2		2		

erschwert wurde als beim H-Shunt. Bei elf Patienten war die Shuntdurchgängigkeit aufgrund störender Überlagerungen nicht sicher beurteilbar.

Eine vergleichende Röntgenkontrastdarstellung des Ösophagus nahmen wir bei 41 Patienten vor. Auffallend hoch ist hier der Anteil der Patienten mit portokavaler Anastomose, bei denen keine Ösophagusvarizen mehr nachweisbar waren. Im Unterschied hierzu bestand bei neun Patienten nach H-Shunt noch eine mäßige Ösophagusvarizenbildung.

Tabelle 13. Nachuntersuchung portosystemischer Shuntoperationen 1977–1981

	n	Todesursache (Frühletalität bis 30. Tag postoperativ)		
		Coma	Rezidivblutung	Sonstige
Portokavale Anastomose	7	6 (26%)	1 (4%)	0
Mesokavaler H-Shunt	4	1 (5%)	2 (11%)	1

Tabelle 14. Nachuntersuchung portosystemischer Shuntoperationen 1977–1981

	n	Todesursache (Spätletalität)		
		Coma	Rezidivblutung	Sonstige
Portokavale Anastomose	16	13 (56%)	1 (4,3%)	2
Mesokavaler H-Shunt	13	12 (70%)	1 (5,8%)	

Tabelle 15

1. Dauerhafte Drucksenkung und Verhinderung einer Rezidivblutung durch portosystemischen Shunt

2. Endoskopische Sklerosierung zur primären Blutstillung und bei nicht beeinflußbarer, dekompensierter Leberfunktion

3. Prognose nach Ausschaltung der Rezidivblutungsgefahr von Art und Progredienz der Lebererkrankung abhängig

4. Shuntbedingte Enzephalopathierate nicht höher als beim unbehandelten Zirrhotiker und medikamentös in der Regel gut beeinflußbar

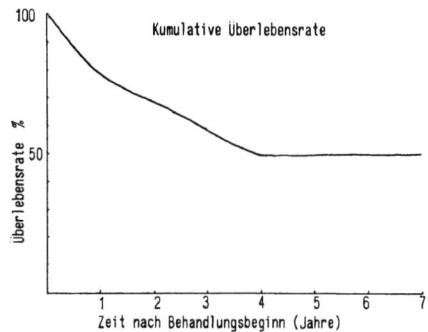

Abb. 1. Nachuntersuchung portosystemischer Shunt-operationen 1977–1981

31 der 46 überlebenden Patienten wurden in der angegebenen Weise auf das Vorliegen einer Enzephalopathie untersucht. Eine manifeste Enzephalopathie beobachteten wir nur bei zwei Patienten nach portokavaler Anastomose und drei Patienten nach H-Shunt. 16 Patienten wiesen keine Zeichen einer Enzephalopathie auf, 21 übten ihren Beruf wie vor der Operation aus. Für die 15 Patienten, die keiner eigenen Überprüfung unterzogen werden konnten, verzichteten wir auf eine Aussage über die Enzephalopathie.

Für die Auswertung der Letalität und der Todesursache wurde eine Aufteilung in Früh- und Spätletalität vorgenommen. Häufigste Todesursache in beiden Kategorien war das Coma hepaticum, während eine nicht mehr beherrschbare Rezidivblutung in ca. 5% auftrat.

Die kumulative Überlebenszeit betrug nach 5 Jahren 50%.

In die Diskussion über die bestmögliche Therapie der rezidivierenden Ösophagusvarizenblutung ist seit Einführung neuer Shuntformen sowie vor allem der zunehmenden Anwendung der Sklerosierung einige Bewegung geraten. Von einigen Autoren wird die portosystemische Shuntoperation völlig abgelehnt zugunsten alleiniger Sklerosierung. Jede Therapieempfehlung kann nur auf nachweisbaren Ergebnissen basieren, die wiederum die langjährige Erfahrung im Umgang mit einer bestimmten Therapieform widerspiegeln. Problematisch bleibt die Vergleichbarkeit unterschiedlicher Patientenkollektive, die ja in der Regel auch noch einem zusätzlichen Selektionsprozeß unterzogen werden.

Auch in unserer Klinik findet eine Selektion statt, da nicht jeder Patient nach primärer Blutstillung durch Sklerosierung in seiner Leberfunktion rekompensiert werden kann und somit für eine Shuntanlage operabel wird.

Aufgrund der vorliegenden Nachuntersuchungsergebnisse sehen wir uns in unserem Therapiekonzept, das aus einer dreißigjährigen Erfahrung hervorgeht, bestätigt und glauben, folgende Schlußfolgerung ziehen zu dürfen.

1. Angesichts des inkurablen Grundleidens sind dem therapeutischen Bemühen bei rezidivierenden Ösophagusvarizenblutungen enge Grenzen gesetzt. Ziel jeder Behandlung muß nach primärer Blutstillung die dauerhafte und verläßliche Verhinderung einer Rezidivblutung sein. Diese Forderung kann durch einen portosystemischen Shunt, in erster Linie in Form einer portokavalen Anastomose infolge sofortiger und anhaltender portaler Drucksenkung am ehesten erfüllt werden. Die Letalität ist mit ca. 10% angesichts der lebensbedrohlichen Erkrankung tolerabel.

2. Die endoskopische Sklerosierung stellt das Verfahren der Wahl zur primären Blutstillung dar. Als Alternative zur Shuntoperation sollte dieses Verfahren nur in den Fällen angewandt werden, in denen eine Rekompensation der Leberfunktion nicht erreichbar ist, da selbst spezialisierte Zentren eine Rezidivblutungsrate von 11% angeben und außerdem die ständig notwendige regelmäßige und kurzfristige Überwachung eine erhebliche Belastung für den Patienten darstellt.

3. Die Lebenserwartung hängt nach Ausschaltung der Blutungsgefahr allein von der Art und Progredienz der zugrundeliegenden Lebererkrankung ab. Der letale Ausgang wird in der Mehrzahl der Fälle dadurch vorbestimmt, daß der Alkoholismus als auslösender Faktor auch noch nach einer erfolgreichen Shuntoperation fortbesteht.

661

4. Die Rate shuntbedingter Enzephalopathien liegt in unserem Krankengut nicht höher als bei unbehandelten Zirrhosepatienten. Bei Einhaltung einer konsequenten, eiweißreduzierten Diät, der Gabe von Laktolose in einer Dosierung von dreimal 20 g/Tag sowie neuerdings auch oraler Verabreichung verzweigttätiger Aminosäuren dürfte somit die Enzephalopathie nicht mehr das ausschlaggebende Argument gegen eine portosystemische Shuntoperation darstellen.

Goerig, M., Habenicht, A., Tochtermann, U., Kommerell, B. (Med. Univ.-Klinik, Ludolf-Krehl-Klinik, Heidelberg)

Prostaglandin- und Thromboxanausscheidung bei Patienten mit primär biliärer Zirrhose. Effekt der Plasmapheresetherapie

Bei Patienten mit Leberzirrhose ist häufig eine funktionell bedingte Einschränkung der renalen Natrium- und Wasserausscheidung zu beobachten. Einer Imbalanz zwischen vasokonstriktorisch und vasodilatatorisch wirksamen Prostanoiden scheint hierbei eine wesentliche Rolle zuzukommen (Zipser et al.). Viele der bisher durchgeführten Untersuchungen haben jedoch zu sehr widersprüchlichen Ergebnissen geführt und waren durch eine nicht mehr überschaubare Heterogenität des Krankengutes ausgezeichnet. So nimmt insbesondere die primär biliäre Zirrhose (PBC) eine Sonderstellung ein. Bei Patienten mit PBC tritt auch bei bereits etablierter Zirrhose und bei nachweisbarer portaler Hypertension selten Aszites auf, und auch die Natriumausscheidung ist meist nicht vermindert (Sherlock et al. 1973; Chaimovitz et al. 1977). Ziel unserer Untersuchung war zu klären, ob bei Patienten mit PBC Veränderungen der renalen Prostanoidausscheidung vorliegen und ob Beziehungen zur Nierenfunktion bestehen. Darüber hinaus haben wir den Effekt der Plasmapherese auf die Prostanoidausscheidung untersucht.

Prostaglandin (PG) E_2, PG $F_{2 alpha}$, 6-keto-PG $F_{1 alpha}$, das stabile Hydratationsprodukt des Prostazyklins und Thromboxan (TX) B_2 wurden nach Extraktion mit Hilfe von Octadecyl C18-Säulen und nach dünnschichtchromatographischer Trennung radioimmunologisch gemessen. Die Diagnose PBC wurde nach histologischen und laborchemischen Kriterien gestellt; insbesondere waren bei allen neun Patientinnen antimitochondriale Antikörper nachweisbar. Kreatininclearance, Natriumausscheidung und das Urinvolumen zeigten keinen statistisch auswertbaren Unterschied gegenüber dem Kontrollkollektiv ($n = 21$). Trotz unauffälliger Nierenfunktionsparameter war bei den Patienten mit PBC die PG E_2-Ausscheidung signifikant vermindert, während die PG $F_{2 alpha}$-Exkretion außerordentlich stark erhöht war (Abb. 1). Für die Ausscheidung der Prostazyklin- und der TX A_2-Abbauprodukte ergaben sich keine auswertbaren Unterschiede (Abb. 1).

Daraus ergeben sich folgende Schlußfolgerungen: Bei Patienten mit PBC ist die PG $F_{2 alpha}$-Ausscheidung stark erhöht, während die renale Synthese von PG E_2 signifikant gegenüber lebergesunden Kontrollpersonen vermindert ist. Weiterhin zeigt sich, daß ausgeprägte Veränderungen der renalen Prostaglandinausscheidung auch ohne Einschränkung der Nierenfunktion vorkommen können, zumindest bei Patienten mit PBC.

Bei drei Patienten mit PBC wurden Plasmapheresen durchgeführt, um insbesondere den Pruritus zu bessern. Beobachtet wurden insgesamt zwölf Plasmapheresen. Nach jeder Plasmapherese kam es zu einem starken Anstieg der Kreatininclearance, der Natriumausscheidung und des Urinvolumens verglichen mit den entsprechenden Werten vor der Plasmapherese [152 ± 22 (SD) vs. 91 ± 17 ml/min; 168 ± 36 vs. 88 ± 26 mmol/24 Std; 2,26 ± 0,63 vs. 0,95 ± 0,42 l/24 Std]. Hinsichtlich der Prostanoidausscheidung führte die Plasmapherese zu einem mehr als zehnfachen Anstieg der PG E_2-Exkretion, zu einer Verdoppelung der PG $F_{2 alpha}$-Ausscheidung und zu einer Zunahme der TX B_2-Ausscheidung um den Faktor 5. Die Ausscheidung des 6-keto-PG $F_{1 alpha}$ erhöhte sich nur tendenziell

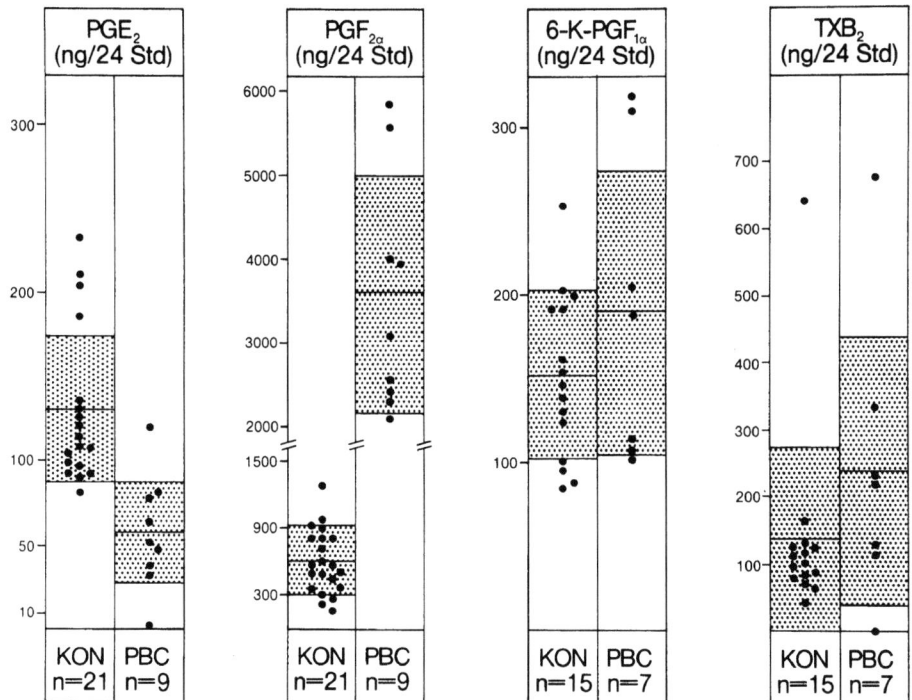

Abb. 1. Renale Prostanoidexkretion bei Patienten mit PBC. Punkte repräsentieren individuelle Meßwerte, die dunklen Areale bezeichnen die einfache Standardabweichung um den jeweiligen Mittelwert. KON = Kontrollen; PBC = primär biliäre Zirrhosen

(PG E_2: 495 ± 121 ng/24 Std vs. 47 ± 34; PG $F_{2\,alpha}$: 5 167 ± 1 027 vs. 2 966 ± 732; TX B_2: 996 ± 114 vs. 187 ± 139; 6-keto-PG $F_{1\,alpha}$: 340 ± 185 vs. 220 ± 109).

Plasmapherese führt demnach zu einer starken Zunahme der Diurese und der Natriurese bei Patienten mit PBC. Begleitet wird dieser Effekt insbesondere von einer verstärkten Exkretion des vasodilatatorisch wirksamen PG E_2 und des inaktiven TX B_2. Eine eindeutige Interpretation dieses Befundes läßt sich im Hinblick auf die Komplexität der bei der Plasmapherese einsetzenden Veränderungen noch nicht geben.

Literatur

Chaimovitz C, Rochman J, Eidelman S, Better OS (1977) Exaggerated natriuretic response to volume expansion in patients with primary biliary cirrhosis. Am J Med Sci 274: 173–178 – Sherlock S, Scheuer PJ (1973) The presentation and diagnosis of 100 patients with primary biliary cirrhosis. N Engl J Med 289: 674–678 – Zipser RD, Little T, Ziperovich H, Duke R (1983) The role of arachidonic acid metabolites in the functional renal impairment associated with liver disease. In: Dunn MJ, Patrono C, Cinotti GA (eds) Prostaglandins and the kidney. Plenum Medical Book Company, New York London, p 263

Braun, B., Meyer, P., Börner, N. (II. Med. Univ.-Klinik Mainz), Klusemann, H. (Institut f. Klin. Strahlenkunde), Reuß, J. (II. Med. Univ.-Klinik Mainz), Rothmund, M. (Chirurg. Univ.-Klinik, Mainz)

Die fokal-noduläre Hyperplasie (FNH): Prospektive Studie zur Diagnostik und Verlaufskontrolle

Einleitung

Die FNH und das Leberzelladenom sind gutartige epitheliale Lebertumoren, die sich pathologisch-anatomisch unterscheiden [2, 4, 6]. Beide Lebertumoren wurden seit Anfang der 70er Jahre häufiger beobachtet und ihre Tumorentstehung in Zusammenhang mit der Einnahme hormonaler Kontrazeptiva gebracht. Im Unterschied zum Adenom ist jedoch für die FNH Tumorinduktion oder Proliferation durch hormonale Kontrazeptiva nicht belegt, maligne Entartung nicht beschrieben und Tumorruptur nur selten zu beobachten.

Über den spontanen Verlauf der FNH, das Tumorverhalten nach Absetzen von Steroiden und die postoperative Rezidivneigung liegen nur begrenzte Mitteilungen vor. Die Wertigkeit einzelner Untersuchungsverfahren zur Diagnosestellung der FNH ist ungeklärt [3, 5]. In einer prospektiven Untersuchung sollte deshalb folgenden Fragen nachgegangen werden:
1. Kann die FNH ohne Operation durch bildgebende Verfahren hinreichend sicher diagnostiziert werden?
2. Ist nach Absetzen von Steroiden eine Tumorregression objektivierbar?
3. Treten nach operativer Tumorentfernung Rezidivtumoren auf?

Patienten, Methodik und Ergebnisse

In die Untersuchung gingen drei Patientengruppen ein.
I. Primärdiagnostik einer zuvor nicht bekannten FNH wurde bei neun Patienten (8 Frauen, 1 Mann) durchgeführt. Die Lebertumoren stellten fast ausnahmsweise sonographische Zufallsbefunde dar [1], bei Patienten, die wegen uncharakteristischer Oberbauchbeschwerden oder geringfügiger Erhöhung der Cholestaseenzyme untersucht wurden. Lediglich bei einer Patientin war gezielte sonographische Diagnostik wegen eines palpablen Tumors am linken Leberlappen veranlaßt worden.

Sonographie: Alle Tumoren zeigten relativ homogene Echostruktur; acht waren echoärmer und einer echoreicher als das übrige Leberparenchym. In vier Fällen trugen Vorwölbungen der Leberkontur und Gefäßverlagerungen ohne Gefäßobstruktion zum sonographischen Tumornachweis bei. Eine Dignitätsbeurteilung war sonographisch in keinem Fall sicher möglich. Es wurde deshalb bei vier Patienten zum Ausschluß bzw. Nachweis einer Lebermetastase die sonographisch gezielte *Feinnadelpunktion* durchgeführt, die in allen Fällen normale zytologische Befunde ergab.

Statische Leberzintigraphie (99 m-Tc-Kolloid): Bei sechs durchgeführten Untersuchungen war der Befund fünfmal unauffällig, ein 4,5 cm großer FNH-Knoten stellte sich als Speicherdefekt dar.

Leberfunktionsszintigraphie (99 m-Tc-SH-Hepatobida): Bei allen acht Untersuchungen fanden sich kennzeichnende Befunde: In der Frühphase verstärkte Anreicherung im Tumorbereich und in der Spätphase (2−5 Std) verlängerte Speicherung des Radionuklids.

Selektive Arteriographie: Drei von vier Untersuchungen sprachen bei Vorliegen hypervaskularisierter Tumoren mit zentrifugaler Gefäßkontrastierung und ohne Hinweis auf pathologische Gefäße für das Vorliegen einer FNH. Bei einem Patienten wurde wegen Gefäßunregelmäßigkeiten der Verdacht auf einen malignen Tumor geäußert.

Computertomographie: Bei sechs von neun Patienten konnte ein Tumor nachgewiesen werden. Drei Untersuchungen waren negativ. Bei einer Patientin war allerdings eine Vorwölbung der Leberkontur suspekt und bei einer weiteren Patientin wegen Kontrastmittelallergie lediglich eine Nativuntersuchung der Leber möglich. Seit Durchführung der dynamischen sequentiellen CT-Untersuchungstechnik entging kein Tumor dem Nachweis.

II. Bei sieben Patienten wurden im Mittel 4 Jahre nach vollständiger Resektion einer FNH Kontrolluntersuchungen mittels Sonographie, Computertomographie und Leberfunktionsszintigraphie durchgeführt. Bei einer Patientin wurde mit allen Methoden ein neuerlicher Tumorbefund erhoben. Der Vergleich mit dem präoperativ durchgeführten Angiogramm zeigte jedoch, daß dieser Knoten intraoperativ nicht aufgefunden und nicht reseziert worden war und somit keine neue Tumorbildung darstellte.

III. Verlaufskontrollen von sechs Patienten mit bekanntem oder intraoperativ belassenem Tumor zeigten im Mittel 2 Jahre nach der Primärdiagnostik in drei Fällen den Tumor in konstanter Größe. Bei zwei Patientinnen, darunter einer Frau, die zwischenzeitlich an einem Hypophysenadenom mit Cushing-Symptomatik operiert worden war, ließen sich mit allen drei Untersuchungsmethoden keine Tumoren mehr nachweisen. Bei einer Patientin, bei der ein FNH-Knoten entfernt und intraoperativ ein zweiter Herd diagnostiziert und belassen worden war, wurde die Diagnose bei der Nachuntersuchung durch Computertomographie und Sonographie korrigiert: Es ließ sich eine eindeutige Leberzyste darstellen.

Diskussion und Zusammenfassung

Die vorliegende Untersuchung zeigt, daß die FNH ein Lebertumor ist, der in der Regel zufällig entdeckt wird und daß die Diagnose durch bildgebende Verfahren hinreichend sicher gestellt werden kann. Der Sonographie als erstem morphologischem Untersuchungsverfahren bei unklaren abdominellen Beschwerden kommt in der Vorfelddiagnostik besondere Bedeutung zu [4, 5]. Sonomorphologische Kriterien, die eine Abgrenzung der FNH von Lebermetastasen oder vom Leberzelladenom erlauben, konnten auch in unserer Untersuchungsreihe nicht gefunden werden. Die sonographisch gezielte Feinnadelpunktion, die wir bei vier Patienten (insgesamt sechs Punktionen) ohne Komplikation durchführten, ließ bei normaler Zytologie einen malignen Tumor unwahrscheinlich werden. Der Computertomographie kommt im Nachweis einer FNH nur begrenzte Bedeutung zu [5], da sich die Herde in der Nativuntersuchung häufig nicht darstellen. Hypervaskularisierte Knoten werden bei der dynamischen sequentiellen CT-Untersuchungstechnik nach bolusartiger Kontrastmittelgabe erkennbar [1]. Während Sonographie und Computertomographie einen Lebertumor bestätigen können, kommt der Leberfunktionsszintigraphie im positiven Nachweis einer FNH eine Schlüsselstellung zu. Da die FNH pathologisch-anatomisch durch das gehäufte Vorkommen von Gallengangsproliferaten gekennzeichnet ist, wird gallegängige radioaktive Substanz (Hepatobida) vermehrt in die FNH-Knoten ausgeschieden und verzögert abtransportiert.

Durch postoperative Kontrollen ließ sich im Mittel 4 Jahre nach vollständiger Resektion einer FNH in keinem Fall ein neu entstandener Tumor nachweisen.

Verlaufskontrollen bei bekannten oder belassenen FNH-Knoten, die im Durchschnitt 2 Jahre nach der Primärdiagnostik durchgeführt wurden, zeigten bei keinem Patienten Größenzunahme der Tumoren. Bei einer Patientin mit Cushing-Syndrom war 1 Jahr nach Operation eines Hypophysenadenoms ein operativ belassener FNH-Knoten nicht mehr nachzuweisen, was für einen Einfluß der Steroide sprechen könnte.

Zusammenfassend zeigt unsere Studie 1. daß die FNH in der Regel ohne Operation durch Kombination verschiedener bildgebender Verfahren (Sonographie, Feinnadelpunktion, Hepatobidaszintigraphie) zu diagnostizieren ist, 2. ein Tumorwachstum bei belassenen

Tumor in keinem Fall zu beobachten war, 3. die Operation als objektivierendes Verfahren in Frage gestellt werden muß, da intraoperativ ein FNH-Knoten nicht palpiert wurde und bei einer anderen Patientin eine Leberzyste als FNH-Knoten fehlinterpretiert wurde. 4. Aufgrund der sicheren Diagnosestellung einer FNH, dem fehlenden Nachweis von Tumorwachstum erscheint bei Nachweis einer FNH verlaufskontrollierte Größenobjektivierung gerechtfertigt und eine Operation vermeidbar.

Literatur

1. Clark RA, Matsui O (1983) CT of liver tumors. Semin Roentgenol 18: 149 − 2. Edmondson HA, Peters RL (1983) Tumors of the liver: Pathologic features. Semin Roentgenol 18: 75 − 3. Freeny PC (1983) Angiography of hepatic neoplasms. Semin Roentgenol 18: 114 − 4. Kerlin P et al. (1983) Hepatic adenoma and focal nodular hyperplasia: Clinical, pathologic, and radiologic features. Gastroenterology 84: 994 − 5. Rogers JV et al. (1981) Hepatic focal nodular hyperplasia: Angiography, CT, sonography, and scintigraphy. Am J Roentgenol 137 − 6. Taylor KJW, Richman TS (1983) Diseases of the liver. Semin Roentgenol 18: 94

Schomerus, H., Heinrich, R., Grauer, W., Huber, A., Fleckenstein, W., Weiss, Ch. (Medizinische Universitätsklinik Tübingen und Institut für Physiologie, Medizinische Hochschule Lübeck)

Sauerstoffdruckverteilung im ruhenden Muskel und pulmonaler Gasaustausch bei Patienten mit Leberzirrhose

Es ist bekannt, daß bei vielen Patienten mit Leberzirrhose das Herzzeitvolumen erhöht und der periphere Gefäßwiderstand erniedrigt ist [1, 2]. Die bei diesen Patienten nachweisbaren Störungen im pulmonalen Gasaustausch [3] sind möglicherweise auf Änderungen der pulmonalen Mikrozirkulation zurückzuführen [4]. Weiterhin konnte gezeigt werden, daß die Fähigkeit von Patienten mit Leberzirrhose, größere chirurgische Eingriffe zu überstehen, weniger von den Parametern der Leberfunktion abhängt als von dem Ausmaß der erwähnten Kreislaufveränderungen [5, 6]. Als prognostisch wichtiger Parameter hat sich hierbei das Verhältnis des Herzzeitvolumens zum Sauerstoffverbrauch d. h. die Sauerstoffextraktionsrate erwiesen, die als ein Maß für die Effektivität der Mikrozirkulation angesehen werden kann [6]. Diese Befunde legen die Vermutung nahe, daß Änderungen in der Verteilung der peripheren Durchblutung bei diesen Patienten zu einer Störung der Sauerstoffversorgung des Gewebes führen. Die folgenden Untersuchungen wurden durchgeführt um zu prüfen, ob sich Störungen im Gasaustausch, wie sie an der Lunge gefunden wurden, auch in der Körperperipherie nachweisen lassen und ob sie mit den Störungen in der Lunge oder mit der Schwere der Lebererkrankung korrelieren.

Zwölf Patienten mit histologisch gesicherter Leberzirrhose im Alter zwischen 40 und 74 Jahren und sechs stationär behandelte Kontrollpatienten vergleichbaren Alters wurden untersucht. Sechs der Patienten mit Leberzirrhose entsprachen der Child-Klassifikation B, sechs der Klassifikation C. Die Sauerstoffdruckverteilung im M. vastus lateralis wurde mit Hilfe einer schnell reagierenden polarographischen Nadelelektrode gemessen. Die Nadelelektrode wird schrittweise in das Gewebe vorgeschoben und die hierbei gemessenen lokalen pO_2-Werte werden über einen Kleinrechner als Histogramm aufgenommen. Einzelheiten dieser Methode wurden früher beschrieben [7−9] und werden von Fleckenstein et al. in einer anderen Arbeit dieses Bandes dargelegt.

Die pO_2-Histogramme wurden unter Luftatmung sowie nach 15minütiger Atmung von 40% O_2 aufgenommen. Bei sieben Patienten mit Leberzirrhose und fünf Kontrollpatienten wurde zudem die Diffusionskapazität der Lunge für CO (DL_{CO}) bestimmt sowie deren

Komponenten, die Diffusionskapazität der alveolären Membran (D_M) und das pulmonale Kapillarvolumen (V_c) nach der Methode von Roughton und Forster [10].

Abb. 1a zeigt das Summenhistogramm der sechs Kontrollpatienten unter Luftatmung und unter 40% Sauerstoff. Sowohl der Mittelwert als auch die Konfiguration des Histogrammes ist für bettlägerige Patienten dieses Alters als normal anzusehen. Nach 15minütiger Inhalation des sauerstoffreichen Gemisches kam es zu einem Anstieg des arteriellen pO_2 von 74 ± 11 mm Hg auf 134 ± 29 mm Hg und zu einer Rechtsverschiebung des Summenhistogramms um 10 mm Hg bei erhaltener Glockenform.

Im Gegensatz hierzu zeigte das Summenhistogramm der Patienten mit Leberzirrhose (Child B (Abb. 1b) unter Luftatmung Zeichen der Fehlverteilung in Form einer Verbreiterung des Histogramms und einen erhöhten Mittelwert. Nach Atmung des hyperoxischen Gemisches kam es trotz eines adäquaten Anstieges des arteriellen pO_2 von 73 ± 6 mm Hg auf 109 ± 14 mm Hg weder zu einer Änderung des mittleren pO_2 noch der Sauerstoffdruckverteilung im Muskel. Die Patienten mit Zirrhose Child C (Abb. 1c) zeigten unter Luftatmung ein fehlverteiltes Histogramm mit einem Mittelwert von 22 mm Hg. Nach 15 min Inhalation des sauerstoffreichen Gemisches stieg der arterielle pO_2 von 73 ± 10 mm Hg auf $116 \pm 2{,}5$ mm Hg an, ohne daß sich der Mittelwert oder die Verteilung des Sauerstoffdruckes im Muskel änderten.

Tabelle 1 zeigt die Werte der pulmonalen Diffusionskapazität für CO (DL_{CO}) und ihrer Komponenten V_c und D_M bei den Patienten mit Zirrhose und den Kontrollpatienten. Bei den

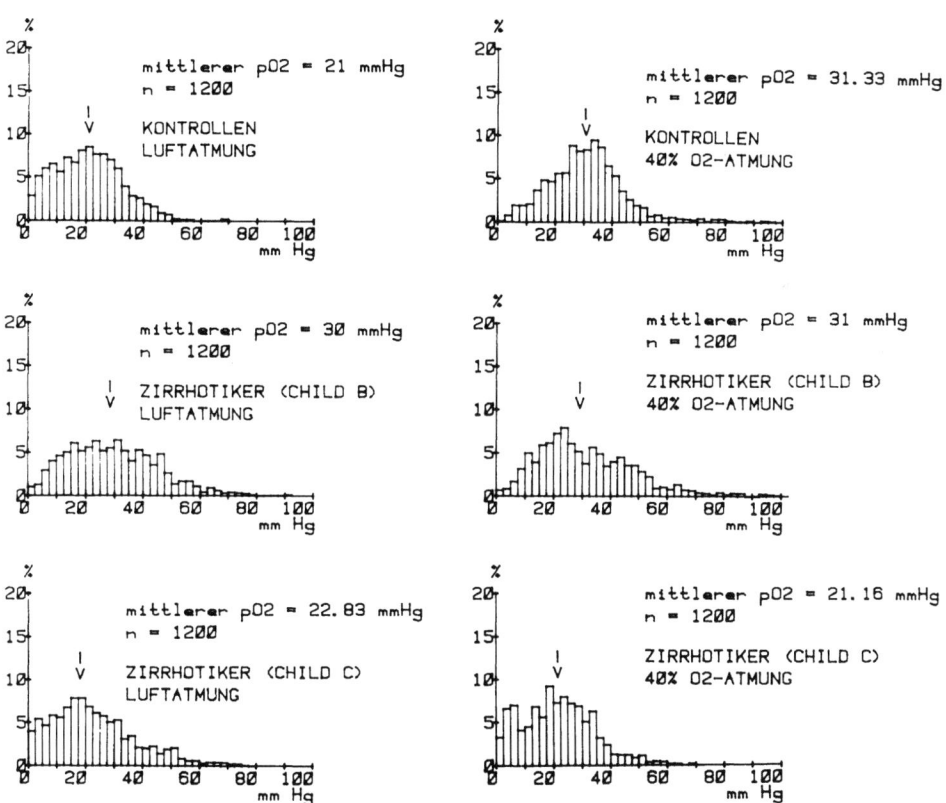

Abb. 1. Sauerstoffdruckverteilung im M. vastus lateralis unter Luftatmung (links) und nach Inhalation von 40% O_2 über 15 min (rechts). Dargestellt sind die Summenhistogramme der sechs Kontrollpatienten (1a), von sechs Patienten mit Leberzirrhose Child B (1b) und von sechs Patienten mit Leberzirrhose Child C (1c). Der Pfeil bezeichnet den Median. Mittlerer pO_2 = arithmetischer Mittelwert. n = Zahl der Einzelmessungen. Pro Patient wurden 200 Einzelmessungen aufgenommen

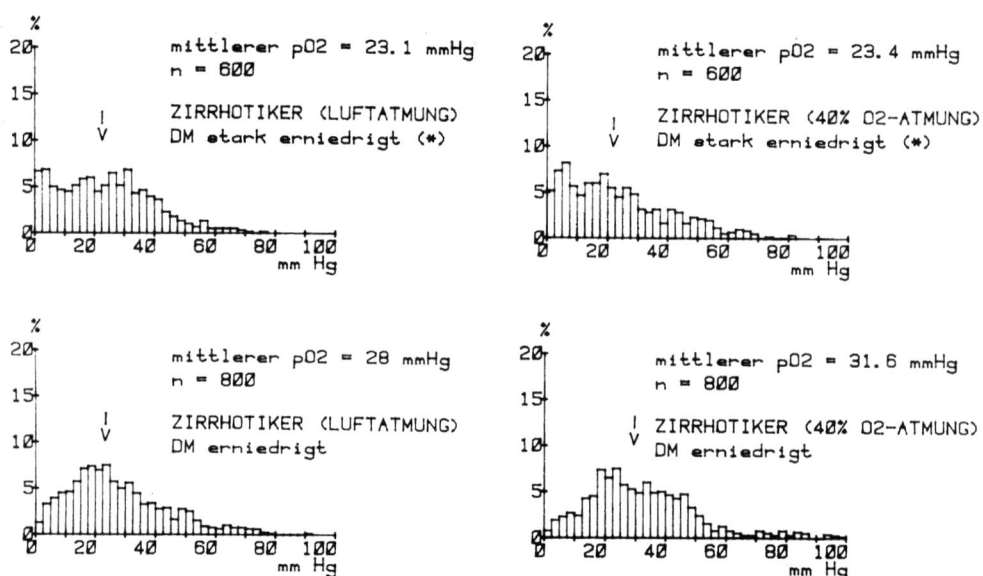

Abb. 2. Sauerstoffdruckverteilung im M. vastus lateralis unter Atmung von Luft (links) und 40% O_2 (rechts). Die Summenhistogramme von drei Patienten mit Leberzirrhose und mit stark erniedrigter D_M (s. Text) (2a) sind den Summenhistogrammen von vier Patienten mit Leberzirrhose und nahezu normaler D_M gegenübergestellt (2b). Der Pfeil bezeichnet den Median. Mittlerer pO_2 = arithmetischer Mittelwert. n = Zahl der Einzelmessungen

Patienten mit Leberzirrhose finden sich etwas erniedrigte Werte der DL_{CO} bei deutlich erniedrigten Werten für D_M (ausgedrückt als Prozent des für Alter und Größe errechneten Sollwertes) jedoch keine wesentliche Differenz im pulmonalen Kapillarvolumen. Die Minderung von D_M korrespondierte nicht mit der Child-Klassifikation und zeigte keine Auswirkung auf die arteriellen Sauerstoffdruckwerte unter Normoxie oder Hyperoxie.

Vergleicht man jedoch innerhalb der Gruppe mit Leberzirrhose die pO_2-Histogramme der drei Patienten, deren D_M unter 50% des Sollwertes lag (Abb. 2a) mit dem der restlichen vier Patienten (Abb. 2b), so zeigt die Gruppe mit niedriger D_M gegenüber den Patienten mit annähernd normaler D_M eine deutliche Linksverschiebung des fehlverteilten Histogramms.

Diskussion

Die Ergebnisse zeigen, daß im Gegensatz zu den Kontrollpatienten bei den von uns untersuchten Patienten mit Leberzirrhose ein Anstieg des arteriellen pO_2 nicht zu einem Anstieg des Gewebe-pO_2 im ruhenden Muskel führt. Eine verminderte Perfusion als Ursache einer Störung des Sauerstofftransportes in das Gewebe erscheint unwahrscheinlich, da bekannt ist, daß die Durchblutung der Peripherie bei diesen Patienten eher gesteigert ist [1, 11]. Auch eine Steigerung der metabolischen Aktivität, die bei gleichbleibendem Antransport ebenfalls zu einer Erniedrigung des Gewebe-pO_2 führen könnte, erscheint unwahrscheinlich. Als Erklärung bietet sich am ehesten eine Störung der Sauerstoffversorgung auf der Ebene der Mikrozirkulation an. Die Konfiguration der pO_2-Histogramme entspricht am ehesten einer mikrozirkulatorischen Fehlverteilung [12], die offensichtlich mit der Schwere der Lebererkrankung zunimmt.

Die bei unseren Patienten gefundenen Störungen im pulmonalen Gasaustausch, insbesondere die deutliche Minderung der Diffusionskapazität der alveolären Membran, haben keine Auswirkung auf den arteriellen Sauerstoffdruck – möglicherweise aufgrund der

668

Tabelle 1. Diffusionskapazität der Lunge für CO ($D_{L\,CO}$) und ihre Komponenten V_c (pulmonales Kapillarvolumen) und D_M (Diffusionskapazität der alveolären Membran) bei Kontrollpatienten und Patienten mit Leberzirrhose

Patient	Kontrolle			
	$D_{L\,CO}$		V_c % vom Sollwert	D_M % vom Sollwert
	Ist (ml/mm Hg/min)	% vom Sollwert		
♂, 60 Jahre	25,1	92,6	56,4	185,7
♂, 56 Jahre	26,2	86,8	78,6	94,1
♂, 49 Jahre	32,5	106,3	56,9	276,9
♂, 61 Jahre	22,4	84,1	60,8	121,2
♂, 35 Jahre	24,8	77,2	42,7	159,4
x̄	26,2	89,4	59,1	167,5
σ	3,8	11,0	12,9	70,5

Patient	Child	Zirrhose			
		$D_{L\,CO}$		V_c % vom Sollwert	D_M % vom Sollwert
		Ist (ml/mm Hg/min)	% vom Sollwert		
♂, 58 Jahre	C	23,7	86,5	61,4	126,5
♂, 40 Jahre	C*	14,2	44,8	51,8	41,1
♀, 62 Jahre	C*	14,3	71,7	156,1	44,8
♂, 65 Jahre	C	18,8	79,6	81,3	78,1
♂, 63 Jahre	B*	12,5	51,1	92,9	37,2
♂, 71 Jahre	B	20,0	86,5	89,7	83,0
♂, 43 Jahre	C	19,7	66,3	50,6	84,5
x̄		17,6	69,5	83,4	70,7
σ		4,0	16,6	36,5	32,1

für die Leberzirrhose typischen Hyperventilation. In der von uns untersuchten kleinen Patientengruppe fand sich jedoch eine Parallelität zwischen den Störungen des pulmonalen Gasaustausches und den Veränderungen der Sauerstoffdruckverteilung im Gewebe. Die Ergebnisse lassen vermuten, daß Störungen des Gasaustausches bei Leberzirrhose nicht auf die Lunge beschränkt sind, sondern auch in der Körperperipherie vorkommen, wo sie wahrscheinlich auf Störungen der Mikrozirkulation zurückzuführen sind.

Literatur

1. Kontos HA, Shapiro W, Mauck HP, Patterson JL (1964) General and regional circulatory alterations in cirrhosis of the liver. Am J Med 37: 526–534 – 2. Bayley TJ, Segel N, Bishop JM (1964) The circulatory changes in patients with cirrhosis of the liver at rest and during exercise. Clin Sci 26: 227–235 – 3. Schomerus H, Buchta I, Arndt H (1975) Pulmonary function studies and oxygen transfer in patients with liver cirrhosis and different degrees of portasystemic encephalopathy. Respiration 32: 1–20 – 4. Arndt H, Buchta I, Schomerus H (1975) Analysis of factors determining the resistance to diffusion in patients with liver cirrhosis. Respiration 32: 21–31 – 5. Gordon MJ, del Guercio LRM (1972) Late effects of portal systemic shunting procedures on cardiorespiratory dynamics in man. Ann Surg 176: 672–679 – 6. Siegel JH, Goldwyn RM, Farrell HJ, Gallin P, Friedman H (1974) Hyperdynamic states and the physiologic determinants of survival. Arch Surg 108: 282–292 – 7. Fleckenstein W, Weiss

Ch (1984) A comparison of pO_2-histograms from rabbit hind limb muscle obtained by simultaneous measurements with hypodermic needle electrodes and with surface electrodes. Sixth Int. Soc. of Oxygen Transport to Tissue. Adv Exp Med Biol (in press) − 8. Fleckenstein W, Weiss Ch (1982) Evaluation of pO_2-histograms obtained by hypodermic needle electrodes. Proceedings World Congress on Medical Physics and Biomedical Engineering, 1982 − 9. Fleckenstein W, Heinrich R, Grauer W, Schomerus H, Dölle W, Weiss Ch (1984) Fast local regulations of muscle pO_2-fields in patients suffering from cirrhosis of the liver. Seventh Int. Soc. of Oxygen Transport to Tissue. Meeting 1983. Adv Exp Med Biol (in press) − 10. Roughton FJW, Forster RE (1957) Relative importance of diffusion and chemical reaction rates determining rate of exchange of gases in the human lung, with special reference to true diffusing capacity of pulmonary membrane and volume of blood in the lung capillaries. J Appl Physiol 11: 290−302 − 11. Silverstein E (1956) Peripheral venous oxygen saturation in patients with and without liver disease. J Lab Clin Med 47: 513−518 − 12. Ehrly AM, Schroeder W (1979) Zur Pathophysiologie der chronisch arteriellen Verschlußerkrankung. I. Mikrozirkulatorische Blutverteilungsstörung. Herz/Kreislauf 11: 275−281

Musch, E. (Med. Univ.-Klinik Bonn-Venusberg), Stiens, R. (Pathologisches Institut der Universität Bonn), Lelbach, W. K. (Med. Univ.-Klinik Bonn-Venusberg)

Enzyminduktion und arzneimittelbedingtes Leberversagen

Die Enzyminduktion spielt eine wichtige Rolle bei der Reaktion des Organismus auf Fremd- und Arzneistoffe: sie ist primär ein durchaus positiver Vorgang, welcher den Abbau lipophiler Substanzen zu polaren, renal eliminierbaren Metaboliten und damit die Entgiftung von Fremd- und Arzneistoffen begünstigen kann. Schädigend wirkt sich die Induktion des arzneimittelabbauenden Enzymsystems dort aus, wo sie zu erhöhter Bildung chemisch-reaktiver Zwischenstufen führt, die durch kovalente Bindung an wichtige Makromoleküle der Leberzelle hepatotoxisch wirken [1, 2].

Am klinischen Beispiel einer 23jährigen Patientin, die im Leberversagen schließlich in unsere Klinik verlegt wurde, möchten wir die Bedeutung von Induktionsmechanismen für den fulminanten Verlauf toxischer Arzneimittelschädigung der Leber aufzeigen.

Zunächst die Kasuistik

Bei der an Pleuritis tuberculosa erkrankten Patienten war nach 3 Wochen Kombinationstherapie mit Isoniazid (INH) 10 mg/kg KG + Rifampicin (RMP) 10 mg/kg KG + Ethambutol (EMB) 25 mg/kg KG eine Erhöhung der SGOT-Aktivität auf 95 U/l, der SGPT auf 265 U/l mit deutlichen klinischen Zeichen der Leberschädigung aufgetreten.

Unter der verbreiteten Ansicht, daß Rifampicin die hauptsächliche toxische Komponente dieser Kombination sei, war Rifampicin abgesetzt und durch Pyrazinamid (PZA), einem zweiten hepatotoxischen Medikament neben Isoniazid ersetzt worden, mit dem Ergebnis, daß die Transaminasen unvermindert hoch blieben. Auch nach Reduzierung auf die Zweifachtherapie PZA + EMB, schließlich Prothionamid (PTH) + EMB wurde die toxische Arzneimittelreaktion in gemilderter Form weiter unterhalten − sie war unter Kontrolle bis die Patientin Anfang Januar 1981 zu Hause zusätzlich ein hormonales Antikonzeptivum (Ovanon) eingenommen hatte. Unter begleitenden subjektiven Beschwerden waren nach kurzem die Transaminasen wieder über 200 U/l erhöht. Dennoch wurden die Tuberkulostatika in Verbindung mit dem Antikonzeptivum weiter eingenommen. 1 Monat später wurde die Patientin mit massiver Cholostase, Transaminasenaktivitäten über 1 000 U/l in das Heimatkrankenhaus aufgenommen, von wo sie wegen bedrohlich werdenden Leberversagens, das schließlich Stadium III−IV erreichte, auf unsere Intensivstation verlegt wurde. Das medikamentös induzierte Leberausfallkoma konnte konservativ beherrscht werden. Laparaskopisch und im Computertomogramm ist der Zustand einer postnekrotischen Narbenleber

Tabelle 1. Häufigkeit hepatoxischer Nebennieren von Tuberkulostatika

Medikament	Literatur	Manifeste toxische Hepatitis (%)	„Fulminante Hepatitis"
Isoniazid 300 mg/Tag	[3, 4]	0,5– 1,0	(+)
Rifampicin	[5–9]	0	0
Ethambutol	[10, 12]	0	0
Isoniazid (5–10 mg/kg/Tag) + Rifampicin (10 mg/kg/Tag)	[5, 11, 13, 14] Med. Univ.-Klinik Bonn 1982/1983 [8, 15]	5 – 8 12,8	+
Pyrazinamid (50 mg/kg/Tag) + INH (5 mg/kg/Tag)	[16–18]	2 –15	++
Pyrazinamid (25–30 mg/kg/Tag) + Isoniazid (5 mg/kg/Tag)	[16, 19]	3 –50	+
Ethionamid, Prothionamid (5–7,5 mg/kg/Tag)	[20–23]	3 – 5	(+)

dokumentiert, wobei histologisch der Nekroseprozeß selbst nach $1^{1}/_{2}$ Jahren immer noch nicht vollständig zur Ruhe gekommen war.

Pathophysiologie

Die Pathophysiologie dieser fulminanten tuberkulostatikainduzierten Leberschädigung ist wie folgt zu diskutieren: eine klinisch manifeste Leberschädigung mit Aktivitäten der Transaminasen über 200 U/l, wie sie bei der Patientin initial unter INH + RMP + EMB aufgetreten war, beobachteten wir anläßlich einer prospektiven Studie unserer Klinik unter identischer Dosierung der Medikamente mit der hohen Inzidenz von 12,8% (Tabelle 1). Die viel höhere Quote hepatotoxischer Nebenwirkung unter der Kombination INH + RMB von 5–8% bzw. 12,8% nach der eigenen Beobachtung, verglichen zur Inzidenz der Isoniazid-hepatitis unter INH-Monotherapie von 0,5–1% (Tabelle 1), beruht auf einer pharmakokinetischen Interaktion des Rifampicin mit dem Stoffwechsel des Isoniazid.

Ausgangspunkt für die hepatotoxische Wirkung des INH ist das Azetylhydrazin, welches aus der Azetylierung des INH zu Azetyl-INH und der anschließenden Hydrolyse des Azetyl-INH zu gleichen Anteilen Isonikotinsäure und Azetylhydrazin gebildet wird. Die

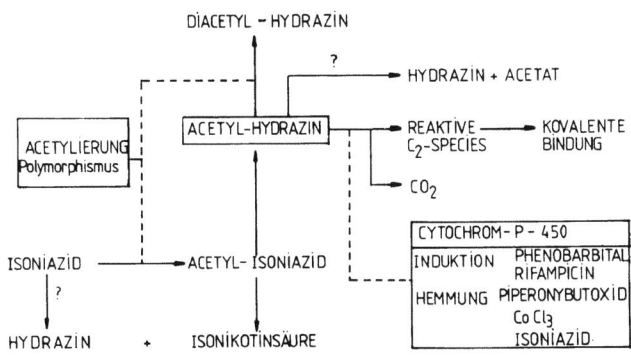

Abb. 1. Metabolismus von Isoniazid

Bildung dieses toxischen Metaboliten aus Azetylhydrazin und damit die hepatotoxische Wirkung des Isoniazid kann durch Rifampicin gesteigert werden, da es beim Menschen eine stark induzierende Wirkung auf das Cytochrom-P-450-System der Leber ausübt [2, 24]. Weitere starke Induktoren des Cytochrom-P-450, die in der praktischen Arzneitherapie von Bedeutung sind, stellen etwa auch die Antikonvulsiva Phenytoin, Barbiturate, Carbamazepin dar. Da die induzierende Wirkung des Rifampicin zeitlich ein Maximum in der Anfangsphase der Therapie durchläuft, die sich anschließend unter fortgesetzter Rifampicingabe abschwächt, treten hepatotoxische Nebenwirkungen aufgrund o. g. Interaktionen des RMP mit dem INH-Stoffwechsel vornehmlich zu Beginn der Kombinationstherapie INH + RMP + EMB auf [8]. Dies ist in Abb. 2 dargestellt, welche die Koinzidenz zwischen dem Zeitpunkt maximaler RMP-Induktion repräsentiert in dem Diagramm durch die Eigeninduktion des PMP − mit dem Maximum der RMP-Plasmaclearance nach der 2. Woche − und dem Auftreten der toxischen Hepatitis in der Mehrzahl der von uns beobachteten Patienten am Ende der 2./Beginn der 3. Woche dokumentiert. Mit der Verringerung des induktiven Effektes von Rifampicin nimmt das Risiko hepatotoxischer Nebenwirkungen im weiteren Verlauf der Kombinationstherapie INH + RMP + EMB ab (Abb. 2). Ausgehend von diesem pathophysiologischen Hintergrund setzen wir in Fällen klinisch manifester Hepatotoxizität unter der Kombination INH + RMP die hepatotoxische Komponente − das *INH* − ab und

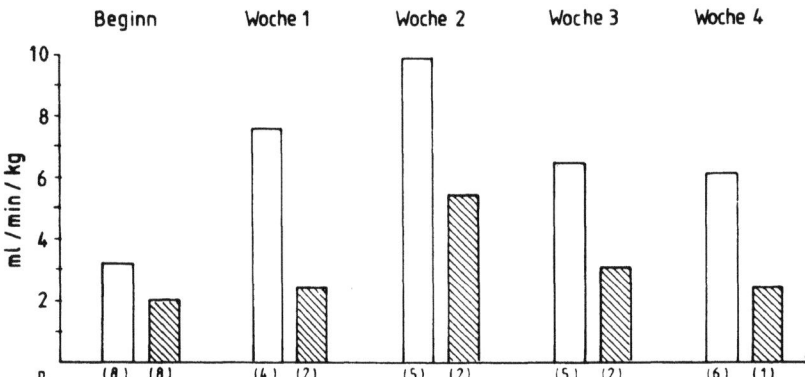

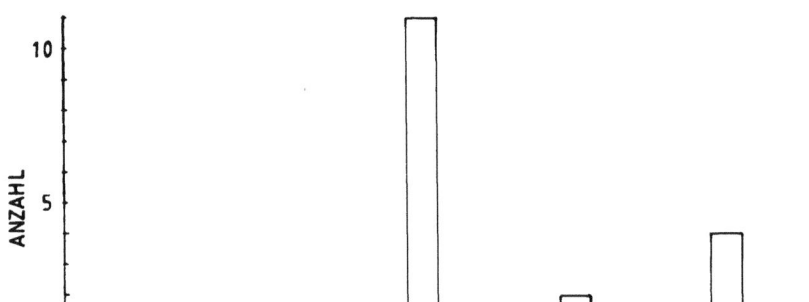

Abb. 2. Rifampicin (RMP) − Eigeninduktion und Zeitpunkt der Manifestation der toxischen Hepatitis unter Dreifachtherapie INH + RMP + EMB

Tabelle 2. Tuberkulostatische Therapie bei Patienten mit Isoniazid-Hepatitis ($n = 28$)

Antituberkulotika A	Dauer bis zum Auftreten der toxischen Hepatitis	GOT, GPT (U/l)	
H + R + E (+ S)	(1)−2−3−(4) Wochen	200−1 800	
Antituberkulotika B	**Dauer bis zur Normalisierung von GOT, GPT**	**Reexposition C**	**GOT, GPT unter Reexposition**
R + E (+ S)	2−4 Wochen	H + R + E (+ S)	Kein erneuter Enzymanstieg

A = Vor Auftreten der hepatotoxischen Nebenwirkungen; B = während der hepatotoxischen Reaktion bis zur Normalisierung der Transaminasen; C = nach Abklingen der toxischen „Hepatitis"; H = Isoniazid; R = Rifampicin; E = Ethambutol; S = Streptomyzin (Städtisches Krankenhaus Friedrichshafen, Universitätsklinik Bonn)

führen die Therapie mit dem in der Monotherapie nicht oder nur unwesenltich hepatotoxischen Rifampicin bis zur Normalisierung der Transaminasen fort, die im Mittel nach 2−4 Wochen erfolgt ist (Tabelle 2). Die anschließende Reexposition mit der vollen Dreifachtherapie RMP + EMB + IMH wurde von bisher 28 beobachteten Patienten (Städt. Krankenhaus Friedrichshafen, Med. Univ.-Klinik Bonn) reaktionslos vertragen (Tabelle 2). Dies führen wir auf die reduzierte induktive Wirkung des RMP nach der fortgesetzten RMP-Gabe zurück.

Eine Reexposition mit INH ist dagegen nicht möglich unter der kombinierten Gabe von Medikamenten, deren Induktionseffekt zeitlich nicht limitiert ist. Die Abb. 3 zeigt, wie Versuche einer Reexposition mit INH bei einem ebenfalls von uns beobachteten Patienten unter begleitender antikonvulsiver Medikation mit dem induzierenden Phenytoin und

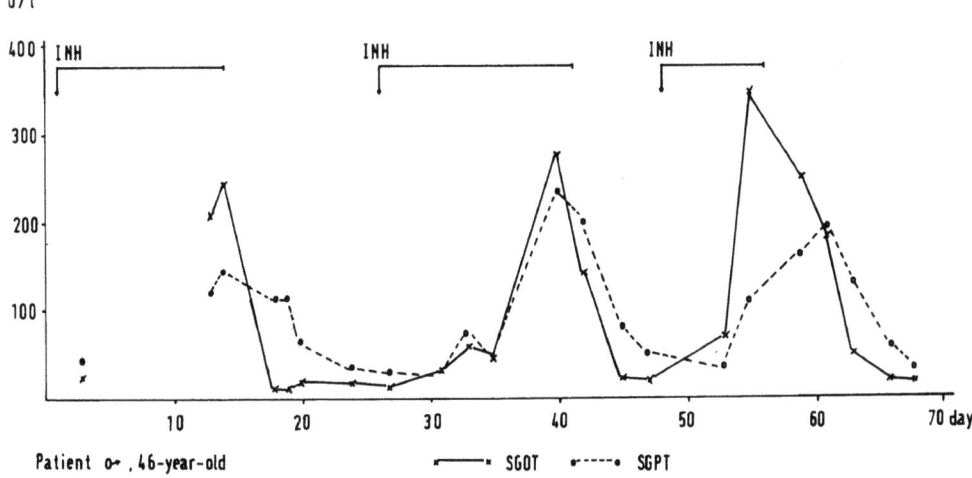

Patient ♀, 46-year-old   ▬▬ SGOT   ●----● SGPT

Abb. 3. Rezidivierende starke Aktivitätsanstiege der Transaminasen im Serum bei einem Patienten nach Reexpositionsversuchen mit INH unter begleitender antikonvulsiver Medikation von Phenytoin und Phenobarbital

673

Tabelle 3. Nachweis für die Induktion des Cytochrom-P-450-Enzymsystems durch Progestagene

Effekt	Literatur
Hypertrophie des glatten endoplasmatischen Retikulums	[27]
Anstieg des mikrosomalen CO-bindenden Cytochrom-P-450	[27]
Erhöhte Exkretion von Glukarsäure	[28]
Beschleunigter Abbau von Barbituraten	[29]
Induktion der Delta-Aminoleavulinsäuresynthetase	[27]
Induktion der 20-OH-Steroiddehydrogenase	[30]

Phenobarbital jeweils zu ausgeprägter Aktivitätserhöhung der Transaminasen im Serum führte.

Einen entsprechenden Verlauf bei einer Patientin unter laufender INH-Medikation publizierten Dold et al. 1970 [26], bei der es umgekehrt durch wiederholte Reexpositionen mit Phenytoin und dem ebenfalls induzierenden Carbamazepin rezidivierend zu ausgeprägten hepatotoxischen Schüben kam.

Bei der von uns vorgestellten Patientin war das induzierende Medikament − das Rifampizin − abgesetzt worden: durch die fortgesetzte Medikation mit dem hepatotoxischen INH + PZA, dann mit PZA, schließlich mit PTH (Tabelle 1) wurde eine toxische Arzneimittelhepatitis unterhalten, die im zeitlichen Zusammenhang mit der Einnahme eines hormonalen Antikonzeptivums akut und fulminant exazerbierte.

Da es zahlreiche Nachweise für die Induktion von Cytochrom-P-450 durch Progesteron und synthetische Progestagene gibt (Tabelle 3), welche eine Komponente der Kontrazeptiva sind, geht dieser schwere Verlauf am wahrscheinlichsten zu Lasten der induktiven Wirkung des gleichzeitig mit dem hepatotoxischen PTH eingenommenen Kontrazeptivums.

Da medikamentös induzierte Leberschädigungen überwiegend durch Symptomarmut gekennzeichnet sind, unterstreichen die vorgestellten Beispiele wie notwendig engmaschige Laborkontrollen zur Erfassung hepatotoxischer Nebenwirkung sind, deren Risiko in der Kombination hepatotoxischer Medikamente mit induzierend wirkenden Arzneistoffen hoch ist.

Literatur

1. Remmer H (1983) Ursachen von Leberschädigungen durch Arzneimittel. Med Monatsschr Pharm 6: 99−107 − 2. Mitchell JR, Nelson SD, Thorgeirrson SS, McMurtry RJ, Dybing E (1976) Metabolic activation: Biochemical basis for many drug-induced liver injuris. In: Popper, Schaffner (eds) Prog Liver Dis 5: 259−279 − 3. Black M, Mitchell JR, Zimmerman HJ, Ishak KG, Epler GR (1975) Isoniazid-associated hepatitis in 114 patients. Gastroenterology 69: 289−302 − 4. Riska N (1976) Hepatitis cases in isoniazid treated groups and in a control group. Bull Int Union Tuberc 51: 203−208 − 5. Emerit J, Decroix G, Chomette G, Periè C, Pessayre D (1974) Donnèes nouvelles sur les hepatites observèes oau cours des traitements antituberculeux incluant la rifampicine. Rev Franç Mal Resp 2: 565−584 − 6. Brouet G, Modai I, Vegez P (1969) Essais cliniques de la rifampicine en monotherapie. Rev Tuberc (Paris) 33: 27−42 − 7. Musch E, v. Oldershausen HF (1978) Klinik und Pathogenese der „INH-Hepatitis". Therapiewoche 28: 3267−3276 − 8. Musch E, Eichelbaum M, Wang JK, v. Sassen E, Castro-Parra, M, Dengler HJ (1982) Die Häufigkeit hepatotoxischer Nebenwirkungen der tuberculostatischen Kombinationstherapie (INM, RMP, EMB) in Abhängigkeit vom Acetyliererphänotyp. Klin Wochenschr 60: 513−519 − 9. Wang JK, Musch E, Eichelbaum M, v. Sassen W, Castro-Parra M, Schwabe HK, v Oldershausen HF, Dengler HJ (1983) Continued rifampicin, therapy in cases with severe INH-hepatitis indicating low risk of rifampicin hepatotoxicity. Proceedings 13th Int. Congress of Chemotherapy, 28th Aug.−2nd Sept 1983, Vienna. SE 7.22/1 Part 72, pp 32−36 − 10. British Medical Research Council (1973) Co-operative controlled trial of a standard regimen of streptomycin, PAS and isnoniacid and three alternative regimens of chemotherapy in Britain. Tubercle 54: 99 − 11. Lees AW, Allan GP, Smith I (1971) Toxicity from rifampicin plus ethambutol therapy. Tubercle 52: 182−189 −

12. Lees A, Allan GB, Smith J, Tyrell WF, Fallon RS (1972) Rifampicin plus isnoiazid in initial therapy of pulmonary tuberculosis and rifampicin and ethambutol in retreatment cases. Chest 61: 579–582 – 13. Le Guillou M, L'Henaff F, Boissau M, Castaing J, Bourdalle-Badie Ch (1981) Insuffisance hèpatique aiguè rèversible après traitement par l'association isoniazide-rifampicine. Sem Hop Paris 57: 1199–1201 – 14. Pessayre D, Bentata M, Degott C, Nouel O, Miguet JPh, Rueff B, Benhamou JP (1977) Isoniazid-rifampin fulminant hepatitis. Gastroenterology 72: 284–289 – 15. Musch E, Eichelbaum M, v. Sassen B, Castro-Parra M, Wang JK, Dengler HJ (1983) Isoniazid-Hepatitis. Verh Dtsch Ges Inn Med 89: 1305–1321 – 16. U.S. Public Health Service Tuberculosis Therapy Trial (1959) Sequential use of paired combinations of isonizide, streptomycin, paraminosalicylic acid and pyracinamide. Am Rev Respir Dis 80: 627–640 – 17. Jaeger RL, Munroe WEC, Dessau FJ (1952) Pyracinamide (atchinamide) in treatment of pulmonary tuberculosis. Am Rev Tuberc 65: 523–534 – 18. McDermaott B, Ormond L, Muschenheim C, Deuschle K, McLune RM Jr, Tompsett R (1954) Pyracinamide-isoniazide in tuberculosis. Am Rev Tuberc 69: 319–333 – 19. Danan G, Pessyre D, Larrey D, Benhamou JP (1981) Pyracinamide fulminant hepatitis: an old hepatotoxin strikes again. Lancet 2: 1056–1057 – 20. Conn HO, Binder HJ, Orr HD (1964) Ethionamid-induced hepatitis. A review with a report of an additional case. Am Rev Respir Dis 90: 542 – 21. Kuntz E, Liehr H, Pfingst W (1967) Toxische Leberschädigung durch Äthionamid. Dtsch Med Wochenschr 92: 1718 – 22. Meyler LA, Herx Heimer (1968/1972) Side effect of drugs, vol 6 and 7. Excerpta Medica Foundation, Amsterdam – 23. Zankl E, Wiechert E (1972) Leberverträglichkeit von Prothionamid. Prax Pneumol 26: 450 – 24. Snodgrass, WR, Potter WZ, Timbrell JA, Jollow DJ, Mitchell JR (1974) Possible mechanisms of isoniazid-related hepatic injury. Clin Res 22: 323A (Abstract) – 25. Davies M, Williams R, Burley DM (1976) Rifampicin and enzyme induction. Med Chir Dig 5: 391–393 – 26. Dold U, Held H, v. Oldershausen HF (1970) Experimentelle Beobachtung zur Entstehung von Nebenwirkungen tuberculostatischer Therapie. Therapiewoche 20: 314 – 27. Adlercreutz H, Tenhunen R (1970) Some aspects of the interaction between natural and synthectic female sex hormons and the liver. Am J Med 49: 630–648

Hepatologie II

Junge, U. (Universität Ulm, Abt. Innere Med. II), Friedl, P. (Universität Heidelberg, Inst. Chirurgische Klinik)
Verlauf der alveolären Echinokokkose unter Mebendazoldauertherapie

Der Echinococcus alveolaris (multilocularis) wächst beim Menschen wie ein maligner Tumor expansiv, infiltrativ destruierend und metastasierend. Die einzige Heilungsmöglichkeit besteht in einer kompletten Resektion. Weil die Echinokokkose schleichend beginnt und die Symptome sehr uncharakteristisch sind, wird die Diagnose oft erst zu einem Zeitpunkt gestellt, wenn die Echinokokkose nicht mehr kurativ resezierbar ist. Tierexperimentelle Untersuchungen [1, 3] und zahlreiche klinische Beobachtungen [7], z. T. in Form prospektiver Studien [5, 6] haben gezeigt, daß durch Mebendazol, ein Benzimidazolderivat, das weitere Wachstum der alveolären Echinokokkose verhindert, die Metacestoden aber nicht abgetötet werden können.

In einer kontrollierten, prospektiven Studie an 25 Patienten mit histologisch gesicherter alveolärer Echinokokkose, die inoperabel oder nicht kurativ resezierbar war, untersuchten wir die Wirkung von Mebendazol. Vor Eintritt in die Studie wurden Differentialblutbild, Serumtransaminasen, alkalische Phosphatase, γ-GT, Echinococcusserologie (Immunfluoreszenz, Hämaglutinationshemmung, Enzymimmunoassay) und IgE bestimmt. Außerdem erfolgte eine sonographische und computertomographische Befundung. Die Patienten erhielten oral 40−50 mg/kg KG Mebendazol in Form von Tabletten à 500 mg, die dreimal täglich zu den Mahlzeiten eingenommen wurden. In dreimonatigem Abstand wurden die Patienten ambulant untersucht und die obigen Laborparameter bestimmt. Eine computertomographische Untersuchung erfolgte nach 6 und 18 Monaten. Die Tabletteneinnahme wurde kontrolliert durch Austeilung der Tabletten bei den ambulanten Untersuchungen und Bestimmung des Mebendazolserumspiegels. Mebendazolspiegel wurden nüchtern und 4 Std nach Tabletteneinnahme gemessen. Bei Werten unter 200 nmol/l wurde die Dosis erhöht auf maximal 4,5 g/Tag. Drei der 25 Patienten unterzogen sich nicht den regelmäßigen Kontrollen, sie werden in den nachfolgenden Ergebnissen nicht berücksichtigt.

Ergebnisse

Keiner der untersuchten Laborparameter war konstant genug, um eine Wirkung des Mebendazols zu objektivieren und zu quantifizieren. Bei 16 der 22 in der Studie verbliebenen Patienten veränderte sich der Lokalbefund, kontrolliert durch CT, nicht. Von diesen 16 Patienten, die wir als Therapieerfolg einstuften, waren acht Patienten auch klinisch und laborchemisch wesentlich gebessert. Sechs Patienten wurden wegen Verschlechterung des Lokalbefundes (CT), Schmerzen oder anhaltendem Ikterus erneut laparotomiert. Eines von vier unter Mebendazoltherapie entnommenen und auf Mäuse übertragenen Resektaten wuchs an. Extrahepatische Echinokokkoseherde, die bei drei Patienten beobachtet wurden, wuchsen unter der Mebendazoltherapie weiter, wobei bei einem dieser Patienten sich eine gleichzeitig bestehende biliobronchiale Fistel verschloß. Neben extrahepatischem Befall waren unzureichende Serumspiegel, auch bei hoher Mebendazoldosierung, und Unterbrechung der Therapie Ursache für das Nichtansprechen auf Mebendazol. Nebenwirkungen waren gering. Nur bei einer Patientin mußte wegen einer durch Reexposition und bioptisch gesicherten Mebendazolhepatitis [4] die Therapie abgesetzt werden. Peptische Läsionen und Fieber waren weitere ernstere Komplikationen bei jeweils zwei Patienten; die Therapie wurde aber fortgesetzt, die peptischen Läsionen heilten ab, die Temperaturen wurden mit Indometazin therapiert. Haarausfall und Schwindel waren vorübergehende Nebenwirkungen ohne Bedeutungen.

Bei drei Patienten wurde das Mebendazol abgesetzt. Während eine Patientin nach dreijähriger Mebendazoltherapie auch nach dem Absetzen weiterhin über 2 Jahre beschwerdefrei blieb, wuchsen bei einem anderen Patienten intra- und extrahepatische Herde, die unter der Therapie konstant geblieben waren. Bei einer Patientin verschlechterten sich nach Absetzen des Mebendazols die Laborparameter rasch und normalisierten sich wieder als die Therapie fortgeführt wurde.

Unsere Untersuchungen zeigten ebenso wie andere prospektive Studien [5, 6], daß durch hochdosierte orale Mebendazoldauertherapie das weitere Wachstum der alveolären Echinokokkose verhindert werden kann, daß aber die Metacestoden nicht abgetötet werden, wie aus dem positiven Übertragungsversuch zu ersehen ist. Extrahepatische Herde haben bei unseren Patienten nicht auf die Mebendazoltherapie angesprochen, möglicherweise deswegen, weil das wenige resorbierte Mebendazol zu 80% gleich eliminiert (first pass elimination) und in der Galle ausgeschieden wird [2]. Ein Versagen der Therapie war im allgemeinen nur dann zu beobachten, wenn durch die orale Mebendazoltherapie (bis 4,5 g/Tag) keine ausreichend hohen Serumspiegel (über 200 nmol/l) erreicht werden konnten oder wenn die Therapie unterbrochen wurde.

Eine lebenslange Therapie der inoperablen alveolären Echinokokkose wird wohl unvermeidbar sein, weil die Metacestoden nicht absterben und weil nach Absetzen der Therapie die alveoläre Echinokokkose weiter wächst, wie bei zwei der drei Auslaßversuche zu beobachten war.

Die Nebenwirkungen einer so hoch dosierten Langzeittherapie sind erstaunlich gering. Mebendazol mußte nur einmal abgesetzt werden, weil es eine Hepatitis induzierte, wie es auch eine andere Arbeitsgruppe beobachtete [8]. Knochenmarkstoxizität, wie von anderen beschrieben [5], sahen wir nicht. Auffallend war bei allen unseren Patienten eine deutliche Gewichtszunahme. Ob diese lediglich auf ein besseres klinisches Allgemeinbefinden zurückzuführen oder möglicherweise eine direkte Mebendazolwirkung ist, muß offenbleiben. Die Compliance der Patienten war auffallend gut. Es bleibt zu hoffen, daß nicht der hohe Preis der Therapie (15 000−17 000 DM/Jahr) Patienten und behandelnde Ärzte veranlassen wird, das Mebendazol abzusetzen.

Zwar kann das Mebendazol die Metacestoden nicht abtöten und somit die alveoläre Echinokokkose nicht heilen, es kann auch nicht eine kurative Resektion ersetzen, doch gibt es dem inoperablen Patienten eine reelle Chance länger und und beschwerdefreier zu leben.

Wir danken der Abteilung Klinische Pharmakologie der Universität Bern für die Bestimmung des Mebendazols im Serum.

Literatur

1. Campbell WC, Blair LS (1974) Treatment of the cystic stage of Taenia crassiceps and Echinococcus multilocularis in laboratory animals. J Parasitol 60: 1053−1054 − 2. Dawson M et al. (1982) The pharmacokinetics and bioavailability of mebendazole in man: A pilot study using 3H-mebendazole. Br J Clin Pharmacol 14: 453−455 − 3. Eckert J, Pohlenz J (1976) Zur Wirkung von Mebendazol auf Metazestoden von Mesocestoides corti und Echinococcus multilocularis. Tropenmed Parasitol 27: 247−262 − 4. Junge U, Mohr W (1983) Mebendazol-Hepatitis. Z Gastroenterol 21: 736−738 − 5. Kern P (1983) Human echinococcosis: follow-up of 23 patients treated with mebendazole. Infection 11: 17−24 − 6. Müller E et al. (1982) Treatment of human echinococcosis with mebendazole: preliminary observations in 28 patients. Hepatogastroenterol 29: 236−239 − 7. Schantz PM et al. (1982) Chemotherapy for larval echinococcosis in animals and humans: report of a workshop. Z Parasitenkd 67: 5−26 − 8. Seitz R et al. (1983) Hepatozelluläre Arzneimittelreaktion unter Mebendazoltherapie bei Echinococcus cysticus. Z Gastroenterol 21: 324−329

Staritz, M., Ewe, K., Meyer zum Büschenfelde, K.-H. (1. Med. Klinik und Poliklinik der Universität Mainz)

Beeinflussen moderne Analgetika die Funktion der Papilla Vateri?

Einleitung

Die Papilla Vateri ist die gemeinsame Ausmündung des Gallenganges und des Bauchspeicheldrüsenganges. Sie besteht aus glatter Muskulatur [13] und hat die physiologische Aufgabe, die Entleerung von Galle und Bauchspeichel in das Duodenum zu regulieren und dabei gleichzeitig duodeno-biliären Reflux zu verhindern [7]. Ihre Funktion ist nach bisheriger Kenntnis von dem geregelten Zusammenspiel von Öffnungsphase und Verschlußphase abhängig [7, 10, 13].

Frühere Untersuchungen, die in erster Linie durch Perfusionsstudien über eine eingelegte postoperative T-Drainage erfolgten, kamen bereits zu dem Ergebnis, daß verschiedene Pharmaka die Papillenfunktion beeinflussen müssen [8]. Es fiel besonders auf, daß Narkotika [9] und Morphinderivate den transpapillären Abstrom behindern [11, 13].

Da verschiedene moderne, hochwirksame Analgetika eine ähnliche Molekularstruktur wie Morphinderivate aufweisen (Abb. 1), sollte deren Einfluß auf die Papillenfunktion untersucht werden.

Im Gegensatz zu den bisherigen indirekten Messungen der Papillenfunktion kann die Papillenmotilität, ihr Ruhedruck sowie der Druck im Gallengang endoskopisch direkt und ohne im Vergleich zu einer ERCP wesentlich höheren Aufwand durchgeführt werden. Daher wurde dieses neue Verfahren (ERCP-Manometrie) [2, 3, 5, 6, 14] herangezogen, um zu klären, ob moderne Analgetika die Funktion der Papilla Vateri beeinflussen können.

Die vorliegende Arbeit berichtet über die Ergebnisse und diskutiert ihren klinischen Stellenwert.

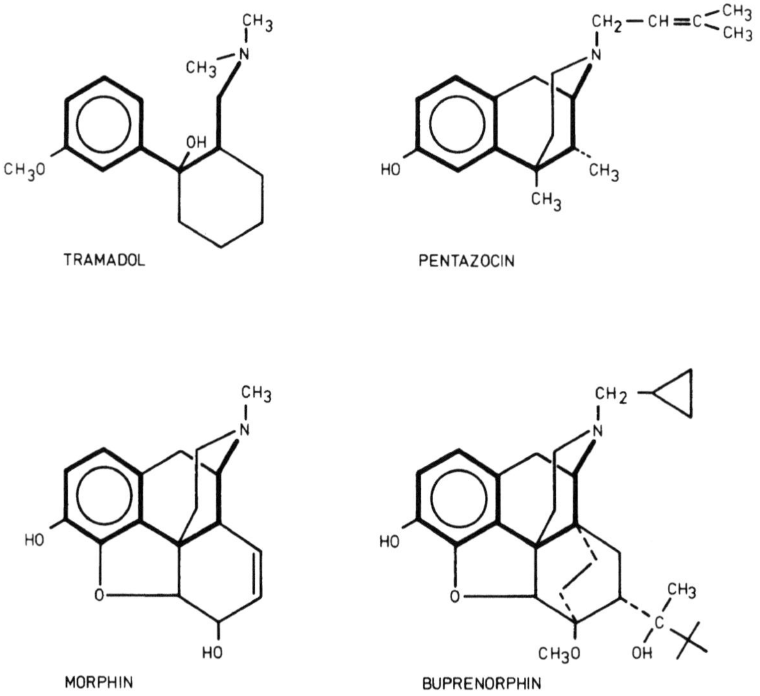

Abb. 1. Strukturformeln von Morphin und drei modernen Analgetika

Material und Methode

In die Studie wurden 18 Patienten (mittleres Alter 48 Jahre) ohne Erkrankungen des pankreatiko-biliären Systems eingeschlossen. Bei keinem Patienten bestand eine Systemerkrankung, Diabetes mellitus, Ulcera ventriculi oder duodeni oder Alkoholismus. Medikamenteneinnahme mit möglicher Wirkung auf die gastrointestinale Motilität war durch Befragen ausgeschlossen worden. Die Untersuchung erfolgte bei allen Patienten stets morgens zur gleichen Zeit zwischen 8 und 9 Uhr nach 12stündiger Nahrungskarenz.

Alle Untersuchten waren aufgeklärt und einverstanden.

Zur endoskopischen Papillen- und Gallenwegsmanometrie wurde die Papilla Vateri in ERCP-Standardtechnik [4] nach Prämedikation der Patienten mit 10−15 mg Diazepam aufgesucht. Danach erfolgte die Intubation der Papilla Vateri mit einem durch das Endoskop (Olympus JF 1 T, Olympus Optical Co., Tokyo, Japan) vorgeschobenen dreilumigen Manometriekatheter von 1,5 mm äußerem Durchmesser (Fa. Meditech, Watertown, Mass., USA). Die drei Kapillarlumina mündeten als Seitöffnungen im Bereich der Katheterspitze mit jeweils 2 mm Abstand. Die Intubationstiefe der Papille konnte an einer Ringmarkierung der Katheterspitze, und die korrekte Position im Ductus choledochus an der Galleaspiration durch ein Katheterlumen ersehen werden. Die restlichen zwei Katheterlumina wurden mit einer kapillarhydraulischen Perfusionspumpe nach Arndorfer [1] mit einem konstanten Minutenvolumen von 0,2 ml physiologischer NaCl-Lösung perfundiert. Die Katheterlumina waren mit zwei Statham-Elementen (Beckman, Typ 4-327-G) verbunden. Die von den Statham-Elementen aufgenommenen Druckänderungen im Bereich der Katheterspitze konnten mit einem Direktschreiber (Beckman 511 A) bei einem Papiervorschub von 1 mm/s registriert werden. Mit dieser Meßanordnung konnten im Bereich des Sphinkter Oddi-Segmentes phasische Druckschwankungen registriert werden. Die phasischen Druckanstiege entsprechen dabei den Kontraktionen des Sphinkter Oddi-Muskels (Papillenkontraktion). Die Amplitude der Ausschläge wird als Papillenkontraktionsamplitude, die Dauer der Amplitude als Papillenkontraktionsdauer bezeichnet. Die Position des Meßkatheters im Ductus choledochus ermöglicht die Bestimmung des Choledochusdruckes. Beim Zurückziehen der Katheterspitze wird im Sphinkter Oddi-Segment der Papillenresidualdruck gemessen. Der Druck im Duodenum auf Höhe der Papilla Vateri dient als Nullreferenz zur Bestimmung des Papillenresidualdruckes und des Choledochusdruckes.

Zur Auswertung der Meßkurven wurden jeweils zehn aufeinanderfolgende Papillenkontraktionen ausgewertet und daraus der Mittelwert bestimmt.

Alle Mittelwerte sind als $\bar{x} \pm$ SEM angegeben. Die Untersuchung auf statistische Signifikanz erfolgte mit dem Wilcoxon-Test. Das Protokoll der Studie sah vor, daß bei den Untersuchten zunächst die Papillenruhemotilität, der Papillenresidualdruck und der Choledochusdruck aufgezeichnet wurden. Danach erfolgte bei fünf Patienten die intravenöse Injektion von 1 Ampulle (30 mg) Pentazocin, bei acht Patienten von 1 Ampulle (50 mg) Tramadol, bei fünf Patienten 1 Ampulle (0,2 mg) Buprenorphin und bei fünf Patienten 1 ml NaCl (Kontrollgruppe). 10 min danach wurde die manometrische Untersuchung wiederholt.

Ergebnisse

Die vier untersuchten Gruppen zeigten unter Ausgangsbedingungen keinen Unterschied der Papillenmotilitätsparameter und des Papillenresidualdruckes. Die Papillenkontraktionsfrequenz wurde mit 5,3−5,7/min, die Papillenkontraktionsamplitude mit 60,2−62,5 mm Hg und die Papillenkontraktionsdauer mit 5,5−6,3 s bestimmt (Abb. 2A−D). Die Untersuchung der Kontrollgruppe 10 min nach NaCl-Injektion hatte keine Veränderung der Papillenmotilitätsparameter zur Folge. Dies galt ebenfalls für die Injektion von Tramadol und Buprenorphin. Die Pentazocininjektion hingegen bewirkte eine signifikante Verlängerung der Papillenkontraktionsdauer von $6,2 \pm 0,2$ s auf $8,1 \pm 0,27$ s ($p < 0,05$) (Abb. 2B) sowie

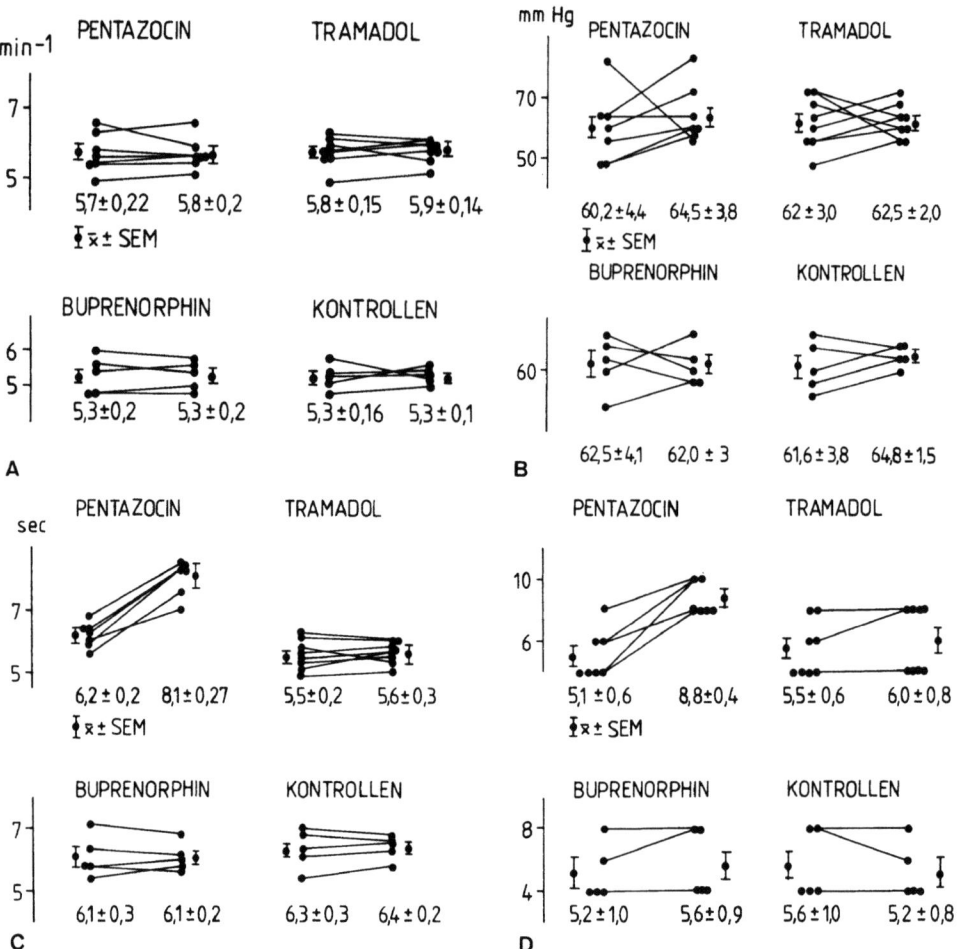

Abb. 2A–D. Vergleich der Papillenmotilitätsparameter Papillenkontraktionsfrequenz (**A**), Papillenkontraktionsamplitude (**B**), Papillenkontraktionsdauer (**C**) sowie Papillenresidualdruck (**D**) vor und 10 min nach i.v. Injektion von Pentazocin, Tramadol, Buprenorphin und NaCl (Plazebo)

eine Erhöhung des Papillenresidualdruckes von $5,1 \pm 0,6$ auf $8,8 \pm 0,4$ mm Hg ($p < 0,05$) (Abb. 2D). Die Papillenkontraktionsfrequenz und die Papillenkontraktionsamplitude blieben unverändert (Abb. 2A und B).

Komplikationen infolge der ERCP-Manometrie oder der nachfolgenden Cholangiopankreatikographie traten bei keinem der Untersuchten auf. Auch die verwendeten Analgetika zeigten keinerlei Nebeneffekte.

Diskussion

Unsere Untersuchung zeigte, daß Pentazocin zu einer Verlängerung der Papillenkontraktionsdauer und zu einer Erhöhung des Papillenresidualdruckes führt. Die Gabe von NaCl, Tramadol und Buprenorphin zeigte keinen Effekt auf die untersuchten Papillenmotilitätsparameter.

Die Papillenkontraktionsdauer entspricht nach einer eigenen radiologischen manometrischen Vergleichsuntersuchung und entsprechend den Befunden von Ono [10] der Verschlußphase der Papille. Der Galfefluß sistiert während dieses Zeitraumes. Der

Papillenresidualdruck ist ein Maß für den Widerstand, den die Papille dem Gallenfluß, der aufgrund des Druckgradienten zwischen den Gallengängen und dem Duodenum passiv erfolgt, entgegengesetzt. Die Pentazocininjektion hatte diesen Widerstand signifikant erhöht.

Die berichteten Ergebnisse weisen somit darauf hin, daß Pentazocin kurzfristig (10 min) nach seiner i.v. Applikation die Papillenmotilität beeinflußt, wodurch der Gallenfluß behindert werden kann. Pentazocin sollte daher bei Erkrankungen der Gallenwege und für endoskopische Eingriffe an der Papille zurückhaltend eingesetzt werden. Dies gilt besonders bei Patienten mit akuter Cholezystitis, bei denen ohnehin häufig eine Störung der Papillenfunktion vorliegt [12].

Über die Zeitdauer dieser unerwünschten Pentazocinwirkung an der Papilla Vateri sollten weitere Untersuchungen Aufschluß geben. Diese Untersuchungen sollten auch ausschließen, daß die anderen verwendeten Analgetika nach dem First pass-Mechanismus durch die Leber etwa durch Metabolitenbildung einen ähnlichen Effekt an der Papilla Vateri hervorrufen könnten.

Die vorliegende Untersuchung der Analgetikanebenwirkungen auf die Papilla Vateri war mit Hilfe der ERCP-Manometrie ohne Schwierigkeiten und komplikationslos durchführbar. Die im Vergleich zu einer Routine-ERCP für den Patienten anfallende zusätzliche Belastung, die lediglich in einer um wenige Minuten verlängerten Untersuchungsdauer bestand, erschien den befragten Patienten akzeptabel.

Wir meinen daher, daß sich diese Untersuchungsmethode für weitere Studien eignen könnte. Die vorgelegten Ergebnisse sollten darauf hinweisen, daß stark wirksame moderne Analgetika die Papilla Vateri oder allgemein die glatte Muskulatur in unerwünschter Weise beeinflussen können.

Zusammenfassung

Frühere indirekte Untersuchungen der Papillenfunktion (Perfusionsmanometrie) konnten zeigen, daß Morphine zu einer transpapillären Abflußstörung führen. Da die Strukturformel verschiedener moderner Analgetika der des Morphinmoleküls ähnelt, wurde deren möglicher Effekt auf die Funktion der Papilla Vateri überprüft.

Mit Hilfe der endoskopischen Papillen- und Gallenwegsmanometrie wurde die Funktion der Papilla Vateri vor und 10 min nach i.v. Injektion von 30 mg Pentazocin ($n = 5$), 50 mg Tramadol ($n = 8$) bzw. 0,2 mg Buprenorphin ($n = 5$) charakterisiert und die Ergebnisse einem Vergleichskollektiv ($n = 5$) gegenübergestellt, das lediglich 1 ml 0,9%ige NaCl-Lösung erhalten hatte.

Die Pentazocingabe verlängerte die Papillenkontraktionsdauer von $6,2 \pm 0,2$ s auf $8,1 \pm 0,27$ s ($p < 0,05$) und erhöhte den Papillenresidualdruck von $5,1 \pm 0,6$ mm Hg auf $8,8 \pm 0,4$ mm Hg ($p < 0,05$). Die übrigen Motilitätsparameter blieben nach Pentazocingabe unverändert. In den anderen untersuchten Gruppen ergab sich kein Unterschied.

Die Ergebnisse weisen darauf hin, daß Pentazocin zu einer Behinderung des Gallenflusses führt. Obwohl die jetzige Untersuchung keinen Aufschluß über die Zeitdauer dieser unerwünschten Pentazocinwirkung gibt und eine spätere ähnliche Wirkung der anderen Pharmaka (Metaboliten) nicht ausgeschlossen werden kann, sollte Pentazocin bei Gallenwegs- und Pankreaserkrankungen sowie als Prämedikation zu endoskopischen Eingriffen an der Papille nur zurückhaltend eingesetzt werden. Die Ergebnisse dieser Untersuchung sollen ebenfalls auf die mögliche unerwünschte Wirkung von Analgetika auf die Papilla Vateri oder allgemein auf glatte Muskulatur hinweisen.

Literatur

1. Arndorfer RC, Steff JJ, Dodds WJ, Linehan JH, Hogan WJ (1977) Improved infusion system for intraluminal oesophageal manometry. Gastroenterology 24: 7−23 − 2. Bar-Meir S, Greenen JE, Hogan

WJ (1979) Biliary and pancreatic duct pressures measured by ERCP manometry in patients with suspected papillary stenosis. Dig Dis Sci 24: 209–213 – 3. Carr-Locke DL, Gregg JA (1981) Endoscopic manometry of pancreatic and biliary sphincter zones in man: basal results in healthy and volunteers. Dig Dis Sci 26: 7–15 – 4. Cotton PB (1972) Cannulation of the papilla of Vater by endoscopy and retrograde cholangiopancreatography (ERCP). Gut 13: 1014–1017 – 5. Csendes A, Kruse A, Funch-Jensen P (1979) Pressure measurements in the biliary tract and pancreatic duct system in controls and in patients with gallstones, previous cholecystectomy or common bile duct stones. Gastroenterology 77: 1203–1210 – 6. Gennen JE, Hogan WJ, Dodds WJ, Stewart ET, Arndorfer RC (1980) Intraluminal pressure recording from the human sphincter of Oddi. Gastroenterology 78: 317–324 – 7. Hand BH (1973) Anatomy and function of the extrahepatic biliary system. Clin Gastroenterol 2: 3–29 – 8. Hopton DS, Torrance HB (1967) Action of various drugs on the human common bile duct. Gut 8: 296–300 – 9. Kroesen G, Bodner E, Russe W (1978) Beeinflussung der intraoperativen Cholangiomanometrie durch Anästhesiemethoden. Anaesthesist 27: 21–24 – 10. Ono K, Watanabe N, Suzuki K, Tsuchida H, Sugiyama Y, Abo M (1968) Bile flow mechanisms in man. Arch Surg 96: 869–874 – 11. Persson OA, Ekman M (1972) Effect of morphine CCK and sympathicomimetics on the sphincter of Oddi and intramural pressure on cat duodenum. Scand J Gastroenterol 7: 345–349 – 12. Staritz M, Ewe K, Meyer zum Büschenfelde K-H (1983) Endoskopische Papillen- und Gallenwegsmanometrie bei Patienten mit Cholezystolithiasis. Verh Dtsch Ges Inn Med 89: 837–840

Räth, U., Zuna, I., Schlaps, D., Limberg, B., Lorenz, A., van Kaick, G., Lorenz, W. J., Kommerell, B. (Inst. für Nuklearmedizin des DKFZ und Med. Univ.-Klinik, Abt. für Gastroenterologie, Heidelberg)

Die Wertigkeit von Echogenität und Grauwertverteilung bei der subjektiven und rechnergestützten sonographischen Diagnostik des diffusen Leberparenchymschadens

Mttels der konventionellen Beurteilung des Ultraschallbildes ist es möglich, zwischen 65% und 85% aller Echogramme von Patienten mit diffusem Leberparenchymschaden als pathologisch verändert zu erkennen [1]. Ein wichtiges differentialdiagnostisches Kriterium ist dabei die beim pathologischen Echogramm erhöhte Bildhelligkeit oder die Echogenität [5]. Bei der rechnergestützten B-Bildanalyse wird die Bildhelligkeit durch den mittleren Grauwert geschrieben; die Standardabweichung der Grauwerte berücksichtigt zusätzlich ihre räumliche Verteilung. Es liegt deshalb nahe, die Wertigkeit des Kriteriums Echogenität der rechnergestützten Grauwerthistogrammanalyse unmittelbar gegenüberzustellen.

Patienten und Methoden

Aus der Datenbank unseres rechnergestützten Ultraschallsystems wurden die Grauwerthistogramme von 40 Lebergesunden und 40 Patienten mit bioptisch gesichertem diffusem Leberparenchymschaden zufällig ausgewählt und analysiert. Die computerechographische Auswertung wurde mittels eines an unserem Institut entwickelten Ultraschalldatenerfassungs- und -verarbeitungssystem durchgeführt [3]. Als Ultraschallgerät kommt dabei ein Picker-Echoview 80 L-Compound-Scanner mit 3,5 MHz Transducer zur Anwendung. Die TGC-Einstellung ist untersucherunabhängig und an Normallebern empirisch ermittelt. Die Digitalisierung des A-Scan-Signals erfolgt mit einer Amplitudenauflösung von 8 Bit = 256 Graustufen. Die Bildanalyse erfolgt Region of interest (ROI) bezogen, wobei die Ergebnisse durch rechnerische TGC-Dekompensation unabhängig von Größe, Form und Lage der ROI's sind. Zur Auswertung wurden die Parameter mittlerer Grauwert ($\bar{G}$) und Standardabweichung der Grauwerte (S_G) aus dem Grauwerthistogramm analysiert.

Zum Vergleich der diagnostischen Wertigkeit von subjektiv beurteilter Echogenität und Grauwertanalyse wurden 30 zufällig ausgewählte Lebersonogramme herangezogen, darunter

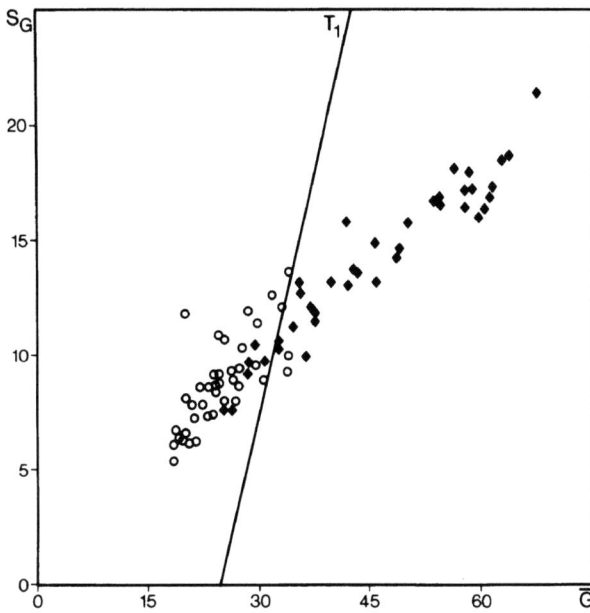

Abb. 1. Computerechographische Analyse der Grauwerthistogramm-parameter (Ḡ) und (S_G) von 40 Lebergesunden (○) und 40 Patienten mit diffusem Leberparenchymscha-den (◆). Trennachse (T) diskriminanzanalytisch ermittelt

zehn Normalbefunde. Sie wurden von drei unabhängigen Untersuchern ohne Kenntnis bioptischer und klinischer Daten nach folgenden Kriterien beurteilt:

Echogenität und Schallabsorption

Peripheres Gefäßmuster und Weite der intrahepatischen Portalregion, Organform

Größe von Leber und Lobus caudatus

Milzgröße und Aszites.

Diese Sonogramme wurden bei standardisierter TGC-Einstellung aufgenommen, welche allerdings zur Optimierung der Darstellung geringgradig variiert wurde [2]. Die diagnostische Aussage der Untersucher sollte sich auf „normales Sonogramm" oder „Lebersonogramm bei diffusem Leberparenchymschaden" beschränken.

Ergebnisse

Die Trennung der beiden Gruppen mittels Diskriminanzanalyse [4] unter alleiniger Berücksichtigung der Grauwerthistogrammparameter mittlerer Grauwert und Standardabweichung der Grauwerte gelang zu 90%; die Spezifität war 95% und die Sensitivität 85%; zwei Lebergesunde wurden als pathologisch und sechs Patienten als normal klassifiziert (Abb. 1).

Konventionelle Beurteilung der Lebersonogramme (Tabelle 1).

Beim Untersucher A besteht eine weitgehend positive Korrelation zwischen erhöhten Ḡ und S_G-Werten und erhöhter Echogenität. Untersucher B nahm dagegen eine wesentlich

Tabelle 1. Beurteilungsergebnisse (30 Lebersonogramme) der Untersucher A, B und C unter alleiniger Berücksichtigung der Echogenität und unter Anwendung aller Kriterien (Zahlen in Klammern)

	Spezifität	Sensitivität	Trefferrate
Untersucher A	90% (80%)	90% (95%)	90% (90%)
Untersucher B	50% (70%)	55% (85%)	53% (80%)
Untersucher C	90% (60%)	45% (85%)	60% (77%)

inhomogenere Zuordnung des Kriteriums erhöhte Echogenität vor als A: Extreme $\bar{G}$ und S_G-Werte werden jedoch auch von B mit erhöhter Echogenität korreliert. Untersucher C verhielt sich bei der Beurteilung der Echogenität zwar relativ spezifisch, jedoch beurteilte er die Echogramme mit hohen $\bar{G}$- und S_G-Werten in ihrer Echogenität als normal.

Diskussion

Wie unsere Ergebnisse zeigen, erlaubt die Analyse von einfachen Parametern des Grauwerthistogramms eine Quantifizierung des Kriteriums Echogenität. Die Berücksichtigung dieser quantitativen Ergebnisse bei der Interpretation von Lebersonogrammen führt zu einer weitgehenden untersuchungsabhängigen echographischen Diagnostik diffuser Leberparenchymveränderungen. Das Spektrum der von den drei Untersuchern erzielten Ergebnisse entspricht den Angaben der Literatur. Die beobachtete Observervariation stellt ein ungelöstes Problem der Ultraschalldiagnostik dar, das nur durch den Einsatz objektiver und reproduzierbarer Verfahren wie die rechnergestützte Auswertung gelöst werden kann. Eine der wesentlichen Voraussetzungen für den diagnostischen Einsatz der Grauwerthistogrammanalyse sind Ultraschallsysteme ausreichender Grauwertauflösung. Die in unserem System zur Verfügung stehenden 256 Graustufen können jedoch ohne Verschlechterung der diagnostischen Aussage auf 64 Graustufen der Bildspeicher heute gebräuchlicher Ultraschallgeräte reduziert werden. Mit einigen dieser Systeme kann mit Einschränkungen bereits eine rechnergestützte Grauwertanalyse durchgeführt werden. Da die Ergebnisse jedoch geräteabhängig sind, ist die diagnostische Software nur beschränkt kompatibel; die Übertragung von einem Ultraschallsystem zum anderen ist deshalb ohne Modifikation nicht möglich.

Literatur

1. Debongnie JC, Pauls C, Fievez M, Wibin E (1981) Prospective evaluation of the diagnostic accuracy of liver. Ultrasonography Gut 22: 130–135 – 2. Foster KJ, Dewbury KG, Griffith AH, Wright R (1980) Br J Radiol 53: 440–442 – 3. Geissler M, Lorenz A, Zabel HJ, Lorenz WJ, Schlaps D, Zuna I (1982) A computerizid echographic data aquisitation and evaluation system for tissue characterization. Proc World Congr Med Phys Biomed Ing, Hamburg – 4. Lachenbruch PA (1975) Discriminant analyses. Hafner Press, Macmillan Publ Co – 5. Rettenmaier G (1977) Lebersonographie. Thieme Copythek. Thieme, Stuttgart

Hoensch, H. (Abt. Allg. Innere Medizin, Univ. Essen), Schreyer, I. (Med. Univ.-Klinik Tübingen)
Enzyminduktion beim alkoholischen Leberschaden: Einfluß der Leberhistologie

1. Einleitung

Alkohol (= Äthanol, Äthylalkohol)-Abusus kann zum beschleunigten Abbau von lipophilen Medikamenten führen (Misra et al. 1971). Nüchterne Alkoholiker benötigen deshalb eine höhere Dosierung von Sedativa (Misra et al. 1971), Tolbutamid (Carulli et al. 1971), Doxyzyklin (Neuvonen et al. 1976) sowie Antikoagulantien und Antiepileptika (Iber et al. 1977).
   Die gesteigerte Verschwinderate von Medikamenten aus dem Körper bei Alkoholikern wird durch eine erhöhte Aktivität der arzneimittelabbauenden mikrosomalen Enzyme der

Leber erklärt (Lieber 1973). Es wird angenommen, daß chronische erhöhte Alkoholzufuhr diese mikrosomalen Monooxygenaseenzyme durch Induktion (Vermehrung der Menge an Enzymprotein) in ihrer Aktivität steigert (Hoensch et al. 1984). Eine Enzyminduktion läßt sich jedoch nicht bei allen Alkoholikern nachweisen. Es ergeben sich deshalb bei der Einschätzung der enzyminduzierenden Wirkung von Alkohol zwei generelle Probleme: 1. Wie soll die Enzyminduktion nachgewiesen werden und 2. welche Alkoholiker sind induziert?

Zum Nachweis einer Enzyminduktion stehen in vivo und in vitro Verfahren zur Verfügung (Ohnhaus et al. 1983; Hoensch et al. 1984). Wir haben den direkten Nachweis der Induktion durch Messung der Enzymaktivität im Lebergewebe verwendet (Hoensch et al. 1979). In vivo-Verfahren gestatten nur eine indirekte Beurteilung der Enzymaktivität, da eine beschleunigte Verschwinderate eines Medikaments nicht nur von der Enzymaktivität beeinflußt wird, sondern auch von anderen Faktoren wie Absorption, Eiweißbindung, Leber- und Nierenfunktion.

Zur Klärung der zweiten Frage haben wir untersucht, wie häufig bei internistischen Patienten mit Alkoholabusus eine Enzyminduktion auftritt.

2. Probanden und Methodik

39 Patienten, die zur Beurteilung eines alkoholischen Leberschadens stationär behandelt wurden, nahmen an der Studie teil (28 Männer und 11 Frauen). Alle Patienten wurden leberbiopsiert und die Serumleberteste durchgeführt. Die diagnostische Einordnung der Lebererkrankung erfolgte aufgrund obiger Untersuchungsbefunde und der Alkoholanamnese durch einen nicht an der Studie beteiligten Arzt. Als Alkoholiker wurden Patienten angesehen, die täglich und kontinuierlich mehr als 80 g Alkohol bei Männern und mehr als 50 g bei Frauen für mehr als 5 Jahre eingenommen hatten. Folgende Typen des alkoholischen Leberschadens wurden gefunden: Sieben Patienten mit Fettleber (6 ♂, 1 ♀; Alter 40,9 ± 7,0 Jahre), zwölf Patienten mit alkoholischer Hepatitis (10 ♂, 2 ♀; Alter 44,0 ± 16,0 Jahre), drei Patienten mit kompensierter Leberzirrhose (2 ♂, 1 ♀; Alter 46,0 ± 5,3 Jahre), sechs Patienten mit histologisch normaler Leber (6 ♂, Alter 50,0 ± 11,4 Jahre) und fünf Patienten mit dekompensierter Leberzirrhose (1 ♂, 4 ♀; Alter 45,8 ± 7,2 Jahre). Ein Patient wurde in der 2. und 3. Gruppe eingeordnet, da Leberzirrhose und alkoholische Hepatitis gleichzeitig bestanden. Diese fünf Gruppen wurden untereinander und mit sieben Patienten ohne Leberschaden und ohne Alkoholismus verglichen (Kontrollgruppe). Diese Kontrollgruppe enthielt vier Männer und drei Frauen (Alter 34,9 ± 15,1 Jahre).

Etwa 10 mg Feuchtgewicht des Leberbiopsiematerials wurde homogenisiert, mit Ultraschall behandelt und folgende Enzymaktivitäten wurden im 9 000 g-Überstand nach Zentrifugation des Homogenats bestimmt: 7-Äthoxycoumarin-O-deäthylase (EOD), NADPH-Cytochrom c-Reduktase und p-Nitroanisol-O-demethylase (Hoensch et al. 1979).

3. Ergebnisse

Abb. 1 zeigt das Ausmaß der Enzyminduktion durch Alkohol bei den verschiedenen Patientengruppen. Die normale mittlere EOD-Aktivität (gemessen bei lebergesunden Nichtalkoholikern = Kontrollgruppe) wurde als 100% angesehen und die Erhöhung bzw. Verminderung des Mittelwertes der einzelnen Gruppen gegenüber diesem normalen Mittelwert verglichen und in Prozent angegeben. Die spezifische EOD-Aktivität der Kontrollgruppe betrug 39,4 ± 9,1 pMol/min/mg Protein.

Es fällt auf, daß die Alkoholiker mit Fettleber eine fast dreifach erhöhte Enzymaktivität gegenüber der Kontrollgruppe aufweisen. Patienten mit alkoholischer Hepatitis zeigten ebenfalls eine Enzyminduktion, jedoch nur auf das $1^1/_2$fache des Kontrollwertes. Die

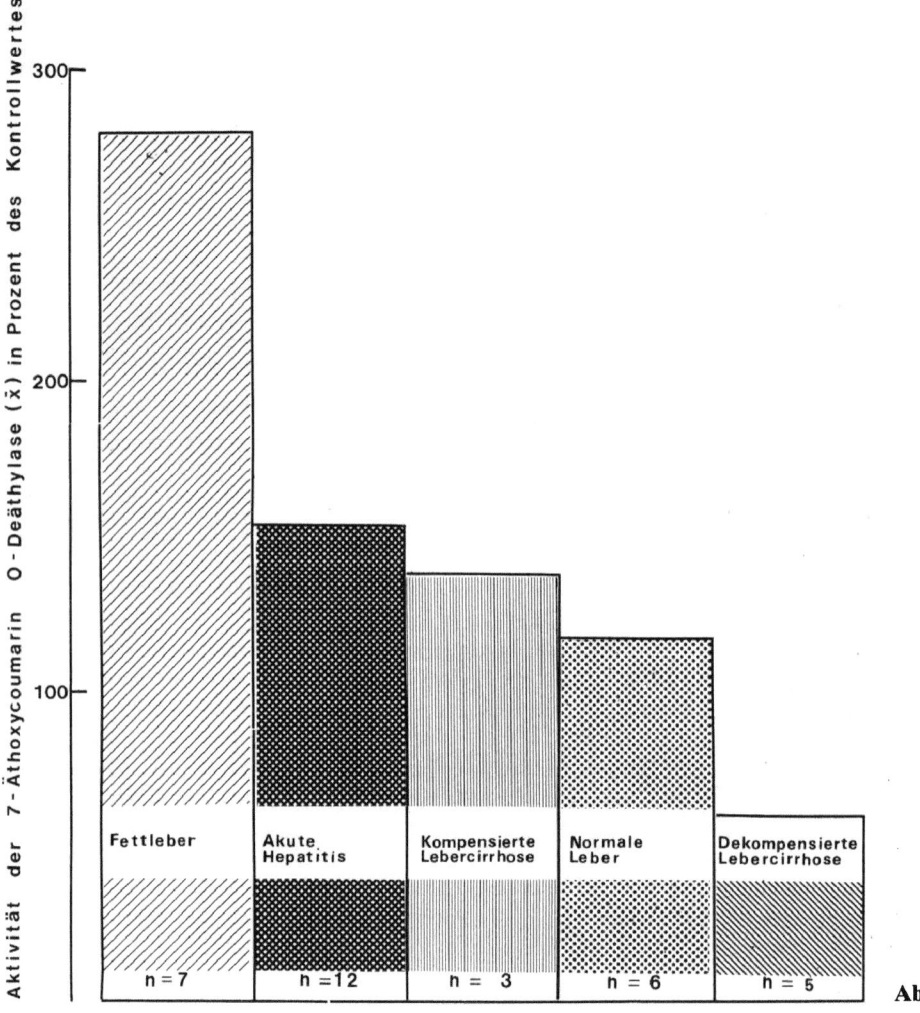

Abb. 1

Alkoholiker mit kompensierter Leberzirrhose (Serumalbumin > 3 g/l, ohne Aszites) waren leicht induziert, jedoch ist dieser Effekt aufgrund der geringen Fallzahl nicht eindeutig zu sichern. Alkoholiker ohne Leberschaden hatten im Mittel eine geringe Enzymaktivitätserhöhung, die sich jedoch nicht statistisch signifikant von der Kontrollgruppe unterschied. Bei der dekompensierten alkoholischen Leberzirrhose (Serumalbumin > 3 g/l, mit Aszites) waren die Enzymaktivitäten des Lebergewebes deutlich vermindert ($p < 0,1$).

Die Differenz der EOD-Werte bei Patienten mit alkoholischer Fettleber und alkoholischer Hepatitis wurde genauer analysiert, da eine unterschiedliche Verteilung von Faktoren wie Alter, Geschlecht, Rauchgewohnheiten und Grad des Alkoholabusus für die beobachteten Unterschiede in Frage kämen. Wir haben deshalb beide Gruppen hinsichtlich der oben genannten Faktoren angepaßt („Matching"), so daß eine entsprechende Vergleichbarkeit besteht.

Abb. 2 zeigt den Vergleich der individuellen Enzymaktivitäten beider Gruppen. Der Unterschied ist statistisch signifikant. Die Enzymaktivitäten der NADPH-Cytochrome c-Reduktase zeigen keine Unterschiede zwischen den Gruppen, während die der p-Nitroanisol-O-demethylase ein ähnliches Muster wie die EOD aufweisen.

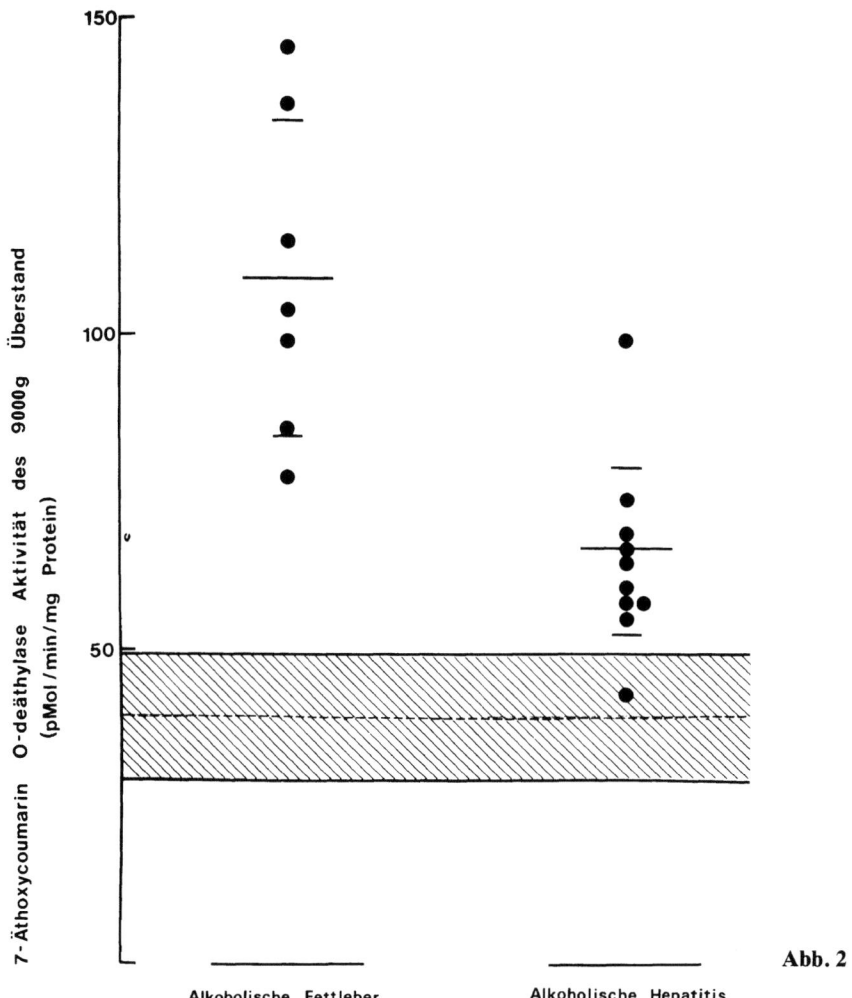

Abb. 2

4. Diskussion

Unsere Ergebnisse zeigen, daß die Enzyminduktion durch Alkoholabusus durch die Bestimmung der Enzymaktivitäten des mikrosomalen Fremdstoffmetabolismus (Monooxygenaseenzyme) im Leberbiopsiematerial von Patienten erfaßt werden können. Induzierende Arzneimittel wie Rifampicin und Antiepileptika verursachten ebenfalls eine starke Erhöhung der von uns bestimmten Enzymaktivitäten in Nadelbiopsieproben der Leber, die jedoch deutlich höher ausfiel, als die bei Alkoholinduktion (Hoensch et al. 1981). Wir glauben deshalb, daß es unsere Methode gestattet, die Enzyminduktion beim Alkoholiker zu erfassen. Die bisherigen Untersuchungen hinsichtlich Alkoholinduktion hatten kein einheitliches Bild ergeben (Hoensch et al. 1984). Wahrscheinlich beruhen die diskrepanten Befunde auf der Tatsache, daß uneinheitliche Patientengruppen kombiniert wurden und daß die Dauer der Alkoholkarenz nicht berücksichtigt wurden (Hoensch et al. 1984). Die alkoholische Fettleber ist stärker induziert als die alkoholische Hepatitis bei gleicher Alkoholexposition. Wahrscheinlich kann der entzündlich geschädigte Hepatozyt nicht ausreichend mit Induktion reagieren. Bei gesunder Leber trotz Alkoholabusus fanden wir keine Enzyminduktion. Wir nehmen an, daß die Leber dieser Patienten eine hohe alkoholabbauende Alkoholdehydrogenase (ADH)-Aktivität besitzt. Diese hohe ADH-Aktivität vermindert möglicherweise die

Menge an Äthanol in der Leber so stark, daß eine Induktion der mikrosomalen Enzyme nicht stattfindet.

Literatur

1. Carulli N, Manenti F, Gallo M, Salvioli GF (1971) Alcohol-drug interaction in man: alcohol and tolbutamide. Eur J Clin Invest 1: 421−424 − 2. Hoensch H, Hartmann F, Schomerus H, Bieck P, Dölle W (1979) Monooxygenase enzyme activity in alcoholics with varying degree of liver damage. Gut 20: 666−672 − 3. Hoensch H (1981) Fremdstoff-abbauendes Enzym-System der menschlichen Leber. Fortschr Med 99: 784−787 − 4. Hoensch H (1984) Enzyminduktion der Leber durch chronischen Alkoholismus als Risikofaktor der Hepatotoxizität. Z Gastroenterol 22: 1−8 − 5. Iber FL (1977) Drug metabolism in heavy consumers of ethyl alcohol. Clin Pharmacol Exp Ther 22: 735−742 − 6. Lieber CS (1973) Hepatic and metabolic effects of alcohol. Gastroenterology 65: 821−846 − 7. Misra PS, Le Fevre A, Ischi H, Rubin E, Lieber C (1971) Increase in ethanol, meprobamate and pentobarbital metabolism after chronic ethanol administration in man and in rats. Am J Med 51: 346−352 − 8. Neuvonen PJ, Penttilä O, Roos O, Tirkonen J (1976) Effect of long term alcohol consumption on the half live of tetracycline and doxycycline in man. Int J Clin Pharmacol Biopharm 14: 303−307 − 9. Ohnhaus EE, Gerber-Taras E, Park BK (1983) Enzyme-inducing drug combinations and their effects on liver microsomal enzyme activity in man. Eur J Clin Pharmacol 24: 247−250

Pott, G.[1,3], Rauterberg, J.[2], Schneider, M.[3], Högemann, B.[3], Eberhardt, G.[4], Gerlach, U.[3], ([1] Innere Abteilung, Marienkrankenhaus, Nordhorn, [2] Institut für Arteriosklerosenforschung an der Universität Münster, [3] Medizinische Universitätsklinik, Münster und [4] Fachklinik Rosenberg der LVA, Bad Driburg)

Einfluß von Malotilate auf den Kollagenstoffwechsel der Leber. Ergebnisse von Zellkulturversuchen und Patientenbehandlungen

Nach ersten Berichten beeinflußt Malotilate (Diisopropyl 1,3-dithiol-2-ylidene-malonate) (Abb. 1) den Verlauf einer Alkoholhepatitis und einer alkoholinduzierten Leberzirrhose des Menschen günstig [1]. Bei Ratten werden die CCl_4-verursachte Leberschädigung und Bindegewebsbildung durch Malotilate gemindert [1].

Die Wirkungsweise von Malotilate ist noch nicht vollständig bekannt. In Rattenlebern konnte die Stimulation der Proteinbiosynthese gezeigt werden. Die Regeneration der Hepatozyten in Rattenlebern nach partieller Hepatektomie nahm unter Malotilate zu [2]. Um zu prüfen, ob Malotilate antifibrotisch wirkt, wurde der Einfluß auf die Biosynthese von Kollagenen in kultivierten, glatten Muskelzellen ähnlichen Zellen von der fibrotischen Leber des Menschen untersucht.

2.1.3.   Chemical structure

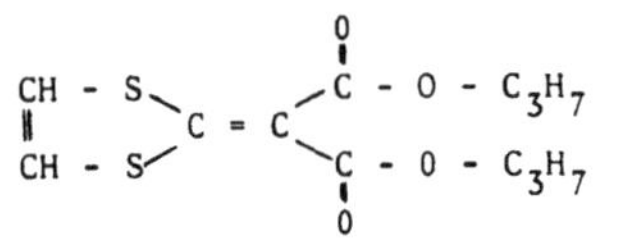

2.1.4.   Molecular formula and molecular weight

$C_{12}H_{16}O_4S_2$ 288.38

Abb. 1. Strukturformel, Molekülformel und Molekulargewicht von Malotilate (Diisopropyl 1,3-di-thiol-2-ylidene-malonate)

Material und Methoden

Aus Biopsiezylindern mit 1,4 mm Durchmesser und 3−4 mm Länge von menschlichen fibrotischen Lebern (Alkoholhepatitis, $n = 5$ Primärkulturen) wurden Explantate mit durchschnittlich 5×10^5 Zellen in der 2. und 3. Passage kultiviert. Einzelheiten der Zellkulturtechnik und der Autofluorographie wurden ausführlich beschrieben [3]. Nach Zugabe von Malotilate konnte eine dosisabhängige Hemmung der Kollagenbiosynthese bis auf 20% des Ausgangswertes festgestellt werden. Die Gesamtproteinbiosynthese wurde auf 60% reduziert. Die Konzentration des Prokollagen III-Peptids [4, 5] im Kulturmedium fiel signifikant ab. Die Konzentration von Malotilate pro ml Kulturmedium betrug 5, 10, 20 und 50 µg.

Patientenbehandlungen

Zwölf Patienten erhielten oral 3×100 mg Malotilate pro 24 Std. Die Körpergewichte der Patienten lagen zwischen 67 und 83 kg. Es waren die folgenden Diagnosen klinisch, serologisch, histologisch − bei den Patienten mit nicht eitriger, destruierender Cholangitis durch ERC − bekannt: chronisch aktive (aggressive) HBsAg-positive Hepatitis ($n = 5$), Alkoholhepatitis, z. T. mit Übergang in kleinknotige Leberzirrhose ($n = 4$), nicht eitrige, destruierende Cholangitis, z. T. mit Übergang in eine primär biliäre Zirrhose ($n = 4$). Es wurden solche Patienten in die Behandlung aufgenommen, deren Leberkrankheit nach einer 6- bis 18monatigen Vorbeobachtung als sehr progredient angesehen wurde.

Nach 4−12 Wochen fielen bei allen Patienten signifikant die GPT-Aktivitäten im Serum um mindestens 50% ab, verglichen mit einer 6monatigen Vorbeobachtung. Ein Beispiel einer Patientenbehandlung gibt die Abb. 2 wieder. Dagegen fielen die Serumkonzentrationen des durchschnittlich auf das drei- bis vierfach erhöhten Prokollagen III-Peptids (P III-P) erst nach 3−6 Monaten um 50% ab. Bei drei Patienten wurde nach halbjähriger Behandlung erneut die

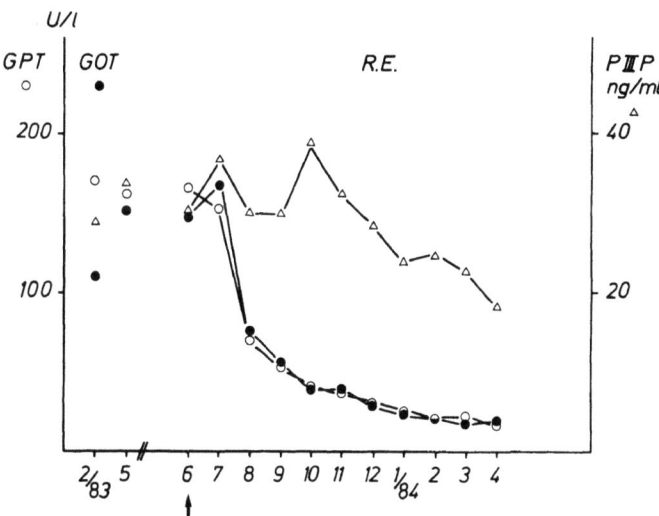

Abb. 2. Verlaufsbeobachtung eines Patienten (R. E., männlich, 41 Jahre) mit chronisch aktiver, HBsAg-positiver Hepatitis mit Übergang in Leberzirrhose ohne Bildung von Anti-HBs- und Anti-HBe-Antikörpern. Die Transaminasen GOT und GPT zeigen unter der Behandlung, verglichen mit einem Vorbeobachtungszeitraum innerhalb der ersten 2 Monate der Behandlung, einen deutlichen Abfall. P III-P-Konzentrationen fallen erst nach 3−6 Monaten signifikant ab. Der Patient wurde mit 3×100 mg Malotilate oral pro 24 Std behandelt. Eine Nachbiopsie im Dezember 1983 zeigte eine deutliche Verminderung der Einzelzellnekrosen

Leber punktiert. Im Lebergewebe war die Zahl der Einzelzellennekrosen mäßig bis deutlich zurückgegangen.

Diskussion

Die Hemmung der Kollagenbiosynthese in den kultivierten glatten Muskelzellen ähnlichen Zellen aus fibrotischen Lebern des Menschen durch Malotilate ist dosisabhängig. Diese beschriebene Beobachtung einer Proteinsynthesehemmung steht im Gegensatz zu der bisher bekannten Stimulation der Proteinbiosynthese [2]. Erklärungen für dieses Phänomen sind z. Z. noch nicht bekannt.

Die bei allen Patienten unter Malotilategabe beobachteten Abfälle der Transaminasen, die bereits bei einigen Patienten bekannte Verminderung der Einzelzellennekrosen im Lebergewebe und die Aktivitätserhöhung von Albumin und Pseudocholinesterase im Serum stützen die Annahme, daß Malotilate die Proteinbiosynthese und damit die Reparation von Hepatozyten stimuliert. Der erst später beobachtete Abfall der Serumkonzentration von P III-P kann auch dadurch erklärt werden, daß die Stimulation der Fibroplasie durch Nekrosepeptide aus untergehenden Hepatozyten vermindert ist. Die Senkung der P III-P-Spiegel in vivo muß daher nicht durch eine direkte Hemmung der Fibroplasie bewirkt werden. Die Verfasser betonen, daß die hier mitgeteilten Beobachtungen wegen der geringen Zahl der Patienten als vorläufig anzusehen sind. Die Beobachtungen bestätigen allerdings ähnliche Ergebnisse von mit Malotilate behandelten Patienten der Arbeitsgruppe Bührer et al. aus Bern [6].

Nebenwirkungen wurden unter der Therapie bislang nicht beobachtet.

Literatur

1. Monna T (1982) Malotilate Symposium, World Congress of Gastroenterology, Stockholm 1982, Abstracts − 2. Katoh M, Kitada M, Satoh T, Kitagawa H, Sugimoto T, Kasai T (1981) Further studies on the in vivo effect of Diisopropyl 1,3-dithiol-2-ylidenemalonate (NKK 105) on the liver microsomal drug oxidation system in rats. Biochem Pharmacol 30: 2759−2765 − 3. Voss B, Rauterberg J, Pott G et al. (1982) Nonparenchymal cells cultivated from explants of fibrotic liver resemble endothelial and smooth muscle cells from blood vessel walls. Hepatology 2: 19−28 − 4. Rohde H, Hahn E, Timpl R (1978) Radioimmunoassay for amino terminal procollagen peptide in liver diseases. Fresenius Z Analyt Chem 290: 151 − 5. Ackermann W, Pott G, Voss B, Müller K-M, Gerlach U (1981) Serum concentration of procollagen-III-peptide in comparison with the serum activity of N-acetyl-β-glucosaminidase for diagnosis of the activity of liver fibrosis in patients with chronic active liver disease. Clin Chim Acta 112: 365−369 − 6. Bührer M, Le Cotonnec JY, Wermeille M, Bircher J (1983) Auf dem Weg zu einer antifibrotischen Therapie der Leberzirrhose. Pilotstudien mit Malotilat. Jahrestagung der Schweizerischen Gesellschaft für Gastroenterologie 1983. Abstraktband

Hepatologie III

Sieg, A. (Med. Univ.-Klinik Heidelberg), Metz, W. (Chir. Abt., Krankenhaus Salem, Heidelberg), Stiehl, A., Raedsch, R. (Med. Univ.-Klinik Heidelberg), Wysocki, S. (Chir. Abt., Krankenhaus Salem, Heidelberg), Kommerell, B. (Med. Univ.-Klinik Heidelberg)
Vergleichende Untersuchung von Gallenblasen- und Gallengangssteinen

Gallenblasensteine in Mitteleuropa und Nordamerika bestehen zu 80−90% aus Cholesterin. Dagegen enthalten Gallengangssteine, die über 1 Jahr *nach* Cholezystektomie endoskopisch gewonnen werden, vorwiegend Pigment [6, 8]. Wir untersuchten die Zusammensetzung von *gleichzeitig* in Gallenblase und Gallengang vorhandenen Steinen bei einer Serie von 35 konsekutiven Patienten, die mit Cholezysto- und Choledocholithiasis zur Operation kamen. Es waren 27 Frauen und acht Männer im Alter zwischen 33 und 77 Jahren.

Methodik

Cholesterin wurde nach Extraktion mit Isopropylalkohl enzymatisch gemessen [5]. Bilirubin wurde in „saures" Chloroform/Methanol extrahiert [4] und mit der Äthylanthranilatdiazomethode bei pH 6,0 bestimmt [2]. Der relative Anteil von unkonjugiertem Bilirubin und Bilirubinmono- und -dikonjugaten wurden dünnschichtchromatographisch nach alkalischer Methanolyse bestimmt [3]. Kalzium wurde nach Extraktion mit 0,1 M HCl durch Titration mit EGTA und Kalzein als Indikator (Corning Instruments) gemessen. Die Angaben erfolgten in Prozent des Trockengewichtes.

Die Klassifizierung der Steine erfolgte in Anlehnung an die Vorschläge einer internationalen Konferenz über Pigmentgallensteine [7], wonach grob in vier Steinarten unterteilt wurde: 1. Cholesterinsteine mit einem Cholesteringehalt von über 80%, 2. gemischte Steine mit einem Cholesteringehalt von über 50%, 3. braune Pigmentsteine, auch Kalziumbilirubinatsteine genannt, mit einem hohen Anteil an extrahierbarem Bilirubin, Fettsäuren und Kalzium, und 4. schwarze Pigmentsteine mit einem hohen Gehalt an unlöslichen Bilirubinpolymerverbindungen und anorganischen Kalziumsalzen.

Ergebnisse

Cholesterinsteine fanden wir bei 28 Patienten in der Gallenblase und bei vier Patienten im Gallengang, gemischte Steine bei sechs Patienten in der Gallenblase und bei vier Patienten im Gallengang. Ein Patient hatte einen braunen Pigmentstein in Gallenblase und Gallengang. 29 Patienten hatten identische Steinarten in Gallenblase und Gallengang. Zwei Patienten hatten

Tabelle 1. Chemische Analyse der Gallensteine ($\bar{x} \pm$ SEM)

Steinart	Gallenblase			Gallengang		
	Cholesterin (%)	Bilirubin (%)	Kalzium (%)	Cholesterin (%)	Bilirubin (%)	Kalzium (%)
Cholesterin	$93,4 \pm 5,4$	$0,3 \pm 0,2$	$0,4 \pm 0,7$	$94,2 \pm 5,3$	$0,3 \pm 0,2$	$0,5 \pm 0,8$
Gemischt	$73,3 \pm 9,7$	$1,6 \pm 1,5$	$3,0 \pm 1,8$	$68,0 \pm 8,8$	$0,8 \pm 0,5$	$0,6 \pm 0,7$
Pigment, braun	10	28	3	10	27	3

Cholesterinsteine in der Gallenblase und gemischte Steine im Gallengang, und vier Patienten hatten gemischte Steine in der Gallenblase und Cholesterinsteine im Gallengang. Die chemische Steinanalyse ist in Tabelle 1 wiedergegeben. Die Steine in Gallenblase und Gallengang zeigten keine signifikanten Unterschiede. Nur bei drei Patienten differierte der Cholesteringehalt der Steine in Gallenblase und Gallengang um mehr als 20%. Das extrahierbare Bilirubin von zehn Cholesterinsteinen in Gallenblase und Gallengang lag zu 80% als unkonjugiertes Bilirubin, zu 16% als Bilirubinmonokonjugat und zu 4% als Bilirubindikonjugat vor. Dies stimmt mit den Ergebnissen bei braunen Pigmentsteinen überein [1] und zeigt, daß auch bei Cholesterinsteinen eine Dekonjugation der in die Galle ausgeschiedenen Bilirubinkonjugate vor Kristallisation erfolgt.

Zusammenfassung

Im Gegensatz zu Gallengangssteinen, die über 1 Jahr *nach* Cholezystektomie endoskopisch entfernt werden, zeigen *bei* Cholezystektomie entnommene Gallengangssteine die gleiche Zusammensetzung wie die dazugehörigen Gallenblasensteine und bestehen überwiegend aus Cholesterin. Es ist deshalb anzunehmen, daß bei Cholezystolithiasis gleichzeitig vorhandene Gallengangssteine aus der Gallenblase ausgewandert sind. Der hohe Cholesteringehalt läßt erwarten, daß sie für eine medikamentöse Lyse geeignet sind.

Literatur

1. Allen B, Bernhoft R, Blanckaert N, Svanvik J, Filly R, Gooding G, Way L (1981) Sludge is calcium bilirubinate associated with bile stasis. Am J Surg 141: 51−56 − 2. Blanckaert N, Fevery J, Heirwegh KPM, Compernolle F (1977) Characterization of the major diazo-positive pigments in bile of homozygous Gunn rats. Biochem J 164: 237−249 − 3. Blanckaert N (1980) Analysis of bilirubin and bilirubin mono- and di-conjugates. Biochem J 185: 115−128 − 4. Nakayama F (1968) Quantitative microanalysis of gallstones. J Lab Clin Med 72: 602−611 − 5. Roeschlau P, Bernt E, Gruber W (1974) Enzymatic assay of total cholesterol in plasma. Z Klin Chem Klin Biochem 12: 226−232 − 6. Sauerbruch T, Stellard F, Soehendra N, Paumgartner G (1983) Cholesteringehalt von Gallengangssteinen. Dtsch Med Wochenschr 108: 1099−1102 − 7. Trotman BW, Soloway RD (1982) Pigment gallstone disease: Summary of the National Institutes of Health − international workshop. Hepatology 2: 879−884 − 8. Wosiewitz U, Schenk J, Sabinski F, Schmack B (1983) Investigations on common bile duct stones. Digestion 26: 43−52

Jüngst, D., Jakob, W., Bauch, M. (Med. Klinik 2, Klinikum Großhadern, München)
Cholesterinsättigung und Bildung von Cholesterinkristallen in der Blasengalle

Einführung

Die Präzipitation von Cholesterinkristallen in der Galle wird als unerläßlich für die Bildung von Cholesteringallensteinen angesehen. Untersuchungen an Modellgallen, mizellären Lösungen von Phospholipiden, Gallensäuren und Cholesterin in Wasser zeigten eindeutig, daß eine Übersättigung mit Cholesterin für das Auftreten von Cholesterinkristallen erforderlich ist (Admirand und Small 1968; Swell et al. 1974; Carey und Small 1978). Wiederholt wurde jedoch darauf hingewiesen, daß diese Befunde nicht ohne Einschränkungen auf natürliche Galle übertragen werden können. So wurden von verschiedenen Autoren in übersättigter Galle häufig keine Cholesterinkristalle nachgewiesen (van der Linden und Nakayama 1974; Sedaghat und Grundy 1980).

Es war das Ziel der vorliegenden Untersuchung zu prüfen, ob sich in nativer Blasengalle des Menschen ein Zusammenhang zwischen Cholesterinsättigung und dem Auftreten von Cholesterinkristallen nachweisen läßt. Darüber hinaus sollte untersucht werden, inwieweit andere Faktoren die Kristallisation von Cholesterin in der Blasengalle beeinflussen. Bestimmt wurde daher neben Gallensäuren, Phospholipiden und Cholesterin die Konzentrationen anderer Lipide, wie Triglyzeride und freie Fettsäuren. Zusätzlich gemessen wurde noch der Gesamtproteingehalt und der pH, da diese Faktoren die Nukleation von Cholesterin (Holan et al. 1984; Holzbach et al. 1984) bzw. die Löslichkeit von Gallensäuren (Igimi und Carey 1980) beeinflussen könnten.

Patienten und Methoden

Untersucht wurden Blasengallen von 39 Patienten, zehn Männern und 29 Frauen, die wegen einer Cholelithiasis cholezystektomiert wurden. Nicht aufgenommen in die Studie wurden drei sogenannte „weiße" Gallen als Folge einer langanhaltenden Zystikusobstruktion.

Die durch intraoperative Punktion steril gewonnene Blasengalle wurde unmittelbar danach im Phasenkontrastmikroskop bei einer 120fachen Vergrößerung auf Cholesterinkristalle untersucht, daneben wurde eine pH-Bestimmung durchgeführt. Die Bestimmung der Gallensäuren, des Cholesterins, der Triglyzeride und der freien Fettsäuren erfolgte mit enzymatischen Standardmethoden nach vorheriger Extraktion. Zur kolorimetrischen Phospholipidbestimmung nach Fiske-Subbarow wurden die Proben ebenfalls extrahiert.

Der Proteinnachweis erfolgte mit der Lowrymethode nach zweimaliger Präzipitation der biliären Proteine mit 10%iger Trichloressigsäure.

Ergebnisse

Bei 19 Patienten konnten in der Blasengalle mikroskopisch keine Cholesterinkristalle nachgewiesen werden. Der Bereich der Gallensäuren betrug 10,1−335 mmol/l ($\bar{x} = 55,3$ mmol/l), des Cholesterins 1,9−17,5 mmol/l ($\bar{x} = 5,3$ mmol/l) und der Phospholipide 1,9−37,9 mmol/l ($\bar{x} = 14,8$ mmol/l). Bei 20 Patienten fanden sich eindeutige Cholesterinkristalle in der Blasengalle bei der Phasenkontrastmikroskopie. Hier lag der Bereich der Gallensäuren zwischen 5,0−218,9 mmol/l ($\bar{x} = 50,2$ mmol/l), des Cholesterins zwischen 0,5−15,4 mmol/l ($\bar{x} = 3,2$ mmol/l) und der Phospholipide zwischen 0,9−25,8 mmol/l ($\bar{x} = 12,1$ mmol/l).

Die statistische Auswertung dieser Ergebnisse ließ keine signifikanten Unterschiede dieser Parameter zwischen den beiden Gruppen erkennen. Ergänzend wurde aufgrund der Einzelergebnisse der CSI nach Carey und Small (1978) mit Hilfe eines Computerprogramms errechnet. Die so ermittelten Einzelwerte sind in der Abb. 1 vergleichend für die beiden untersuchten Gruppen dargestellt. Auch für die CSIs ergab die statistische Analyse keine signifikanten Unterschiede zwischen kristallfreier und kristallhaltiger Galle.

Auffallend war, daß elf von 19 Gallen ohne Cholesterinkristalle einen CSI über 100% aufwiesen und daß sich bei sieben der 20 Gallen mit Cholesterinkristallen eine zum Teil deutlich untersättigte Galle fand.

Die ergänzend untersuchten Triglyzeride lagen in beiden Gruppen in einem Bereich von 0−7,2 mmol/l und waren nicht signifikant unterschiedlich. Der Bereich der freien Fettsäuren lag zwischen 0−0,7 mmol/l und wies keine signifikanten Unterschiede bei kristallfreier und kristallhaltiger Blasengalle auf.

Dagegen fanden sich eindeutige Unterschiede ($p < 0,01$) sowohl für den pH als auch für die Gesamtproteinkonzentration in den beiden untersuchten Gruppen. Die Einzelwerte sind hier als Korrelation in Abb. 2 dargestellt. Ein alkalischer pH und eine hohe Proteinkonzentration scheinen die Kristallisation von Cholesterin in der Galle zu begünstigen.

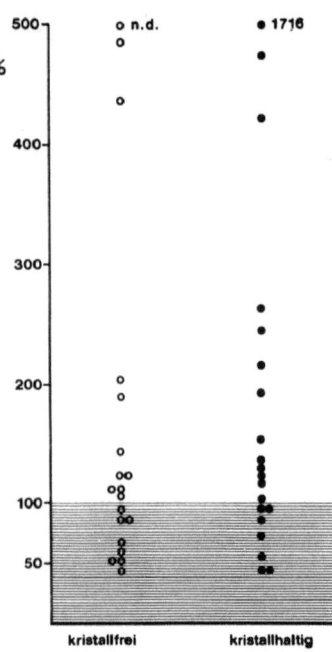

Abb. 1. CSI-Werte nach Carey bei 19 kristallfreien (○) und 20 (●) kristallhaltigen Blasengallen

Diskussion und Zusammenfassung

Die Ergebnisse zeigten keine signifikanten Unterschiede von Gallensäuren-, Phospholipid- und Cholesterinkonzentrationen in kristallhaltiger und kristallfreier Blasengalle.

In Übereinstimmung mit Sedaghat, Grudy, van Linden und Nakayama konnte in nativer Blasengalle keine eindeutige Abhängigkeit zwischen dem Auftreten von Cholesterinkristallen und der Höhe des CSI gefunden werden. Die Bildung von Cholesterinkristallen in

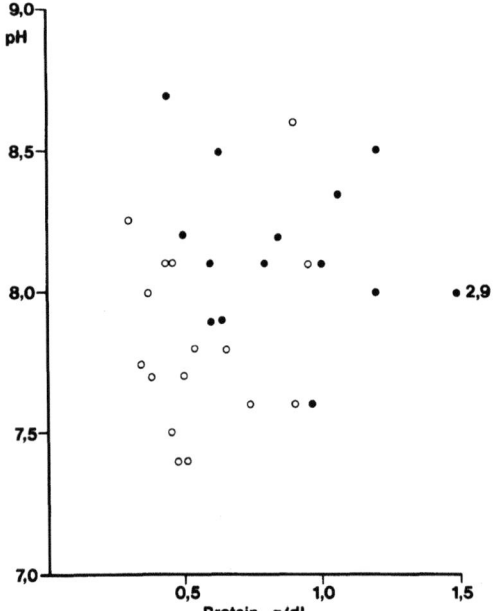

Abb. 2. Korrelation von Protein und pH bei 16 kristallfreien (○) und 14 kristallhaltigen (●) Blasengallen

übersättigter Galle wird offenbar noch durch micellenunabhängige Mechanismen, wie u. a. Liposomen- oder „Liquid crystal"-Formation verhindert. Nicht geklärt wird dadurch aber der Befund, daß auch einige Blasengallen mit CSI-Werten unter 100% Cholesterinkristalle aufwiesen. In diesem Zusammenhang ist die Beobachtung von Whiting und Watts (1983) interessant, die bis zu einem CSI von mehr als 75% noch das Wachstum von Cholesterinkristallen in nativer Galle beobachten konnten. Bei drei Blasengallen mit Cholesterinkristallen lag jedoch der CSI mit Werten zwischen 46 und 53% deutlich unter dieser Grenze. Bei zwei Blasengallen lag hier ein sehr alkalischer pH mit 8,5 und 8,7 vor, der die Präzipitation von Cholesterinkristallen in diesen Proben trotz Untersättigung vielleicht begünstigt hat. Beim dritten Fall lag eine relativ hohe Proteinkonzentration von 1,2 g/dl vor.

Zusammenfassend zeigen die Ergebnisse, daß bei nativer Blasengalle die Kristallisation des Cholesterins sowohl durch den pH als auch durch die Gesamtproteinkonzentration beeinflußt wird.

Literatur

Admirand WH, Small DM (1968) The physicochemical basis of cholesterol gallstone formation in man. J Clin Invest 47: 1043–1052 – Carey M, Small D (1978) The physical chemistry of cholesterol solubility in bile. J Clin Invest 61: 998–1026 – Holan KR, Holzbach RT, Hermann RE, Cooperman AM, Claffey WJ (1979) Nucleation time: a key factor in the pathogenesis of cholesterol gallstone disease. Gastroenterology 77: 611–617 – Holzbach RT, Kibe A, Thiel E, Howell JH, Marsh M, Hermann RE (1984) Biliary proteins – unique inhibitors of cholesterol crystal nucleation in human gallbladder bile. J Clin Invest 73: 35–45 – Igimi H, Carey MC (1980) pH-Solubility relations of chenodeoxycholic and ursodeoxycholic acids: physical-chemical basis for dissimilar solution and membrane phenomena. J Lipid Res 21: 72–90 – van der Linden W, Nakayama F (1974) Occurence of cholesterol crystals in human bile. Gut 15: 630–635 – Sedaghat A, Grundy SM (1980) Cholesterol crystals and the formation of cholesterol gallstones. N Engl J Med 302: 1274–1277 – Swell L, Bell CC, Gregory DH, Vlahcevic ZR (1974) The cholesterol saturation index of human bile. Am J Dig Dis 19: 261–265 – Whiting MJ, Watts JMcK (1984) Supersaturated bile from obese patients without gallstones supports cholesterol crystal growth but not nucleation. Gastroenterology 86: 243–248

Buscher, H.-P., Köllinger, M., Wietholtz, H., Maurer, P., Gerok, W. (Med. Univ.-Klinik Freiburg/Brsg.)

Zum Einfluß von Chlorpromazin auf die Lokalisation des Gallensäuretransports in der Leber

Die Entwicklung einer intrahepatischen Cholestase setzt eine Beeinträchtigung hepatobiliärer Transportprozesse voraus. Es ist anzunehmen, daß die histologische Lokalisation der Leberzellschädigung für Art und Ausprägung der Cholestase eine Rolle spielt. Aufgrund der Leberarchitektur erreichen cholestatisch wirkende Verbindungen zunächst die zentroazinär gelegenen Leberzellen, und so ist auch für viele dieser Verbindungen eine primär dort einsetzende Störung der biliären Sekretion zu vermuten. Chlorpromazin ist ein Phenothiazinderivat mit amphiphilen Eigenschaften, welches dosisabhängig eine Reduktion des Galleflusses bewirkt [1–3]. Es kommt daher zur Untersuchung möglicher Veränderungen in der Lokalisation hepatobiliärer Transportprozesse bei der Entwicklung einer intrahepatischen Cholestase in Frage. Mit Hilfe von Chlorpromazin sollte festgestellt werden, ob und in welcher Weise der hepatobiliäre Gallensäuretransport, der eine Haupttriebkraft für den Gallefluß darstellt, in seiner azinären Lokalisation verändert wird.

Als Versuchstiere dienten 250 g schwere Wistar-Ratten. Nach Pentobarbitalanästhesie wurde der Gallengang kanüliert und der Dünndarm freigespült. Taurocholat wurde kontinuierlich über eine Femoralvene (0,66 µmol/min) und Chlorpromazin in kurzen

Abständen über eine Mesenterialvene (1–2 µmol/min) zugeführt. Der Gallefluß wurde kontinuierlich gemessen.

Unter kontinuierlicher Taurocholatinfusion stellt sich innerhalb ½ Std ein Gleichgewicht zwischen Taurocholatzufuhr und -sekretion ein. Der Gallefluß liegt konstant bei 26 µl/min. Eine kurzzeitige Chlorpromazinzufuhr bewirkt regelmäßig eine sofortige, dosisabhängige Senkung des Galleflusses, begleitet von einer Senkung der Taurocholatausscheidung. Da die relative Senkung des Galleflusses höher als die der Taurocholatausscheidung ist, steigt die Taurocholatkonzentration in der Galle an. Nach Sistieren der Chlorpromazinzufuhr erholt sich der Gallefluß allmählich, erreicht jedoch nicht mehr die Ausgangshöhe. Demgegenüber kommt es zu einer raschen und vollständigen Regeneration der Taurocholatausscheidung und damit zu einer anhaltenden Erhöhung der Taurocholatkonzentration in der Galle. Wenn nach Erholung der Taurocholatausscheidung Chlorpromazin erneut zugeführt wird, kommt es erneut zu einem überproportionalen Absinken des Galleflusses. Durch intermittierende Chlorpromazinzufuhr kann auf diese Weise eine erhebliche Erniedrigung des Galleflusses erreicht werden, während die Gallensäureausscheidung praktisch kaum beeinträchtigt ist (Abb. 1). Ganz entsprechend findet sich eine Konzentrierung des Taurocholats in der Galle.

Unter diesen Bedingungen wird eine Spurenmenge Taurocholat, tritiummarkiert als Bolus in eine Mesenterialvene appliziert, quantitativ vollständig ausgeschieden. Gegenüber dem nichtcholestatischen Zustand findet sich eine nur geringgradige Verzögerung. Chlorpromazin hingegen, welches bereits in nichtcholestatischem Zustand nur sehr schlecht biliär ausgeschieden wird – innerhalb von 60 min kaum über 20% der applizierten Dosis –, erscheint in diesem Zeitraum nur noch zu etwa 10% in der Galle.

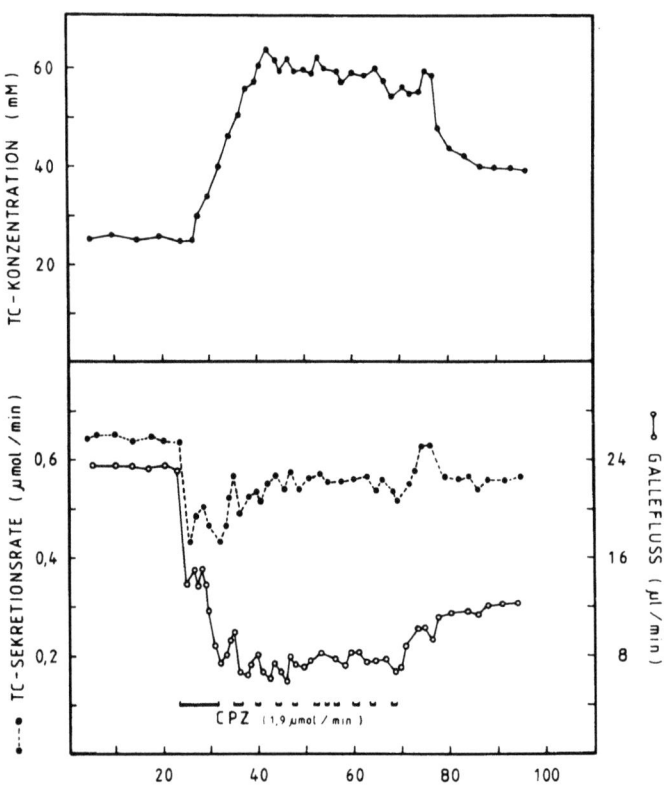

Abb. 1. Einfluß von Chlorpromazin (CPZ) auf Gallefluß, Sekretionsrate von Taurocholat (TC) und Taurocholatkonzentration in der Galle

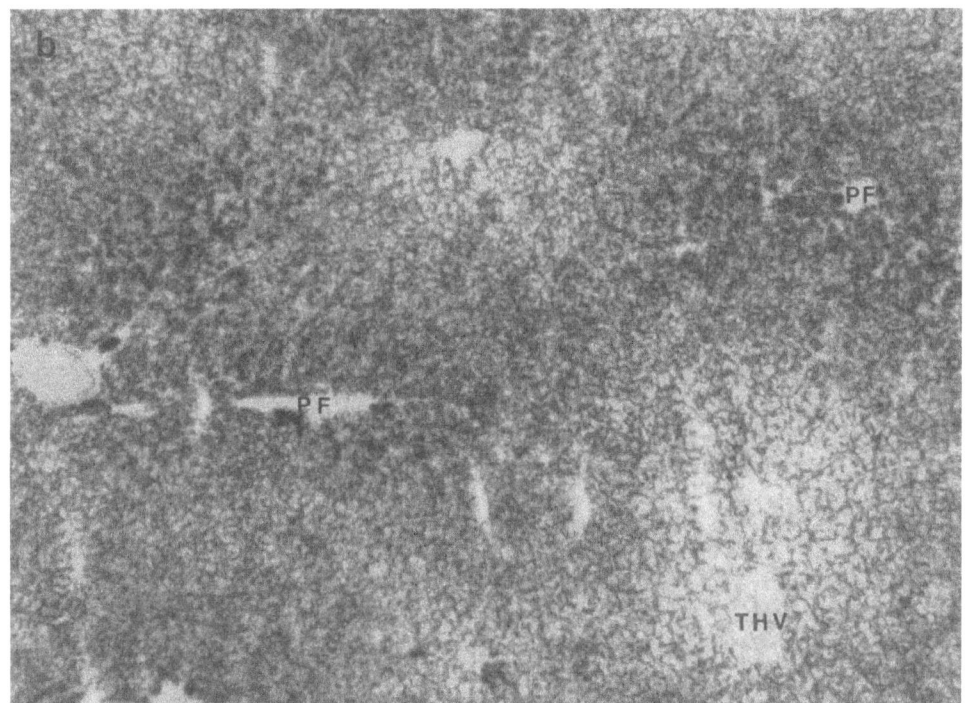

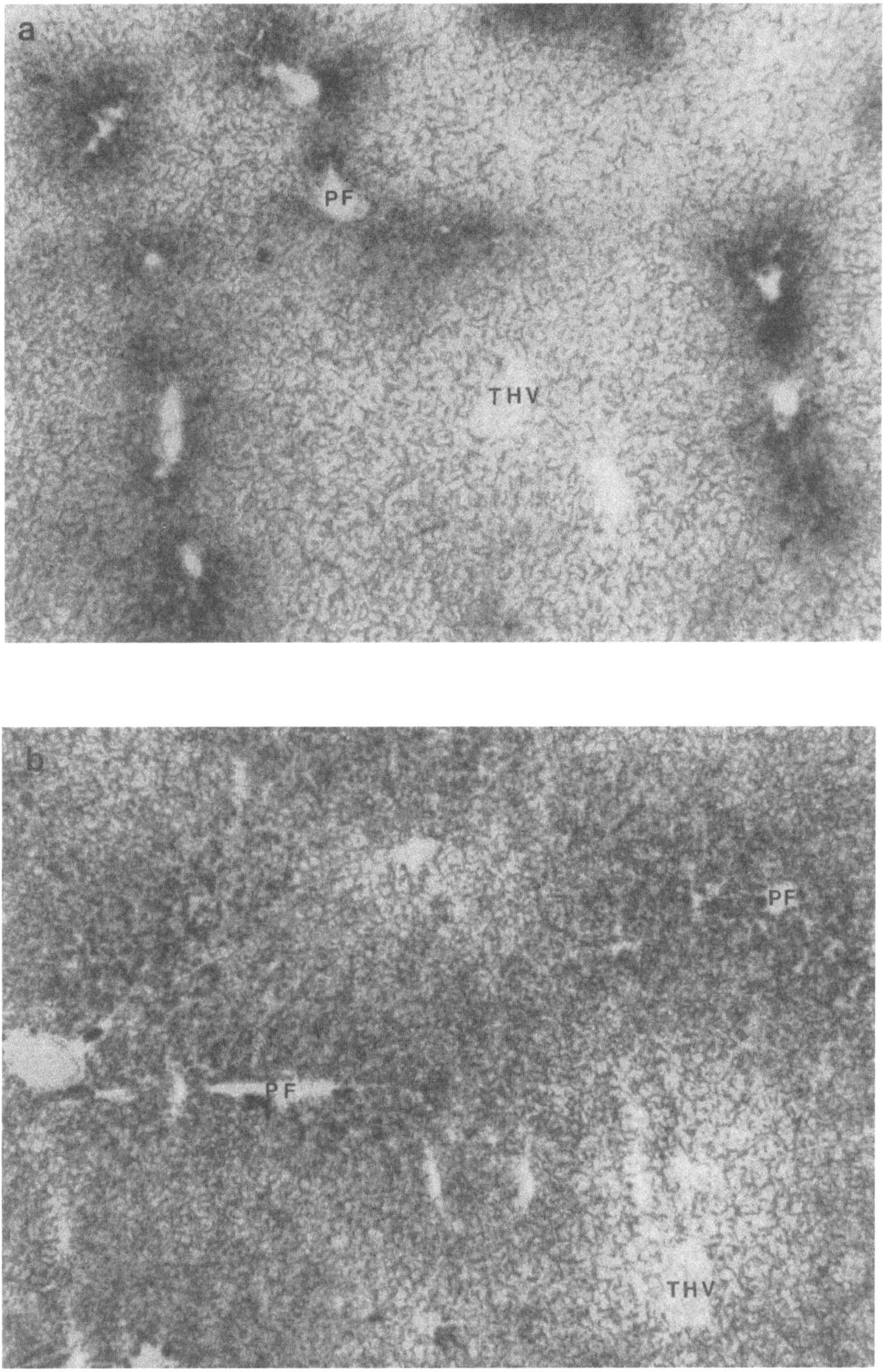

Abb. 2. Histoautoradiographische Verteilung von [³H]Taurocholat in der Leber a) unter nichtcholestatischen Bedingungen und b) bei 504iger Reduktion des Galleflusses durch Chlorpromazin (s. Text). PF = Portalfeld, THV = terminale hepatische Venole

697

Um festzustellen, wo im Lebergewebe Chlorpromazin nachweisbar ist, und wo es seine Wirkung auf den Gallefluß und den Gallensäuretransport ausübt, wurde seine Lokalisation und die von Taurocholat unter nichtcholestatischen Bedingungen und nach Reduktion des Galleflusses um 50% histoautoradiographisch auf Kryostatschnitten der Leber nachgewiesen.

2 min nach Injektion einer Spurenmenge tritiummarkierten Chlorpromazins findet sich autoradiographisch eine Schwärzung des Films über Leberzellen lediglich in der azinären Zone I. Die Zonen II und III erscheinen fast frei von Silberkörnern. Da die hepatobiliäre Ausscheidung von Chlorpromazin nur sehr gering ist, kann angenommen werden, daß seine Konzentration im Blut zur Peripherie der Azini kaum absinkt. Dann jedoch weisen die autoradiographischen Bilde auf eine höhere Effektivität für den Chlorpromazin aufnehmenden Transport der Hepatozyten in Zone I als in den Zonen II und III. Unter den Bedingungen einer 50%igen Senkung des Galleflusses findet sich die Verteilung von Chlorpromazin ebenfalls vorwiegend zentroazinär. Eine schwache autoradiographische Schwärzung erstreckt sich jedoch stellenweise bis zu den terminalen hepatischen Venolen. Direkt periportal, in dem Bereich, in dem Chlorpromazin unter nichtcholestatischen Bedingungen in die Leberzellen aufgenommen wird, treten histologisch erkennbare Zellschädigungen auf, wobei die Veränderungen von Form, Abgrenzbarkeit und Anfärbbarkeit auf Irreversibilität hinweisen.

2 min nach Injektion einer Spurenmenge tritiummarkierten Taurocholats findet sich unter nichtcholestatischen Bedingungen autoradiographisch die erwartbare zentroazinäre Verteilung, die der von Chlorpromazin entspricht (Abb. 2a). Nach chlorpromazininduzierter Reduktion des Gallenflusses um 50% ändert sich dieses Bild. Die Filmschwärzung ist nicht mehr nur auf einen dünnen Saum periportal gelegener Hepatozyten begrenzt, sondern erstreckt sich über weitere Bereiche der Azini. Sie findet sich zwar hauptsächlich über Zone I, zusätzlich jedoch mit schwächerer Intensität auch über den Zonen II und III (Abb. 2b). Damit kommt es bei chlorpromazininduzierter Reduktion des Galleflusses zu einer Ausweitung der am Gallensäuretransport beteiligten Zonen der Leberazini.

Die Ergebnisse der Perfusionsversuche und der Histoautoradiographien lassen folgern, daß die zentroazinären Hepatozyten, die am effektivsten Chlorpromazin aufnehmen, auch am ehesten durch Chlorpromazin geschädigt werden. Eine Schädigung des hier lokalisierten Gallensäuretransports führt zu einer zunehmenden Rekrutierung von Hepatozyten der Zonen II und III, die ebenfalls zum hepatobiliären Transport von Gallensäuren befähigt sind. Durch die zunehmende Rekrutierung peripherer liegender azinärer Zonen für den Transport von Gallensäuren und möglicherweise auch für andere gallepflichtige Verbindungen kann die Ausscheidungsfunktion der Leber als Gesamtorgan in der Anfangsphase einer sich entwickelnden intrahepatischen Cholestase weitgehend kompensiert werden.

Da jedoch der gallensäureunabhängige Gallefluß nicht in gleicher Weise kompensiert werden kann, muß angenommen werden, daß die Leberzellen der azinären Zone I einen wesentlichen Beitrag zum gallensäureunabhängigen Gallefluß leisten.

Zusammenfassung

1. Chlorpromazin führt zu einer dosisabhängigen Reduktion des Galleflusses, dessen gallensäureunabhängiger Anteil stärker als der gallensäureabhängige beeinträchtigt wird, und welcher nach höhergradiger Cholestase im Gegensatz zum Gallensäuretransport nicht vollständig regenerierbar ist.
2. Chlorpromazin wird in der azinären Zone I am effektivsten aus dem Blut aufgenommen und entfaltet dort histologisch erkennbare Schädigungen der Leberzellen.
3. Taurocholat wird unter nichtcholestatischen Bedingungen fast ausschließlich in der azinären Zone I aus dem Blut in die Leberzellen aufgenommen. Unter den Bedingungen der chlorpromazininduzierten Reduktion des Galleflusses werden zunehmend Hepatozyten der azinären Zonen II und III für den Gallensäuretransport rekrutiert.

4. Leberzellen der azinären Zone I scheinen einen wesentlichen Beitrag für die Bildung des gallensäureunabhängigen Galleflusses zu leisten.

Literatur

1. Ros E, Small DM, Carey MC (1978) Effects of chlorpromazine hydrochloride on bile salt synthesis, bile formation and biliary lipid secretion in the Rhesus monkey: a model for chlorpromazine-induced cholestasis. Eur J Clin Invest 9: 29−41 − 2. Tavoloni N, Boyer JL (1980) Relationship between hepatic metabolism of chlorpromazine and cholestatic effects in the isolated perfused rat liver. J Pharmacol Exp Ther 214: 269−274 − 3. Tavoloni N, Reed JS, Hruban Z, Boyer JL (1979) Effect of chlorpromazine on hepatic perfusion and bile secretory function in the isolated perfused rat liver. J Lab Clin Med 94: 726−741

Kurtz, W., Leuschner, U., Schneider, S., Classen, M. (Abt. Gastroenterologie, ZIM, Universitätsklinikum Frankfurt/Main)
Der Einfluß der Gallenblase auf die Tagesrhythmik der biliären Lipidzusammensetzung

Einleitung

Beim Gesunden zeigt die biliäre Lipidzusammensetzung eine diurnale Rhythmik mit niedriger Cholesterinsättigung am Tage und erhöhter Lithogenität während der nächtlichen Fastenphase [9]. Die Gallenblase wurde als Ursache dieser Tagesschwankungen vermutet [6], jedoch können sie auch nach Cholezystektomie fortbestehen [12]. Ashkin [3] erachtete den Sphinkter Oddi als Hauptregulator der Gallensäurensekretion in das Duodenum. In vorangegangenen Untersuchungen [7] konnten wir zeigen, daß sich auch nach Funktionsverlust des Sphinkter Oddi signifikante Tagesschwankungen des lithogenen Index finden. Ziel dieser Studie ist es daher, den Einfluß der Gallenblase auf die biliäre Lipidzusammensetzung unabhängig von der Funktion des Sphinkter Oddi zu prüfen.

Patienten und Methodik

Die Untersuchungen wurden bei cholezystektomierten Patienten ($n = 28$, 21 weiblich, 7 männlich, Alter 35−84, $\bar{x} = 66, 4$ Jahre), die Cholezystektomie lag mindestens 1 Jahr zurück) und bei Patienten mit funktionierender Gallenblase ($n = 7$, 4 weiblich, 3 männlich, Alter 58−85, $\bar{x} = 76, 3$ Jahre) durchgeführt, die wegen Choledocholithiasis papillotomiert und mit einer nasobiliären Drainage versorgt worden waren. Bei Untersuchungsbeginn bestanden keine Cholestasezeichen mehr. 2 ml Galle wurden um 8.00, 12.00, 16.00, 20.00, 24.00, 4.00 und 8.00 Uhr entnommen. Während dieser Zeit nahmen die Patienten normale Krankenhauskost zu sich mit Mahlzeiten um 7.30, 11.45 und 17.30 Uhr.

Das biliäre Cholesterin wurde mit der Katalasereaktion bestimmt (Boehringer Mannheim), Phospholipide mit der Molybdat-Vanadatreaktion (Boehringer Mannheim), Gallensäuren mit der 3αSteroiddehydrogenasereaktion (Nyegaard, Oslo). Alle Analysen wurden mindestens doppelt durchgeführt. Der lithogene Index wurde nach Carey mit Korrekturen für den Gesamtlipidgehalt der Galle berechnet [4]. Ergebnisse werden mit Mittelwert und Standardfehler (SEM) angegeben. Die statistische Beurteilung erfolgte mit dem Wilcoxon-Test, als Signifikanzschranke wurde $\alpha = 0,05$ angenommen [11].

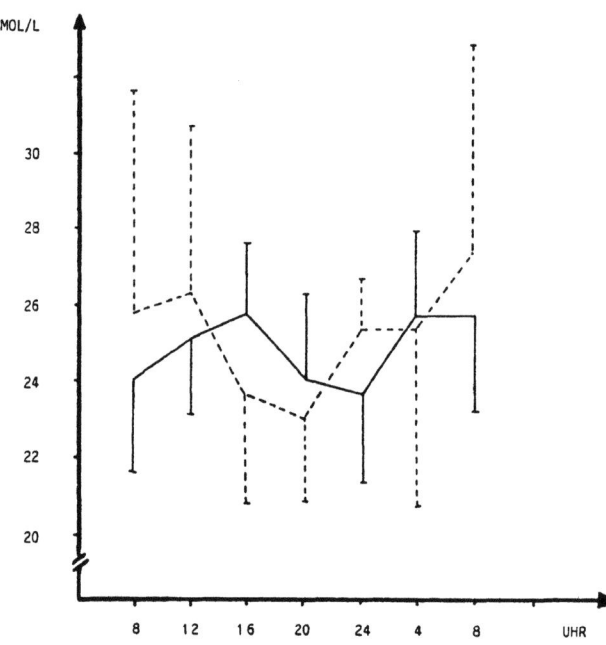

Abb. 1. Tagesrhythmik der biliären Gallensäurenkonzentration bei papillotomierten Patienten mit funktionierender Gallenblase ($n = 7$; gestrichelte Linie) und bei Cholezystektomierten ($n = 28$; durchgezogene Linie)

Ergebnisse

Bei Patienten mit funktionierender Gallenblase steigen die Gesamtlipidkonzentrationen der Galle von 8.00 Uhr (1,86 ± 0,36 g/dl) bis 12.00 Uhr (1,91 ± 0,24 g/dl) an, sinken dann ab ($p < 0,05$) (16.00 Uhr: 1,71 ± 0,20 g/dl; 20.00 Uhr: 1,70 ± 0,16 g/dl) und steigen wieder bis zum Morgen (8.00 Uhr: 2,08 ± 0,37 g/dl). Nach Cholezystektomie steigen die Gesamtlipide protrahiert von 8.00 Uhr (1,77 ± 0,17 g/dl) bis 16.00 Uhr (1,86 ± 0,14 g/dl), sinken bis 20.00 Uhr (1,73 ± 0,16), um danach wieder anzusteigen (24.00 Uhr: 1,79 ± 0,16 g/dl; 8.00 Uhr: 1,92 ± 0,18 d/dl, $p < 0,05$). Die molaren Anteile des Cholesterins sinken bei funktionierender Gallenblase von 8.00 Uhr (8,89 ± 0,62 mol%) bis 20.00 Uhr (6,84 ± 0,62 mol%) und steigen dann bis zum Morgen (8.00 Uhr: 9,46 ± 1,09 mol%, $p < 0,05$), nach Cholezystektomie erfolgt der Abfall nur bis 16.00 Uhr (8.00 Uhr: 7,98 ± 0,48 mol%, 16.00 Uhr: 7,04 ± 0,56 mol%, $p < 0,05$), der Anstieg bis 4.00 Uhr (9,04 ± 0,55 mol%, $p < 0,05$). Die molaren Anteile der Phospholipide steigen bei vorhandener Gallenblase bis 12.00 Uhr (19,82 ± 1,76 mol%), sinken bis 16.00 Uhr (19,17 ± 1,53 mol%) und steigen erneut bis 4.00 Uhr (21,41 ± 1,87 mol%), nach Cholezystetomie folgt einem protrahierten Abfall bis 20.00 Uhr (18,03 ± 0,73 mol%) ein Anstieg bis 4.00 Uhr (24.00 Uhr: 19,82 ± 1,08 mol%, 4.00 Uhr: 21,76 ± 0,92 mol%, $p < 0,05$). Die molaren Anteile der Gallensäuren steigen bei Gallenblasenträgern von 8.00 Uhr (72,27 ± 2,41 mol%) bis 16.00 Uhr (73,88 ± 2,07 mol%), um ab 20.00 Uhr (73,53 ± 1,46 mol%) besonders deutlich zu sinken (8.00 Uhr: 69,76 ± 1,86, $p < 0,05$). Nach Cholezystektomie erfolgt der Anstieg bis 20.00 Uhr (8.00 Uhr: 72,16 ± 1,19 mol%, 20.00 Uhr: 74,70 ± 1,06 mol%), der Abfall bis 4.00 Uhr (69,20 ± 1,07 mol%, $p < 0,05$). Für die absoluten Konzentrationen der Einzellipide zeigt bei Gallenblasenträgern das Cholesterin einen Abfall von 8.00 Uhr (2,70 ± 0,35 mmol/l) bis 16.00 Uhr (2,22 ± 0,37 mmol/l, $p < 0,05$) mit anschließendem Anstieg ($p < 0,05$) (24.00 Uhr: 2,65 ± 0,41 mmol/l, 8.00 Uhr: 3,39 ± 0,53 mmol/l). Nach Cholezystektomie sinken die Werte erst ab 12.00 Uhr (2,54 ± 0,24 mmol/l, 20.00 Uhr: 2,31 ± 0,23 mmol/l, $p < 0,05$) und steigen bis 4.00 Uhr (3,31 ± 0,2 mmol/l, $p < 0,05$). Die Phospholipidkonzentrationen steigen bei vorhandener Gallenblase bis 12.00 Uhr (6,74 ± 0,79 mmol/l), sinken bis 16.00 Uhr (5,95 ± 0,77 mmol/l,

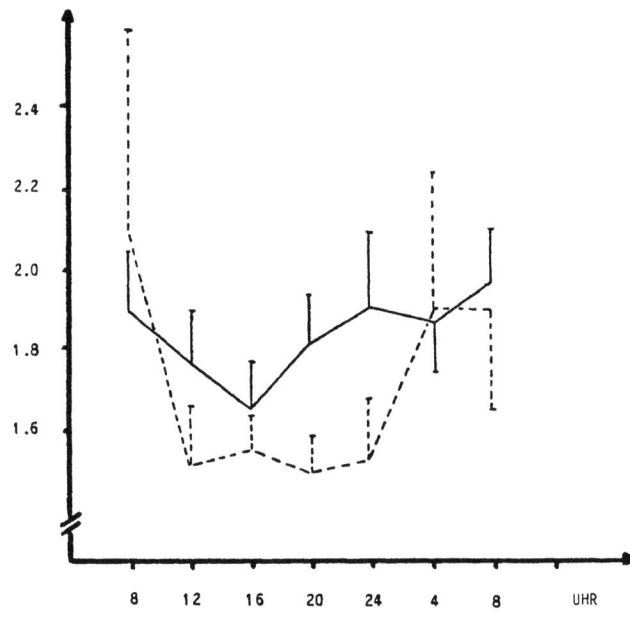

Abb. 2. Tagesrhythmik des lithogenen Index bei papillotomierten Patienten mit funktionierender Gallenblase ($n = 7$; gestrichelte Linie) und bei Cholezystektomierten ($n = 28$; durchgezogene Linie)

$p < 0,05$) und steigen dann (8.00 Uhr: $7,85 \pm 1,29$ mmol/l), nach Cholezystektomie sinkt die Konzentration erst nach 16.00 Uhr ($6,41 \pm 0,51$ mmol/l) und steigt erneut zur Nacht (24.00 Uhr: $6,62 \pm 0,64$ mmol/l, 4.00 Uhr: $8,04 \pm 0,68$ mmol/l, $p < 0,05$). Die Gallensäurenkonzentrationen (Abb. 1) sinken bei vorhandener Gallenblase von 12.00 Uhr bis 20.00 Uhr und steigen zur Nacht, nach Cholezystektomie ist der Rhythmus nahezu identisch, die Änderungen erfolgen jedoch jeweils 4 Std später. Der lithogene Index sinkt bei erhaltener Gallenblase bis 12.00 Uhr (Abb. 2) und steigt erst wieder nach 24.00 Uhr, nach Cholezystektomie folgt einem Abfall bis 16.00 Uhr direkt der erneute Anstieg.

Diskussion

Nach Ausschalten der Funktion des Sphinkter Oddi durch endoskopische Papillotomie erlaubt der Vergleich von Cholezystektomierten mit Patienten mit funktionierender Gallenblase, den Einfluß der Gallenblase auf die biliäre Lipidzusammensetzung zu beurteilen.

In zahlreichen Studien wurde bereits der Einfluß der Cholezystektomie auf die biliären Lipide untersucht [1, 2, 5, 8, 10, 13]. Manche Autoren fanden eine Verbesserung der biliären Cholesterinlöslichkeit nach Funktionsverlust der Gallenblase bzw. nach Cholezystektomie [8, 10, 13], andere [1, 2, 5] sahen keinen Unterschied und schlossen, daß die Gallenblase keinen Einfluß auf die Lithogenität der Galle habe. Diese Untersuchungen erfolgten jedoch meist anhand von Einzelanalysen oder über einen kürzeren Zeitraum, die Tagesrhythmik der biliären Lithogenität wurde kaum beachtet. Ebensowenig finden sich Angaben über die Funktion des Sphinkter Oddi, der einen wesentlichen Einfluß auf die Regulation des Gallensäurenausstoßes in das Duodenum hat.

In unserer Studie zeigt sich bereits an den Gesamtlipidkonzentrationen, daß die Verlaufskurven der Tagesschwankungen formal zwar ähnlich bleiben, jedoch eine vierstündige Zeitverzögerung aufweisen. Da die Schwankungen der biliären Konzentrationen von Cholesterin, Phospholipiden und Gallensäuren jedoch nicht synchron verlaufen, zeigt sich die Zeitverzögerung nach Cholezystektomie nur unvollkommen, wenn man allein die Änderungen der molaren Anteile der Einzellipide betrachtet, wie es in der Literatur bisher weitgehend üblich war. Die Verlaufskurven der absoluten Lipidkonzentrationen hingegen machen die Unterschiede deutlich. Für die Cholesterinkonzentrationen sind die Unterschiede zwischen Gallenblasenträgern und Cholezystektomierten nur angedeutet, für die Phospholipide erscheinen sie ausgeprägter mit späterem Konzentrationsabfall am Nachmittag und Anstieg am Abend. Am klarsten zeigt sich dieses Verhalten bei den Gallensäuren. Der diurnale Rhythmus zeigt bei Gallenblasenträgern ein um 4 Std nach vorn phasenverschobenes Bild im Vergleich zu Cholezystektomierten, im übrigen sind die Verlaufskurven nahezu deckungsgleich sowohl in der Richtung der Konzentrationsänderung als auch in der Steilheit des Anstiegs oder Abfalls. Dieses Verhalten läßt sich dadurch erklären, daß bei Gallenblasenträgern die Gallensäuren in der Gallenblase schneller verfügbar sind und biliär sezerniert werden können. Nach Cholezystektomie ruht der Großteil des Gallensäurenpools im Dünndarm, wird auf einen Stimulus hin erst zum terminalen Ileum transportiert, resorbiert und dann von der Leber sezerniert. Die Parallelität der Kurvenverläufe weist darauf hin, daß dieser Vorgang etwa 4 Std dauert.

Von den drei von uns untersuchten biliären Lipidfraktionen hat die Gallenblase somit den deutlichsten Einfluß auf die diurnale Rhythmik der biliären Gallensäurenkonzentrationen, weniger auf die der Phospholipide und kaum auf die des Cholesterins. Wie sich jedoch aus den Verläufen der molaren Anteile der biliären Lipide zeigt, ergibt sich auch eine Wirkung auf die Tagesrhythmik der biliären Cholesterinsättigung: Der lithogene Index ist bei Gallenblasenträgern von 12.00 Uhr bis 24.00 Uhr niedriger als bei Cholezystektomierten.

Literatur

1. Adler RD, Metzger AL, Grundy SM (1974) Biliary lipid secretion before and after cholecystectomy in American Indians with gallstones. Gastroenterology 66: 1212–1217 – 2. Almond HR, Vlahcevic ZR, Bell CC, Gregory DH, Swell L (1973) Bile acid pools, kinetics and biliary lipid composition before and after cholecystectomy. N Engl J Med 289: 1213–1216 – 3. Ashkin JR, Lyon DT, Shull SD, Wagner CI, Soloway RD (1978) Factors affecting delivery of bile to the duodenum in man. Gastroenterology 74: 560–565 – 4. Carey MC (1978) Critical tables for calculating the cholesterol saturation of native bile. J Lipid Res 19: 945–955 – 5. Kimball A, Pertsemlidis D, Panveliwalla D (1976) Composition of biliary lipids and kinetics of bile after cholecystectomy in man. Am J Dig Dis 21: 776–781 – 6. Kurtz W, Leuschner U, Schneider S, Phillip J, Hagenmüller F, Wurbs D, Classen M (1982) Diurnal rhythm of biliary lithogenicity persists after cholecystectomy and papillotomy. Gastroenterology 82: 1107 – 7. Kurtz W, Classen M (1983) The role of the gallbladder and the sphincter of Oddi in the regulation of enterohepatic bile acid circulation and biliary lipid secretion. In: Csomós G, Thaler H (eds) Clinical hepatology. Springer, Berlin Heidelberg New York, pp 101–111 – 8. Malagelada JR, Go VLW, Summerskill WHJ, Gamble WS (1973) Bile acid secretion and biliary bile acid composition altered by cholecystectomy. Am J Dig Dis 18: 455–459 – 9. Metzger AL, Adler A, Heymsfield S, Grundy SM (1973) Diurnal variation in biliary lipid composition. N Engl J Med 288: 333–336 – 10. Redinger RN (1976) The effect of loss of gallbladder function on biliary lipid composition in subjects with cholesterol gallstones. Gastroenterology 71: 470–474 – 11. Sachs L (1978) Angewandte Statistik. Springer, Berlin Heidelberg New York – 12. Scherstén T, Cahlin E, Jönsson A, Lindblad L, Nilsson S (1974) Supersaturated bile – is it due to a metabolic disorder or to an impaired gallbladder? Scand J Gastroenterol 9: 501–506 – 13. Simmons F, Ross APJ, Bouchier IAD (1972) Alterations in hepatic bile composition after cholecystectomy. Gastroenterology 63: 466–471

Balzer, K., Breuer, N., Goebell, H., Freundlieb, O., Strötges, M. W. (Abt. für Gastroenterologie und Abt. für Nuklearmedizin des Universitätsklinikums der GHS Essen)

Die Bedeutung des ^{75}SeHCAT-Retentionstestes in der Diagnostik von Gallensäurenverlustsyndromen

Die Diagnostik des Gallensäurenverlustsyndromes hat sich bisher schwierig gestaltet, da sowohl die direkten Verfahren (chemische bzw. gaschromatographische Analyse) als auch die indirekten Verfahren (Applikation β-markierter Gallensäuren als Tracer in Form von z. B. ^{3}H-, oder ^{14}C-Taurocholsäure) zur Beurteilung einer Gallensäurenmalabsorption nicht frei von methodischen Problemen sind und in jedem Falle eine komplette 24-Std-Stuhlsammlung und -aufarbeitung erforderlich machen. Mit der ^{75}Selenhomotaurocholsäure (^{75}SeHCAT) steht nun in der Diagnostik des Gallensäurenverlustsyndromes eine künstliche gammamarkierte Gallensäure zur Verfügung, von der gezeigt werden konnte, daß sie sich bezüglich der enterohepatischen Zirkulation und der fäkalen Ausscheidung wie eine natürliche Gallensäure verhält (van Blankenstein 1982; Delhez 1982; Freundlieb 1983). Da das Radioisotop ^{75}Selen aber ein Gammastrahler ist, kann die Messung der Gallensäurenabsorption über eine Retentionsmessung am Patienten ermittelt werden, so daß Stuhlbestimmungen nicht länger erforderlich sind. Die Strahlenbelastung (Ganzkörperdosis) durch die ^{75}SeHCAT ist mit 0,9 mrad/μCi gering (Merrick 1982).

Versuchsbedingungen: Am nüchternen Patienten wurde morgens der Nullwert ermittelt. 30 min nach Einnahme von 1 μCi ^{75}SeHCAT in Form einer Kapsel und unter Trinken von 100 ml Wasser wurde der Ausgangswert (= 100%) bestimmt. Danach konnten die Patienten frühstücken und erhielten im weiteren Verlauf normale Krankenhauskost. Die Nachmessung erfolgte am 7. Tag. Der Meßwert wurde ausgedrückt in Prozent des Ausgangswertes. Normal ist ein Retentionswert über 19% (Nyhlin 1983).

Da die Selenretention im Körper sowohl mit dem Ganzkörperzähler als auch mit der weiterverbreiteten Gammakamera bestimmt werden kann, führten wir bei einem Teil unserer Patienten 30 vergleichende Untersuchungen durch, wobei diesem Patientenkollektiv 10 μCi ^{75}SeHCAT appliziert wurden. Die vergleichende Messung der ^{75}Se-Retention im Körper mittels Ganzkörperzählers einerseits und der Gammakamera andererseits zeigte eine hervorragende Korrelation (y = 0,95 + 2,59, r = 0,98). Damit gilt also, daß die Selenretention im Körper mit gleicher Genauigkeit auch unter der Gammakamera gemessen werden kann. Bei Verwendung der Gammakamera sollten mindestens 5 μCi ^{75}SeHCAT appliziert werden (Freundlieb 1983).

Die klinische Anwendbarkeit von ^{75}SeHCAT untersuchten wir bei 51 Patienten, die sich in stationärer Behandlung befunden hatten. Bezüglich der klinischen Daten siehe Tabelle 1.

Die Ergebnisse unserer Untersuchungen sind in Abb. 1 dargestellt. Die Kontrollpersonen (Colon irritabile, Nr. 1–6) hatten eine normale Gallensäurenretention zwischen 22 und 62%. Die klinische Vermutung einer Gallensäurenmalabsorption in der Gruppe der Patienten mit Dünndarmresektion (Nr. 38–42) wurde durch das Testverfahren bestätigt. Bei dieser Patientengruppe betrugen die Retentionswerte zwischen 1 und 4%. Bei Vorliegen eines Morbus Crohn des Dünndarms (Nr. 7–12) fanden wir viermal eine erniedrigte ^{75}SeH-CAT-Retention (Nr. 7, 9, 10, 12) zwischen 1 und 8% bei einem Befall von jeweils mehr als 50 cm terminales Ileum. Patient Nr. 11 hatte eine grenzwertige Gallensäurenausscheidung von 19%; wegen eines Konglomerattumors im kleinen Becken konnte bei ihm die Ausdehnung der entzündlichen Veränderungen röntgenologisch nicht geschätzt werden. Patient Nr. 8 hatte eine normale Gallensäurenausscheidung (42%) bei einer Beteiligung des Jejunums und der oberen Ileumabschnitte, was den klinischen Erwartungen entspricht. Hatte der Morbus Crohn isoliert den Dickdarm (Nr. 13–22) befallen, so waren die Gallensäurenretentionswerte normal bis auf zwei Ausnahmen. Bei diesen beiden Patienten (Nr. 19, 22) fand sich trotz fehlender röntgenologischer Veränderungen im Bereich des terminalen Ileums entgegen den klinischen Erwartungen eine Gallensäurenmalabsorption. Rutgeerts [6] hat

Tabelle 1. Klinische Daten der untersuchten Patienten

Patient Nr.	Diagnose	Befall ohne Resektion des terminalen Ileums (in cm)	^{75}SeHCAT-Retention (in %)	Bemerkungen
1	*Colon irritabile*		46	
2			43	
3			25	
4			37	
5			27	
6			62	
7	*Morbus Crohn*	Gesamt	4	
8	a) Ileitis	0	42	Duodenum, Jejunum
9		50	8	
10		50	1	
11		?	19	Konglomerattumor
12		50	1	
13	b) Colitis	0	37	
14		0	25	
15		0	61	Stenose *C. descendens*
16		0	28	
17		0	51	
18		0	21	
19		0	10	
20		0	36	
21		0	53	
22		0	18	
23	c$_1$) Ileocolitis^{nr}	50	1	
24		Gesamt	3	Magen, Duodenum
25		20	1	Ileorektale Fistel
26		30	15	
27		15	30	
28		20	53	
29		50	5	
30	c$_2$) Ileocolitis^{r}	120	2	
31		40	5	
32		40	2	
33		50	1	
34		140	1	
35		?	3	Ileozökalresektion
36		100	1	
37		25	1	
38	*Dünndarmresektion*	Gesamt	1	Gefäßverschluß
39		50	4	Divertikulom
40		Gesamt	4	Gefäßverschluß
41		Gesamt	1	Nach Ileusoperation
42		Gesamt	1	Nach Ileusoperation
43	*Sonstige*		32	*Colitis ulcerosa*
44			48	*Colitis ulcerosa*
45			25	Unspez. Proktitis
46			40	Enterokutane Fisteln
47			5	Funktionelle Diarrhoe
48			4	Funktionelle Diarrhoe
49			2	Eosinophile Gastroenteritis
50			2	Jejunoileale Bypass-Operation
51			1	Sekundäre Amyloidose des Dünndarms

^{nr} = nicht reseziert; ^{r} = reseziert

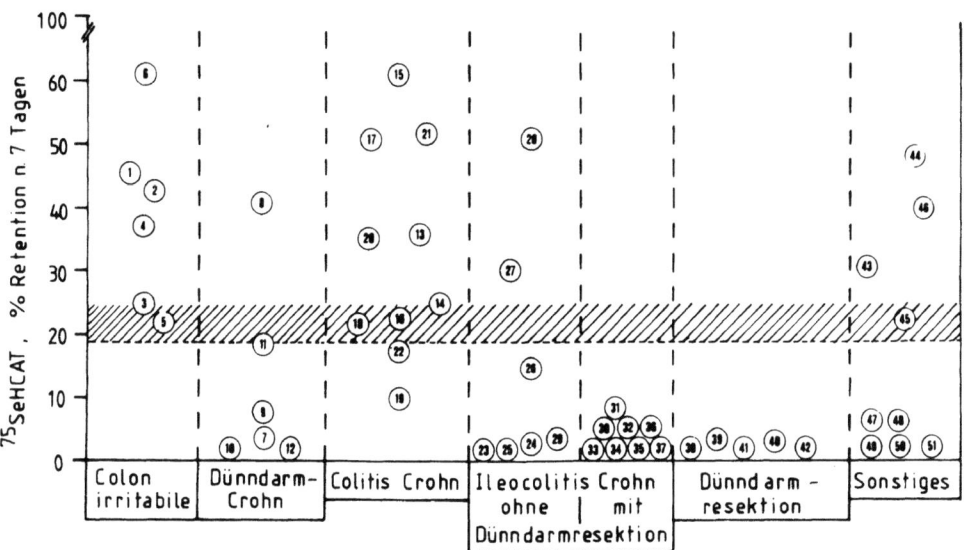

Abb. 1. Ergebnisse des ^{75}SeHCAT-Retentionstestes bei 51 Patienten

ebenfalls bei Patienten mit einem Morbus Crohn des Kolons ohne röntgenologisch nachweisbarem Dünndarmbefall bei fünf von sieben Patienten eine erhöhte Gallensäurenausscheidung finden können. Es muß offenbleiben, ob es sich hier lediglich um eine Funktionsstörung des terminalen Ileums begleitend mit einer Colitis Crohn handelt oder ob die Funktionsstörung morphologisch faßbaren Veränderungen vorausgeht. Bei den Patienten mit einer Ileocolitis Crohn ohne Dünndarmresektion (Nr. 23–29) fanden wir nur zweimal (Nr. 27, 28) eine normale Gallensäurenausscheidung von 30 bzw. 53%. In diesen Fällen war das terminale Ileum nicht mehr als 20 cm befallen. Bei Patient Nr. 25 sind zwar ebenfalls nur 20 cm terminales Ileum neben dem Dickdarm entzündlich verändert gewesen, der vermehrte Gallensäurenverlust dürfte hier jedoch durch die bestehende Ileorektalfistel bedingt sein. War das terminale Ileum jedoch im Rahmen der Ileocolitis (Nr. 30–37) reseziert worden, so lag stets eine erniedrigte Gallensäurenretention (1–5%) vor.

In der letzten Patientengruppe (Nr. 43–51) sind eine Reihe von Krankheitsbildern zusammengefaßt. Die Patienten mit einer entzündlichen Dickdarmerkrankung wie Colitis ulcerosa (Nr. 43, 44) oder unspezifischer Proktitis (Nr. 45) zeigten erwartungsgemäß eine normale Gallensäurenretention, ebenso wie der Patient (Nr. 46) mit multiplen enterokutanen Fisteln bei Verdacht auf Darmtuberkulose. Überraschend war der Befund einer erhöhten Gallensäurenausscheidung bei zwei Patienten mit chronischen Diarrhoen (Nr. 47, 48), obwohl die übrige gastroenterologische Diagnostik wie Magen-Darmpassage, Kolonkontrasteinlauf, Rektoskopie, Pankreasfunktion, Bakteriologie keinen richtungweisenden pathologischen Befund hat ergeben können. Der ergänzend durchgeführte Vitamin-B$_{12}$-Ganzkörperretentionstest war bei diesen Patienten ebenfalls normal. Ein Therapieversuch mit Cholestyramin besserte das klinische Bild. Damit erfüllen diese Patienten die Kriterien, die für die Diagnose eines idiopathischen Gallensäurenverlustsyndromes gefordert worden sind (Thaysen 1976). Es ist allerdings nicht auszuschließen, daß die nachgewiesenen Funktionsstörungen im terminalen Ileum erstes Symptom eines Morbus Crohn ist. Auch muß in Erwägung gezogen werden, ob die erhöhte Gallensäurenausscheidung nicht nur Folge der chronischen Diarrhoen ist, da bei gesunden Probanden eine rasche intestinale Transitzeit zu einer leicht erhöhten fäkalen Gallensäurenausscheidung führen kann (Meihoff 1968). Insbesondere unter diesem Aspekt wird die Validität des Testverfahrens weiter zu prüfen sein. Die Gallensäurenmalabsorption bei einer eosinophilen Gastritis (Nr. 49) läßt sich entweder über eine rasche Dünndarmpassage oder über eine Funktionsstörung als Folge entzündlicher

705

Infiltrationen deuten. Übereinstimmend mit den klinischen Erwartungen zeigte sich bei einem jejunoilealen Bypass wegen Adipositas (Nr. 50) eine erhöhte Gallensäurenausscheidung, ebenso wie bei einer sekundären Amyloidose des Dünndarms (Nr. 51) im Rahmen eines Morbus Hodgkin.

Zusammenfassend belegen unsere Meßdaten in Übereinstimmung mit der Literatur (Nyhlin 1983; Thaysen 1982; Fagan 1983), daß der ^{75}SeHCAT-Retentionstest eine geeignete Methode zur Beurteilung der Gallensäurenmalabsorption ist. Das Testverfahren zeichnet sich durch eine geringe Strahlenbelastung, eine hohe Praktikabilität und eine ausgezeichnete Akzeptanz von Seiten des Patienten aus.

Literatur

van Blankenstein M, van den Berg JWO, Delhez H (1982) ^{75}SeHCAT for testing ileal function. Nuclear medicine and biology. Proceedings of the Third World Congress of Nuclear Medicine and Biology, Aug. 29–Sept. 2, 1982, Paris, France. Abstract-Book, p 2454 – Delhez H, van den Berg JWO, van Blankenstein M, Meerwaldt JH (1982) New method for the determination of bile acid turnover. Eur J Nucl Med 7: 269–271 – Fagan AE, Chadwick US, McLean Bird I (1983) SeHCAT-absorption: a simple test of ileal dysfunction. Digestion 26: 159–165 – Freundlieb O, Szy D, Balzer K, Strötges MW (1983) Vergleichende Untersuchungen über verschiedene Meßverfahren zur Beurteilung der Gallensäurenausscheidung mittels ^{75}Selen-markierter Homotaurocholsäure (^{75}SeHCAT). Nuklearmedizin 22: 258–261 – Meihoff WE, Kern F Jr (1968) Bile salt malabsorption in regional ileitis, ileal resection and mannitol-induced diarrhea. J Clin Invest 47: 261–267 – Merrick MV, Eastwood MA, Anderson JR, Ross HMcL (1982) Enterohepatic circulation in man of a gamma-emitting bile acid conjugate, 23-Selena-25-Homotaurocholic Acid (SeHCAT). J Nucl Med 23: 126–130 – Nyhlin H, Merrick MV, Eastwood MA, Brydon WG (1983) Evaluation of ileal function using 23-Selena-25-Homotaurocholate, a gamma-labeled conjugated bile acid analogue. Gastroenterology 84: 63–68 – Rutgeerts P, Ghoos Y, Vantrappen G (1979) Bile acid studies in patients with Crohns colitis. Gut 20: 1072–1077 – Thaysen EH, Pedersen L (1976) Idiopathic bile acid catharsis. Gut 17: 965–970 – Thaysen EH, Orholm M, Arnfeld T, Carl J, Rodro P (1982) Assessment of ileal function by abdominal counting of the retention of a gamma-emitting bile acid analogue. Gut 23: 862–865

Hepatologie IV

Hess, G., Slusarczyk, J., Hansson, B., Meyer zum Büschenfelde, K.-H. (I. Med. Klinik und Poliklinik der Johannes-Gutenberg-Universität Mainz)

Infektion mit dem Delta-Antigen bei HBsAg-Trägern

Einleitung

Das Delta-Antigen wurde 1977 mit Hilfe der Immunfluoreszenz in Lebern HBsAg-positiver Personen von Rizzetto et al. erstmals nachgewiesen. Das neue Antigen war different von allen bekannten Hepatitis B-Antigenen und wurde als Delta-Antigen bezeichnet. In späteren Studien konnte gezeigt werden, daß Delta-Antigenaktivität mit 32−34 nm HBsAg-Partikeln assoziiert ist und daß dieses Partikel eine RNS enthält, die keine Homologien mit der Hepatitis B-Virus-DNS zeigt [1].

In einer Reihe von epidemiologischen Studien konnte gezeigt werden, daß die Delta-Antigen-assoziierte Hepatitis überwiegend in den Mittelmeerländern auftritt. Die vorliegende Untersuchung berichtet über die Häufigkeit der Infektion mit dem Delta-Agens in Deutschland.

Patienten und Methoden

Untersucht wurden 170 gut charakterisierte HBsAg-Träger mit und ohne histologische Lebererkrankung. Alle HBsAg-Träger waren zum Zeitpunkt der Untersuchung mindestens 1 Jahr HBsAg-positiv. 20 Normalpersonen ohne Hepatitis B-Virusmarker bildeten das Kontrollkollektiv.

Die Hepatitis B-Antigene wurden mit käuflichen Radioimmunoassays bestimmt, die DNS-Polymeraseaktivität nach der Methode von Kaplan et al. [2], anti-Delta wurde mit einem Solid phase-Radioimmunoassay bestimmt, wie von Rizzetto et al. beschrieben [3].

Ergebnisse

Die Ergebnisse sind in Tabelle 1 zusammengefaßt. Anti-Delta als Ausdruck einer chronischen Delta-Infektion fand sich bei sieben HBsAg-Trägern, bei vier Patienten mit HBsAg-positiver chronischer Hepatitis und bei drei Hämophiliepatienten. Die weiteren Charakteristika dieser Patienten sind in Tabelle 2 wiedergegeben. Von drei Kindern mit Delta-Antigen-assoziierter chronischer Hepatitis stammten zwei aus Italien, einer hatte zusätzlich eine Hämophilie. Ein erwachsener Patient mit Delta-Antigen-assoziierter Hepatitis kam aus der Türkei, drei weitere Patienten mit Delta-Antigen-assoziierter chronischer Hepatitis waren erwachsene Hämophile.

Tabelle 1. Häufigkeit von anti-Delta bei HbsAg-Trägern

Patientengruppe	anti-Delta
HBsAg-positive chronische Hepatitis	
Erwachsene	1/47
Kinder	3/38
HBsAg-positive Hämophiliepatienten	3/28
HBsAg-positive Hämodialysepatienten	0/40
Gesunde HBsAg-Träger	0/17
HBsAg-negative Normalpersonen	0/20

Tabelle 2. Histologische und serologische Befunde bei anti-Delta-positiven HBsAg-Trägern

n	1	2	3	4	5	6	7
Alter	13	15	8	47	23	34	53
Geschlecht	M	M	M	M	M	M	M
Geburtsland	I	I	D	T	D	D	D
Histologische Diagnose	CAH	CAH	CAH	CAH	CAH	CAH	CAH
Serologische Befunde							
HBsAg	+	+	+	+	+	+	+
HBeAG	−	−	−	−	−	−	−
DNA-P	−	−	−	−	−	−	−
anti-HBs	−	−	−	−	−	−	−
anti-HBc	+	+	+	+	+	+	+
anti-HBe	+	+	+	+	+	+	+

Das serologische Befundmuster war bei allen Patienten identisch mit dem Nachweis von HBsAg, anti-HBc und anti-HBe. Marker für eine kontinuierliche Virus (Dane-Partikel)-Produktion (HBeAg, DNS-Polymeraseaktivität) waren nicht nachweisbar. Bei zwei Patienten mit Delta-Antigen-assoziierter chronischer Hepatitis wurde die Leberbiopsie mit der direkten Immunfluoreszenz untersucht, es fand sich in beiden Biopsien zytoplasmatisch HBsAg und intranukleär Delta-Antigen. HBcAg und HBeAg konnten in beiden Leberbiopsien nicht nachgewiesen werden.

Im Gegensatz zu der Mehrzahl aller Patienten mit HBsAg- und anti-HBe-positiver chronischer Hepatitis waren die Transaminasen nicht normal, sondern waren in unterschiedlichem Ausmaß erhöht.

Diskussion

Die Untersuchung zeigt, daß die Delta-Infektion in Deutschland bisher wenig verbreitet ist und in der Regel nur bei „Risikogruppen" auftritt: bei Personen mit Herkunft aus dem Mittelmeerraum und bei solchen, die häufig Blutprodukte erhalten haben.

Die Studie bestätigt, daß die Präsenz von Delta-Antigen im Lebergewebe und anti-Delta im Serum mit dem serologischen Befundmuster HBsAg-, anti-HBc- und anti-HBe-positiv verbunden ist und Zeichen für eine aktive Hepatitis B-Virusreduplikation (HBeAg und DNS-Polymeraseaktivität) fehlen [1].

Unsere Untersuchung läßt keine Aussage zu, ob Patienten mit Delta-Antigen-assoziierter Hepatitis eine besonders schlechte Prognose haben, d. h. frühzeitig eine Leberzirrhose entwickeln, wie das aus Italien berichtet wurde [1].

Literatur

1. Rizzetto M (1983) The delta antigen. Hepatology 3: 729−737 − 2. Rizzetto M, Shih JWK, Gerin JL (1980) The hepatitis B virus-associated delta antigen: isolation from liver, development of solid-phase radioimmunoassays for delta antigen and anti-delta and partial characterization of delta antigen. J Immunol 125: 318−324 − 3. Kaplan PM, Greenman PL, Gerin JL, Purcell RH, Robinson WS (1973) DNA polymerase associated with human hepatitis B antigen. J Virol 17: 995−1005

Gmelin, K., Theilmann, L., Wolf, P. (Med. Univ.-Klinik Heidelberg, Abt. 1.1.4, Gastroenterologie), Schlipköter, U., Roggendorf, M. (Max-von-Pettenkofer-Institut der Univ. München), Kommerell, B. (Med. Univ. Klinik Heidelberg, Abt. 1.1.4, Gastroenterologie), Deinhardt, F. (Max-von-Pettenkofer-Institut der Univ. München)

Delta-Virusinfektion bei akuter Hepatitis B und anderen HBsAg-positiven Personen

1. Einleitung

Die Delta-Virusinfektion konnte weltweit nachgewiesen werden [3]. Eine hohe Prävalenz für anti-Delta unter HBsAg-Carriern besteht in Süditalien, Südamerika und im Senegal. Die mittel- und nordeuropäischen Länder haben eine niedrige Rate an anti-Delta-positiven Personen. Hier stehen einzelne Risikogruppen unter der erhöhten Gefahr, die Delta-Infektion zu erwerben [2]. In der vorliegenden Untersuchung wurden die Seren von akuter Hepatitis B und HBsAg-Trägern auf anti-Delta untersucht.

2. Methoden und Materialien

2.1. Patienten und Seren

Insgesamt wurden 1 480 Seren von 781 Patienten untersucht, die zwischen 1974 und 1982 stationär oder ambulant in der Medizinischen Klinik Heidelberg behandelt worden waren. HBsAg-positiv waren 203 Patienten mit akuter Hepatitis B, 45 Patienten mit Leberzirrhose, 175 Patienten chronischer Hepatitis, neun Patienten mit Fettleber, 116 Patienten mit normalen Transaminasen, 20 Dialysepatienten und 96 weitere Patienten. HBsAg-negative Kontrollen umfaßten 73 Seren von Patienten mit Leberzirrhose, 17 chronische Hepatiden, 17 Fettlebern und zehn sonstige Lebererkrankungen. Die Seren der Verwandten [19] zu drei anti-Delta-positiven Indexpersonen wurden im Frühjahr 1984 entnommen.

2.2. Bestimmung von anti-Delta und Delta-Antigen

2.2.1. Die *Immunglobulin-G-Fraktion* eines anti-Delta-positiven Serums (Titer 1 : 100 000) wurde nach Ammoniumsulfatfällung über eine Säule mit DEAE-Affi-Gel-Blue (Bio-RAD, München) gereinigt. Ein Teil der IgG-Fraktion wurde mit Peroxydase (Peroxydase VI, Sigma Chemical, München) gekoppelt. Das *Delta-Antigen* wurde aus der Autopsieleber eines chronisch HBsAg-positiven Patienten, der mit dem Delta-Agens superinfiziert war, gereinigt [4].

2.2.2. *Testdurchführung:* Polystyrolkugeln (Precision Plastic Ball, Chicago, USA) mit einem Durchmesser von 6,4 mm wurden mit der IgG-Fraktion des anti-Delta-positiven Serums in Karbonatpuffer (pH 9,5, 0,1 M) über Nacht beschichtet. Nach ausgiebigem Waschen wurde die 1 : 40 mit PBS (mit 1% Negativkontrollserum, Corzymetest, Abbott, Wiesbaden) verdünnte Delta-Antigenfraktion zu den Kugel gegeben und über Nacht inkubiert. Nach erneutem Waschen wurden 200 µl des 1 : 10, 1 : 100 und 1 : 1 000 mit PBS verdünnten Patientenserums zu jeder Kugel gegeben und 2 Std bei 37° C im Wasserbad inkubiert. Nach erneutem ausgiebigem Waschen wurden zu den Kugeln 200 µl der peroxydasemarkierten anti-Delta-Fraktion gegeben und 2 Std bei 37° C inkubiert. Danach erfolgte die Peroxydasereaktion (o-Phenyldiamin, in Phosphatpuffer pH 6,0, mit 10 µl H_2O_2). Die Farbreaktion wurde mit 1 N Schwefelsäure gestoppt und die Farbreaktion in einem Photometer (Quantum II, Abbott) gemessen. Die anti-Delta-positiven Seren hatten eine um mindestens 50% erniedrigte Extinktion gegenüber dem Extinktionswert der Negativkontrollen.

2.2.3. Zum Nachweis des Delta-Antigens wurde das Patientenserum mit NP 40 versetzt und zu den nur mit anti-Delta-IgG beschichteten Kugeln gegeben. Nach Waschen erfolgte die

Tabelle 1. Häufigkeit der anti-Delta-positiven Patienten (und Seren)[a]

	Zahl		anti-Delta-positiv	
	Patienten	Seren	Patienten	Seren
I. Akute Hepatitis B (1974–1982)	203	658	0	0
II. HBsAg-Carrier	441	712	6	17
1974–1978	265	475	1	4
1979–1982	176	237	8	13
III. Gesamte HBsAg-positive Patienten	644	1 370	6[b]	17
IV. HBsAg-negative Patienten	117	117	0	0
V. Gesamt	761	1 487	6[b]	17

[a] Ohne Hämodialysepatienten (Seren 1982/1983 entnommen)
[b] Nur sechs verschiedene Patienten wegen mehrfachem Auftreten

Nachweisreaktion mit dem peroxydasemarkierten anti-Delta. Die Farbreaktion der gebundenen Peroxydase erfolgte wie oben beschrieben. Die Delta-Antigen-positiven Seren hatten einen Extinktionswert, der mindestens 2,1fach über dem Durchschnitt der Negativkontrollen lag.
2.2.4. Die Bestimmung von HBsAg, anti-HBs, anti-HBc (IgG und M), HBeAg und anti-HBe erfolgte mit käuflichen Tests (Abbott, Ausria II, Ausab, Corab, Abbott-HBe, Wiesbaden). Die Bestimmung von anti-HBc erfolgte mit einem EIA [6].

3. Ergebnisse

Alle 658 Seren der 203 Patienten mit akuter Hepatitis B (1974–1982) waren ebenso wie die Seren der HBsAg-negativen Patienten anti-Delta-negativ. Unter den chronisch HBsAg-positiven Patienten fanden sich sieben anti-Delta-positive Personen. Die anti-Delta-Titer lagen zwischen 1 : 100 und 1 : 1 000. Sie waren alle anti-HBe-positiv. Zwei Patienten hatten eine chronische Hepatitis und vier Patienten eine Leberzirrhose. Ein Patient der letzten Gruppe war inzwischen an einem Leberkoma verstorben.
Als Übertragungsweg kamen Tätigkeit in einem medizinischen Labor, Hämodialyse, Hämophilie und Polytransfusion in Frage. Ein Patient war italienischer Herkunft. Die Seren von 19 Verwandten zu drei Indexpersonen waren HBsAg- und anti-Delta-negativ.

4. Diskussion

Die Inzidenz der anti-Delta-positiven Patienten lag mit 1% niedrig, verglichen mit anderen Ländern [5]. Sechs der sieben Personen waren erst seit 1979 in unserer Klinik behandelt worden, gehörten jedoch nicht zu der in anderen Untersuchungen besonders exponierten Gruppe der Drogenabhängigen [2, 3]. Die anti-Delta-positiven Patienten hatten meist eine schwere Lebererkrankung wie chronische Hepatitis oder Leberzirrhose mit ungünstiger Prognose [1].

5. Zusammenfassung

Die Inzidenz von anti-Delta wurde bei 203 Patienten mit akuter Hepatitis B und weiteren 461 HBsAg-positiven Patienten in Seren zwischen 1974 und 1982 untersucht. 1% der Patienten war anti-Delta-positiv. Sie hatten eine schwere chronische Lebererkrankung wie chronische

Hepatitis oder Leberzirrhose. Als Risikofaktoren waren italienische Herkunft oder parenterale Übertragungswege zu eruieren. Die Verwandten waren anti-Delta-negativ.

6. Literatur

1. Farci P, Calzia R, Barbera C et al. (1983) Delta infection in children. In: Verme G, Bonino F, Rizzetto M (eds) Prog Clin Biol Res 143:225–229 – 2. Hansson BG, Moestrup T, Widell A, Nordenfelt E (1982) Infection with the delta agent in Sweden: introduction of a new hepatitis agent. J Infect Dis 246:472–478 – 3. Purcell RH, Gerin JL (1983) Epidemiology of the Delta-agent: an introduction. In: Verme G, Bonino F, Rizzetto M (eds) Prog Clin Biol Res 143:113–119 – 4. Rizzetto M, Shih LWK, Gerin JL (1980) The hepatitis B virus-associated delta-antigen: isolation from liver, development of solid-phase radioimmunoassays for delta antigen and anti-delta and partial characterization of delta-antigen. J Immunol 125:318–324 – 5. Rizzetto M (1983) The delta agent. Hepatology 3:729–737 – 6. Roggendorf M, Deinhardt F, Zachoval R, von der Helm K (1983) Comparison of hepatitis B core antigen derived from human liver or synthesized in E. coli: evaluation of their use in diagnostic assays for anti-HBc IgM. J Virol Methods 6:61–70

Liehr, H., Baltes, G., Schaufert, S., Seelig, R., Seelig, H.-P. (Med.-Klinik I, Kliniken der Stadt Saarbrücken, Winterberg und Priv.-Institut für Immunologie und experimentelle Pathologie GmbH, Karlsruhe)

Prospektive Untersuchungen zur Frühmanifestation der posttransfusionellen Non-A/Non-B-Hepatitis

1. Einleitung

Im Problemkreis der Non-A/Non-B-Hepatitis (HNANB) ist neben anderen offenen Problemen unbekannt, welche Frühmanifestation die Erkrankung beim Menschen hat und wie Inkubationszeiten zu beurteilen sind.

2. Material und Methodik

Zu genannter Problematik wurden zwischen 28. 5. 1983 und 31. 12. 1983 alle Transfusionsempfänger der Kliniken der Stadt Saarbrücken-Winterberg, prätransfusionell sowie nach Tag 3, 7, 14 etc. bis zur Entlassung klinisch-chemisch (SGOT, SGPT, Gamma-GT) kontrolliert. Bei manifester posttransfusioneller Hepatitis wurden routinemäßig eingeführte Testverfahren (RIA, KBR) zur Differentialdiagnose eingesetzt. Indikationsbedingt wurde ein Radioabsorbenttest zum Nachweis einer der HNANB assoziierten Substanz im Stuhl [3] durchgeführt.

3. Ergebnisse

Aus 292 Transfusionsempfängern waren 188 Verläufe gemäß der Problematik (Stichtag 24. 2. 1984) auswertbar. Davon zeigten 71 Patienten (37,8%) keine Folgen, 67 Patienten (35,6%) entwickelten undulierende Anstiege allein der Gamma-GT, 39 Patienten (20.7%) standen unter dem Verdacht (Transaminasen zwischen 50 und 100 U/l, Gamma-GT erhöht) einer Hepatitis, während elf Patienten (5,9%) manifest an Hepatitis (Transaminasen über 100 U/l, Gamma-GT erhöht) erkrankten. Die serologische Ausschlußdiagnose ergab das Vorliegen einer akuten posttransfusionell aufgetretenen HNANB. Es handelte sich um sieben Männer und vier Frauen mit einem Durchschnittsalter von 39 ± 18 Jahren. Die Zahl der

Transfusionen betrug 13 ± 16 (Range 2−59). Die Indikationen waren Traumata ($n = 8$), Anämie ($n = 1$), Suizid ($n = 1$) und eine gynäkologisch indizierte Operation (Ca). Diese elf Patienten wurden über 115 ± 39 Tage beobachtet. Die vorgegebenen Kontrolltermine wurden mit einer Abweichung von ± 1−2 Tagen eingehalten. Von vorgeplanten Kontrollterminen fielen bei acht Patienten 3 ± 1 Termine aus. Erstanstiege der Gamma-GT traten nach 9 ± 4 Tagen, der SGPT nach 25 ± 19 Tagen und der SGOT nach 53 ± 25 Tage auf. Die Maximalanstiege der gemessenen Parameter wurden zu Tag 58 ± 29 nach Transfusion beobachtet. Die Werte waren: SGOT 218 ± 176 U/l, SGPT 330 ± 194 U/l und Gamma-GT 263 ± 136 U/l. Der Nachweis einer bei HNANB intermittierend mit dem Stuhl ausgeschiedenen Substanz [3] gelang bei drei von elf untersuchten Patienten.

4. Diskussion

Die prospektiv ermittelten klinisch-chemischen Werte ergaben für die hier kontrollierten Parameter pathologische Anstiege in unterschiedlichen Manifestationsintervallen. In der zeitlichen Sequenz ist der erste pathologisch veränderte Parameter die Gamma-GT, gefolgt von SGPT und letztlich SGOT. Diese Aussage basiert auf den statistischen Mittelwertberechnungen für die einzelnen Parameter. Individuell gesehen waren isolierte Anstiege der Gamma-GT bei sieben von zehn Patienten zu verzeichnen. Gleichzeitige Anstiege der SGOT und SGPT dagegen waren bei sieben von elf Patienten zu registrieren. Das spätere Ansteigen der SGOT nach SGPT erfolgte bei vier Patienten in einem Zeitraum zwischen 5 und 34 Tagen, womit die SGPT sich als empfindlicher im Manifestationsgeschehen der HNANB gegenüber der SGOT auswies.

Die ersten Zeichen einer sich manifestierenden Infektion zeigen sich somit bereits in einem engen Zeitraum von wenigen Tagen nach stattgehabter Infektion, während die klinische Manifestation im Sinne der Hepatitis zu unterschiedlichen Zeiten auftritt (= Inkubationszeit). Im Rahmen der HNANB ergibt sich zur Definition der Inkubationszeit ein offenes Problem, da entweder Anstiege der Transaminasen auf ein mehrfaches der Norm oder die maximalen Transaminasenanstiege (=sog. Hauptpeak) als Endpunkt gewählt werden [1, 4]. In Übersicht der hier prospektiv beobachteten Verläufe erscheint es uns dem Krankheitsbild besser zu entsprechen, Erstanstiege der SGPT als Endpunkt für die Berechnung der Inkubationszeit heranzuziehen, womit sich für unsere Fälle eine Inkubationszeit von 25 ± 19 Tagen berechnen läßt. Hinsichtlich des Mittelwertes entspricht dies Beobachtungen von Renger et al. [2] zur HNANB nach parenteraler Infektion Gesunder mit gewaschenem Erythrozytenkonzentrat (= 29 ± 31 Tage post injectionem). Unterschiedliche „Inkubationszeiten" werden herangezogen, um die These von unterschiedlichen Erregern der HNANB zu stützen [4]. Aufgrund der durch die Gamma-GT-Untersuchung gefundenen zeitlich eng begrenzten Frühmanifestation der Infektion können wir diese Argumentation nicht unterstützen, ebensowenig wie es Renger et al. [2] können, deren Beobachtungen auf Infektionen durch dasselbe Agens basieren. Für einen Mehrgewinn an Wissen zur Pathophysiologie der HNANB trägt bei, wenn überdacht wird, warum interindividuell sich das hepatitische Stadium nach stattgehabter Infektion zeitlich unterschiedlich manifestiert. Der bei drei von zehn untersuchten Patienten gelungene Nachweis einer der HNANB assoziierten Substanz trägt zur Kenntnis der Frühmanifestation der HNANB in der vorliegenden Studie nicht bei, da die Untersuchungen nur indikativ bei Erkrankungsmanifestation und nur einmal und zwei- bis dreimal bei je vier Patienten und bis fünfmal bei zwei Patienten durchgeführt wurden. Mit der hier gefundenen Zahl positiver Patienten wiederholt sich aber der Prozentsatz positiver Patienten aus einer anderen Studie [3] an 186 Patienten mit HNANB-Verdacht.

Zusammenfassend ergibt sich, daß Anstiege der Gamma-GT als Zeichen einer Frühmanifestation der HNANB wenige Tage nach Infektion zu beobachten sind, interindividuell wechselnd dagegen die „hepatitische" Manifestation auftritt. Es ist somit daran zu denken, daß die Variabilität der „Inkubationszeit" auch durch interindividuelle Unterschiede in der Abwehrlage der Patienten erklärt werden könnte, sowie durch Erregerdosis und Erregervirulenz.

Literatur

1. Maynard JE, Bradley DW (1981) Transmission of non-A, non-B hepatitis by blood products and plasma derivatives. In: Gerety RJ (ed) Non-A, non-B hepatitis. Academic Press, New York London Toronto, p 71 − 2. Renger F, Porst H., Frank K-H, Kunze D, Hinkel GK (1981) Ergebnisse zur Epidemiologie, Klinik, Immunologie und Morphologie der non-A-, non-B-Hepatitis. Z Aerztl Fortbild (Jena) 75: 894−897 − 3. Seelig R, Liehr H, Seelig HP (1983) Detection of non-A, non-B hepatitis associated substance in stools. Dev Biol Stand 54: 497−500 − 4. Yoshizawa H, Itoh Y, Iwakiri Sh, Kitagima T, Tanaka T, Nagiri Y, Miyakawe M, Magumi M (1981) Demonstration of two different types of non-A, non-B hepatitis by reinjection and cross-challenge studies in chimpansees. Gastroenterology 81: 107−113

Krämer, A., Sommer, D., Hahn, E. G., Riecken, E. O. (Med. Klinik und Poliklinik, Abt. für Innere Medizin mit Schwerpunkt Gastroenterologie des Klinikums Steglitz der Freien Universität Berlin)
Klinische Studie zur Prüfung einer Hepatitis B-Vakzine mit verschiedenen Dosisfolgen

1. Einleitung

Seit den Untersuchungen von Szmuness et al. (1980), Maupas et al. (1981) und Crosnier et al. (1981a, b) ist die Wirksamkeit der aktiven Immunisierung gegen die Hepatitis B unbestritten. Mit der Verfügbarkeit des aus dem Serum chronischer HBsAg-Träger gewonnenen Impfstoffs besteht die Möglichkeit, die Verbreitung dieser Erkrankung erheblich einzuschränken und besonders in den Bereichen, in denen ein erhöhtes Infektionsrisiko gegenüber der Hepatitis B vorhanden ist − z. B. medizinisches Personal (Dienstag und Ryan 1982) −, eine effektive Prophylaxe zu erzielen. An Angehörigen dieser Risikogruppe haben wir eine Studie mit einer experimentellen Hepatitis B-Vakzine durchgeführt. Neben der Frage der Wirksamkeit des verwendeten Impfstoffs interessierte uns besonders, ob mit einer Variation der Dosisfolge ein besserer Schutz erreichbar ist.

2. Methoden

2.1. Vakzine

Es wurde eine experimentelle Vakzine verwendet, als deren Ausgangsmaterial das Plasma chronischer HBsAg-Träger diente, die alle zur Reduktion des Restinfektionsrisikos anti-HBe-positiv waren (Thomssen et al. 1982).

2.2. Probanden

Aufnahme in die Impfstudie fanden 217 Probanden, die weder anti-HBs- noch anti-HBc-positiv waren oder nur einen der beiden Antikörper in ihrem Serum aufwiesen. Drei Viertel der Probanden kamen aus den Bereichen Chirurgie, Innere Medizin, Intensivmedizin und Dialyse, Anästhesie und Kieferchirurgie. Sie wurden in zwei Gruppen aufgeteilt: A und B, die nach Anzahl, Alters- und Geschlechtsverteilung keine signifikanten Unterschiede aufwiesen. Das Alter betrug im geometrischen Mittel 31 Jahre (Bereich 20−61 Jahre).

Serokonversion nach		
1. Impfung	2. Impfung	3. Impfung
n 71/217	171/217	202/211
% 32,7	78,8	95,7

Tabelle 1. Anteil der Probanden, die nach der ersten, zweiten und dritten Impfung mit der experimentellen Vakzine anti-HBs gebildet haben

2.3. Impfschema und serologische Untersuchungen

Die Impfung umfaßte drei Termine mit Verabreichung der zweiten Dosis 1 Monat und der dritten Dosis 5 Monate nach der ersten Impfung. Die Probanden der Gruppe A erhielten an allen drei Impfterminen jeweils 42 μg HBsAg i.m., die der Gruppe B bei der ersten Impfung 84 μg, bei der zweiten und dritten Impfung jeweils 21 μg HBsAg. Die Gesamtdosis war also in beiden Gruppen gleich. Im Abstand von 2–4 Wochen nach den Impfungen erfolgten serologische Bestimmungen des gebildeten anti-HBs im Radioimmunoassay, wobei der Antikörpertiter in internationalen Einheiten pro ml quantitativ gemessen wurde und das Standardserum der WHO als Bezugsgröße diente. Zusätzlich wurden zum Ausschluß einer Infektion als Impffolge regelmäßig HBsAg, anti-HBc und die Transaminasen bestimmt.

3. Ergebnisse

3.1. Wirksamkeit der Vakzine

Die Serokonversionsraten, d. h. der Anteil der Probanden, der anti-HBs gebildet hatte, betrugen nach der ersten Impfung 32,7%, nach der zweiten 78,8% und nach der dritten Impfung 95,7% (Tabelle 1). Neun von 211 Probanden, die zur dritten Impfung noch erschienen sind, hatten also keine Antikörper gebildet. Die Höhe des Antikörpertiters ist starken interindividuellen Schwankungen unterworfen: Nach der ersten Impfung betrug der geometrische Mittelwert 0 mIE/ml (Bereich 0–6 220), nach der zweiten Impfung 30 (0–4 450) und nach der dritten Impfung 428 (0–137 800). Die Unterschiede sind signifikant ($p < 0,01$). Drei Viertel der Probanden wiesen nach der dritten Impfung einen anti-HBs-Titer

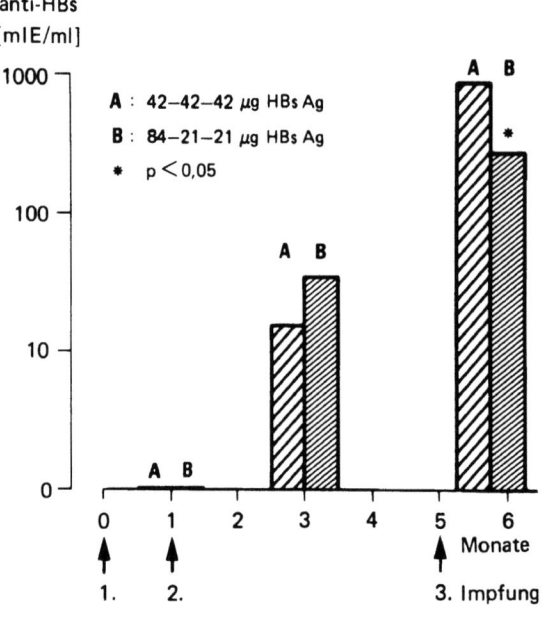

Abb. 1. Anti-HBs-Bildung nach der ersten, zweiten und dritten Impfung in den Gruppen A und B. Abszisse: Zeit in Monaten; die Pfeile markieren die Impfungen zu den Zeitpunkten 0, 1 und 5 Monaten. Ordinate: Geometrische Mittelwerte der anti-HBs-Titer in mIE/ml in logarithmischem Maßstab. Im Verlauf der Impfungen steigt der anti-HBs-Titer deutlich an. Nach der dritten Impfung liegt er in Gruppe B signifikant niedriger als in Gruppe A

über 100 mIE/ml auf, ca. 15% einen solchen unter 50 mIE/ml. Letztere und diejenigen Probanden ohne Antikörperbildung wurden einer vierten Impfung unterzogen, deren Ergebnisse noch nicht vorliegen.

3.2. Abhängigkeit der Impfantwort vom Geschlecht

Nach der dritten Impfung betrug der geometrische Mittelwert von anti-HBs bei Frauen 1 170 mIE/ml (0−137 800), bei Männern lediglich 171 (0−20 000). Dieser Unterschied ist signifikant ($p < 0,002$).

3.3. Abhängigkeit der Impfantwort vom Alter

Zwischen dem Alter der Probanden und der Höhe des Antikörpertiters ergab sich folgende Beziehung: Je höher das Alter war, desto niedriger war der gebildete Antikörpertiter. In der Altersgruppe 20−30 Jahre betrug der geometrische Mittelwert von anti-HBs 895 mIE/ml (0−137 800), in der Gruppe 31−40 Jahre 383 (0−49 590), in der Gruppe 41−50 Jahre 241 (0−16 480) und in der Gruppe 51−61 Jahre 154 (14−293). Immerhin hatten alle vier Probanden in der höchsten Altersgruppe anti-HBs gebildet. Der Unterschied zwischen der Gruppe von 20−30 Jahren und der von 31−40 Jahren ist signifikant ($p < 0,05$).

3.4. Dosisfolge und Impfantwort

Die Verdoppelung der Anfangsdosis hatte keinen entscheidenden Einfluß auf die Serokonversionsrate nach der ersten Impfung: Sie betrug 36% in der Gruppe B gegenüber 30% in der Gruppe A − ein Unterschied, der nicht signifikant ist. Hingegen war der nach der dritten Impfung erzielte Antikörpertiter in Gruppe B niedriger als in A: 278 mIE/ml (0−51 790) gegenüber 891 (0−137 800). Dieser Unterschied ist signifikant ($p < 0,05$) (Abb. 1).

3.5. Nebenwirkungen

Die beobachteten Nebenwirkungen waren gering und nach 2−3 Tagen wieder abgeklungen. Nach einem Drittel der Impfungen traten muskelkaterähnliche Beschwerden an der Injektionsstelle auf. Alle anderen Nebenwirkungen wie Rötung an der Injektionsstelle, Pruritus, Temperaturerhöhung bis 38,5° C oder gastrointestinale Symptome wurden nur in Einzelfällen beobachtet.

4. Zusammenfassung

Mit einer deutschen Hepatitis B-Vakzine wurde an 217 Probanden (medizinisches Personal) eine klinische Studie durchgeführt. Die Wirksamkeit des verwendeten Impfstoffs ähnelt der von kommerziellen Impfstoffen und ist gut. Bei Frauen läßt sich ein signifikant höherer anti-HBs-Titer erzielen als bei Männern. Je älter die Probanden sind, um so niedriger sind die erreichten Antikörpertiter. Eine Variation der Dosisfolge − doppelte Dosis bei der ersten Impfung, halbe Dosis bei der zweiten und dritten Impfung − führt nicht zu einem früheren Schutz, und es kann dadurch nur ein geringerer anti-HBs-Titer erreicht werden. Die Verträglichkeit des Impfstoffs ist gut.

Danksagung: Herrn Prof. R. Thomssen, Hygiene-Institut der Universität Göttingen, danken wir für die Überlassung des Impfstoffs und die quantitative Bestimmung der anti-HBs-Titer. Herrn Dipl.-Ing. D. Klüßendorf, Institut für Physiologie der FU Berlin, danken wir für seine Unterstützung bei der statistischen Auswertung der Ergebnisse. Dank schulden wir auch Frau M. Göritz und Frau A. Lottmann, die uns bei der Durchführung der Studie geholfen haben.

1. Szmuness W et al. (1980) Hepatitis B vaccine. Demonstration of efficacy in a controlled clinical trial in a high risk population in the United States. N Engl J Med 303: 833–841 – 2. Maupas P et al. (1981) Efficacy of hepatitis B vaccine in prevention of early HBsAg carrier state in children. Controlled clinical trial in an endemic area (Senegal). Lancet 1: 289–292 – 3. Crosnier J et al. (1981a) Randomized placebo-controlled trial of hepatitis surface antigen vaccine in French hemodialysis units: I, medical staff. Lancet 1: 455–459 – 4. Crosnier J et al. (1981b) Randomized placebo-controlled trial of hepatitis surface antigen vaccine in French hemodialysis units: II, hemodialysis patients. Lancet 1: 797–800 – 5. Dienstag JL, Ryan DM (1982) Occupational exposure to hepatitis B virus in hospital personnel: infection or immunization? Am J Epidemiol 115: 26–39 – 6. Thomssen R et al. (1982) Herstellung und Erprobung eines Hepatitis B-Impfstoffs. Dtsch Med Wochenschr 107: 125–131

Müller, G., Wernze, H., Wünsch, P., Altmann, H.-W. (Medizinische Universitätsklinik und Pathologisches Institut der Universität Würzburg)
Hypoplasie des intrahepatischen Gallengangssystems als Ursache rezidivierender intrahepatischer Cholestase beim Erwachsenen?

Die Differentialdiagnose der intrahepatischen Cholestase beim Erwachsenen konzentriert sich auf zahlreiche Pharmaka und cholestatische Verläufe der Virushepatitis. Ganz vereinzelt kann auch beim Erwachsenen das Krankheitsbild der benignen, rezidivierenden intrahepatischen Cholestase, das 1959 erstmals von Summerskill und Walshe [1] beschrieben wurde, als Ursache eines Ikterus in Frage kommen. Bis heute sind etwa 60 Fälle bekannt geworden [2]. Nach Tygstrup und Jensen [3] ist dieses Syndrom durch fünf Kriterien charakterisiert. 1. Rezidivierenden Ikterusschüben mit ausgeprägtem Juckreiz und laborchemischen Zeichen der Cholestase. 2. Intra- und extrazellulären Gallepigmentablagerungen im Lebergewebe. 3. Normalem Cholangiogramm der intra- und extrahepatischen Gallengänge. 4. Fehlen anderer cholestaseerzeugender Faktoren (Medikamente, Schwangerschaft etc.). 5. Symptomfreie Intervalle zwischen den Ikterusschüben von mehreren Monaten eines Jahres.

Die Ätiologie dieser Form der Cholestase ist bis heute nicht geklärt. Wegen des gelegentlich beobachteten familiären Vorkommens wurde eine erbliche Disposition in Erwägung gezogen [1, 4, 5]. Weiterhin wurde angenommen, daß erhöhte Östrogenkonzentrationen eine pathogenetische Bedeutung besitzen könnten, da bei Frauen nach Einnahme von östrogenhaltigen Kontrazeptiva gelegentlich ein solches Cholestasesyndrom aufgetreten war [6, 7]. Inwieweit einer Störung des Gallensäurestoffwechsels eine Bedeutung beigemessen werden kann, ist bis heute nicht entschieden [8]. In der neuen, 1982 erschienenen Monographie von Zakim und Boyer [2] „Hepatology, Textbook of liver disease" findet sich im Kapitel über die benigne, rezidivierende intrahepatische Cholestase zwar der Hinweis, daß eine Hypoplasie der intrahepatischen Gallengänge eine pathogenetische Bedeutung besitzen kann, eine exakte Literaturstelle gibt es allerdings dazu nicht.

Die nachfolgende *Kasuistik* soll auf histologische Befunde gestützt erneut Aspekte der Klinik und die mögliche Pathogenese dieser Form rezidivierender Cholestase beleuchten.

Anamnese: Seit dem 9. Lebensjahr waren bei dem Jungen rezidivierende, über Wochen anhaltende Ikterusschübe mit Müdigkeit, Abgeschlagenheit und starken Juckreiz aufgetreten (1971, 1976, 1977, 1978, 1979), die offensichtlich durch Streßsituationen (Schulprüfungen, Lehrgänge u. ä.) ausgelöst wurden. Eine familiäre Häufung von Ikterus bestand nicht.

Befund: Hochwüchsiger, 17jähriger Junge (Größe 203 cm, Gewicht 72 kg) mit ausgeprägtem Haut- und Sklerenikterus. Erhebliche Kratzspuren am Stamm und an den Extremitäten, Leber gerade am Rippenbogen, gering konsistenzvermehrt tastbar, Milz nicht tastbar vergrößert, Sinusbradykardie mit 46 Schlägen/min.

Oberbauchsonographie: Leber mit einem Längsdurchmesser von 14 cm in der Medioclavikularlinie mäßig vergrößert. Normal weite intra- und extrahepatische Gallengänge, Gallenblase unauffällig, kein Anhalt für Konkremente, Längsdurchmesser der Milz 10 cm.

ERCP: Unauffälliges Gallengangs- und Pankreasgangsystem, Gallenblase relativ groß, kein Konkrementnachweis.

Laparoskopie: Es zeigte sich eine grüne Leber mit abgerundetem Rand und normaler Konsistenz.

Leberhistologie: Im Läppchenzentrum ließen sich intra- und extrezelluläre Gallepigmentablagerungen nachweisen, in der Läppchenperipherie bestanden keine Cholestasezeichen. Ganz vereinzelt konnte man Einzelzelluntergänge erkennen. Das Periportalfeld wies eine auffallend kleine Feldfläche auf. Es bestand weder eine Faserreaktion noch eine zellulär entzündliche Reaktion. Gallengangslichtungen waren kaum aufzufinden. Die histometrische Auswertung, d. h. die quantitative Auszählung der Gallengangsstrukturen pro Periportalfeld ergab im Vergleich zu gesunden Personen eine Verminderung auf ein Drittel bis auf die Hälfte. Nach der Nomenklatur von Atermann und Altmann [9] waren sowohl die perilobulären Ductuli wie auch die interlobulären Ductus vermindert.

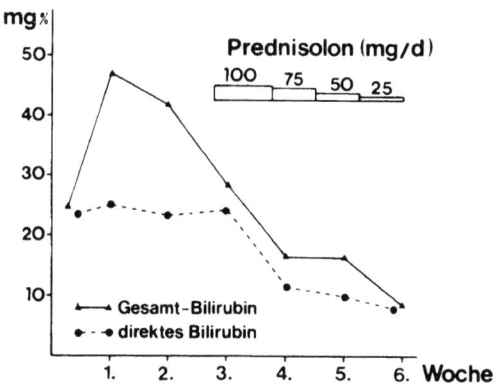

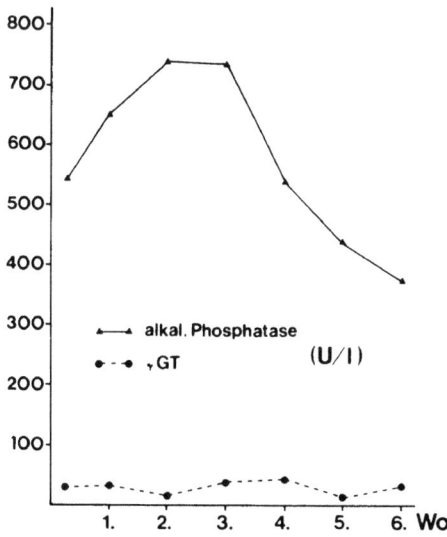

Abb. 1. Verlauf von Bilirubin, alkalischer Phosphatase und Gamma-GT während des sechswöchigen stationären Klinikaufenthaltes

717

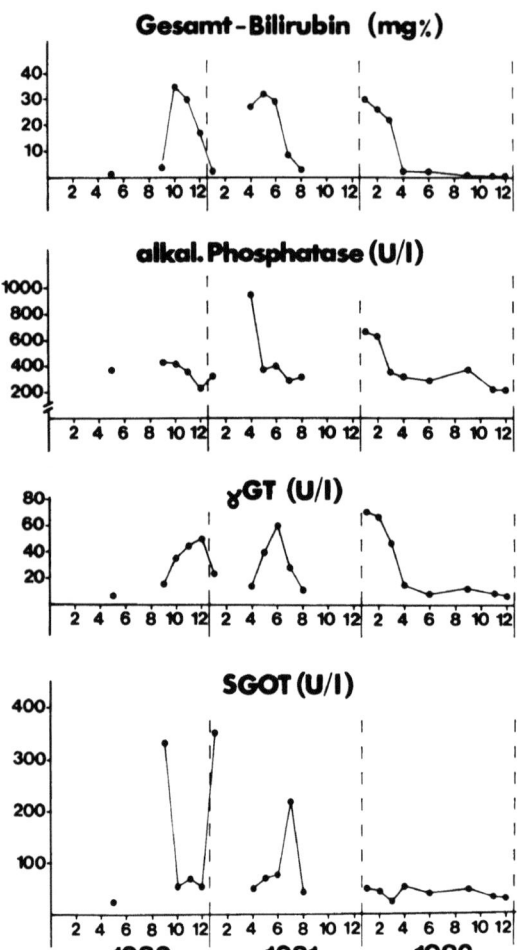

Gesamt-Bilirubin (mg%)

alkal. Phosphatase (U/l)

ɣGT (U/l)

SGOT (U/l)

1980   1981   1982

Abb. 2. Verlauf von Gesamtbilirubin, alkalischer Phosphatase, Gamma-GT und SGOT in den Jahren 1980, 1981 und 1982. Die Zahlen 2–12 geben jeweils die Monate der betreffenden Jahre an

Abnorme Laborbefunde: Bei Aufnahme waren LAP mit 40 U/l, GLDH mit 10,6 U/l, LDH mit 264 U/l, Serumkupfer mit 264 µg/dl und Quickwert mit 42% im pathologischen Bereich. Die Transaminasen waren während des sechswöchigen Beobachtungszeitraumes leicht erhöht und erreichten Maximalwerte für die SGOT von 50 U/l und die SGPT von 55 U/l. Der Verlauf des Serumbilirubins ist in Abb. 1 dargestellt. Der Höchstwert für Gesamtbilirubin betrug 46,8 mg/dl, der für direktes Bilirubin 24,9 mg/dl. Die alkalische Phosphatase (Abb. 1) war über 6 Wochen erhöht und zeigte Spitzenwerte bis 760 U/l. Im Gegensatz dazu waren die Werte für die Gamma-GT (Abb. 1) regelrecht oder nur geringfügig bis auf maximal 50 U/l erhöht.

Verlauf: Wegen erheblicher Inappetenz hatten wir initial eine parenterale Ernährung begonnen. Gleichzeitig versuchten wir eine Behandlung des starken Pruritus mit Phenobarbital. Da 2 Wochen nach Klinikaufnahme der Bilirubinspiegel keine Besserungstendenz erkennen ließ, begannen wir in der darauffolgenden Woche mit einer Glukokortikoidtherapie (Abb. 1) mit initial 100 mg Prednisolon. Das Serumbilirubin war in den folgenden Wochen rückläufig, wobei allerdings offen bleiben muß, ob dies einer spontanen Remission entsprach oder auf die Glukokortikoidtherapie zu beziehen war. 6 Wochen nach Klinikaufnahme wurde der Patient mit einem Bilirubinspiegel von 8 mg/dl entlassen und die Prednisolontherapie in den sich anschließenden 14 Tagen beendet. 8 Wochen nach der Entlassung wurde der Patient nochmals nachuntersucht. Es fanden sich lediglich noch erhöhte Werte für die alkalische

Phosphatase (317 U/l) und die SGPT (29 U/l). Bilirubin (0,8 mg%) und die anderen laborchemischen Befunde waren regelrecht.

In den Jahren 1980, 1981 und 1982 wurde der Patient vom niedergelassenen Internisten weiter betreut, der uns freundlicherweise die in Abb. 2 dargestellten Laborwerte zur Verfügung gestellt hat. Man kann den klassischen Verlauf des Krankheitsbildes erkennen mit z. T. über Wochen anhaltenden ikterischen Schüben, die jeweils spontan abgeklungen waren und an die sich monatelange anikterische Phasen anschlossen.

Kommentar: Bei einem Patienten mit dem erstmals von Summerskill und Walshe [1] beschriebenen Syndrom der benignen, intermittierenden intrahepatischen Cholestase fand sich histologisch eine Hypoplasie des intrahepatischen Gallengangsystems, die als Ursache der Erkrankung in Betracht gezogen werden muß. Dies ist um so wahrscheinlicher, als Wünsch et al. [9] inzwischen gleichartige Befunde bei weiteren vier Patienten mit einer solchen intermittierenden Ikterusform nachweisen konnten. Trotz der Fehlbildung kann allem Anschein nach die Erkrankung lange Zeit klinisch stumm bleiben und auch immer wieder in länger anhaltende Remissionen einmünden. Ob diese Ikterusform schließlich zu einer Art biliären Leberzirrhose führt, ist bisher nicht bekannt. Für die Auslösung von Ikterusschüben lassen sich endogene Faktoren bisher wenigstens nicht sicher eruieren. Auffällig jedoch ist, daß offensichtlich Streßeinflüsse oftmals den ikterischen Phasen vorangehen, eine Tatsache, die auch anderen Autoren aufgefallen ist [5].

Literatur

1. Summerskill WHJ, Walshe JM (1959) Benign recurrent intrahepatic obstructive jaundice. Lancet 2 : 686−690 − 2. Shiraki K, Okaniwa M (1982) Cholestatic syndrome of infancy and childhood. In: Zakim D, Boyer TB (eds) Hepatology: A textbook of liver disease. W. B. Saunders Comp., Philadelphia, pp 1176−1192 − 3. Tygstrup N, Jensen B (1969) Intermittent intrahepatic cholestasis of unknown etiology in five young males from the Faroe Islands. Acta Med Scand 185 : 523−530 − 4. De Pagter AGF, Van Berge Henegouwen GP, Ten Bokkel Huinink JA, Brandt K-H (1976) Familial benign recurrent intrahepatic cholestasis. Interrelation with intrahepatic cholestasis of pregnancy and from oral contraceptives? Gastroenterology 71 : 202−207 − 5. Lesser PB (1973) Benign familial recurrent intrahepatic cholestasis. Am J Dig Dis 18 : 259−264 − 6. Williams R, Cartter MA, Sherlock, S (1964) Idiopathic recurrent cholestasis: A study of the functional and pathological lesions in four cases. Q J Med 33 : 387−399 − 7. Orellana-Alcalde JM, Dominguez JP (1966) Jaundice and oral contraceptive drugs. Lancet 2 : 1278−1280 − 8. Endo T, Uchida K, Amuro Y, Higashino K, Yamamura Y (1979) Bile acid metabolism in benign recurrent intrahepatic cholestasis. Gastroenterology 76 : 1002−1006 − 9. Atermann K, Altmann H-W (1979) Das intrahepatische Gallenwegssystem. In: Kühn HA, Wernze H (Hrsg) Klinische Hepatologie. Thieme, Stuttgart, S 1.53−1.73 − 10. Wünsch P, Altmann H-W, Müller G, Wernze H (1984) Rezidivierende „idiopathische" Cholestase im Erwachsenenalter. − Folge einer intrahepatischen Gallengangshypoplasie? Vortrag 68. Tagung Dtsch Ges Pathologie, Berlin 1984. Verh Dtsch Ges Pathol 68 : (im Druck)

Hypertonie I

Schulte, K.-L., Meyer-Sabellek, W. A., Distler, A., Gotzen, R. (Abt. für allgemeine Innere Medizin und Nephrologie, Med. Klinik, Klinikum Steglitz, Berlin)

Blutdrucksenkende Wirkung der Kalziumantagonisten Nifedipin und Diltiazem bei essentieller Hypertonie in Ruhe und unter ergometrischer Belastung

Kalziumantagonisten sind seit einigen Jahren in der Therapie der Angina pectoris und auch tachykarder Herzrhythmusstörungen eingeführt. Sie senken den Tonus der glatten Muskelzelle in den Gefäßwänden und bewirken so eine Dilatation, vor allem der arteriellen Widerstandsgefäße. Da die arterielle Hypertonie hämodynamisch durch einen erhöhten arteriolären Widerstand gekennzeichnet ist, wurden Kalziumantagonisten zur antihypertensiven Therapie eingesetzt und eine Wirksamkeit nachgewiesen [1]. In unserer Studie untersuchten wir vergleichend die blutdrucksenkende Wirksamkeit der Kalziumantagonisten Diltiazem (D) und Nifedipin (N).

Material und Methode

37 Patienten mit essentieller Hypertonie (WHO Stadium I/II; 12 Frauen und 25 Männer; Alter 41 ± 12 Jahre) wurden im Rahmen einer randomisierten doppelblinden Parallelstudie untersucht. Nach üblicher Routinediagnostik und Ausschluß sekundärer Hypertonieformen wurde das Einverständnis der Patienten nach eingehender Aufklärung eingeholt. Im Anschluß an eine Wash out- und 2-Wochen-plazeboperiode schloß sich eine randomisierte Aufteilung der Patienten in zwei Gruppen an. Patienten der Gruppe D erhielten Diltiazem und Plazebo in oraler Form unter Anwendung der sogenannten Double dummy-Technik. Patienten der Gruppe N erhielten Nifedipin und Plazebo. Vor und nach 4 und 8 Wochen Therapie wurden Blutdruck auskultatorisch nach Riva-Rocci und Herzfrequenz mittels EKG nach 2 min im Stehen, 5 min im Liegen und im Rahmen einer fahrradergometrischen Belastung minütlich und 5 min danach gemessen. Die Belastung begann nach 30 min Ruhe in halbliegender Position mit 50 Watt und ansteigend in 10-Watt-Schritten pro Minute bis 100 Watt in der 6. min und weiter steigend in 25-Watt-Schritten pro Minute bis zur subjektiven körperlichen Erschöpfung, im Durchschnitt 150 Watt in der 8. min. Vor und während der ergometrischen Belastung, in der 6. min und zum Zeitpunkt der maximalen Belastung wurden Blutzucker (fluorimetrisch), Seruminsulin (RIA), Serumlaktat (enzymatisch), Plasmareninaktivität (RIA) bestimmt; HDL-Cholesterin (Ultrazentrifugentechnik) und Routinelaborparameter nur in Ruhe. Um die Compliance zu überprüfen, wurden außerdem Serumspiegelbestimmungen der Medikamente und eine Tablettenzählung bei der Wiedervorstellung durchgeführt. Die Dosierung von D lag initial bei 2×90 mg retard und von N bei 2×20 mg retard und wurde nach 4 Wochen Therapie auf 3×90 bzw. 3×20 mg erhöht, wenn der diastolische Blutdruck nach 5 min Liegen 95 mm Hg oder höher war. Die statistische Auswertung wurde mit Hilfe der folgenden Verfahren durchgeführt: Fisher's exakter Test, t-Test, Varianzanalyse.

Ergebnisse

Die Geschlechtsverteilung und das Alter der Patienten war vergleichbar in beiden Gruppen (D: 4 Frauen, 13 Männer, 42 ± 12 Jahre; N: 8 Frauen, 12 Männer, 41 ± 10 Jahre), das Körpergewicht veränderte sich nicht signifikant unter der Therapie. Der Ruheblutdruck – nach 5 min im Liegen gemessen – sank in beiden Gruppen vergleichbar, unter D von $166 \pm 17/111 \pm 12$ auf $151 \pm 21/103 \pm 15$ nach 4 Wochen und auf $147 \pm 22/97 \pm 19$ mm Hg ($p < 0,001$) nach 8 Wochen Therapie, unter N von $161 \pm 19/110 \pm 14$ auf $142 \pm 17/94 \pm 9$ und auf $142 \pm 10/92 \pm 9$ mm Hg ($p < 0,001$). Die *Herzfrequenz in Ruhe* sank unter D von 72 ± 10 auf 70 ± 11 nach 4 Wochen auf 66 ± 10 Schläge/min ($p < 0,04$) nach 8 Wochen Therapie, stieg aber unter N von 72 ± 9 auf 76 ± 9, bzw. 75 ± 14 Schläge/min ($p < 0,02$). Der Unterschied zwischen den beiden Gruppen war signifikant ($p < 0,002$). Die Ergebnisse im Stehen sind vergleichbar, orthostatische Reaktionen treten nicht auf. Der *Blutdruck unter maximaler ergometrischer Belastung* sank ebenfalls vergleichbar in beiden Gruppen. Unter einer Behandlung mit D sank der Blutdruck von $248 \pm 23/131 \pm 14$ auf $226 \pm 32/118 \pm 19$ nach 4 Wochen und auf $227 \pm 28/116 \pm 20$ mm Hg ($p < 0,001$) nach 8 Wochen Therapie, unter N von $245 \pm 24/127 \pm 11$ auf $224 \pm 23/112 \pm 15$ bzw. $231 \pm 23/118 \pm 16$ mm Hg ($p < 0,001$). Der blutdrucksenkende Effekt der Kalziumantagonisten war in Ruhe und unter Belastung nach 8 Wochen Behandlung deutlicher als nach 4. Die *Herzfrequenz während maximaler ergometrischer Belastung* sank unter D von 147 ± 19 auf 141 ± 18 nach 4 Wochen auf 138 ± 20 Schläge/min ($p < 0,05$) nach 8 Wochen Therapie. Der Anstieg unter N von 154 ± 19 auf 158 ± 20 bzw. 157 ± 21 Schläge/min war nicht signifikant. Der Unterschied zwischen beiden Gruppen war signifikant ($p < 0,008$). Als indirekter Parameter für den myokardialen Sauerstoffverbrauch bestimmten wir das *Doppelprodukt* vom systolischen Blutdruck und Herzfrequenz in Ruhe und unter Belastung. Während das Doppelprodukt unter D sowohl in Ruhe als auch während ergometrischer Belastung signifikant sank, sank es unter N nur während ergometrischer Belastung. Für beide Behandlungsgruppen ließ sich ohne Unterschied eine positive Korrelation zwischen diastolischem Blutdruck vor Therapie und Ausmaß der diastolischen Blutdrucksenkung nach 8 Wochen Behandlung mit D und N nachweisen ($r = 0,54$). Dieser Zusammenhang konnte für den systolischen Blutdruck vor und nach 8 Wochen Therapie nicht nachgewiesen werden. Eine Beziehung zwischen blutdrucksenkendem Effekt der Kalziumantagonisten und Alter der Patienten und Plasmareninaktivität vor Therapie konnte nicht gefunden werden. Die *Nebenwirkungsrate* war vergleichbar in beiden Behandlungsgruppen. Aufgrund der Nebenwirkungen Flush und Beinödeme schieden zwei Patientinnen unter N aus, eine Patientin unter D aufgrund mangelnder Compliance. Die *Laborparameter* Plasmareninaktivität, HDL-Cholesterin, Blutzucker, Insulin und Laktat wurden in beiden Gruppen durch Diltiazem und Nifedipin nicht signifikant beeinflußt.

Literatur

1. Guazzi MD, Polese A, Fiorentini C, Bartorelli A, Moruzzi P (1983) Treatment of hypertension with calcium antagonists. Review. Hypertension (Suppl II) 5: 85–90

Klaus, D., Antoni, D., Lederle, R. M., Lemke, R. (Med. Klinik Mitte der Städtischen Kliniken Dortmund)

Ionisiertes Kalzium im Blut bei essentieller Hypertonie

1982 berichtete McCarron [1] über eine Verminderung des ionisierten Kalziums im Plasma bei Patienten mit essentieller Hypertonie. Kesteloot et al. [2] fanden dagegen in einer epidemiologischen Studie keine Unterschiede für das ionisierte Serumkalzium zwischen Normotonen und Untersuchten, die einen Blutdruck höher als 160/90 mm Hg aufwiesen. Unsere Untersuchungen hatten zum Ziel, das Verhalten des ionisierten Kalziums bei Patienten mit essentieller Hypertonie zu untersuchen und den Einfluß von Pharmaka zu prüfen, die als Antihypertensiva verwandt werden.

Methodik und Krankengut

Ionisiertes Kalzium wurde im Vollblut mit einer kalziumionensensitiven Durchflußelektrode der Fa. Orion (Modell SS 20) bestimmt [3]. Das Normalkollektiv setzte sich aus 56 gesunden normotonen Männern und Frauen zusammen (30 Männer, 26 Frauen, Alter $43,9 \pm 9,1$ Jahre). Eine zweite Gruppe umfaßte 49 Patienten mit unbehandelter essentieller Hypertonie.

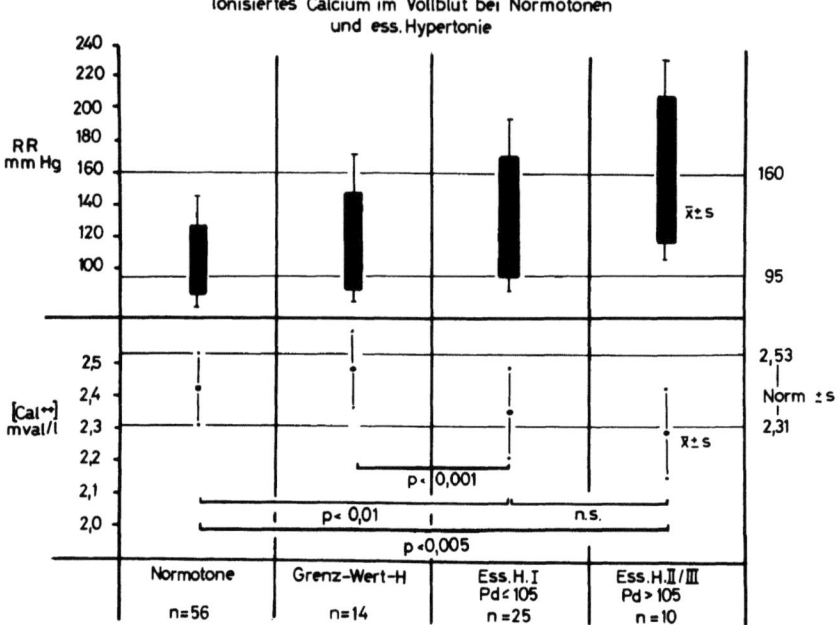

Abb. 1. Ionisiertes Kalzium im Blut bei Normotonen, Grenzwerthypertonie und leichter sowie fortgeschrittener essentieller Hypertonie

Eine dritte Gruppe von Patienten mit essentieller Hypertonie ($n = 46$) wurde während antihypertensiver Behandlung (Kalziumantagonisten, Beta-Rezeptorenblocker, Diuretika oder deren Kombination) untersucht.

Ergebnisse

1. Eine zu hohe Konzentration von Heparin senkt die Kalziumwerte bis zu 10%. Beim Vergleich von anaerob behandeltem Vollblut und unter üblichen Bedingungen (aerobe Zentrifugation) gewonnenem Plasma oder Serum findet man im Plasma oder Serum deutlich niedrigere Werte (-20%) für ionisiertes Kalzium. Die Fehlerbreite der Bestimmung liegt im Intraassay bei $\pm 1,1\%$, im Interassay bei $\pm 2,1\%$.
2. Bei den 56 Normotonen betrugen die Werte – unabhängig vom Geschlecht und Alter – im Vollblut $2,44 \pm 0,11$ mval/l (Abb. 1). Die Werte im Tagesverlauf liegen innerhalb der Fehlerbreite der Methode (maximale Differenz 3,5%).
3. Bei 35 Patienten mit unbehandelter essentieller Hypertonie des Schweregrades I–III (WHO) betrug das ionisierte Kalzium im Vollblut $2,31 \pm 0,14$ mval/l (Abb. 2). Gliedert man das Patientengut in Hypertoniker mit diastolischen Blutdruckwerten unter 105 und über 105 mm Hg auf, so ergibt sich für die fortgeschrittene Hypertonie ($p > 105$ mm Hg) ein etwas niedrigerer Mittelwert ($2,28 \pm 0,14$) als für die leichte Hypertonie ($2,35 \pm 0,13$). Im Gegensatz dazu weisen 14 Patienten mit Grenzwerthypertonie (Abb. 1) einen normalen Wert für das ionisierte Kalzium im Vollblut auf ($2,48 \pm 0,12$ mval/l).
4. Bei der Monotherapie von essentiellen Hypertonikern des WHO-Schweregrades I oder II mit Nifedipin ($n = 12$) oder Diuretika ($n = 11$) entsprechen die Werte für das ionisierte Kalzium im Vollblut denen von unbehandelten Hochdruckkranken. Bei neun mit Beta-Blockern behandelten Hochdruckkranken sind die Werte für ionisiertes Kalzium im Blut normal. Bei 14 Patienten mit essentieller Hypertonie unter Kombinationsbehandlung

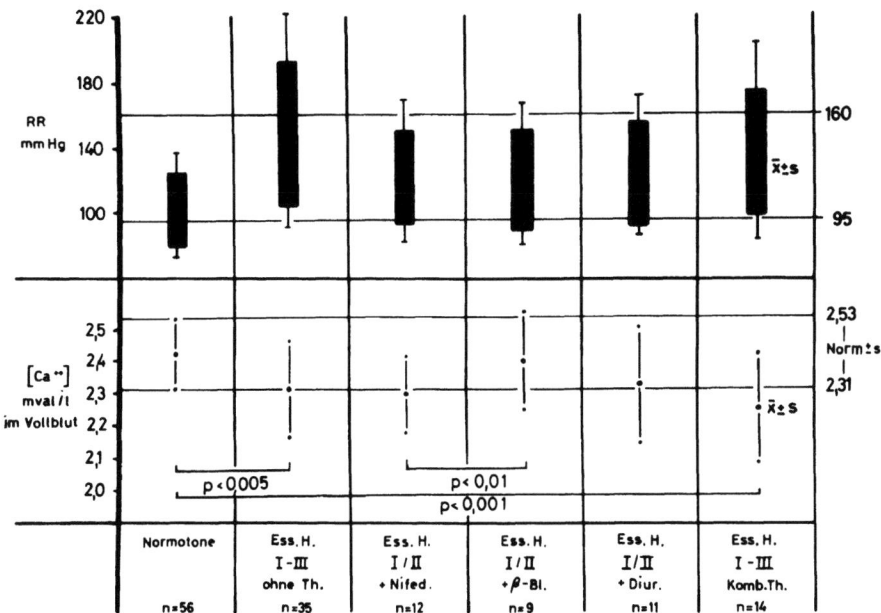

Abb. 2. Ionisiertes Kalzium im Blut bei mit Nifedipin, Beta-Blockern, Diuretika oder Kombinationen behandelten essentiellen Hypertonikern

(Beta-Blocker, Diuretika sowie Clonidin oder Lopirin) ist der Mittelwert für das ionisierte Kalzium niedriger als in der unbehandelten Gruppe.

Diskussion

Unsere Ergebnisse zeigen übereinstimmend mit den Befunden von McCarron [1], daß bei unbehandelter essentieller Hypertonie, und zwar sowohl leichter als auch fortgeschrittener Verlaufsform, die Werte für ionisiertes Kalzium im Vollblut signifikant niedriger als für gesunde Normotone liegen. Der gegensätzliche Befund von Kesteloot [2] aus einer epidemiologischen Studie kann dadurch erklärt werden, daß in einer epidemiologischen Untersuchung auch Grenzwerthypertonien erfaßt werden, die, wie unsere Ergebnisse zeigen, einen normalen Wert für ionisiertes Kalzium aufweisen.

Bei mit Antihypertensiva behandelten essentiellen Hypertonikern, deren Blutdruck befriedigend eingestellt wurde, weist das ionisierte Kalzium im Vollblut eine Tendenz zur Normalisierung auf. Signifikante Unterschiede zwischen den Behandlungsgruppen Nifedipin, Beta-Blocker und Diuretika ergeben sich nicht. Bei unbefriedigend behandelter Hypertonie liegen die Werte für das ionisierte Kalzium niedriger.

Zur weiteren Klärung unserer Befunde sind prospektive Untersuchungen mit genauer Aufschlüsselung des Krankengutes nach der Schwere des Hochdrucks sowie Art, Dauer und Erfolg der Behandlung notwendig. Wichtig ist weiterhin die Klärung der Frage, welche Störfaktoren für die Interpretation der Werte beachtet werden müssen [5, 6]. Als wichtige Störfaktoren sind Methodik (Vollblut oder Plasma, Heparinzusatz), Gesamtproteinkonzentration, Kalziumbilanz und Stimulierbarkeit der Parathormonsekretion zu nennen.

Literatur

1. McCarron DA (1982) Low serum concentrations of ionized calcium in patients with hypertension. N Engl J Med 307: 226–228 – 2. Kesteloot H, Schaftingen E, Hoof R, Geboers J (1983) Relationship

between ionized serum calcium and blood pressure. Circulation (Suppl III−90) 68: 358 − 3. Moore EW (1970) Ionized calcium in normal serum, ultrafiltrates, and whole blood determined by ion-exchange electrodes. J Clin Invest 49: 318−334 − 4. Blaustein MP (1977) Sodium ions, calciums ions, blood pressure regulation and hypertension: a reassesment and a hypothesis. Am J Physiol 232: C 165−C 173 − 5. Stote, RM, Smith LH, Wilson DM, Dube WJ, Goldsmith RS, Arnaud CD (1972) Hydrochlorothiazide effects in serum calcium and immunoreactive para-thyreoid hormone concentrations. Ann Intern Med 77: 587−591 − 6. Popovtzer MM, Subryan VL, Alfrey AC, Reeve EB, Schrier RW (1975) The acute effect of chlorothiazide on serum-ionized calcium. J Clin Invest 55: 1295−1302

Zidek, W, Losse, H., Schmidt, W., Vetter, H. (Med. Univ.-Poliklinik Münster)
Intrazelluläre Elektrolyte bei Behandlung mit einem Schleifendiuretikum

Einleitung

Die Abweichungen des zellulären Elektrolythaushalts bei der essentiellen Hypertonie sind seit der Erstbeschreibung durch Losse et al. (1960) eingehend untersucht worden. Neben einer Erhöhung des intrazellulären Na^+ in Erythrozyten (Losse et al. 1960; Fadeke-Aderounmu und Salako 1975; Gessler 1962; Hamlyn et al. 1982; Henningsen et al. 1979; Montanari et al. 1980; Zidek et al. 1982) sind auch zahlreiche andere Störungen von Transportmechanismen für Kationen an der Zellmembran beschrieben worden (Canessa et al. 1980; Garay et al. 1980; De Wardener und MacGregor 1980). Eine wesentliche, noch offene Frage betrifft die Beziehung dieser Elektrolytveränderungen zum aktuellen Gefäßtonus. Eine Möglichkeit zur Klärung dieser Frage besteht in der gleichzeitigen Messung von Blutdruck und intrazellulären Elektrolyten bei einer therapeutischen Blutdrucksenkung. Aufgrund von früheren Untersuchungen kann angenommen werden, daß das intrazelluläre freie Ca^{2+} in den glatten Muskelzellen der Gefäße eine wichtige Rolle bei der Regulation des Gefäßtonus spielt (Zidek et al. 1983). Die Messungen ergaben dementsprechend eine deutliche Abnahme des intrazellulären freien Ca^{2+} bei einer Blutdrucksenkung durch ein Schleifendiuretikum. Das intrazelluläre Na^+ zeigte hingegen eine ansteigende Tendenz während der Behandlung.

Methodik

Die Untersuchungen wurden an 14 zuvor unbehandelten essentiellen Hypertonikern durchgeführt. Der Blutdruck lag vor Behandlung bei $156,3 \pm 13,9/104,6 \pm 6,0$ mm Hg (Mittelwert und Standardabweichung). Die intrazelluläre Na^+-Konzentration und -Aktivität, die intrazelluläre Ca^{2+}-Aktivität sowie der Blutdruck wurden in Erythrozyten vor sowie 2 und 6 Wochen nach Behandlung mit 12 mg/Tag Piretanid gemessen. Die Na^+- und Ca^{2+}-Aktivitäten wurden mit ionenselektiven Elektroden bestimmt (Zidek et al. 1982). Die intrazelluläre Na^+-Konzentration wurde flammenphotometrisch gemessen. Vor den Aktivitätsmessungen wurden die Erythrozyten in einer isotonen Lösung aus Cholinhydrogentartrat und 5 mmol/l NaCl gewaschen.

Ergebnisse

Tabelle 1 zeigt den Verlauf des Blutdrucks, der intrazellulären Na^+-Konzentration und -Aktivität sowie der intrazellulären Ca^{2+}-Aktivität während der antihypertensiven Therapie. Daraus geht hervor, daß eine signifikante Blutdrucksenkung erzielt wurde. Die intrazelluläre Na^+-Konzentration und -Aktivität zeigten eine Tendenz zur Zunahme. Die intrazelluläre

Tabelle 1. Mittelwerte und Standardabweichungen des Blutdrucks, der intrazellulären Na^+-Konzentration und -Aktivität $[(Na^+)_i, a^i_{Na}]$ und der intrazellulären Ca^{2+}-Aktivität (a^i_{Ca}) vor sowie 2 und 6 Wochen nach Behandlung mit Piretanid. Blutdruck in mm Na^+ in mmol/l, Ca^{2+} in µmol/l

	Vor Behandlung	Nach 2 Wochen	Nach 6 Wochen
Blutdruck	156,4 ± 13,9/ 104,6 ± 6,0	148,2 ± 15,0/ 94,6 ± 8,9	135,7 ± 10,7/ 90,0 ± 6,2
$(Na^+)_i$	6,30 ± 0,88	6,65 ± 0,95	6,73 ± 0,86
a^i_{Na}	8,61 ± 1,87	9,78 ± 2,23	10,68 ± 2,19*
a^i_{Ca}	6,01 ± 2,04	3,10 ± 1,06**	4,01 ± 2,07

* $p < 0,05$; ** $p < 0,01$

Ca^{2+}-Aktivität fiel nach 2 Wochen deutlich ab und wies nach 6 Wochen einen leichten Wiederanstieg auf.

Diskussion

Die Ergebnisse zeigen, daß unter einer Therapie mit einem Schleifendiuretikum das intrazelluläre freie Ca^{2+} gesenkt wird, während das intrazelluläre Na^+, sowohl die freie als auch die gesamte Fraktion, leicht ansteigt. Obwohl die Änderungen des intrazellulären freien Ca^{2+} kurzfristig mit denen des Blutdrucks korrelieren, zeigt sich nach längerer Behandlung eine Diskrepanz zwischen Blutdruck und freiem Ca^{2+}. Dies kann unter anderem dadurch erklärt werden, daß Schleifendiuretika auch über andere Mechanismen als das intrazelluläre freie Ca^{2+} den Blutdruck beeinflussen.

Die unterschiedlichen Änderungen des intrazellulären Na^+ und Ca^{2+} unter der Therapie zeigen, daß bei der essentiellen Hypertonie ein Na-Ca-Austausch über die Zellmembran mit einem festen Austauschverhältnis (Blaustein 1980) unwahrscheinlich ist bzw. keinen wesentlichen Einfluß auf die intrazellulären Na^+- und Ca^{2+}-Konzentrationen haben kann.

Trotz der obengenannten Einschränkungen unterstützen die Ergebnisse die aufgrund früherer Untersuchungen entwickelte Hypothese, daß das intrazelluläre freie Ca^{2+} einen wesentlichen Faktor in der Regulation des Gefäßtonus darstellt (Zidek et al. 1982). Obwohl die Messungen sich lediglich auf die Ca^{2+}-Aktivitäten im Erythrozyten stützen, kann auch eine Abnahme des intrazellulären freien Ca^{2+} in der glatten Gefäßmuskulatur angenommen werden, da gleichsinnige Ca^{2+}-Änderungen in Erythrozyten und glatten Gefäßmuskelzellen spontanhypertoner Ratten beschrieben wurden (Zidek et al. 1983).

Zusammenfassend zeigen die Untersuchungen, daß eine Blutdrucksenkung durch ein Schleifendiuretikum mit einer Abnahme des intrazellulären freien Ca^{2+} einhergeht, während das intrazelluläre Na^+ ansteigt. Dies entspricht früheren Untersuchungen, wonach das intrazelluläre freie Na^+ im wesentlichen einen Marker der Hypertoniedisposition darstellt, während das intrazelluläre freie Ca^{2+} besser mit dem aktuellen Blutdruck korreliert.

Literatur

Blaustein MP (1980) How does sodium cause hypertension? An hypothesis. In: Zumkley H, Losse H (eds) Intracellular electrolytes and arterial hypertension. Thieme, Stuttgart, p 151 – Canessa M, Adragna N, Solomon SH (1980) Increased sodium-lithium countertransport in red cells of patients with essential hypertension. N Engl J Med 302: 772–777 – De Wardener HE, MacGregor GA (1980) A possible role of a sodium transport inhibitor in the aetiology of hypertension. In: Zumkley H, Losse H (eds) Intracellular electrolytes and arterial hypertension. Thieme, Stuttgart, p 86 – Fadeke-Aderounmu

A, Salako A (1975) Abnormal cation composition and transport in erythrocytes from hypertensive patients. Eur J Clin Invest 9: 369–375 – Garay RP, Dagher G, Pernollet MG, Devynck MA, Meyer P (1980) Inherited defect in a Na$^+$, K$^+$-cotransport system in erythrocytes from essential hypertensive patients. Nature 284: 281–283 – Gessler U (1962) Intra- und extrazelluläre Elektrolytveränderungen bei essentieller Hypertonie vor und nach Behandlung. Z Kreislaufforsch 51: 177–183 – Hamlyn JM, Ringel R, Schaeffer J, Levinson PD, Hamilton BP, Kovarski AA, Blaustein MP (1982) A circulating inhibitor of (Na$^+$ + K$^+$) ATPase associated with essential hypertension. Nature 300: 650–652 – Henningsen NC, Mattson S, Nosslin B, Nelson D, Ohlsson O (1979) Abnormal whole-body and cellular (erythrocytes) turnover of ^{22}Na$^+$ in normotensive relatives of probands with established essential hypertension. Clin Sci 57: 321s–323s – Losse H, Wehmeyer H, Wessels F (1960) Der Wasser- und Elektrolytgehalt von Erythrozyten bei arterieller Hypertonie. Klin Wochenschr 38: 393–395 – Montanari A, Borghi L, Canali M, Curti A, Perinotti P, Novarini A, Borghetti A (1980) Altered sodium efflux in red blood cells from essential hypertensive patients. In: Zumkley H, Losse H (eds) Intracellular electrolytes and arterial hypertension. Thieme Stuttgart, p 135 – Zidek W, Kerenyi T, Losse H, Vetter H (1983) Intracellular Na$^+$ and Ca^{2+} in aortic smooth muscle cells after enzymatic isolation in spontaneously hypertensive rats. Res Exp Med (Berl) 183: 129–132 – Zidek W, Losse H, Dorst KG, Zumkley H, Vetter H (1982) Intracellular sodium and calcium in essential hypertension. Klin Wochenschr 60: 859–862

Cremer, W. (Nephrologische Abteilung, Krankenhaus der Barmherzigen Brüder, Trier)

Klinische Erfahrungen mit dem neuen ACE-Blocker Enalapril

Wir berichten über erste eigene Erfahrungen mit Enalapril, einem SH-gruppenfreien, lang wirksamen Converting-Enzyminhibitor [1–3, 5–8, 10–12, 14, 15]. Im Rahmen einer offenen randomisierten Multicenterstudie wird die blutdrucksenkende Wirkung von Enalapril mit Atenolol jeweils in einmaliger Tagesdosis verglichen.

Methodik

Nach Ausschluß sekundärer Hochdruckursachen erfolgt eine zweiwöchige Plazebophase, danach wird entsprechend eines Randomisierungsplanes die Therapie mit 50 mg Atenolol bzw. 20 mg Enalapril begonnen. Die Applikation erfolgt in einer einzigen Tagesdosis. Die Patienten werden in 14tägigem Rhythmus unter standardisierten Bedingungen vor der nächsten Dosis untersucht, in vierwöchigen Abständen wird bei nicht ausreichender Blutdrucksenkung die Dosis auf 100 mg Atenolol bzw. 40 mg Enalapril erhöht. Nach weiteren 4 Behandlungswochen, in denen sich keine Normotension einstellt, wird ebenfalls in vierwöchigem Rhythmus in beiden Gruppen Hydrochlorothiazid (HCT) in einer Dosis von 25, steigernd auf 100 mg/Tag in morgendlicher einmaliger Dosis verordnet. Die Dauer der strengen Überwachung ist auf 26 Wochen angesetzt, Ausfälle in der Atenololgruppe werden, sofern möglich, in der Enalaprilgruppe weitergeführt, Ausfälle in der Enalaprilgruppe werden, sofern möglich, in der Atenololgruppe weitergeführt.

Folgende Ausschlußkriterien werden festgelegt: Alle sekundären Hochdruckkrankheiten, maligne Hypertonieverläufe, Patienten mit Liegendblutdruckwerten gemessen am rechten Arm diastolisch über 130 mm Hg oder geringer als 110 mg Hg am Ende der Plazebophase, ferner Schwangere bzw. junge Frauen mit Ovulationshemmereinnahme, Patienten mit chronischer Herzmuskelinsuffizienz, Herzmuskelinfarktanamnese innerhalb der zurückliegenden 6 Monate, Patienten mit instabiler Angina und Herzklappenfehlern, Patienten mit AV-Überleitungsstörungen, ferner Patienten mit gesicherter zerebrovaskulärer Insuffizienz, Diabetes mellitus und bronchospastischen Erkrankungen.

Patientengut

Zur Auswertung gelangen jeweils zehn Patienten der Atenololgruppe und der Enalapril-gruppe nach einer Beobachtung von mindestens 12 Wochen nach Ende der Plazebophase. Das mittlere Lebensalter in beiden Gruppen ist nicht signifikant unterschiedlich, es liegt in der Atenololgruppe bei 42 Jahren, in der Enalaprilgruppe bei 48 Jahren. In beiden Gruppen befinden sich jeweils fünf Frauen bzw. fünf Männer. Die mittleren Blutdruckwerte in der Atenololgruppe am Ende der Plazebophase liegen bei 183 ± 18 mm Hg systolisch und 120 ± 10 mm Hg diastolisch, in der Enalaprilgruppe bei 184 ± 30 mm Hg systolisch und 123 ± 14 mm Hg diastolisch.

Ergebnisse

In der Atenololgruppe wurden insgesamt fünf Ausfälle, davon drei Frauen und zwei Männer beobachtet, in der Enalaprilgruppe zwei Ausfälle, jeweils ein Mann und eine Frau.

Folgende Gründe für die Ausfälle mußten registriert werden: In der Atenololgruppe fiel eine Frau aus persönlichen Gründen aus, in vier Fällen mußte wegen nicht tolerabler Nebenwirkungen die Therapie abgebrochen werden, alle vier Fälle wurden in die Enalaprilgruppe überführt. Die zwei Ausfälle in der Enalaprilgruppe betrafen eine Frau

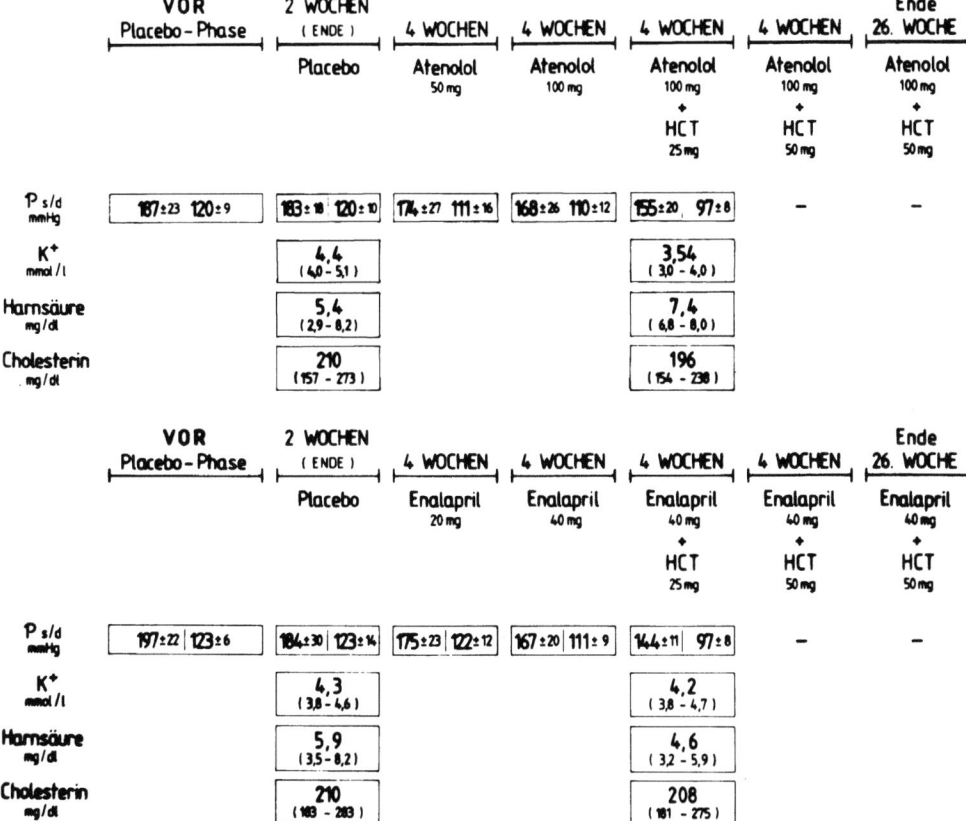

Abb. 1. Vergleich der Blutdrucksenkung durch Atenolol in Kombination mit Hydrochlorothiazid gegenüber Enalapril in Kombination mit Hydrochlorothiazid am Ende der 12. Behandlungswoche. Vergleich von Kalium, Harnsäure und Cholesterin zu Behandlungsbeginn und am Ende der 12. Behandlungswoche in beiden Gruppen

VOR THERAPIE
(stehend)

$\left.\begin{array}{l} P_{s/d} \\ P_m \end{array}\right\}$ mmHg

181 / 118 — n.s. — 177 / 116
138   136

UNTER THERAPIE
(stehend)

$\left.\begin{array}{l} P_{s/d} \\ P_m \end{array}\right\}$ mmHg

146 / 99 — n.s. — 147 / 96
116   115

UNTER THERAPIE
(Hocke)

$\left.\begin{array}{l} P_{s/d} \\ P_m \end{array}\right\}$ mmHg

176 / 116 — n.s. — 187 / 120
141   145

UNTER THERAPIE
(stehend, danach)

$\left.\begin{array}{l} P_{s/d} \\ P_m \end{array}\right\}$ mmHg

148 / 96 — n.s. — 153 / 93
113   ˙112

Abb. 2. Belastungsblutdruck (24 Std nach der letzten Medikamentenapplikation) bei primären Hypertonikern (statische Belastung über 2 min) unter laufender Therapie mit Atenolol in Kombination mit Hydrochlorothiazid (fünf Patienten) im Vergleich zu Patienten unter Therapie mit Enalapril in Kombination mit Hydrochlorothiazid (zehn Patienten)

(persönliche Gründe) und einen Mann, der eine nicht tolerable Nebenwirkung bot (ständiger pharyngealer Reizzustand, offensichtlich eine äquivalente Nebenwirkung zu dem unstillbaren Husten unter Captopril).

Am Ende der 12. Behandlungswoche zeigten die Patienten der Atenololgruppe einen Blutdruck von 155 ± 20 mm Hg systolisch/97 ± 8 mm Hg diastolisch, die Patienten der Enalaprilgruppe einen Blutdruck von 144 ± 11 mm Hg systolisch/97 ± 8 mm Hg diastolisch (Mittelwerte). Das mittlere Serumkalium fiel in der Atenololgruppe von 4,4 auf 3,54 mmol/l ab, in der Enalaprilgruppe von 4,3 auf 4,2 mmol/l (Abb. 1).

Der Belastungsblutdruck (statische Belastung über 2 min mittels Hocke) zeigte bei fünf Patienten in der Atenololgruppe einen Anstieg von 146/99 auf 176/116 mm Hg, der mittlere Blutdruck von 116 auf 141 mm Hg (Mittelwerte). Bei zehn Patienten der Enalaprilgruppe stieg der Blutdruck von 147/96 auf 187/120 mm Hg an, der mittlere arterielle Blutdruck von 115 auf 145 mm Hg (Mittelwerte). Nach zweiminütiger Ruhe fiel der Blutdruck in der Atenololgruppe wieder auf 148/96 mm Hg, der mittlere arterielle Blutdruck auf 113 mm Hg ab; in der Enalaprilgruppe von 187/120 auf 153/93 mm Hg, der mittlere arterielle Blutdruck von 145 auf 112 mm Hg (Mittelwerte) (Abb. 2).

Vier Patienten der Enalaprilgruppe werden mittlerweile länger als 27 Wochen beobachtet, sie zeigen am Stichtag einen Blutdruckabfall gegenüber den Blutdruckwerten am Ende der Plazebophase liegend gemessen am rechten Arm von $193 \pm 28/123 \pm 9$ mm Hg auf $150 \pm 12/92 \pm 5$ mm Hg und stehend von $176 \pm 25/115 \pm 7$ auf $143 \pm 12/94 \pm 9$ mm Hg.

Drei Atenololversager werden in der Enalaprilgruppe weitergeführt. Der mittlere Blutdruck bei diesen Patienten war unter Atenolol/HCT liegend 165/105 mm Hg und stehend 164/109 mm Hg (Mittelwerte), unter Enalapril/HCT 143/88 mm Hg liegend bzw. 142/97 mm Hg stehend (Mittelwerte).

Diskussion

Diese vorläufigen Ergebnisse zeigen, daß sowohl mit Atenolol als auch mit Enalapril alleine bei diesen Patienten keine befriedigende Blutdrucksenkung erzielt werden kann. Erst nach zusätzlicher Applikation von Hydrochlorothiazid kommt es in beiden Gruppen zur Blutdrucksenkung, wobei in der Enalapril/HCT-Gruppe die Blutdrucksenkung stärker ausfällt [9, 13, 16]. In der Atenololgruppe beobachteten wir fünf Ausfälle, in der Enalaprilgruppe zwei. Die fünf Ausfälle in der Atenololgruppe waren in vier Fällen durch

Nebenwirkungen verursacht, in der Enalaprilgruppe in einem Falle durch Nebenwirkungen. Unter dem Gesichtspunkt der festgelegten Ausschlußkriterien deutet sich bei dieser allerdings kleinen Patientenzahl eine etwas höhere Nebenwirkungsrate in der Atenololgruppe an. Über Art und Häufigkeit von Nebenwirkungen unter Enalapril läßt sich zum jetzigen Zeitpunkt keine Aussage machen. Die Kombination von Enalapril mit einem Diuretikum scheint bezüglich störender Hypokaliämien sicherer zu sein, als die Kombination eines Beta-Blockers mit einem Diuretikum.

Die nächsten Jahre werden zeigen, welcher Stellenwert die einzelnen ACE-Inhibitoren im Vergleich zu den schon länger verfügbaren Antihypertensiva in der Hochdrucktherapie haben werden. Schon jetzt kann meines Erachtens gesagt werden, daß die Converting-Enzyminhibitoren in der Herz- und Kreislauftherapie [4] eine Bereicherung darstellen, so daß es gerechtfertigt ist, weitere ACE-Inhibitoren zu entwickeln und am Menschen zu erproben.

Literatur

1. Antonaccio MJ, McGill M (1982) Comparative effects of captopril and MK-421 on sympathetic function in spontaneously hypertensive rats. Am J Cardiol 49: 1533–1534 – 2. Biollaz J, Brunner HR, Gavras I, Waeber B, Gavras H (1982) Antihypertensive therapy with MK 421: angiotensin II-renin relationships to evaluate efficacy of converting enzyme blockade. J Cardiovasc Pharmacol 4: 966–972 – 3. Brunner DB, Desponds G, Biollaz J, Keller I, Ferber F, Gavras H, Brunner HR, Schelling JL (1981) Effect of a new angiotensin converting enzyme inhibitor MK-421 and its lysine analogue on the components of the renin system in healthy subjects. Br J Clin Pharmacol 11: 461–467 – 4. Dunn FG, Oigman W, Ventura HO, Messerli FH, Kobrin I, Frohlich ED (1984) Enalapril improves systemic and renal hemodynamics and allows regression of left ventricular mass in essential hypertension. Am J Cardiol 53: 105–108 – 5. Ferguson RK, Vlasses PH, Irvin JD, Swanson BN, Lee RB (1982) A comparative pilot study of enalapril, a new converting enzyme inhibitor, and hydrochlorothiazide in essential hypertension. J Clin Pharmacol 22: 281–289 – 6. Found FM, Tarazi RC, Bravo EL, Textor SO (1982) Antihypertensive effects of MK 421: hemodynamic and humoral correlates. Clin Pharmacol Ther 31: 227–233 – 7. Gavras H, Biollaz J, Waeber B, Brunner HR, Gavras I, Davies RO (1981) Antihypertensive effect of the new oral angiotensin converting enzyme inhibitor "MK-421". Lancet 2: 543–547 – 8. Gavras H, Biollaz J, Waeber B, Brunner HR, Gavras I, Davies RO (1982) Effects of the new oral angiotensin converting enzyme inhibitor MK-421 in human hypertension. Clin Exp Hypertens A4: 303–314 – 9. Huang C, Del Greco F, Quintanilla A, Molteni A (1981) Comparison of antihypertensive effects of captopril and propranolol in essential hypertension. JAMA 245: 478–482 – 10. Millar JA, Derkx FHM, McLean K, Reid JL (1982) Pharmacodynamics of converting enzyme inhibition: the cardiovascular endocrine and automatic effects of MK-421 (enalapril) and MK-521. Br J Clin Pharmacol 14: 347–355 – 11. Rotmensch HH, Vlasses PH, Swanson BN, Irvin JD, Harris, KE, Merrill DG, Ferguson RK (1984) Antihypertensive efficacy of once daily MK-521, a new nonsulfhydryl angiotensin-converting enzyme inhibitor. Am J Cardiol 53: 116–119 – 12. Rotmensch HH, Vincent M, Vlasses PH, Swanson BN, Irvin JD, Hichens M, Harris KE, Ferguson RK (1984) Initial evaluation of the non-sulfhydryl converting enzyme inhibitor MK-521 in hypertensive man. Fed Proc (in press) – 13. Simon ACh, Levenson JA, Bouthier JD, Benetos A, Achimastos A, Fouchard M, Maarek BC, Safar ME (1984) Comparison of oral MK 421 and propranolol in mild to moderate essential hypertension and their effects on arterial and venous vessels of the forearm. Am J Cardiol 53: 781–785 – 14. Sweet CS, Arbegast PT, Gaul SL, Blaine EH, Gross DM (1981) Relationship between angiotensin I blockade and antihypertensive properties of single doses of MK-421 and captopril in spontaneous and renal hypertensive rats. Eur J Pharmacol 76: 167–176 – 15. Sweet CS, Gross DM, Arbegast PT, Gaul SL, Britt PM, Ludden CT, Weitz D, Stone CA (1981) Antihypertensive activity of N-[(S)-1-(ethoxycarbonyl)-3-phenylpropyl]-L-Ala-L-Pro (MK-421), an orally active converting enzyme inhibitor. J Pharmacol Exp Ther 216: 558–566 – 16. Vlasses PH, Rotmensch HH, Swanson BN, Irvin JD, Lee RB, Koplin JR, Ferguson RK (1983) Comparative antihypertensive effects of enalapril maleate and hydrochlorothiazide, alone and in combination. J Clin Pharmacol 23: 227–233

Foerster, E.-Ch., Boerlin, H.-J., Greminger, P., Siegenthaler, W., Vetter, W. (Departement für Innere Medizin, Universitätsspital Zürich)

Therapierefraktäre Hypertonie: Vergleich Captopril versus Minoxidil

Zur Zeit stehen eine ganze Anzahl Medikamente zur Behandlung der schweren und oft auch therapieresistenten Hypertonie zur Verfügung. Dazu gehören der Angiotensin-Converting-Enzyminhibitor Captopril und der direkte Vasodilator Minoxidil. Obwohl mit beiden dieser Substanzen breite Erfahrungen vorliegen, steht bisher ein direkter Vergleich bei einer größeren Anzahl von Patienten an. In der vorliegenden Studie wurde deshalb die antihypertensive Wirkung dieser beiden Antihypertensiva verglichen.

Patienten und Methoden

Es wurden 23 männliche Patienten mit dem Durchschnittsalter von 51 Jahren, deren Blutdruck unter einer konventionellen Dreierkombinationstherapie diastolisch über 95 mm Hg randomisiert, zunächst mit Captopril oder mit Minoxidil behandelt. Die Dreierkombinationstherapie bestand aus 1. Propranolol (160–320 mg/Tag, 2. Furosemid (80–160 mg/Tag und 3. Hydralazin (100–200 mg/Tag).

Die Hydralazintherapie wurde bei Studienanfang abgesetzt, während Propranolol und Furosemid beibehalten wurden. Die Initialdosen von Captopril betrugen 50 mg/Tag (2 × 25 mg) und von Minoxidil 5 mg/Tag (2 × 2,5 mg). Die Initialdosen wurden schrittweise in 14tägigen Abständen gesteigert, bis der Zielblutdruck von kleiner oder gleich 95 mm Hg diastolisch erreicht wurde. Die Maximaldosis Captopril betrug 450 mg/Tag, von Minoxidil 40 mg/Tag. Wurde unter der Maximaldosierung keine adäquate Blutdruckeinstellung erreicht, erfolgte ein Wechsel auf das jeweilige Alternativpräparat, wobei wiederum mit der geringsten Dosierung begonnen wurde.

Ergebnisse

Fünf von elf zunächst mit Captopril behandelte Patienten wurden zur Minoxidiltherapie gewechselt, während nur zwei von zwölf Patienten unter Minoxidiltherapie zu Captopril gewechselt werden mußten.

Wie Abb. 1 zeigt, bewirkten Captopril und Minoxidil sowohl in stehender wir in sitzender Position einen merklichen Blutdruckabfall. Allerdings ließ sich unter den untersuchten Bedingungen ein stärkerer antihypertensiver Effekt von Minoxidil nachweisen. So senkte Captopril den systolischen Stehendblutdruck nur um 6%, aber Minoxidil hingegen um 14%. Der diastolische Sitzendblutdruck fiel ebenfalls unter Captopril weniger ausgeprägt ab (−9%) als unter Minoxidil (−17%).

Wie in Abb. 2 gezeigt, erreichten unter Captopril sechs von 13 Patienten einen diastolischen Blutdruck < 95 mm Hg („Responder"). Fünf von 13 Captoprilpatienten erreichten aber nicht den genannten Zielblutdruck. Demgegenüber führte Minoxidil in zwölf von 17 Fällen zu einer guten Blutdruckeinstellung. Nur ein einziger von 17 Patienten erreichte nicht den normalen diastolischen Blutdruck.

Als Ausdruck einer renalen Wasser- und Salzretention ließ sich unter Minoxidil ein signifikanter Anstieg des Körpergewichts um durchschnittlich 2,6 kg ($p < 0,005$) nachweisen. Bei mit Captopril behandelten Patienten änderte sich das Körpergewicht nicht wesentlich. Der Hämatokrit fiel bei den mit Minoxidil behandelten Patienten signifikant ab. Ein Vergleich der Nebenwirkungen zeigte, daß unter Captoprilbehandlung bei einem Patienten wegen Hautexanthem, Pruritus und Gesichtsrötung die Behandlung abgebrochen werden mußte, während unter Minoxidil vier Patienten therapielimitierende Nebenwirkungen entwickelten:

730

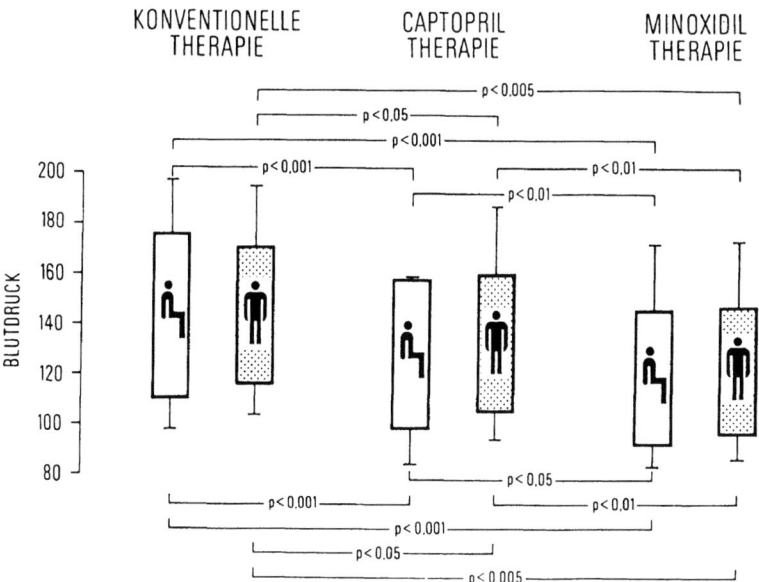

Abb. 1. Antihypertensive Wirksamkeit von Captopril- und Minoxidiltherapie im Vergleich zu einer Standarddreiertherapie ($n = 23$)

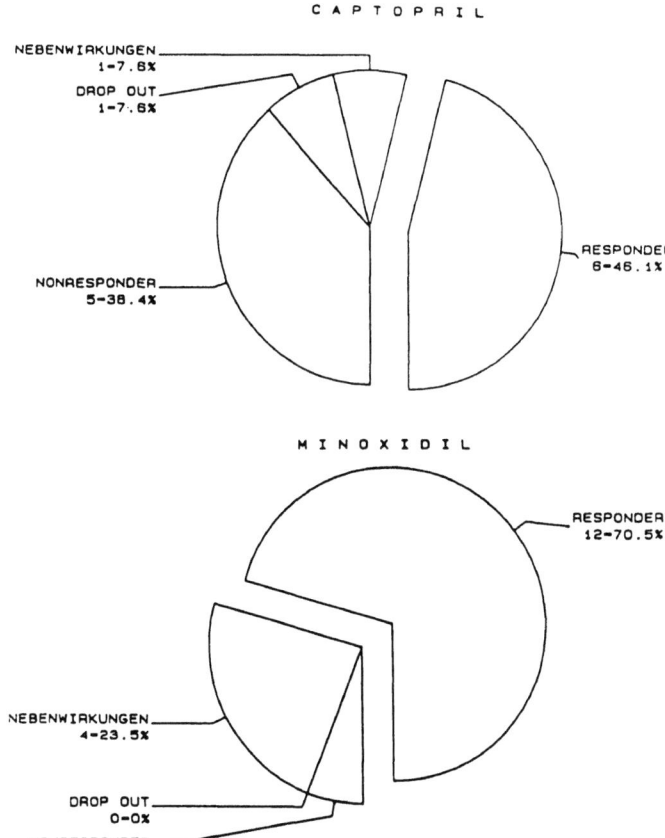

Abb. 2. Effizienz der Captopriltherapie (linke Seite) im Vergleich zur Minoxidiltherapie (rechte Seite). Primäre und sekundäre Responder zusammengefaßt

731

- ein Patient entwickelte einen Perikarderguß von 400 ml, der echokardiographisch gesichert werden konnte,
- ein weiterer Patient litt an Muskelschwäche und Anfällen von Dyspnoe,
- ein weiterer entwickelte therapieresistente Gesichtsödeme,
- der vierte Patient hatte unter Minoxidiltherapie Muskelkrämpfe und entwickelte schließlich ein Gesichtsexanthem.

Schlußfolgerungen

Minoxidil weist eine höhere antihypertensive Wirksamkeit als Captopril auf. Dieser Vorteil wird allerdings durch einen deutlich höheren Anteil von therapielimitierenden Nebenwirkungen aufgehoben.

Literatur

Campese VM, Stein D, DeQuattro V (1979) Treatment of severe hypertension with minoxidil: Advantages and limitations. J Clin Pharmacol 19: 231–241 – Hee RC, Brogden RN, Speight TM, Avery GS (1980) Captopril: A preliminary review of its pharmacological properties and therapeutic efficacy. Drugs 20: 409–452 – Lowenthal DT, Affine MB (1980) Pharmacology and pharmacokinetics of minoxidil. J Cardiovasc Pharm (Suppl 2) 2: 93–106

Neyses, L., Groth, H., Greminger, P., Bucher, Y., Siegenthaler-Zuber, G., Vetter, W. (Departement für Innere Medizin, Universitätsspital Zürich)
Kochsalzeinschränkung mit Natrium-Kaliumgemischen unter natürlichen Eßbedingungen

Einleitung

Die überhöhte Kochsalzaufnahme ist ein wichtiger Faktor bei der Entstehung der essentiellen Hypertonie. Obwohl diese Auffassung in letzter Zeit wieder auf Kritik gestoßen ist, scheint doch schon eine mäßige Kochsalzreduktion bei Hypertonikern zu einer Blutdrucksenkung zu führen, vor allem dann, wenn sie mit einer Kaliumzufuhr verbunden ist [2–4]. Wichtig ist dies auch für die Prävention der Hypertonie. Jedoch sind nur wenige Patienten bereit, ihre Salzgewohnheiten zu ändern, so daß man seit langer Zeit versucht hat, Ersatzsalze einzuführen. Kaliumchlorid ist dabei von besonderer Bedeutung, da es eine zusätzliche blutdrucksenkende Wirkung hat. Wegen seines unangenehm bitteren Geschmackes wird es vielfach mit Natriumchlorid gemischt, z. B. im kommerziell erhältlichen Verhältnis 1 : 1 (nach Gewicht). Dennoch werden auch diese Gemische häufig vom Patienten nicht akzeptiert. Wir untersuchten daher, welches Mischungsverhältnis von Kochsalz zu Kaliumchlorid geschmacklich nicht von reinem Kochsalz zu unterscheiden ist, da nur von solch einem Ersatzsalz eine weitere Verbreiterung erwartet werden kann. Eine weitere Fragestellung war, wie hoch die Natriumeinsparung bei Verwendung dieses Ersatzsalzes ist. Außerdem sollte untersucht werden, ob unter natürlichen Eßbedingungen Personen mit höherem täglichen Kochsalzkonsum auch dazu neigen, die Testsuppe stärker zu salzen.

Methoden

1. Geschmacksbeurteilung

19 gesunde Probanden (Alter: 30 ± 12 Jahre) wurden gebeten, eine salzfreie Gemüsesuppe mit einem herkömmlichen Salzstreuer solange zu salzen, bis der bestmögliche Geschmack erreicht war. Zunächst wurde ihnen offen Natriumchlorid und Kaliumchlorid angeboten, um den Geschmack im Gedächtnis zu verankern. Dann wurde doppelblind Gemische im molaren Verhältnis 6 : 1 bis 1 : 6 von Natrium- und Kaliumchlorid angeboten. Auf einem Fragebogen wurde gefragt: 1. Wie benoten Sie den Geschmack (6 = sehr gut; 1 = wertlos)? 2. Würden Sie dieses Salz als Ersatzsalz akzeptieren?

2. Messung der Salzkonzentrationen bei Verwendung der Gemische

60 gesunde Probanden (Alter: 33 ± 13 Jahre) wurden gebeten, die Testsuppe in 4−7 kleinen Schritten solange zu salzen, bis sie die Empfindung hatten, die Suppe sei „versalzen". Die letzte Stufe vor diesem Punkt wurde von allen Probanden als „gut" oder „akzeptabel" bezeichnet und daher „Umschlagspunkt" (von „gut" zu „versalzen") genannt. Die Natrium- und Kaliumkonzentrationen der Testsuppe an diesem „Umschlagspunkt" wurden flammen-photometrisch bestimmt.

3. Korrelation des Salzverhaltens mit der 24-Std-Natriumausscheidung

19 Probanden sammelten ihren 24-Std-Urin. Die Natriumausscheidung wurde dann mit den Natriumkonzentrationen in der Testsuppe am „Umschlagspunkt" korreliert.

4. Statistik

Zur statistischen Auswertung wurde der Chi-Quadrattest, der doppelseitige t-Test und lineare Regression mit Signifikanztest verwendet.

Ergebnisse

1. Geschmacksbeurteilung

Abb. 1 zeigt die geschmackliche Einschätzung der Gemische. Ein Gemisch von sechs Teilen Natriumchlorid mit einem Teil Kaliumchlorid wurde von allen Probanden als akzeptabel bezeichnet. Entsprechend wurde diesem Gemisch die Geschmacksnote 4,3 ± 0,5 gegeben, reinem Natriumchlorid die Note 4,0 ± 0,8. Der Unterschied war nicht signifikant. Die Gemische 4 : 1, 2 : 1 und 1 : 1 (Natrium- zu Kaliumchlorid) wurden nur noch von je 74%, 42% und 11% der Probanden als akzeptabel bezeichnet (p für Unterschiede zu reinem NaCl: $p = 0,01-0,025$). Die Benotung lief dieser Einschätzung parallel. Salze mit noch höherem Kaliumchloridanteil wurden von weniger als 10% der Probanden akzeptiert.

2. Salzeinsparung bei Verwendung der Gemische

In Abb. 2 ist die Natrium- und Kaliumkonzentration am Umschlagspunkt von „gutem" zu „versalzenem" Geschmack dargestellt. Die Natriumkonzentration an diesem Punkt betrug bei der Verwendung von reinem Kochsalz 176 ± 60 mmol/l. Sie wurde durch Beimischung von einem Teil Kaliumchlorid zu sechs Teilen Natriumchlorid auf 129 ± 47 mmol/l gesenkt, gleichzeitig wurden 20 ± 5 mmol/l Kalium zugefügt ($p < 0,01$). Eine weitere Erhöhung des Kaliumchloridanteils (Gemische im Verhältnis 4 : 1 und 2 : 1 Natrium- zu Kaliumchlorid) senkte die Natriumkonzentration nicht mehr signifikant, erst noch höhere Kaliumanteile

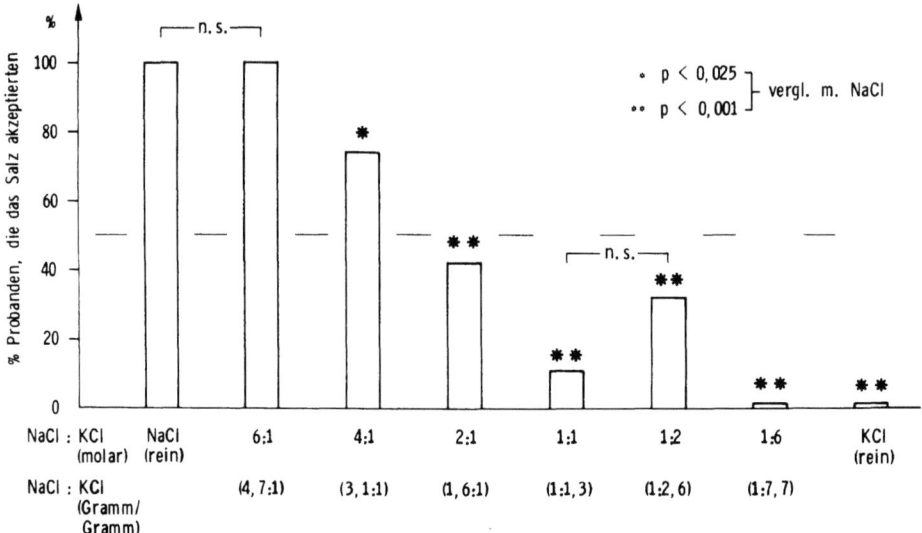

Abb. 1. Geschmackliche Einschätzung der Gemische

sparten noch mehr Natrium ein. Dies ist jedoch wegen der mangelnden Akzeptanz (s. oben) dieser Gemische nur von geringer praktischer Bedeutung.

3. Korrelation des Salzverhaltens mit der 24-Std-Natriumausscheidung

Da einzelne Autoren berichten, daß zwischen der Höhe des täglichen Salzkonsums und der Geschmacksschwelle für Kochsalz eine positive Korrelation besteht [1], testeten wir, ob dies nicht nur für die Geschmacksschwelle, sondern auch für das Salzen unter natürlichen Eßbedingungen gilt. Bei 19 unserer Probanden war die Korrelation zwischen 24-Std-Natriumausscheidung und Salzkonzentration am „Umschlagspunkt" nicht signifikant (Korrelationskoeffizienz 0,16, nicht signifikant von Null verschieden). Hierbei wurde zum Salzen reines Natriumchlorid verwendet. Unter den Bedingungen unseres Versuches war somit kein Zusammenhang zwischen täglichem Salzkonsum und Salzverhalten nachweisbar.

Diskussion

Unsere Ergebnisse zeigen, daß ein Gemisch aus Natrium- und Kaliumchlorid im molaren Verhältnis 6 : 1 (Gewichtsverhältnis ca. 5 : 1) geschmacklich nicht von reinem Kochsalz zu unterscheiden ist. Dennoch wird bei Verwendung dieses Gemisches eine ca. 25–30%ige Einsparung von Natrium erreicht. Gemische im Verhältnis 4 : 1 und 2 : 1 bringen keine signifikante Natriumeinsparung mehr, werden aber von 26% (4 : 1) bzw. 58% (2 : 1) aller Probanden abgelehnt. Sie haben somit nur eine geringe Chance, in größerem Umfang verwendet zu werden. Dies gilt auch für die kommerziell erhältlichen Gemische, die meist Mischungsverhältnisse in der Größenordnung von 1 : 1 enthalten. Etwa ein Drittel der täglichen Natriumzufuhr stammt aus Salz beim Kochen, ein weiteres Drittel wird durch Nachsalzen bei Tisch zugeführt [5, 6]. Würden diese beiden Drittel durch das Gemisch 6 : 1 (Natriumchlorid zu Kaliumchlorid) ersetzt, könnte eine tägliche Gesamteinsparung von ca. 20–25% des Natriumkonsums bei gleichzeitiger Kaliumzufuhr erreicht werden. Weitere Einsparungen könnten durch Einführung dieses Gemisches in der Nahrungsmittelindustrie erzielt werden, falls die Haltbarkeit der Nahrungsmittel darunter nicht leidet. Nach unseren Ergebnissen ist es jedoch wegen der mangelnden Akzeptanz sehr schwierig, Einsparungen

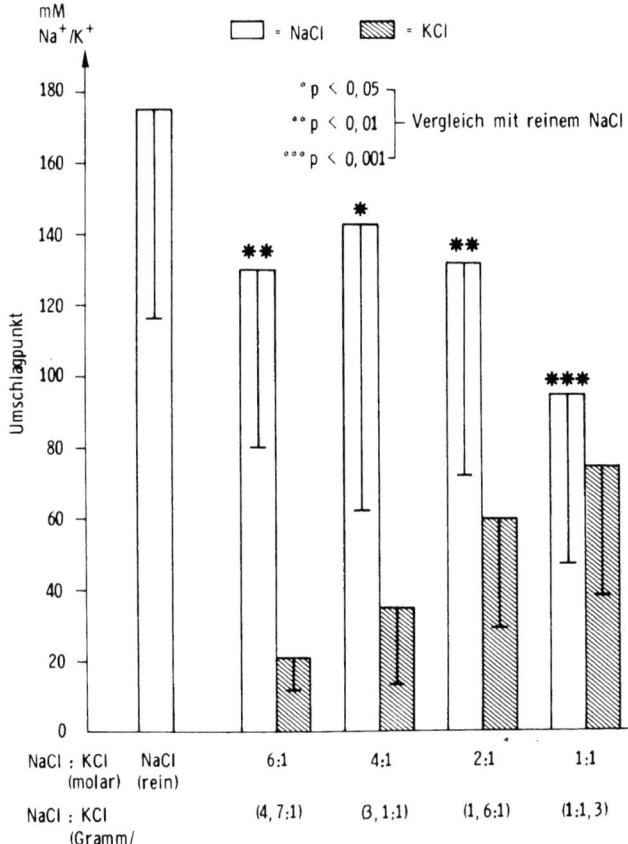

Abb. 2. Einsparung von Natrium durch Verwendung der Gemische

von Kochsalz von mehr als 20–25% des täglichen Konsums mit Hilfe von Ersatzsalzen zu erreichen.

Literatur

1. Beauchamp GK, Bertino M, Engelman K (1983) Modification of salt taste. Ann Intern Med 98: 763–769 – 2. Hunt JC, Margie JD (1975) The influence of diet on hypertension management. In: Hunt JC, Cooper T, Frolich ED et al. (eds) Hypertension update: Mechanism, epidemiology, evaluation and management. HLS Press, Boomfield, New Jersey, pp 197–207 – 3. Mac Gregor GA, Markandu ND, Best FE, Elder DM, Cam JM, Sagnella GA, Squires M (1982) Double-blind randomised crossover trial of moderate sodium restriction in essential hypertension. Lancet 1: 351–355 – 4. MacGregor GA, Markandu ND, Smith SJ, Banks RA, Sagnella GA (1982) Moderate potassium supplementation in essential hypertension. Lancet 2: 567–570 – 5. Prineas RJ, Gillum RF, Blackburn H (1980) Possibilities for primary prevention of hypertension. In: Lauer RM, Shekelle RB (eds) Childhood prevention of atherosclerosis and hypertension. Raven Press, New York, pp 357–366 – 6. Wirths W (1981) Kochsalzverbrauch. Ernährungsumschau 28: 493–497

Müller, H.-M., Overlack, A., Steffenhagen, S. (Med. Univ.-Poliklinik Bonn), Jacobs, K., Mohry, P. (Degussa werksärztlicher Dienst Wesseling), Schulte, H., Kolloch, R., Stumpe, K. O. (Med. Univ.-Poliklinik Bonn)

Prävalenz von Hypertonie und anderen kardiovaskulären Risikofaktoren bei Arbeitnehmern eines chemischen Großbetriebes

In den letzten 20 Jahren konnte in zahlreichen epidemiologischen Untersuchungen die Bedeutung der Hypertonie als wichtigster Risikofaktor für die Entstehung kardiovaskulärer Erkrankungen und deren Komplikationen nachgewiesen werden [1–3, 6, 7]. Die Hypertonieprävalenz in der westlichen Zivilisation wird allgemein zwischen 15 und 20% angenommen. Da die Bluthochdruckkrankheit anfangs meist klinisch stumm verläuft, ist mit einer hohen Dunkelziffer der Hypertonie zu rechnen. Darüber hinaus werden viele der bekannten Hypertoniker nicht oder nur unzureichend therapiert. Aus dieser Erkenntnis heraus ist in den letzten Jahren durch verstärkte Aufklärungsarbeit und in zahlreichen Vorsorgeuntersuchungen versucht worden, die Anzahl der unerkannten Hypertoniker zu verringern und diese Patienten einer geeigneten Therapie zuzuführen.

In der hier vorgestellten Betriebsuntersuchung aus den Jahren 1982/83 sollte die Belegschaft eines chemischen Großbetriebes auf das Vorliegen von kardiovaskulären Risikofaktoren untersucht werden. Hierbei sollte auch überprüft werden, inwieweit diese Aufklärungsarbeit der letzten Jahre zu faßbaren Ergebnissen geführt hat.

Probanden und Methodik

Bei 2 299 männlichen Arbeitnehmern (Alter zwischen 17 und 65 Jahren, mittleres Alter 41,5 Jahre) wurden folgende Parameter erhoben: Alter, Vorerkrankungen, Tätigkeit, Rauchgewohnheiten, Körpergröße und Gewicht. Ruheblutdruck und Ruhepuls. An stoffwechselbedingten Risikofaktoren wurden die Serumcholesterin, -triglyzerid- und -harnsäurekonzentrationen untersucht.

Die untersuchten Personen wurden aufgeschlüsselt in Personen mit leichter Arbeit und körperlicher Arbeit. Daneben wurden zusätzlich diejenigen abgegrenzt, die regelmäßig Schichtdienst leisten.

Die Untersuchungen erfolgten vor Arbeits- bzw. Schichtbeginn morgens am nüchternen Probanden. Nach 5 min in Ruhe wurde der Blutdruck im Sitzen gemessen. Bei den Personen, bei denen der Blutdruck systolisch über 145 mm Hg und/oder diastolisch über 95 mm Hg lag, wurde er zusätzlich an 2 weiteren Tagen nachgemessen. Nur diejenigen Personen, die bei der dritten Messung noch erhöhte Blutdruckwerte hatten, wurden als Hypertoniker eingestuft.

Die statistische Analyse der erhobenen Daten erfolgte mit Hilfe der Rechenanlage IBM-3081 des Regionalen Hochschulrechenzentrums der Universität Bonn.

Ergebnisse

Das Gesamtkollektiv von 2 299 Personen hatte einen mittleren Blutdruck von 133 ± 10/82 ± 5 mm Hg. Die hier angeführten Werte sind Mittelwerte ± SD.

1 927 Personen (83,8%) hatten normotone Blutdruckwerte. Bei 372 Personen fanden sich erhöhte Werte. Dies entspricht einer Hypertonieprävalenz von 16,2%. Der Blutdruck der Normotoniker lag bei 130 ± 16/80 ± 12 mm Hg, der der Hypertoniker bei 167 ± 13/105 ± 9 mm Hg.

Es ergaben sich keine signifikanten Unterschiede bezüglich Ruhepuls, Körpergröße und Rauchverhalten in beiden Kollektiven.

Bei 23% der Hypertoniker ($n = 86$) wurde mit diastolischen Werten über 105 mm Hg eine mittelschwere bis schwere Hypertonie festgestellt (Abb. 1). 77% der Untersuchten mit

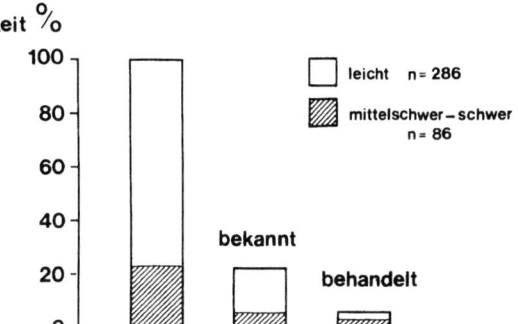

Abb. 1. Häufigkeit des Schweregrads der Hypertonie, Anteil der bekannten und behandelten Hypertoniker

erhöhten Blutdruckwerten hatten eine leichte Hypertonie (diastolischer Blutdruck 95–105 mm Hg). 82 Personen (22%) war der hohe Blutdruck bekannt. Nur 5,8% der Hypertoniker wurden therapiert.

Betrachtet man die Hypertonieprävalenz in Abhängigkeit vom Alter, so zeigt sich in unserem Kollektiv eine erhöhte Häufigkeit eines hohen Blutdrucks mit steigendem Lebensalter. Bestimmt man den Anteil der Hypertoniker in den einzelnen Altersklassen, gleichgültig ob ein erhöhter systolischer oder diastolischer Blutdruck vorliegt, zeigt sich eine mit dem Alter annähernd lineare Zunahme der Hypertoniehäufigkeit. In der Gruppe der 17–24jährigen liegt der Anteil der Hypertoniker bei 5,4%, in der Gruppe der 55–65jährigen erreicht er 27,5%.

Mit 88 kg hatten die Hypertoniker im Durchschnitt ein Körpergewicht, das 10 kg über dem der Normotoniker lag (78 kg) (Abb. 2). Der Unterschied war deutlicher, wenn man statt des Gewichtes das Übergewicht (= Gewicht − Normalgewicht; Normalgewicht = Größe in cm −

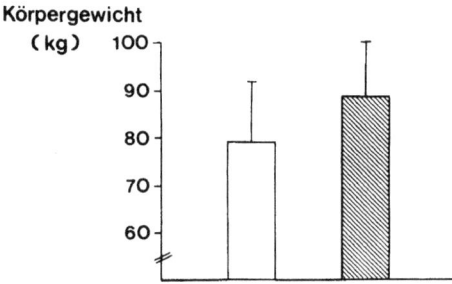

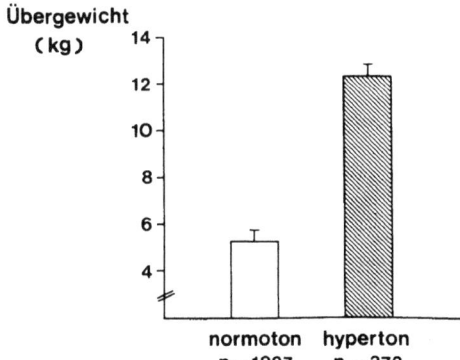

Abb. 2. Vergleich von Körpergewicht und Übergewicht bei normotensiven und hypertensiven Personen

737

100) betrachtet. Bei den Hypertonikern fand sich ein Übergewicht von 12 kg, während die Normotoniker ein Übergewicht von nur 5 kg aufwiesen.

Im Vergleich zu den normotonen Personen fanden sich bei den Hypertonikern deutlich häufiger erhöhte Serumkonzentrationen von Cholesterin, Triglyzeriden und Harnsäure. So hatten 9,6% der Hypertoniker im Vergleich zu 3,3% der Normotoniker erhöhte Cholesterinspiegel, d. h. Werte über 250 mg%. Eine Erhöhung der Triglyzeride auf über 150 mg% fand sich bei 11% der Personen in der Hypertoniegruppe und bei 1,5% in der normotonen Gruppe. 6,7% der Hypertoniker hatten erhöhte Harnsäurewerte von über 7 mg%. Bei den Normotonikern waren es 3,8%.

Bei Personen mit leichter Arbeit war die Hypertoniehäufigkeit geringer als bei Personen mit körperlicher Arbeit. Dieser Unterschied war jedoch nicht signifikant. In unserem untersuchten Kollektiv zeigte sich eine erhöhte Hypertonieprävalenz von 18,1% bei den Schichtarbeitern im Vergleich zu den Nicht-Schichtarbeitern. Bei genauer Analyse der Daten wiesen die Schichtarbeiter in dieser Untersuchung ein signifikant höheres Körpergewicht als die übrigen Probanden auf.

Diskussion

Das bei den Hypertonikern deutlich erhöhte Körpergewicht kann für die pathologische Drucksteigerung mitverantwortlich sein und weist auf die Bedeutung von Allgemeinmaßnahmen, z. B. Gewichtsreduktion, für die Blutdrucksenkung hin [5].

In der Gruppe der Hypertoniker ist ein gehäuftes Auftreten von zusätzlichen Risikofaktoren zu verzeichnen. Es zeigt sich, daß neben dem schon bekannten Risikofaktor Hypertonie noch zusätzliche Risikofaktoren in Form einer Hyperlipidämie und Hyperurikämie bestehen.

Die erhöhte Hypertonieprävalenz bei der von uns untersuchten Gruppe der Schichtarbeiter steht im Gegensatz zu anderen epidemiologischen Untersuchungen [4, 8, 9]. Möglicherweise ist dieser Befund durch das erhöhte Körpergewicht und nicht durch die Schichtarbeit selbst bedingt.

Die vorliegenden Ergebnisse zeigen, daß trotz der in den letzten Jahren verstärkten Aufklärungsarbeit nach wie vor eine hohe Prävalenz einer unerkannten und nicht behandelten Hypertonie besteht. Daraus ergibt sich die Notwendigkeit von weiterer Aufklärungsarbeit und Vorsorgeuntersuchungen.

Literatur

1. Bühler FR et al (1976) Das Hypertonieproblem in der Schweiz. Schweiz Med Wochenschr 106: 99–107 – 2. Jahnecke J (1974) Risikofaktor Hypertonie. Studienreihe Boehringer Mannheim – 3. Kannel WB et al (1971) Systolic versus diastolic blood pressure and risk of coronary heart disease. The Framing Study. Am J Cardiol 27: 335–346 – 4. Kornhuber HH, Lisson G (1981a) Bluthochdruck. Dtsch Med Wochenschr 106: 1733–1736 – 5. Kornhuber HH, Lisson G (1981b) Bluthochdruck, Übergewicht und Alter: für Frühbehandlung der Hypertonie. Eine Betriebsuntersuchung. Dtsch Med Wochenschr 106: 1692–1696 – 6. Laaser U (1981) Epidemiologie des Hochdruckrisikos. Münch Med Wochenschr 123: 1775–1779 – 7. Schweizer W et al (1968) Über die Häufigkeit der arteriellen Hypertonie und der coronaren Herzkrankheit bei Berufstätigen (Basler Studie). Schweiz Med Wochenschr 98: 569–872 – 8. Wagner G (1976) Hypertonie-Methodik und Ergebnisse einer Vorsorgeuntersuchung in einem chemischen Großbetrieb. BASF-Studie III. Schattauer, Stuttgart New York – 9. Weiss A (1951) Über den Ruheblutdruck beim Mann zwischen 17 und 60 Jahren; Untersuchungen über Normen und Häufigkeit von Abnormität des Ruheblutdrucks, ferner über den Einfluß von Alter, Ernährung und Beruf auf den Ruheblutdruck. Arch Kreislaufforsch 17: 176–232

Franz, I.-W. (Institut für Leistungsmedizin und Kardiologische Abt.), Paeprer, H.,
Schmutzler, H. (Kardiologische und Pulmologische Abt. des Klinikums Charlottenburg der
Freien Universität Berlin)

Zur Behandlungsbedürftigkeit der milden Hypertonie bei Koronarkranken

Aufgrund des pathogenetischen Zusammenhangs treten Hypertonie und koronare Herzerkrankung mit zunehmendem Alter der Patienten gehäuft gemeinsam auf. Dabei wird in der
Praxis aufgrund der pektanginösen Beschwerden überwiegend die Koronarinsuffizienz
symptomatisch behandelt und besonders die milde Hypertonie oft nur ungenügend bzw. gar
nicht therapiert. Erhöhte Ruhe- und besonders Belastungsblutdrücke bedeuten jedoch einen
erheblich gesteigerten myokardialen O_2-Verbrauch, der bei gleichzeitig reduziertem
O_2-Angebot die Sauerstoffbilanz des Herzens negativ beeinflußt. Deshalb wurde bei 20
koronarangiographisch gesicherten Koronarkranken mit milder Hypertonie untersucht, ob
durch eine konsequente, auch Belastungsblutdruck senkende Hochdrucktherapie mit einer
β-Rezeptorenblocker-Diuretikumkombination neben einer Blutdrucknormalisierung auch
eine Verbesserung der Belastungstoleranz zu erzielen ist. Die Kombinationstherapie wurde
gewählt, da eine belastungsinduzierte myokardiale Hypoxie zu erheblichen Anstiegen des
totalen peripheren Widerstandes führt [3], der möglicherweise durch die zusätzliche Gabe des
Diuretikums besser beeinflußt werden kann.

Patientengut und Methodik

Es wurden 20 Patienten mit einem mittleren Alter von 52,9 ± 7 Jahren untersucht, bei denen
trotz einer ambulant eingeleiteten, symptomatischen Therapie mit Langzeitnitraten
(40−120 mg ISDN) weiterhin eine stabile, belastungsabhängige Angina pectoris bestand und
die zur weiterführenden kardiologischen Diagnostik vorgestellt worden waren. Anläßlich
dieser Untersuchungen ließ sich bei den Patienten bei wiederholten Messungen an mindestens
2 verschiedenen Tagen eine milde Hypertonie im Liegen mit 154 ± 16/97 ± 9 mm Hg sichern.
Die koronare Herzerkrankung wurde koronarangiographisch gesichert und ergab in zwei
Fällen eine Eingefäßerkrankung, in fünf eine Zweigefäß- und in zwölf eine Dreigefäßerkrankung sowie eine Small vessel disease.
   Zur Bestimmung der Belastungstoleranz wurden die Patienten ergometriert, und zwar
beginnend mit 50 Watt und steigernd 10 Wattstufen/1 min. Der Abbruch der Ergometrie
erfolgte bei allen Patienten wegen zunehmender pektanginöser Beschwerden und gleichzeitig
nachweisbarer, signifikanter ST-Streckensenkung im EKG von mindestens 0,1 m Volt in zwei
verschiedenen Ableitungen. Danach wurden die Patienten über 4 Wochen mit einer fixen
β-Rezeptorenblocker-Diuretikumkombination, bestehend aus 400 mg Azebutolol und 20 mg
Mefrusid, behandelt und erneut ergometrisch untersucht.

Ergebnisse und Interpretation

Anläßlich der Kontrolluntersuchung waren die Patienten im Mittel bis 92 ± 25 Watt belastbar
(Abb. 1). Sie wiesen auf dieser Leistungsstufe mit 211,4 ± 22/119,5 ± 13 mm Hg deutlich
überhöhte systolische und diastolische Blutdrücke auf. Dieses galt auch für das als Maß für den
myokardialen O_2-Verbrauch ermittelte Doppelprodukt aus systolischem Druck und
Herzfrequenz, welches im Vergleich zu altersentsprechenden Normotonikern um ca. 30%
erhöht war. Bei koronarangiographisch nachgewiesener Einschränkung der O_2-Versorgung
führte diese Steigerung des myokardialen O_2-Verbrauchs zu einer Myokardhypoxie,
verdeutlicht durch die ausgeprägte Absenkung der ST-Streckensenkung von
0,263 ± 0,11 mVolt und der induzierten Angina pectoris.
   Die Therapie mit der β-Rezeptorenblocker-Diuretikumkombination bewirkte nicht nur
unter Ruhebedingungen eine Senkung des Blutdruckes von 154,3 ± 16 auf 138,5 ± 14 mm Hg

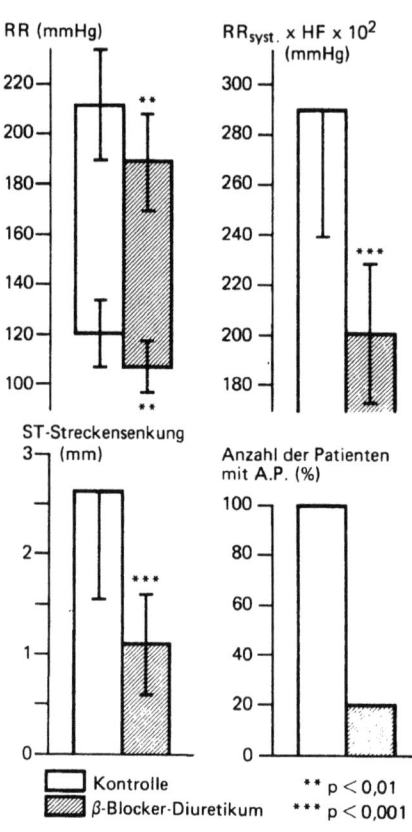

Abb. 1. Mittelwerte und Standardabweichungen des Blutdruckes, des Doppelproduktes, der ST-Strecken senkung im EKG und die Anzahl der belastungsindu zierten Angina pectoris (in %) auf gleicher Leistungs stufe vor Therapie und nach vierwöchiger Behandlung mit 400 mg Acebutolol und 20 mg Mefrusid

□ Kontrolle   ** $p < 0,01$
▨ β-Blocker-Diuretikum   *** $p < 0,001$

($p < 0,01$) systolisch bzw. $96,8 \pm 9$ auf $86,5 \pm 9$ mm Hg ($p < 0,001$) diastolisch, sondern auch unter Belastungsbedingungen.

So wurde auf der vor Behandlung erreichten Belastungsstufe der Blutdruck mit $188,5 \pm 18,7/107 \pm 10$ mm Hg ($p < 0,01$) und die Herzfrequenz von vorher $136,4 \pm 20$ auf

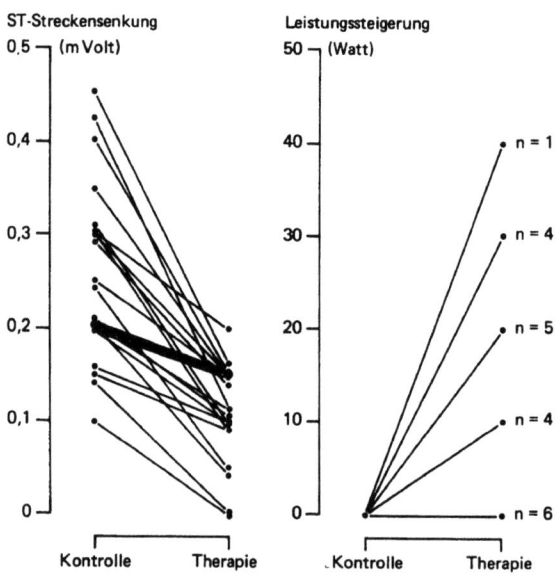

Abb. 2. Einzeldaten der ST-Strecken absenkung vor und während der Thera pie mit 400 mg Azebutolol und 20 mg Mefrusid auf gleicher Leistungsstufe

740

107,7 ± 13 min^{-1} ($p < 0,001$) signifikant gesenkt, woraus sich eine signifikante ($p < 0,001$) Abnahme des Doppelproduktes um 29,6% errechnen ließ. Diese Senkung des myokardialen O_2-Verbrauchs führte zu einem signifikanten ($p < 0,001$) Rückgang der ST-Streckensenkung auf 0,113 ± 0,05 mVolt und der Angina pectoris-Symptomatik. Insgesamt waren die Patienten um 15 ± 13 Watt höher belastbar, was einer Steigerung der Belastbarkeit um 16,3% entspricht. Abb. 2 zeigt, daß bei allen Patienten ein Rückgang der ST-Streckensenkung nachweisbar war, und dieser besonders bei jenen Patienten deutlich wurde, die zuvor ausgeprägte Absenkungen aufwiesen. Jedoch resultierte hieraus nicht bei allen Patienten eine gesteigerte Belastbarkeit. Dieses galt für sechs Patienten, die entweder vorher schon eine relative hohe Belastbarkeit (2mal 130, 1mal 140 Watt) bzw. zuvor eine relativ niedrige Belastbarkeit (2mal 70, 1mal 80 Watt) aufwiesen. Vier erreichten allerdings eine um 10 Watt, fünf eine um 20 Watt, vier eine um 30 Watt und einer eine um 40 Watt höhere Leistungsstufe.

Neun der Patienten wurden später einer aortokoronaren Bypassoperation zugeführt.

Schlußfolgerungen

1. Auch bei milder Ruhehypertonie ist besonders bei KHK-Patienten mit belastungsabhängiger Angina pectoris eine konsequente Hochdrucktherapie indiziert.
2. So bewirkte die signifikante Senkung des systolischen Belastungsblutdruckes und der Herzfrequenz durch die β-Rezeptorenblocker-Diuretikumkombination eine deutliche Reduktion des myokardialen O_2-Verbrauches und eine dadurch erzielte Steigerung der Belastungstoleranz.
3. Hierdurch wird nicht nur die Symptomatik der koronaren Herzerkrankung günstig beeinflußt, sondern möglicherweise auch durch Ausschalten des Risikofaktors Hypertonie ein Fortschreiten der Erkrankung verhindert.

Literatur

1. Franz I-W (1981) Ergometrische Untersuchungen zur Beurteilung des hohen Blutdruckes im Alter. Herz/Kreislauf 4: 197–205 – 2. Franz I-W (1982) Ergometrie bei Hochdruckkranken. Springer, Berlin Heidelberg New York – 3. Sheps DS, Ernst JC, Briese FW, Meyerburg RJ (1979) Exercise-induces increase in diastolic pressure: indicator of severe coronary artery disease. Am J Cardiol 43: 708–712

Hypertonie II

Groth, H., Vetter, H., Knüsel, J., Siegenthaler, W., Vetter, W. (Departement für Innere Medizin und Dermatologische Klinik, Universitätsspital Zürich und Medizinische Universitätspoliklinik Münster)

Langzeiterfahrungen transdermaler Clonidinapplikation (Clonidin-TTS) bei essentieller Hypertonie

Einleitung

Die Verträglichkeit und damit die praktische Anwendbarkeit eines Pharmakons ist häufig nicht durch pharmakodynamische, sondern durch pharmakokinetische Eigenschaften limitiert. Nebenwirkungen sind daher oft Folge ungewollter Schwankungen der Plasmaspiegel und ungleichmäßiger Verteilung im Organismus.

Die in den letzten Jahren entwickelten transdermalen therapeutischen Systeme stellen einen weiteren Versuch dar, mittels gleichmäßiger und kontinuierlicher Medikamentenaufnahme durch die Haut, therapeutisch erforderliche Arzneimittelmengen mit einer geringeren Nebenwirkungsrate zu verabreichen [8, 9, 11].

Transdermale therapeutische Systeme mit Scopolamin oder Nitroglyzerin haben bereits Eingang in die Therapie gefunden [2, 3].

Da das Antihypertensivum Clonidin ein geringes Molekulargewicht (230 Dalton), eine gute Lipidlöslichkeit sowie eine hohe Wirksamkeit schon bei geringer Dosierung aufweist, eignet es sich ebenfalls zur transdermalen Applikation in einem therapeutischen System (TTS) [1].

Patienten und Methoden

Bei 34 essentiellen Hypertonikern (11 Frauen, 23 Männer) wurde in einer Langzeitstudie die antihypertensive Wirkung und Verträglichkeit von Clonidin-TTS untersucht. Die verwendeten therapeutischen Systeme, welche an den Oberarmen aufgeklebt waren und in wöchentlichen Abständen gewechselt wurden, garantierten über 7 Tage eine gleichmäßige Wirkstofffreisetzung von entweder 0,1 (Clonidin-TTS 1) oder 0,2 mg Clonidin pro 24 Std (Clonidin-TTS 2).

Während einer vierwöchigen Titrationsphase erhielten alle Patienten bis zu einer ausreichenden Blutdruckeinstellung (diastolischer Blutdruck ≤ 95 mm Hg) entweder Clonidin-TTS 1, Clonidin-TTS 2 oder Clonidin-TTS 2 kombiniert mit Hydrochlorothiazid (50 mg täglich per os).

Die Patienten wurden mit der jeweils erforderlichen Therapie durchschnittlich 9 Monate (Bereich 5−21 Monate) weiterbehandelt und in monatlichen Abständen auf Verträglichkeit und Wirksamkeit nachkontrolliert.

Intolerable systemische oder kutane Nebenwirkungen führten zum sofortigen Therapieabbruch. Etwaige Hautreaktionen wurden durch Probeexzisionen der betroffenen Hautstellen, Epikutantestung sowie oraler Reexposition mit 0,25 mg Clonidin täglich für 2−4 Wochen abgeklärt.

Ergebnisse

1. Antihypertensive Wirkung

Innerhalb der vierwöchigen Titrationsphase konnte im Gesamtkollektiv der mittlere Blutdruck von $167 \pm 8/109 \pm 5$ auf $144 \pm 14/90 \pm 5$ mm Hg gesenkt werden ($p < 0,001$)

SCHOCK

Herausgegeben von G. Riecker

Bearbeitet von W. Bleifeld, W.-D. Bussmann, H. Djonlagic, U. Geßler,
U.F. Gruber, H. Herzog, W. Kupper, H.-G. Lasch, G. Müller-Esch, G. Oehler,
G. Paumgartner, A. Perruchoud, G. Riecker, H.-P. Schuster, P.C. Scriba,
D. Seybold

1984. 120 Abbildungen, 47 Tabellen. XIV, 422 Seiten.
(Handbuch der inneren Medizin, Herausgeber: E.Buchborn, Band 9: Herz und
Kreislauf. 5., völlig neubearbeitete Auflage, **Teil 2)**
Gebunden DM 190,-
Subskriptionspreis Gebunden DM 152,-
(Der Subskriptionspreis gilt bei Verpflichtung zur Abnahme aller Teilbände bis zum
Erscheinen des letzten Teilbandes von Band 9)
ISBN 3-540-12543-4

Inhaltsübersicht: Einleitung. – Nosologie, Klinik und Therapie des kardiogenen
Schocks. – Therapie der akuten Herzinsuffizienz mit Vasodilatatoren. – Endo-
krines System und Schock: Therapeutische Perspektiven. – Gerinnungsstörun-
gen im Schock. – Die Niere im Schock und Schockniere. – Nosologie, Pathophysiologie, Klinik und Therapie. – Die respiratorische Insuffizienz als Schock-
folge (akutes Atemnotsyndrom des Erwachsenen/Adult Respiratory Distress Syndrome). – Der Einfluß von Herzinsuffizienz und kardiogenem Schock auf die
Pharmakokinetik. – Nutzen und Gefahren der Volumenersatztherapie. – Differentialtherapie des Schocks in der Intensivmedizin. – Sachverzeichnis.

Schock ist definiert als eine akute unzureichende nutritive Durchblutung der
lebenswichtigen Organe mit nachfolgender Gewebshypoxie. Die Symptomatologie ist durch ein Multi-Organversagen graduell verschiedener Ausprägung charakterisiert. Prototypen der durch eine Minderperfusion lebenswichtiger Organe
entstandenen Gewebshypoxie sind der hypovolämische und der kardiogene
Schock. Prototypen der primär metabolischen Schockpathogenese sind endogene und exogene Intoxikationen und bestimmte endokrin-metabolische
Krisen.
Im vorliegenden Band werden die verschiedenen Schockformen eingehend nach
Pathogenese, Klinik und Therapie dargestellt. Darüber hinaus werden die speziellen Folgestörungen eines Schockzustandes (z.B. im Gerinnungssystem, das
akute Atemnotsyndrom des Erwachsenen, das akute Nierenversagen) sowie der
Einfluß spezieller Schockformen auf die Pharmakokinetik behandelt. Ein be-
sonderes Kapitel ist dem Nutzen und der Gefahren der Volumenersatztherapie
gewidmet. Ein Beitrag zur Differentialtherapie des Schocks in der Intensivmedizin schließt diesen Band ab.

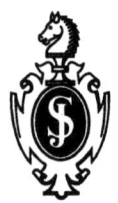

Springer-Verlag Berlin Heidelberg New York Tokyo

Tiergartenstr. 17, D-6900 Heidelberg 1 oder 175 Fifth Ave., New York, NY 10010, USA oder 37-3, Hongo 3-chome, Bunkyo-ku, Tokyo 113, Japan

24675/1a

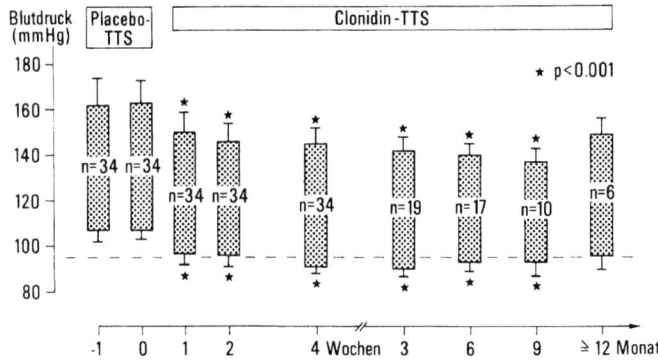

Abb. 1. Antihypertensive Wirkung von transdermalem Clonidin „Clonidin-TTS) während eines mehr als zwölfmonatigen Beobachtungszeitraumes

(Abb. 1). Bei sieben Patienten (21%) genügte Clonidin-TTS 1 zur diastolischen Blutdrucksenkung unter 95 mm Hg, 15 (44%) benötigten Clonidin-TTS 2 und den restlichen zwölf Patienten (35%) wurde noch zusätzlich täglich 50 mg Hydrochlorothiazid verordnet. Diese zusätzliche orale Diuretikagabe bewirkte bei acht dieser Patienten eine Blutdrucknormalisierung. Die mittlere Pulsfrequenz sowie das Körpergewicht blieben während dieses Zeitraumes praktisch unbeeinflußt.

Im Laufe eines bis zu 21 Monaten dauernden Beobachtungszeitraumes blieb die erzielte Blutdrucksenkung im wesentlichen erhalten (Abb. 1).

2. Systemische und lokale Verträglichkeit

Clonidintypische systemische Nebenwirkungen waren bis auf einen Fall (massive Schlafstörungen, ausgeprägte Alpträume) milder Natur und nicht therapielimitierend.

Jedoch wurden nahezu bei der Hälfte der Patienten ($n = 15$, 44%) Hautreaktionen im Bereich der Applikationsstelle des TTS mit Erythem, Papeln, Infiltration und Juckreiz beobachtet (Abb. 2). Diese Unverträglichkeitsreaktionen traten zwischen der 4.−22. Behandlungswoche auf. Sie machten bei elf Patienten (32%) einen Therapieabbruch erforderlich.

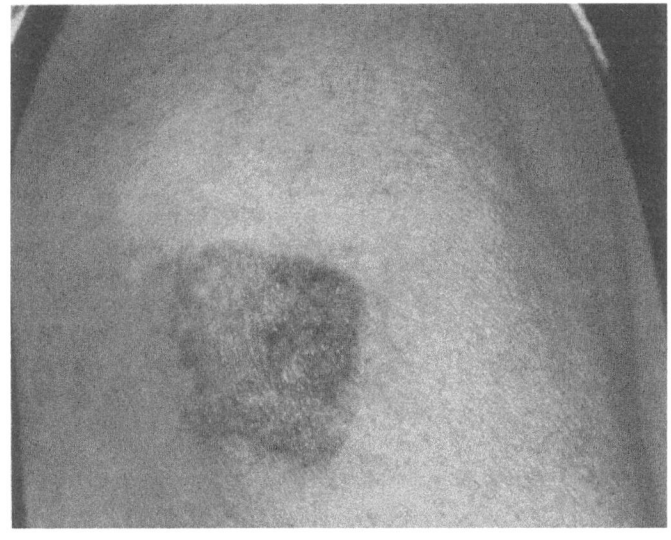

Abb. 2. Schweres Erythem mit massivem Juckreiz 15 Wochen nach Therapiebeginn mit Clonidin-TTS 2

743

3. Allergieabklärungen

Die bei drei Therapieabbrechern entnommenen Probeexzisionen zeigten das typische Bild einer ekzematoiden Dermatitis mit spongiotisch aufgelockerter Epidermis und lympho-histiozytären Infiltraten im Stratum papillare und reticulare.

Die Epikutantestung aller Einzelbestandteile des Clonidin-TTS zeigte in sechs von acht Untersuchungen eine isolierte Reaktion auf die Wirksubstanz Clonidin. In einem Fall fand sich eine Allergie auf einen anderen Bestandteil des TTS (Polyisobutylen), während bei einer weiteren Patientin die Epikutantestung keine sichere Zuordnung ermöglichte.

Eine in fünf Fällen durchgeführte orale Reexposition mit Clonidin löste bei einer Patientin mit gesicherter Clonidinallergie ein „Flare up"-Phänomen mit Rötung und Juckreiz im Bereich der früheren Hautallergie aus.

Diskussion

Der Therapieerfolg bei chronischen und symptomarmen Erkrankungen wie die essentielle Hypertonie ist häufig durch mangelnde Compliance in Frage gestellt [7]. Die in den letzten Jahren entwickelten transdermalen therapeutischen Systeme stellen eine neue compliance-verbesserte Maßnahme dar [10].

Unsere Ergebnisse zeigen eine gute und auch über längere Beobachtungszeiträume anhaltende antihypertensive Wirkung von transdermalem Clonidin. Sie bestätigen somit frühere Untersuchungen mit kürzeren Verlaufszeiten und kleineren Patientenkollektiven [4–6, 10].

Im Gegensatz zu anderen Untersuchern fanden wir jedoch bei einem Drittel der Patienten therapielimitierende lokale Hautreaktionen [6, 10]. Aufgrund des Zeitpunktes der Hautreaktionen, der Histopathologie sowie der allergologischen Befunde, handelte es sich in den meisten Fällen um reine Clonidinallergien vom Spättyp. Diese hohe Rate von Sensibilisierungsreaktionen gegen den Wirkstoff selbst, macht die transdermale Clonidinapplikation trotz guter und dauerhafter antihypertensiver Wirkung für die Hochdrucktherapie ungeeignet.

Literatur

1. Dollery CT, Davies DS, Draffan GH, Dargie HJ, Dean CR, Reid JL, Clare RA, Murray S (1976) Clinical pharmacology and pharmacokinetics of clonidine. Clin Pharmacol Ther 19:11–17 – 2. Georgopoulos AJ, Markis A, Georgiadis H (1982) Therapeutic efficacy of a new transdermal system containing nitroglycerin in patients with angina pectoris. Eur J Clin Pharmacol 22:481–485 – 3. Graybiel A, Cramer DB, Wood CD (1982) Antimotion-sickness of scopolamine 12 and 72 hours after transdermal administration. Aviat Space Environ Med 53:770–772 – 4. Groth H, Vetter H, Knüsel J, Boerlin HJ, Walger P, Baumgart P, Wehling M, Siegenthaler W, Vetter W (1983) Clonidine through the skin in the treatment of essential hypertension. J Hypertension (Suppl 2) 1:120–122 – 5. Groth H, Vetter H, Knüsel J, Vetter W (1983) Allergic skin reactions to transdermal clonidine. Lancet 2:850–851 – 6. McMahon FG, Weber MA (1983) Allergic skin reactions to transdermal clonidine. Lancet 2:851 – 7. Lüscher T, Siegenthaler W, Vetter W, Vetter H (1982) Compliance. Dtsch Med Wochenschr 107:1299–1302 – 8. Shaw JE, Urquhart J (1981) Transdermal drug administration – a nuisance becomes an opportunity. Br Med J 283:875–876 – 9. Urquhart J (1982) Rate-controlled drug dosage. Drugs 23:207–226 – 10. Weber MA, Drayer JIM, Brewer DD, Lipson JL (1984) Transdermal continuous antihypertensive therapy. Lancet 1:9–11 – 11. Zaffaroni A (1978) Therapeutic systems: The key to rational drug therapy. Drug Metab Res 8:191–221

Kolloch, R., Finster, H., Overlack, A., Müller, H. M., Stumpe, K. O. (Med. Univ.-Poliklinik Bonn)
Hämodynamik und Sympathikotonus bei niedrigdosierter transdermaler Anwendung von Clonidin

In zahlreichen Untersuchungen ist die antihypertensive Wirksamkeit von Clonidin bei allen Schweregraden der Hypertonie nachgewiesen worden [4, 6, 12, 22, 25, 26]. Daten zur Dosiswirkungsbeziehung von Clonidin liegen lediglich für den Bereich von 0,300−0,750 mg/Tag vor [8, 10, 17]. In diesem Bereich, der auch als therapeutisches Fenster bezeichnet wird, besteht eine enge Beziehung zwischen drucksenkender Wirkung und Zunahme der Nebenwirkungen wie Sedation und vermindertem Speichelfluß [8, 12, 17].

Vorläufige Untersuchungen weisen darauf hin, daß Clonidin auch bei einer Tagesdosis unter 0,300 mg eine deutliche antihypertensive Wirksamkeit bei geringeren Nebenwirkungen zeigt und somit in niedriger Dosierung möglicherweise eine geeignete Substanz für die Behandlung leichter Hypertonieformen darstellt. Wir haben daher die antihypertensive Wirkung von niedrigdosiertem transdermal appliziertem Clonidin bei Patienten mit leichter Hypertonie untersucht und zu den Clonidinplasmakonzentrationen sowie zur Sympathikusaktivität in Beziehung gesetzt.

Patienten und Methoden

Niedrige Dosen Clonidin wurden mittels des transdermalen therapeutischen Systems (TTS) zugeführt. Das Prinzip dieses Systems besteht darin, daß sich unter einer Deckmembran ein Arzneimittelreservoir befindet, aus dem über eine Mikroporenmembran die Abgabe des Medikaments zur Haut hin kontrolliert wird und dadurch konstante Abgaben und Resorptionen erzielt werden können. 13 Patienten mit leichter Hypertonie wurden in einer plazebokontrollierten Einfachblindstudie mit diesem neuen therapeutischen Prinzip behandelt. Der diastolische Blutdruck der Patienten lag vor der Behandlung bei Messungen an 3 verschiedenen Tagen zwischen 90 und 104 mm Hg. Das mittlere Alter betrug 46 Jahre (24 und 69 Jahre). Die Patienten hatten eine unbeschränkte Natriumzufuhr mit einer mittleren Natriumausscheidung von 156 mmol/24 Std. Alle Patienten erhielten zunächst 2 Wochen Plazebo-TTS und danach 4 Wochen Clonidin-TTS. Über 2 Wochen wurde zunächst in wöchentlichem Abstand ein Pflaster aufgetragen. Bei unzureichender Blutdrucksenkung war die Anwendung von zwei Pflastern in wöchentlichem Abstand vorgesehen. Kontrollen der Blutdruckwerte, der Pulsfrequenz, der Clonidinplasmaspiegel sowie der Verträglichkeit wurden in wöchentlichen Abständen vorgenommen. Am Ende der zweiwöchigen Plazeboperiode und nach zwei- und vierwöchiger Behandlung mit Clonidin-TTS haben wir die Noradrenalinkonzentration und die Reninaktivität im Plasma sowie die Ausscheidung von Noradrenalin, Kallikrein, Natrium und Kalium im 24-Std-Urin gemessen. Die glomeruläre Filtrationsrate wurde aus der endogenen Kreatinin-Clearance berechnet.

Der Einfluß von Clonidin-TTS auf den Belastungsblutdruck während isometrischer Muskelarbeit wurde ebenfalls analysiert. Die Patienten komprimierten für 3 min einen Handdynamometer mit einem Drittel ihrer maximalen Kompressionskraft. Vor Beginn und am Ende der Belastung haben wir den Blutdruck und die Pulsfrequenz gemessen und erneut die Noradrenalinkonzentration und die Reninaktivität im Plasma bestimmt.

Die Natriumkonzentration im Urin wurde mit einem Laborflammenphotometer und die Kreatininkonzentration im Plasma und Urin mit einem Autoanalyser bestimmt.

Noradrenalin wurde mit einer empfindlichen radioenzymatischen Methode [7], die Plasmareninaktivität sowie die Clonidinkonzentration mit einem Radioimmunoassay [2, 14] gemessen.

Die Ergebnisse wurden mit dem gepaarten Student-Test ausgewertet. Soweit nicht anders angegeben, sind die Daten als Mittelwerte ± Standardabweichung ausgedrückt.

Die mittleren Plasmaspiegel von Clonidin lagen bei der Gabe von einem Clonidinpflaster pro Woche um 0,3 ng/ml. Bei Steigerung der Dosis auf zwei Pflaster pro Woche wurden die Plasmaspiegel von Clonidin im Mittel verdoppelt. Insgesamt wiesen die Clonidinplasmaspiegel auf eine kontinuierliche und gleichförmige Resorption des Medikaments im gesamten Beobachtungszeitraum hin (Abb. 1). Hinsichtlich der blutdrucksenkenden Wirkung von Clonidin-TTS waren zwei der 13 behandelten Patienten Nonresponder. Sie waren definiert als solche Patienten, die einen diastolischen Blutdruckabfall von $\leq$ 5 mm Hg hatten. Bei den elf Respondern war bei sieben Patienten mit einem Pflaster pro Woche und bei vier Patienten mit zwei Pflastern pro Woche eine befriedigende Blutdruckkontrolle zu erreichen.

Das Blutdruck- und Pulsfrequenzverhalten während der Behandlung ist bei den elf Respondern in Abb. 2 dargestellt. Es kam zu einer signifikanten Abnahme des systolischen und diastolischen Blutdrucks im Liegen und Stehen. Die Pulsfrequenz wurde nur sehr geringfügig beeinflußt.

Die Noradrenalinkonzentration im Plasma sowie die Ausscheidung von Noradrenalin im Urin fielen nach vierwöchiger Behandlung von 488 auf 335 ng/l bzw. von 20,6 auf 13,1 µg/24 Std ab ($p < 0,001$). Während isometrischer Muskelarbeit nahm die Plasmanoradrenalinkonzentration unter Plazebo von 488 auf 587 ng/l zu. Nach zweiwöchiger bzw. vierwöchiger Clonidin-TTS-Therapie kam es zu einem Anstieg der Plasmanoradrenalinkonzentration von 391 auf 488 ng/l bzw. von 335 auf 434 ng/l. Bei erniedrigten Ruhewerten während Clonidin-TTS-Therapie blieb die absolute Stimulierbarkeit der Noradrenalinfreisetzung weitgehend unverändert. Die prozentuale Änderung der Plasmanoradrenalinkonzentration während isometrischer Muskelarbeit nahm während der Clonidin-TTS-Behandlung geringfügig, aber nicht signifikant zu (Abb. 3).

Während Plazebo-TTS führte isometrische Muskelarbeit zu einem Anstieg des systolischen (17%) und diastolischen (13%) Blutdrucks, der Pulsfrequenz (12%) sowie der Plasmanoradrenalinkonzentration (20%) und Plasmareninaktivität (22%). Nach Blutdrucknormalisierung und Sympathikussuppression durch Clonidin-TTS bleibt die prozentuale Stimulierbarkeit während körperlicher Belastung unverändert.

Nach zweiwöchiger Behandlung mit Clonidin-TTS war die mittlere Natriumausscheidung von 156 auf 176 mmol/24 Std angestiegen ($p < 0,05$). Die glomeruläre Filtrationsrate und die Kallikreinausscheidung im 24-Std-Urin zeigten während der Behandlung keine Änderung.

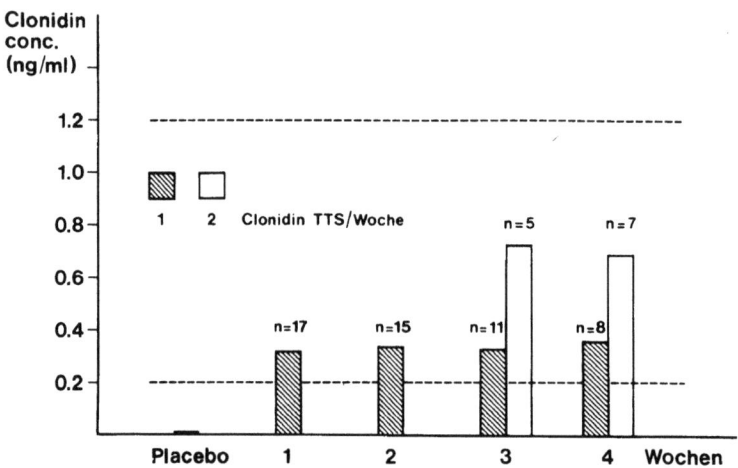

Abb. 1. Clonidinplasmakonzentrationen bei Applikation von ein und zwei Clonidinpflastern pro Woche. Die gestrichelten Linien markieren den Bereich des sogenannten therapeutischen Fensters für Clonidin

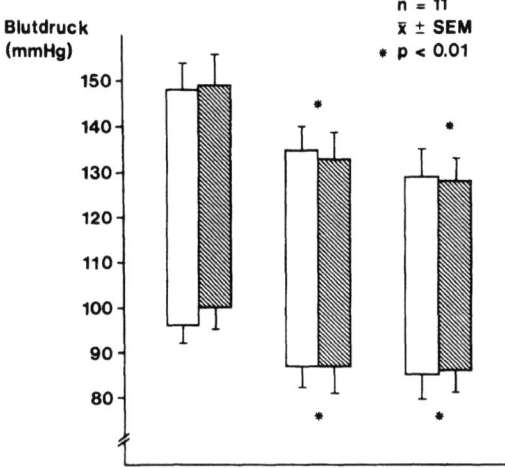

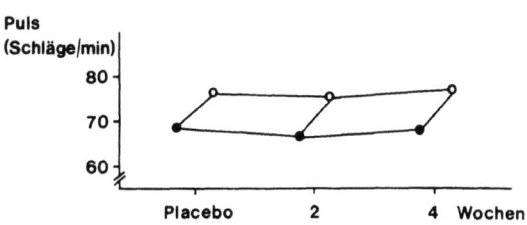

Abb. 2. Einfluß von Clonidin-TTS auf den systolischen und diastolischen Blutdruck im Liegen (offene Säule) und Stehen (schraffierte Säulen) sowie die Pulsfrequenz im Liegen (geschlossene Kreise) und Stehen (offene Kreise) bei den elf Respondern

Die Verträglichkeit von Clonidin-TTS war sehr gut. Subjektive und lokale Nebenwirkungen während des gesamten Beobachtungszeitraums waren geringfügig und traten nur vorübergehend auf. Veränderungen klinisch-chemischer Laborparameter ließen sich nicht nachweisen. Clonidin-TTS hatte nach zwei- und vierwöchiger Applikation keinen Einfluß auf das Lipidprofil.

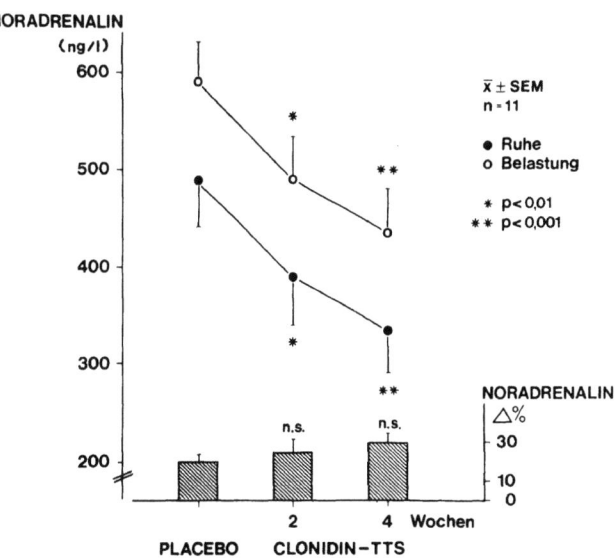

Abb. 3. Absolute und prozentuale Änderung der Plasmanoradrenalinkonzentration in Ruhe und während isometrischer Muskelarbeit. Nach Clonidin-TTS bleibt die Stimulierbarkeit der Sympathikusaktivität während körperlicher Belastung erhalten

Diskussion

Während Applikation von einem Clonidin-TTS-Pflaster pro Woche lag die mittlere Clonidinkonzentration bei 0,3 ng/ml. Das entspricht ungefähr den Plasmakonzentrationen, die bei täglicher oraler Gabe von 2 × 0,050 mg oder auch 2 × 0,0375 mg Clonidin beobachtet wurden (Frisk-Holmberg, persönliche Mitteilung).

Bei Steigerung der Clonidin-TTS-Dosis auf zwei Pflaster pro Woche verdoppelte sich die mittlere Plasmakonzentration von Clonidin. Insgesamt ließ sich eine kontinuierliche und gleichförmige transdermale Clonidinresorption mit weitgehend konstanten mittleren Plasmakonzentrationen nachweisen.

Das in unseren Untersuchungen bei transdermaler Gabe gezeigte günstige Verhältnis von blutdrucksenkender Wirkung und Nebenwirkungsrate weist darauf hin, daß Clonidin im Gegensatz zu früheren Empfehlungen in entsprechend niedriger Dosis auch für Patienten mit leichter oder mittelschwerer Hypertonie geeignet sein könnte.

Die blutdrucksenkende Wirkung von Clonidin wird in erster Linie seinem hemmenden Einfluß auf die zentrale und periphere sympathische Nervenaktivität zugeschrieben [15, 18, 27]. Die Suppression der Plasmanoradrenalinkonzentration während der Gabe höherer Clonidindosen ist in zahlreichen Untersuchungen nachgewiesen worden [16, 28]. Befunde zur Sympathikusaktivität während niedrigdosierter Clonidindauertherapie bei essentiellen Hypertonikern liegen bisher nicht vor. Die von uns gezeigte dosisabhängige Suppression der Plasmanoradrenalinkonzentration sowie die deutliche Abnahme der Noradrenalinausscheidung im 24-Std-Urin weisen darauf hin, daß auch bei niedrigsten Clonidindosen die blutdrucksenkende Wirkung über eine Abnahme des Sympathikotonus vermittelt wird bzw. daß bereits minimale Dosen von Clonidin für eine Sympathikushemmung ausreichend sind.

Die geringe Beeinflussung der Herzfrequenz während Clonidin-TTS deutet darauf hin, daß die unter höherer Clonidindosis beobachtete Herzfrequenzabnahme möglicherweise nur unwesentlich zur blutdrucksenkenden Wirkung beiträgt.

Das Verhalten des Belastungsblutdrucks während antihypertensiver Therapie sollte für die Beurteilung einer befriedigenden Blutdruckkontrolle mit berücksichtigt werden [19, 21]. Der Einfluß von Antihypertensiva auf die Belastungsreaktion während isometrischer Muskelarbeit ist nur unzureichend untersucht worden. So ist z. B. bei Hochdruckpatienten, die mit dem Betablocker Propranolol behandelt wurden, ein überschießender Blutdruckanstieg während isometrischer Muskelarbeit gezeigt worden [21]. Unsere Ergebnisse während der Behandlung mit Plazebo-TTS zeigen eine deutliche Stimulation der Noradrenalinfreisetzung sowie des kardiovaskulären Systems während isometrischer Muskelarbeit. Während der Clonidin-TTS-Behandlung kommt es unter Ruhebedingungen zwar zu einer Suppression bzw. Normalisierung des Sympathikotonus sowie des erhöhten Blutdrucks, die normale Belastungsreaktion, d. h. die physiologische Stimulierbarkeit bleibt jedoch erhalten [20].

In neuerer Zeit ist vermehrt auf den Zusammenhang zwischen sympathischer Nervenaktivität und der Natriumvolumenbilanz einerseits und der Nierenfunktion andererseits hingewiesen worden [5, 9, 11]. Hinsichtlich der Wirkung von Clonidin auf die Nierenfunktion und die Natriumbilanz liegen widersprüchliche Ergebnisse vor [5, 24]. Wir haben nach zweiwöchiger Behandlung mit Clonidin-TTS eine Zunahme der Natriumausscheidung beobachtet, die im weiteren Verlauf zu den Ausgangswerten zurückkehrte. Die Befunde sprechen im Zusammenhang mit der beobachteten Konstanz des Körpergewichts gegen eine wesentliche Natrium- und Wasserretention während der Clonidin-TTS-Gabe.

Der Möglichkeit von Veränderungen im Lipidhaushalt durch Antihypertensiva mit der Konsequenz einer ungünstigen Beeinflussung des kardiovaskulären Erkrankungsrisikos ist in den letzten Jahren Beachtung geschenkt worden. Unsere Ergebnisse zeigen, daß Clonidin-TTS in dem Beobachtungszeitraum von 4 Wochen zu keinerlei Veränderungen im Lipidprofil führt. Wesentliche lokale Nebenwirkungen nach Clonidin-TTS waren bei unseren Patienten in der vierwöchigen Behandlungsperiode nicht nachweisbar. Allerdings sind von uns und anderen Autoren bei längerdauernder Anwendung umschriebene Hautreaktionen mit Juckreiz, Erythem, Vesikelbildung und/oder entzündlichen Infiltraten in unterschiedlicher Häufigkeit beschrieben worden [13, 23]. Weitere Erfahrungen an größeren Patientenkollektiven sind erforderlich, um die lokale Langzeitverträglichkeit von Clonidin-TTS und die klinische Relevanz der beobachteten allergischen Hautreaktionen beurteilen zu können.

Danksagung. Frl. M. Higuchi, Frl. M. Lennarz, Frl. Ch. Ressel sowie Herrn Dr. J. Yadel danken wir für die ausgezeichnete technische Assistenz bei der Durchführung der biochemischen Analysen.

Literatur

1. Anavekar SN, Jarrott B, Toscano M, Louis WJ (1982) Pharmacokinetic and pharmacodynamic studies of oral clonidine in normotensive subjects. Eur J Clin Pharmacol 23 : 1−5 − 2. Arndt SD, Stähle H, Förster HJ (1981) Development of a RIA for clonidine and its comparison with the reference methods. J Pharmacol Methods 6 : 298 − 3. Barr JG, Kauker ML (1979) Renal tubular site and mechanism of clonidine-induced diuresis in rats: clearance and micropuncture studies. J Pharmacol Exp Ther 209 : 389 − 4. Bock KD, Merguet P, Heimsoth VH (1973) Effect of clonidine on regional blood flow and its use in the treatment of hypertension. In: Onesti G, Kim KE, Moyer JH (eds) 26th Hahneman Symposium: Hypertension mechanisms and management. Grune & Stratton, New York, pp 395−403 − 5. Campese VM (1983) Natrium und Volumenbilanz bei Hypertonikern und Clonidin. In: Hayduk K, Bock KD (Hrsg) Zentrale Blutdruckregulation durch alpha 2-Rezeptorenstimulation. Steinkopff, Darmstadt, S 90 − 6. Chalemphol T, Golub MS, Eggena P, Barrett JD, Sambhi MP (1982) Clonidine, a centrally acting sympathetic inhibitor, as monotherapy for mild to moderate hypertension. Am J Cardiol 49 : 153 − 7. DaPrada M, Zurcher G (1976) Simultaneous radioenzymatic determination of plasma and tissue adrenaline, noradrenaline and dopamine within the femtomole range. Life Sci 19 : 1161 − 8. Davies DS, Wing LMH, Reid JL, Neill E, Tippett P, Dollery CT (1977) Pharmacokinetics and concentration-effect relationships of intravenous and oral clonidine. Clin Pharmacol Ther 21 : 593−601 − 9. Dibona GF (1977) Neurogenic regulation of renal tubular sodium reabsorption. Am J Physiol 233 : F73 − 10. Dollery CT, Davies DS, Draffan GH, Dargie HJ, Dean CR, Reid JL, Clare RA, Murray S (1976) Clinical pharmacology and pharmacokinetics of clonidine. Clin Pharmacol Ther 19 : 11−17 − 11. Fink GD, Brody MJ (1978) Continuous measurement of renal blood flow changes to renal nerve stimulation and intra-arterial drug administration in the rat. Am J Physiol 234 : H219 − 12. Frisk-Holmberg M (1980) The effectiveness of clonidine as an antihypertensive in a two-dose regimen. Acta Med Scand 207 : 43−45 − 13. Groth H, Vetter H, Knüsel J, Vetter W (1983) Allergic skin reactions to transdermal clonidine. Lancet 2 : 850 − 14. Haber E et al. (1969) Application of radioimmunoassay for angiotensin I to the physiologic measurements of plasma renin activity in normal human subjects. J Clin Endocrinol Metab 29 : 1349 − 15. Haeusler G (1974) Clonidine-induced inhibition of sympathetic nerve activity: No indication for a central presynaptic of an indirect sympathomimetic mode of action. Naunyn-Schmiedebergs Arch Pharmacol 286 : 97 − 16. Hofkelt B, Hedeland H, Dymling JF (1970) Studies on catecholamines, renin and aldosterone following Catapresan (2-(2,6-Dichlor-Phenylamine)-2-imidazoline Hydrochloride) in hypertensive patients. Eur J Pharmacol 10 : 389 − 17. Keränen AS, Nykänen J, Tashinen J (1978) Pharmacokinetics and side-effects of clonidine. Eur J Clin Pharmacol 13 : 97 − 18. Kobinger W, Walland W (1972) Facilitation of vagal reflex bradykardia by an action of clonidine on central alpha receptors. Eur J Pharmacol 9 : 210 − 19. Kolloch R, Meyers M, Bornheimer J, DcQuattro V (1981) Hämodynamik und Plasmakatecholamine während statischer Muskelarbeit bei essentieller Hypertonie. Verh Dtsch Ges Inn Med 87 : 533 − 20. Martin CE et al. (1974) Autonomic mechanisms in hemodynamic responses to isometric exercise. J Clin Invest 54 : 104 − 21. McAllister RG (1979) Effect of adrenergic receptor blockade on the responses to isometric handgrip: studies in normal and hypertensive subjects. J Cardiovasc Pharmacol 1 : 253−263 − 22. McMahon FG (1978) Management of essential hypertension. Futura, New York − 23. McMahon FG, Weber AM (1983) Allergic skin reactions to transdermal clonidine. Lancet 2 : 851 − 24. Olsen UB (1976) Clonidine induced increase of renal prostaglandin activity and water diuresis in conscious dogs. Eur J Pharmacol 36 : 95 − 25. Onesti G, Schwartz AB, Kim KE, Paz-Martinez V, Swartz C (1971) Antihypertensive effect of clonidine. Circ Res (Suppl 2) 28/29 : 53 − 26. Pettinger WA (1975) Clonidine, a new antihypertensive drug. N Engl J Med 293 : 1179 − 27. Schmit H (1977) The pharmacology of clonidine and related products. In: Gross F (ed) Antihypertensive agents. Springer, Berlin Heidelberg New York, pp 299−396 − 28. Wing LHM, Reid JL, Hamilton A, Sever P, Davies DS, Dollery CT (1977) Effects of clonidine on biochemical indices of sympathetic and plasma renin activity in normotensive man. Clin Sci 53 : 45

Franz, I.-W., Wiewel, D., Ketelhut, R. (Institut für Leistungsmedizin und Kardiolog. Abt. des Klinikums Charlottenburg, Freie Universität Berlin)

Antihypertensiver Effekt einer β-blockierend und vasodilatorisch wirkenden Substanz auf Ruhe- und Belastungsblutdruck im Vergleich zur alleinigen β-Rezeptorenblockade

β-Rezeptorenblocker haben heute einen festen Platz in der Hochdrucktherapie. Seit kurzer Zeit steht mit BM 14190 (Carvedilol) ein neuer nichtselektiver β-adrenerger Antagonist ohne ISA zur Verfügung, bei dem im Tierversuch eine zusätzliche vasodilatierende Wirkung objektiviert werden konnte. Eine neben der β-rezeptorenblockierenden, im gleichen Dosisbereich zusätzlich vorhandene, effektive vasodilatatorische Wirkkomponente dürfte sowohl aus pathophysiologischer als auch aus klinischer Sicht von Interesse sein. Die Beantwortung zweier Fragen stand bei unserer Studie im Vordergrund:
1. Läßt sich auch am Menschen während chronischer Behandlung mit BM 14190 eine vasodilatierende Wirkung nachweisen und resultiert hieraus ein stärkerer antihypertensiver Effekt im Vergleich zur alleinigen β-Rezeptorenblockade mit Metoprolol?
2. Unterschieden sich BM 14190 und Metoprolol in der Beeinflussung des Blutdruckverhaltens während und nach Ergometrie?

Patientengut und Methodik

Es wurden 20 männliche, bis dahin unbehandelte Patienten mit einer essentiellen Hypertonie des Stadiums I (WHO) und einem mittleren Alter von 43,9 ± 5 (31–55) Jahren nach vorheriger Aufklärung und erteiltem Einverständnis untersucht. Neben der Ruheblutdruckmessung nach 5 min Liegen und 1 min Stehen (jeweils Zweifachmessungen) wurde auch das Blutdruckverhalten während Ergometrie (50–100 Watt; Steigerungsstufen 10 Watt/1 min) und 5 min danach, und zwar vor und während der Behandlung, untersucht. Die Blutdruckmessung erfolgte nach Riva-Rocci-Korotkow (diast. RR Phase 4), die Herzfrequenzmessung aus dem EKG.
   Dabei wurde nach der Kontrolluntersuchung (K) in einer Doppelblindstudie mit identisch aussehenden Kapseln die Wirkungen zweier jeweils vierwöchiger Therapien mit 50 mg BM 14190 (BM) und 200 mg Metoprolol (Me), und zwar 2 Std nach letzter kontrollierter Tabletteneinnahme untersucht, wobei nach dem Randomisierungsplan die Hälfte der Patienten die Behandlung mit BM 14190, die andere Hälfte mit Metoprolol begann.

Ergebnisse und Interpretation

Tabelle 1 zeigt, daß der Ruheblutdruck im Liegen systolisch und diastolisch durch beide Substanzen signifikant ($p < 0,001$) und nicht unterschiedlich gesenkt wurde. Demgegenüber wurde der Stehdruck systolisch ($p < 0,001$) und diastolisch ($p < 0,05$) signifikant stärker im Vergleich zu Metoprolol erniedrigt, wobei sich nur unter BM 14190 ein ausgeprägter systolischer Blutdruckabfall von 15 mm Hg ergab. Obwohl bei 100 Watt die Herzfrequenz von $116 ± 7$ min^{-1} vor Behandlung durch BM 14190 mit $98 ± 8$ min^{-1} (14,8% Senkung) im Vergleich zu Metoprolol mit $92 ± 7$ min^{-1} (22,5% Senkung) signifikant ($p < 0,05$) geringer gesenkt wurde, fiel die systolische Blutdrucksenkung unter BM 14190 und Metoprolol gleichstark, der diastolische Druck aber mit $92 ± 7$ zu $98 ± 8$ mm Hg signifikant ($p < 0,05$) stärker aus. Dieser stärkere antihypertensive Effekt von BM 14190 bei im Vergleich zu Metoprolol geringerer Sympathikolyse läßt sich durch eine wirksame vasodilatierende Wirkkomponente erklären. Hierfür spricht auch die signifikant stärkere Senkung des Stehdruckes unter BM 14190 und das Verhalten des Blutdruckes in der Erholungsphase nach Ergometrie. Die Auswertung der Einzeldaten ergab, daß besonders jene Patienten ($n = 8$) von der zusätzlichen Vasodilatation profitierten (Abb. 1), bei denen durch Metoprolol unter

Tabelle 1. Mittelwerte und Standardabweichungen des systolischen (P_s) und diastolischen (P_d) Blutdruckes in Ruhe, bei 100 Watt und 5 min danach bei 20 Hochdruckkranken vor (Kontrolle) und nach einer vierwöchigen Therapie mit 200 mg Metoprolol bzw. 50 mg BM 14190

$n = 20$ $\bar{x} \pm s$	Ruhe				
	Liegen		Stehen		
	P_s	P_d	P_s	P_d	
Kontrolle	$155{,}6 \pm 16{,}8$	$105{,}1 \pm 7{,}8$	$148{,}5 \pm 15{,}1$	$106{,}4 \pm 7{,}3$	
Metoprolol	$125{,}6 \pm 11{,}6^{***}$	$84{,}0 \pm 9{,}1^{***}$	$121{,}5 \pm 13{,}9^{***}$	$84{,}4 \pm 10{,}3^{***}$	
BM 14190	$121{,}1 \pm 11{,}3^{***}$	$79{,}4 \pm 6{,}5^{***}$	$106{,}6 \pm 12{,}4^{***}$	$76{,}9^* \pm 7{,}2^{***}$	

$n = 20$ $\bar{x} \pm s$	Ergometrie		Erholungsphase		
	100 Watt		5 min danach		
	P_s	P_d	P_s	P_d	
Kontrolle	$207{,}5 \pm 15{,}2$	$116{,}2 \pm 7{,}1$	$152{,}6 \pm 16{,}4$	$104{,}6 \pm 9{,}6$	
Metoprolol	$166{,}9 \pm 12{,}0^{***}$	$98{,}2 \pm 8{,}0^{***}$	$130{,}1 \pm 11{,}6^{***}$	$86{,}2 \pm 9{,}0^{***}$	
BM 14190	$164{,}3 \pm 15{,}7^{***}$	$92{,}2^* \pm 6{,}9^{***}$	$122{,}3 \pm 13{,}0^{***}$	$78{,}9 \pm 7{,}7^{***}$	

$^*\ p < 0{,}05;\ ^{***}\ p < 0{,}001$

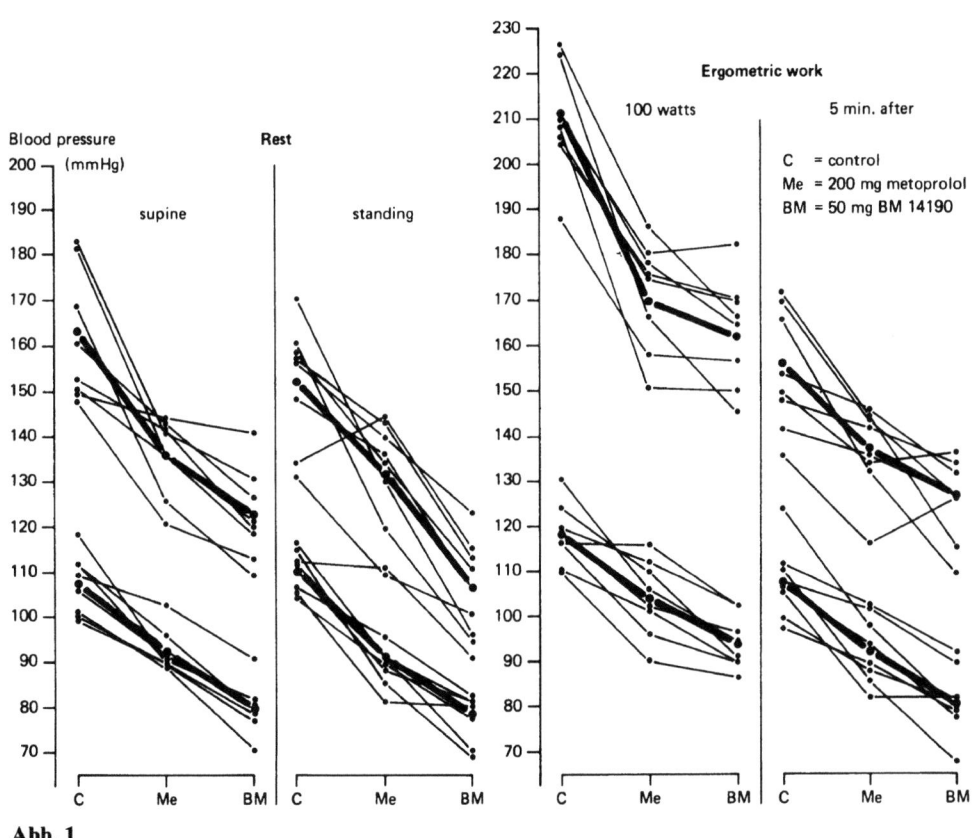

Abb. 1

Ruhebedingungen im Liegen keine Normalisierung des diastolischen Blutdruckes unter 90 mm Hg erreicht werden konnte: K 163 ± 15/107 ± 7; Me 136 ± 8/93 ± 5; BM 123 ± 10/80 ± 6 mm Hg. Bei den restlichen zwölf Patienten ergab sich bis auf den Stehdruck keine bessere Blutdrucksenkung: K 151 ± 19/102 ± 9; Me 119 ± 8/78 ± 7; BM 120 ± 12/79 ± 6 mm Hg.

Die Nebenwirkungen waren unter beiden Substanzen gering und führten in keinem Fall zum Abbruch der Studie. Auffallend war, daß unter BM 14190 kein Patient über kalte Extremitäten klagte.

Schlußfolgerungen

1. Nach einer vierwöchigen Therapie mit BM 14190 läßt sich auch an Menschen neben der β-blockierenden Wirksamkeit ein klinisch relevanter vasodilatierender Effekt nachweisen.
2. Im Vergleich zur alleinigen β-Rezeptorenblockade mit Metoprolol erweist sich die zusätzliche vasodilatierende Wirkkomponente von BM 14190 im Sinne einer weiteren Blutdrucksenkung bei jenen Patienten als wirksam, bei denen unter Metoprolol der diastolische Ruheblutdruck nicht unter 90 mm Hg gesenkt wurde (bei 40% der Patienten dieser Studie).

Literatur

1. Franz I-W (1980) Differential antihypertensive effect of acebutolol and the fixed combination hydrochlorothiazide/amiloridehydrochloride on elevated exercise blood pressures in hypertensive patients. Am J Cardiol 46: 301−305 − 2. Franz I-W (1982) Ergometrie bei Hochdruckkranken. Diagnostische und therapeutische Konsequenzen für die Praxis. Springer, Berlin Heidelberg New York − 3. Franz I-W (1982) Vergleichende ergometrische Untersuchungen über die Wirkung von β-Rezeptorenblockern und Diuretika und deren Kombination auf den Blutdruck und das Doppelprodukt bei Hochdruckkranken. Z Kardiol 71: 129−137 − 4. Franz I-W (1983) Zur Wirkung des α_1-Rezeptorenblockers Prazosin und des β_1-Rezeptorenblockers Azebutolol und deren Kombination auf den Blutdruck und das Doppelprodukt. Z Kardiol 73: 21−28

Middeke, M. (Med. Poliklinik München), Remien, J. (Pharmakolog. Institut München), Holzgreve, H. (Med. Poliklinik München)
Antihypertensive Therapie und β-Adrenozeptordichte

Einleitung

Die Bestimmung von β-Adrenozeptoren an menschlichen Blutzellen mit Hilfe von radioaktiv markierten β-Rezeptorenblockern eröffnet neue Möglichkeiten der Erforschung des sympathiko-adrenergen Systems z. B. bei der Hypertonie und bei der antihypertensiven Therapie.

Jüngste Untersuchungen zeigen, daß essentielle Hypertoniker eine zweifach höhere β-Rezeptorzahl an intakten mononukleären Zellen haben als Normotoniker, und daß darüber hinaus eine hochsignifikante positive Korrelation zwischen der β-Adrenozeptordichte und dem arteriellen Mitteldruck über einen weiten Bereich besteht [1, 2].

Es lag daher nahe zu prüfen, wie sich die β-Adrenozeptoren unter medikamentöser antihypertensiver Therapie verhalten. Bereits 1980 wurde von Aarons et al. [3] eine Zunahme lymphozytärer β_2-Adrenozeptoren unter kurzfristiger Propranololtherapie beschrieben.

Seither wird das Absetzsyndrom, welches gelegentlich nach abruptem Abbruch einer β-Rezeptorenblockertherapie beobachtet wird, auf eine β_2-Adrenozeptor vermittelte adrenerge Hypersensitivität zurückgeführt. Aus der gleichen Arbeitsgruppe kam auch der erste Hinweis, daß unter Pindolol, einem β-Blocker mit starker sympathikomimetischer Eigenwirkung (ISA) die Rezeptorzahl abnimmt [4].

In der vorliegenden Studie sollte die Auswirkung einer längerfristigen Anwendung der kardioselektiven β-Rezeptorenblocker Atenolol und Azebutolol, letzterer mit ISA, sowie von Hydrochlorothiazid auf die β_2-Adrenozeptorzahl untersucht werden.

Außerdem wurde untersucht, ob eine Beziehung besteht zwischen der β_2-Adrenozeptordichte vor Therapiebeginn und dem Ausmaß der Blutdrucksenkung unter β-Blocker- bzw. Diuretikatherapie.

Methode

Es wurden männliche Patienten mit essentieller Hypertonie untersucht, die entweder Azebutolol (200 mg), Atenolol (25 − 200 mg) oder Hydrochlorothiazid (50 mg) in einer morgendlichen Einmaldosis erhielten. Der Blutdruck wurde morgens vor der Blutabnahme zwischen 9 und 10 Uhr mit einem „Random zero Sphygmomanometer" (Hawksley, England) gemessen. Der arterielle Mitteldruck wurde nach folgender Formel berechnet:

$$\text{diastolischer Blutdruck} + \left(\frac{\text{systolischer-diastolischer Blutdruck}}{3}\right).$$

Die maximale β_2-Adrenozeptorzahl (B_{max}) auf intakten mononukleären Zellen und die Dissoziationskonstante (Kd) als Parameter der Affinität des Radioliganden ($\pm$) 125-Jodocyanopindolol wurden wie früher beschrieben bestimmt [1, 5]. Die statistische Auswertung erfolgte mit dem Student-t-Test für verbundene Stichproben.

Ergebnisse

1. Atenolol: Bei neun Patienten mit essentieller Hypertonie (53,4 $\pm$ 5,1 Jahre) kam es nach einer mittleren Behandlungsdauer von 9,9 $\pm$ 5,7 Monaten mit 25 − 200 mg Atenolol (im Mittel

Tabelle 1. Arterieller Mitteldruck, Herzfrequenz, β_2-Adrenorezeptorzahl (B_{max}) und Dissoziationskonstante (Kd) unter 200 mg Azebutolol und unter 50 mg Hydrochlorothiazid bei essentiellen männlichen Hypertonikern nach Langzeittherapie

Medikation	n	Behandlungsdauer	Alter (Jahre)	Arterieller Mitteldruck (mm Hg)
Azebutolol (200 mg)	5	4,6 $\pm$ 3,2 (1 − 8 Wochen)	36,6 $\pm$ 13,7	− 12,8 $\pm$ 8,1
Hydrochlorothiazid (50 mg)	6	7,5 $\pm$ 3,7 (Monate)	48,8 $\pm$ 5,3	− 13,2 $\pm$ 9,8

Medikation	Herzfrequenz (Schläge/min)	B_{max} (Moleküle/Zelle)		Kd (pmol/l)	
		Vorher	Nachher	Vorher	Nachher
Azebutolol (200 mg)	− 13,2 $\pm$ 5,2	676 $\pm$ 310	116* $\pm$ 86	6,6 $\pm$ 4,9	1,6* $\pm$ 1,2
Hydrochlorothiazid (50 mg)	−	711 $\pm$ 164	345* $\pm$ 172	6,9 $\pm$ 2,9	4,3 $\pm$ 3,3

$\bar{x} \pm$ SD; * $2p < 0,05$

89 mg) zu einer durchschnittlichen Abnahme des arteriellen Mitteldrucks um 15,7 ± 10,9 mm Hg und der Herzfrequenz um 13,3 ± 6,4 Schläge/min. Die Veränderungen der Rezeptorzahl und der Affinität war nicht einheitlich. Bei fünf Patienten kam es zu einer Zunahme der Rezeptorzahl und einer Abnahme der Affinität, bei vier Patienten nahm die Rezeptorzahl ab, während die Affinität zunahm.

2. Acebutolol: Unter 200 mg Azebutolol kam es bei fünf Patienten einheitlich zu einer Abnahme der β_2-Adrenozeptorzahl und einer Abnahme der Dissoziationskonstanten, d. h. einer Zunahme der Affinität (Tabelle 1).

3. Hydrochlorothiazid: Unter 50 mg Hydrochlorothiazid kam es bei sechs Patienten ebenfalls einheitlich zu einer Abnahme der β_2-Adrenozeptorzahl und einer geringen Abnahme der Dissoziationskonstanten (Tabelle 1).

Das Ansprechen auf eine β-Blocker- bzw. Diuretikatherapie war nicht abhängig von der Anzahl der Rezeptoren vor Therapiebeginn.

Diskussion

Nach den vorliegenden Untersuchungen führte der kardioselektive β-Rezeptorenblocker Atenolol eher zu einer adrenergen Hypersensitivität und Azebutolol aufgrund seiner ISA zu einer adrenergen Hyposensitivität. Die uneinheitlichen Befunde unter Atenolol (bei einigen Patienten Zunahme und bei einigen Patienten Abnahme der β_2-Adrenozeptorzahl) können derzeit nicht ausreichend erklärt werden und sollten an größeren Patientenkollektiven weiter untersucht werden. Der unterschiedlichen Auswirkung einer β-Rezeptorenblockertherapie auf die β_2-Adrenozeptorzahl könnte eventuell eine differentialtherapeutische Bedeutung zukommen, z. B. bei der Behandlung der schweren koronaren Herzkrankheit. Hierbei könnte ein Absetzsyndrom bei Verwendung eines β-Rezeptorenblockers mit ISA vermieden werden.

Die Abnahme der β_2-Adrenozeptorzahl unter Hydrochlorothiazid führt zu einer adrenergen Hyposensitivität, womit die abgeschwächte pressorische Antwort z. B. auf Isoproterenol unter langfristiger Diuretikatherapie erklärt werden kann. Dieser Mechanismus trägt u. a. zur antihypertensiven Wirkung der Diuretika nach Langzeittherapie bei.

Ob die Rezeptorzahl vor Therapiebeginn eine Vorhersage auf die zu erwartende Blutdrucksenkung bzw. ein Ansprechen auf β-Rezeptorenblocker oder Diuretika zuläßt, bleibt an einem größeren Patientenkollektiv zu prüfen.

Literatur

1. Middeke M et al. (1983) Beta$_2$-adrenoceptor density on membranes and on intact mononuclear cells in essential hypertension. Res Exp Med 183: 227–232 – 2. Brodde OE et al. (1983) Increased number of β_2-adrenoceptors in circulating lymphocytes of patients with essential hypertension. J Hypertens (Suppl 2) 1: 263 – 3. Aarons RD et al. (1980) Elevation of β-adrenergic receptor density in human lymphocytes after propranolol administration. J Clin Invest 65: 949–957 – 4. Molinoff PB et al. (1982) Effects of pindolol and propranolol on β-adrenergic receptors on human lymphocytes. Br J Clin Pharmacol 13: 365S – 5. Brodde OE et al. (1981) The β-adrenergic receptor in human lymphocytes: Subclassification by the use of a new radioligand, (±) [125]Iodocyanopindolol. Life Sci 29: 2189–2198

Bussmann, W.-D., Grützmacher, P., Faßbinder, W., Ruminski, J., Meyer, P., Schoeppe, W., Kaltenbach, M. (Zentrum der Inneren Medizin, Abt. für Kardiologie und Klinikum der Johann-Wolfgang-Goethe-Universität, Frankfurt/Main)

Transluminale Angioplastie von Nierenarterienstenosen: Langzeitergebnisse

Die transluminale Angioplastie bei Nierenarterienstenosen hat seit der Einführung im Jahre 1979 eine erhebliche Verbreiterung gefunden. Über Langzeitergebnisse wurde verschiedentlich berichtet [1–5]. Unklarheiten bestehen jedoch über die Rezidivquote, den Zeitpunkt des Auftretens der Wiederverengung und mögliche anatomische Kriterien, die eine Wiederverengung begünstigen.

In der Zeit von Februar 1980 bis März 1984 haben wir in Frankfurt bei 51 Patienten (63 Nierenarterienstenosen) den Eingriff vorgenommen. Zwölf Patienten wiesen doppelseitige Stenosierungen auf. 14 Patienten waren jüngeren Alters und die Stenosierung wurde aufgrund der perlschnurartigen Anordnung als fibromuskulär eingeordnet.

Bei den übrigen Patienten wurde eine arteriosklerotische Genese angenommen. Bei sechs Patienten lag eine schwere generalisierte Arteriosklerose vor, wobei häufig der Abgang der Nierenarterie aus der Aorta stenosiert war bzw. eine abgangsnahe Stenose vorlag. Drei Transplantatnierenarterienstenosen wurden behandelt.

Nur bei einer Patientin konnte die Stenose nicht passiert werden, so daß die primäre Erfolgsquote 98% betrug. Eine Reduktion des Stenosegrades um mindestens 20% wurde dabei als Erfolg gewertet.

Komplette Verschlüsse wurden bei fünf Patienten angegangen. Drei Arterien konnten rekanalisiert werden. Bei Verschlüssen war damit die Erfolgsquote deutlich geringer.

Zur Überprüfung des Langzeiterfolges wurden nach 3 und 12 Monaten routinemäßig Nachangiographien vorgenommen. Komplette Einjahresverläufe lagen bei 21 der 51 behandelten Patienten vor. 14 Patienten blieben ohne Rezidiv, bei sieben Patienten kam es zur Wiederverengung.

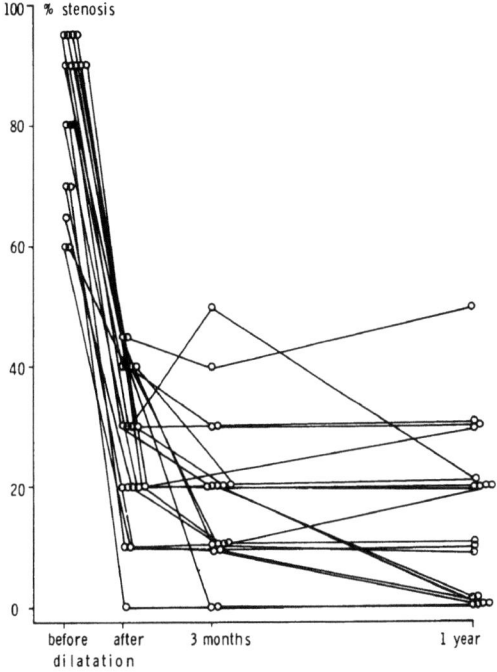

Renal Artery Stenosis
14 pat. without recidivations

Abb. 1. Stenosegrad vor, mittelbar nach und 3 Monate bzw. 1 Jahr nach Dilatation. Abnahme des Stenosegrades von im Mittel 80% auf 25%. Nach 3 Monaten weitere leichte Verminderung durch Glättungsprozeß, die nach 1 Jahr unvermindert bleibt

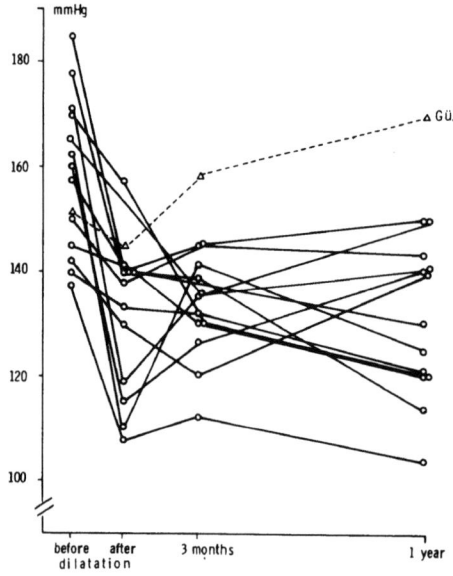

Systolic Blood Pressure
14 pat. without recidivations

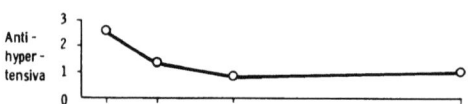

Abb. 2. Abnahme des systolischen Blutdrucks unmittelbar nach Dilatation. Die Werte lagen nach 3 Monaten und nach 1 Jahr regelhaft um 145 mm Hg. Bei einer Patientin Anstieg des Blutdrucks mit renoparenchymatöser Komponente der Hypertonie

I. Rezidivfreie Patienten

Von den 21 Patienten, die über 1 Jahr beobachtet und zweimal nachangiographiert wurden, bleiben 14 Patienten (66%) rezidivfrei. Es zeigt sich eine Abnahme des Stenosegrades von im Mittel 80% auf 25%. Nach 3 Monaten war durch Glättungsprozesse eine weitere Verminderung des Stenosegrades auf 20% erkennbar. Der Befund blieb nach 1 Jahr unverändert (Abb. 1).

Der systolische Blutdruck nahm in jedem Fall nach dem Eingriff ab. Nach 3 Monaten lagen die Werte regelhaft unter 145 mm Hg systolisch und blieben in diesem Bereich. Der diastolische Blutdruck reduzierte sich entsprechend (Abb. 2). Eine Ausnahme bildet eine Patientin mit renoparenchymatöser Komponente der Hypertonie. Die Zahl der antihypertensiven Substanzen konnte gleichzeitig im Mittel von 2,5 auf 1,1 reduziert werden.

Bezogen auf die Dosis konnte der Diuretikaverbrauch drastisch vermindert werden. Er stieg jedoch nach 1 Jahr wieder an. Betablocker, Antisympatikotonika und Vasodilatatoren konnten bei den rezidivfreien Patienten nahezu vollständig abgesetzt werden.

Die Nierenfunktion besserte sich, wenn primär eine Kreatininerhöhung vorlag, wobei der Effekt nach 3 Monaten noch deutlicher war. Bei zwei Patienten mit gleichzeitiger Parenchymerkrankung konnte kein dauerhafter Effekt erzielt werden, obwohl das Gefäß frei war und rezidivfrei blieb.

Im Radioisotopennephrogramm reduzierte sich die Zeit bis zum Kurvenmaximum (t-max) erheblich. Die Funktionsverbesserung war bei der dritten Messung nach 3 Monaten besonders evident. Patienten mit normalem t-max zeigten keine Veränderungen. Die Befunde bestätigen die mit dem Kreatinin erhobenen Werte.

II. Rezidive

Rezidive traten bei sieben der 21 Patienten auf, entsprechend einem Satz von 33%. Dabei wurde eine angiographische Definition zugrundegelegt. Betrug die Wiederverengung mehr als 50% des Initialerfolges, wurde von einem Rezidiv gesprochen. Diese Definition korrellierte mit dem Wiederanstieg des Blutdrucks nahezu regelhaft.

Ohne Ausnahme traten die Wiederverengungen innerhalb von 3 Monaten auf. Bei drei Patienten trat ein Rezidiv auf. Nach der zweiten Dilatation kam es nicht erneut zum Rezidiv. Bei vier Patienten traten zwei oder mehr auf, jeweils innerhalb von 3 Monaten. Zwei Patienten konnten dauerhaft gebessert werden, während bei zwei Patienten ein drittes Rezidiv auftrat.

Zusammenfassend läßt sich sagen, daß rekonstruktive Eingriffe an Nierenarterien mit der Ballonkathetertechnik nahezu immer zu einem Primärerfolg führen (98%). Komplikationen traten nicht auf. Der Stenosegrad nahm von im Mittel 80% auf 20% ab. Bei zwei Drittel der Patienten wird mit der ersten Dilatation ein dauerhafter Erfolg erzielt. Auch bei dem Nachuntersuchungstermin nach 1 oder 3 Jahren waren keine Rezidive nachweisbar. Der Blutdruck ließ sich vollständig oder nahezu vollständig normalisieren. Antihypertensive Substanzen konnten abgesetzt oder doch stark reduziert werden. Die renovaskulär bedingte Niereninsuffizienz normalisierte sich ebenfalls.

Bei 33% der Patienten traten Rezidive auf, und zwar ausschließlich innerhalb der ersten 3 Monate. Sie ließen sich durch einmalige Redilatation in etwa der Hälfte der Fälle dauerhaft beseitigen. Langzeiterfolge wurden somit bei 17 von 21 Patienten, also in etwa 80% der Fälle erzielt, bezieht man die mit anhaltendem Erfolg Redilatierten ein.

Bei einigen Patienten, insbesondere denen mit Abgangsstenose, traten die Rezidive serienmäßig auf. Auch nach zwei- und dreimaliger Redilatation kann es wieder − jeweils innerhalb von 3 Monaten − zur Wiederverengung mit Blutdruckanstieg kommen. Bei diesen Patienten sollte eine aortorenale Bypassoperation angestrebt werden.

Literatur

1. Bussmann W-D, Grützmacher P (1982) Transluminale Angioplastik bei akutem Verschluß der Nierenarterie. Dtsch Med Wochenschr 107: 1584−1587 − 2. Bussmann W-D, Dowinsky S, Rummel D, Faßbinder W, Grützmacher P, Starke E, Kaltenbach M, Schoeppe W (1982) Percutaneous transluminal angioplasty in the treatment of renovascular hypertension. In: Kaltenbach M, Grüntzig A, Rentrop P, Bussmann W-D (eds) Transluminal coronary angioplasty and intracoronary thrombolysis. Springer, Berlin Heidelberg New York, pp 431−439 − 3. Bussmann W-D et al. (1982) Dilatation von Nierenarterienstenosen mit dem Ballonkatheter. Dtsch Ärztebl 79: 31−40 − 4. Kuhlmann U et al. (1980) Renovascular hypertension: Treatment by percutaneous transluminal dilatation. Ann Intern Med 92: 1−6 − 5. Zeitler E, Krönert E, Lux E, Richter E-I (1983) Dilatation von Nierenarterienstenosen (PTRD). Herz und Gefäße 3: 770−783

Zschiedrich, H.[1], Günther, R.[2], Schild, H.[2], Köhler, H.[1] ([1] I. Medizinische Klinik und Poliklinik und [2] Institut für klinische Strahlenkunde der Universität Mainz)

Perkutane transluminale Dilatation bei renovaskulärer Hypertonie − Langzeitergebnisse, prognostische Bedeutung von Captopril

Einleitung

Bei der renovaskulären Hypertonie gilt heute die perkutane transluminale Dilatation (PTD) als Therapie der Wahl und ist operativen Verfahren zur Beseitigung von Nierenarterienstenosen (NAS) ebenbürtig [1, 2]. Der im Vergleich zur Operation geringe und risikoarme Eingriff der PTD erlaubt auch bei älteren Patienten die Beseitigung einer NAS, darüber hinaus ist die Dilatationsbehandlung mehrmals wiederholbar. Der langfristige Effekt einer erfolgreichen PTD auf den erhöhten Blutdruck ist jedoch im Einzelfall nur begrenzt voraussagbar. Wir berichten über Langzeitergebnisse nach PTD bei Patienten mit Hypertonie und Nierenarterienstenose. Ferner prüften wir bei diesen Patienten die akute blutdrucksenkende Wirkung von Captopril als möglichen prognostischen Index für das langfristige Blutdruckverhalten nach Beseitigung einer Nierenarterienstenose.

Patienten und Methoden

Bei 20 Patienten mit Hypertonie und NAS (12 Männer, 8 Frauen im Alter von 24−66 Jahren, durchschnittliches Alter 47,3 Jahre) wurde eine PTD nach dem von Grüntzig angegebenen Verfahren durchgeführt [3]. Bei elf Patienten wurde vor PTD der Effekt einer einmaligen Gabe von Captopril auf den Blutdruck unter folgenden Bedingungen geprüft: Nach einem zweiwöchigen therapiefreien Intervall (mit Ausnahme von Dihydralazin 3 × 25 mg in sechs Fällen) wurden die Patienten stationär aufgenommen. Am 3. stationären Tag unter einer Elektrolytbilanzdiät mit 100−120 mval Natrium und 60−80 mval Kalium erhielten die Patienten im Liegen nach Erreichen einer stabilen Blutdruckausgangslage 12,5 mg Captopril nüchtern. Dieser „Captopriltest" galt als positiv, wenn der Blutdruck nach 30 min um mindestens 15/10 mm Hg (systolisch/diastolisch) absank. Das Ergebnis des Captopriltestes wurde mit dem Ergebnis der seitengetrennten Nierenvenenreninbestimmung verglichen, sofern beide Untersuchungen während des gleichen Aufenthaltes durchgeführt wurden. Das Ergebnis der seitengetrennten Nierenvenenreninbestimmung galt als positiv, wenn die Nierevenenreninaktivität auf der Seite der stenosierten Nierenarterie mindestens um den Faktor 1,5 höher war als diejenige der kontralateralen Seite. Das Ergebnis wurde als negativ beurteilt, wenn dieser Faktor kleiner als 1,5 war. Die Plasmareninaktivität wurde radioimmunologisch bestimmt.

Technische Erfolgskriterien nach PTD waren: a) Stenose behoben (prä-/poststenotischer Druckgradient ≤ 10 mm Hg), b) Stenose gebessert (deutliche Reststenose, prä-/poststenotischer Druckgradient > 10 mm Hg) und c) Stenose unverändert.

Die klinischen Erfolgskriterien nach PTD waren: a) Hypertonie geheilt (diastolischer Blutdruck ≦ 90 mm Hg ohne antihypertensive Medikation), b) Hypertonie gebessert (Abnahme des diastolischen Blutdruckes um 15% oder mehr bei unveränderter oder reduzierter antihypertensiver Medikation) und c) Hypertonie unverändert (Abnahme des diastolischen Blutdruckes um weniger als 15% bei unveränderter antihypertensiver Medikation). Sämtliche Werte werden als Mittelwerte ± Standardabweichung angegeben.

Ergebnisse

Der Blutdruck der Patienten bei stationärer Aufnahme betrug 199 ± 30/117 ± 10 mm Hg. Anamnestisch betrug die Hypertoniedauer bei 15 Patienten 9,2 ± 8,3 Jahre, bei den übrigen fünf Patienten war die Hypertonie erst wenige Wochen bekannt. Bei zwei Patienten lag eine maligne Hypertonie vor. Radiologisch fand sich in 15 Fällen eine unilaterale NAS (davon Doppelstenosen in zwei Fällen), in fünf Fällen eine bilaterale NAS. Bei 18 Patienten wurde die NAS als arteriosklerotisch, bei zwei Patienten als fibröse Dysplasie beurteilt. Alle dilatierten Nierenarterien wiesen vor Dilatation eine Lumeneinengung von mindestens 50% im Vergleich zum proximalen Gefäßlumen auf. In den fünf Fällen mit bilateraler NAS wurde nur einseitig dilatiert, da der Grad der Stenose der jeweils anderen Nierenarterie mit einer Lumeneinengung von deutlich unter 50% gering war. Die Beobachtungsdauer nach PTD betrug 21 ± 12 Monate (5−43 Monate).

Tabelle 1. Systolischer und diastolischer Blutdruck vor und nach perkutaner transluminaler Dilatation (PTD) bei 20 Patienten mit Hypertonie und Nierenarterienstenose. Mittelwert ± SD

Hypertonie	Blutdruck (mm Hg)		Beobachtungsdauer (Monate)
	Vor PTD	Nach PTD	
Geheilt ($n = 3$)	181 ± 33/117 ± 8	123 ± 15/ 80 ± 10	21,3 ± 10,7
Gebessert ($n = 11$)	205 ± 30/118 ± 10	149 ± 17/ 96 ± 10	16,9 ± 9,6
Unverändert ($n = 6$)	191 ± 25/113 ± 8	181 ± 12/104 ± 15	26,8 ± 16,0

Drei Patienten mit unilateraler NAS, davon zwei arteriosklerotische NAS und eine fibröse Dysplasie, waren nach erfolgreicher PTD geheilt (Tabelle 1). Zwei Patienten waren nach PTD sofort normotensiv, beim dritten Patienten, bei dem eine maligne Hypertonie bestand, war wegen noch erhöhter Blutdruckwerte nach PTD die Gabe eines Betablockers für ein halbes Jahr erforderlich. Bei elf Patienten war die Hypertonie nach Dilatation gebessert (Tabelle 1). In sieben Fällen lagen unilaterale arteriosklerotische NAS vor, in vier Fällen bestanden bilaterale Stenosen, davon in drei Fällen arteriosklerotische NAS und in einem Fall fibröse Dysplasien. Nach technischen Kriterien waren die Stenosen der dilatierten Nierenarterien in neun Fällen behoben, in zwei Fällen gebessert. Bei sechs Patienten wurden nach zunächst erfolgreicher Dilatation bei neuerlichem erheblichem Blutdruckanstieg und Nachweis einer Restenosierung mit Hilfe der digitalen Subtraktionsangiographie insgesamt acht Redilatationen durchgeführt. In fünf Fällen handelte es sich um arteriosklerotische Nierenarterienabgangsstenosen, in einem Fall um eine Segmentarterienstenose bei fibröser Dysplasie. Keine Änderung der Hypertonie wurde bei sechs Patienten beobachtet (fünf unilaterale, eine bilaterale arteriosklerotische NAS) (Tabelle 1). Nur bei zwei Patienten dieser Gruppe war die Stenose nach PTD behoben, in einem Fall gebessert und bei den drei übrigen Patienten unverändert.

Ergebnis des „Captopriltestes" (Abb. 1)

Von neun Patienten mit geheilter oder gebesserter Hypertonie nach erfolgreicher PTD war bei sechs Patienten der „Captopriltest" positiv, bei drei Patienten negativ. Hingegen war in

Blutdruck nach erfolgreicher PTD	Alter	Typ der NAS	Captopril-Test		seitengetrenntes Nierenvenenrenin	
			pos.	≧ 15/10 mm Hg	pos.	Faktor ≧ 1,5
			neg.	< 15/10 mm Hg	neg.	Faktor < 1,5
geheilt	43 ♂	AS	pos.		pos.	
gebessert	58 ♀	AS	pos.		—	
	51 ♂	AS	pos.		pos.	
	43 ♂	AS	pos.		pos.	
	42 ♀	AS	pos.		pos.	
	54 ♂	AS	pos.		—	
	39 ♂	AS	neg.		—	
	55 ♂	AS	neg.		neg.	
	57 ♂	AS	neg.		neg.	
unverändert	50 ♂	AS	neg.		neg.	
	48 ♂	AS	neg.		neg.	

Abb. 1. Blutdruckverhalten nach erfolgreicher perkutaner Dilatation (PTD), Alter, Ergebnisse des „Captopriltests" und der seitengetrennten Nierenvenenreninbestimmung bei elf Patienten mit arteriosklerotischer (AS) Nierenarterienstenose (NAS). Weitere Erläuterungen s. Text

beiden Fällen mit unveränderter Hypertonie nach Beseitigung der NAS der „Captopriltest" negativ. Das Ergebnis der seitengetrennten Nierenvenenreninbestimmung war in den vorliegenden Fällen ebenfalls positiv bzw. negativ, wenn der „Captopriltest" positiv bzw. negativ war.

Zusammenfassung

1. Bei 20 Patienten mit arterieller Hypertonie und überwiegend arteriosklerotischer Nierenarterienstenose führte eine erfolgreiche perkutane transluminale Dilatation in 14 Fällen langfristig zur Normotension (drei Fälle) bzw. Besserung der Hypertonie (elf Fälle).
2. Bei sechs Patienten mit unveränderter Hypertonie nach perkutaner transluminaler Dilatation war die Dilatation in zwei Fällen erfolgreich, in vier Fällen erfolglos bzw. nicht ausreichend.
3. Bei Patienten mit Hypertonie und Nierenarterienstenose ist bei einem akuten blutdruck-senkenden Effekt von Captopril nach erfolgreicher perkutaner transluminaler Dilatation langfristig ein günstiger Effekt auf den Blutdruck zu erwarten. Das Fehlen einer akuten blutdrucksenkenden Wirkung von Captopril schließt jedoch einen günstigen Effekt auf das langfristige Blutdruckverhalten nach erfolgreicher perkutaner transluminaler Dilatation nicht aus.

Literatur

1. Greminger P, Vetter W, Lüscher T. Schneider E, Vetter H, Largiadèr F, Pouliadis G, Siegenthaler W, Kuhlmann U (1982) Renovaskuläre Hypertonie: Vergleich zwischen transluminaler Dilatation und operativen Verfahren. Schweiz Med Wochenschr 112: 1344–1347 – 2. Sos TA, Pickering TG, Sniderman K, Saddekni S, Case DB, Silane MF, Vaughan ED, Laragh JH (1983) Percutaneous transluminal renal angioplasty in renovascular hypertension due to atheroma or fibromuscular dysplasia. N Engl J Med 309: 274–279 – 3. Grüntzig A, Kuhlmann U, Vetter W, Lütolf U, Meier B, Siegenthaler W (1978) Treatment of renovascular hypertension with percutaneous transluminal dilatation of a renal-artery stenosis. Lancet 1: 801–802

Hypertonie III

Feltkamp, H., Meurer, K. A. (Med. Klinik II der Universität Köln), Schlensker, K. H.
(Universitäts-Frauenklinik Köln), Lang, R. (Med. Klinik II der Universität Köln), Bolte, A.
(Universitäts-Frauenklinik Köln), Kaufmann, W. (Med. Klinik II der Universität Köln)

Plasmareninaktivität, Katecholamin- und Kallikreinausscheidung bei Schwangerschaftshypertonie

Ein schwangerschaftsinduzierter Bluthochdruck kann Ausdruck einer Schwangerschafts-oxämie sein, jedoch auch als nosologische Einheit aufgefaßt werden, wenn er in der Spätschwangerschaft auftritt und nach der Entbindung wieder abklingt. Es finden sich Hinweise darauf, daß diese Hochdruckform als Erstmanifestation einer essentiellen Hypertonie angesehen werden kann, die durch die Schwangerschaft demaskiert wird [2, 3]. Während der normalen Schwangerschaft treten charakteristische Veränderungen des kardiovaskulären Systems mit Anstieg des Blutvolumens und des Herzschlagvolumens und eine Senkung des peripheren Gefäßwiderstandes auf. Patientinnen, deren Schwangerschaften durch das Auftreten einer Hypertonie kompliziert sind, entwickeln jedoch eine Erhöhung des peripheren Gefäßwiderstandes; die Faktoren, die die Veränderungen des Gefäßtonus bedingen, sind unvollständig bekannt [6].

Ziel unserer Untersuchungen war festzustellen, ob vasoaktive hormonelle Systeme bei der Schwangerschaftshypertonie eine pathogenetische Bedeutung haben könnten. Wir haben das Reninangiotensinsystem (RAS) und das sympathische Nervensystem als vasopressorische Systeme und das Kallikreinkininsystem (KKS) als Teil vasodepressorischer Mechanismen untersucht.

Patienten und Methodik

In die Untersuchung wurden 19 Patientinnen mit Schwangerschaftshypertonie und 19 Frauen mit normotensiver Schwangerschaft (Alter: 29,3 ± 1,0 bzw. 28,4 ± 1,2 Jahre) einbezogen. Die Schwangerschaftshypertonie wurde nach den Empfehlungen des Committee on Terminology of the American College of Obstetricians and Gynecologists [5] definiert, wenn ein Anstieg des systolischen Blutdrucks um mindestens 30 mm Hg oder des dia-stolischen Druckes um mindestens 15 mm Hg gegenüber Vorwerten auftrat oder mehrfach ein Blutdruck von mindestens 140/90 mm Hg gemessen wurde. Patientinnen mit einer signifikanten Proteinurie ($\geq$ 0,3 g/l Eiweiß im 24-Std-Urin oder $\geq$ 1 g/l in der Einzelprobe) und mit abnormen Ödemen (Ödeme an den Händen oder im Ge-sicht) wurden nicht in die Untersuchung aufgenommen. Der Blutdruck mußte defi-nitionsgemäß innerhalb von 10 Tagen nach der Entbindung auf Normalwerte abgefallen sein.

Die Bestimmung der Plasmareninaktivität (PRA) aus dem Venenblut, das nach nächtlicher Ruhe am liegenden Patienten abgenommen wurde, erfolgte modifiziert nach Haber [10]. Die Kallikreinaktivität wurde mit chromogenen Substraten [4] und die Katecholamine im 24-Std-Urin wurden fluorimetrisch modifiziert nach Laverty [12] gemessen. Die Untersuchungen in beiden Gruppen wurden während der 35. Schwanger-schaftswoche durchgeführt. Sämtliche Patientinnen waren ohne medikamentöse Behandlung und ohne Kochsalzrestriktion.

Außerdem wurde die Urinkallikreinaktivität und die PRA im Verlauf einer normalen Schwangerschaft untersucht.

Die Ergebnisse sind als Mittelwert ± SEM dargestellt. Die statistischen Berechnungen erfolgten mit *t*-Testanalysen.

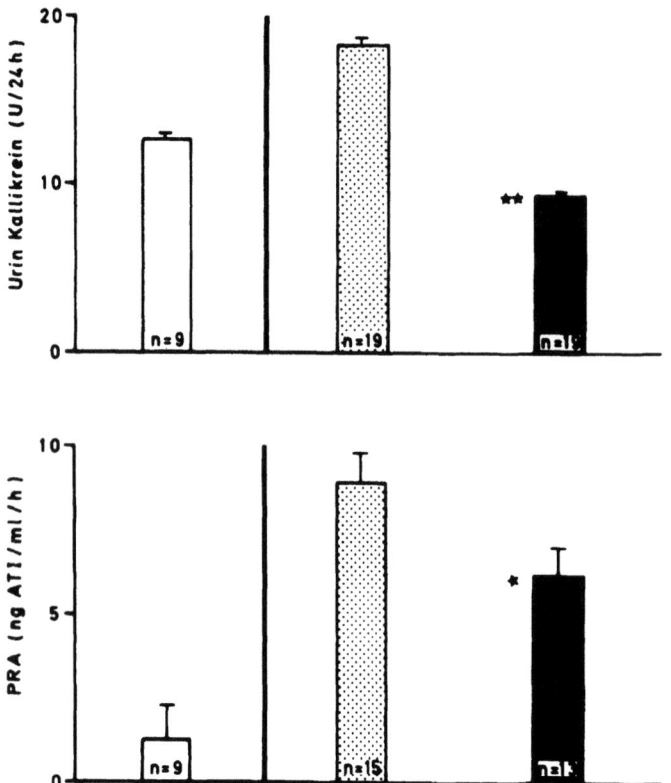

Abb. 1. PRA und Urinkalli-kreinausscheidung in normotensiver Schwangerschaft und bei Schwangerschaftshypertonie

Ergebnisse

Der Blutdruck betrug im Mittel in der hypertensiven Schwangerschaft 160 ± 2,8/103 ± 2,8 mm Hg und war von dem in der normotensiven Spätschwangerschaft mit 114 ± 2,2/69 ± 2,1 mm Hg signifikant ($p < 0,001$) unterschieden. Kein signifikanter Unterschied bestand für Serumnatrium, -kalium und -kreatinin sowie für das Urinvolumen, die endogene Kreatininclearance und die Natrium- und Kaliumausscheidung im 24-Std-Urin.

Die PRA ist in der normotensiven Spätschwangerschaft ebenso wie die Urinkallikrein-aktivität signifikant ($p < 0,001$ bzw. $p < 0,05$) verglichen mit nichtschwangeren weiblichen Kontrollen stimuliert. Bei Patientinnen mit Schwangerschaftshypertonie ist die Urinkallikreinausscheidung mit 9,4 ± 0,9 U/24 Std signifikant ($p < 0,001$) im Vergleich zur normotensiven Spätschwangerschaft erniedrigt. Die PRA ist bei hypertensiven Schwangeren mit 7,8 ± 0,8 ng AI/ml/Std verglichen mit nichtschwangeren Kontrollen noch deutlich stimuliert, ist jedoch signifikant ($p < 0,025$) niedriger als in der normalen Schwangerschaft (9,0 ± 0,9 ng AI/ml/Std) (Abb. 1).

Die Noradrenalin- und Adrenalinausscheidung zeigte zwischen normotensiver und hypertensiver Schwangerschaft keine signifikanten Veränderungen (35,3 ± 4,1 und 1,5 ± 1,0 µg/24 Std resp. 30,7 ± 5,0 und 1,4 ± 0,8 µg/24 Std). Auch war eine Stimulation des sympathischen Nervensystems in der normalen Schwangerschaft nicht nachweisbar.

Veränderungen der Kallikreinexkretion und der PRA im Verlauf der normalen Schwangerschaft sind in Abb. 2 dargestellt. Zum Zeitpunkt der 10. Schwangerschaftswoche

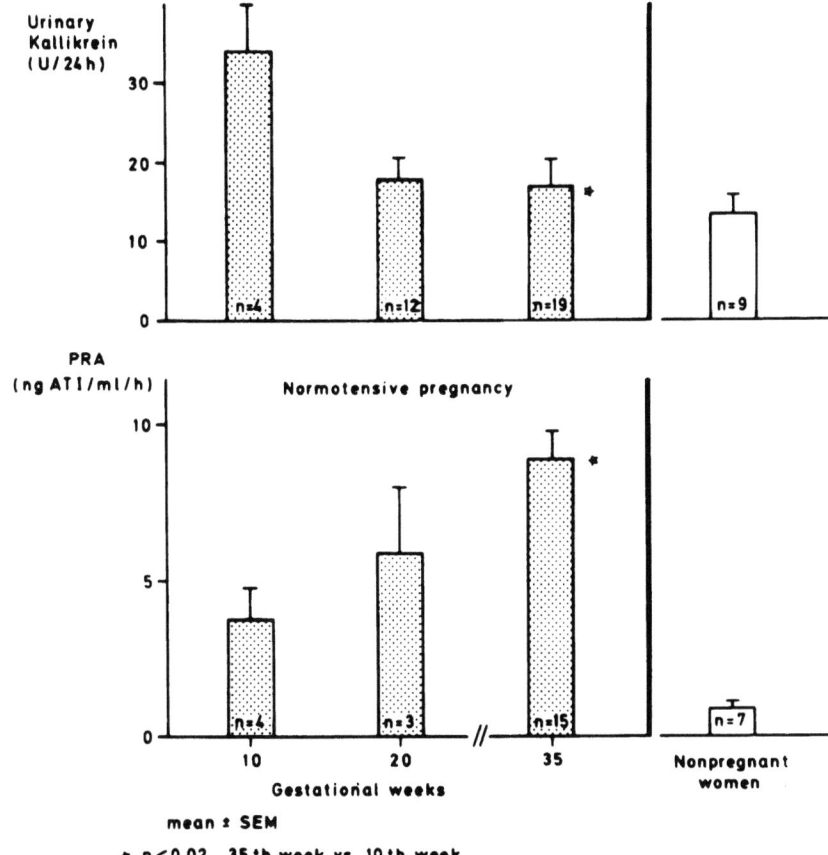

Abb. 2. Veränderungen von PRA und Urinkallikreinausscheidung im Veraluf der normalen Schwangerschaft

ist die Aktivität des KKS erheblich stimuliert, wenn man sie mit nichtschwangeren Frauen vergleicht und fällt in Schwangerschaftsmitte und Spätschwangerschaft auf weiterhin erhöhte Werte ab. Im Gegensatz dazu ist die Aktivität des RAS bereits in der Frühschwangerschaft erhöht und steigt bis zum Ende der Schwangerschaft weiter an.

Diskussion

Unsere Ergebnisse zeigen, daß die normale Spätschwangerschaft durch einen deutlichen Anstieg der Plasmareninaktivität und der Urinkallikreinausscheidung gekennzeichnet ist und daß Frauen mit schwangerschaftsinduziertem Hochdruck signifikant niedrigere Werte für Kallikrein und Renin aufweisen. Das sympathische Nervensystem scheint bei der normalen und hypertensiven Schwangerschaft nicht verändert zu sein, da Änderungen der Katecholaminausscheidung nicht nachweisbar waren.

Veränderungen der PRA durch die Schwangerschaft können nicht nur durch Änderungen im Salz- und Wasserhaushalt erklärt werden. So berichteten Bay und Ferris [1] über eine erhöhte PRA in der Spätschwangerschaft trotz einer vermehrten Kochsalzzufuhr und folgerten, daß die vermehrte Reninsekretion in der Schwangerschaft sekundär sei und durch eine verstärkte Prostaglandinsynthese bewirkt würde.

Da funktionelle Beziehungen zwischen dem Kallikreinkininsystem und dem Prostaglandinsystem bestehen, könnten ähnliche Veränderungen auch bei diesen Vasodilatatorhormonen erwartet werden. Dinor (2,3-dinor-8-keto-prostaglandin $F_{1\alpha}$), ein Metabolit des stark vasodilatierend wirkenden Prostazyklins, wurde bei Frauen mit unkomplizierter Schwangerschaft im Urin erhöht gefunden, während bei Patientinnen mit Schwangerschaftshypertonie eine Reduktion von ca. 50% nachweisbar war [8]. Diese Beobachtung würde zu unseren Befunden der veränderten Kallikreinaktivitäten in der hypertensiven und normotensiven Schwangerschaft passen.

Die normale Schwangerschaft weist Ähnlichkeiten zum Bartter-Syndrom auf, bei dem trotz erheblich erhöhter Reninsekretion der Blutdruck wegen der relativen Gefäßinsensitivität gegenüber Angiotensin II normal bleibt. Ähnlich wie schwangere Frauen haben Patienten mit Bartter-Syndrom eine erhöhte Ausscheidung von Prostaglandinen und Urinkallikrein [7, 9, 11].

Es erscheint verständlich, daß während der Schwangerschaft eine Stimulation vasodepressorischer Systeme erforderlich ist, um die vermehrte Aktivität des Reninangiotensinaldosteronsystems auszugleichen. Die Schwangerschaftshypertonie läßt sich als eine Erkrankung auffassen, bei der ein Mangel an Vasodilatatorhormonen besteht. Möglicherweise kommt eine inadäquate Stimulation dieser Hormone durch einen latenten Defekt zustande, der durch die Schwangerschaft demaskiert wird. Niedrige Kallikreinaktivitäten, so auch bei der Schwangerschaftshypertonie, wurden als Zeichen einer latenten Hypertonie und als genetischer Marker für diese Erkrankung angesehen [13, 14].

Literatur

1. Bay WH, Ferris TF (1979) Factors controlling plasma renin and aldosterone during pregnancy. Hypertension 1: 410−415 − 2. Chesley LC (1976) False steps in the study of preeclampsia. In: Lindheimer MD, Katz AI, Zuspan FP (eds) Hypertension in pregnancy. John Wiley and Sons, New York, pp 1−2 − 3. Chesley LC (1980) Hypertension in pregnancy, familial factor, and remote prognosis, Kidney Int 18: 234−240 − 4. Claeson G, Friberger P, Knös M, Eriksson E (1978) Methods for determination of prekallikrein in plasma, glandular kallikrein and urokinase. Haemostasis 7: 76−78 − 5. Davis FA (1972) In: Hughes EC (ed) Obstetric-gynecologic terminology − 6. Gant NF, Worley RJ (1980) Maternal consequences of pregnancy-induced hypertension. In: Hypertension in pregnancy, concepts and management. Appleton-Century-Crofts, New York, pp 37−60 − 7. Gill JR, Frölich IC, Bowden RE, Taylor AA, Keiser HR, Seyberth HW, Oates JA, Bartter FC (1976) Bartter's Syndrome: a disorder characterized by high urinary prostaglandins and a dependence of hyperreninemia on prostaglandin synthesis. Am J Med 61: 43−51 − 8. Goodman RP, Kiliam AP, Brash AR, Branch RA (1982) Prostacyclin production during pregnancy: Comparison of production during normal pregnancy and pregnancy complicated by hypertension. Am J Obstet Gynecol 142: 817−822 − 9. Güllner HG, Cerletti C. Bartter FC, Smith JB, Gill JR Jr (1979) Prostacyclin overproduction in Bartters syndrome. Lancet 2: 767−769 − 10. Haber E, Koerner T, Page LB, Liman B, Purnode A (1969) Application of radioimmunoassay for angiotensin I to the physiologic measurements of plasma renin activity in normal human subject. J Clin Endocrinol 29: 1349 − 11. Halushka PV, Wohltmann H, Privitera PJ, Huwitz G, Margolius HS (1977) Bartter's Syndrome: urinary prostaglandin E-like material and kallikrein; indomethacin effects. Ann Intern Med 87: 281−286 − 12. Laverty R, Taylor KM (1968) The fluorometric assay of catecholamines and related compounds. Anal Biochem 22: 269−279 − 13. Zinner SH, Margolius HS, Rosner B, Keiser HR, Kass EH (1976) Familial aggregation of urinary kallikrein concentration in childhood. Am J Epidemiol 104: 124−132 − 14. Zinner SH, Margolius HS, Rosner B, Kass EH (1977) Eight years study of blood pressure and urinary kallikrein in childhood. Clin Res 25: 266A

Wiechmann, H. W., Trieb, G., Schuster, P. (Med. Univ.-Klinik der Ruhr-Universität Bochum — Marienhospital Herne 1)

Essentielle arterielle Hypertonie (Schweregrad II und III) Ruhe- und Belastungshämodynamik vor und nach Therapie — eine Langzeitstudie

Ziel der vorzustellenden Studie war es, die Auswirkungen einer antihypertensiven Therapie in Form einer fixen Kombination von 10 mg Bemetizid, 20 mg Triamteren, 20 mg Bupranolol und 20 mg Dihydralazin auf die Ruhe- und Belastungshämodynamik bei Patienten mit arterieller Hypertonie zu untersuchen.

Patienten und Methodik

In die Studie aufgenommen wurden 20 Patienten, darunter elf Männer und neun Frauen, mit essentieller arterieller Hypertonie; das mittlere Lebensalter betrug 54,5 Jahre. 15 Patienten wiesen einen WHO-Schweregrad II, fünf Patienten einen Schweregrad III auf. Alle Patienten zeigten unter Belastung einen pathologischen Anstieg des Pulmonalarteriendruckes; dieser wurde nach Ausschluß von Lungenerkrankungen und Herzklappenfehlern als Maß für den linksventrikulären Füllungsdruck gewertet.

Nach einer Auswaschphase von 8 Tagen wurden in Ruhe und unter standardisierter dynamischer Belastung im Liegen folgende Parameter bestimmt: Blutdruck, Herzfrequenz und Pulmonalarteriendruck. Anschließend erhielten die Patienten täglich 2 × 1 Tablette des Prüfpräparates. Kontrolluntersuchungen wurden in gleicher Weise 3 Wochen und 6 Monate nach Therapieeinleitung durchgeführt. Neben den hämodynamischen Meßwerten wurde die maximale Belastbarkeit ermittelt und das Druckfrequenzprodukt bestimmt.

Ergebnisse

Blutdruckverhalten: Der arterielle Blutdruck konnte sowohl in Ruhe als auch unter Belastungsbedingungen hochsignifikant gesenkt werden. Der Ruheblutdruck sank von durchschnittlich 184/110 mm Hg auf 167/98 mm Hg nach 3 Wochen und auf 158/93 mm Hg am Ende der Beobachtungsphase. Der Belastungsblutdruck sank von durchschnittlich 226/129 mm Hg auf 199/113 mm Hg nach 3 Wochen und auf 190/106 mm Hg nach 6 Monaten (Abb. 1).

Herzfrequenz: Die Herzfrequenz zeigte unter Ruhebedingungen bei der ersten Kontrolluntersuchung eine geringe Zunahme; bei der zweiten Kontrolluntersuchung fand sich gegenüber der Eingangsuntersuchung keine Änderung. Die Belastungsherzfrequenz zeigte ebenfalls keine wesentlichen Änderungen unter der Therapie.

Pulmonalarteriendruck: Der Pulmonalarteriendruck zeigte sowohl in Ruhe als auch unter Belastung während der gesamten Therapiephase eine hochsignifikante Senkung. In Ruhe lag der Mitteldruck vor Therapiebeginn bei 16 mm Hg, er sank nach 3 Wochen auf 12 mm Hg und betrug nach 6 Monaten 13 mm Hg. Unter Belastungsbedingungen kam es zu einem Rückgang des Pulmonalarterienmitteldruckes von 38 mm Hg vor Therapie auf 26 mm Hg nach dreiwöchiger Behandlung und auf 28 mm Hg zum Ende des Beobachtungszeitraumes. Es ergab sich somit eine maximale Senkung um 23% in Ruhe und um 30% unter Belastung (Abb. 2).

Druckfrequenzprodukt: Das Druckfrequenzprodukt als Maß des linksventrikulären Sauerstoffverbrauches zeigte entsprechend dem Verhalten von Blutdruck und Herzfrequenz eine

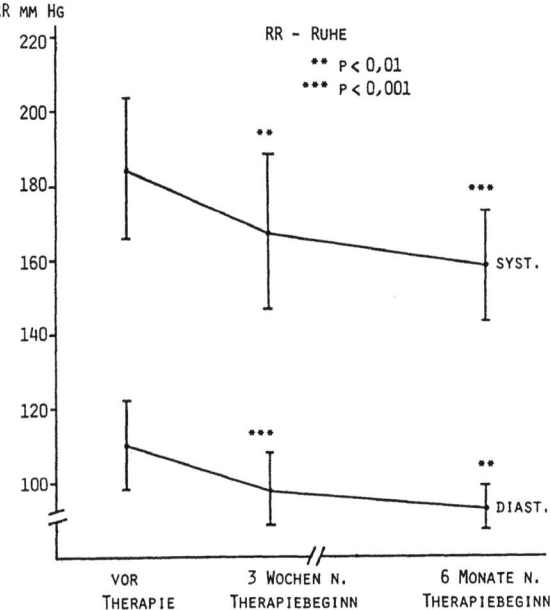

Abb. 1. Verhalten des Ruheblutdruckes unter der Therapie

signifikante Senkung. Es lag in Ruhe nach 6 Monaten um 11% und unter Belastung um 18% unter dem jeweiligen Ausgangswert.

Belastbarkeit: Während der Therapiephase kam es zu einer ebenfalls signifikanten Steigerung der maximalen Belastbarkeit. Diese lag vor Therapie bei 75 Watt und stieg sowohl 3 Wochen wie 6 Monate nach Therapiebeginn auf 96 Watt an; dies entspricht einer Steigerung um 28%.

Zusammenfassung

Zusammenfassend ergaben sich folgende Befunde:
1. Bei Patienten mit arterieller Hypertonie kann durch eine antihypertensive Therapie in Form einer fixen Kombination aus einem Saluretikum, einem Beta-Blocker und einem

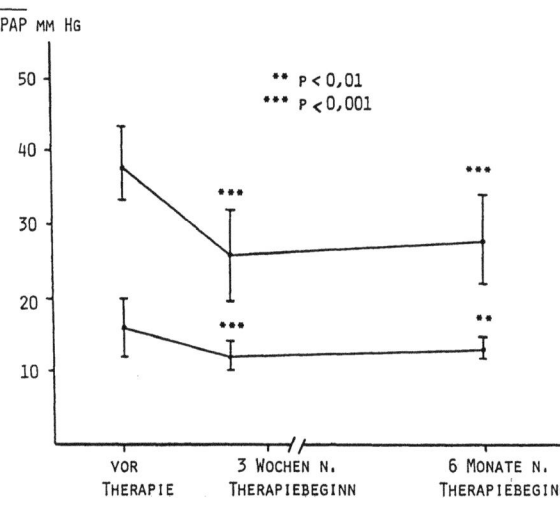

Abb. 2. Verhalten des Pulmonalarterienmitteldruckes unter der Therapie

Vasodilatator das Blutdruckverhalten in Ruhe und unter Belastungsbedingungen signifikant gebessert werden.

2. Mit der wirksamen Blutdrucksenkung kommt es zu einer Besserung der linksventrikulären Funktion. Bei allen Patienten lag vor Therapieeinleitung, bedingt durch die Druckbelastung des linken Ventrikels, eine Erhöhung des enddiastolischen Druckes im linken Ventrikel vor. Dieser konnte unter Therapie in den Normalbereich gesenkt werden.

3. Die Verbesserung des als Vorlastgröße gemessenen Pulmonalarteriendruckes tritt bereits kurz nach Therapieeinleitung ein und bleibt konstant über mehrere Monate bestehen. Es kommt zu keiner Toleranzentwicklung.

4. Bei unverändertem Herzfrequenzverhalten bessert sich durch die erzielte Blutdrucksenkung das Druckfrequenzprodukt als Maß des Sauerstoffverbrauches. Diese günstige Wirkung dokumentiert sich in einer Abnahme der häufig symptomatisch angegebenen Angina pectoris.

5. Mit der hämodynamischen Besserung findet sich gleichzeitig eine signifikante und dauerhafte Steigerung der Leistungsfähigkeit um 28%.

Fischer, M.[1], Winterberg, B.[2], Vetter, H.[2] ([1] Med. Klinik und Poliklinik – Nuklearmedizin – und [2] Med. Poliklinik der Universität Münster)

Nuklearmedizinische Therapie des Phäochromozytoms

Wegen invasiven Wachstums oder einer Metastasierung müssen etwa 10% aller Phäochromozytome als maligne bezeichnet werden. Eine kurative Behandlung von Patienten mit malignen Phäochromozytomen ist bisher häufig nicht möglich.

In einem Zeitraum von Oktober 1981 bis April 1984 wurden von uns 124 Patienten mit bekanntem oder vermutetem Tumor ektodermalen Ursprungs nach der von Wieland et al. [1] beschriebenen Methode mit [131]J-Metajodobenzylguanidin (131-J-MIBG) untersucht. Bei 28 von 30 Patienten mit erhöhter Katecholaminsekretion lokalisierte die 131-J-MIBG-Szintigraphie die Läsion(en) korrekt. Bei zwei Patienten war der szintigraphische Nachweis falschnegativ.

Patienten und Methode

Bei drei Patienten mit einer ausgedehnten Metastasierung eines histologisch gesicherten Phäochromozytoms sowie einer Patientin mit einem intraadrenalen Phäochromozytom, die wegen einer katecholamininduzierten Myokarditis inoperabel war, wurde eine Therapie mit 131-J-MIBG eingeleitet. Vor der ersten Therapie wurde die exakte Lokalisation des Tumors und der Metastasen durch eine diagnostische Szintigraphie sowie das tumorale Speicherverhalten mit einer Dosis von 0,6–1,0 mCi 131-J-MIBG bestimmt. Anschließend wurden therapeutische Einzeldosen von 65–210 mCi 131-J-MIBG in einem Volumen von 50 ml und einer spezifischen Aktivität von 10–15 mCi/mg Benzylguanidin intravenös in 45–90 min mit einem Perfusor verabreicht. Bisher wurden Einzeldosen mit therapiefreien Intervallen von 3–5 Monaten bis zu einer Gesamtdosis von 100–725 mCi 131-J-MIBG gegeben. Die Schilddrüse wurde bei allen Patienten, 1 Tag vor der Therapie beginnend, mit 600 mg/Tag Perchlorat für 4 Wochen blockiert. In dem gleichen Zeitraum erhielten die Patienten zusätzlich 150 µg L-Thyroxin/Tag.

Der Therapieeffekt wurde bei allen Patienten anhand des klinischen Verlaufes, durch eine Überprüfung der Katecholaminausscheidung im 24-Std-Sammelurin sowie bei drei Patienten durch eine computertomographische Volumenbestimmung des Tumors oder einzelner Referenzmetastasen kontrolliert. Ganzkörperkontrollszintigramme wurden 3–4 Tage nach

Verabreichung der Therapiedosis täglich bis zum Erreichen einer Restaktivität von 2 mCi angefertigt.

Ergebnisse

Bei allen Patienten konnte schon nach der ersten Therapiedosis eine Besserung des Allgemeinbefinden festgestellt werden. Ein Patient mit einer ausgedehnten Metastasierung in die Leber und das Skelettsystem gab nach der bisher durchgeführten einmaligen Gabe von 100 mCi 131-J-MIBG ein völliges Verschwinden der ausgeprägten Knochenschmerzen an. Bei den übrigen Patienten war die klinische Symptomatik gebessert. Der Medikamentenbedarf zur Einstellung einer Hypertonie konnte reduziert werden. Bei zwei Patienten mit einer multilokulären Metastasierung konnte nach einer Gesamtdosis von 515 mCi eine Volumenreduktion der computertomographisch gemessenen Metastasen um 61%, bzw. nach einer Gesamtdosis von 365 mCi eine Reduktion um 10% erreicht werden. Die Verkleinerung der Metastasen betraf sowohl die Weichteil- als auch Knochenmetastasen; letztere wiesen röntgenologisch und computertomographisch eine deutliche Sklerosierungstendenz auf.

Die Patientin mit dem intraadrenalen Phäochromozytom, die eine Gesamtdosis von 435 mCi 131-J-MIBG erhalten hat, verstarb nach anfänglich klinischer Besserung an den Folgen einer Obstruktion der großen intraabdominellen Gefäße durch den wachsenden Tumor. Die Kontrolle der Katecholaminausscheidung im 24-Std-Sammelurin ergab stark schwankende Werte. Eine signifikante Besserung war insgesamt nicht erkennbar.

Diskussion

Auf die Möglichkeit der szintigraphischen Lokalisation von intra- und extraadrenalen, benignen und malignen Phäochromozytomen ist von verschiedenen Arbeitsgruppen hingewiesen worden [2–5]. Eine Therapie mit 100 mCi 131-J-MIBG wurde erstmals von Beierwaltes [6] beschrieben. In Abhängigkeit vom Speicherverhalten der Tumoren oder Metastasen, das sehr unterschiedlich sein kann und sich, ähnlich wie beim Schilddrüsenkarzinom, von Therapie zu Therapie ändern kann, wird eine Tumordosis von etwa 2 000–20 000 rad/100 mCi erreicht. Es findet sich auch ein differentes Ansprechen der Tumoren auf die Therapie. Während bei dem von uns behandelten intraadrenalen Phäochromozytom trotz hoher intratumoraler Tracerspeicherung bei einer Gesamtdosis von 435 mCi ein weiteres Tumorwachstum nicht zu verhindern war, zeigten die computertomographischen Volumenbestimmungen bei zwei Patienten mit malignem Phäochromozytom eine Tumorreduktion. Im Gegensatz zu Sisson et al. [7], die unter der Therapie mit 131-J-MIBG bei den Patienten mit einer Tumorverkleinerung auch eine Reduktion der Katecholaminausscheidung feststellen konnten, beobachteten wir bei den drei Patienten, die bei mehrfacher Therapie über einen längeren Zeitraum kontrolliert wurden, zwar deutliche Schwankungen, ohne daß jedoch insgesamt eine verminderte Ausscheidung erkennbar wurde [8]. Die bisher vorliegenden Ergebnisse zeigen, daß die 131-J-MIBG-Therapie eine neue Behandlungsmöglichkeit beim malignen, metastasierenden Phäochromozytom darstellt, die zu einer Reduzierung des Tumorvolumens führen kann. Über die Therapiemöglichkeiten bei inoperablem intraadrenalem Phäochromozytom oder beim Neuroblastom, das einen wesentlich höheren Traceruptake als das Phäochromozytom (bis 45% gegenüber etwa 2%) aufweisen kann, liegen noch keine ausreichenden Erfahrungen vor. Die bisherigen Erfahrungen der Arbeitsgruppen [7, 8] ergeben keinen Hinweis auf ernste Nebenwirkungen dieser nuklearmedizinischen Therapie des Phäochromozytoms, eine Langzeitbeobachtung nach Abschluß der Therapie erscheint jedoch erforderlich, um eventuelle Spätschäden nicht zu übersehen.

Literatur

1. Wieland DM, Wu J-I, Brown LE, Mangner TJ, Swanson DP, Beierwaltes WH (1980) Radiolabeled adrenergic neuron-blocking agents: adrenomedullary imaging with ^{131}I-iodobenzylguanidine. J Nucl Biol Med 21: 349–353 – 2. Sission JC, Frager MS, Valk TW, Gross MD, Swanson DP, Wieland DM, Tobes MC, Beierwaltes WH (1981) Scintigraphic localization of pheochromocytoma. N Engl J Med 305: 12–17 – 3. Fischer M, Winterberg B, Vetter H (1982) Nebennierenmarkszintigraphie. Nucl Compact 13: 26–27 – 4. Fischer M, Winterberg B, Friemann J, Vetter H (1983) ^{131}J-metajodobenzylguanidin-Szintigraphie zum Nachweis eines Phäochromocytoms. Nucl Compact 14: 356–360 – 5. Fischer M, Vetter W, Winterberg B, Hengstmann J, Jidek W, Friemann J, Vetter H (1984) Scintigraphic localization of phaeochromocytomas. Clin Endocrinol 20: 1–7 – 6. Beierwaltes WH (1981) New horizons for therapeutic nuclear medicine in 1981. J Nucl Biol Med 22: 549–554 – 7. Sisson JC, Shapiro B, Beierwaltes WH, Glowniak JV, Nakajo M, Mangner TJ, Carey JE, Swanson DP, Copp JE, Satterlee WG, Wieland DM (1984) Radiopharmaceutical treatment of malignant pheochromocytoma. J Nucl Biol Med 25: 197–206 – 8. Fischer M, Winterberg B, Müller-Rensing R, Friemann J, Zidek W, Vetter H (1983) Nuklearmedizinische Therapie des Phäochromocytoms. Nucl Compact 14: 172–176

Weber, F., Anlauf, M., Bock, K. D. (Abt. für Nieren- und Hochdruckkranke der Med. Klinik und Poliklinik der Universität – GHS – Essen), Hirche, H., Brandt, H. (Institut für Med. Informatik und Biomathematik der Universität – GHS – Essen), Simonides, R. (Stiftung Warentest Berlin)

Stand der Meßgenauigkeit elektronischer Blutdruckselbstmeßgeräte (BS) 1983

Wesentliche Voraussetzung für die Selbstmessung des Blutdruckes ist die Verläßlichkeit der mit den Blutdruckselbstmeßgeräten (BS) erhobenen Blutdruckwerte. Wie eine von uns 1980 durchgeführte vergleichende Untersuchung von 19 elektronischen und 19 Stethoskopgeräten [1] ergab, maßen die meisten elektronischen Geräte besonders den diastolischen Blutdruck zum Teil erheblich zu niedrig. Die damals gemachten Erfahrungen veranlaßten die Physikalisch-Technische Bundesanstalt (PTB), in ihre Richtlinien für die Bauartzulassung neuer elektronischer Geräte einen klinischen Vergleichstest aufzunehmen. Wir haben uns 3 Jahre nach Einführung dieses Testes gefragt, ob die Meßgenauigkeit der elektronischen BS verbessert worden ist.

1. Probanden und Methodik

In Zusammenarbeit mit der Stiftung Warentest, Berlin, haben wir je drei Exemplare von 22 verschiedenen elektronischen BS, die 1983 auf dem Markt erhältlich waren, an je 22–24 Probanden auf ihre Meßgenauigkeit überprüft. Insgesamt nahmen an der Untersuchung 134 verschiedene Probanden teil, je zur Hälfte Männer, Frauen, Normotoniker, Hypertoniker, 15–35 bzw. 45–65 Jahre alt.

Grundlage der Beurteilung waren simultane Blutdruckmessungen am selben Arm (Abb. 1a). Ein Prüfer maß den Blutdruck mit dem Prüfgerät, dessen Mikrophon über der Arteria brachialis (A.b.) plaziert war, während zwei weitere Prüfer mit separatem Doppelstethoskop den Blutdruck über der Arteria cubitalis (A.c.) auskultierten und den Wert auf einem mit dem pneumatischen System des Prüfgerätes verbundenen Quecksilbermanometer ablasen. Für die weitere Auswertung der Meßergebnisse wurde der auskultatorisch über der A.c. gemessene Blutdruck von dem mit dem Prüfgerät über der A.b. gemessenen abgezogen. Ein negativer Differenzbetrag bedeutet deshalb, daß der über der A.b. gemessene Blutdruck niedriger war als der über der A.c. gemessene Blutdruck.

Die Abb. 1b zeigt die Namen aller geprüften Geräte, die den Geräten zufällig zugeordneten Nummern erscheinen im oberen Teil der Abb. 2 zur Identifizierung der

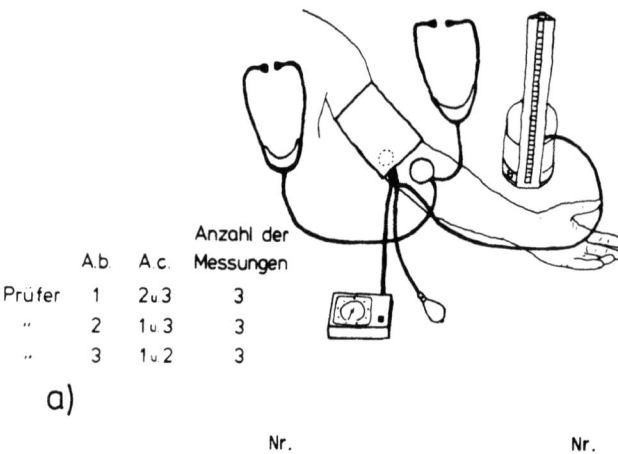

Prüfer	A.b.	A.c.	Anzahl der Messungen
	1	2 u 3	3
"	2	1 u 3	3
"	3	1 u 2	3

a)

	Nr.		Nr.
Aqua Med Bo 3 de Luxe	1	SELF TEST electronic	14
Vitagnost Computer 2016	2	visomat E	15
boso privat electronic	3	ERKAMAT-SUPER 2060 G	18
boso-digital	5	Sanoquell S	20
MEDEMA Supertronik	6	Sanoquell DS-22	21
MEDEMA Blutdruck.Computer	7	VISAN	22
SYSDITON	8	RR-Test Electronic N	23
Tonotest	10	RR-Test Digital automatic	24
COPAL UA-107	11	ELECTRONIC 3000 S	25
EROSA 8	12	Tonette	27
EROSA 11	13	visomat digital II	28

b)

(1983)

Abb. 1. a Simultane vergleichende Blutdruckmessung über der Arteria brachialis (A.b.) und Arteria cubitalis (A.c.). **b** Namen der geprüften elektronischen Blutdruckselbstmeßgeräte

einzelnen Geräte wieder. Das Gerät mit der Nr. 24 konnten wir im diastolischen Bereich mit der gewählten Prüfmethode nicht vergleichend untersuchen, da es nach Bestimmung des diastolischen Blutdruckes den Manschettendruck sofort und vollständig abläßt. Es ist deshalb im oberen Teil der Abb. 2 nicht berücksichtigt.

2. Ergebnisse

Die *systolischen* Meßwertdifferenzen (MWD) aller Geräte, geordnet nach Gerätemittelwerten, sind in der Abb. 2a dargestellt. Die Punkte repräsentieren die über alle Probanden pro Gerät errechneten mittleren MWD, die senkrechten Linien kennzeichnen den Bereich der mittleren MWD aller mit diesem Gerät gemessenen Probanden. Die mittleren systolischen MWD streuten zwischen −6,2 und 0 mm Hg, die in der Abbildung nicht dargestellten einfachen Standardabweichungen der MWD pro Gerät lagen zwischen 2,3 und 4,9 mm Hg. In Einzelfällen waren die Abweichungen jedoch erheblich größer, so wurde mit dem Gerät 22 der systolische Blutdruck bei einem Probanden um 18,8 mm Hg niedriger gemessen als durch die Vergleichsmessung. Die Abb. 2c gibt eine Häufigkeitsverteilung der beobachteten systolischen MWD an. Auf den Ordinaten ist jeweils die Anzahl unterschiedlicher Geräte aufgetragen, der schraffierte Bereich auf der Abszisse kennzeichnet den seit 1980 von der PTB für die Zulassung eines neuen elektronischen Gerätes noch tolerierten Bereich der mittleren systolischen MWD. Im oberen Bildabschnitt sind die Ergebnisse der 1983 untersuchten elektronischen Geräte dargestellt, darunter zum Vergleich die der 1980 untersuchten elektronischen und Stethoskopgeräte. Bei diesem Vergleich ist allerdings zu berücksichtigen,

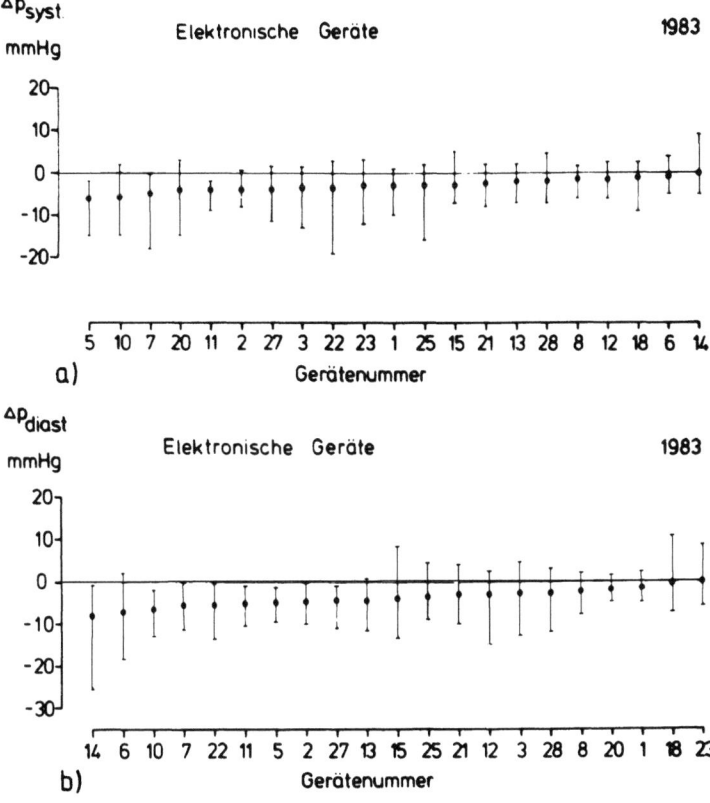

a)

b)

Abb. 2. a Systolische ($\triangle P_{\text{syst}}$) und **b** diastolische ($\triangle P_{\text{diast}}$) Meßwertdifferenzen (MWD) aller Geräte, geordnet nach Gerätemittelwerten. Häufigkeitsverteilungen der **c** systolischen ($\triangle P_S$) MWD und deren **d** einfache Standardabweichungen ($s\triangle P_s$) sowie der **e** diastolischen ($\triangle P_D$) MWD und deren **f** einfache Standardabweichungen. Der z. Z. geltende Toleranzbereich für systolische MWD ($\pm$ 8 mm Hg) und diastolische MWD (+ 4 bis -8 mm Hg) ist in c und e nur unvollständig eingezeichnet. Einzelheiten s. Text

daß die Messungen mit den Prüfgeräten 1980 von den Patienten selbst und nicht – wie 1983 – von ausgebildeten Prüfern vorgenommen wurden. Die Richtigkeit, mit der die neuen elektronischen BS den systolischen Blutdruck messen, ist ähnlich der, die wir 1980 bei Stethoskopgeräten fanden. Während einzelne elektronische Geräte 1980 den systolischen Blutdruck im Mittel zu hoch maßen, bestimmten die 1983 untersuchten Geräte den systolischen Blutdruck alle zu niedrig. Bei allen 1983 untersuchten Geräten lagen die einfachen Standardabweichungen der mittleren systolischen MWD (Abb. 2d) zwischen 2 und 5 mm Hg, während elf von 19 elektronischen und zwölf von 19 Stethoskopgeräten, die wir 1980 untersucht haben, über diesen Bereich hinausgingen. Die Abb. 2b zeigt die *diastolischen* MWD aller Geräte, geordnet nach Gerätemittelwerten. Die mittleren diastolischen MWD streuten zwischen $-7,9$ und $-0,1$ mm Hg, die nicht dargestellten einfachen Standardabweichungen dieser MWD lagen zwischen 2,5 und 6,3 mm Hg. In Einzelfällen wurde allerdings auch der diastolische Blutdruck erheblich zu niedrig gemessen, so betrug der Mittelwert der diastolischen Abweichungen bei einem Probanden $-25,4$ mm Hg. Ein Vergleich der diastolischen MWD mit den 1980 erhobenen Befunden (Abb. 2e) zeigt, daß die Abweichungen bei der neuen elektronischen Gerätegeneration erheblich geringer ausfielen als bei den älteren elektronischen Geräten. Der Bereich, über den die mittleren diastolischen MWD streuen, ist identisch mit dem der 1980 getesteten Stethoskopgeräte. Auch die einfachen Standardabweichungen der mittleren diastolischen MWD (Abb. 2f) streuen im Vergleich

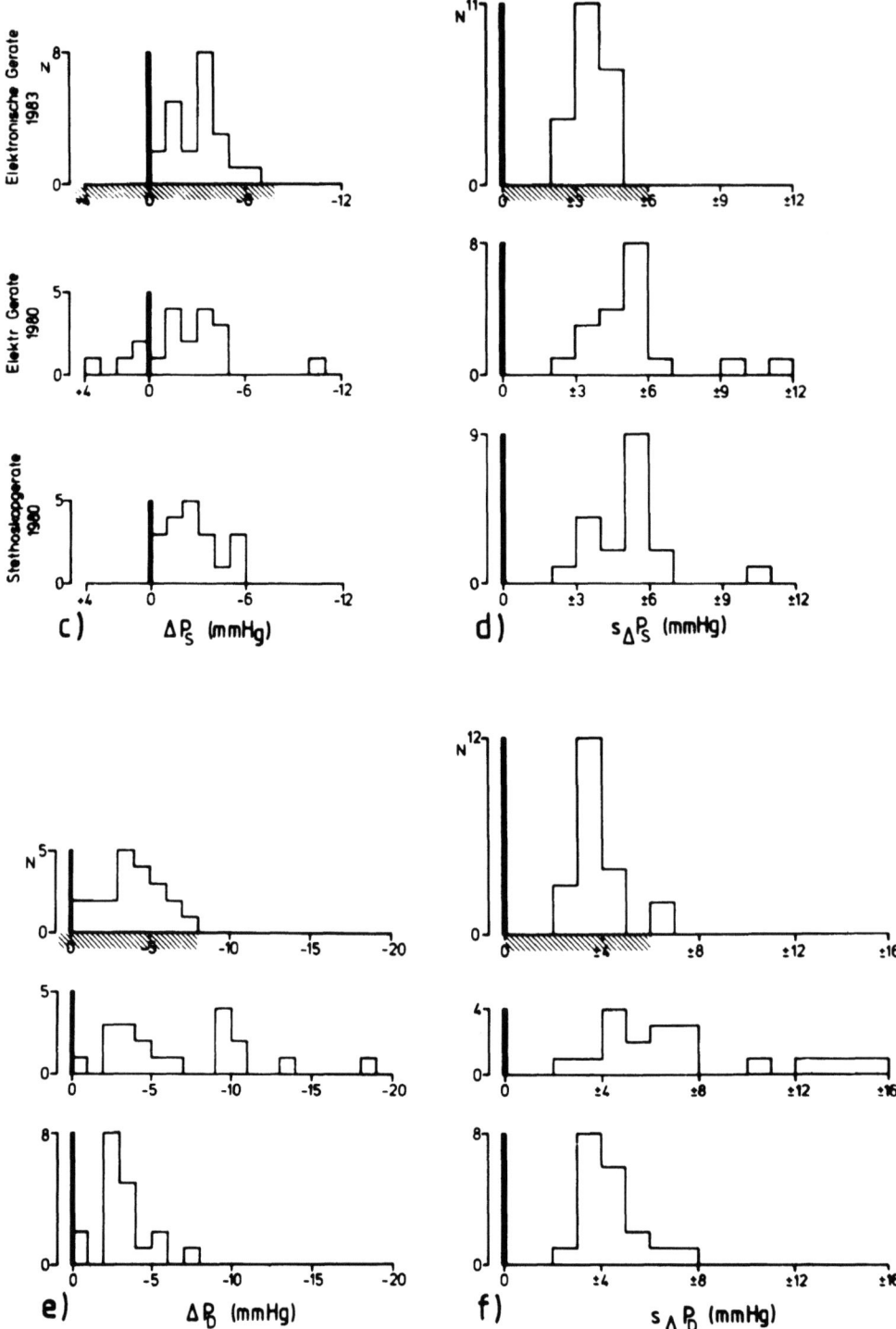

c) ΔP_S (mmHg)

d) $s_{\Delta P_S}$ (mmHg)

e) ΔP_D (mmHg)

f) $s_{\Delta P_D}$ (mmHg)

Abb. 2c—f

772

zwischen den neuen und den älteren elektronischen Geräten erheblich geringer in der neuen Gerätegeneration, die Streuung ist bei ihnen etwa gleich der von Stethoskopgeräten.

Neben der Automation der Signalaufnahme und Signalverarbeitung wiesen neun der 22 geprüften elektronischen Geräte auch einen automatischen Druckablaß auf. Bei einer Überprüfung der Druckablaßgeschwindigkeit über den Druckbereich von 200–50 mm Hg bot nur das Gerät mit der Nr. 24 die allgemein empfohlene Druckablaßgeschwindigkeit von 2–3 mm Hg/s über den gesamten Druckbereich, drei weitere Geräte (Nr. 1, 20, 25) wiesen noch tolerable Werte auf, während fünf der neun Geräte den Manschettendruck vor allem im hohen Druckbereich viel zu schnell senkten (Nr. 2, 5, 10, 11, 12).

3. Diskussion

Trotz der im Vergleich zu 1980 erheblichen Verbesserungen der neuen elektronischen BS, messen die Geräte sowohl den systolischen als auch diastolischen Blutdruck niedriger als bei der auskultatorischen Blutdruckmessung in der Ellenbeuge. Der systolisch zu niedrig gemessene Blutdruck mag darauf zurückzuführen sein, daß die Empfindlichkeit der Kristallmikrophone für die Frequenzen des Korotkow-Geräusches im systolischen Blutdruckbereich zu niedrig ist. Dafür könnte sprechen, daß bei Frauen und Normotonikern die systolischen MWD im Mittel größer waren als bei Männern und Hypertonikern. Die diastolischen MWD sind wahrscheinlich auf den unterschiedlichen Auskultationsort über der A.b. und A.c. zurückzuführen. Wie simultane auskultatorische Vergleichsmessungen über der A.b. und A.c. bei 67 Hypertonikern und 64 Normotonikern ergaben, wurde der diastolische Blutdruck über der A.b. auch durch die Auskultation im Mittel um 8–9 mm Hg niedriger gemessen als über der A.c. [2].

4. Zusammenfassung

Zusammenfassend kann festgestellt werden, daß die Meßgenauigkeit der neuen elektronischen BS im Vergleich zu denen aus dem Jahr 1980 deutlich verbessert wurde. Dieses Ergebnis kann nicht durch die etwas geänderte Prüfmethodik erklärt werden, da angenommen werden darf, daß auch Patienten mit den einfach zu handhabenden Geräten keine wesentlich anderen Ergebnisse erzielen als ausgebildete Prüfer. Wie die Ergebnisse mit den besten der geprüften Geräte zeigen, kann erreicht werden, daß die mit den BS gemessenen Blutdruckwerte denen durch Auskultation in der Ellenbeuge bestimmten entsprechen. Dieser Anspruch sollte an alle automatisch messenden Geräte gestellt und durch eine Verkleinerung des amtlich zulässigen Fehlerbereichs realisiert werden. Neben der Verbesserung der Meßgenauigkeit ist jedoch auch zu fordern, daß die Automation der Druckablaßgeschwindigkeit, soweit sie von den Herstellern angeboten wird, einen Wert von 2–3 mm Hg/s verwirklicht.

Wir danken Frau B. Friedrich für die ausgezeichnete Mitarbeit.

Literatur

1. Weber F, Hirche H, Simonides R, Anlauf M (1981) Vergleichende klinische Untersuchungen zur Meßgenauigkeit konventioneller und elektronischer Blutdruck-Selbstmeßgeräte. Z Kardiol 70: 700–705 – 2. Weber F, Anlauf M, Hirche H (1983) Indirekte Blutdruckmessung: Simultane Vergleichsmessungen über der Arteria brachialis am Oberarm und in der Ellenbeuge bei normotonen und hypertonen Probanden. Verh Dtsch Ges Inn Med 89: 1129–1132

Foerster, E.-Ch., Achermann, R., Vetter, W. (Departement für Innere Medizin, Universitätsspital Zürich)

Verändert die Blutdruckselbstmessung die Compliance?

Verschiedene Untersuchungen über die Compliance oder Therapiedisziplin von Patienten haben gezeigt, daß zwischen 20 und 50% der Patienten vor allem in der Langzeittherapie die ärztlichen Verordnungen nicht oder nur ungenügend befolgen. Die Non-Compliance ist damit seit Einführung wirksamer Medikamente insbesondere in der Behandlung der essentiellen Hypertonie zu einem der wichtigsten therapielimitierenden Faktoren geworden. Die Einnahmedisziplin verschlechtert sich im Laufe der Behandlung zusehends. In den ersten 4 Monaten ist mit einem Abfall der Compliancerate um 30% zu rechnen. Nach 5 Jahren ist nur noch ein Fünftel bis ein Viertel der Patienten therapietreu. Es ist bekannt, daß die Compliance von Hypertonikern durch Stärkung des Krankheitsbewußtseins verbessert werden kann. Kann neben vermehrter Information und Aufklärung des Patienten die Blutdruckselbstmessung als Motivationsvehikel angewendet werden?

In der vorliegenden Studie haben wir deshalb den Einfluß der Blutdruckselbstmessung auf die Therapietreue von Hypertonikern untersucht.

Patienten und Methoden

In eine offene Langzeitstudie wurden 55 essentielle Hypertoniker, 25 Patientinnen und 30 Patienten eingeschleust. Das Durchschnittsalter betrug 51 Jahre. Die Patienten wurden über 8 Monate mit einem Kombinationspräparat behandelt. Das Kombinationspräparat bestand aus 10 mg Bimeticid, 100 mg Bupranolol und 20 mg Triamteren. Aufgrund des Triamterenanteils ist es möglich, die Substanz fluoreszenzoptisch im Urin nachzuweisen, da sie mit einer Fluoreszenzlampe sehr leicht nachgewiesen werden kann. Dieser Nachweis gelingt mindestens bis 4 Stunden nach Tabletteneinnahme. Der Studienaufbau sah wie folgt aus: Zunächst erhielten alle Patienten für 2 Wochen ein Plazebopräparat. Dann wurde mit einer Dosis des Kombinationspräparates von einer Tablette morgens begonnen. Bei Nichtansprechen des diastolischen Blutdrucks (> 95 mm Hg) wurde die Dosis zunächst verdoppelt und bei weiter bestehender Therapieresistenz zusätzlich 50 mg Hydralazin als Vasodilatator gegeben. Die Responder, also die Patienten mit einem diastolischen Blutdruck unter 95 mm Hg, behielten die jeweilige Therapie über den Beobachtungszeitraum von 8 Monaten bei. Kontrollvisiten fanden mindestens alle 4 Wochen statt. Bei dieser Gelegenheit wurde die Compliance ohne Wissen der Patienten bei jeder Kontrolle durch die Triamterenurinfluoreszenz überprüft. Als entscheidenden Punkt der Studie erhielten ab dem 3. Monat alle Patienten ein nichtautomatisches Blutdruckselbstmeßgerät. Über die Anwendung der Blutdruckmessung wurden die Patienten sorgfältig instruiert.

Ergebnisse

37 von 55 Patienten wurden über 8 Monate verfolgt. 16 Patienten schieden vorzeitig wegen subjektiver Nebenwirkungen aus der Studie aus. Bei zwei Patienten gelang keine befriedigende Blutdruckeinstellung. Von den analysierten 37 Fällen konnten 21 (57%) mit einer Tablette des Kombinationspräparates befriedigend eingestellt werden. Sechs Patienten (16%) benötigten zu befriedigenden Blutdruckeinstellung zwei Tabletten pro Tag. Zehn Patienten (27%) erhielten zusätzlich noch einen Vasodilatator.

Auf Abb. 1 ist die Compliance der Patienten vor und nach Abgabe eines Blutdruckselbstmeßgerätes gezeigt: Vor Benutzung des Blutdruckselbstmeßgerätes zeigten 24 Patienten (65%) eine gute Compliance, während 13 Patienten (35%) eine schlechte Compliance aufwiesen. Das Verhalten der Patienten änderte sich nach Abgabe des Gerätes wie folgt: nach Abgabe des Gerätes wiesen 30 Patienten (81%) eine gute und nur noch sieben

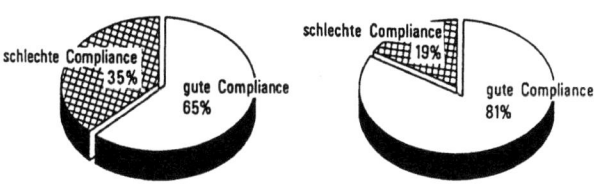

Gesamtkollektiv (37 Patienten):

vor ←— BD-Selbstmessung —→ nach

Abb. 1. Compliance des Gesamtkollektivs vor und nach Abgabe eines Blutdruckselbstmeßgerätes

Patienten (19%) eine schlechte Therapietreue auf. Auf das Gesamtkollektiv bezogen, verbesserte sich die Compliance durch Abgabe des Blutdruckselbstmeßgerätes damit um 16%.

Wurden alle Patienten mit schlechter Compliance in den ersten 3 Monaten der Behandlung getrennt analysiert, dann verbesserte sich in diesen Fällen die Compliance sogar um mehr als zwei Drittel. Demgegenüber zeigten von den 24 Patienten, die anfangs eine gute Therapietreue zeigten, nur drei Fälle eine Verschlechterung der Compliance.

In Abb. 2 ist das Blutdruckverhalten sowohl von Patienten mit von Studienbeginn an guter Compliance als auch von solchen mit zunächst schlechter Compliance wiedergegeben.

In der Gruppe mit guter Compliance sank der diastolische und systolische Blutdruck schon bei der ersten Kontrollvisite hochsignifikant ab und blieb während der gesamten Untersuchungszeit im Normbereich. Im Gegensatz dazu zeigten die Patienten mit schlechter

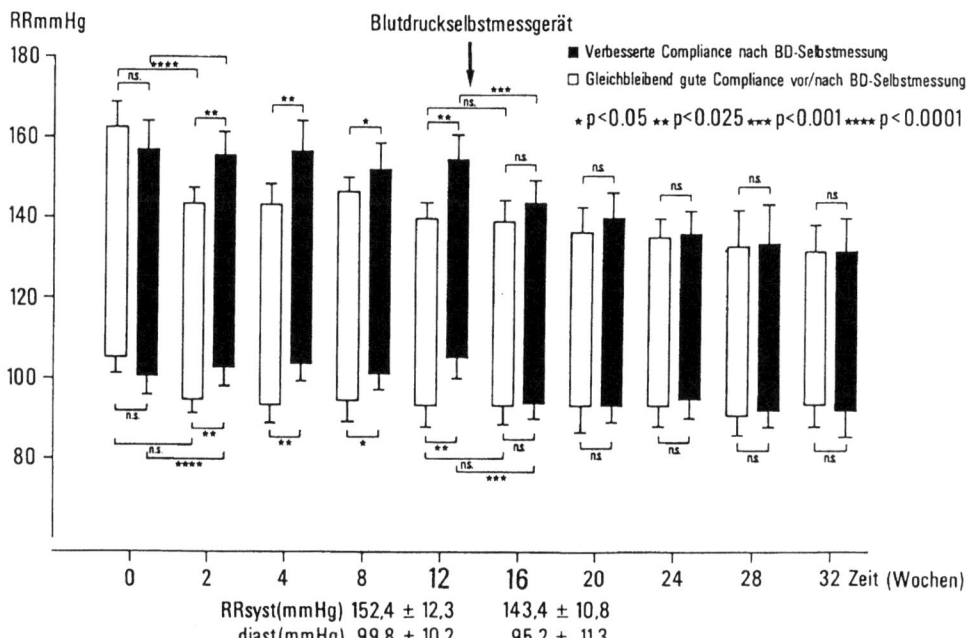

Abb. 2. Blutdruckverhalten der Patientengruppe „Gleichbleibend gute Compliance" versus Gruppe „verbesserte Compliance" vor und nach Abgabe eines Blutdruckselbstmeßgerätes

775

Compliance in den ersten 3 Monaten der Untersuchungsdauer eine weit schlechtere Blutdruckeinstellung. Erst ab dem Zeitpunkt der Abgabe des Blutdruckselbstmeßgerätes (12. Woche) fielen auch in dieser Patientengruppe die Blutdruckwerte deutlich ab und glichen sich der Gruppe mit immer guter Compliance an.

Schlußfolgerungen

1. Unsere Ergebnisse dokumentieren, daß durch die Einführung der Blutdruckselbstmessung in einem beträchtlichen Prozentsatz von Hypertonikern eine Verbesserung der Compliance zu erzielen ist.
2. Aufgrund der vorliegenden Ergebnisse kann deshalb die Blutdruckselbstmessung durch den Patienten bei vermutet schlechter Compliance beziehungsweise ungenügender Blutdruckeinstellung empfohlen werden.

Literatur

Haynes RB, Gibson ES, Hackett BC, Sackett DL, Taylor DW, Roberts RS, Johnson AL (1976) Improvement of medication compliance in uncontrolled hypertension. Lancet 2: 1265 – Johnson AL, Taylor DW, Sackett DL, Dunnett CW, Shimizu AG (1978) Self-recording of blood pressure in the management of hypertension. Can Med Assoc J 119: 1034–1039

Infektionskrankheiten I

Helm, E. B., Elbert, M., Marx, E., Bergmann, L., Stille, W. (Frankfurt/Main)
**Verlaufsbeobachtungen bei Patienten mit AIDS
und Lymphadenopathiesyndrom**

Manuskript nicht eingegangen

Luther, B., Kern, P. (Bernhard-Nocht-Institut für Schiffs- und Tropenkrankheiten,
Hamburg), Tenner-Rácz, K. (AK St. Georg, Hamburg), Rácz, P., Dietrich, M.
(Bernhard-Nocht-Institut für Schiffs- und Tropenkrankheiten, Hamburg), Laurovits, J.
(Hamburg)
**Klinische und morphologische Befunde bei Patienten
mit AIDS und Lymphadenopathiesyndrom (LAS)**

1. Einleitung

Die ersten Patienten mit Lymphadenopathiesyndrom (LAS) oder erworbenem Immundefekt
(AIDS) beobachteten wir in Hamburg im Frühsommer 1983.

Hautteste sowie die Ergebnisse der Lymphoblastentransformation wiesen bei unseren
Patienten auf eine manchmal bis zur Anergie geschwächte, zellgebundene Immunität hin. Die
Anzahl der T-Helferzellen (T_H) war deutlich vermindert. Das Verhältnis von T_H- zu
T-Suppressorzellen (T_S) lag bei Patienten mit LAS bei 0,97, bei Patienten mit Kaposi-Sar-
kom/opportunistischen Infektionen/AIDS bei 0,64. (Weitere immunologische Daten s. P.
Kern et al. in diesem Band.)

In Anbetracht der wichtigen Position der Lymphknoten in der Immunantwort ist zu
erwarten, daß die Analyse der Verteilung der immunologisch aktiven Elemente zum
Verständnis des AIDS beiträgt.

2. Patienten

Zum Ausschluß eines malignen Prozesses wurden bei 24 Patienten Lymphknoten
entfernt.

Die folgenden Gruppen wurden untersucht:

19 Lymphknoten von Patienten mit LAS,
 3 Lymphknoten von Patienten mit Kaposi-Sarkom/AIDS,
 2 Lymphknoten von Patienten mit opportunistischen Infektionen/AIDS.

3. Materialien und Methoden

3.1. Lichtmikroskopie und Immunhistochemie

In allen Fällen Einbettung von formalinfixiertem Gewebe in Paraffin. Färbung mit
Hämatoxylin-Eosin und Giemsa, Perjodsäure-Schiffschem Reagenz (PAS) und Silberim-
prägnation nach Gömöri.

Aus allen Lymphknoten wurden weiterhin Gewebsproben in flüssigem Stickstoff tiefgefroren und anschließend Kryostatschnitte (8 μm) angefertigt. Die Immunperoxidasetechnik wurde wie bei Stein et al. [6, 7] durchgeführt. Die Schnitte wurden in Azeton und anschließend in Chloroform fixiert. Nach Inkubation mit monoklonalen Antikörpern (s. Tafel 1) Waschen der Schnitte und Überschichtung mit peroxidasekonjugiertem Kaninchen-anti-Maus-Immunglobulin. Erneutes Waschen, nachfolgende Inkubation mit peroxidasekonjugiertem Ziegen-anti-Kaninchen-IgG (Medac, Hamburg). Entwicklung der Schnitte mit Diaminobenzidin (0,6 mg/ml) und H_2O_2 (0,01%).

3.2. Elektronenmikroskopie

Fixierung in 4%igem Glutaraldehyd und anschließend in 1%igem OsO_4 in 0,1 M Cacodylatpuffer (pH 7,2). Entwässerung in einer Azetonreihe. Nach Einbettung in Araldit mit einem Diamantmesser Anfertigung von Ultradünnschnitten am Reichert-Ultratom OmU3, Kontrastierung mit Uranylazetat und Bleizitrat. Untersuchung am Eleketronenmikroskop Philips 201.

3.3. Immunologische Untersuchungen im peripheren Blut

Die Lymphozytensubpopulationen wurden mit monoklonalen Antikörpern T3+, T4+, T8+, HLA-DR+, HNK+ und monozytärem Antigen+ in der indirekten Immunfluoreszenztechnik differenziert (s. Kern et al.).

Tafel 1. Verwendete monoklonale Antikörper

Antikörper	Herstellerfirma/Referenz
Anti-Leu-1, T11 (pan T)	Bect.-Dick. Coulter clone
Anti-Leu-2a, OKT 8 (zytotoxische Suppressorsubpopulation von T-Lymphozyten)	Bect.-Dick. Ortho
Anti-Leu-3a, OKT 4 (Induktor/Helfersubpopulation von T-Lymphozyten)	Bect.-Dick. Ortho
Anti-Leu-6 (Thymozyten)	Bect.-Dick.
Anti-Leu-7 (NK-Zellen)	Bect.-Dick.
Anti-Leu-8 (80% Leu-3a+, 60% Leu-2a+-Zellen)	Bect.-Dick.
Dako-Pan-B (M 708) TO15 (pan B)	Dakopatts Stein et al. (1982)
Dako-IgD (M 703) Anti-IgD	Dakopatts Proma
Ki M4 (dentritische Retikulumzellen)	Behringwerke
Ki B1 (Follikelmantelzonenlymphozyten)	Behringwerke
Ki M6 (Makrophagen)	Behringwerke
T6 (interdigitierende Retikulumzellen)	Coulter Clone
Anti-Tac (Interleukin-2-Rezeptor)	Pathologisches Institut der Universität Kiel

Histologisch konnten wir bei allen Patienten ein malignes Lymphom ausschließen.

Die Mehrzahl der Lymphknoten, einschließlich der von zwei Patienten mit Kaposi-Sarkom, zeigte eine ausgeprägte, follikuläre Hyperplasie mit großen, oft irregulär geformten, häufig konfluierenden Keimzentren. Im Parenchym außerhalb der Follikel trat eine starke Gefäßproliferation auf. Außerdem fanden wir eine erhöhte Anzahl von geschädigten lymphatischen Blasten und oft Riesenzellen, wie sie bei Virusinfektionen bekannt sind. In fast allen Lymphknoten waren polymorphkernige Granulozyten zu beobachten. In den Sinusoiden fanden wir oft eine unreife Sinushistiocytose.

Lymphknoten von zwei Patienten mit opportunistischen Infektionen bei AIDS sowie in einem Sektionsfall mit Kaposi-Sarkom zeigten ein histologisches Bild ganz anderer Art. In diesen Fällen waren die Keimzentren atrophisch, entvölkert, ausgebrannt. Im Parenchym beherrschte eine ausgeprägte Proliferation von kleinen Gefäßen oft mit verdickter Wandung das Bild. Außerdem fanden sich viele Plasmazellen und ihre Vorstufen, so daß das Bild einer angioimmunoblastischen Lymphadenopathie ähnelte.

Die Unregelmäßigkeiten der hyperplastischen Sekundärfollikel bei LAS traten besonders deutlich hervor, wenn man die Lymphozyten der Mantelzone mit Anti-IgD oder Anti-IgM markierte. Im Unterschied zu Kontrolllymphknoten war bei den LAS-Lymphknoten die Grenze zwischen Mantel und Keimzentrum erodiert und im Keimzentrum fand man inselförmig IgD$^+$-Zellen.

Ein weiterer pathologischer Befund war die stark erhöhte Anzahl von T_S-Zellen in der Mantelzone und vor allem im Keimzentrum (Abb. 1). Normalerweise enthalten die Keimzentren zwar eine mäßige Anzahl von T-Zellen, überwiegend sind dies aber T_H-Zellen. Suppressorzellen kommen hier nur sporadisch vor. Bei LAS, besonders aber bei AIDS, nahm die Zahl der Helferzellen deutlich ab. Demgegenüber ließen sich viele T_S-Zellen darstellen. Sie liegen z. T. verstreut, z. T. gruppenförmig angeordnet (Abb. 1). Diese gruppenförmige Anhäufung ist erwähnenswert, weil in dieser Lokalisation, wie wir auf Serienschnitten darstellen konnten, das Netz der dendritischen Retikulumzellen Aussparungen aufwies (Abb. 2). In Kontrolllymphknoten bildeten diese Zellen auf dem gesamten Gebiet des Keimzentrums ein regulär aufgebautes dichtes Netzwerk.

Die Zahl der NK-Zellen, der Zellen mit Interleukin-2-Rezeptoren sowie der interdigitierenden Retikulumzellen blieb im Normbereich.

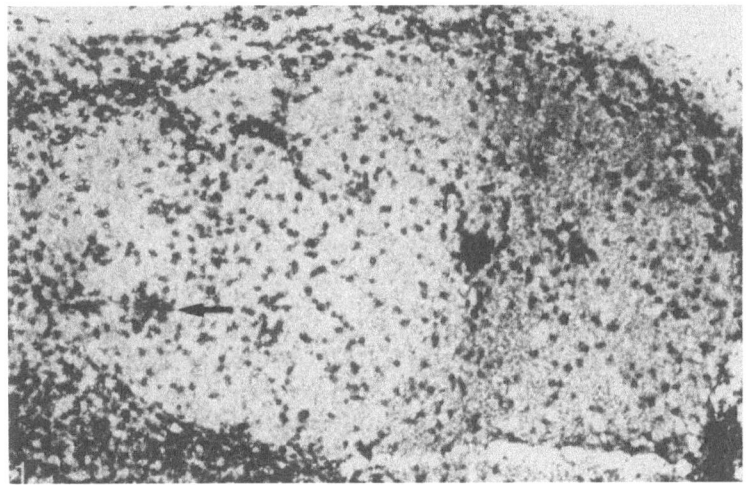

Abb. 1. Erhöhte Anzahl von T_S im Keimzentrum. Viele T_S-Zellen gruppenförmig angeordnet (Pfeil). (Monoklonaler Antikörper OKT 8, Ortho)

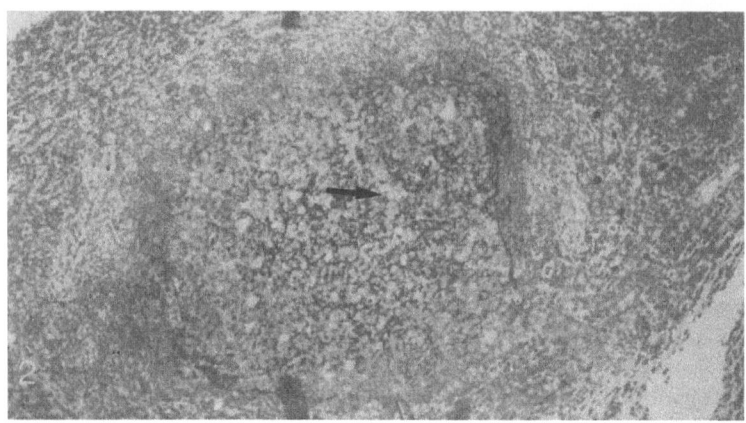

Abb. 2. Aussparungen im dendritischen Retikulumzellnetz (Pfeil). (Monoklonaler Antikörper Ki M4, Behringwerke)

Elektronenmikroskopisch fanden wir zwei auffällige intrazytoplasmatische Einschlüsse in den lymphatischen Elementen.

Bei wenigen Patienten wurden mikrovesikuläre Gebilde in engem Kontakt mit dem endoplasmatischen Retikulum gefunden. Aus Literaturangaben [5] ist bekannt, daß sie nach Interferonbehandlung auftreten können. Es ist möglich, daß sie auch in unserem Material auf eine erhöhte Interferonproduktion hinweisen.

Sehr häufig sahen wir die sog. tubuloretikulären Strukturen. Sie sind von verschiedenen Autoren [3] bei LAS, AIDS, aber auch autoimmun-Erkrankungen beschrieben worden. Die Bedeutung dieser Strukturen ist unklar, es gibt allerdings Autoren, die sie für virale Partikel halten.

5. Diskussion

Bei Patienten der Risikogruppe zeigten die Lymphknoten tiefgreifende histologische Veränderungen. Wir haben ähnlich wie andere Forschungsgruppen [1, 2, 4] ein Spektrum von Lymphknotenreaktionen gefunden. An einem Ende des Spektrums ähnelt das histologische Bild mit großfollikulärer lymphatischer Hyperplasie, unreifer Sinushistiozytose, granulozytärer Infiltration dem einer akuten viralen Lymphadenitis. Unsere Untersuchungen zeigten aber weitere wichtige Veränderungen, die bei der großfollikulären Hyperplasie anderer Genese nicht bekannt sind und für diese Gruppe spezifisch zu sein scheinen. Die erhöhte Anzahl von Suppressorzellen im Keimzentrum sowie die Aussparungen im dendritischen Retikulumnetz weisen darauf hin, daß der Immundefekt tief in den Lymphknoten liegt. Trotz dieser Veränderungen haben die Fälle mit großfollikulärer Hyperplasie eine relativ günstige Prognose und nur etwa 5–20% der Fälle gehen in AIDS über.

Nach Literaturangaben haben wiederholte bioptische Untersuchungen gezeigt, daß parallel mit Erschöpfung der Immunreaktivität das histologische Bild einer angioimmunoblastischen Lymphadenopathie ähnlich wird. Bei dieser Histologie ist die Prognose sehr viel schlechter. Weitere Langzeitstudien sind zur Zeit in Gang, um die prognostische Bedeutung der einzelnen, bei der großfollikulären Form erwähnten histologischen Veränderungen, zu analysieren.

Die Untersuchungen wurden im Rahmen einer Zusammenarbeit mit Herrn Prof. Dr. K. Lennert und Herrn Dr. A. Feller, Institut für Pathologie der Universität Kiel, durchgeführt, für deren Hilfe wir besonders danken. Frau Schulz-Meyer danken wir für die ausgezeichnete technische Durchführung.

Literatur

1. Fernandez R, Mouradian J, Metroka C et al. (1983) The prognostic value of histopathology in persistent generalized lymphadenopathy in homosexual men. N Engl J Med 309: 185–186 – 2. Guarda LA, Butler JJ, Mansell P et al. (1983) A J C P 79: 559–568 – 3. Gyorkey F, Sinkovics JG, Gyorki P (1982) Tubuloreticular structures in Kaposi's sarcoma. Lancet 2: 984–985 – 4. Joachim HL, Lerner ChW, Tapper ML (1983) Lymphadenopathies in homosexual men. JAMA 250: 1306–1309 – 5. Rich SA, Owens TR, Bartholomew LE, Guttermann JU (1983) Immune interferon does not stimulate formation of alpha and beta interferon induced human lupus-type inclusions. Lancet 1: 127–128 – 6. Stein H, Bouk A, Tolksdorf G et al. (1980) Immunohistologic analysis of the organization of normal lymphoid tissue and non-Hodgkin's lymphomas. J Histochem Cytochem 28: 746–760 – 7. Stein H, Gerdes J, Schwab K et al. (1982) Identification of Hodgkin and Sternberg-Reed cells as a unique cell type derived from a newly-detected small cell population. Int J Cancer 30: 445–459

Bauer, R., Wehrmann, W., Lutz, G., Kreysel, H. W. (Universitäts-Hautklinik und Poliklinik, Bonn)
Disseminiertes Kaposi-Sarkom der Haut bei jungen homosexuellen Männern

1. Epidemiologie und Klassifizierung

In letzter Zeit wird vermehrt über das Auftreten des Sarcoma idiopathicum hämorrhagicum multiplex Kaposi bei jungen homosexuellen Männern berichtet [9–11, 15]. Diese Patienten wurden zuerst in New York und Kalifornien gesehen. Gleichzeitig lag eine systemische Immunsuppression vor. Der Verlauf des AIDS-gekoppelten Kaposi-Sarkoms ist ähnlich der Form des Kaposi-Sarkoms, das in Afrika und bei Patienten vorkommt, die wegen einer Nierentransplantation immunsuppressiv behandelt wurden [5, 6, 8, 12].

Das Kaposi-Sarkom wurde zum erstenmal von Moritz Kaposi im Jahre 1872 [7] beschrieben. Die Histogenese dieses Tumors zeigt eine multifokale Proliferation von spindelförmigen Zellen, die Gefäßspalten begrenzen und im Verlauf Zeichen einer sarkomatösen Entartung aufweisen [2]. Aus den vielen Berichten über diese seltene maligne Gefäßneoplasie wird deutlich, daß vier Formen unterschieden werden müssen. Die erste Form wird meistens bei älteren Männern aus den Mittelmeerländern gefunden. An den unteren Extremitäten treten lokalisiert blau-schwarze Knoten auf, die eine langsame Progression zeigen. Die Überlebenszeit bei diesen Fällen ist mit 8–13 Jahren im allgemeinen lang. Eine zweite Form geht frühzeitig mit Disseminierung und Befall der Lymphknoten einher. Es handelt sich um junge Männer aus Äquatorialafrika. Die Überlebenszeit in dieser Gruppe ist außerordentlich kurz. Eine dritte Form tritt nach immunsuppressiver Therapie, im allgemeinen wegen einer Nierentransplantation auf. Die Aggressivität dieser Form ist sehr unterschiedlich. Das generalisierte Kaposi-Sarkom mit frühzeitiger viszeraler Manifestation besonders der Lymphknoten ist als ein besonderer Befund bei homosexuellen Männern mit systemischer Immunsuppression beobachtet worden. Während in Nordamerika und in Europa die klassische Form des Kaposi-Sarkoms zwar selten, aber bekannt war, trat die maligne Form mit Lymphadenopathie bislang in diesen Gegenden nicht auf. Der epidemieartige Ausbruch des disseminierten Kaposi-Sarkoms mit Lymphknotenbefall bei jungen homosexuellen Männern mit AIDS stellt somit offenbar eine besondere vierte Form dieser Krankheit dar. Interessanterweise wurde bereits in der Originalarbeit von Kaposi eine maligne Variante beschrieben; drei Patienten verstarben innerhalb von 3 Jahren nach Diagnosestellung im floriden Stadium mit viszeraler Tumoraussaat.

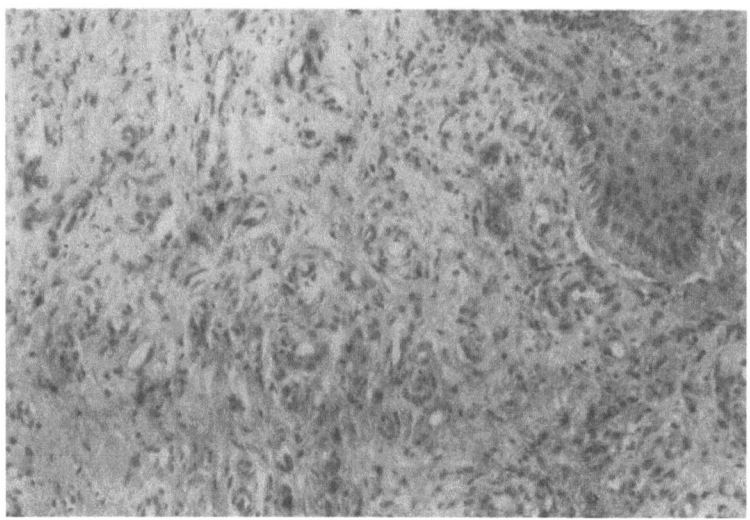

Abb. 1. Proliferation von atypischen Kapillaren im oberen Corium

2. Morphologie und Histochemie

Die lichtmikroskopischen Befunde beim klassischen Kaposi-Sarkom und beim AIDS-ge-koppelten Kaposi-Sarkom unterscheiden sich nicht wesentlich voneinander. Es kommt zu einer Proliferation atypischer fibroblastoider Zellen und atypischer Kapillaren ohne organisierten Wandaufbau (Abb. 1). Man findet zahlreiche Mitosen und nukleäre Atypien. Gelegentlich werden angiofibroide Knötchen angetroffen. Der Tumor imponiert bereits lichtoptisch als ein Angiosarkom. Interessanterweise ist die multifokale Neubildung kapillarähnlicher Strukturen mit dem Wachstum von spindelförmigen Zellen verbunden. Durch den Nachweis von Faktor VIII-related Antigen auf den Kapillarsprossen und Spindelzellen konnte nachgewiesen werden, daß beide Zelltypen vom Endothel abstammen. Gleiche Befunde können beim klassischen Kaposi-Sarkom, bei der malignen viszeralen Variante, beim Kaposi-Sarkom nach Nierentransplantation und beim AIDS-gekoppelten Kaposi-Sarkom gefunden werden [4].

Ultrastrukturelle Befunde zeigen beim Kaposi-Sarkom im Gegensatz zu gutartigen Gefäßneubildungen einen Verlust der Perizyten. Offensichtlich wird das ganze Tumorge-schehen von proliferierenden Endothelzellen beherrscht. Zwischen den klassischen Formen des Kaposi-Sarkoms und dem AIDS-gekoppelten Kaposi-Sarkom können elektronenoptisch ebenfalls Unterschiede aufgezeigt werden. Während beim AIDS-gekoppelten Kaposi-Sar-kom die Hämorrhagie im Tumorgeschehen sehr viel ausgeprägter ist, finden sich hämorrhagische Inseln beim klassischen Kaposi-Sarkom sehr viel seltener (Abb. 2). Auch eine Nekrose der Endothelzellen, wie wir sie beim klassischen Kaposi-Sarkom praktisch nicht antreffen, ist beim AIDS-gekoppelten Kaposi-Sarkom häufig. Gutartige Gefäßneubildungen weisen ebenfalls keine Nekrose der Endothelzellen auf [13].

3. Immunologische und therapeutische Aspekte

Das disseminierte Kaposi-Sarkom tritt vorwiegend in Äquatorialafrika auf. Seine Verbrei-tung ist identisch mit der Ausbreitung des Burkitt-Lymphoms. Ebenso kann nach einer immunsuppressiven Therapie, nach Organtransplantationen, nach Injektion von Antilym-phozytenserum und bei Lymphomträgern ein disseminiertes Kaposi-Sarkom entstehen [3, 6, 12]. Das in letzter Zeit mehrfach beschriebene disseminierte Kaposi-Sarkom bei jungen

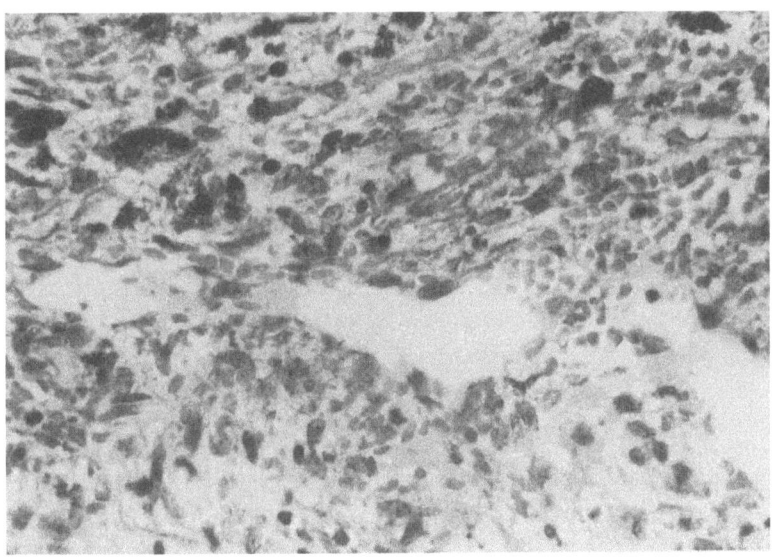

Abb. 2. Ausgeprägte Hämorrhagie zwischen den spindelförmigen Zellproliferaten in der Umgebung einer Gefäßneoplasie

homosexuellen Männern deutet ebenfalls darauf hin, daß zwischen dem Entstehen des Kaposi-Sarkoms und der Immunsituation eine Beziehung bestehen muß. Auch das gehäufte Vorkommen von Leukozyten-Interferon im Serum bei Homosexuellen mit Kaposi-Sarkom deutet auf eine lymphozyteninduzierte Angiogenese. Bislang existieren noch keine sicheren Befunde für die Synthese eines angiogenetisch wirksamen Faktors bei Patienten mit disseminiertem Kaposi-Sarkom. Da aber in letzter Zeit vermehrt auf günstige therapeutische Resultate bei der Behandlung des disseminierten Kaposi-Sarkoms mit Alpha-Leukozyten-Interferon und bei der Therapie des Lymphadenopathiesyndroms mit Thymushormonen, z. B. mit Thymostimulin (Tp-1 Serono) hingewiesen wurde [1, 11], erscheint uns neben den üblichen Therapiemaßnahmen wie Röntgenbestrahlung und Zytostatika [14] eine erfolgreiche Immunmodulation mit Normalisierung der Lymphozytensubpopulationen ganz besonders wesentlich für einen dauerhaften Therapieerfolg.

Literatur

1. Bauer R, Niedecken H (1984) Erfolgreiche Immunmodulation bei einem jungen homosexuellen Mann mit Lymphadenopathie-Syndrom. Aktuel Dermatol (im Druck) − 2. Braun-Falco O, Schmöckel CH, Hübner G (1976) Zur Histogenese des Sarcoma idiopathicum multiplex hämorrhagicum (Morbus Kaposi). Virchows Arch [Pathol Anat] 369: 215−227 − 3. Cotton JR, Sarles HE, Remmers AR Jr, Lindley JD, Beathard GA, Cotton DL, Fish C, Townssend CM Jr, Ritzmann SE (1973) The appearance of reticulum cell sarcoma at the site of antilymphocyte globulin injection. Transplantation 16: 154−157 − 4. Flotte TJ, Hatcher VA, Friedman-Kien AE (1984) Factor VIII-related antigen in Kaposi's sarcoma in young homosexual men. Arch Dermatol 120: 180−182 − 5. Gottlieb GJ, Ackerman AB (1982) Kaposi's sarcoma. Hum Pathol 13: 882−892 − 6. Hoshaw RA, Schwartz RA (1980) Kaposi's sarcoma after immunosuppressive therapy with prednisone. Arch Dermatol 116: 1280−1282 − 7. Kaposi M (1872) Idiopathisches multiples Pigmentsarkom der Haut. Arch Dermatol Syph 4: 265−273 − 8. Master SP, Taylor JF, Kyalwazi SK, Ziegler JL (1970) Immunological studies in Kaposi's sarcoma in Uganda. Br Med J 7: 600−602 − 9. Myskowski PL, Romano JF, Safai B (1982) Kaposi's sarcoma in young homosexual men. Cutis 29: 31−34 − 10. Orfanos CE (1983) Acquired Immune Deficiency Syndrome (AIDS) und disseminiertes Kaposi-Sarkom. Eine neue Infektionskrankheit? Hautarzt 34: 319−321 − 11. Orfanos CE, Voßmann D, Thies W, Bauer R (1983) Disseminiertes Kaposi-Sarkom bei jungen

homosexuellen Männern mit erworbener Immundefizienz (AIDS) in der Bundesrepublik – Einsatz von Interferon. Aktuel Dermatol 9: 199–206 – 12. Penn I (1979) Kaposi's sarcoma in organ transplant recipients. Transplantation 27: 8–11 – 13. Scott McNutt N, Fletcher V, Conant MA (1983) Early lesions of kaposi's sarcoma in homosexual men. Am J Pathol 111: 62–77 – 14. Volberding P, Conant MA, Stricker RB, Lewis BJ (1983) Chemotherapy in advanced Kaposi's sarcoma. Am J Med 74: 652–656 – 15. Voßmann D, Thies W, Bauer R, Orfanos CE (1983) Disseminiertes Kaposi-Sarkom der Haut bei einem jungen Homosexuellen mit Drogenabusus. Hautarzt 34: 339–345

Kern, P. (Bernhard-Nocht-Institut für Schiffs- und Tropenkrankheiten, Hamburg), Meigel, W. (AK St. Georg, Dermatol. Abt., Hamburg), Euler, H. H. (II. Med. Universitätsklinik, Kiel), Rokos, H. (Forschungslabor Henning Berlin), Dietrich, M. (Bernhard-Nocht-Institut, Hamburg)

Wertigkeit immunologischer Untersuchungen bei AIDS und AIDS-Verdacht im Vergleich zu typischen Infektionskrankheiten

Einleitung

Das klinische Krankheitsbild des erworbenen Immundefektsyndroms (AIDS) ist gekennzeichnet durch das Auftreten opportunistischer Infektionen oder bestimmter maligner Erkrankungen [2, 6]. Beim Lymphadenopathiesyndrom (LAS), ein Prodromalstadium von AIDS, finden sich auffällige klinische Veränderungen, insbesondere langfristig bestehende Lymphknotenschwellungen, neben gleichartigen immunologischen Veränderungen, die eine erworbene Immundefektsituation erkennen lassen [12].

Die zelluläre Immuninsuffizienz betrifft vor allem das System der T-Helferlymphozyten, einer T-Subpopulation, die in ausgeprägten Fällen völlig aus dem zirkulierenden Blut verschwinden kann [5, 14, 24]. T-Suppressorlymphozyten und andere Subpopulationen sind numerisch kaum verändert. Die Umkehrung des Quotienten T4 : T8-Lymphozyten wird von vielen Autoren als Indiz eines sich anbahnenden AIDS bei entsprechender Zugehörigkeit zur Risikogruppe angesehen. Da auch bei anderen viralen Erkrankungen Verschiebungen der T-Subpopulationen zu beobachten sind (z. B. Zytomegalievirusmononukleose [1] sind weitere immunologische Parameter erforderlich, um eine gewissenhafte Abgrenzung der Diagnose AIDS oder dessen Prodromalstadium LAS zu ermöglichen. Eine Reihe von veränderten Parametern sind hierbei beschrieben worden: Veränderungen von Serumproteinen [11] α-1-Thymosin [8], säurelabiles α-Interferon [3], Neopterin [25], Interleukin 2 [7, 23] und andere. Neben den in vitro zu messenden Parametern sind auch T-cell-vermittelte In vivo-Reaktionen wie die Antwort auf Recall-Antigene auffällig verändert [12].

Patienten

80 homosexuelle Männer mit oder ohne klinische Symptomatik von AIDS oder LAS, 39 Patienten mit Zytomegalievirus, Epstein-Barr-Virus oder akuter Virushepatitis sowie 15 Patienten mit Lepralepromatosa wurden eingehend klinisch und immunologisch untersucht. Heterosexuelle männliche Probanden wurden als Kontrollen herangezogen.

Material und Methoden

Routinemäßig wurden hämatologische und laborchemische Untersuchungen bei den Patientenkollektiven durchgeführt. Neben der Elektrophorese wurden die quantitativen

Immunglobuline mit der Mancini-Technik bestimmt. Die Reaktion auf Recall-Antigene wurden mit sieben Antigenen geprüft (Mérieux-Multi-Test).

Lymphozytensubpopulationen: Peripheres Blut wurde in einem Dichtegradienten aufgetrennt und nichtadhärierende Lymphozyten nach Plastikadhärenz gewonnen. Lymphozyten wurden mit den jeweiligen monoklonalen Antikörpern: $T3^+$: 411, OKT3, $T4^+$: Okt4, $T8^+$: 811, $HLA-DR^+$: OKJa, HNK^+ : Leu7 inkubiert, in einem zweiten Schritt mit einem FITC-Antikörper markiert. Mit dem Fluoreszenzmikroskop wurde der Anteil markierter Lymphozyten unter 200 Zellen ausgewertet.

Lymphokinproduktion: Mononukleäre Zellen wurden über 48 Std mit PHA (1 vol%) stimuliert und die Überstände an Interleukin 2-abhängigen PHA/MLC auf ihre Aktivität an Interleukin 2 gemessen. Als Standard wurde Lymphocult T (Biotest, Frankfurt) verwendet, die experimentellen Werte wurden in Prozent in Kontrolle angegeben.

Zirkulierende Immunkomplexe wurden durch 3%ige PEG-Präzipitation gewonnen und durch Lasernephelometrie quantitativ analysiert [4].

Neopterin wurde mit einem Radioimmunoassay im Serum bestimmt [13, 18, 19].

Ergebnisse

Bei Patienten mit AIDS und LAS fanden sich quantitative Veränderungen der zirkulierenden Lymphozytensubpopulationen gegenüber Gesunden. Bei sieben Patienten mit AIDS wurden im Mittel 680 µl (rel. 30%) $T4^+$-Lymphozyten gezählt. Bei 30 Patienten mit LAS 790 pro µl (rel. 34%) gegenüber gesunden Kontrollen, bei denen 950 pro µl (rel. 44%) $T4^+$-Lymphozyten gefunden wurden. Die Verminderung von $T4^+$-Lymphozyten ist signifikant für AIDS und dessen Prodromalstadium LAS, während Lymphozyten mit dem Differenzierungsantigen $T8^+$ nur unwesentlich gegenüber gesunden heterosexuellen Kontrollpersonen vermehrt waren. Das Verhältnis T4 : T8-Lymphozyten gibt eine brauchbare Orientierung dieser numerischen Verschiebungen. In Tabelle 1 ist dieser Quotient bei verschiedenen Erkrankungen aufgeführt. Gleichzeitig wird dargestellt, bei wieviel Probanden eine Verminderung des Quotienten $\leq 1,0$ festgestellt wurde.

Aus Tabelle 1 wird weiterhin deutlich, daß der Quotient bei anderen ausgewählten Erkrankungen vermindert sein kann. Dies trifft besonders zu bei Patienten mit Mononukleose (EBV- oder CMV-Infektion). Daraus wird deutlich, daß der Quotient T4 : T8-Lymphozyten durch weiterführende Untersuchungen ergänzt werden muß. Wir fanden bei Patienten mit EBV- oder CMV-induzierter Mononukleose eine auffällige Lymphozytose mit Vermehrung sämtlicher Subpopulationen, insbesondere waren $HLADR^+$-reagierende Lymphozyten stark

Tabelle 1. Ausgewählte immunologische Parameter bei Viruskrankheiten und Erkrankungen mit zellulärer Immunschwäche

Erkrankungen	T_4/T_8 (x ± SD)	$T_4/T_8 \leq 1,0$ (n)	CIC (≥ 90 mg/dl) (n)	Neopterin (≥ 11 nmol/l) (n)
AIDS (Risikogruppe)	0,65 ± 0,23	6/ 7	7/ 7	6/ 7
LAS (Risikogruppe)	0,9 ± 0,3	27/39	15/33	31/39
Diarrhoe (Risikogruppe)	1,34 ± 0,19	4/10	2/10	1/10
Gesund (Risikogruppe)	1,6 ± 0,4	1/37	5/37	4/37
Mononukleose (EBV oder CMV)	0,65 ± 0,11	17/20	11/12	20/20
Hepatitis (A, B, NonA/NonB)	1,58 ± 0,52	1/20	8/10	12/20
Lepromatöse Lepra	1,59 ± 0,44	1/12	n.u.	8/12
Gesund (Kontrollgruppe)	1,83 ± 0,46	0/17	0/15	0/17

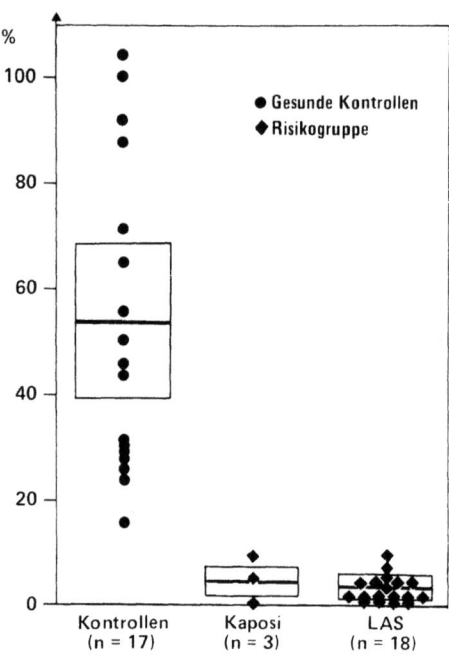

Abb. 1. Interleukin 2-Produktion von mononucleären Zellen nach Stimulation mit PHA über 48 Std. Die Aktivität der Media wurde an PHA/MLC-Blasten gemessen und in Prozent zum Standard angegeben

vermehrt (AIDS 588 pro µl, LAS 585 pro µl, gesunde Probanden der Risikogruppe 569 pro µl, EBV 3 402 pro µl, CMV 2 597 pro µl, Hepatitis 579 pro µl, gesunde Kontrollen 435 pro µl). Die sogenannten NK-Zellen waren bei allen untersuchten Patientengruppen auffällig vermehrt (gesunde Kontrollen 482 pro µl, AIDS 769 pro µl, LAS 726 pro µl, CMV 1 356 pro µl).

Wir untersuchten ferner die durch PEG-präzipitierbaren zirkulierenden Immunkomplexe (CIC) sowie den Serumneopterinspiegel. Bei AIDS und LAS waren beide Parameter signifikant gegenüber heterosexuellen Probanden erhöht ($p < 0,001$). In Tabelle 1 ist die jeweilige Patientenzahl aufgeführt, die den 2-SD-Bereich übersteigt. CIC und Neopterin zeigen bei sämtlichen untersuchten Patientengruppen tendenziell ähnliche Abweichungen. Stark erhöhte CIC- und Neopterinspiegel fanden sich bei Patienten mit AIDS und mit Mononukleose, in geringerem Umfang bei Patienten mit LAS, Hepatitis oder lepromatöser Lepra. Die Analyse der zirkulierenden Immunkomplexe mittels Nephelometrie zeigte eine auffällige Vermehrung von IgM- und IgG-Anteilen. Die Immunglobulinspiegel der Klassen IgM und IgG waren bei diesen Patienten ebenfalls deutlich vermehrt.

Ausgewählte funktionelle Untersuchungen der Zellpopulationen wurden durchgeführt. Gegenüber heterosexuellen Kontrollen zeigten MNC von Patienten mit AIDS oder LAS nach Stimulation mit PHA eine signifikant verminderte Produktion des Lymphokins Interleukin 2 (Abb. 1).

Diskussion

Die Ergebnisse zeigen, daß bei Patienten mit erworbenem Immundefektsyndrom auffällige Veränderungen der immunologischen Parameter zu beobachten sind. Die Konversion des numerischen Verhältnisses, der das Merkmal T4+- und T8+-tragenden Lymphozyten, gilt als diagnostisches Kriterium der erworbenen Immuninsuffizienz [12, 14, 16, 24]. Bei sorgfältiger Analyse anderer Erkrankungen, bei denen eine gestörte zelluläre Immunregulation vorliegt, zeigen sich jedoch ähnliche Verschiebungen [1, 5]. So finden sich bei einer CMV-induzierten Mononukleose auffällige numerische Veränderungen der Lymphozytensubpopulationen, insbesondere der T8+-Lymphozyten [1]. Unsere Ergebnisse bestätigen diese Beobachtungen und lassen weiterhin erkennen, daß durch das Auszählen HLA-DR$^+$-Lymphozyten (aktivierte T-Lymphozyten und B-Lymphozyten) eine immunologische Differenzierung der Krankheitsbilder LAS und CMV anhand des phänotypischen Verteilungsmusters möglich ist.

Zirkulierende Immunkomplexe finden sich auffällig erhöht bei Infektionskrankheiten, aber auch bei malignen Erkrankungen [4, 16]. Die untersuchten Patientenkollektive bestätigen diese Abweichungen. Auffällig erhöht findet sich bei AIDS oder LAS der Gesamtimmunglobulinspiegel, was mit einer auffälligen Aktivierung des B-Zellsystems einhergeht [21]. In die Bestimmung zirkulierender Immunkomplexe geht diese Veränderung der humoralen Infektabwehr mit ein. Im Gegensatz zu malignen Erkrankungen ist der Komplementanteil im CIC vermindert, zugunsten eines erhöhten IgM- oder IgG-Anteils.

Neopterin wurde als biochemischer Marker zur Erfassung zellulärer Immunreaktionen herausgestellt [9, 10, 25]. Es entsteht als intermediäres Stoffwechselprodukt bei der Synthese von Tetrahydrobiopterin, das als Cofaktor für die Synthese von bestimmten Aminosäuren erforderlich ist. Bei Patienten mit AIDS waren im Urin erhöhte Neopterinspiegel aufgefallen [25]. Unsere Untersuchungen bestätigen diesen Befund und stellen klar, daß es sich um einen unspezifischen Marker handelt, da er bei anderen Krankheitszuständen, insbesondere viralen Infektionen aber auch bakteriellen Erkrankungen ebenfalls auffällig vermehrt ist [10, 13].

Während die phänotypische Charakterisierung zirkulierender Lymphozyten sowie unspezifische immunologische Marker lediglich ein Mosaik darstellen, das für die Diagnose eines erworbenen Immundefektes relevant sein kann, können funktionelle Untersuchungen darüber hinaus einen Einblick in die gestörte zelluläre Immunregulation geben. Die für diese Untersuchungen erforderlichen biologischen Testsysteme haben den Nachteil einer großen Variabilität bei großem Aufwand. Funktionelle Störungen betreffen die zellgebundenen, natürlichen Abwehrmechanismen, insbesondere die der NK-Zellen und der Makrophagen. Unsere Untersuchungen bestätigen Beobachtungen anderer Autoren [7, 15, 23], daß bei Patienten mit AIDS eine verminderte In vitro-Produktion bei Interleukin 2 zu beobachten ist. Es ist jedoch weiteren experimentellen Untersuchungen vorbehalten, inwieweit die verminderte Produktion von Interleukin 2 oder das verminderte Ansprechen von Interleukin 2-sensitiver Leukozyten die wesentliche Rolle spielt.

Danksagung. Für die freundliche Überlassung von monoklonalen Antikörpern T411, T151, T811 danken wir den Herrn Prof. Riethmüller und Rieber ganz besonders.

Literatur

1. Carney WP, Rubin RH, Hoffman RA, Hansen WP, Healey K, Hirsch MS (1981) Analysis of T lymphocyte subsets in cytomegalovirus mononucleosis. J Immunol 126: 2114 − 2. Center for Disease Control (1982) Update on acquired immune deficiency syndrome (AIDS) − United States Morbid Mortal Weekly Rep 31: 507 − 3. Destefano E, Friedman RM, Friedman-Kien AE et al. (1982) Acid-labile human leucocyte interferon in homosexual men with kaposis sarcoma and lymphadeno-pathy. J Infect Dis 146: 451 − 4. Euler HH, Kern P, Löffler H, Dietrich M (1984) Precipitable immune complexes in healthy homosexual men, acquired immune deficiency syndrome and the related lymphadenopathy syndrome. Clin Exp Immunol − 5. Fahey JL, Prince H, Weaver M, Groopman J, Visscher B, Schwartz K, Detels R (1984) Quantitative changes in T helper or T suppressor/cytotoxic lymphocyte subsets that distinguish acquired immune deficiency syndrome from other immune subset disorders. Am J Med 76: 95 − 6. Fauci AJ (1983) The acquired immune deficiency syndrome. The everbroadening spectrum. JAMA 249: 2375 − 7. Hauser GJ, Tamar Bino, Rosenberg H, Vera Zakuth, Geller E, Spirer Z (1984) Interleukin-2-production and response to exogenous interleukin-2 in a patient with the acquired immune deficiency syndrome (AIDS). Clin Exp Immunol 56: 14−17 − 8. Hersh EM, Reuben JM, Rios A, Mansell PWA, Newell GR, McClure JE, Goldstein AL (1983) Elevated serum thymosin γ levels associated with evidence of immune dysregulation in male homosexuals with a history of infectious diseases or kaposi sarcoma. N Engl J Med 308: 45 − 9. Huber C, Fuchs D, Hausen A,

Margreiter R, Reibnegger G, Spielberger M, Wachter H (1983) Pteridines as a new marker to detect human T cells activated by allogeneic or modified self major histocompatibility complex (MHC) determinants. J Immunol 130: 1047 – 10. Huber C, Fuchs D, Niederwieser D, Hausen A, Reibnegger G, Nilsson K, Wachter H (1984) Neopterin, ein neuer biochemischer Marker zur klinischen Erfassung zellulärer Immunreaktionen. Klin Wochenschr 62: 103 – 11. Gottlieb MS, Schroff R, Schanker HM, Weisman JD, Fan PT, Wolf RA, Saxon A (1981) Pneumocystis carinii pneumonia and mucosal candidiasis in previously healthy homosexual men. N Engl J Med 305: 1425 – 12. Kalden JR, Burmester GR, Manger B, Loester CH, Bienzle U (1983) Immunologische Befunde bei homosexuellen Männern mit generalisierter Lymphadenopathie. Prodromalstadium des „Acquired Immunodeficiency syndroms"? Klin Wochenschr 61: 1067–1073 – 13. Kern P, Rokos H, Dietrich M (1984) Raised serum neopterin levels and imbalances of T-lymphocyte subsets in viral diseases, acquired immune deficiency and related lymphadenopathy syndrome. Biomed Pharmacother – 14. Kornfeld H, Stouwe RAV, Lange M, Reddy MM, Grieco MH (1982) T-lymphocyte subpopulations in homosexual men. N Engl J Med 307: 729 – 15. Paganelli R, Aiuti F, Beverley PCL, Levinsky RJ (1983) Impaired production of interleukins in patients with cell-mediated immuno-deficiencies. Clin Exp Immunol 51: 338 – 16. Pinching AJ (1984) The acquired immune deficiency syndrome. Clin Exp Immunol 56: 1–13 – 17. Rieber P, Lohmeyer J, Schendel DJ, Riethmüller G (1981) Human T cell differentiation antigens characterizing a cytotoxic/suppressor T cell subset. Hybridoma 1: 59 – 18. Rokos K, Rokos H, Frisius H (1982) Pteridines as tumour markers? Attempt of evaluation by HPLC and a radioimmunoassay for neopterin. In: Wachter H, Curtius HC, Pfleiderer W (eds) Biochemical and clinical aspects of pteridines. Walter de Gruyter, Berlin, pp 117–130 – 19. Rokos H, Rokos K (1983) A radioimmunoassay for determination of D-erythroneopterin. In: Blair JA (ed) Chemistry and biology of pteridines. Walter de Gruyter, Berlin, pp 815–819 – 20. Schooley RT, Hirsch MS, Colvin RB, Cosimi AB, Tolkoff-Rubin NE, McCluskey RT, Burton RC, Russell PS, Herrin JT, Delmonico FL, Giorgi JV, Henle W, Rubin RH (1983) Association of herpes virus infections with T lymphocyte subset alterations, glomerulopathy, and opportunistic infections after renal transplantation. N Engl J Med 308: 307–313 – 21. Sonnabend J, Witkin SS, Purtilo DT (1983) Acquired immunodeficiency syndrome, opportunistic infections and malignancies in male homosecuals. JAMA 249: 2370 – 22. Thiele H-G (1983) Erworbene Immundefizienz (AIDS) Immun Infekt 11: 177–180 – 23. Talal N (1983) A clinician's and a scientist's look at acquired immune deficiency syndrome (AIDS). A validation of immunology's foundation. Immunology Today 4: 182 – 24. Vogt M, Bettex J-D, Lüthy R (1983) Erworbenes Immundefektsyndrom (AIDS). Dtsch Med Wochenschr 108: 1927–1933 – 25. Wachter H, Fuchs D, Hausen A, Huber C, Knosp O, Reibenegger G, Spira TJ (1983) Elevated urinary neopterin levels in patients with the acquired immunodeficiency syndrome (AIDS). Z Physiol Chem 364: 1345

Kochen, M. M.[1], Piechowiak, H.[1], Abb, J.[2], Deinhardt, F.[2] ([1] Med. Poliklinik und [2] Max-von-Pettenkofer-Institut der Universität München)

Epidemiologische und immunologische Untersuchungen bei homosexuellen Männern mit erworbenem Immundefektsyndrom (AIDS) oder ungeklärter Lymphadenopathie

Das 1981 erstmals in den USA beschriebene, erworbene Immundefektsyndrom (AIDS), zeichnet sich durch das vermehrte Auftreten von opportunistischen Infektionen (insbesondere Pneumocystis carinii-Pneumonie) und/oder eines bislang ungewöhnlichen Pigmenttumors, des Kaposi-Sarkoms aus. Betroffen sind hauptsächlich homosexuelle Männer, aber auch Benutzer intravenöser Drogen und Hämophile.

In einer klinisch-epidemiologischen Studie verglichen wir anamnestische Daten und immunologische, hämatologische sowie serologische Parameter von 20 homosexuellen Männern zwischen 21 und 51 Jahren: zwei Patienten mit AIDS (histologisch gesichertes Kaposi-Sarkom bzw. opportunistische Infektionen), zwölf Patienten mit ungeklärter Lymphadenopathie (LA; Lymphknotenvergrößerungen über 1 cm an mindestens zwei Stellen außerhalb der Inguinalregion) und sechs Personen ohne klinische Auffälligkeiten (NP).

Die vorgeschichte der LA-Patienten unterschied sich von derjenigen der NP-Kontroll-personen durch häufigere Aufenthalte in dern USA und der Karibik (7/12 vs 0/6); keine Differenzen ergaben sich bezüglich der Anzahl der Geschlechtspartner in den letzten 24 Monaten, der Häufigkeit von venerischen (insbesondere Lues und Gonorrhoe) und viralen (EBV und Zytomegalie) Infektionen oder der Benutzung von sexuell stimulierenden Drogen. Beim Vergleich der Laborparameter zeigte die LA-Gruppe gegenüber der NP-Gruppe höhere Gammaglobulinwerte, häufigeres Auftreten von Hepatitis-A-Antikörpern (7/12 vs 1/6), sowie ein reduziertes Verhältnis von T-Helfer- zu T-Suppressorzellen (OKT 4/8). Diese Unterschiede kamen vornehmlich durch pathologische Werte von fünf LA-Patienten zustande, die sich hinsichtlich Intensität und Dauer der Symptomatik (Fieber, Nachtschweiß, respiratorische Infekte, Durchfallneigung) deutlich von dem Rest der LA-Gruppe unter-schieden. Vier dieser Patienten waren in den vergangenen Jahren selbst in den USA oder der Karibik gewesen.

Wurden die Werte dieser Patienten denen der AIDS-Kranken gegenübergestellt, so ergaben sich bei allen untersuchten Merkmalen nur relativ geringe Unterschiede. Die deutlichsten immunologischen Auffälligkeiten sowohl der AIDS- als auch dieser fünf LA-Patienten gegenüber allen anderen untersuchten Männern (und auch gegenüber zwölf heterosexuellen Kontrollpersonen) zeigten sich bei den Parametern OKT 4/8, mitogener Lymphozytenstimulation mit Pokeweed-Mitogen (PWM-Response) sowie Serum-Interfe-ron-Alpha-Spiegel (Tabelle 1). Bei den Routinelaborparametern fand sich in sechs von sieben Fällen eine deutliche Vermehrung der Gammaglobuline.

Tabelle 1. Ausgewählte Immunparameter bei 20 homosexuellen Männern

Patient	Diagnose	OKT 4/8-Ratio	PWM-Response (cpm)	Serum-IF-a (U/ml)
FB	AIDS	0,1 (0,05)*	283 (650)*	80 (pos.)*
HK	AIDS	0,4 (0,4)	2 528 (5 033)	20 (pos.)
SD	LA (PreAIDS)	0,6	5 377	20
AP	LA (PreAIDS)	0,7 (0,1)	2 079 (2 837)	10 (pos.)
GB	LA (PreAIDS)	0,4	4 759	20
EH	LA (PreAIDS)	0,7	2 163	5
MG**	LA (PreAIDS)	1,4 (0,9)	15 913 (11 777)	5 (neg.)
HB	LA	2,4	–	–
DK	LA	1,1	30 738 (37 462)	5 (neg.)
GD	LA	1,4 (1,4)	21 246	5 (neg.)
EP	LA	1,4 (1,4)	24 772 (21 223)	5 (neg.)
RR	LA	–	–	–
MB	LA	–	–	–
FJH	LA	1,3	12 143	5
SN	NP	1,8 (2,3)	13 739 (25 413)	5 (neg.)
ED	NP	1,4 (1,3)	22 582 (24 646)	5 (neg.)
LB	NP	2,3 (2,2)	23 325 (43 257)	5 (neg.)
FST	NP	1,5 (2,2)	15 442 (21 595)	5 (neg.)
JW	NP	–	–	–
RG	NP	1,1	–	5
Heterosexuelle Kontrollpersonen (n=12)		1,8 ±	47 346 24 023	5

PWM	= Pokeweed-Mitogen
IF	= Interferon
*	= Kontrollwert nach mindestens 6 Monaten
**	= AIDS-Sexualpartner

Elf der 20 Personen (AIDS-2, LA-5, NP-4) konnten mindestens 6 Monate nach der ersten klinischen Vorstellung erneut untersucht werden. Dabei zeigte sich eine deutliche Verschlechterung der OKT 4/8-Ratio und der PWM-Response bei zwei LA-Patienten, wobei der eine der Sexualpartner eines AIDS-Kranken ist (Tabelle 1). Dieser Mann war während der gesamten Beobachtungszeit symptomatisch, hatte aber initial normale Immunparameter. Die Kontrollwerte der übrigen Patienten zeigten keine signifikanten Veränderungen.

Die Ergebnisse lassen bei aller Vorsicht aufgrund der geringen Fallzahlen die Existenz eines AIDS-Vorstadiums vermuten, das vor allem durch Infekte des Respirationstraktes und des Gastrointestinums sowie die beschriebenen Untersuchungsmerkmale charakterisiert sein könnte. In Übereinstimmung mit den Untersuchungen von Bergman et al. finden wir deutlich pathologische OKT 4/8-Verhältnisse bei einer über die Lymphadenopathie hinausgehenden Symptomatik. Damit können wir zugleich nicht ganz die Ergebnisse von Kalden et al., die nicht nur bei allen symptomatischen Lymphadenopathiepatienten, sondern auch bei den meisten asymptomatischen LA-Patienten bereits deutlich verminderte OKT 4/8-Werte gefunden haben.

Zur Abklärung der Bedeutung der (bloßen) Lymphadenopathie für die Genese des AIDS wird angeregt, entsprechende immunologische Untersuchungen auch an heterosexuellen Lymphadenopathiepatienten (z. B. rez. Stomatitiden, chronische Hautkrankheiten) durchzuführen. Die hohe „Drop out"-Rate wird kritisch kommentiert.

Literatur

Bergmann L, Mitrou PS, Helm EB, Scharrer I (1983) T-Zellsubpopulationen bei männlichen Homosexuellen und Patienten mit Hämophilie und von-Willebrand-Syndrom. Münch Med Wochenschr 125: 1124–1128 – Kalden JR, Burmester GR, Manger B, Coester CH, Bienzle U (1983) Immunologische Befunde bei homosexuellen Männern mit generalisierter Lymphadenopathie. Prodromalstadium des AIDS? Klin Wochenschr 61: 1067–1073

Riess, H., Eckstein, R., Oertel, H., Paumgarner, G. (Med. Klinik III und Med. Klinik II, Klinikum Großhadern der Universität München)
Intestinale Kryptosporidiose bei einer arabischen Patientin mit erworbenem Immundefektsyndrom

1. Einleitung

Das erworbene Immundefektsyndrom (AIDS) ist gekennzeichnet durch das Auftreten von opportunistischen Infektionen und/oder des Kaposi-Sarkoms als Ausdruck einer gestörten Immunfunktion. Es wird gehäuft bei männlichen Homosexuellen, Drogenabhängigen und Hämophilen sowie Bewohnern von Haiti und Zentralafrika beobachtet. Ursächlich scheint dabei ein bisher nicht näher charakterisiertes „infektiöses Agens" zu sein [1, 3–5].

2. Fallbericht

Wir berichten von einer 31jährigen arabischen Patientin mit heterogenem Glukose-6-Phosphatdehydrogenasemangel, die bis Anfang 1982 gesund gewesen war. Im Anschluß an eine Sectio caesarea bei 9. Schwangerschaft erfolgten zwei Relaparatomien wegen Abszedierungen im Operationsbereich. In diesem Zusammenhang wurden 24 Einheiten Blut transfundiert. Nach kurzzeitigem Wohlbefinden erkrankte die Patientin an einer wäßrigen Diarrhoe mit Fieber, die schließlich zu sekundärer Kachexie führte. Ursächlich fand sich eine

	Patientin	Referenz
Leukozyten	3 000/mm^3	6 000/mm^3
Granulozyten	2 600/mm^3	3 200/mm^3
Lymphozyten	400/mm^3	2 700/mm^3
T-Lymphozyten (OKT 3)	152/mm^3	1 880 mm^3
Helfer T-Lymphozyten (OKT 4)	2%	30%
Suppressor T-Lymphozyten (OKT 8)	40%	20%
Ratio T4/T8	0,05	2,14

Tabelle 1. Immunhämatologische Befunde

vom Duodenum bis ins Sigma reichende Infektion mit Kryptosporidien, die letztlich den Tod der Patientin verursachte. Rezidivierende Septikämien mit Pseudomonas aeruginosa und Staphylococcus albus sowie eine ausgedehnte Candidiasis und intestinale Infektionen mit Giardia lamblia, Clostridium difficile und Shigella flexneri komplizierten den Verlauf.

3. Immunhämatologische Befunde

Bei Aufnahme der Patientin waren die Gammaglobuline bei normalem Gesamteiweiß im Serum polyklonal auf 25 rel.% erhöht. Die quantitative Bestimmung der Immunglobuline erbrachte für IgG mit 20,7 g/l leicht erhöhte Werte; IgA (2,95 g/l), IgM (0,65 g/l) und IgE (45 U/ml) waren normal. Hinweise auf ein autoimmunologisches Geschehen konnten nicht gefunden werden: antinukleäre und antimitochondriale Antikörper, direkter und indirekter Coombs-Test sowie die Rheumafaktoren waren negativ.

Als Ausdruck einer gestörten zellulären Immunität fand sich ein anerger Intrakutantest mit Tetanus-, Diphterie-, Streptokokken-, Proteus-, Candida-, Trichophyton- und Tuberkuloseantigenen.

Im peripheren Blut imponierte eine Leukopenie von 3 000/mm^3 (Tabelle 1). Dabei zeigten die quantitativ noch normalen Granulozyten der Patientin in vitro ein regelrechtes Phagozytoseverhalten (Candida-stimulierter NBT-Test, Bakterienabtötungskinetik). Der Leukopenie lag eine ausgeprägte Lymphopenie (Tabelle 1) zugrunde, wobei der Helfer-T-Lymphozytenanteil (OKT 4) stark vermindert war. Bei relativ vermehrten Suppressorzellen (OKT 8) resultierte eine hochpathologische Verminderung des T4/T8-Verhältnisses der T-Lymphozyten (OKT 3) bei unserer Patientin auf 0,05.

In vitro fand sich eine verminderte Proliferation der B- und T-Lymphozyten nach Stimulation mit verschiedenen Mitogenen und Antigenen.

Die Suppressorzellaktivität war in der gemischten Lymphozytenkultur (MLC) herabgesetzt, im Pokeweed-Mitogen- und im Protein A-System deutlich vermindert. Interessanterweise war die Helferzellproliferation im Phythämaglutininsystem normal.

4. Diskussion

Aufgrund der dargestellten Befunde lag bei der Patientin ein erworbenes Immundefektsyndrom vor. Die opportunistische Infektion mit Kryptosporidien sowie die rezidivierenden Infektionen sind das klinische Korrelat einer Immunfunktionsstörung und Voraussetzung zur Diagnosestellung [3, 4]. Dabei stellt die Patientin ein Beispiel für die gehäufte Assoziation zwischen Kryptosporidiose und Lambliasis [6] dar.

Die immunologischen Befunde belegen die schwerwiegende Immundefizienz bei der Patientin. Dabei ist die hochgradige Verminderung der absoluten Helfer-T-Lymphozyten möglicherweise bedeutsamer als das deutlich herabgesetzte T4/T8-Verhältnis [3]. Die immunfunktionellen Befunde belegen eine verminderte T-Lymphozytenfunktion sowohl bei unspezifischer Stimulation mit verschiedenen Mitogenen als auch eine herabgesetzte Proliferationsantwort auf spezifische Antigene oder die Alloantigenen in der MLC. Die Befunde sind vereinbar mit einer weitgehenden Unterdrückung der Resthelferzellproliferation durch die relativ vermehrten Suppressorzellen. Dies sollte eine schwere Beeinträchtigung der spezifischen Immunabwehr zur Folge haben.

Die von uns vorgestellte Patientin gehört keiner der einleitend erwähnten Risikogruppen für das erworbene Immundefektsyndrom an und muß daher den sporadischen Fällen zugeordnet werden, die in der Literatur mit etwa 5% angegeben werden [3]. Es mehren sich allerdings die Hinweise, daß durch Blutübertragungen ein AIDS-verursachendes Agens transfundiert werden kann [2]. Unser Versuch nähere Auskunft über die Konserven und Spender der in den Vereinigten Arabischen Emiraten durchgeführten Transfusionen zu erhalten, war leider erfolglos. Die ätiologische Bedeutung der Bluttransfusionen für die Entstehung des erworbenen Immundefektsyndroms bei der Patientin kann daher nur gemutmaßt werden.

Literatur

1. Clumeck N, Sonnet U, Taelman H, Mascart-Lemone F, De Bruyere M, Vandeperre P, Dasnoy J, Marcelis L, Lamy M, Jonas C, Eyckmans L, Noel H, Vanhaeverbeek M, Butzler JP (1984) Acquired immundeficiency syndrome in African patients. N Engl J Med 310: 492–497 – 2. Curran J, Barker L (1984) The acquired immunodeficiency syndrome associated with transfusions: The evolving perspective. Ann Intern Med 100: 298–300 – 3. Fauci A, Macher A, Longo D, Lane C, Rook A, Masur H, Gelmann E (1984) Acquired immunodeficiency syndrome: Epidemiologic, clinical, immunologic, and therapeutic considerations. Ann Intern Med 100: 92–106 – 4. Gottlieb M, Groopman J, Weinstein W, Fahey J, Detels R (1984) The acquired immunodeficiency syndrome. Ann Intern Med 99: 208–220 – 5. Landesman S, Viera J (1983) Acquired immune deficiency syndrome (AIDS). Arch Intern Med 143: 2307–2309 – 6. Wolfson J, Hopkins C, Weber D, Richter J, Waldron M, McCarthy D (1984) An association between Cryptosporidium and Giardia in stool. N Engl J Med 310: 788

Nerger, K., Rust, M., Schmidts, H.-L., Helm, B., Staszewski, S., Kronenberger, H., Meier-Sydow, J., Tuengerthal, S., Bergmann, L. (Zentrum der Inneren Medizin, Zentrum der Radiologie und Zentrum der Pathologie der Universitätsklinik Frankfurt/Main)

Pneumocystis carinii-Pneumonie (PcP) bei AIDS-Syndrom.
Bessere Überlebenschance bei frühzeitiger Diagnostik und Therapie

Epidemiologie

Pneumocystis carinii gilt als Protozoon und wurde erstmals in den Jahren des 2. Weltkrieges als Erreger der plasmazellulären Pneumonie bei unterernährten Kleinkindern und Neugeborenen vorwiegend in Heimen beobachtet. Die Erkrankung zeichnet sich durch eine typische plasmazelluläre interstitielle Infiltration des Lungengewebes aus. Später wurden immer wieder sporadisch auftretende Fälle von interstitieller Pneumonie durch Pneumocystis carinii bei erwachsenen immunabwehrgeschwächten oder immunsupprimierten Patienten (z. B. auch Nierentransplantierten) beschrieben. Seit einigen Jahren ist die PcP wegen ihrer hohen Letalität eine der gefürchtetsten Komplikationen des sog. AIDS-Syndroms. Die normalen Färbungen zeigen eine unspezifische interstitielle Pneumonie mit rundzelliger Infiltration der Alveolarwände und teilweise schaumartigem Alveoleninhalt. Nur in Spezialfärbungen, wie z. B. der Versilberungstechnik nach Grocott, lassen sich die Erreger in den Alveolen und teilweise auch im Interstitium nachweisen.

In Frankfurt überschauen wir sechs Patienten mit AIDS-Syndrom, die an einer PcP erkrankten. Es handelt sich sämtlich um männliche, homosexuell aktive, mit zahlreichen Sexualpartnern verkehrende Patienten, die alle auch zu Amerikanern Kontakt hatten. Bezeichnenderweise bestanden jedoch keine direkten sexuellen Beziehungen untereinander. Das Alter lag zwischen 24–49 Jahren. Fünf Patienten kamen im Zustand der akuten interstitiellen Pneumonie zu uns, ein Patient wurde vorher schon bei uns wegen einer Peritoneallymphknotentuberkulose behandelt, wobei in diesem Rahmen das AIDS-Syndrom bereits diagnostiziert war.

Das AIDS-Syndrom konnte bei allen Patienten anhand der absoluten Lymphozytenzahlen unter 1 000/mm^3 bei teils normalen Leukozytenzahlen und bei fünf Patienten anhand der Verminderung der T-Helferzellen diagnostiziert werden. Ein Patient starb vor der Durchführung der Lymphozytentypisierung. Kennzeichnend für den T-Helferzellmangel ist ein starker Abfall der OKT 4-Zellen mit deutlich erniedrigtem OKT 4/OKT 8-Quotienten, der bei unseren Patienten in einem Fall bei 0,38 und in den restlichen Fällen unter 0,1 lag (Normwert: über 1).

Für das AIDS charakteristische Vorerkrankungen im Sinne von Dermatosen, Kolitiden, fieberhaften Infekten, körperlichem Verfall, in einem Fall sogar eine Peritonealtuberkulose bestanden bei fünf Patienten seit 2–24 Monaten. Die Dauer der pulmonalen Symptomatik betrug bei einem Patienten 35 Tage, bei einem 14 Tage und bei den restlichen maximal 10 Tage. In allen Fällen bestanden Dyspnoe, trockener Husten und Fieber bis 40° C. Auskultatorisch fand sich bei einem Patienten kein auffälliger Befund, bei einem Patienten bestand anfangs nur ein verschärftes Atemgeräusch, bei den restlichen Patienten war deutliches feines Knisterrasseln, nach basal zunehmend, nachweisbar, wie wir es zum Beispiel auch als Fibroserasseln kennen.

Radiologisch zeigte ein Patient nur ein umschriebenes fleckförmiges Infiltrat im rechten Unterfeld. Die anderen Patienten zeigten mehr oder weniger stark ausgeprägte feinfleck-förmige Infiltrate in beiden Lungenflügeln, nach basal an Intensität zunehmend. Teilweise trat eine netzförmige Zeichnung hinzu, teilweise fanden sich auch konfluierende Infiltrate. Bis auf einen Patienten waren alle wegen des Verdachtes auf eine primär atypische Pneumonie mit Doxyzyklin vorbehandelt worden ohne den entsprechenden Erfolg. Ein Patient hatte unter der Vorstellung einer floriden idiopathischen Lungenfibrose auch Prednison erhalten. Dieser Verdacht war aufgrund der Rundzellinfiltrate in den Alveolarsepten bei bereits eingesetzter Bindegewebsvermehrung gestützt worden, wobei eine Grocott-Färbung anfangs nicht erfolgt war. Bei diesem Patienten wurde die Diagnose aufgrund einer später durchgeführten Grocott-Färbung des Lungengewebes sekundär gestellt. Die schließlich eingeleitete spezifische Therapie mit 7,68 g Cotrimoxazol konnte den deletären Verlauf nicht verhindern. Bei respiratorischer Insuffizienz mit pO$_2$-Werten um 40 mm Hg wurde eine Beatmung durchgeführt. Trotz mehrwöchiger Intensivtherapie verstarb der Patient schließlich in der respiratorischen Insuffizienz.

Ein Patient wurde aus einem auswärtigen Krankenhaus in der respiratorischen Insuffizienz mit pO$_2$-Werten um 40 mm Hg übernommen und aufgrund der schlechten Situation ebenfalls beatmet.

Unter der Beatmung trat ein Pneumothorax auf, der die Atemsituation noch verschlech-terte. Trotz hoher Cotrimoxazoldosen von ebenfalls 7,68 g/Tag starb der Patient am 4. Behandlungstag. Bei beiden Patienten konnten bei der Sektion noch Pneumocystis carinii-Erreger im Lungengewebe nachgewiesen werden.

Bei einem weiteren Patienten trat die Pneumocystis carinii-Pneumonie im 3. Behand-lungsmonat unter tuberkulostatischer Therapie bei Peritoneallymphknotentuberkulose als zusätzliche Komplikation hinzu. Bei pO$_2$-Werten zwischen 40–50 mm Hg wurde eine frühzeitige Beatmung begonnen. Unter der Therapie mit 7,68 g Cotrimoxazol und 2,4 g Pentamidine/Tag kam es innerhalb von 14 Tagen zu einer Rückbildung der Lungeninfiltrate. In dieser Zeit traten jedoch Superinfektionen mit gramnegativen Erregern im Tracheobronchialbereich und im Bereich schnell auftretender Dekubitalulzera auf. Der Patient starb nach 3 Monaten Intensivtherapie. Bei der Sektion war die Lunge frei von Pneumocystis carinii. Bei diesem Patienten fand sich im Gehirn noch ein Zytomegalievirusbefall.

Beim vierten Patienten konnte eine lokale Infektion im rechten Unterlappen durch eine Cotrimoxazoltherapie recht schnell beherrscht werden. Dieser Patient starb 9 Monate später an einem rezidivierenden generalisierten Herpes zoster mit Befall der Hirnnerven und des ZNS. Die anfänglich nachgewiesenen Pneumozystiserreger waren bei der Sektion nicht mehr nachweisbar.

Die zwei letzten Patienten wurden ebenfalls in schwerkrankem Zustand mit Ruhedyspnoe und pO_2-Werten um 40 mm Hg aufgenommen. Die Therapie mit 7,68 g Cotrimoxazol/Tag und zusätzlich 2,4 g Rifampicin/Tag wurde jeweils am Aufnahmetag begonnen, ansonsten erfolgte eine konservative Therapie mit hohen Sauerstoffgaben von 10 und mehr Litern pro Minute per Maske bzw. Nasensonde. Die pO_2-Werte unter Sauerstoffgabe lagen anfangs zwischen 50–60 mm Hg. Zur Reduzierung des Sauerstoffbedarfes wurde das Fieber mit Parazetamol gesenkt. 1 Woche dauerte es jeweils bis zum Ansprechen der Therapie. Ab der 2. Behandlungswoche besserte sich die Dyspnoe deutlich, die Gabe von Sauerstoff konnte schrittweise reduziert werden, und auch radiologisch kam es zu einer Rückbildung der fleckförmigen Infiltrate. Nach 3 Wochen konnte die Therapie auf eine Cotrimoxazolerhaltungsdosis von 1,42 g/Tag reduziert werden. Wegen einer noch bestehenden diskreten netzförmigen Zeichnungsvermehrung wurde einer dieser Patienten 3 Wochen nach Therapiebeginn nachbronchoskopiert mit transbronchialer Lungenbiopsie. Es fand sich histologisch noch eine Verbreiterung und leichte rundzellige Infiltration der Interalveolarsepten. Erreger konnten jedoch keine mehr nachgewiesen werden. Beide Patienten leben zur Zeit noch und gehen ihrem Beruf nach. Die Überlebenszeiten betragen zur Zeit 12 bzw. 4 Monate.

Schlußfolgerungen

A) An der eigentlichen PcP sind nur die beiden Patienten verstorben, bei denen die Zeit vom Beginn der pulmonalen Symptomatik bis zum Einsetzen der Behandlung 14 bzw. 35 Tage gedauert hat. Bei Therapiebeginn bis zu 10 Tagen nach Krankheitsbeginn sind die Erfolgsaussichten der Behandlung gut. Eine rasche Diagnostik beinhaltet insbesondere, daß man an diese Erkrankung und das Grundleiden AIDS denkt. In allen Fällen sollte ein Erregernachweis angestrebt werden, da differentialdiagnostisch andere Erkrankungen ausgeschlossen werden müssen, die einer ggf. anderen spezifischen Therapie bedürfen.
B) Eine rasche und gezielte Therapie muß erfolgen, notfalls vor dem eigentlichen Erregernachweis. Auch 1 oder 2 Tage nach Einsetzen der Therapie ist ein Erregernachweis mit Sicherheit noch möglich. Bei uns hat sich insbesondere das Cotrimoxazol in einer Dosierung von 7,68 g/Tag (das vierfache der Normaldosis!) bewährt. Die hochdosierte zusätzliche Gabe von Rifampicin wird in der Literatur unterschiedlich bewertet, unsere zwei letzten Patienten haben eine Dosis von 2,4 g/Tag gut vertragen und die Erkrankung überlebt. In USA wird Pentamidine favorisiert, wir haben es wegen einer höheren Nebenwirkungsrate nur einmal in Kombination mit Cotrimoxazol eingesetzt.
C) Die respiratorische Insuffizienz konnte bei zwei Patienten gut mit hochdosierter Sauerstoffgabe und Senkung des O_2-Bedarfes durch Temperatursenkung gelindert werden. Die vorher lungengesunden Patienten haben die ca. 1 Woche lang anhaltende Hypoxämie relativ gut toleriert. Die bei uns anfangs propagierte und durchgeführte frühzeitige Beatmung zog praktisch nur Komplikationen nach sich und wird jetzt tunlichst bei diesem Patientengut vermieden.

Rust, M., Schneider, M., Nerger, K., Helm, E., Kronenberger, H., Meier-Sydow, J. (Abt. für Pneumologie und Arbeitsgruppe für Infektionserkrankungen des Zentrums der Inneren Medizin und Abt. III des Senckenbergischen Zentrums der Pathologie des Klinikums der Johann-Wolfgang-Goethe-Universität, Frankfurt/Main)

Diagnostische Bedeutung von bronchoalveolärer Lavage, Bürstenzytologie und transbronchialer Lungenbiopsie bei Patienten mit erworbenem Immundefektsyndrom (AIDS) und Pneumocystis carinii-Pneumonie

1. Einleitung

Patienten mit einem erworbenen Immundefektsyndrom (AIDS) haben ein hohes Risiko an einer Pneumocystis carinii-Pneumonie zu erkranken [2, 9], die unbehandelt mit einem hohen Mortalitätsrisiko verbunden ist. Wie wir in einem kasuistischen Beitrag [6] gezeigt haben, sinkt diese Mortalität beträchtlich, wenn *frühzeitig* die zutreffende Diagnose gestellt wird und rechtzeitig mit einer gezielten Therapie begonnen wird. In diesem Beitrag soll untersucht werden, welche bronchologischen Verfahren geeignet sind, um eine Pneumocystis carinii-Pneumonie bei einem Patienten mit AIDS zu sichern.

2. Methoden

2.1. Patientengut

Wir untersuchten acht homosexuelle Männer mit AIDS („full blown case"), die über Husten klagten, Fieber hatten und bei denen röntgenologisch der Verdacht auf eine Pneumocystis carinii-Pneumonie bestand. Das Alter und die Ergebnisse der Bestimmung der Lymphozytensubpopulationen im peripheren Blut sind in Tabelle 1 zusammengestellt.

2.2. Bioptische Sicherung der Pneumocystis carinii-Pneumonie

Bei einem Patienten führten wir eine transthorakale Lungenpunktion mit einer Spreiznadel in Lokalanaesthesie durch. Bei sieben Patienten erfolgte eine transbronchiale Lungenbiopsie während einer Fiberglasbronchoskopie in Lokalanästhesie. Die Biopsie wurde mit einer sog. „Krokodilzange" (Fa. Olympus, Hamburg) durchgeführt, nachdem die Position der Biopsiezange unter Durchleuchtung kontrolliert worden war.

2.3. Zytologische Methoden

Bei allen Patienten wurde natives Bronchialsekret durch das Fiberglasbronchoskop abgesaugt, nachdem eine kleine Menge physiologischer Kochsalzlösung (ca. 10 ml) instilliert worden war. Weiter wurde Sekret mit Hilfe einer Zytologiebürste aus der Peripherie eines

Tabelle 1. Alter und Ergebnisse der Bestimmung der Lymphozytensubpopulationen im peripheren Blut der untersuchten Patienten

	Median	Spannweite
Alter (Jahre)	38,5	24– 49
Lymphozyten (1/µl)	458,5	62–810
OKT 4-positive Zellen (1/8µl)	5,0	0– 16
OKT 8-positive Zellen (1/µl)	275,0	37–472
Relation (OKT 4/OKT 8)	0,04	0– 0,38

Bronchus entnommen und auf einem Objektträger ausgestrichen. Schließlich wurde bei allen Patienten eine bronchoalveoläre Lavage durchgeführt. Sie erfolgte mit insgesamt 300 ml physiologische Kochsalzlösung, die in 50 ml-Portionen instilliert wurden. Das gewonnene Material wurde in der von Reynolds et al. [8] angegebenen Weise aufgearbeitet. In einer Zytozentrifuge wurden Präparate angefertigt, auf denen alle Zellen innerhalb einer kleinen Region des Objektträgers konzentriert waren.

2.4. Färberischer Nachweis von Pneumocystis carinii

Die Biopsien wurden mit Hämatoxylin und Eosin, die Präparate des nativen Bronchialsekretes und der Bürstenausstriche nach Papanicolau und die Präparate der bronchoalveolären Lavage nach May-Grünwald gefärbt. Außerdem erfolgte von jedem Präparat eine Färbung nach Grocott.

3. Ergebnisse

Die Diagnose einer Pneumocystis carinii-Pneumonie wurde als gesichert angesehen, wenn zumindest in einem der untersuchten Präparate eines Patienten Pneumocystis carinii in der Grocott-Färbung nachgewiesen wurde. Bei sechs der acht Patienten wurde auf diese Weise die Diagnose gestellt. Bei den übrigen beiden Patienten zeigte auch der weitere klinische Verlauf ohne gezielte Therapie, daß keine Pneumocystis carinii-Pneumonie vorlag.

In Tabelle 2 sind Ergebnisse der einzelnen bronchologischen Untersuchungsverfahren zusammengestellt. Bioptisch wurde die Diagnose bei fünf der sechs Patienten gestellt, dabei erbrachte die transbronchiale Lungenbiopsie bei vier von fünf untersuchten Patienten ein positives Ergebnis, die transthorakale Lungenpunktion erfolgte bei einem Patienten und konnte bei ihm den Keim nachweisen. Das native Bronchialsekret wurde bei sechs Patienten untersucht, in keinem Fall konnte der Keim nachgewiesen werden. Bürstenabstriche wurden bei sechs Patienten entnommen, einmal wurde Pneumocystis carinii nachgewiesen. Die bronchoalveoläre Lavage erfolgte bei fünf der sechs Patienten und konnte jedesmal Pneumocystis carinii nachweisen.

Bei einem Patienten (Pat. 3), der bereits vor der Untersuchung volumengesteuert beatmet werden mußte, trat einige Stunden nach der Fiberglasbronchoskopie unter Beatmung ein Pneumothorax auf, der mit einer Drainage behandelt werden mußte. Sonst wurden im Zusammenhang mit den Untersuchungen keine schweren Komplikationen beobachtet.

Tabelle 2. Nachweis von Pneumocystis carinii

Patient	TTP	TBB	Bronchial-sekret	Bronchoalveo-läre Lavage	Bürsten-abstrich
1	n.d.	+	−	+	−
2	n.d.	+	−	+	−
3	+	n.d.	−	n.d.	+
4	n.d.	−	−	+	−
5	n.d.	+	−	+	−
6	n.d.	+	−	+	−
7	n.d.	−	−	−	−
8	n.d.	−	−	−	−

TTP: Transthorakale Lungenpunktion
TBB: Transbronchiale Lungenbiopsie
n.d.: Nicht durchgeführt

4. Diskussion

4.1. Diagnostische Aussagekraft

Wir konnten bei den von uns untersuchten Patienten zeigen, daß mit Hilfe der bronchologischen Methoden, also ohne daß eine chirurgische Lungenbiopsie erfolgen mußte, der Nachweis von Pneumocystis carinii gelingt. Durch Kombination einer Lungenbiopsie (transbronchial oder transthorakal) mit einer bronchoalveolären Lavage konnte die Diagnose bei allen Patienten gestellt werden. Die Bürstenzytologie kann als drittes Verfahren in Kombination mit den beiden anderen Techniken eingesetzt werden, hat jedoch eine geringere Sensitivität als die beiden anderen Verfahren. Falschpositive Ergebnisse haben wir in unserem kleinen Kollektiv nicht beobachtet.

Das native Bronchialsekret ist nach unseren Erfahrungen kein geeignetes Material zum Nachweis von Pneumocystis carinii.

Die Ergebnisse der transbronchialen Lungenbiopsie bei unseren Patienten stimmen mit früheren Berichten anderer Autoren [1] überein. Daß Pneumocystis carinii in der bronchoalveolären Lavage nachweisbar ist, wurde von Milder et al. im Tiermodell an der Ratte gezeigt [5]. Mayaud et al. [4] haben auf die diagnostische Bedeutung dieses Verfahrens bei Patienten mit Pneumocystis carinii hingewiesen.

4.2. Komplikationen

Die Fiberglasbronchoskopie ist ein diagnostisches Verfahren mit einem geringen Risiko [7], so daß sie auch schwerkranken Patienten zugemutet werden kann, solange keine manifeste respiratorische Insuffizienz besteht. Während durch die bronchoalveoläre Lavage das Risiko der Untersuchung nicht bedeutend ansteigt [10], besteht insbesondere bei beatmeten Patienten nach einer transbronchialen Lungenbiopsie die Gefahr, daß ein Pneumothorax auftritt [3], der u. U. drainiert werden muß. Bei Thrombozytopenie besteht außerdem ein erhöhtes Risiko einer bedrohlichen Lungenblutung nach der Biopsie [3].

5. Schlußfolgerungen

Wir schlagen vor, daß Patienten mit AIDS und dem Verdacht auf eine Pneumocystis carinii-Pneumonie frühzeitig eine Bronchoskopie erfolgt. Es sollte in jedem Fall eine bronchoalveoläre Lavage erfolgen, da dieses Verfahren die größte Wahrscheinlichkeit birgt, daß die Diagnose gesichert wird, und dabei das kleinste Komplikationsrisiko beinhaltet. Außerdem sollten Bürstenabstriche aus der Peripherie des Bronchialsystems erfolgen.

Bei Patienten, die zum Zeitpunkt der Untersuchung nicht beatmet werden müssen und bei denen keine Thrombozytopenie besteht, sollte eine transbronchiale Lungenbiopsie durchgeführt werden.

Das nativ abgesaugte Bronchialsekret ist kein geeignetes Material zum Nachweis einer Pneumocystis carinii-Pneumonie bei Patienten mit AIDS.

Literatur

1. Burke BA (1976) Pneumocystis carinii infection: Diagnosis and pathogenesis. In: National Cancer Institute Monograph No. 83: Symposium on Pneumocystis carinii infection. DHEW-publication, Bethesda, Md, USA, pp 51−53 − 2. von Graevenitz A (1984) Erregerspektrum oportunistischer Infektionen beim AIDS. Verh Dtsch Ges Inn Med 90, S 9−11 − 3. Herf SM, Suratt PM, Arora NS (1977) Deaths and complications associated with transbronchial lung biopsy. Am Rev Respir Dis 115: 708−711 − 4. Mayaud C, Akoun G, Merlier JF, Prat JJ, Roland J (1983) Les infections pulmonaires a Pneumocystis carinii. Rev Med Intern 4: 47−56 − 5. Milder JE, Walzer PD, Coonrod JD, Rutledge ME (1980) Comparison of histological and immunological techniques for detection of

Pneumocystis carinii in rat bronchial lavage fluid. J Clin Microbiol 11: 409–417 – 6. Nerger K, Rust M, Schmidts HL, Helm EB, Staszewski S, Kronenberger H, Meier-Sydow J, Tuengerthal S (1984) Pneumocystis carinii-Pneumonie bei AIDS. Bessere Überlebenschance bei frühzeitiger Diagnostik und Therapie. Verh Dtsch Ges Inn Med 90, S 792–794 – 7. Pereira W, Kovnat DM, Snider GL (1978) A prospective cooperative study of complications following flexible fiberoptic bronchoscopy. Chest 73: 813–816 – 8. Reynolds HY, Newball HH (1974) Analysis of proteins and respiratory cells obtained from human lungs by bronchial lavage. J Lab Clin Med 84: 559–573 – 9. Stille W, Helm EB (1984) Epidemiologie des AIDS. Verh Dtsch Ges Inn Med 90, S 1–4 – 10. Strumpf IJ, Feld MK, Cornelius MJ, Keogh Ba, Crystal RG (1981) Safety of fiberoptic bronchoalveolar lavage in evaluation of interstitial lung disease. Chest 80: 268–271

Infektionskrankheiten II

Conen, D., Lang, J. (Med. Univ.-Poliklinik, Kantonsspital Basel), Bertel, O. (Stadtspital Triemli, Zürich), Dubach, U. C. (Med. Univ.-Poliklinik, Kantonsspital Basel)
Die infektiöse Endokarditis — ein Krankheitsbild im Wandel

Osler [15] beschrieb um die Jahrhundertwende die Symptomatologie der Endokarditis und prägte den Begriff der infektiösen Endokarditis mit einer akuten und chronischen Verlaufsform. Die zunächst 100%ige Mortalität der Krankheit sank mit Einführung der Antibiotika auf ca. 40−20% und mit der Verbesserung der Klappenchirurgie auf 10−35% heute [12, 17, 21].

Das klinische Vollbild mit Fieber, Herzgeräusch, Hämorrhagien, Oslerschen Knötchen, Splenomegalie und Petechien ist in den letzten Jahren seltener geworden und durch ein eher oligosymptomatisches, wenn auch immer noch chimärenhaftes Krankheitsbild abgelöst worden [21]. Mit dem Ziel, die geänderten Krankheitsmerkmale der infektiösen Endokarditis (IE) herauszuarbeiten, gingen wir folgenden Fragen nach: Lassen sich aus Anamnese, klinischer Präsentation, den Labor- und nichtinvasiven Untersuchungen wie Elektro-, (EKG) Echokardiogramm oder Thoraxröntgenbild eine IE beweisende Kriterien ableiten? Welches sind die Risikogruppen für eine IE? Gibt es einen Wandel im Erregerspektrum und wie sieht der erregerspezifische Verlauf aus? Ergeben sich daraus therapeutische Konsequenzen?

Patienten und Methode

Dazu wurden in einer retrospektiven Analyse die Krankengeschichten von Patienten mit einer klinisch und/oder autoptisch verifizierten IE aus den Jahren 1975−1981 an der medizinischen Universitäts-Klinik Basel analysiert. 93 Patienten, 61 Männer, 32 Frauen mit einem mittleren Alter von 54 Jahren (21−86) gingen in die Analyse ein. 18 Patienten, 13 Männer, fünf Frauen hatten künstliche Klappen, mittleres Alter 49 Jahre (29−67).

Ergebnisse

Als *anamnestische Leitsymptome,* d. h. Symptome die bei über 50% der Patienten vorhanden waren, kristallisierten sich aus 13 geprüften Symptomen wie Fieber, Müdigkeit, Schüttelfrost, Dyspnoe, Orthopnoe, Husten, Nykturie, Appetit- und Gewichtsverlust, Nausea, Kopf-, Brust- und Kreuzschmerzen vier heraus, nämlich *Fieber, Müdigkeit, Schüttelfrost* sowie *Dyspnoe* und dominierten die Symptomatologie in den Jahren 1975−1981 (Abb. 1). Die *Klinik* war geprägt durch systolische und diastolische Geräusche bei 95% der Patienten, bei 72% lag ein schlechter Allgemeinzustand vor, bei 66% ein blasses Hautkolorit. Palpitationen wurden von ca. 45% der Patienten beklagt, Hautblutungen, Milzvergrößerung, Fundusveränderungen, Trommelschlägelfinger fanden sich in abnehmender Häufigkeit nur bei 30−20% der Patienten. Bei den Prothesenträgern waren die klinischen Befunde insgesamt weniger eindrücklich als bei den Patienten mit nativen Klappen (Abb. 2). *Bei den Laboruntersuchungen* imponierte bei mehr als 90% der Patienten eine auf 50 mm und mehr beschleunigte Blutsenkungsreaktion, eine mittelschwere normochrome Anämie mit leichter Retikulozytose bei mehr als 80% der Patienten. Eine leichte Leukozytose ($10,2 \pm 4,6 \times 10^3/mm^3$) mit einer Linksverschiebung von $27 \pm 16,1\%$ fand sich bei rund 55% neben toxischen Veränderungen der Granulozyten (grobe Granulation und Vakuolen).

Im Urinsediment fanden sich bei 57% aller Patienten Hinweise auf eine glomeruläre Läsion entweder in Form einer Proteinurie oder von Erythrozytenzylindern respektive Erythrozyten glomerulärer Herkunft.

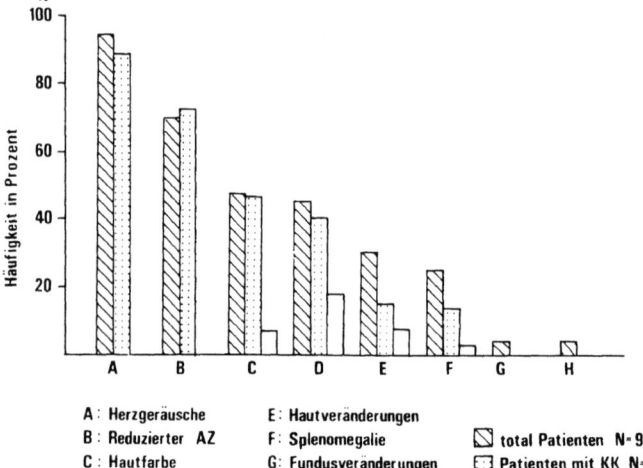

Abb. 1. Die prozentuale Verteilung der klinischen Befunde bei allen Patienten ($n = 93$) und bei Patienten mit KK ($n = 18$) sowie der Prozentsatz nicht beurteilter klinischer Befunde

A : Herzgeräusche
B : Reduzierter AZ
C : Hautfarbe
D : Palpitationen

E : Hautveränderungen
F : Splenomegalie
G : Fundusveränderungen
H : Trommelschlägelfinger

total Patienten N = 93
Patienten mit KK N = 18
nicht beurteilt

Eine die IE begünstigende, valvuläre Herzkrankheit lag bei 41 (44%) Patienten vor, eine koronare Herzkrankheit bei 30%, künstliche Klappen hatten 18% der Patienten, 6,5% ein Mitralklappenprolapssyndrom mit echokardiographisch dokumentiertem holosystolischem Prolaps des hinteren Mitralsegels, zwei Patienten einen Herzschrittmacher. Außerkardiale, allgemeinmedizinische Erkrankungen oder die Abwehrkraft beeinträchtigende Prädispositionen fanden sich bei bis zu 80% aller Patienten. Einen Alkoholabusus gaben 47% zu, bei 35% fand sich entweder ein manifester Diabetes mellitus oder eine pathologische Glucosetoleranz. Bei sieben Patienten lagen maligne Grunderkrankungen vor.

Erreger fanden sich in den innerhalb der ersten 48 Std in 4–6stündlichen Abständen abgenommenen Blutkulturen bei 64 (69%) Patienten. Bei 24 Patienten (26%) ließ sich kein Erreger nachweisen, unter diesen waren 15 (16%), die innerhalb von 8–10 Tagen vor der Blutentnahme eine Antibiotikatherapie hatten, bei neun Patienten waren negative Blutkulturen ohne nachweisbare Antibiotikatherapie vorhanden. Die Verteilung der Erreger zeigte folgendes Bild: Staphylococcus aureus hämolyticus bei 22 Patienten (23,7%),

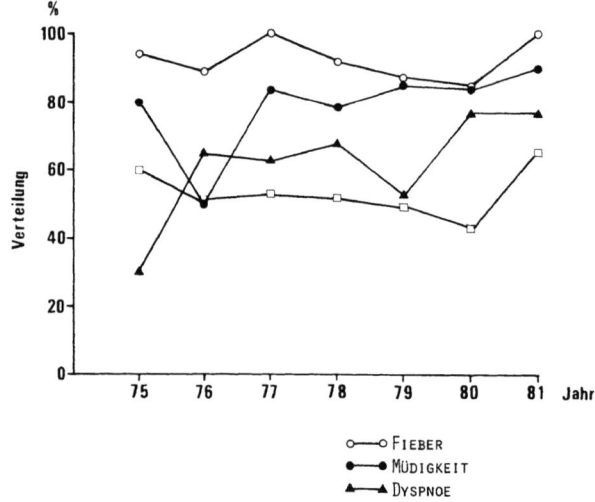

Abb. 2. Häufigkeitsverteilung über die Jahre 1975–1981 der vier bei über 50% der Patienten registrierten Symptome auf die einzelnen Jahre bezogen

FIEBER
MÜDIGKEIT
DYSPNOE
SCHÜTTELFROST

Streptococcus viridans bei 20 Patienten (21,5%), Enterokokken bei fünf Patienten (5,4%), Staphylococcus albus bei drei Patienten (3,2%), je zweimal (2,2%) wuchsen anhämolytische Streptokokken gramnegative Stäbchen und Candida albicans in den Kulturen. Je einmal ließen sich Pneumokokken, Proteus mirabilis, Klebsiella, E. coli, Bacteroides fragilis, Corynebakterien, hämolytische Streptokokken der Gruppe C und anaerobe Streptokokken isolieren.

Von den 75 Patienten mit einer nativen Endokarditis mußten 19 während der Akutphase oder im Laufe der ersten 3 Monate trotz Antibiotika operiert werden, davon allein acht bei einer Staphylokokkenendokarditis und nur drei wegen einer Endokarditis durch Streptococcus viridans. Bei zehn von 18 Patienten mit künstlichen Klappen wurde eine chirurgische Intervention notwendig, auch hier dominierten als Erreger die Staphylokokken.

Bei 49 Patienten (53%) fand sich ein komplikationsloser Verlauf der IE. Bei den übrigen war der Verlauf kompliziert durch *Rhythmusstörungen,* bei 50% der Patienten, *Herzinsuffizienz,* bei 44%, und *systemische Embolien* bei 29% der Patienten. Bei der Analyse der Rhythmusstörungen imponierte bei 18 Patienten (16%) AV-Blockierungen, 14mal I. Grades, dreimal II. Grades und einmal III. Grades. Bei 14 Patienten mit AV-Block I. Grades lag zehnmal eine IE in aortaler Position und viermal eine in mitraler Position vor. Sechs dieser Patienten wurden operiert, einer verstarb an einer Lungenembolie, intra operationem fanden sich jeweils Mikroabszesse im Klappenbereich. Drei Patienten verstarben ohne Operation, bei der Sektion sah man diffuse septische Streuherde im Myokard. Von den drei Patienten mit AV-Blockierungen II. Grades überlebte einer mit medikamentöser Therapie, einmal mußte die befallene Aortenklappe ersetzt werden und einmal verstarb der Patient an myogenem Versagen bei autoptisch gesicherten, septischen Streuherden im Myokard.

Auch bei Patienten mit einem AV-Block III. Grades trat der Tod infolge einer diffus abszedierenden Myokarditis ein. Gesamt verstarben 20 Patienten (21,5%) in dieser Serie. Elf (12%) sind als unmittelbare Therapieversager bei einem hochvirulenten Keim anzusehen. Bei neun Patienten wurde aufgrund eines weit fortgeschrittenen malignen Grundleidens auf jede aktive Endokarditistherapie und zum Teil auch -diagnostik verzichtet. Damit ist erklärlich, daß fünf dieser Endokartitiden erst bei der Sektion diagnostiziert wurden.

Diskussion

Die eingangs gestellten Fragen zum Krankheitsbild der Endokarditis möchte ich schlußfolgernd wie folgt beantworten. Eine Anamnese von Fieber, Malaise, Schüttelfrost, Dyspnoe und Palpitationen sollte an eine IE denken lassen. Eine klinische Konstellation von Herzgeräusch, reduziertem Allgemeinzustand, blassem Hautkolorit unterstützt die Vermutung einer IE. Ein Labor mit einer deutlich beschleunigten Blutsenkungsreaktion und einer normochromen Anämie, einem toxischen Blutbild und einer Mikrohämaturie ist ein weiteres Indiz für eine IE, selbst wenn negative Blutkulturen vorliegen, wie in unserem Fall bei 26% der Patienten. Diese hohe Zahl negativer Blutkulturen steht im Einklang mit anderen Serien, in denen auch über zwischen 13 und 50% negative Blutkulturen berichtet wird [5, 13]. Die Ursachen hierfür sind in einer vorgängigen Antibiotikatherapie zu sehen, in einem langsamen Keimwachstum oder in dem Vorhandensein von Anaerobiern [16]. Die Beobachtung von Rhythmusstörungen, insbesondere AV-Blockierungen, sind ein Indiz mit ominöser Prognose, müssen sie doch als Hinweise für Abszesse im Halteapparat des nichtkoronaren Aortensegels oder des Mitralannulus angesehen werden [6, 14]. In den Risikogruppen mit Klappenfehlern und künstlichen Klappen [8, 11], Alkoholabusus, Diabetes mellitus und mit kompromitiertem Immunsystem und einem Alter über 50 Jahre [4] muß an eine Endokarditis gedacht werden, bei der eine Verschiebung im Erregerspektrum von Streptococcus viridans zum Staphylococcus aureus hämolyticus zu beobachten ist. Dies ist nicht nur ein lokales Problem [1, 6], sondern weltweit beobachtbar [5, 17, 20]. Damit wird eine akute Verlaufsform mit höherer Letalität häufiger [3, 7, 22]. Für die Therapie bedeuten diese Ergebnisse: konsequente Durchführung einer 4–6wöchigen, parenteralen Therapie mit einer antibiotischen Zweierkombination [1, 2, 20]. Die Operationsindikation sollte bei der Prothesenendo-karditis und der durch Staphylococcus aureus hämolyticus hervorgerufenen IE frühzeitig gestellt werden, vor allen Dingen dann, wenn AV-Blockierungen bei einer aortalen Endokarditis während des Verlaufs auftreten [14, 22], bei persistierender Herzinsuffizienz, bei großen, echokardiographisch diagnostizierbaren Vegetationen, rezidivierenden Embolien und persistierender Sepsis [6, 14, 18, 22].

Literatur

1. Bisno AL et al. (1981) Treatment of infective endocarditis due to viridans streptococci. Am Heart Assoc 63: 730 A-733 A − 2. Casey JI et al. (1978) Infective endocarditis: Part II. Current therapy. Am Heart 96: 263−269 − 3. Chambers HF et al. (1983) Staphylococcus aureus endocarditis: clinical manifestations in addicts and nonaddicts. Medecine 62: 170−177 − 4. Crittin J et al. (1977) Endocardites bactériennes: aspects clinique, bacteriologiques et facteurs de prognostic. Schweiz Med Wochenschr (Suppl 5) 107: 5−26 − 5. Croft CH et al. (1983) Analysis of surgical versus medical therapy in active complicated native valve infective endocarditis. Am J Cardiol 51: 1650−1655 − 6. Dinubile MJ (1982) Surgery in active endocarditis. Ann Intern Med 96: 650−659 − 7. Hutter AM et al. (1976) Assessment of the patient with suspected endocarditis. JAMA 235: 1603−1605 − 8. Karchmer AW et al. (1983) Staphylococcus epidermidis causing prosthetic valve endocarditis: Microbiologic and clinical observations as guides to therapy. Ann Intern Med 98: 447−455 − 9. Korzeniowski O et al. (1982) Combination antimicrobial therapy for staphylococcus aureus endocarditis in patients addicted to parenteral drugs and in nonaddicts. Ann Intern Med 97: 496−503 − 10. Kyburz P et al. (1978) Klinische Aspekte der infektiösen Endokarditis. Praxis 67: 231−236 − 11. Leitersdorf E et al. (1983) Infective endocarditis in Jerusalem: a comparative analysis of native and prosthetic valve endocarditis. Isr J Med Sci 19: 491−494 − 12. Lowes JA et al. (1980) 10 years of infective endocarditis at St. Bartholomew's Hospital. Analysis of clinical features and treatment in relation to prognosis and mortality. Lancet 1: 133−136 − 13. Manhas DR et al. (1972) Experience with surgical management of primary infective endocarditis: a collected review of 139 patients. Am Heart J 84: 738−747 − 14. Mills SA (1982) Surgical management of infective endocarditis. Ann Surg 195: 367−383 − 15. Osler W (1909) Chronic infectious endocarditis. Q J Med 2: 219−230 − 16. Pazin JP et al. (1982) Blood culture positivity: suppression by outpatient antibiotic therapy in patients with bacterial endocarditis. Arch Intern Med 142: 263−268 − 17. Pelletier LL et al. (1977) Infective endocarditis: a review of 125 cases from the University of Washington Hospitals, 1963−1972. Medecine 56: 287−313 − 18. Raychaudhury T et al. (1983) Surgical management of native valve endocarditis. Thorax 38: 168−174 − 19. Richardson JV et al. (1981) Treatment of infective endocarditis: a 10 year comparative analysis. Circulation 58: 589−597 − 20. Sande AM et al. (1980) Combination antibiotic therapy of bacterial endocarditis. Ann Intern Med 92: 390−395 − 21. Schwytzer F et al. (1981) Der Wandel der infektiösen Endokarditis über drei Jahrzehnte. Schweiz Med Wochenschr 111: 2030−2035 − 22. von Reyn CF et al. (1981) Infective endocarditis: An analysis based on strict case definitions. Ann Intern Med 94: 505−518

Sonnwald, R., Lode, H., Harnoß, C. M., Wagner, J., Biamino, G., Schröder, R.
(Kardio-pneumologische Abteilung der Med. Universitätsklinik im Klinikum Steglitz der Freien Universität Berlin)

Infektiöse Endokarditis − Klinik, Verlauf und Prognose bei 125 Erkrankungen

Die infektiöse Endokarditis (i. E.) wurde von Bouillaud [1] 1841 erstmals definiert als eine „exsudative und proliferative entzündliche Schädigung vorwiegend des valvulären, selten auch des parietalen Endokards". Diese Erkrankung muß wegen ihrer häufig unklaren Symptomatik, der zunehmenden Verschiebung des Erregerspektrums vom grampositiven in den gramnegativen Bereich und der häufig schweren Verlaufsmöglichkeiten unverändert als Erkrankung mit zahlreichen diagnostischen und therapeutischen Problemen gelten.

Über einen Zeitraum von insgesamt 13 Jahren (März 1971 bis Februar 1984) beobachteten wir 119 Patienten (51 Frauen, 68 Männer) mit 125 Endokarditismanifestationen; vier

Patienten hatten ein, ein Patient wies zwei Rezidive auf. Bei 97 Erkrankungen gelang eine bakteriologische Sicherung, d. h. mindestens zwei positive Blutkulturen. Bei 15 Patienten (12%) ohne positive Bakteriologie konnte eine eindeutige pathologisch-anatomische Bestätigung der i. E. bei der Obduktion bzw. intraoperativ erreicht werden. 13 Patienten (10%) boten die typischen klinischen Symptome der i. E., ohne daß eine bakteriologische Erregerisolierung auch nach Abnahme von zehn und mehr Blutkulturen bzw. ein echokardiographischer Nachweis von Klappenvegetationen möglich war. Die Hälfte dieser Patienten war ambulant antibiotisch vorbehandelt worden.

Die bakteriellen Erreger zeigten folgende Verteilung: Insgesamt 88 (84%) grampositiven Erregern mit u. a. 50 Streptokokken, 13 Staph. aureus, sieben Staph. epidermidis und 13 Enterokokken standen 16 gramnegative Erreger (15%) gegenüber, darunter acht E. coli, vier Pseudomonas und drei Klebsiella pneumoniae. Die Zunahme der Enterokokken und auch der gramnegativen Problemkeime als Erreger der i. E. steht in Übereinstimmung zu den Mitteilungen von Cherubin und Neu aus New York [2] sowie von Nager et al. aus der Schweiz [3]; bei diesen Keimverteilungen ist die ansteigende Frequenz der Postkardiotomie und rauschgiftabhängigen Endokarditis zu berücksichtigen, bei denen zwangsläufig Keime aus dem Hospitalmilieu in den Vordergrund treten.

Von den 119 Patienten wiesen zehn kongenitale Vitien, 44 Aorten-, 35 Mitral- und 21 kombinierte Vitien auf. 13mal lagen Klappenprothesen vor.

An klinischen Symptomen standen Fieber (> 38° C) und pathologische kardiale Geräuschphänomene im Vordergrund (96%/86%). 73 Patienten (48%) boten das Bild der myogenen Herzinsuffizienz und in 35 Fällen (28%) ließen sich Emboliephänomene unterschiedlicher Lokalisation nachweisen. Eine Splenomegalie war nur bei 22 Patienten (18%) festzustellen (Tabelle 1). Unter den Laborwerten war die beschleunigte BSG mit einem Einstundenwert von über 30 mm n. W. bei nur 106 Manifestationen der häufigste pathologische Befund; bei knapp der Hälfte der Patienten (46%) ließ sich eine Anämie mit einem Hb von < 12 g% nachweisen. Eine Leukozytose von über 10 000/μl bestand nur bei 64 (51%) der Patienten.

Zwei typische Verlaufsformen konnten differenziert werden: Ein akuter Verlauf bei 34 und ein subakuter Verlauf bei 91 Erkrankungen. Der akute Verlauf war durch abrupten Beginn häufig mit Schüttelfrost, ausgeprägtem Krankheitsgefühl, häufig Hautembolien, Leukozytose, positiven Blutkulturen gekennzeichnet; als Erreger konnten vermehrt Staphylokokken nachgewiesen werden. Die subakute bakterielle Endokarditis begann zumeist schleichend mit subfebrilen Temperaturen, geringer Anämie und weniger häufig positiven Blutkulturen, die Erreger waren vermehrt Streptokokken und Enterokokken.

100 Patienten konnten erfolgreich behandelt werden, wobei die Grundlage der Antibiotikatherapie die Empfehlung der Paul-Ehrlich-Gesellschaft für Chemotherapie war. Die Antibiotikatherapie bestand vorwiegend in der Gabe von Penizillin G oder anderen Penizillinderivaten mit in vielen Fällen zusätzlicher Applikation eines Aminoglykosides.

Unter den Komplikationen bzw. Verschlechterungssymptomen bei den 100 erfolgreich behandelten Patienten bestanden arterielle Embolien [22] vorwiegend in die Haut, die Augen, die Lunge und das Gehirn im Vordergrund. 20 Behandlungen verliefen mit einer Penizillinallergie, wobei diese in typischer Weise in der 3. Behandlungswoche auftrat und mit Hautexanthemen bzw. auch mit Leukopenien einherging. 15mal kam es zu kardialen Komplikationen wie Herzinsuffizienz oder Rhythmusstörungen (Tabelle 2).

Tabelle 1. Klinische Befunde

Kardialer Geräuschbefund	120	(96%)
Temperaturen (> 38° C)	108	(86%)
Herzinsuffizienz	73	(58%)
Emboliephänomene	35	(28%)
Milzvergrößerung	22	(18%)

Tabelle 2. Komplikationen oder Verschlechterung bei 95 erfolgreich behandelten Patienten

1.	Kardial (Herzinsuffizienz, Rhythmusstörungen)	15
2.	Pulmonal (Pneumonien)	5
3.	Arterielle Embolien	22
	a) Haut	8
	b) Augen	6
	c) Lunge	6
	d) Gehirn	5
	e) Nieren	2
	f) Arterien/Milz	je 1
4.	Katheterinfektionen	3
5.	Penizillinallergien (Urticaria, BB-Veränderungen)	20
6.	Aminoglykosidnebenwirkungen	9
	(Kreatininanstieg, Audiogrammverschlechterung Vestibularschädigung)	

24 Patienten (18%) verstarben. Unter den Todesursachen dominierte bei 18 Patienten die Herzinsuffizienz, nur dreimal war die nicht beherrschbare Sepsis und ebenfalls dreimal der Hirntod für den letalen Verlauf verantwortlich. Unter den Erregern bei den verstorbenen Patienten fanden sich überproportional Staphylokokken, aber auch fünfmal Streptokokken und dreimal gramnegative Keime. Achtmal handelte es sich um Endokarditiden der Aorta, im gleichen Umfang um einen Zweiklappenbefall von Aorta und Mitralis und dreimal um eine Aortenklappenprothese. Bei fünf Patienten war noch der prothetische Klappenersatz versucht worden, der jedoch erfolglos verlief. Insgesamt dominierten unter den letalen Verläufen Zweiklappen-, Prothesen- und Staphylokokkeninfektionen.

Abschließend kann festgestellt werden, daß in den letzten 5 Jahren nur noch zwei Patienten verstarben, was sicherlich auf der einen Seite mit der verbesserten auch echokardiographischen Diagnostik, wie aber auch mit der frühzeitigeren aggressiven Indikationsstellung zum Klappenersatz in Zusammenhang stehen dürfte.

Literatur

1. Bouillaud B (1938) In: Perry CB (ed) Bacterial endocarditis. Wright, Bristol, p 6 − 2. Cherubin CE, Neu HC (1971) Infective endocarditis at the Presbyterian Hospital in New York City from 1938−1967. Am J Med 51: 83−89 − 3. Nager F (1982) Infektiöse Endokarditis − eine sich wandelnde Krankheit. Praxis 71: 1917−1921 − 4. Paul-Ehrlich-Gesellschaft für Chemotherapie (1973) In: Eckardt R, Lüthy R, Naumann P, Siegenthaler W (Hrsg) Richtlinien für die Teilnahme der Endokarditisstudie. − 5. Lode H, Harnoß CM, Wagner J, Biamino G, Schröder R (1982) Infektive Endokarditis − Klinik, Therapie und Verlauf bei 103 Erkrankungen. Dtsch Med Wochenschr 107: 967−974

Bertel, O. (Med. Klinik, Stadtspital Triemli, Zürich), Braun, H. E. (Med. Univ.-Poliklinik, Dept. Innere Medizin, Basel), Grädel, E. (Thoraxchirurg. Klinik, Dept. für Chirurgie, Basel), Dubach, U. C. (Med. Univ.-Poliklinik, Dept. Innere Medizin, Basel)
Ungenügende Befolgung der Richtlinien zur Prophylaxe der bakteriellen Endokarditis bei Patienten mit valvulärer Herzkrankheit

Trotz dichterwerdender ärztlicher Betreuung und besten hygienischen, sowie pharmakotherapeutischen Voraussetzungen hat die Inzidenz der bakteriellen Endokarditis in den letzten 50 Jahren nicht abgenommen. Dies trotz intensiver Bemühungen, Patienten mit bekannt hohem Erkrankungsrisiko für eine bakterielle Endokarditis mit einer Antibiotikaprophylaxe während einer Bakteriämie gegen das Angehen einer bakteriellen Endokarditis zu schützen, Zwar werden diese Empfehlungen für Patienten mit Status nach Herzklappenersatz, strukturellen valvulären Vitien sowie intrakardialem Shunt jedem angehenden Mediziner in der Grundausbildung beigebracht, doch muß aufgrund der vorliegenden bruchstückhaften Daten bezweifelt werden, ob diese Maßnahmen korrekt durchgeführt werden. Die Frage nach der Befolgung der Prophylaxerichtlinien war Gegenstand der vorliegenden Untersuchung. Wir überprüften die Effektivität der Prophylaxeempfehlungen der American Heart Association (1977) bei Patienten mit strukturellen, valvulären Vitien sowie bei Patienten nach Herzklappenersatz.

Patienten

Gruppe 1 bestand aus 86 Patienten mit einem strukturellen Vitium der Mitral- und/oder Aortenklappe, bei denen eine Erstkonsultation auf der Med. Univ.-Poliklinik während des Jahres 1979 stattgefunden hatte. Das Alter betrug $64 \pm 17 (20-80)$ Jahre. Das Verhältnis von Männern zu Frauen war 1,2 : 1. In Gruppe 2 wurden 72 Patienten zusammengefaßt, bei denen während des Jahres 1979 ein Herzklappenersatz in aortaler und/oder mitraler Position durchgeführt wurde. Das Alter betrug $58 \pm 12 (23-75)$ Jahre. Männer überwogen im Verhältnis 2 : 1.

Methodik

Die Information über die Endokarditisprophylaxe erfolgte mündlich durch den Arzt während der Erstkonsultation bzw. nach Herzklappenersatz und wurde während der mindestens einmal jährlichen Nachkontrolle des Patienten erneuert. Zusätzlich erhielt jeder Patient eine schriftliche Patienteninformation in seiner Muttersprache. Ein weiteres Merkblatt wurde dem Patienten zur Information des Hausarztes bzw. Zahnarztes mitgegeben. Die Notwendigkeit zur Prophylaxe wurde zusätzlich im Arztbericht vermerkt.

Die Nachkontrollen erfolgten 24–36 Monate nach Erstkonsultation bzw. Klappenersatz. Die Ergebnisse stützen sich auf die Resultate eines Patientenfragebogens, der während eines persönlichen Interviews mit dem Patienten ausgefüllt wurde sowie Krankengeschichtenanalyse und Autopsieprotokolle, die für jeden der verstorbenen Patienten vorlagen. In unklaren Fällen wurde ein Interview mit dem Hausarzt bzw. Zahnarzt durchgeführt.

Resultate

29% der Patienten aus Gruppe 1 und 16% der Gruppe 2 mußten mindestens einmal hospitalisiert werden. 91% der Gruppe 1 waren regelmäßig von einem oder mehreren Ärzten betreut. In der Gruppe 2 hat jeder Patient mindestens einen Hausarzt. Alle Patienten, die nicht Träger einer Zahnvollprothese waren, gaben eine regelmäßige Betreuung durch einen Zahnarzt an. Da alle Patienten der Gruppe 2 antikoaguliert waren, spricht dies für einen regelmäßigen engmaschigen Arztkontakt. 22% der Patienten in Gruppe 1 waren ebenfalls dauerantikoaguliert.

36 Patienten verstarben während des Untersuchungszeitraums, vier davon an bakterieller Endokarditis, allerdings ohne Beziehung zur ungenügenden Prophylaxe. Bei den verbleibenden 122 Patienten wurden 229 prophylaxebedürftige Ereignisse identifiziert. 45% davon waren Eingriffe an den Zähnen. Nur in insgesamt 27% wurde eine Prophylaxe durchgeführt, die in 90% der Fälle korrekt war, in 10% wurde ein nichtbakterizides Antibiotikum verabreicht. Es ergaben sich keine signifikanten Unterschiede zwischen Patienten mit Klappenprothesen und solchen mit strukturellen Klappenerkrankungen. Die Prophylaxe bei zahnärztlichen Eingriffen ($n = 104$) war besonders schlecht und war nur in 10% korrekt.

Unterschiede zwischen den beiden Gruppen bestanden nicht. Bei anderen prophylaxebedürftigen Episoden wurde die Prophylaxe häufiger korrekt verabreicht (55% in Gruppe 1, 25% in Gruppe 2). Patienten mit höherem Ausbildungsstand waren besser informiert als Patienten mit nur basaler Ausbildung (x^2-Test, $p < 0,05$), erhielten die Prophylaxe aber nicht häufiger. Nur in weniger als 10% wurde die schriftliche Information für Haus- bzw. Zahnarzt dem Adressaten vom Patienten auch übergeben.

Diskussion

Die vorliegenden Daten zeigen eine außerordentlich unbefriedigende Durchführung der Empfehlungen der American Heart Association zur Antibiotikaprophylaxe der bakteriellen Endokarditis. Damit bestätigen sich frühere Umfrageergebnisse, die zeigten, daß bei Zahnärzten in den USA die Mehrzahl der Patienten mit einer valvulären Herzkrankheit nicht adäquat durch eine Prophylaxe während zahnärztlicher Eingriffe geschützt wurden (McGowan 1968), ebenso die Daten aus einer retrospektiven Analyse, die den Informationsmangel bei Eltern von prophylaxebedürftigen Kindern belegen (Caldwell et al. 1971). Auch bei unseren Patienten war der Informationsstand denkbar schlecht. Dies weist auf die Notwendigkeit zu einer vereinfachten ausführlichen repetitiven Information hin, die dem Ausbildungsstand des Patienten angepaßt ist und bei jedem Arztbesuch zu erfolgen hat. Den Unterschied zwischen der Befolgung der Prophylaxerichtlinien bei zahnärztlichen Eingriffen und anderen prophylaxebedürftigen Episoden halten wir nur zum Teil für bedingt durch einen besseren Informationsstand der Hausärzte, die Unterschiede erklären sich eher dadurch, daß bei fieberhaften Infekten der oberen Luftwege sowie der Harnwege und Anginen sowie offenen Verletzungen ohnedies häufiger Antibiotika verabreicht werden.

Ein möglicherweise entscheidender Schritt zur Verbesserung der Endokarditisprophylaxe mit Antibiotika wäre eine Vereinfachung der bis jetzt komplizierten und für Arzt und Patient umständlichen Prophylaxerichtlinien. Wir halten in diesem Zusammenhang den Vorschlag der „British Society for Antimicrobial Chemotherapy" (1982) für ein einfaches orales Prophylaxeschema mit 3 g Amoxyzillin 1 Std vor einer Zahnbehandlung (Alternative 1,5 g Erythromyzin + 0,5 g per os nach 6 Std bei Penizillinallergie) für die einzige zur Zeit wirklich praktikable Lösung.

Literatur

Committee of Prevention of Rheumatic Fever and Bacterial Endocarditis of the American Heart Association (1977) Prevention of bacterial endocarditis. Circulation 56: 139–143 – Report of a Working Party of the British Society of Antimicrobial Chemotherapy (1982) The antibiotic prophylaxis of infective endocarditis. Lancet 2: 1323–1326 – Caldwell RL, Hurwitz RA, Girod DA (1971) Subacute bacterial endocarditis in children. Am J Dis Child 122: 312–315 – McGowan DA, Touhy O (1968) Dental treatment of patient with valvular heart disease. Br Dental J 124: 519–520

Reifart, N., Amft, A., Schah, P., Kaltenbach, M., Bussmann, W.-D. (Zentrum der Inneren Medizin, Abt. für Kardiologie, Johann-Wolfgang-Goethe-Universität Frankfurt/Main)
Prognose der infektiösen Endokarditis unter besonderer Berücksichtigung der Echokardiographie

Bei der infektiösen Endokarditis wurde noch vor Jahren eine Mortalität von 60–70% angenommen. Seitdem die Indikation zum Herzklappenersatz bei Herzinsuffizienz, rezidivierenden größeren Embolien und nicht beherrschbaren Infektionen gestellt wird, konnte die

Prognose auf eine Sterberate von 30−40% gesenkt werden [2]. Als Haupttodesursache steht mit 80% die fortgeschrittene Herzinsuffizienz weiterhin im Vordergrund. Nach übereinstimmenden Angaben kann zur Zeit die Mortalität nicht mehr durch eine geeignete antibiotische Behandlung sondern nur noch durch rechtzeitigen chirurgischen Eingriff weiter gesenkt werden. Es ist daher von Bedeutung, die Erkrankung frühzeitig zu diagnostizieren und im Verlauf die Indikation zum Klappenersatz zu stellen, bevor es zu ausgeprägten valvulären, myokardialen oder nichtkardialen Schädigungen kommt.

Die Echokardiographie wird als leicht anwendbares Verfahren zur Diagnostik und Verlaufsbeobachtung der Endokarditis weithin verwendet [1]. Die Angaben zur Sensitivität mittels ein- und zweidimensionaler Untersuchungstechnik schwanken zwischen 34 und 80%.

Ziel der vorliegenden Untersuchung war es, den Stellenwert der Echokardiographie bei Patienten mit klinisch gesicherter florider Endokarditis zu erfassen sowie Möglichkeit und Grenzen, insbesondere im Hinblick auf das therapeutische Vorgehen aufzuzeigen.

Material und Methode

Von 1976−1981 wurden konsekutiv 43 Patienten (33 Männer, zehn Frauen) im Alter von 20−56 Jahren (im Mittel 38,9 Jahren) mit nachgewiesener aktiver Endokarditis echokardiographisch untersucht. Bei 41 bestand der klinische Verdacht einer aktiven Endokarditis, bei zwei Patienten wurde die Diagnose ausschließlich pathologisch-anatomisch gesichert. Vier Patienten wurden mittels eindimensionaler Echokardiographie, 39 mittels ein- und zweidimensionaler Echokardiographie von mindestens zwei Untersuchern unabhängig voneinander in üblicher Weise geschallt. Bei 33 Patienten konnte eine anatomische Bestätigung der Diagnose durch Operation ($n = 23$) oder Obduktion ($n = 10$) erfolgen.

Als echokardiographische Kriterien einer Vegetation werteten wir zottige Klappenauflagerungen im 1-D-Echo sowie mobile, irregulär bewegliche Auflagerungen im zweidimensionalen Bild. Eine Klappendestruktion wurde diagnostiziert, wenn prolabierende, charakteristisch verdickte Klappenanteile sichtbar waren, oder eine starke Schrumpfung eines oder mehrerer Segel erkannt wurde. Der Abriß eines Sehnenfadens wurde postuliert bei Darstellung feiner systolischer Strukturen im Vorhof sowie chaotischer diastolischer AV-Klappenbewegung. Perforationen mit Links-Rechts-Shunt ließen sich durch Volumenbelastung des rechten Ventrikels sowie positivem Kontrastechokardiogramm erkennen.

Die Echokardiogramme wurden ohne Kenntnis der Herzkatheterbefunde von drei Kardiologen unabhängig voneinander ausgewertet.

Ergebnisse

Bei zwei von 43 Patienten handelt es sich nicht mehr um eine aktive, sondern um eine abgelaufene Endokarditis. Hier wurden Fibrosierungen bzw. Verkalkungen im Bereich der Aortenklappe echokardiographisch als Vegetationen fehlgedeutet. Bei zwei Patienten ohne klinischen Verdacht wurde die Diagnose erst durch Obduktion gestellt. Die Zahlen beziehen sich somit im folgenden auf 39 Patienten.

Echokardiographie

Insgesamt waren 51 Klappen befallen. In 88% (23 von 26) wurde der Befall der Aortenklappe richtig erkannt, in 67% (14 von 21) der Mitralklappenbefall und in 50% (2 von 4) der Befall der Trikuspidalklappe. Die Inter-Observer-Variabilität lag im Mittel bei 12%. Sie war am geringsten für die Aortenklappe und am höchsten für die Trikuspidalklappe. Bei vorgeschädigten Klappen [Zustand nach rheumatischer Endokarditis, Mitralklappenprolaps, hypertroph-obstruktiver Kardiomyopathie (HOCM) mit systolischer Anteriorbewegung des

Mitralapparates (SAM)] war die Sensitivität mit 67% deutlich geringer als bei nicht vorgeschädigten Klappen (Sensitivität 93%).

Eine Beziehung zwischen Größe und Mobilität der Vegetationen und Schweregrad der Erkrankung oder Art des Erregers ließ sich nicht herstellen.

Echokardiographisch wurden Klappendestruktionen oder Perforationen mit Shuntbildung bei 22 Patienten entdeckt. Die Sensitivität lag bei 92%, die Spezifität bei 94%, die Inter-Observer-Variabilität betrug 13%. Nur bei zwei dieser 22 Patienten konnten keine Vegetationen dargestellt werden. In einem Fall wurde ein Aortenklappendefekt bei HOCM nicht erkannt.

Von den 39 Patienten mit klinisch gesicherter florider Endokarditis wurden 21 operiert mit einer Mortalität von 19%. 18 Patienten wurden nicht operiert, davon verstarben 44%. Von den 34 Patienten mit echokardiographisch erfaßten Vegetationen wurden 50% operiert, gegenüber 20% der Patienten ohne Vegetationen. Die Mortalität in der Vegetationsgruppe lag doppelt so hoch. Patienten ohne Vegetationen überlebten bei konservativer Therapie zu 60%, gegenüber 21% mit positivem echokardiographischen Befund. So scheint bei Nachweis von Vegetationen in etwa 80% der Fälle die operative Therapie erforderlich.

Mit Ausnahme eines Patienten mit Verdacht auf Trikuspidalsehnenfadenabriß wurden alle Patienten mit echokardiographischem Hinweis auf Klappendestruktionen ($n = 17$) operiert oder verstarben ohne Operation ($n = 4$).

Arterielle Embolie

Bei zwölf der 39 Patienten (31%) trat ein embolisches Ereignis auf. Bei Patienten ohne Vegetationen wurde lediglich in einem Fall eine Embolie beobachtet. Nur einer von zwölf (8%) nichtoperativ behandelten Patienten mit Embolie überlebte, gegenüber neun von 27 (33%) in der Gruppe ohne Embolien. Die arterielle Embolie ist somit Ausdruck des Schweregrades der Erkrankung.

Erreger

Den leichtesten klinischen Verlauf mit der geringsten Rate von Komplikationen wie Klappendestruktion, schwerer Herzinsuffizienz, Embolie, Operationsnotwendigkeit und Tod wies die Streptococcus viridansgruppe auf (26%), während er in der Nonviridans-Gruppe

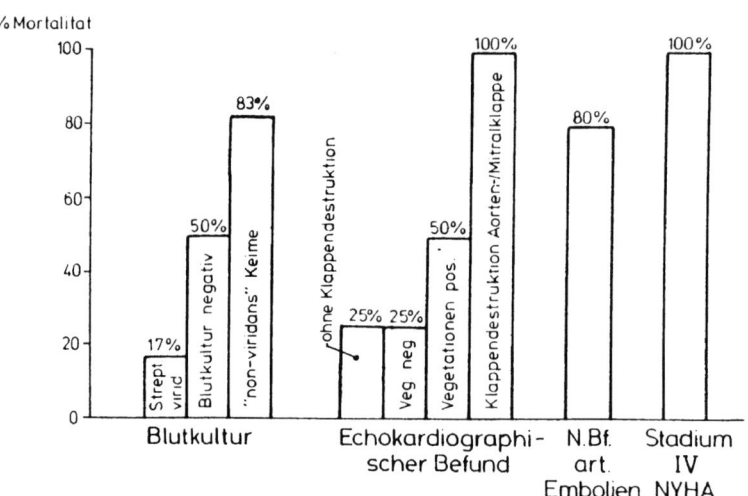

Abb. 1. Bei nichtoperativ behandelten Patienten mit Endokarditis ($n = 18$) sind Befall mit Non viridans-Keimen, Destruktion der Aorten- oder Mitralklappe und Herzinsuffizienz im Stadium IV (NYHA) jeweils mit einer Mortalität von über 80% behaftet

(Staphylokokken, Enterokokken, Non viridans-Streptokokken, Pseudomonas) am schwersten war. Eine Zwischenstellung bezüglich der Komplikationen nahm die Gruppe ohne positiven Erregernachweis (41%) ein.

Herzinsuffizienz

Im Stadium I und II (NYHA) überlebten ohne Operation 73%, im Stadium III und IV nur 7%.

Risikobeurteilung

Als besonders ungünstig mit einer voraussichtlichen Mortalität von über 80% bei nichtoperativer Therapie erwies sich:
1. Der kulturelle Nachweis von Non viridans-Keimen;
2. Echokardiographisch erfaßbare Destruktionen an der Aorten- oder Mitralklappe und
3. Herzinsuffizienz im Stadium IV (NYHA) (Abb. 1).

Diskussion

Bezogen auf das bei uns untersuchte Patientenklientel mit klinisch gesicherter florider Endokarditis erzielte die Echokardiographie in Abhängigkeit vom Untersucher mit 72–84% eine hohe Sensitivität. Bezogen auf die Gesamtzahl der befallenen Klappen liegt sie mit 63–74% etwas niedriger. Dieses gute Ergebnis ist möglicherweise auf das weit fortgeschrittene Stadium bei den meisten unserer Patienten sowie auf die gleichzeitige Anwendung von ein- und zweidimensionalem Verfahren zurückzuführen. Bei nicht vorgeschädigten Klappen lag die Sensitivität sogar bei 93%. Schwere Komplikationen wie Klappendestruktion, Perforation, Abriß von Klappen und Sehnenfäden konnten in nahezu allen Fällen (22) richtig erkannt werden. In fünf Fällen, in denen echokardiographisch der Verdacht auf ältere Vegetationen ausgesprochen wurde, handelte es sich pathologisch-anatomisch um zum Teil frische endokarditische Auflagerungen.

Allgemein wird bei Patienten mit Vegetationen ein höheres Mortalitätsrisiko angenommen. Nach unseren Untersuchungen läßt das Fehlen von Vegetationen jedoch keinen sicheren Schluß auf die Prognose zu. So sollten insbesondere der Nachweis von Vegetationen allein kein Grund zum operativen Vorgehen darstellen. Bei unseren Patienten mit Vegetationen wurden 21% erfolgreich konservativ behandelt. Bei fehlendem Nachweis von Vegetationen bestanden bei 40% dennoch eine Operationsindikation. Dies betraf in erster Linie Patienten mit vorbestehenden Klappenanomalien (rheumatische, bzw. ältere endokarditische Klappenschädigungen, Mitralklappenprolaps, SAM bei HOCM). Hier lag die Sensitivität der Echokardiographie deutlich niedriger.

Über die Erkennung von Vegetationen hinaus leistet das Echo wesentliche Aussagen über den Zustand des Klappenapparates. Keiner der Patienten mit echokardiographisch nachgewiesener fortgeschrittener Zerstörung der Aorten- bzw. Mitralklappe überlebte auch ohne Operation. Hier kann allein vom echokardiographischen Bild die Indikation zum chirurgischen Vorgehen gestellt werden.

Da in keinem Fall eine operationsbedürftige Veränderung von Klappen nachweisbar war, die echokardiographisch völlig unauffällig erschien, kann auf eine Herzkatheteruntersuchung dann verzichtet werden, wenn echokardiographisch ein Befund von hohem Mortalitätsrisiko gesichert wird und der Klappenbefall eindeutig ist.

Um die Mortalität der floriden Endokarditis weiter zu senken, scheint es wesentlich zu sein, die 25% der Patienten zu entdecken, die keiner operativen Therapie bedürfen.

Literatur

1. Melvin ET, Berger M, Lutzker LG, Goldberg E, Mildvan D (1981) Noninvasive methods for detection of valve vegetations in infective endocarditis. Am J Cardiol 47: 271–278 – 2. Rahimatoola SH

(1983) Valvular heart disease. J Am Coll Cardiol 1: 199–215 – 3. Young JB, Welton DE, Raizner AE et al (1979) Surgery in active infective endocarditis. Circulation (Suppl) 60: 179–181

Scholten, T., Hanrath, R.-D., Hengels, K.-J., Rosin, H., Strohmeyer, G. (Med. Klinik und Poliklinik und Institut für Med. Mikrobiologie und Virologie der Universität Düsseldorf)
Prognostische Kriterien zur Verlaufsbeurteilung lymphozytärer und bakterieller Meningitiden

Die Infektionen des Zentralnervensystems stellen auch heute noch hohe Anforderungen an den erstbehandelnden Arzt, da insbesondere bei den bakteriellen Formen rasche Diagnostik und eine gezielte Therapieeinleitung für die Prognose entscheidend sind. In einer retrospektiven Analyse wurden die Krankengeschichten von 86 Patienten analysiert. In 66 Fällen konnte die Diagnose Meningitis auch retrospektiv bestätigt werden, wobei insgesamt 73 Meningitisepisoden erfaßt wurden. In den verbleibenden 20 Fällen waren die Unterlagen unvollständig.

Methodik

Unter der Diagnose lymphozytäre bakterielle Meningitis wurden 22 Erkrankungsepisoden erfaßt, bei denen die Liquordiagnostik überwiegend Lymphozyten, einen niedrigen Eiweißgehalt, niedriges Liquorlaktat und keinen Erregernachweis ergab. Mitentscheidend waren außerdem Anamnese, klinischer Befund und Verlauf.

Bei der Diagnose granulozytäre, bakterielle Meningitis wurden ebenfalls die obengenannten Kriterien berücksichtigt. In allen Fällen lag jedoch ein positiver Erregernachweis vor.

Bei den Erkrankungsverläufen, die aufgrund der genannten Kriterien keine eindeutige Diagnosesicherung ermöglichten, wurde auf eine Zuordnung verzichtet.

Ergebnisse

Die Diagnose lymphozytäre, abakterielle Meningitis wurde 22mal gestellt, wobei lediglich in vier Fällen eine ätiologische Zuordnung möglich war: Coxsackie [2], Rubeolen [1], Varizellen [1].

Bei der granulozytären, bakteriellen Meningitis konnten 31 Erkrankungen ausgewertet werden, wobei Meningokokken (8), Pneumokokken (7) und Staphylokokken (4) überwogen. In sechs Fällen war eine Klassifikation der Erreger nicht möglich. Weitere Erreger waren Tuberkulose (2) und je einmal Streptokokken, S. typhimurium, Listeriose und Pilze. Nicht klassifizierbar waren 20 Krankheitsverläufe. Das Durchschnittsalter der Patienten lag in der Gruppe der lymphozytären Meningitis mit $\bar{x} = 22$ Jahren deutlich niedriger als bei der granulozytären Meningitis ($\bar{x} = 40$ Jahre) und der nichtklassifizierbaren Gruppe ($\bar{x} = 38$ Jahre) (Tabelle 1). Während in der Gruppe der lymphozytären Meningitis keine Todesfälle auftraten, verstarben elf Patienten mit bakterieller Meningitis und drei Patienten, bei denen keine Klassifizierung möglich war. Der Zeitraum zwischen dem Auftreten der ersten Symptome und der Diagnosestellung betrug 72 Std bei der lymphozytären, 37 Std bei der granulozytären und 66 Std bei der nichtklassifizierbaren Gruppe. Die richtige Einweisungsdiagnose wurde bei zwölf Patienten mit lymphozytärer Meningitis, bei 16 Patienten mit bakterieller Meningitis und bei sechs Patienten mit nichtklassifizierbarer Meningitis gestellt. Eine antibiotische Vorbehandlung war in der Gruppe der nichtklassifizierbaren Meningitis am

Tabelle 1. Altersverteilung, Komplikationen und Todesfälle bei der lymphozytären, granulozytär-bakteriellen und nichtklassifizierbaren Meningitis

	Lymphozytäre Meningitis (22)	Granulozytäre Meningitis (31)	Ohne Klassifikation (20)
Alter (Jahre)	$\bar{x} = 22$ (15 − 35)	$\bar{x} = 40$ (16 − 80	$\bar{x} = 38$ (14 − 84)
Komplikationen	1	6	5
Todesfälle	0	11	3

häufigsten nachweisbar (Tabelle 2). Während kein Patient mit Meningokokkenmeningitis verstarb, verliefen vier der sieben Pneumokokkeninfektionen tödlich und drei der vier Staphylokokkeninfektionen. Je ein Todesfall trat bei der tuberkulösen Meningitis, der Streptokokkeninfektion, der Salmonelleninfektion und der Pilzinfektion auf. Das Durchschnittsalter der verstorbenen Patienten lag bei der granulozytären Meningitis mit $\bar{x} = 54$ Jahren deutlich über dem Durchschnittsalter der Gesamtgruppe ($\bar{x} = 40$ Jahre).

Schwerwiegende Vorerkrankungen − hierzu gehörten Diabetes mellitus, chronischer Alkoholabusus mit Folgeschäden, Morbus Crohn, malignes Thymom, Niereninsuffizienz − bestehend bei 20 Patienten. Die Patienten, bei denen Komplikationen oder Todesfälle auftraten, wiesen fast ausschließlich Vorerkrankungen auf. Bei der granulozytären Meningitis vier der sechs Patienten mit Komplikationen und neun der elf Patienten mit letalem Ausgang. Ähnliche Verhältnisse fanden sich bei kleinerem Zahlenmaterial auch in der Gruppe ohne Klassifikation. Die Zeitdauer zwischen dem ersten Auftreten von Symptomen und Einleitung der Therapie zeigte keinen wesentlichen Unterschied zwischen Verstorbenen, Komplikationen und unauffälligen Verläufen. Die fünf Patienten mit Rezidiv bzw. Neuinfektionen wiesen dreimal Komplikationen auf, in einem Fall fand sich ein letaler Ausgang. Eine antibiotische Vorbehandlung erfolgte ebenfalls häufiger bei den Patienten mit Komplikationen oder Todesfällen. Unter sieben vorbehandelten Patienten insgesamt trat in drei Fällen eine Komplikation auf, zweimal fand sich ein letaler Ausgang.

Besonders gravierend war die Beobachtung, daß Komplikationen und Todesfälle gehäuft bei den Patienten auftraten, die wegen anderer schwerwiegender Grunderkrankungen bereits stationär lagen und bei denen sich die Meningitis während des stationären Aufenthaltes entwickelte. Es traten vier Todesfälle auf und bei den vier übrigen Patienten kam es zum

Tabelle 2. Zeitdauer der Diagnostik, Einweisungsdiagnose, antibiotische Vorbehandlung und Dauer des stationären Aufenthaltes, klinischer Verlauf lymphozytärer und granulozytärer Meningitiden

	Symptome bis Diagnose (Std)	Einweisungsdiagnose (bezogen auf „Meningitis")			Antibiotische Vorbehandlung (n/n)	Stationärer Aufenthalt (Tage)
		Richtig	Falsch	Ohne		
Lymphozytäre Meningitis	72	16	2	4	5/22	15
Granulozytäre Meningitis	37	16	12	3	7/31 (2 × TBC)	27 35 (ohne Verstorbene < 7 Tage)
Ohne Klassifikation	66	6	3	11	10/20	22

Tabelle 3. Vorbemerkungen, Zeitdauer der Diagnostik, Rezidive, antibiotische Vorbehandlung und stationäre Aufenthalte wegen anderer Erkrankungen bei Todesfällen und Komplikationen

	Granulozytäre Meningitis (31)		Ohne Klassifikationen (20)	
	Komplikationen (6)	Todesfälle (11)	Komplikationen (5)	Todesfälle (3)
Vorerkrankungen ($n = 20$)	4	9	3	1
Symptomtherapie (Std)	38 (37)	40	–	–
Rezidiv ($n = 5$)	3	1	1	0
Antibiotische Vorbehandlung	3 (7)	2	4 (10)	1
Entwicklung während des stationären Aufenthaltes	4 (8)	4	3 (4)	1

Auftreten bleibender Komplikationen. Dies gilt auch für die nichtklassifizierbare Gruppe (Tabelle 3).

Diskussion

Die große Gruppe nichtklassifizierbarer Meningitiden weist auf die auch heute noch bestehende diagnostische Problematik hin. Eine mögliche Ursache liegt in der häufig ungezielt durchgeführten Antibiotikagabe, die die diagnostische Treffsicherheit deutlich herabsetzt [4]. Das in der vorliegenden Arbeit beobachtete Verteilungsmuster der bakteriellen Meningitis entspricht den Literaturangaben [3, 4]. Die lymphozytäre Meningitis betrifft überwiegend jüngere Patienten, ist prognostisch günstig und heilt bis auf Ausnahmen vollständig aus. Die ätiologische Klärung ist auch bei enger Kooperation mit Virologen oft unbefriedigend [1]. Eine mögliche Ursache der unterschiedlichen Zeitdauer zwischen Symptombeginn und Therapieeinleitung ist wahrscheinlich das klinische Erscheinungsbild. Während bakterielle Meningitiden akute, schwerste Krankheitsbilder hervorrufen, sind die Patienten mit lymphozytärer Meningitis häufig bereits mit einer unspezifischen Infektsymptomatik in ärztlicher Behandlung, die eine Verlaufsbeurteilung ermöglicht. Hierin findet sich auch eine Erklärung für die hohe Treffsicherheit bei der Erstdiagnostik der lymphozytären Meningitis. Für die Prognose der bakteriellen Meningitis sind Vorerkrankungen, Alter, Erregerart und möglicherweise die antibiotische Vorbehandlung bedeutungsvoll, wobei die Gruppe der Patienten mit bereits behandelter andersartiger schwerer Grunderkrankung besonders problematisch ist [2].

Literatur

1. Ackermann R (1978) Wandel und neue Kenntnisse bei den Infektionskrankheiten des Nervensystems. Internist 19: 181–187 – 2. Flügel K-A (1983) Prognose der Enzephalitiden und Meningitiden. Lebensversicherungsmedizin 35: 161–165 – 3. Kunst H (1976) Einfluß der modernen Therapie auf den Verlauf eitriger Meningitiden. Münch Med Wochenschr 118: 683–687 – 4. Lampert H-P (1983) Management problems in meningitis. Br J Hosp Med 18: 128–133

Harnoß, C.-M., Harnoß, B.-M., Lode, H., Dißmann, Th. (Med. Klinik und Poliklinik, Freie Universität Berlin)
Münchhausen-Syndrom — chronisch rezidivierendes Fieber bei sechs Patientinnen

Das von Asher 1951 [1] erstmals beschriebene Münchhausen-Syndrom ist ein psychoneurotisches Krankheitsbild, bei dem der Patient durch Simulation von Krankheitssymptomen und/oder Selbstbeschädigung wiederholte Hospitalisierungen erzwingt. Nicht erkannte Krankheitsbilder können über Jahre zu einer Kette diagnostischer und therapeutischer Maßnahmen mit zuletzt iatrogenen somatischen Schädigungen des Patienten führen. Nach Bursten [2] sind folgende Kriterien zur Diagnose eines Münchhausen-Syndroms erforderlich: Präsentation ungewöhnlicher und dramatischer Krankheitssymptome, eine widersprüchliche, vielfarbige Anamnese, häufiger Wechsel von Ärzten und Krankenhäusern (wandering), ein aggressives und forderndes Auftreten, das schließlich zur Ablehnung durch das Pflegepersonal und zur Selbstentlassung führt und keine klare Motivation für das Verhalten.

Seit der Erstbeschreibung durch Asher ist eine vielzahl von Kasuistiken unter dem Begriff Münchausen-Syndrom veröffentlicht worden, die jedoch z. T. abweichende Charakteristika aufweisen und von diesem abgegrenzt werden sollten. Zutreffender ist die Subsummierung der diversen Krankheitsbilder unter dem Begriff „chronisch selbstinduzierte Erkrankungen", zu denen das Münchhausen-Syndrom, die Krankenhausabhängigkeit, Simulation und Hysterie zählen. Die Abgrenzung untereinander ist individuell fließend und schlecht definiert. Cheng und Hummel [3] prägten den Begriff der Krankenhausabhängigkeit für eine Gruppe von Patienten, die im Gegensatz zu den vorwiegend männlichen Münchhausen-Patienten aus kooperativen und sozial angepaßten Frauen besteht. Sie versuchen, sich durch Vortäuschung einer Erkrankung oder Selbstbeschädigung eine Aufnahme ins Krankenhaus zu verschaffen, um ihre Sehnsucht nach Zuwendung zu stillen.

Von 1978—1984 sahen wir im Klinikum Steglitz sechs Frauen mit chronisch selbstinduzierten Erkrankungen unter dem Bild rezidivierender Fieberzustände oder chronischer Wundinfektionen. Die Patientinnen lassen sich vorwiegend in die Gruppe der Krankenhausabhängigkeit einordnen, zeigten jedoch auch Charakteristika der Hysterie und des Münchhausen-Syndroms. Von den sechs Frauen im Alter von 21—38 Jahren waren vier ehemalige Krankenschwestern, eine MTA und eine Beschäftigungstherapeutin. Die Anamnesen reichten bis zu 8 Jahre zurück und umfaßten zahlreiche längere Hospitalisierungen in diversen Krankenhäusern West-Berlins und der BRD, eine umfangreiche Diagnostik einschließlich Probelaparatomien (zweimal) zur Klärung der Genese des Fiebers und mehrfach andere Operationen, die zur Sanierung eines angenommenen Infektionsherdes erforderlich erschienen.

Die klinischen Symptome bei den sechs Patientinnen sind der Tabelle 1 zu entnehmen. Im Vordergrund standen chronische Infektionen, wie eine Steißbeinfistel, Zystitiden, chronische Bursitis, Unterschenkelulkus, Diarrhoen bzw. ein Ulkus über LWK III und rezidivierende

Tabelle 1. Klinisches Bild bei sechs Patientinnen mit chronisch selbstinduzierten Erkrankungen

1. I. S. Glomerulonephritis, chronische Steißbeinfistel, rezidivierende polymikrobielle Bakteriämien
2. U. D. rezidivierende hämorrhagische Zystitis, rezidivierende Bakteriämien, rezidivierende Abszesse
3. I. D. chronische Bursitis, rezidivierende Bakteriämien, Glutealabszeß
4. M. N. zerebrales Anfallsleiden, chronischer Unterschenkelulkus, rezidivierende Bakteriämien
5. H. S. Anorexia nervosa, rezidivierende Harnwegsinfekte, chronische Diarrhoen
6. H. R. Unterschenkelamputationen wegen chronischer Osteomyelitis, Anorexia nervosa, psychogene Paraplegie, chronischer Ulkus über LKW III, rezidivierende Bakteriämien

Fieberschübe mit Nachweis von wechselnden, vorwiegend gramnegativen und anaeroben Bakterien in Blutkulturen.

Im folgenden sollen zwei typische Anamnesen exemplarisch dargestellt werden: Bei einer 38jährigen Krankenschwester bestand seit 1977 ein präsakrales Ulkus, das zunächst als typischer Sinus pilonidalis exzidiert worden war. Bei mehr als zehn operativen Eingriffen in verschiedenen Kliniken konnte das Ulkus bisher nicht zur Ausheilung gebracht werden. Eine Kommunikation mit inneren Hohlorganen oder eine Fistelbildung wurde durch zahlreiche Untersuchungen ausgeschlossen. Die Patientin befand sich in klinisch gutem Zustand, der in Diskrepanz zu dem seit Jahren bestehenden Infektionsgeschehen mit polymikrobiellen Bakteriämien stand. Die Anamnese und der klinische Befund erschien uns für eine Selbstbeschädigung verdächtig. Nach einem Anfall von Schüttelfrost war eine Benutzung des zuvor markierten Jugulariskatheters durch die Patientin nachweisbar. In Blutkulturen fand sich Proteus mirabilis, ebenso in 2 ml einer trüben Flüssigkeit im Katheter. Bei Inspektion des Patientenzimmers wurde eine Sammlung übelriechender Kompressen und Injektionsbesteck gefunden. Nachdem ein weiterer operativer Eingriff von den Chirurgen unseres Hauses abgelehnt wurde, da die Patientin offensichtlich den natürlichen Granulationsprozeß des Ulkus verhinderte, verließ die Patientin nach zehntägiger psychiatrischer Therapie auf eigenen Wunsch unsere Klinik.

Bei einer 35jährigen Krankenschwester bestanden seit 1971 rezidivierende hämorrhagische Zystitiden unklarer Genese, seit 1974 wiederholt Bakteriämien mit wechselnden Keimen sowie multiple Hautabszesse. Eine umfangreiche Diagnostik einschließlich Cholezystektomie konnte keinen Ausgangsherd sichern. 1978 erfolgte erstmals die Vorstellung in unserer Klinik wegen unklarer Fieberschübe. Auffällig waren bei der klinischen Untersuchung multiple Narben nach Abszeßspaltungen im Bereich beider Beine. In 4 Wochen wurden wechselnde Keime im Urin und Blutkulturen isoliert, z. T. unter antibiotischer Therapie, ohne daß die Sicherung des Ausgangsherdes gelang. Nach kurzfristiger Entfieberung unter oraler Chloramphenicolmedikation mußte die Patientin nach 3 Wochen erneut wegen einer Zitrobakterbakteriämie aufgenommen werden. Es folgten fast täglich, vorwiegend nachts und in den frühen Morgenstunden Fieberschübe, die zuletzt von heftigem Schüttelfrost, Zyanose und Kreislaufdepression begleitet waren, so daß die Verlegung auf die Intensivstation erforderlich wurde. Dort blieb die Patientin erstmals längerfristig fieberfrei. Diese auffällige Besserung unter ständiger Beobachtung und das Auffinden eines Blasenkatheters und Injektionsbesteck im Nachtschrank der Patientin bestätigten den Verdacht auf eine Selbstinokulation von Keimen. Einer psychiatrischen Therapie entzog sich auch diese Patientin durch Entlassung auf eigenen Wunsch. In den folgenden Jahren wurden uns vier weitere Aufenthalte in anderen Krankenhäusern Berlins wegen eines identischen Krankheitsbildes bekannt.

Beide Anamnesen sowie die Krankengeschichte der vier weiteren Patientinnen zeigten bei retrospektiver Analyse charakteristische anamnestische und klinische Merkmale, die als Schlüssel zu einer frühzeitigen Diagnose dienen können (Tabelle 2): Es handelte sich bei den

Tabelle 2. Diagnostische Merkmale bei selbstinduzierten Erkrankungen

Weibliches Geschlecht
Paramedizinische Berufe
Kooperatives Verhalten bei allen Eingriffen, Drängen auf Operationen
Multipler Wechsel von Ärzten und Krankenhäusern
Überraschend guter klinischer Allgemeinzustand
Polymikrobielle Bakteriämien ohne erkennbaren Ausgangsherd
Ungewöhnlicher Fieberverlauf
Chronische Wunden
Entlassung auf eigenen Wunsch
Ablehnung psychiatrischer Therapie

Erkrankten um junge Frauen aus medizinischen Berufen. Die Patienten waren in Anbetracht eines über Jahre bestehenden chronischen Infektionsgeschehens in erstaunlich gutem klinischen Zustand, erschienen kooperativ, emotional ausgeglichen und zeigten einen auffällig geringen Leidensdruck. Die Anamnesen waren unübersichtlich und lückenhaft durch multiplen Wechsel von Ärzten und Krankenhäusern. Es fanden sich häufig polymikrobielle Bakteriämien ohne erkennbaren Ausgangsherd. Die Fieberschübe traten vorwiegend in Zeiten auf, zu denen die Patientinnen wenig beobachtet waren, d. h. nachts und in den frühen Morgenstunden. Verwirrend waren zusätzlich bestehende chronische lokale Infektionen, deren Abheilung artefiziell verhindert bzw. bei Harnwegsinfekten durch Inokulation von Keimen in die Blase unterhalten wurden, und die als Ausgangsherd für die Bakteriämien immer wieder in Betracht gezogen wurden. Gemeinsam war allen Patienten die Entlassung auf eigenen Wunsch bei Konfrontation mit dem Verdacht auf Selbstbeschädigung bzw. bei dem Vorschlag einer psychiatrischen Therapie. Bei keiner der Frauen gelang uns daher eine Einsicht in die Psychogenese der Erkrankung, so daß wir nur auf Spekulationen angewiesen waren. Vier der sechs Frauen zeigten eine auffällige soziale Anamnese mit früher Trennung von der Bezugsperson durch Tod oder Scheidung der Eltern, Differenzen mit dem Ehepartner und Identifikationsprobleme im Beruf. Diese Faktoren dürften neben anderen tiefenpsychologischen Mechanismen das Bedürfnis nach Zuwendung in der Rolle des Patienten im Krankenhaus erklären.

Literatur

1. Asher R (1951) Münchausen's syndrome. Lancet 1:339–341 – 2. Bursten B (1965) On Münchausen's syndrome. Arch Gen Psychiatry 13:261–268 – 3. Cheng L, Hummel L (1978) The Münchhausen syndrome as a psychiatric condition. Br J Psychiatry 133:20–21

Infektionskrankheiten III

Ruppel, A., Rother, U., Diesfeld, H. J., Rauterberg, E. W. (Institut für Immunologie und Institut für Tropenhygiene, Universität Heidelberg)
Resistenz gegen die lytische Aktivität von humanem Komplement in Schistosoma mansoni*

1. Einleitung und Fragestellung

Nach Schätzungen der Weltgesundheitsorganisation sind in den tropischen und subtropischen Ländern mehrere 100 Millionen Menschen mit Schistosomen infiziert. Diese bis fast 2 cm langen Würmer sind die Ursache der Schistosomiasis oder Bilharziose. Von den meisten anderen Parasiten unterscheiden sich Schistosomen durch ihre intravasale Lebensweise. Schistosomen besitzen keine Cuticula auf ihrer Oberfläche. Man könnte daher annehmen, daß sie ein leichtes Ziel für die Immunantwort ihres Wirtes darstellen. Allein die Lebensdauer dieser Würmer von im Mittel mehreren Jahren zeigt jedoch, daß Schistosomen sehr effiziente Mechanismen besitzen müssen, mit denen sie die Immunantwort ihres Wirtes umgehen können.

Aus verschiedenen In vitro-Experimenten wird allgemein geschlossen, daß Schistosomen alle entscheidenden Eigenschaften, die sie zum Überlegen inmitten einer gegen sie gerichteten Immunantwort befähigen, bereits im Alter von wenigen Tagen erworben haben. Sie besitzen diese Eigenschaften jedoch noch nicht oder nur in wenig ausgeprägter Weise als infizierende Organismen.

Die Infektion des Menschen geschieht an einer beliebigen Stelle perkutan durch eine als Cercarie bezeichnete Larve. Diese durchläuft während der Infektion eine sehr schnelle Metamorphose zu einem Entwicklungsstadium, welches als Schistosomulum bezeichnet wird. Ein solches Schistosomulum kann innerhalb weniger Tage eine Kapillare erreichen und wandert dann intravasal über die Lunge zu den Mesenterialvenen. An einem oder mehreren bisher nicht endgültig definierten Punkten dieser Wanderung scheint die Immunantwort des Wirtes den Parasiten letal schädigen zu können. Unsere Untersuchungen befassen sich mit der Rolle, die das Komplement (C)-System dabei möglicherweise spielt.

Es ist bekannt [4], daß Cercarien und wenige Stunden alte Schistosomula den alternativen Weg des C-Systems in vitro aktivieren können. Dies führt auch zur Abtötung eines bestimmten Prozentsatzes dieser Parasiten in vitro. Es wurde daher wiederholt die Auffassung geäußert, der Wirtsorganismus könne sich mit Hilfe des C-Systems nach dessen Aktivierung auf dem alternativen Weg vor einer Infektion zumindest teilweise schützen. Die C-vermittelte Abwehr beruht auf zwei verschiedenen Mechanismen: 1. Opsonisierung, die die Faktoren bis C3 erfordert und 2. Lyse, die von der Aktivierung der gesamten C-Sequenz bis C9 abhängt. Die Vorstellung einer Abwehr von Schistosomen über alternativ aktiviertes C erscheint uns jedoch nicht mehr haltbar, zumindesten soweit sie *Schistosoma mansoni* in der Maus betrifft, welche das bestuntersuchte Modell für die humane Schistosomiasis darstellt. Sowohl für C3-vermittelte Funktionen [3] als auch für C5-abhängige Funktionen [1] konnten wir in vivo keine entscheidende Rolle feststellen. Schistosomula können nämlich bereits wenige Minuten nach Eintritt in die Mauszirkulation ihre Fähigkeit verlieren, Mauskomplement zu aktivieren [3].

Für die humane Schistosomiasis trifft eine so geartete Immunevasion durch Schistosomula möglicherweise nicht zu, da sie die Fähigkeit, den alternativen Weg des humanen C-Systems in vitro zu aktivieren, selbst nach monatelanger Entwicklung in der Maus nicht verlieren [2]. Dieser Befund scheint im Widerspruch zu stehen zu der Tatsache, daß Schistosomen sehr

---

* Mit Unterstützung der Deutschen Forschungsgemeinschaft

erfolgreich im Menschen parasitieren, also offenbar nicht abgetötet werden. Im folgenden soll daher die Frage untersucht werden:

Warum werden die meisten Schistosomula durch humanes C *nicht* abgetötet?

2. Ergebnisse und Diskussion

Als eine Möglichkeit, diese Frage zu beantworten, liegt die Annahme nahe, nicht alle, sondern nur einige Parasiten besäßen eine Oberfläche, an der die C-Aktivierung stattfinden kann. Mit Hilfe der Immunfluoreszenz an lebenden Schistosomula [2] zeigten wir jedoch, daß dies nicht der Fall ist. Die Komponenten C3c und C3d waren auf der Oberfläche von 100% der Schistosomula nach einer 30 min dauernden Inkubation bei 37° C in frischem normalem Humanserum (fNHS) nachweisbar.

Es wäre auch vorstellbar, daß die meisten Schistosomula durch C deshalb nicht abgetötet werden, weil die Aktivierung nicht bis zum Ende der C-Kaskade, d. h. bis zur Bildung des zytolytischen C5-9 Komplexes abläuft. Im Immunfluoreszenztest konnten wir jedoch nach Inkubation unter den oben beschriebenen Bedingungen C9 auf allen Schistosomula nachweisen. Inkubation der Parasiten in hitzeinaktiviertem normalem Humanserum (iNHS) führte nicht zu einer unter unseren Bedingungen nachweisbaren C9-Bindung, d. h. die C9-Bindung mußte spezifisch in der Form des C5-9-Komplexes erfolgt sein.

Die bisher beschriebenen Versuche wurden mit Schistosomula durchgeführt, die aus Cercarien nach In vitro-Penetration von isolierter Mäusehaut gewonnen waren. Entsprechende Versuche führten wir ebenfalls durch mit Parasiten, die wir nach natürlicher Infektion aus Mäusehaut (Alter 1 und 20 Std), Mäuselungen (6 Tage) und Mäusemesenterialvenen (6−7 Wochen) isolierten. Inkubation mit fNHS führte in allen Fällen zur C5-9-Ablagerung auf *allen* Parasiten gemessen als C9-Antigen. Insgesamt wurden ca. 1 000 Würmer der verschiedenen Entwicklungsstadien individuell ausgewertet. Inkubation in iNHS führte nicht zur C9-Ablagerung. Die Versuche lassen zwei Folgerungen zu:

1. Die früher beschriebene Aktivierung von humanem C auf dem alternativen Weg durch *S. mansoni* [2] findet auf der Oberfläche von sämtlichen individuellen Würmern statt.

2. Die Aktivierung schreitet auf allen Parasiten fort bis zur Ablagerung des C5-9-Komplexes.

Im folgenden untersuchten wir die Frage, ob die C9-Ablagerung zur Schädigung der Parasiten führt. Schistosomula und Schistosomen der genannten Entwicklungsstadien wurden in Gegenwart von fNHS bzw. iNHS (gemischt mit gleichen Volumina Eagle's Medium mit 5% Kälberserum) bei 37° C 1 Tag lang kultiviert. Anschließend wurde der Prozentsatz abgetöteter Würmer bestimmt. Wir erhielten folgende Mittelwerte aus jeweils 4−8 Experimenten: 12% der in vitro transformierten Schistosomula wurden durch fNHS abgetötet. Die Parasiten, die nach natürlicher Infektion aus Mäusen gewonnen waren, wurden signifikant ($p < 0,05$) weniger abgetötet. Es waren 4% der 1 Std, 2% der 20 Std alten, 1% der 6 Tage und 0% der 6−7 Wochen alten Würmer. Die Kontrolle im Immunfluoreszenztest zeigte dagegen auf allen Parasiten C9-Ablagerung auch nach 1 Tag Kultur in fNHS. In den Abb. 1 und 2 ist die C9-Bindung an 20 Std alte Schistosomula bzw. an 7 Wochen alte Schistosomen dargestellt. Diese Versuche belegen, daß die C5-9-Beladung von Schistosomula in vitro nicht zu einer wesentlichen Beeinträchtigung ihrer Lebensfähigkeit während dieses Zeitraumes führt.

Die Versuche schließen aber nicht die Möglichkeit aus, daß die Bindung von C5-9 an der Parasitenoberfläche subletale Schäden setzt, die erst nach längerer Entwicklung nachweisbar werden. Die Würmer wurden daher nach eintägiger Kultur in fNHS bzw. iNHS noch 2 Wochen in Eagle's Medium mit 5% Kälberserum weiter kultiviert. Getestet wurden in vitro transformierte und 6 Tage alte Schistosomula sowie 6 Wochen alte Schistosomen in jeweils mindestens zwei Experimenten. Eine erhöhte Sterblichkeit infolge der Inkubation in fNHS wurde in keinem Fall festgestellt (Ruppel et al., Manuskript in Vorbereitung). In einem weiteren Versuch wurden 6 Tage alte Schistosomula nach eintägiger Kultur in fNHS bzw. iNHS intravenös in Mäuse injiziert. Die Angehrate der Würmer wurde 5 Wochen später durch

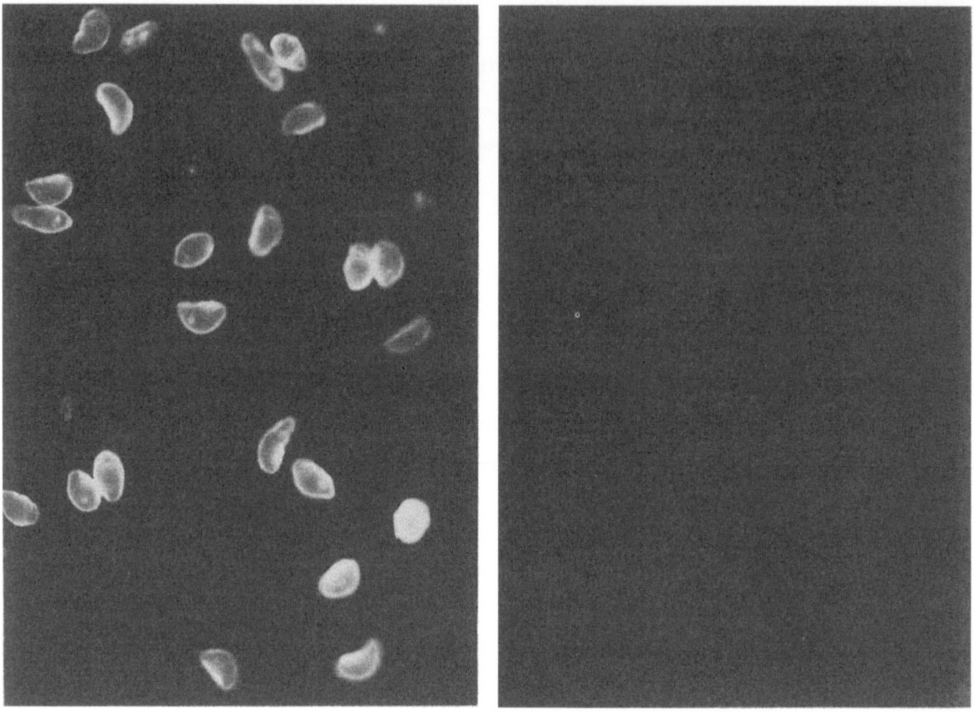

Abb. 1. Ablagerung von C5-9, gemessen als C9-Antigen auf 20 Std alten lebenden Schistosomula nach In vitro-Kultur mit frischem (links) bzw. hitzeinaktiviertem (rechts) Humanserum

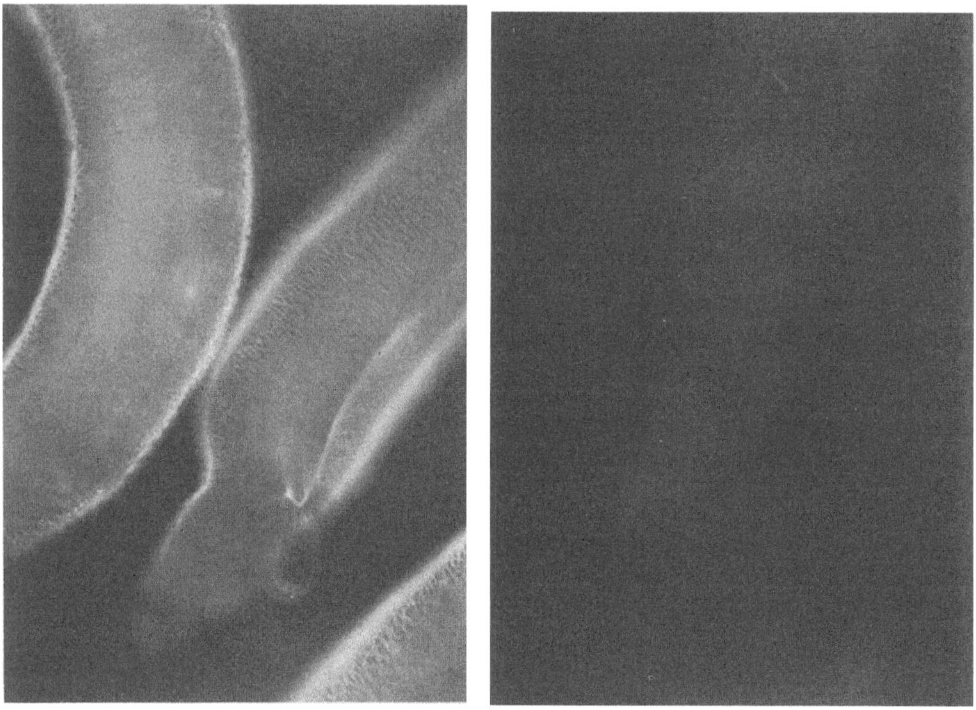

Abb. 2. Ablagerung von C5-9, gemessen als C9-Antigen auf 7 Wochen alten lebenden Schistosomen nach In vitro-Kultur mit frischem (links) bzw. hitzeinaktiviertem (rechts) Humanserum

Perfusion der Mäuse gemessen. Sie betrug 28 ± 8% (sieben Mäuse) bzw. 33 ± 10% (sechs Mäuse). Eine subletale Schädigung der Parasiten durch die In vitro-Bindung von C5-9 erscheint daher als ausgeschlossen.

3. Zusammenfassung und Folgerung

Die Aktivierung von humanem C auf dem alternativen Weg führt zur Aktivierung bis C9 und zur Ablagerung von C5-9 gemessen als C9-Antigen auf der Oberfläche von *S. mansoni*. Dies gilt für Parasiten aller Entwicklungsstadien. Über 95% der Parasiten wurden jedoch in ihrer Lebensfähigkeit dadurch nicht beeinträchtigt. Die Ergebnisse lassen auf eine bisher nicht erkannte Eigenschaft der Oberfläche von *S. mansoni* schließen: Resistenz gegen die lytische C-Aktivität. Diese Eigenschaft könnte zur Immunevasion der Parasiten im Menschen beitragen.

Literatur

1. Ruppel A, Rother U, Diesfeld HJ (1982) *Schistosoma mansoni:* development of primary infections in mice genetically deficient or intact in the fifth component of complement. Parasitology 85: 315−323 − 2. Ruppel A, Rother U, Vongerichten H, Diesfeld HJ (1983) *Schistosoma mansoni:* complement activation in human and rodent sera by living parasites of various developmental stages. Parasitology 87: 75−86 − 3. Ruppel A, Rother U, Diesfeld HJ (1984) *Schistosoma mansoni:* loss of the ability of schistosomula to bind mouse complement following intravenous injection into mice. Tropenmed Parasit 35: 23−28 − 4. Santoro F, Lachmann PJ, Capron A, Capron M (1979) Activation of complement by *Schistosoma mansoni* schistosomula: killing of parasites by the alternative pathway and requirement of IgG for classical pathway activation. J Immunol 123: 1551−1557

Weinke, Th., Alexander, M. (Innere Medizin, Abt. für Infektionskrankheiten, Freie Universität Berlin)
Epidemiologisch-klinische Feldstudie zur Chagas-Krankheit in Bolivien

1. Einleitung

Die *amerikanischen Trypanosomiasis,* die *Chagas-Krankheit* wird als Volksseuche bezeichnet. In der Literatur schwankt die Schätzung für die Anzahl der Infizierten zwischen 7 und 35 Millionen [1, 4], allein für Bolivien werden 700 000 Infizierte bei 2 Millionen Gefährdeten angenommen [2]. Da in Bolivien Felduntersuchungen bisher Seltenheitswert haben, wurde eine epidemiologisch-klinische Studie durchgeführt.

2. Untersuchungsziele

Ziel der Untersuchung war folgendes:
− Anhand einer repräsentativen Bevölkerungsgruppe soll die serologische Durchseuchung in einem Ort ermittelt werden.
− Feststellen der kardialen Morbidität durch EKGs.
− Klinisch-anamnestischer Vergleich der Chagas-positiven mit der Chagas-negativen Gruppe.
− Ausführliche Sozialanamnese der Versuchspersonen bei Hausbesuchen.
− Ermitteln der Infektionsrate der Raubwanzen.

3. Untersuchung und Ergebnisse

Die Untersuchung fand in Comarapa, einem ländlichen Ort in Zentral-Bolivien, statt. Der Ort hat 2 500 Einwohner und liegt in 1 700 m Höhe. Als Untersuchungsgruppe diente der lokale Mütterclub, eine Gruppe, die die Bevölkerungsstruktur mit dem Überwiegen der landwirtschaftlich Beschäftigten widerspiegelt.

3.1 Serologie

Es wurden 104 Frauen serologisch untersucht. Angewandt wurde die KBR nach Machado-Guerreiro im Mikroverfahren und die IF, in Zweifelsfällen auch die IHA. Nur Frauen, die in zwei serologischen Proben positiv waren, wurden als Chagas-positiv klassifiziert. 69 von 104 (66%) erwiesen sich so als positiv, d. h. sie haben sich im Laufe ihres Lebens mit der Trypanosoma cruzi-Infektion auseinandergesetzt. Nur 35 Personen konnten als serologisch negativ klassifiziert werden.

3.2 EKG-Auswertung

Bei den EKG-Ergebnissen zeigte sich ein signifikanter Unterschied zwischen den beiden serologischen Gruppen. Nur zwei von 35 bei den Chagas-negativen Personen hatten leichte EKG-Veränderungen (zweimal LAH), während 21 von 69 in der Vergleichsgruppe EKG-Alterationen aufwiesen. Es fielen darunter besonders auf: vier komplette Rechts-schenkelblöcke, ein kompletter Rechtsschenkelblock mit linksanteriorem Hemiblock und eine ventrikuläre Extrasystolie mit Bradykardie und Ischämiezeichen. Diese Läsionen wurden von verschiedenen Autoren in Verbindung mit positiver Serologie als recht charakteristische Chagas-Läsion beschrieben [3, 5, 7]. Diese Ergebnisse sind um so auffälliger, da es sich fast durchweg um junge Frauen handelt, mit einem Altersdurchschnitt der Gesamtgruppe von 27 Jahren (Chagas-positive 28 Jahre, Chagas-negative 25 Jahre).

3.3 Klinisch-anamnestische Daten

Da eine invasive Diagnostik unter den Feldbedingungen nicht möglich war, konnten fast nur klinisch-anamnestische Daten erhoben werden. Es ergab sich eine leichte Befundhäufung für Belastungsdyspnoe, präkordialen Brustschmerz, Obstipation, Dysphagie, Schwindel und palpatorische Hepatomegalie bei der Chagas-positiven Gruppe, die jedoch nur für die beiden zuletzt genannten Symptome signifikant war.

Bei der Frage nach einer Obstipation gaben zwölf Frauen rezidivierende Obstipation von 3 Tagen und länger an (zehn Chagas-positiv, zwei Chagas-negativ). Auffällig waren unter den serologisch positiven zwei Untersuchte: die eine gab zweiwöchige Obstipation, die andere einwöchige Obstipation rezidivierend an.

Ferner sollen zwei serologisch positive Frauen mit häufiger Dysphagie für feste Speisen herausgehoben werden. Eine davon war diejenige, die bereits zweiwöchige Obstipation angab. Wegen fehlender endoskopischer und radiologischer Möglichkeiten kann nur der Verdacht auf Chagas-bedingten Megaösophagus und Megakolon erhoben werden. Die Mehrzahl der serologisch positiven Frauen befand sich jedoch im klinisch inapparenten Stadium.

3.4 Sozialanamnese

Bei der Sozialanamnese ergaben sich signifikant schlechtere Werte bei der Chagas-positiven Gruppe für die Wandverhältnisse (mehr unverputzte Wände aus Schlammziegeln), für Sauberkeit und Ordnung und für den Gebrauch von Insektiziden (nicht spezifisch gegen Raubwanzen eingesetzt).

Dies sind Faktoren, die das Vorhandensein von Triatomen begünstigen, die sich daher häufiger im Haus einnisten können, um eine Infektion zu setzen.

Bezüglich anderer sozialer Faktoren (Beruf, Einkommen, Vorbildung etc.) erwiesen sich die Unterschiede als nicht signifikant.

3.5 Raubwanzen

Als Vektor ist in diesem Gebiet nur Triatoma infestans von Bedeutung. Bei der Untersuchung waren 76 von 134 (56%) mit Trypanosoma cruzi infiziert. Dabei waren Adulte signifikant häufiger als die Nymphen infiziert und außerhalb der Häuser gefundene häufiger als die aus dem Hausinneren. Dieser Befund kann durch das häufigere Blutsaugen und das größere Alimentationsreservoir erklärt werden.

4. Ausblick

Da die Chagas-Krankheit ein vorwiegend ländliches Problem ist, haben sich die Gesundheitsbehörden in den Städten an diese Plage gewöhnt. Dies wird begünstigt durch fehlende Prophylaxe, lange Latenz bis klinische Symptome auftreten und dadurch, daß keine direkte Kontagiosität gegeben ist.

Der deutsche Mediziner muß bei Tropenrückkehrern und lateinamerikanischen Patienten die Chagas-Krankheit in seine differentialdiagnostischen Überlegungen miteinbeziehen, insbesondere wenn Schenkelblockbilder im EKG, unklare Dysphagien oder Obstipationen auftreten. Ferner ist die Übertragungsmöglichkeit durch Bluttransfusion [6] zu beachten, daher ist eine vorherige serologische Abklärung bei südamerikanischen Blutspendern vorzunehmen.

Literatur

1. Berning H (1981) Die Chagas-Krankheit und ihre Bedeutung für Mittel- und Südamerika. Münch Med Wochenschr 123: 23–26 – 2. Jáuregui RL, Valdivia BCJ (1972) Epidemiología de la enfermedad de Chagas. In: Simposio Internacional sobre Enfermedad de Chagas. Buenos Aires, Dez. 1972, pp 171–177 – 3. Mendivil GT, Schenone E, Princich, Finkelman, Bustamante, Duarte, Roldan, Gorodner (1979) Alteraciones electrocardiograficas en jovenes con pruebas serologicas positivas para Chagas y residentes en area endemica. Medicina (B Aires) 39: 345–350 – 4. Rodrigues da Silva G (1971) Chagas: Klinik und Diagnostik. In: Die gelben Hefte 4: 165–170 – 5. Rofeld A, Aparecida M, Fernandes, Barros, Pereira, Nero, Tranchesi, Decourt (1978) Electrocardiograma em indivíduos com reacao de Guerreiro-Machado positiva. Arq Bras Cardiol 31: 191–194 – 6. Rohwedder R (1969) Infección chagásica en dadores de sangre y las probabilidades de transmitirla por medio de la transfusion. Bol Chil Parasitol 24: 88–93 – 7. Rosenbaum MB, Alvarez AJ (1955) The electrocardiogram in chronic chagasic myocarditis. Am Heart J 50: 492–527

Kluge, F., Consbruch, U., Scheer, W. (Med. Klinik und Psychiatr. Klinik des Klinikums der Albert-Ludwigs-Universität Freiburg)

Diagnostische Relevanz von Protein- und IgG-Bestimmungen des Liquors bei verschiedenen Meningitisformen

Einleitung und Methoden

1891 berichtete Quinke auf dem X. Kongreß der Gesellschaft für Innere Medizin über die erste Lumbalpunktion [1]. Die Bedeutung des Zell- und Eiweißgehaltes für entzündliche Krankheiten des ZNS wurde deutlich gesehen. Neben Zellzahlbestimmung und Zytogramm wird die Diagnostik heute durch das Eiweißbild mit Gesamtprotein, Elektrophorese und

Tabelle 1. Aufschlüsselung der einzelnen Meningitisformen. Erreger, Liquorparameter: Protein, Gamma-Globuline, IgG, Zellzahl

Erreger	n	Protein (mg/dl)	Liquor-elektro-phorese Gamma-Globuline (rel. %)	IgG Prozent über der Norm	Zellzahl/3
				Mittelwerte 1.–4. Tag nach Krankheitsbeginn	
Virusmeningitiden					
FSME	14	73	12,8	20,0	454
Herpes simplex	4	96	11,9	23,0	464
Zoster	4	92	9,6	21,0	500
Zytomegalie	3	129	10,4	6,0	1 262
Mumps	3	54	12,5	7,1	609
Adenoviren, Paramyxoviren	2	69	8,7	Normal	287
Virusmeningitiden ohne Erregernachweis	36	63	10,7	3,8	469
m̄	66	82	10,9	11,5	577
Bakterielle Meningitiden					
Staphylokokken, Streptokokken	4	256	13,3	23,0	7 580
Meningokokken	7	186	12,3	11,0	9 600
Pneumokokken	9	430	8,5	58,0	8 970
TBC	2	133	16,8	74,0	2 800
Bakterielle Meningitiden ohne Erregernachweis	9	120	11,6	27,0	2 640
m̄	31	225	12,5	38,6	6 320

Immunglobulinen ergänzt. Wir haben uns die Frage vorgelegt, ob bei verschiedenen Meningitisformen diesen Parametern eine wichtige Aussagekraft hinsichtlich der Diagnose zukommt. Hierzu wurden retrospektiv die Liquordaten von 97 Patienten aus den Jahren 1979–1982 ausgewertet. In die Studie wurden nur Befunde einbezogen, die zur diagnostischen Abklärung innerhalb des 1. bis 4. Krankheitstages erhoben wurden.

Das Gesamtprotein wurde nephelometrisch gemessen; die Mikroelektrophorese wurde mit eingeengtem Material auf Azetatfolien durchgeführt; IgG wurde im turbidimetrischen Test und mit radialer Immundiffusion bestimmt [2].

Ergebnisse und Diskussion

Bei den *Virusmeningitiden* wurde die Artdiagnose der einzelnen Meningitisformen serologisch gestellt. Das Gesamtprotein liegt bei 82 mg/dl (Norm 12–41 mg/dl). Die Elektrophoresefraktionen einschließlich den Gamma-Globulinen liegen im Normbereich. Der IgG-Wert ist 11,5% über der Norm erhöht. Die durchschnittliche Zellzahl beträgt 577/3 (Tabelle 1).

Am häufigsten ist im südbadischen Raum die Frühsommermeningoenzephalitis (Zecken-enzephalitis). Aus unserem Arbeitskreis wurde darauf hingewiesen, daß in den letzten Jahren gehäuft schwere und ungünstige Verlaufsformen bei FSME auftreten [3].

Im Verlauf dieser schweren FSME-Meningitiden zeigt die Höhe des Gesamtproteins bis zur 3. Woche einen leichten Rückgang von 73 auf 66 mg/dl, während der IgG-Wert von 20% auf 46% über der Norm ansteigt ($n = 14$, Mittelwerte).

Virusmeningitis		Bakterielle Meningitis	
Protein:	82	$p < 0{,}01$ Protein:	225 mg/dl
IgG:	11,5	$p > 0{,}05$ IgG:	38,6 % ↑ Norm

Eitrige ⟶
Sterile ⟶
Aseptische ⟶
Anbehandelte ⟶
⟵ Abakterielle ungeklärter Ätiologie
⟵ Lymphozytäre
(Meningitis carcinomatosa)

Virusmeningitis ohne Erregernachweis		Bakterielle Meningitis ohne Erregernachweis	
Protein:	63	$p < 0{,}01$ Protein:	120 mg/dl
IgG:	38	$p > 0{,}25$ IgG:	27 % ↑ Norm

Abb. 1. Unterschiedsmerkmale für Virusmeningitis und bakterielle Meningitis

Bei den *bakteriellen Meningitiden* beträgt das Gesamtprotein 225 md/dl (Mittelwert) und ist somit signifikant erhöht gegenüber dem Wert bei Virusmeningitis ($p < 0{,}01$). Wie die Elektrophoresefraktionen liegen die Gamma-Globuline im oberen Normbereich. Der IgG-Wert ist mit 38,6% über der Norm gegenüber der Virusmeningitis dreifach erhöht ($p < 0{,}05$). Die Zellzahl bei bakteriellen Meningitiden ergab einen Mittelwert von 6 320/3 (Tabelle 1).

Bei der Gesamtzahl von 97 Patienten konnte bei 32 Virusmeningitiden und neun bakteriellen Meningitiden die Ätiologie nicht geklärt werden. Dieser hohe Anteil von 46% entspricht den epidemiologischen Daten der Bundesrepublik [4]. Für diese Meningitisformen findet man in der Literatur die unterschiedlichsten Bezeichnungen wie eitrige, sterile, aseptische, anbehandelte, lymphozytäre Meningitis sowie abakterielle Meningitis ungeklärter Ätiologie [5] (Abb. 1). Als Erreger können Viren und seltene Keime wie Amöben, Kryptokokken, Listerien, Leptospiren sowie eine Tuberkulose und Lues in Frage kommen. Zur Vereinfachung der Nomenklatur haben wir die ätiologisch unklaren Meningitisformen in „Virusmeningitis ohne Erregernachweis" und *„bakterielle Meningitis ohne Erregernachweis"* eingeteilt. Unterscheidungskriterien sind zunächst das klinische Bild sowie Zellzahl mit Anzahl der Granulo- und Lymphozyten. Aus der Gegenüberstellung in Abb. 1 geht hervor, daß die Bestimmung des Gesamtproteins und des IgG-Wertes eine wichtige Ergänzung zur Unterscheidung darstellt. Die Meningitiden ohne Erregernachweis lassen sich hierdurch zur Virusmeningitis und bakteriellen Meningitis zuordnen.

Literatur

1. Delank HW (1972) Klinische Liquordiagnostik. Nervenarzt 43: 57–68 – 2. Consbruch U, Hegel A, Preisser H (1984) Zur Methodik der Liquorelektrophorese des eingeengten Liquor cerebrospinalis. Sartorius-Mitteilungen (im Druck) – 3. Bodemann H, Hoppe-Seyler P, Blum H, Herkel L (1980) Schwere und ungünstige Verlaufsformen der Zeckenencephalitis (FSME) 1979 in Freiburg. Dtsch Med Wochenschr 105: 921–924 – 4. Weise HJ (1984) Epidemiologie der Infektionskrankheiten in der Bundesrepublik. Die gelben Hefte 24: 1–12 – 5. Scheid W (1980) Lehrbuch der Neurologie. Stuttgart New York

Schulz, E. (Klinik für Innere Medizin, Med. Hochschule Lübeck), Dennin, R. H. (Institut für Medizinische Mikrobiologie, Med. Hochschule Lübeck), Sack, K., Dalhoff, K. (Klinik für Innere Medizin, Med. Hochschule Lübeck), Hoyer, J. (Klinik für Chirurgie, Med. Hochschule Lübeck)

Resultate serologischer Zytomegaliediagnostik bei Nierentransplantierten unter differenter Immunsuppression

Zytomegalievirus(ZMV)-Infektionen stellen für den nierentransplantierten Patienten unter immunsuppressiver Therapie in der frühen Posttransplantationsphase ein hohes Morbiditäts- und Mortalitätsrisiko dar. Auf der 89. Tagung der Deutschen Gesellschaft für Innere Medizin [2] berichteten wir über die Möglichkeit eines frühzeitigen und zuverlässigen Zytomegalie-nachweises durch Verlaufskontrollen ZMV-spezifischer Antikörper (AK) mittels der Elisa-Technik [1]. Die Ergebnisse wurden an Nierentransplantierten erhoben, die unter der damals üblichen immunsuppressiven Therapie mit Azathioprin und Prednisolon standen.

Seit kurzem wird bei der immunsuppressiven Behandlung nach Nierentransplantation Azathioprin durch Zyklosporin A ersetzt, das u. a. den Vorteil höherer Transplantatüberlebensraten besitzt [3]. Es stellte sich daher die Frage, ob sich die Immunantwort und damit die serologische Zytomegaliediagnostik unter der geänderten Immunsuppression ebenfalls ändern.

Bei 26 Patienten unter Zyklosporin A/Prednisolonbehandlung (a) wurden die ZMV-spezifischen IgM- und IgG-AK-Titer mittels der Elisa-Technik (Enzygnost-Zytomegalie, Behring) während der ersten 6 Monate nach Nierentransplantation in 14tägigen Abständen ermittelt. Das Vergleichskollektiv umfaßte 17 Nierentransplantierte unter Azathioprin/Prednisolontherapie (b).

(a) Zyklosporin A wurde in einer Dosierung von 14 (1.−14. Tag), 12 (15.−28. Tag) oder 10 mg/kg/Tag (2. Monat) und nach Reduktion um 1 mg/kg/Tag pro Monat in einer Erhaltungsdosis von 6−8 mg/kg/Tag gegeben. In Abhängigkeit von regelmäßig durchgeführten Blutspiegelbestimmungen wurde die Zyklosporindosis teilweise zusätzlich reduziert. Initial wurden 25 mg/Tag Prednisolon und nach Reduzierung um 5 mg/Tag pro Woche als Erhaltungsdosis 7,5−10 mg/Tag appliziert.

(b) Die Azathioprindosis betrug 1−2,5 mg/kg/Tag. Prednisolon wurde von initial 100 mg/Tag über 50 mg/Tag (2. Woche) anschließend um 5 mg/Tag pro Woche (bis 35 mg/Tag) bzw. pro Monat auf die Erhaltungsdosis von 12 mg/Tag abgebaut.

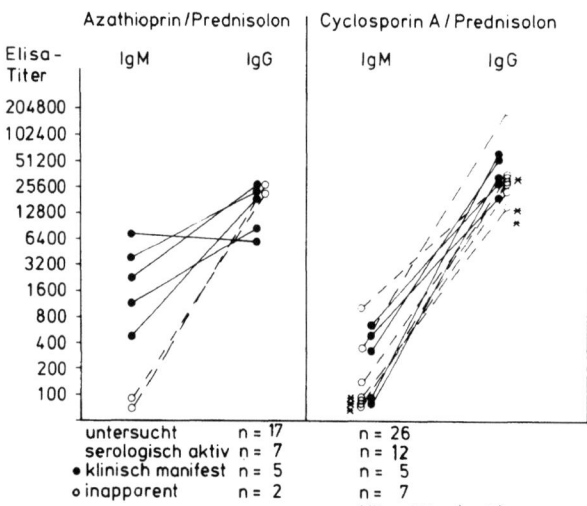

Abb. 1. Die maximalen ZMV-spezifischen IgM- und IgG-AK-Titer, gemessen mittels der Elisa-Technik, bei nierentransplantierten Patienten mit serologisch aktiver Zytomegalie unter Azathioprin/Prednisolon- oder Zyklosporin A/Prednisolontherapie (die IgM- und IgG-Werte sind für jeden einzelnen Patienten jeweils paarweise aufgetragen)

Tabelle 1. Bedeutung und Bewertung von ZMV-spezifischen IgM- und IgG-AK, mittels der Elisa-Technik bestimmt, für die Zytomegaliediagnostik bei nierentransplantierten Patienten unter Azathioprin/Prednisolon- oder Zyklosporin A/Prednisolontherapie

ZMV-spezifische AK			
IgM		Aktivität	
IgG		Restimmunität, Aktivität, Mitreaktion	
Titerbewertung			
Positiv	IgM und/oder IgG		1: > 80
Verdächtig	IgM		1: > 100
	IgG		Vierfacher Anstieg[a]
Beweisend	IgM	Einzelwert	1: > 300
		Verlauf	Serokonversion, vierfacher Anstieg
	IgG	Verlauf	Vierfacher Anstieg

[a] Differenzierung erforderlich

Unter Azathioprin fanden sich generell höhere IgM-AK-Titer als in der Zyklosporin A-Gruppe (Abb. 1). Der IgM-Anstieg ging dem von IgG zeitlich voraus und wurde bei klinisch manifester ZMV-Infektion in keinem Falle (fünf Patienten) vermißt. Bei einer Patientin mit primärer Zytomegalie wurden sogar höhere IgM- als IgG-AK-Titer gemessen. Nur bei zwei inapparent verlaufenen Infektionen wurde kein erhöhtes ZMV-spezifisches IgM gefunden.

Im Gegensatz dazu setzte die IgM-Bildung unter Zyklosporin A-Therapie verzögert ein, bei zwei von fünf manifesten ZMV-Infektionen fehlte sie gänzlich. Stattdessen reagierten die mit Zyklosporin A behandelten Patienten mit einer überschießenden ZMV-IgG-Antwort. Entsprechend waren die maximalen ZMV-IgG-Titer in der Zyklosporin A-Gruppe meist höher als bei den mit Azathioprin behandelten Transplantierten.

Die in Tabelle 1 aufgeführten Bewertungskriterien von Elisa-Testergebnissen haben für beide Behandlungsverfahren Gültigkeit, da trotz der besprochenen Unterschiede keine ausschließlich für ein bestimmtes immunsuppressives Behandlungsverfahren spezifische AK-Titerkonstellation vorkommt. Dennoch sind von der Art der Immunsuppression abhängige charakteristische Elisa-Befunde im Einzelfall zu berücksichtigen und diagnostisch hilfreich.

Während ZMV-spezifische IgM-AK unter Azathioprin das diagnostisch wichtigste Aktivitätskriterium darstellen, sind IgG-AK bei mit Zyklosporin A behandelten Nierentransplantierten nicht nur − wie unter Azathioprin − Ausdruck der Restimmunität nach früher durchgemachter Zytomegalie, sondern wie IgM ein wichtiges Aktivitätszeichen. Bei zwei von fünf Patienten mit manifester sowie bei vier von sieben Patienten mit klinisch inapparent verlaufener ZMV-Infektion wurde die Diagnose ausschließlich durch einen signifikanten IgG-AK-Titeranstieg gesichert. Allerdings muß durch Berücksichtigung der Gesamt-IgG-Konzentration im Serum oder durch Verwendung eines anderen viralen Antigens (z. B. Röteln) eine unspezifische Mitreaktion ausgeschlossen werden.

Literatur

1. Dennin RH, Herhahn J, Schulz E, Sack K (1984) Serologische Zytomegalie-Diagnostik mittels Elisa-Technik bei nierentransplantierten Patienten. Dtsch Med Wochenschr 109: 214−218 − 2. Schulz E, Dennin RH, Sack K, Herhahn J, Hoyer J (1983) Zytomegalievirusinfektionen nach Nierentransplantation: Diagnostik und Differenzierung mittels der Elisa-Technik. Verh Dtsch Ges Inn Med 89: 980−982 − 3. Thiel G, Harder F, Lörtscher R, Brünisholz M, Landmann J, Brunner F, Follath F, Wenk M, Mihatsch M (1983) Cyclosporin A used alone or in combination with low-dose steroids in cadaveric renal transplantation. Klin Wochenschr 61: 991−1000

Dennin, R. H.[1], Schulz, E.[2], Dahlhoff, K.[2], Sack, K.[2], Hoyer J.[3] ([1] Institut für Med. Mikrobiologie, [2] Klinik für Innere Medizin und [3] Klinik für Chirurgie, Med. Hochschule Lübeck)

Behaviour of the Serum-immunoglobuline and Virus-specific Antibody Titers in Kidney Transplanted Patients under Different Immunosuppressive Therapy

The following presentation concerns the field of organ transplantation − here kidney transplantation − and the requirements for serological diagnosis of virus-induced diseases during the post transplantational period.

Kidney transplantation like other organ transplantations necessitate several kinds of medication by which the immunosuppressive therapy obviously seems to be significant for serological diagnosis. Some elucidation is brought about concerning cell mediated immunity but the effect on the humoral immunity system are less characterized, that especially means the effect on the concentration of serum-immunoglobulines which could influence the antibody titers.

The objective of our study was to follow the concentration of serum-IgG (sIgG) and serum-IgM (sIgM) during the post transplantational period of patients under different immunosuppressive therapy: azathioprine prednisolone (AP) respectively cyclosporine A/prednisolone (CP). Briefly: the azathioprine dosage was 5 mg/kg under operation, then lowered continuously to about 2 mg/kg/day as maintenance therapy. Cyclosporine A was given initially 14 mg/kg/day, then lowered continuously to 5−6 mg/kg/day as maintenance therapy.

In the same serum samples virus-specific-IgM and -IgG antibody titers for cytomegalo- and herpes simplex-virus were routinely determined by enzyme immuno assays (Enzygnost, Behring/Marburg). Patients were observed up to half a year after kidney transplantation. Serum samples were taken at 7−10 days intervals.

The concentration of sIgG of patients under P immunosuppressive therapy in general show a common behaviour: there is continuous decline by about factor 2 in the concentration, with the lowest concentration beeing reached between the 25th−50th day after transplantation. Thereafter the concentration of sIgG slowly increases, but in no case the values before transplantation were reached again. In contrast the concentration of sIgM did not show a common behaviour, rather seems to respond rapidly and individually in cases of infectious episodes of viral or bacterial etiology.

The virus-specific IgG antibody titers with the same tendency follow the course of the sIgG-concentration. To differentiate between virus-specific antibody titer rise from an only general sIgG-increase it turns out to be necessary to measure antibody titers against a quite different virus e.g., rubella virus unless in those cases, where virus-specific IgM develops.

In sera of patients with CP immunosuppressive therapy no common behaviour of the sIgG-concentration could be observed. For some patients there is indeed a decline too, but unlike in patients under AP there seems to be a more individual reactivity in the concentration of sIgG and sIgM. The sIgG-concentration of some patients can remain in the range of "normal" concentrations but in others rapid increases of up to 3,500 mg IgG/dl serum could be measured. Virus-specific antibody titers also follow the increases in concentration and therefore in most cases are unspecific because of a general increase in sIgG-concentration. To differentiate virus-specific antibody titer rise − that means, e.g., induced by a virus infection − from unspecific ones which probably have been induced by stimulation of polyclonal antibody production the time dependency has to be considered: antibody titer rise induced by a virus-specific infection tend to increase more rapidly than the unspecific ones.

It was therefore necessary to follow continuously the IgG-antibody titer development as well as the variation in the concentration of sIgG during the post transplantational period. This proved true especially in cases of clinically manifested infections where no virus-specific IgM-titers could be measured. Additionally the virus-specific antibody titer against a quite different virus should routinely be determined, e.g., against rubella virus that is so far not known to reactivate.

The continuous surveillance by comparison of different virus-specific IgG-titers with the concentration of sIgG allows a better evaluation than the standard procedure with only paized sera.

Wellmann, W., Fink, P. C., Kubale, R., Benner, F. (Abt. Gastroenterologie und Hepatologie, Med. Hochschule Hannover und Institut für Laboratoriumsmedizin, Zentralkrankenhaus St.-Jürgenstraße, Bremen)
Endotoxinämie bei entzündlichen Darmerkrankungen

Einleitung

Endotoxinmessungen wurden bisher in erster Linie bei Patienten mit Leberzirrhose durchgeführt. Abhängig von der Bestimmungsmethode und dem Patientengut ergab die Mehrzahl der Untersuchungen eine systemische Endotoxinämie, die von Shuntvolumen und RES-Funktion beeinflußt wurde [6]. Auch bei den entzündlichen Darmerkrankungen kann es wegen der zerstörten Mukosaschranke zu einer Endotoxinämie kommen. Eine Toxinämie kann bei diesen Erkrankungen zudem gefördert werden durch eine bakterielle Fehlbesiedlung des betroffenen Darmabschnitts [8]. Die bisher veröffentlichten Endotoxinbestimmungen bei entzündlichen Darmerkrankungen wurden nur bei geringen Patientenzahlen vorgenommen [1, 7]. Bei widersprüchlichen Ergebnissen konnte nur wenig über die pathogenetische Bedeutung der Endotoxine ausgesagt werden.

Patienten

Bei 125 Patienten mit chronisch entzündlichen Darmerkrankungen, die in einem Zeitraum von 3 Monaten in unserer Klinik ambulant (97) oder stationär (28) behandelt wurden, haben wir die Endotoxine im Plasma gemessen. Bei 97 Patienten war ein M. Crohn nachgewiesen, 28 litten an einer Colitis ulcerosa. Bei allen Patienten mit einer Colitis ulcerosa lag eine histologische Bestätigung der Diagnose vor. Patienten mit einem M. Crohn wurden in die Studie aufgenommen, wenn ein charakteristischer Röntgenbefund vorlag. Bei allen Patienten mit einer Colitis Crohn wurde die Diagnose auch histologisch gesichert.

Methoden

Die Bestimmung der Endotoxine erfolgte nach einem modifizierten Limulus-Amöbozyten-lysattest in einem femtogramsensitivem photometrischem Test [4]. Als Standard diente Endotoxin von Salmonella abortus equi. Die Nachweisgrenze bei diesem Test betrug 20 pg/ml. Neben Laborparametern entzündlicher Aktivität und klinischen Daten wurden auch der Crohns Disease Activity Index (CDAI) [2] und der Index nach vanHees et al. [5] dokumentiert.

Ergebnisse

Bei der Untersuchung an 125 konsekutiven Patienten waren bei 21 Patienten Endotoxine im Plasma nachweisbar. Es bestanden signifikante Korrelationen zu Parametern entzündlicher Aktivität (Tabelle 1). Die höchste positive Korrelation fand sich mit der BKS. Auch die

BKS	0,54
Albumin	− 0,53
Temperatur	0,52
Transferrin	− 0,49
CHE	− 0,46
Eisen	− 0,40
Ausdehnung	0,33
CDAI	0,30
vanHees-Index	0,53

Tabelle 1. Signifikante Korrelationen (r) zur Endotoxinämie ($p < 0.0001$) ($n = 125$)

Leberexportproteine Albumin, Transferrin und Cholinesterase wiesen eine hohe Korrelation zu den Endotoxinen auf. Von den erfaßten Aktivitätsindizes korrelierte der vanHees-Index besser als der CDAI. Signifikante Korrelationen wurden auch für das Serumeisen und die radiologisch bestimmte Ausdehnung der Erkrankung gefunden.

Im Verlauf eines Erkrankungsschubs wurden bei zwölf Patienten − acht von ihnen hatten einen M. Crohn, vier eine Colitis ulcerosa − die Endotoxine im Plasma gemessen. Bei diesen Patienten war es nach konservativer Therapie nur zu einer unzureichenden Besserung gekommen. Bei sieben Patienten bestanden septische Temperaturen, bei allen Patienten waren die Diarrhoen nicht rückläufig. Zur Therapie der Endotoxinämie haben wir bei diesen Patienten orthograde Darmspülungen durchgeführt. Schon am Tag nach der Darmspülung waren die Endotoxine im Plasma signifikant abgesunken. Zuvor febrile Patienten waren fieberfrei. Bei allen Patienten kam es zu einer deutlichen klinischen Besserung.

Um weiter abzuklären, ob die orthograde Darmspülung eine sinnvolle Therapie der Endotoxinämie bei entzündlichen Darmerkrankungen ist, wurde eine kontrollierte Studie bei bisher 18 Patienten, die an einem M. Crohn litten und wegen eines Schubs der Erkrankung stationär behandelt werden mußten, durchgeführt. Bei neun dieser Patienten wurde zusätzlich zur konservativen Therapie mit Prednison und parenteraler Ernährung in der 1. Behandlungswoche eine orthograde Darmspülung vorgenommen. Der Spüllösung wurde als lokal wirksames Antiphlogistikum 4 g 5-Aminosalizylsäure zugesetzt. In der Lavagegruppe wurde ein signifikant schnelleres Absinken der Endotoxine im Plasma nachgewiesen (Abb. 1). Neben einem signifikant rascheren Rückgang der Aktivitätsindizes, kam es auch zu einem schnelleren Anstieg von Albumin und Cholinesterase. Die Behandlungsgruppen unterschieden sich am deutlichsten im Verlauf des Serumeisens. Schon nach 1 Woche stieg das Serumeisen in der Lavagegruppe signifikant an und blieb während des gesamten Verlaufs über dem der Kontrollgruppe.

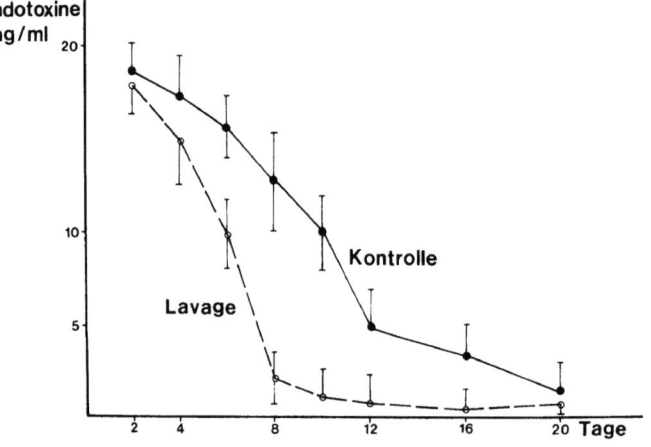

Abb. 1. Endotoxine im Plasma bei 18 Patienten mit M. Crohn bei konservativer Therapie ($n = 9$) und nach orthograder Darmspülung ($n = 9$). $\bar{x} \pm SD$

Diskussion

Bei mehr als einem Viertel der in der konsekutiven Studie untersuchten Patienten waren Endotoxine im peripher venösen Plasma nachweisbar. Der Nachweis von Endotoxinen war abhängig von der aktuellen entzündlichen Aktivität und der Ausdehnung der Erkrankung. Die erhobenen Befunde machen es wahrscheinlich, daß es durch die im Rahmen der Entzündung geschädigten Mukosa zu einer vermehrten Resorption von Endotoxinen und zu einer portalen Endotoxinämie kommt. Das Ausmaß der portalen Endotoxinämie überfordert das Leber-RES und es resultiert eine systemische Endotoxinämie. Die septischen Temperaturen bei einigen unserer Patienten können durch die Endotoxinämie verursacht worden sein [3]. Hierfür spricht auch das Absinken der Körpertemperatur nach Behandlung der Endotoxinämie durch die orthograde Darmspülung [11].

Auch die Hyposiderinämie kann durch die Endotoxinämie verursacht sein. Unter dem Einfluß der Endotoxine wird aus Granulozyten das Laktoferrin freigesetzt, welches mit dem Transferrin um das Serumeisen konkurriert [9]. Der Anstieg des Serumeisens nach Therapie der Endotoxinämie wäre dann auf eine verminderte Freisetzung von Laktoferrin zurückzuführen. Das Absinken der Leberexportproteine im Serum während eines Schubs der chronisch entzündlichen Darmerkrankung könnte ebenfalls auf eine durch toxische Schädigung verminderte Proteinsynthese in der Leber erklärt werden [10].

Unsere Untersuchungsergebnisse weisen den Endotoxinen eine für den Verlauf eines Schubs bedeutsame Rolle zu. Die bisherigen Erfahrungen mit der orthograden Darmspülung zur Therapie einer Endotoxinämie bei entzündlichen Darmerkrankungen sprechen dafür, daß diese Methode das Spektrum konservativer Behandlungsmaßnahmen bereichern kann.

Literatur

1. Aoki KA (1978) A study of endotoxaemia in ulcerative colitis and Crohn's disease. Acta Med Okayama 32: 147−159 − 2. Best WR, Becktel JM, Singleton JW, Kern F (1976) Development of a Crohn's disease activity index. Gastroenterology 70: 439−444 − 3. Dinarello CA, Wolff SM (1982) Molecular basis of fever in humans. Am J Med 72: 799−819 − 4. Fink PC, Lehr L, Urbaschek RM, Kozak J (1981) Limulus amebocyte lysate test for endotoxaemia. Klin Wochenschr 59: 213−218 − 5. vanHees PAM, vanElteren PH, vanLier HJJ, vanTongeren JHM (1980) An index of inflammatory activity in patients with Crohn's disease. Gut 21: 279−286 − 6. Liehr H (1982) Endotoxins and the pathogenesis of hepatic and gastrointestinal diseases. In: Frick P, von Harnack GA, Kochsiek K, Martini GA, Prader A (eds) Advances in internal medicine and pediatrics. Springer, Berlin, p 118 − 7. Palmer KR, Duerden BI, Holdsworth CD (1980) Bacteriological and endotoxin studies in cases of ulcerative colitis submitted to surgery. Gut 21: 851−854 − 8. Rutgeerts P, Ghoos Y, vanTrappen G, Eyssen H (1981) Ileal dysfunction and bacterial overgrowth in patients with Crohn's disease. Eur J Clin Invest 11: 199−206 − 9. vanSnick JL, Masson PL, Heremans JF (1974) The involvement of lactoferrin in the hyposiderinemia of acute inflammation. J Exp Med 140: 1068−1084 − 10. Wellmann W, Kubale R, Nyman TGA, Oestmann J, Schmidt E, Schmidt FW (1980) Enzyme screening in inflammatory bowel disease. In: Goldberg DM, Werner M (eds) Progress in clinical enzymology. Masson Publishing, USA, p 145 − 11. Wellmann W, Fink PC, Schmidt FW (1984) Whole-gut irrigation as antiendotoxinaemic therapy in inflammatory bowel disease. Acta Hepatogastroenterol (Stuttg) 31: 91−93

Thilo-Körner, D. G. S.[1], Käufer, B.[1], Lutz, F.[2], Heinrich, D.[1], Lasch, H. G.[1] ([1] Med. Klinik und [2] Institut für Pharmakologie und Toxikologie der Justus-Liebig-Universität Gießen)

Funktionelle und morphologische Schädigung humaner Endothelzellen durch Pseudomonas aeruginosa-Zytotoxin*

Einleitung

Bei der bakteriell induzierten Sepsis können zirkulierende Blutzellen, das Immunsystem, die plasmatische Gerinnung sowie die gesamte Gefäßwand aktiviert werden. Klinische Korrelate sind u. a. das Kreislauf- und Nierenversagen, die mögliche Induktion einer Verbrauchs-koagulopathie sowie die Entstehung der Schocklunge. Pseudomonas aeruginosa-induzierte Sepsis bereitet auch heute noch klinische und therapeutische Schwierigkeiten.

Erst seit 10 Jahren können Endothelzellen in vitro kultiviert werden. Aufgrund der dadurch erhobenen Befunde können wir diese Zelle als eine pluripotente Kontrollzelle der Gefäßwand bezeichnen [1–5]. Die Mikrozirkulation mit ihrer großen Endotheloberfläche ist eine entscheidende Endstrecke während der Sepsis. Daher untersuchten wir die Wirkung verschiedener bakterieller Toxine an humanen Endothelzellkulturen. Wir prüften, ob aus Pseudomonas aeruginosa isoliertes Zytotoxin (P.a.C.) ähnlich wie das aus Staphylococcus aureus isolierte α-Toxin eine ATP-Freisetzung aus den Endothelzellen induziert und nachfolgend zum Absterben der Zelle führt [6]. Da das P.a.C. im Gegensatz zum α-Toxin die Aggregation menschlicher Thrombozyten im Plasma und gewaschenen System nicht beeinflußt [7], ergeben sich weitere Argumente für die Wirkprinzipien bakterieller Toxine.

Methodik

Die Endothelzellen wurden aus der menschlichen Nabelschnurvene primär isoliert (0,1% Kollagenase in phosphatgepufferten NaCl (PBS), 15 min, 37° C), in der 25-cm²-Kulturflasche bis zur Konfluenz in RPMI 1640 mit 20% fötalem Kälberserum (FCS) und 20 U/20 µg/ml Penizillin/Streptomyzin angezüchtet [7, 8]. Anschließend erfolgte die Passagierung mit Trypsin-EDTA (0,05–0,02%) in eine 12-Lochkulturplatte. Nach 24 Std Inkubation in einer Glasinkubatoreinheit [8, 9] mit kontrollierter 5% CO_2–21% O_2 Atmosphäre wurden die Zellen mit serum- und antibiotikafreiem RPMI 1640-Kulturmedium gewaschen und in diesem Medium zum Versuchsansatz gebracht. P.a.C. (isoliert aus Stamm 158 nach Lutz [10], MG 25 100 d) wurde in verschiedenen Konzentrationen mit den Endothelzellen über 90–120 min bei 37° C und 5% CO_2-Atmospäre inkubiert. Die Bestimmung des aus den Zellen freigesetzten und im Mediumüberstand vorhandenen ATP erfolgte mit Hilfe der Biolumineszenzmethode (Lumac 2080). Damit können wir Konzentrationen bis 10^{-14} Mol ATP/ml nachweisen. Am Ende des Versuches bestimmten wir den Gesamtzellproteingehalt nach der von Markwell modifizierten Lowry-Methode [11]. Die im Mediumüberstand vorhandene extrazelluläre ATP-Konzentration berechneten wir dann in pg ATP/µg Zellprotein. Abb. 3 und 4 geben das im Mediumüberstand vorhandene ATP in Prozent des Ausgangswertes wieder. Das P.a.C.-Antitoxin wurde aus Kaninchen gewonnen [12] und mit P.a.C. (250 µg × 85 mg P.a.C.-Antitoxin/ml PBS) über 50 min Raumtemperatur vorinkubiert.

Natives und 56° C/30 min hitzeinaktiviertes FCS von drei verschiedenen Herstellern versetzten wir mit 16,67 ng ATP/ml Serum. Der ATP-Abbau wurde dann über 1 Std bei 37° C und Raumatmosphäre mit Hilfe der Biolumineszenzmethode verfolgt und als ng ATP/ml Serum berechnet.

---

* Unterstützt durch die Deutsche Forschungsgemeinschaft, Projekt Th 257/3-1, Th 257/3-2. Prof. Dr. L. Roka, Gießen, zum 65. Geburtstag gewidmet

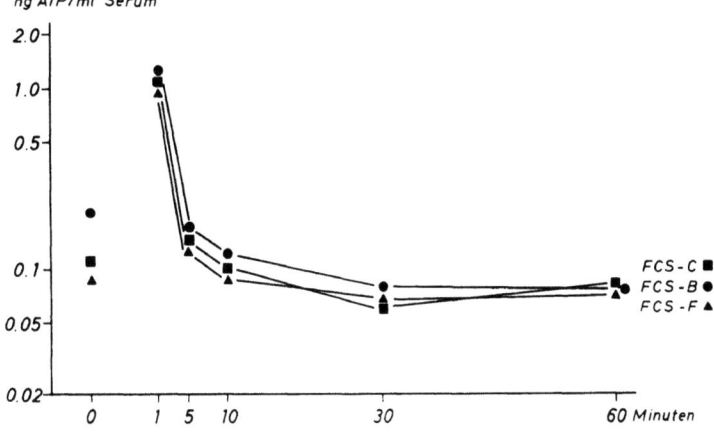

Abb. 1. Inaktivierung von exogenem ATP durch natives fötales Kälberserum (FCS, drei Chargen, Biolumineszenzmessung)

Ergebnisse

Drei verschiedene Chargen nativen FCS bauen innerhalb 1 min mindestens 93% der zugegebenen ATP-Menge ab (Abb. 1). Eine Hitzeinaktivierung verlangsamt diesen Abbau: FCS-B baut 51%, FCS-C 60% und FCS-F 71% ab (Abb. 2). Nach 10 min sind höchstens noch 1% der Ausgangskonzentration nachweisbar. Somit sind auch nach Hitzeinaktivierung noch ATPase-Aktivitäten in FCS enthalten. Um ATP im Medium mit Hilfe der Biolumineszenzmethode bestimmen zu können, wurde in unseren Untersuchungen deshalb ein serumfreies Kulturmedium eingesetzt.

Im Mediumüberstand der Endothelzellkulturen wurde nach dem Waschen der Zellen ATP nachgewiesen, welches langsam abgebaut wird (Abb. 3, 4). Wir betrachten dieses freie ATP als reaktiv aufgrund des methodisch bedingten Waschvorganges freigesetzt. Die zelluläre Zuordnung dieser Aktivität muß noch offen bleiben. Daraus folgt, daß die Endothelzellen äußerst empfindlich auf Manipulationen reagieren.

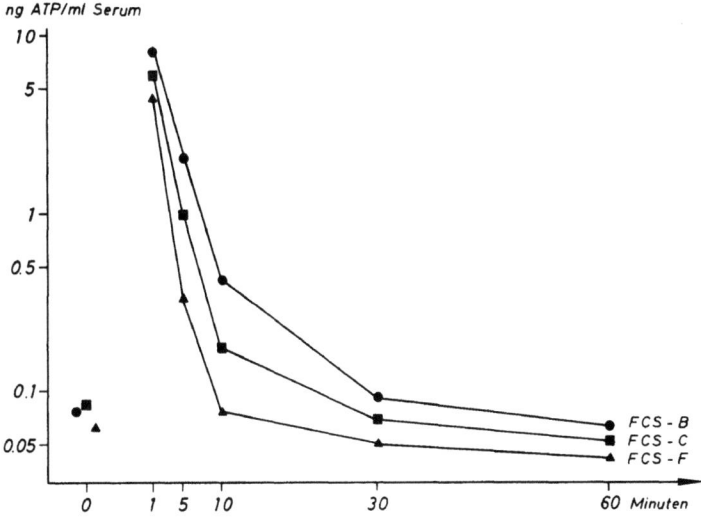

Abb. 2. Inaktivierung von exogenem ATP durch fötales Kälberserum (56° C/30 min, drei Chargen, Biolumineszenzmessung)

831

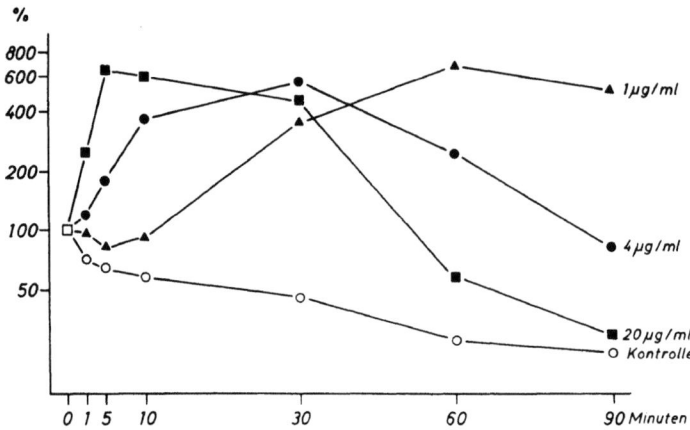

Abb. 3. ATP-Freisetzung aus humanen Endothelzellen durch Pseudomonas aeruginosa-Zytotoxin (RPMI 1640 sine Serum, 5% CO_2). ATP-Gehalt im Mediumüberstand; Kontrolle (0 min) gleich 100%

P.a.C. setzt im komplementfreien Medium konzentrations- und zeitabhängig ATP aus den Endothelzellen frei (Abb. 3, 4). Bei Intoxikation der Zelle mit 1 µg/ml P.a.C. tritt eine ATP-Freisetzung ein, die zu einem allmählichen Anstieg des ATP-Gehaltes im Mediumüberstand führt. Mit steigenden P.a.C.-Konzentrationen (4 µg und 20 µg/ml) wird dieser Prozeß beschleunigt. Die durch das P.a.C. verursachte Zellschädigung bedingt wahrscheinlich eine erhöhte Verfügbarkeit von ATPase-Aktivität im Medium, die dieses extrazelluläre ATP wieder abzubauen vermag. Antitoxin gegen P.a.C. verhindert die durch das Toxin induzierte ATP-Freisetzung (Abb. 4).

Licht- und elektronenmikroskopische Untersuchungen lassen erkennen, daß P.a.C.-Konzentrationen ab ca 1 µg/ml zu einer blasigen Auftreibung der Zelloberfläche führen, die von einer nachfolgenden Verschärfung der Kernkonturen begleitet sind.

Diskussion

In Konzentrationen zwischen 1 und 1 000 µg/ml bewirkt P.a.C. als membranaktive Substanz an verschiedenen Zellarten eine schnell einsetzende funktionelle Veränderung. Natrium

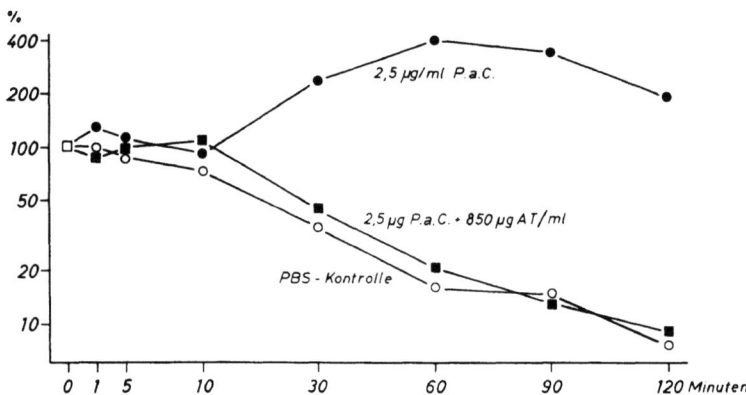

Abb. 4. ATP-Freisetzung aus humanen Endothelzellen durch Pseudomonas aeruginosa-Zytotoxin (P.a.C.)-Hemmung durch Zytotoxinantitoxin (AT) (RPMI 1640 sine Serum, 5% CO_2). ATP-Gehalt im Mediumüberstand; Kontrolle (0 min) gleich 100%

832

strömt in die Zelle ein, Kalium und Glukose strömen aus [13]. Aus unseren Untersuchungen geht hervor, daß P.a.C. bei humanen Endothelzellen zu einer Freisetzung des höher molekularen ATPs und ATPasen führt. Aus diesen niedrigen, für die Intoxikation erforderlichen P.a.C.-Konzentrationen folgt, daß humane Endothelzellen in Kultur gegenüber P.a.C. sehr empfindlich sind. Unsere Ergebnisse, daß die Endothelzell-ATPasen wahrscheinlich nicht beeinflußt werden, stimmen mit den Befunden von Hegner et al. überein [14]. Bei Übertragung dieser Befunde auf In vivo-Bedingungen könnte dadurch die Gefahr der adenosinnukleotidinduzierten Thrombozytenaggregation vermindert werden.

Es erscheint denkbar, daß geringere P.a.C.-Konzentrationen zelluläre Funktionsänderungen der Endothelzellen einleiten. Die so induzierten Endotheldefekte können kurzfristig nicht regeneriert werden. Langfristig führen diese zu einer Alteration der gesamten Zelle.

Die Bedeutung der Schädigung der Endothelzelle als möglicher Auslöser für eine Aktivierung der zirkulierenden Blutzellen, des Komplements und der plasmatischen Gerinnung mit nachfolgenden, tiefgreifenden Funktionsstörungen der gesamten Gefäßwand bei der P.a.C.-Wirkung in vivo bedarf weiterer Untersuchungen.

Zusammenfassung

1. Die Wirkung des Pseudomonas aeruginosa-Zytotoxin an kultivierten humanen Endothelzellen wurde untersucht. Die Konzentration des freigesetzten ATPs bestimmten wir mit Hilfe der Biolumineszenzmethode. Sie erfolgte im komplementfreien Medium abhängig von der Toxin-Konzentration. Pseudomonas aeruginosa-Antitoxin hemmt diese Reaktion.
2. Natives und hitzeinaktiviertes fötales Kälberserum enthält hohe ATPase-Aktivitäten. Diese stören die ATP-Bestimmung mittels der Biolumineszenzmethode.
3. Pseudomonas aeruginosa-Zytotoxin bewirkt deutliche funktionelle und morphologische Veränderungen der kultivierten Endothelzelle. Diese Befunde lassen den Schluß zu, daß die Störung der Kontrollfunktionen dieser Zelle Funktionsänderungen der gesamten Gefäßwand nach sich zieht.

Literatur

1. Thilo-Körner DGS, Heinrich D (1983) Introduction: Historical development of endothelial cell research. In: Thilo-Körner, Freshney (eds) The endothelial cell − a pluripotent control cell of the vessel wall. Karger, Basel, pp 1−12 − 2. Thilo DGS, Heinrich D (1981) Die Endothelzelle − eine pluripotente Kontrollzelle der Gefäßwand. In: Fischer, Betz (Hrsg) Das Gefäßendothel. Wissenschaftl. Verlagsanstalt, Stuttgart, S 5−30 − 3. Heinrich D, Thilo DGS, Lasch HG (1982) Bedeutung der Endothelzelle für die Regulation der Gefäßwandfunktionen. Verh Dtsch Ges Inn Med 88: 1369−1376 − 4. Heinrich D, Thilo-Körner DGS, Roka L (1983) Die Bedeutung des Gefäßendothels für die Regulation der Fibrinolyse. Drug Res 33: 1375−1378 − 5. Thilo-Körner DGS, Heinrich D, Lasch HG (1983) The endothelial cell control functions in blood coagulation. In: Thilo-Körner, Freshney (eds) The endothelial cell − a pluripotent control cell of the vessel wall. Karger, Basel, pp 29−54 − 6. Thilo-Körner DGS, Käufer B, Schaeg W, Heinrich D (1984) Staphylococcus aureus α-exotoxin induces ATP-release from human endothelial cells. Blut (im Druck) − 7. Thilo DGS, Heinrich D, Lasch HG (1982) Methoden zur Isolierung und Charakterisierung von menschlichen Gefäßwandzellen. Verh Dtsch Ges Inn Med 88: 831−835 − 8. Thilo-Körner DGS, Heinrich D, Temme H (1983) The endothelial cells in culture. A literature survey on isolation, harvesting, cultivation, medium and serum composition, cell counting, gas atmosphere, and confluency rates. In: Thilo-Körner Freshney (eds) The endothelial cell − a pluripotent control cell of the vessel wall. Karger, Basel, pp 158−202 − 9. Thilo-Körner DGS, Heinrich D, Temme H, Knorpp K, Lasch HG (1983) Proliferationsverhalten humaner Endothelzellen unter Hypoxie, Hyperoxie und Hyperkapnie in vitro. Verh Dtsch Ges Inn Med 89: 544−548 − 10. Lutz F (1979) Purification of a cytotoxic protein from Pseudomonas aeruginosa. Toxicon 17: 467−475 − 11. Markwell MAL, Haas SM, Bieber LL, Tolbert NE (1978) A modification of

the Lowry procedure to simplify protein determination in membrane and lipoprotein samples. Anal Biochem 87: 206–210 – 12. Harboe N, Ingild A (1973) Immunization, isolation of immunoglobulins estimation of antibody titre. Scand J Immunol (Suppl 1) 2: 161–164 – 13. Lutz F, Seeger W, Schischke B, Weiner R, Scharmann W (1983) Effects of a cytotoxic protein from *Pseudomonas aeruginosa* on phagocytic and pinocytic cells: in vitro and in vivo studies. Toxicon (Suppl) 3: 257–260 – 14. Hegner D, Petter A, Kroker R, Anwer MS, Scharmann W, Breuninger V (1976) Leucocidin from *Pseudomonas aeruginosa* and membrane functions. Naunyn-Schmiedebergs Arch Pharmacol 293: 49–55

Seelig, R., Seelig, H. P., Liehr, H., Pott, G. (Privates Institut für Immunologie und experimentelle Pathologie GmbH, Karlsruhe, Med. Klinik I, Kliniken der Stadt Saarbrücken, Winterberg, Saarbrücken und Med. Klinik und Poliklinik der Westfälischen Wilhelmsuniversität, Münster)

Fibronektin — ein virusbindendes Glykoprotein —
Virusübertragung durch fibronektinangereicherte Plasmaderivate

1. Einleitung

Die Therapie mit bestimmten Plasmaderivaten ist mit einem hohen Risiko gegenüber Virusinfektion, insbesondere der Hepatitis B und der Non-A/Non-B-Hepatitis verknüpft. Als Präparation mit hohem Infektionsrisiko werden Plasmafraktionen wie Kryopräzipitate, Fibrinogen, Faktor VIII und Faktor IX eingestuft. Diese Präparationen zeigen nach unseren Untersuchungen einen hohen Anteil an Verunreinigung mit Serumfibronektin und dessen Spaltprodukte. Wir überprüften daher, ob dem Serumfibronektin und seinen Spaltprodukten virusbindende Eigenschaften zukommen und ob diese Eigenschaft des Fibronektins die Infektiosität von Plasmafraktionen mit hohem Fibronektingehalt erklären könnte.

2. Material und Methodik

Fibronektin wurde mittels Affinitätschromatographie isoliert (Dessau et al. 1978; Engvall und Ruoslahti 1977) und Fibronektinpeptide durch Subtilisinverdauung nach der von Gold et al. (1979) beschriebenen Methode hergestellt. Die kollagenbindenden Peptide wurden durch Affinitätschromatographie auf Kollagentyp III-Sepharose von den nichtkollagenbindenden Peptiden getrennt. Die nichtkollagenbindenden Fibronektinpeptide wurden über eine Sephacryl 300-Säule (Pharmacia) in vier Hauptfraktionen aufgetrennt.

Die Bestimmung der Fibronektinkonzentration der verschiedenen Plasmafraktionen erfolgte mittels eines kompetitiven Radioimmunosassays (Methode s. Seelig et al. 1984). Die Fibronektinkonzentration verschiedener Chargen von Plasmaderivaten (Faktor VIII, PPSB, Kryopräzipitate, Fibrinogen, Faktor IX, Faktor XIII, Immunglobuline) von insgesamt sieben Herstellern wurde mittels Radioimmunoassay bestimmt und die erhaltenen Ergebnisse mit einem kommerziellen turbidimetrischen Test (Boehringer) verglichen.

Hepatitis A-Viren wurden aus einer Hepatitis A-virushaltigen Stuhlsuspension entsprechend der von Siegl und Froesner (1978) angegebenen Methode isoliert.

Non-A/Non-B-hepatitis-assoziierte Substanz wurde aus dem Stuhl von Patienten mit posttransfusioneller Non-A/Non-B-Hepatitis gewonnen (Seelig et al. 1983). HBs-Antigen und HBc-Antigenpräparationen entstammten verschiedenen kommerziellen Tests und Impfstoffen (HBs-Antigen J^{125} Abbott, HBs-Antigenimpfstoff MSD, HBs-Antigenimpfstoff Pasteur, HBc-Antigen IDW). Die verschiedenen Viruspräparationen und Virusantigenpräparationen wurden mit Fibronektin und Fibronektinspaltprodukten in verschiedener Konzentration inkubiert und ihre Wiederfindung mittels Radioimmunoassay und Radioimmunadsorbenttest (Seelig et al. 1984) überprüft.

3. Ergebnisse und Diskussion

Plasmafibronektin besitzt neben seinen bekannten Bindungseigenschaften gegenüber Bakterien, Zelltrümmern, Kollagen, DNS und Heparin auch Affinität gegenüber bestimmten Viren (Seelig et al. 1984). Versetzt man gereinigtes menschliches Plasmafibronektin mit J^{125}-markiertem HBs-Antigen und zentrifugiert das Gemisch 1 Std bei 106 000 g, so zeigt sich, daß im fibronektinhaltigen Sediment HBs-Antigen verglichen zur Kochsalzkontrolle konzentriert wird, abhängig vom Volumen und der Konzentration von Fibronektin. Der gleiche Versuch mit unmarkiertem gereinigtem HBs-Antigen (MSD und Pasteur-Impfstoff nach Dialyse) oder HBs-Antigen-haltigen Seren zeigt das gleiche Ergebnis. Fibronektin führt jedoch zu keiner Maskierung der antigenen Determinanten von HBs-Antigen, d. h. HBs-Antigen bleibt im Vergleich zu den Ausgangswerten mittels Radioimmunoassay voll quantitativ nachweisbar. Identische Ergebnisse erzielt man beim Einsatz von HBc-Antigen.

Versetzt man dagegen gereinigte Hepatitis A-Viren oder Hepatitis A-Virushaltige Stuhlsuspension mit Fibronektin, so läßt sich nach Zentrifugation weder im Sediment noch im Überstand Hepatitis A-Virusmaterial radioimmunologisch nachweisen, während die gleichzeitig mitgeführte Kochsalzkontrolle zeigt, daß der größte Anteil der Hepatitis A-Viren bei 106 000 g sedimentiert ist. Die Bindung von Hepatitis A-Virus an Fibronektin geht demnach mit einer gleichzeitigen Maskierung antigener Determinanten einher und verhindert somit die Nachweisbarkeit mittels Radioimmunoassay. Die Bindung von Hepatitis A-Virus an Fibronektin ist konzentrationsabhängig. Untersuchungen mit durch Subtilisinverdauung erhaltenen Fibronektinspaltprodukten sprechen dafür, daß die Bindung und Maskierung des Hepatitis A-Virus an bestimmten Stellen des Fibronektinmoleküls erfolgt. Die effizienteste Bindung zeigen die Fibronektinpeptide II und III mit einem Molekulargewicht zwischen 120 und 50 KD. Das kollagenbindende Bruchstück des Fibronektinmoleküls zeigt dagegen keine Bindungsaffinität (Tabelle 1).

Eine mit Non-A/Non-B-Hepatitis assoziierte Substanz, die wir bei 30% der Non-A/Non-B-Hepatitiden posttransfusioneller und sporadischer Art im Stuhl nachweisen

Tabelle 1. Bindungsaffinität verschiedener Fibronektinpetide (FN I–IV) und der kollagenbindenden Fibronektinpeptide (FN V) gegenüber Hepatitis A-Viren. Die Bindung von HAV durch Fibronektinpeptide wuede als Prozent der Positivkontrolle (HAV-Ria cpm) angegeben

	HAV-Stuhlsuspension		HAV gereinigt					
	Positive Kontr. 3 636 cpm Negative Kontr. 234 cpm Ratio 1/15		Positive Kontr. 6 296 cpm Negative Kontr. 648 cpm Ratio 1/10		Positive Kontr. 1 390 cpm Negative Kontr. 455 cpm Ratio 1/3		Positive Kontr. 812 cpm Negative Kontr. 296 cpm Ratio 1/2,5	
	cpm	% Wieder-findung	cpm	% Wieder-findung	cpm	% Wieder-findung	cpm	% Wieder-findung
FN I (220 K)	2 810	82	2 184	51	616	21	433	27
FN II (80–120 K)	1 170	34	1 337	32	519	8	350	10
FN III (23–50 K)	809	24	1 632	39	646	12	317	4
FN IV (7–10 K)	2 585	76	2 730	65	1 139	73	686	76
FN V (50 K)	3 337	98	n.d.	n.d.	1 390	100	893	100

FN = Fibronektin
Aus: Seelig et al. (1984) J Virol Methods

Tabelle 2. Fibronektingehalt verschiedener Faktor VIII-Präparate

Firma	Präparation	Fibronektin mg/1 000 U				
		Chargen				
		1	2	3	4	5
1	F VIII	277				
2	F VIII	4,8				
3	F VIII	82	199	116		
3a	F VIII	160	188			
4	F VIII	125	213			
5	F VIII	494	304			
6	F VIII	52	96	102	83	63
7	F VIII	512				

Solid phase RIA [Seelig et al. (1984) J Virol Methods]

konnten (Seelig et al. 1983), wird ebenfalls durch Fibronektin und die oben erwähnten Fibronektinpeptide I, II und III gebunden und maskiert. Die Virusnatur dieser Substanz ist allerdings nicht gesichert, physikalisch und chemisch weist sie jedoch ähnliche Eigenschaften wie die von anderen Autoren im Serum beschriebene infektiöse Fraktion auf, nämlich eine Dichte von ca. 1,3 g/ml Zäsiumchlorid, ein sehr niederes Molekulargewicht und Äther- und Hitzestabilität.

Die Bindung und Maskierung von Hepatitis A-Virus an Fibronektin und Fibronektinspaltprodukte sowie die Anreicherung von Hepatitis B-Virusantigen durch Fibronektin spricht dafür, daß die Möglichkeit einer Virusübertragung durch Plasmaderivate, die mit Fibronektin oder dessen Spaltprodukten angereichert sind, besteht, besonders da Fibronektin auch antigene Determinanten bestimmter Viren zu maskieren vermag.

Die Untersuchungen der Fibronektinkonzentration verschiedener Plasmaderivate mittels Radioimmunoassay zeigte erwartungsgemäß hohe Fibronektinkonzentrationen in den sogenannten High risk-Präparationen. Im Gegensatz zu dem kommerziellen turbidimetrischen Test (Boehringer) zeigte das angewandte Ria eine größere Empfindlichkeit und erfaßte auch denaturiertes Fibronektin und einen gewissen Prozentsatz von Fibronektinspaltprodukten. Damit war auch eine exakte Wiederfindung von Fibronektin in mehrfach aufgetauten und wieder eingefrorenen Proben ermöglicht. Erhebliche Unterschiede in der Fibronektinkonzentration von Faktor VIII-Präparaten fanden sich bei den verschiedensten Herstellern (Tabelle 2). Daneben fanden sich auch chargenbedingt erhebliche Schwankungen in der Fibronektinkonzentration bei Präparationen desselben Herstellers. Die höchste Konzentration an Fibronektin zeigten erwartungsgemäß Kryopräzipitate. So würde bei einer Hämophiliesubstitution mit 1 000 E Kryopräzipitat bis zu 1 g Fibronektin substituiert, bei Gabe von Faktor VIII zwischen 400 und 500 mg. PPSB-Präparationen sowie ein Faktor IX-Präparat enthalten dagegen deutlich weniger Fibronektin verglichen zu den üblichen Faktor VIII-Präparationen. Bei Substitution eines Gerinnungsdefektes einer Verbrauchskoagulopathie mit AT 3, PPSB und Fibrinogen stammt der größte Anteil des applizierten Fibronektins aus dem Fibrinogenpräparat (700 mg Fibronektin/4 g Fibrinogen). Die applizierte Fibronektinmenge bei einem mittelschweren Gerinnungsdefekt erreicht damit die siebenfache Menge einer Vollblutkonserve und entspricht 50% des physiologisch vorhandenen Gesamtplasmafibronektins.

Aufgrund der virusbindenden Eigenschaften von Fibronektin, die mit einer Maskierung antigener Determinanten bestimmter Viren einhergehen kann, scheint es uns notwendig, bestimmte Plasmaderivate möglichst fibronektinfrei zu gewinnen.

Literatur

1. Dessau W et al. (1978) Biochem Biophys 533: 227 − 2. Engvall E, Ruoslahti E (1977) Int J Cancer 20: 1 − 3. Gold LT et al. (1979) Proc Natl Acad Sci USA 76: 4803−4807 − 4. Lämmli UK (1970) Nature 227: 680−685 − 5. Seelig R et al. (1982) EASL-Meeting, Göteborg − 6. Seelig R et al. (1983) Second JABS Meeting, Athen 1982. Dev Biol Stand 54: 497−500 − 7. Seelig R et al. (1984) J Virol Methods (in press)

Kardiologie I

Tillmanns, H., Knapp, W. H., Zimmermann, R., Opherk, D., Rauch, B., Mehmel, H. C., Möller P., Neumann, F. J., Kübler, W. (Heidelberg)
**Angina pectoris bei Patienten mit normalem Koronarangiogramm —
Störungen der myokardialen Mikrozirkulation?**

Manuskript nicht eingegangen

Munderloh, K.-H., Bröker, H.-J., Mattfeldt, T. (Med. Univ.-Poliklinik Heidelberg und Path. Institut der Universität Heidelberg)
**Koronare Herzerkrankung als Manifestation verschiedener Vaskulitisformen —
Bericht über vier Fälle**

Daß Vaskulitiden entsprechend ihrem Charakter als Systemerkrankungen durch Beteiligung der Koronararterien zu einer koronaren Herzerkrankung (KHK) führen können, ist unseres Erachtens zu wenig bekannt. Die Autoren beobachteten innerhalb 1 Jahres vier Fälle, die die angebliche Seltenheit der Koronariitis überdenken lassen.

Die entscheidende Problematik besteht sicherlich darin, daß der stichhaltige Nachweis eines entzündlichen Koronararterienbefalles schwierig zu führen ist, zumal sich die klinische Symptomatik von der arteriosklerotisch bedingten KHK nicht unterscheidet.
Eine Differenzierung kann sich stützen auf:
a) den klinischen Gesamtzusammenhang,
b) das Ansprechen einer immunsuppressiven Therapie,
c) charakteristische Befunde bei der histologischen Aufarbeitung bzw. in speziellen Fällen auch der Koronarangiographie (z. B. Kawasaki-Krankheit).

Fall 1: Eine 73jährige beschwerdefreie Patientin erkrankt akut mit Fieber, Gewichtsverlust, Sehstörungen und maximal beschleunigter BKS. Erst als die Patientin nach sechswöchigem Verlauf erblindet, wird histologisch die Diagnose einer Arteriitis temporalis gesichert. Wegen vermeintlicher Kontraindikation wird auf eine systemische Prednisontherapie verzichtet, es erfolgt eine lokale Behandlung mit parabulbären Glukokortikoidinjektionen. Wenige Tage später treten Stenokardien auf und die Patientin verstirbt unmittelbar nach Verlegung in unsere Klinik im Kammerflimmern. Autoptisch kann ein disseminierter Organbefall durch die Riesenzellarteriitis nachgewiesen werden. Todesursache war ein frischer anteroseptaler Herzinfarkt mit thrombotischem Verschluß des Ramus interventricularis anterior in direkter Nachbarschaft zu einem entzündlichen Riesenzellinfiltrat der Gefäßwand (Abb. 1).

Fall 2: Eine 85jährige Patientin entwickelt aus Wohlbefinden ein akutes Krankheitsbild mit starken Kopfschmerzen, Fieber und Amaurosis fugax. Gleichzeitig treten — erstmals im Leben der Patientin — schwere Stenokardien auf. Die BKS ist maximal beschleunigt. Die PE aus der Schläfenarterie zeigt eine hochfloride Riesenzellarteriitis mit Infiltration aller Wandschichten. Nach hochdosierter Steroidgabe verschwinden Amaurosis fugax und Stenokardien prompt. Unter kontinuierlicher Dosisreduktion ist die Patientin beschwerdefrei geblieben.

Fall 3: Ein 52jähriger Patient erleidet einen ausgedehnten Vorderwandinfarkt. Gleichzeitig bestehen Hypertonus, intermittierende Oberbauchschmerzen, Arthralgien sowie eine

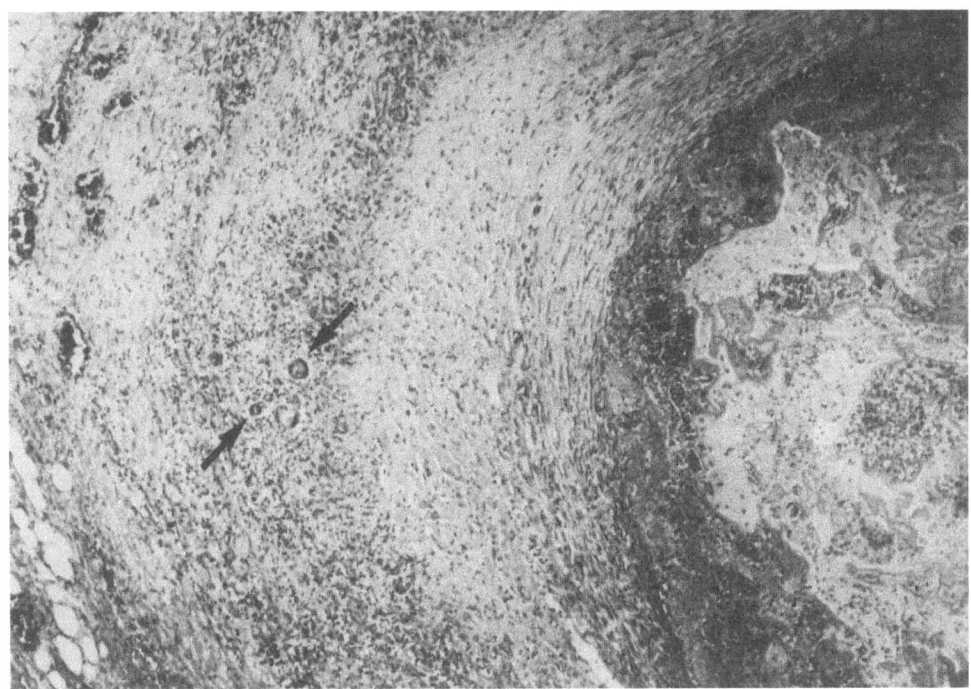

Abb. 1. Querschnitt des Ramus interventricularis anterior, Übersichtsvergrößerung. Verschluß des Gefäßlumens durch Koronarthrombose, Riesenzellinfiltrat in der Arterienwand (s. Pfeile)

fortgeschrittene Niereninsuffizienz mit Hämaturie und Erythrozytenzylindern. Laborchemisch fallen zudem die maximale BKS-Beschleunigung und das positive Australia-Antigen auf. Eine aortokoronare Bypass-Operation führt zu keiner Besserung der Stenokardien. Im Verlauf treten Fieber, ein Hautexanthem (histologisch Vasculitis leukozytoklastica) sowie eine dekompensierte Herzinsuffizienz auf. Nierenarteriographisch läßt sich durch den Nachweis multipler Aneurysmen die Diagnose einer Panarteriitis nodosa sichern. Nach

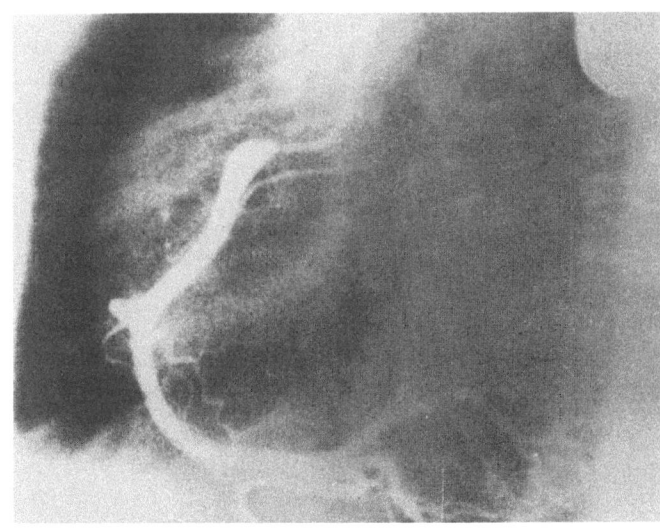

Abb. 2. Koronarangiogramm in LAO-Projektion: Hochgradige (ca. 90%ige) Ostiumstenose der rechten Koronararterie, die auch nach Nitroglyzeringabe unverändert erhalten bleibt

kardialer Rekompensation sistieren unter Therapie mit Zyklophosphamid und Prednison die Stenokardien und der Patient ist weitgehend beschwerdefrei.

Fall 4: Bei einer 15jährigen Patientin treten intermittierende Fieberschübe, verbunden mit schwerem Krankheitsgefühl auf. Laborchemisch bestehen ausgeprägte allgemeine Entzündungszeichen. Neben einer Aorteninsuffizienz fallen klinisch der fehlende Radialispuls links, die signifikante RR-Differenz der Arme und ein Gefäßgeräusch links zervikal auf. Angiographisch wird ein Takayasu-Syndrom mit Stenosierung der proximalen Gefäßabgänge am Aortenbogen gesichert. Es findet sich u. a. eine 90%ige Ostiumstenose der rechten Koronararterie (Abb. 2); das Belastungs-EKG ist positiv. Die hochdosierte Prednisontherapie führt zur Beschwerdefreiheit, Rückbildung der laborchemischen Entzündungszeichen und partiellen Wiedereröffnung der Gefäßstenosen.

Der Nachweis einer Koronararterienbeteiligung bei Vaskulitis ist schwierig und häufig nur durch die Obduktion zu führen. Bei unseren vier Fällen ist er ursächliche Zusammenhang zwischen gesicherter Vaskulitis und KHK durch Verlauf, klinischen Kontext bzw. Ansprechen auf die Therapie höchstwahrscheinlich.

Bei der Panarteriitis nodosa, der Granulomatose Churg-Strauss und dem sog. Überlappungssyndrom [2, 4] wird nach Parillo et al. die Koronariitis häufig angetroffen [7], wobei klinisch die Symptome der Herzinsuffizienz als Infarktfolge vorherrschen [5]. Der klinisch manifeste Koronararterienbefall bei der Wegenerschen Granulomatose [10], der Arteriitis temporalis [6, 8], der Takayasu-Arteriitis [3], dem Lupus erythematodes [1] und der rheumatoiden Arthritis [9] wird bislang zu den Seltenheiten gerechnet.

Die Beobachtung, daß stenokardische Beschwerden bei Patienten mit einer Arteriitis temporalis durch eine Steroidbehandlung dauerhaft verschwinden können [8], unterstreicht die Reversibilität entzündlicher Herzkranzgefäßveränderungen und die vitale Indikation der Steroidtherapie.

Schlußfolgerung

Die Koronararteriitis muß wegen der möglicherweise lebensrettenden therapeutischen Konsequenzen bei entsprechender Klinik und Laborkonstellation in die Differentialdiagnose der KHK einbezogen werden.

Die Diagnostik der KHK sollte nicht auf apparative Hilfsmittel (EKG, Koronarangiographie) beschränkt bleiben, da hierbei entzündliche Gefäßerkrankungen übersehen werden.

Die überraschende Koronariitisdiagnose auf dem Sektionstisch sollte der Vergangenheit angehören.

Literatur

1. Bonfiglio TA et al. (1972) Coronary arteritis, occlusion, and myocardial infarction due to lupus erythematosus. Am Heart J 83: 153–158 – 2. Churg J, Strauss L (1951) Allergic granulomatosis, allergic angiitis and periarteritis nodosa. Am J Pathol 27: 277–301 – 3. Cipriano PR et al. (1977) Coronary arterial narrowing in Takayasu's Aortitis. Am J Cardiol 39: 744–750 – 4. Fauci AS et al. (1978) The spectrum of vasculitis. Clinical, pathologic, immunologic and therapeutic considerations. Ann Intern Med 89: 660–676 – 5. Holsinger DR et al. (1962) The heart in periarteritis nodosa. Circulation 25: 610–618 – 6. Martin JF et al. (1980) Giant cell arteritis of coronary arteries causing myocardial infarction. Br Heart J 43: 487–489 – 7. Parillo JE, Fauci AS (1980) Necrotizing vasculitis, coronary angiitis, and the cardiologist. Am Heart J 99: 547–554 – 8. Paulley JW (1980) Coronary ischaemia and occlusion in giant cell (temporal) arteritis. Acta Med Scand 208: 257–263 – 9. Swezey RL (1967) Myocardial infarction due to rheumatoid arteritis. JAMA 199: 191–193 – 10. Wolff SM et al. (1974) Wegener's granulomatosis. Ann Intern Med 81: 513–525

Mathey, D. G., Schofer, J., Roewer, N., Tilsner, V., Becher, H., Berkel H., Weidringer, G. (Hamburg)
Intravenöser Urokinasebolus im Frühstadium des akuten Myokardinfarktes

Manuskript nicht eingegangen

Becher, H., Schröder, C., Mathey, D. G., Krebber, H. J., Tilsner, V., Bleifeld, W. (Hamburg)
Blutungsrisiko bei intrakoronarer Bypass-Operation innerhalb von 24 Std nach intrakoronarer Thrombolyse

Manuskript nicht eingegangen

Kremer, P., Mathey, D. G., Hanrath, P., Spielmann, R., Fiebig, R., Bleifeld, W. (Hamburg)
Systemische Lyse von linksventrikulären Thromben mittels Urokinase

Manuskript nicht eingegangen

Slany, J., Ziegler, B., Karnik, R., Zajicek, P. (II. Med. Abt., Krankenanstalt Rudolfstiftung Wien), Langer, G. (Zentralröntgeninstitut, Krankenanstalt Rudolfstiftung Wien)
Ergebnisse einer bettseitigen intrakoronaren Thrombolysebehandlung bei akutem Herzinfarkt

Die Wiederherstellung des koronaren Blutflusses im akuten Infarktstadium durch die intrakoronare oder intravenöse Thrombolyse ist eine vielversprechende Möglichkeit zur Senkung der Letalität und Erhaltung einer guten Myokardfunktion (Kennedy et al. 1983; Merx et al. 1982; Smalling et al. 1983). Entscheidend sowohl für die Lyserate als auch die Erhaltung des gefährdeten Myokards ist ein möglichst frühzeitiger Behandlungsbeginn (Lee et al. 1982; Rentrop et al 1982; Schwarz et al. 1982). Die intrakoronare Applikation hat gegenüber den intravenösen den Vorteil einer anscheinend rascheren und effektvolleren Lyse (Schröder 1983) und einer Sofortinformation über den Behandlungserfolg, was für weitere Therapieentscheidungen bedeutsam sein kann. Als Nachteile der selektiven Lyse gelten die Beschränkung auf wenige Zentren, die über ein allzeit bereites Kardangiographielabor verfügen und die mitunter erheblichen Zeitverluste, die bis Lysebeginn entstehen (Kennedy et al. 1983). Wir haben seit 3 Jahren die intrakoronare Thrombolyse auf der Intensivstation durchgeführt in der Meinung, damit die organisatorischen, personellen und finanziellen Probleme der Katheterlyse umgehen zu können, ohne auf ihre Vorteile verzichten zu müssen.

Patienten und Methodik

114 Patienten im Alter von 34—76 Jahren mit der klinischen Diagnose eines längstens 6 Std alten Myokardinfarktes wurden an der Intensivstation im unmittelbaren Anschluß an die Erstversorgung nach Aufklärung und mit ihrer Zustimmung koronarangiographiert. Die Untersuchung erfolgte im Behandlungsraum der Intensivstation mit Hilfe eines konventionellen fahrbaren Durchleuchtungsgerätes (Siremobil). Das Gerät erlaubt Durchleuchtungen in allen Richtungen und ist mit einem Fernsehbildverstärker und einem Videobandrekorder verbunden. Die Durchleuchtungszeit ist mit 5—7 min begrenzt. Die Prozedur erfordert einen Kardiologen für die Kathetermanipulation, einen diensthabenden Arzt und eine Schwester für die Instrumentation. Die Angiographie erfolgte von der A. femoralis aus mit Judkins-Kathetern unter Verwendung einer Schleuse. Von beiden Koronararterien wurden Kontrastmittelinjektionen in multiplen Projektionen aufgezeichnet. Auf eine Ventrikulographie wurde verzichtet.

Nach Identifikation des verschlossenen Gefäßes wurden 200 000 E Streptokinase über 30 min in das entsprechende Koronarostium infundiert, bei Erfolglosigkeit wurden weitere 200 000 E in 30—60 min gegeben. Eine mechanische Penetration des Verschlusses wurde nicht versucht. Einige Patienten erhielten 500 000—1,5 Mill. E Streptokinase intravenös in 60 min. Nach abschließender Kontrollangiographie wurde der Katheter bis zur Aortenbifurkation zurückgezogen und ebenso wie die Schleuse kontinuierlich gespült. Binnen 24 Std, in einigen Fällen 24—48 Std später wurde vor Entfernung der Schleuse neuerlich eine Kontrollangiographie angefertigt. Im Anschluß an die Lysebehandlung erhielten alle Patienten Heparin intravenös und bei Lyseerfolg ab dem 4. Tag Marcoumar.

Ergebnisse und Diskussion

Bei drei der 114 Patienten konnte ein Myokardinfarkt ausgeschlossen werden: je zwei hatten eine Perimyokarditis, einer eine supravalvuläre Aortendissektion. Bei je drei Patienten ließ sich nur das infarktbezogene bzw. das nicht betroffene Koronargefäß sondieren. Bei 82% zeigte sich ein kompletter Verschluß des Infarktgefäßes, bei 17% eine subtotale Stenose und bei einem Fall (1%) keine Koronarveränderungen. Dieser Patient hatte eine Aortenstenose. Er verstarb; die Autopsie bestätigte die klinischen und angiographischen Befunde. 56mal (53%) fand sich eine Eingefäßerkrankung, 35mal (33%) eine Zwei- und 13mal (12%) eine Dreigefäßerkrankung. Die Mortalität betrug 14%, sie war erwartungsgemäß abhängig vom Ausmaß des Gefäßbefalls (Tabelle 1).

66 der 89 Patienten mit komplettem Gefäßverschluß erhielten Streptokinase infrakoronar, 17 intravenös, sechs wurden nicht thrombolytisch behandelt. Bei 71% gelang die Reperfusion durch die selektive Lyse, bei 47% durch die intravenöse Lyse. Von den erfolgreich rekanalisierten Patienten sind drei (6%) verstorben, davon einer bei der aortokoronaren Bypass-Operation. Eine Reperfusion wurde bei 80% der Patienten mit Eingefäßerkrankung

Tabelle 1. Akute Koronarangiographie an CCU

	Patienten	Verstorben
Klinisch akuter Myokardinfarkt	114	16 (14%)
Myokardinfarktdiagnose richtig	111	15 (14%)
Infarktgefäß nicht sondiert	3	
Nur Infarktgefäß sondiert	3	
Myokardinfarkt ohne Gefäßobstruktion	1	1
Eingefäßerkrankung	56	5 (9%)
Zweigefäßerkrankung	35	4 (11%)
Dreigefäßerkrankung	13	5 (38%)

und bei 64% der Mehrgefäßkranken erzielt (Tabelle 2). Eine Abhängigkeit von der Verschlußlokalisation war nicht feststellbar, ebensowenig vom Geschlecht des Patienten. Patienten mit Lyseerfolg waren im Vergleich zu Versagern tendenziell jünger und hatten eine etwas kürzere Latenz zwischen Symptom- und Lysebeginn. Sechs der 47 erfolgreich lysierten Patienten erlitten einen Rezidivinfarkt (13%); vier wurden einer aortokoronaren Bypass-Operation zugeführt.

19 Patienten wurden 2–4 Wochen nach der Akutkoronarangiographie einer konventionellen Cineangiographie im Katheterlabor unterzogen. In fünf Gefäßbezirken (rechte Koronararterie, RIVA, R. diagonalis, R. circumflexus und R. marginalis sinister) wurde aus den Videoaufzeichnungen beurteilt, ob ein Gefäßverschluß, eine über 75%ige Stenose, eine 50–74%ige Stenose oder keine mehr als 50%ige Stenose vorlag. Die Cineangiogramme wurden nach den gleichen Maßstäben beurteilt. Für die 95 beurteilbaren Gefäßabschnitte ergab sich zwischen beiden Untersuchungen eine Übereinstimmung von 95%. Alle Differenzen betrafen Fehlbeurteilungen des R. circumflexus bzw. seines Kantenastes. Der Stenosegrad wurde in der Durchleuchtung dreimal überschätzt und zweimal unterschätzt.

Unsere Befunde zeigen, daß eine intrakoronare Thrombolysebehandlung an der Intensivstation ohne besondere Schwierigkeiten und mit einem sehr bescheidenen personellen und apparativen Aufwand durchgeführt werden kann. Die Sondierung beider Koronargefäße gelang in 95%, die des Infarktgefäßes in 97%. Koronarverschlüsse ließen sich ohne Schwierigkeiten identifizieren. Auch Lokalisation, Ausdehnung und Grad von Stenosen waren ausreichend gut zu beurteilen. Die Befunde der Koronarangiographie und die Ergebnisse der Lysebehandlung stimmen mit den Literaturangaben gut überein. Eingefäßerkrankungen überwiegen mit 48% (Sheehan et al. 1983) bis 64% (Timmis et al. 1982). Komplette Gefäßverschlüsse wurden bei 74% (Smalling et al. 1983) bis 83% (Khaja et al. 1983) gefunden und konnten in 60% (Khaja et al. 1983) bis 81% (Rentrop et al. 1982), bei zusätzlich mechanischer Therapie noch häufiger (Erbel et al. 1983) eröffnet werden.

Zusammenfassend stellt sich uns die intrakoronare Lyse mittels Röntgendurchleuchtung an der Intensivstation als eine zuverlässige Methode dar, die gegenüber der Lyse im Katheterlabor bzw. der intravenösen Lyse folgende Vorteile bietet: die intrakoronare Thrombolyse kann mehr Patienten zugutekommen, der Therapiebeginn wird nur minimal verzögert, es entstehen keine zusätzlichen Probleme durch Transportwege, der personelle und apparative Aufwand kann gering gehalten werden, es werden ausreichende Informationen über den Koronargefäßzustand und den Therapieerfolg gewonnen, die eine prompte Planung weiterer therapeutischer oder diagnostischer Maßnahmen ermöglichen. Gelegentlich können frühzeitig nichtkoronare Erkrankungen, die unter dem klinischen Bild eines Myokardinfarktes auftreten, erkannt werden.

Tabelle 2. Beziehungen zwischen Lyseergebnis und klinischen und angiographischen Daten

	Reperfusion	keine Reperfusion
66 Patienten	47 (71%)	19 (29%)
Männlich	78%	80%
Alter	56,4 ± 8,9	61,4 ± 9,9
Symptomtherapiebeginn	185 ± 91 min	201 ± 88 min
Verschlußlokalisation		
RIVA	22/32 (66%)	34%
R.CX	5/7	2/7
RE. KA.	20/27 (74%)	26%
Eingefäßerkrankung	28/35 (80%)	20%
Zwei- und Dreigefäßerkrankung	18/28 64%	36%

Literatur

Erbel R, Pop T, Meinertz T, Kasper W, Rückel A, Schreiner G, Pfeiffer C, Rupprecht H-J, Meyer J (1983) Rapid recanalization in acute myocardial infarction by combined mechanical and medical therapy (Abstract).13th Ann Symp Texas Heart Inst, p 41 – Kennedy JW, Ritchie JL, Davis KB, Fritz JK (1983) Western Washington randomized trial of intracoronary streptokinase in acute myocardial infarction. N Engl J Med 309: 1477–1482 – Khaja F, Walton JA Jr, Brymer JF, Lo E et al. (1983) Intracoronary fibrinolytic therapy in acute myocardial infarction. N Engl J Med 308: 1305–1311 – Lee G, Joye JA, Amsterdam EA, Low R, De Maria AN, Krieg P, Mason DT (1982) Determinants of beneficial coronary streptokinase therapy in acute myocardial infarction: success and rapidity of thrombolysis depend on minimal time from symptom onset to treatment (Abstract). Am J Cardiol 49: 973 – Merx W, Bethge Ch, Rentrop P, Blanke H, Karsch H-R, Mathey DG, Kremer P, Rutsch W, Schmutzler H (1982) Selektive Thrombolyse mit Streptokinase beim akuten Herzinfarkt. Stationärer Verlauf bei 204 Patienten. Z Kardiol 71: 14–20 – Rentrop P, Blanke H. Karsch KR, Rutsch W, Schartl M, Merx W, Dörr R, Mathey D, Kuck K (1982) Frühe und späte Änderungen der linksventrikulären Funktion nach nichtchirurgischer Reperfusion im akuten Myokardinfarkt. Z Kardiol 71: 2–6 – Schröder R (1983) Intrakoronare versus systemische Thrombolyse. Internist 24: 396–401 – Schwarz F, Schuler G, Katus H, Hofmann M et al. (1982) Intracoronary thrombolysis in acute myocardial infarction; duration of ischemia as a major determinant of late results after recanalization. Am J Cardiol 50: 933–937 – Sheehan FH, Mathey DG, Schofer J, Krebber HJ, Dodge HT (1983) Effect of interventions in salvaging left ventricular function in acute myocardial infarction: a study of intracoronary streptokinase. Am J Cardiol 52: 431–438 – Smalling RW, Fuentes F, Mathews MW, Freund GC, Hicks ChH, Reduto LA, Walker WE, Sterling RP, Gould KL (1983) Sustained improvement in left ventricular function and mortality by intracoronary streptokinase administration during evolving myocardial infarction. Circulation 68: 131–138 – Timmis GC, Gangadharan V, Hauser AM, Ramos RG, Westveer DC, Gordon S (1982) Intracoronary streptokinase in clinical practice. Am Heart J 104: 925–938

Schuler, G., Hofmann, M., Schwarz, F., Mehmel, H. C. (Med. Univ.-Klinik III, Heidelberg), Herrmann, H. J., Kübler, W. (Strahlenklinik, Heidelberg)

Ist eine intrakoronare Fibrinolyse bei allen Patienten mit akutem Koronarverschluß indiziert?

Bisherige Erfahrungen mit der intrakoronaren Fibrinolyse zeigten, daß eine wesentliche hämodynamische Verbesserung trotz früher Rekanalisation nicht selten ausbleibt. Das Ziel dieser Untersuchung war Untergruppen zu definieren, die voraussichtlich von der intrakoronaren Fibrinolyse profitieren. Patienten, die mit den Zeichen des akuten Koronarverschlusses zur Aufnahme kamen, bildeten das Untersuchungskollektiv. Alle Patienten hatten eindeutige EKG-Veränderungen mit ST-Streckenhebungen von mehr als 2 mm in mindestens drei Ableitungen. Der Zeitraum zwischen Beginn der Symptome und Aufnahme in die Klinik war kleiner als 4 Std. Die Patienten wurden entsprechend dem Ergebnis der Intervention in zwei Gruppen unterteilt: Gruppe A bestand aus 36 Patienten, bei denen das Infarktgefäß rekanalisiert werden konnte. Gruppe B bestand aus 26 Patienten, bei denen der Verschluß persistierte.

Untersuchungsprotokoll

Bei allen Patienten wurde die Größe des linksventrikulären Perfusionsdefektes durch Thallium-201-Szintigraphie (seven-pinhole) bestimmt. Die linksventrikuläre, globale Ejektionsfraktion wurde durch Herzbinnenraumszintigraphie mit markierten Erythrozyten gemessen. Die Untersuchungen wurden unmittelbar vor sowie 4 Wochen nach der Intervention durchgeführt.

Unmittelbar nachdem die Patienten ihr Einverständnis zu der Intervention gegeben hatten, wurde mit der intravenösen Applikation von 1,5 Millionen Einheiten Streptokinase über 90 min begonnen. Sobald der Judkins-Katheter im betroffenen Koronarostium lag, wurde mit der intrakoronaren Fibrinolyse fortgefahren. Konnte der Verschluß nicht durch Fibrinolyse beseitigt werden, so wurde in geeigneten Fällen die perkutane transluminale Koronarangioplastie angewandt. Die Größe des Thalliumperfusionsdefektes wurde aus den einzelnen Myokardquerschnitten bestimmt: nach Definition des geometrischen Zentrums wurde der Winkel, unter dem der Perfusionsdefekt erschien, gemessen; zur weiteren Auswertung wurde der Mittelwert aus allen acht Querschnitten verwandt.

Nach Einzeichnung der linksventrikulären „Region-of-interest" in das Herzbinnenraum-szintigramm wurden Zeitaktivitätskurven konstruiert, aus denen nach Hintergrundaktivitätskorrektur die Ejektionsfraktion berechnet wurde.

Ergebnisse

Patienten, bei denen das Gefäß rekanalisiert werden konnte, wurden in Gruppe A zusammengefaßt ($n = 36$). Patienten mit persistierendem Verschluß wurden der Gruppe B ($n = 26$) zugeordnet. Zur weiteren Auswertung wurden die Gruppen entsprechend der Größe des initialen Perfusionsdefektes weiter unterteilt. Bei Patienten mit großem initialen Perfusionsdefekt betrug der gemessene Winkel mehr als 80 Grad, bei Patienten mit kleinem initialen Perfusionsdefekt lag der gemessene Winkel bei 80 Grad oder kleiner. Bei Patienten mit großem initialen Perfusionsdefekt wurden vor der Intervention 158 ± 38 Grad gemessen. Die linksventrikuläre Ejektionsfraktion war deutlich eingeschränkt (LV-EF 43 ± 11%). Nach erfolgreicher Rekanalisation verbesserte sich die Thalliumspeicherfähigkeit deutlich; die Größe des Perfusionsdefektes reduzierte sich signifikant von 157 ± 39 Grad auf 67 ± 60 Grad ($p < 0,01$). Bei Patienten mit persistierendem Verschluß blieb der Perfusionsdefekt nahezu in unveränderter Größe bestehen (159 ± 37 Grad vs. 143 ± 60 Grad; p: n.s.). Nach erfolgreicher Rekanalisation zeigte sich bei den Patienten mit großem Perfusionsdefekt eine deutliche Erholung der linksventrikulären Ejektionsfraktion von 41 ± 11% auf 51 ± 11% ($p < 0,001$); bei Patienten mit persistierendem Verschluß war eine progrediente Verschlechterung der linksventrikulären Pumpfunktion erkennbar (46 ± 12% vs. 39 ± 13%; $p < 0,01$).

Bei Patienten mit kleinem initialen Perfusionsdefekt wurden vor der Intervention 54 ± 21 Grad gemessen. Die linksventrikuläre Pumpfunktion war nur wenig beeinträchtigt (LV-EF 56 ± 8%). Nach erfolgreicher Rekanalisation nahm die Größe des Perfusionsdefektes weiter ab (50 ± 22 Grad vs. 24 ± 23 Grad; $p < 0,01$); die linksventrikuläre Pumpfunktion blieb jedoch im wesentlichen unverändert (LV-EF: 50 ± 10% vs. 52 ± 10%, p: n.s.). Bei Patienten mit kleinem initialen Perfusionsdefekt und persistierendem Verschluß war ebenfalls eine Größenabnahme des Perfusionsdefektes zu beobachten (58 ± 21 Grad vs. 37 ± 35 Grad, $p < 0,05$); die Pumpfunktion blieb jedoch davon unbeeinflußt (LV-EF: 62 ± 8%; p: n.s.).

Diskussion

Bisher veröffentlichte Untersuchungen über die Verbesserung der linksventrikulären Pumpfunktion nach erfolgreicher Rekanalisation eines akuten Koronarverschlusses kommen zu unterschiedlichen Ergebnissen [1−3]. Der logistische Aufwand, den diese Intervention erfordert, ist jedoch nur dann berechtigt und sinnvoll, wenn dadurch eine meßbare Verbesserung der myokardialen Pumpfunktion und sekundär eine geringere Infarktmortalität erzielt wird. Die in dieser Untersuchung gewonnenen Ergebnisse deuten darauf hin, daß nur solche Patienten von einer erfolgreichen Intervention profitieren, bei denen initial eine relativ große Menge von Myokard durch die Ischämie bedroht ist. Die linksventrikuläre

Pumpfunktion bei diesen Patienten ist vor der Intervention deutlich eingeschränkt; eine erfolgreiche Rekanalisation innerhalb der ersten 4 Std erzielt zumindest bei einem Teil der Patienten eine wesentliche Verbesserung der LV-EF; bei persistierendem Verschluß wird eine progrediente Verschlechterung der myokardialen Pumpfunktion beobachtet. Bei Patienten mit kleinem Infarkt ist die linksventrikuläre Pumpfunktion auch meist nur unwesentlich in Mitleidenschaft gezogen; die durchschnittlichen Werte bewegen sich am Unterrand der Norm. Das Ergebnis der Intervention ändert wegen der geringen Menge an betroffenem Myokard nur wenig an diesen Verhältnissen. Es ist deshalb fraglich, ob diese Patientengruppe mit kleinem Ischämieareal von der Intervention profitieren. Bei Patienten mit initial großem Ischämieareal ist dieser Aufwand sicherlich berechtigt, da bei erfolgreicher Rekanalisation deutliche Verbesserungen der linksventrikulären Funktion möglich sind, bei persistierendem Verschluß mit einer progredienten Verschlechterung gerechnet werden muß.

Literatur

1. Mathey DC, Kuck KH, Tilsner V, Kreber HJ, Bleifeld W (1981) Nonsurgical coronary artery recanalization in acute transmural myocardial infarction. Circulation 63: 489 − 2. Anderson JL, Marshall HW, Bray BE, Lutz JR, Frederick PR, Yanowitz FG, Datz FL, Klausner SC, Hagan AD (1983) A randomized trial of intracoronary streptokinase in the treatment of acute myocardial infarction. N Engl J Med 308: 1312 − 3. Rentrop P, Smith H, Painter L, Holt J (1983) Changes in left ventricular ejection fraction after intracoronary thrombolytic therapy. Circulation (Suppl 1) 68: 55

Silber, S., Krause, K. H., Garner, C., Theisen K. (Med. Klinik Innenstadt der Universität München)

Müssen die Richtlinien für die Langzeittherapie mit Nitraten bei Patienten mit koronarer Herzerkrankung modifiziert werden?

Während unter oraler Nitratlangzeittherapie eine Toleranzentwicklung sowohl bezüglich aufgetretener Kopfschmerzen als auch bezüglich der blutdrucksenkenden und herzfrequenzsteigernden Wirkung allgemein akzeptiert ist [4, 6, 10, 12, 15], war ein Wirkungsnachlaß bzw. Wirkungsverlust des antiischämischen Effektes in den letzten Jahren zunehmend Gegenstand lebhafter Diskussion [1, 2, 4, 5, 7−9, 11, 13, 15, 16]. Eine genaue Analyse der bislang zu diesem Thema publizierten klinischen Studien läßt die kontroversen Ergebnisse nicht durch die Verwendung unterschiedlicher Wirksubstanzen, verschiedener galenischer Zubereitungen (retardierte bzw. nichtretardierte Präparate) oder durch Unterschiede in der Studienanlage erklären. Auch die strenge Einhaltung eines randomisiert, doppelblind und überkreuz durchgeführten Studienprotokolls steht in keinem Zusammenhang mit dem Nachweis einer Toleranzentwicklung [2, 7, 11, 13]. Möglicherweise können die kontroversen Ergebnisse im Rahmen des unterschiedlichen individuellen Ausmaßes einer Toleranzentwicklung [11, 14] interpretiert werden, da die Ergebnisse einzelner Patienten, in Anbetracht der in praktisch allen Studien relativ niedrigen Patientenzahlen, die Mittelwerte deutlich beeinflussen. Die entscheidende Bedeutung kommt jedoch der Patientencompliance zu, insbesondere, weil die Nitrattoleranz rasch eintritt (innerhalb von 2−3 Tagen), rasch reversibel ist [3, 10] und somit die Einnahme einer jeden einzelnen Tablette, d. h. das Dosierungsintervall, das zentrale Problem darstellt. Da in den bislang publizierten Studien die oralen Nitrate jeweils mindestens dreimal täglich verordnet wurden und klinische Untersuchungen mit Dosierungsintervallen von z. B. 12 Std oder 24 Std nicht vorlagen, untersuchten wir zunächst in einer randomisierten und in bezug auf die Dosis doppelblinden Studie die Möglichkeit einer Toleranzentwicklung unter Einhaltung von 12stündigen und 24stündigen Dosierungsintervallen [14]. Als Prüfparameter dienten die belastungsinduzierte ST-Streckensenkung und die radionuklidventrikulographisch bestimmte Belastungsauswurffraktion des linken Ventrikels. Die

Patientencompliance wurde mittels der Riboflavin-Urinfluoreszenzmethode kontrolliert. Während der gesamten Prüfdauer (initial viertägige stationäre Plazebophase, zweiwöchige ambulante chronische Phase) wurden keine anderen antiischämischen Medikamente, insbesondere keine Betablocker oder Kalziumantagonisten verabreicht. Die Belastungs-EKGs wurden verschlüsselt ausgewertet, also ohne Kenntnis, ob sie während der akuten oder nach der chronischen Phase registriert wurden. Verglichen wurden jeweils die Meßwerte vom 1. und 15. Tag bei identischer Belastungsstufe. Die Compliance in bezug auf jede einzelne Tabletteneinnahme betrug 95%. Während in der Gruppe (zehn Patienten), die eine 80 mg Tablette Isosorbiddinitrat retard einmal täglich einnahm (Dosierungsintervall = 24 Std) keine Wirkungsabschwächung nachweisbar war, zeigten die Mittelwerte der zwölf Patienten, die eine 80 mg Tablette Isosorbiddinitrat retard morgens und abends einnahmen (Dosierungsintervall = 12 Std) 2 Std nach der Tabletteneinnahme eine Wirkungsabschwächung am 15. im Vergleich zum 1. Tag sowohl im Belastungs-EKG (ST-Streckensenkung: Kontrolle: 2,4 ± 0,7 mV; ISDN 1. Tag: 0,7 ± 0,7 mV; ISDN 15. Tag: 1,3 ± 0,8 mV) als auch im Belastungsradionuklidventrikulogramm (Auswurfreaktion: Kontrolle: 52 ± 16%; ISDN 1. Tag: 62 ± 13%; ISDN 15. Tag: 56 ± 12%). Somit reicht, zumindest bei Verwendung der 80 mg Tablette, ein Dosierungsintervall von 12 Std nicht aus, eine Toleranzentwicklung zu verhindern. Das Problem aber bei einmal täglicher Einnahme ist die ungenügende Wirkung am Spätnachmittag und abends [14]. Zur Verlängerung der Wirkdauer bieten sich theoretisch zwei Möglichkeiten an: Entweder die einmal tägliche Gabe noch höherer Einzeldosen oder die zweimal tägliche Gabe unter Miteinbeziehung eines Dosierungsintervalls von mehr als 12 Std, also Einnahme morgens und am frühen Nachmittag. In einer weiteren Studie (zehn Patienten) erfolgte die Prüfung anhand eines ähnlichen Protokolls mit Messungen vor sowie 8 und 12 Std nach der morgendlichen Gabe einer 120 mg Kapsel Isosorbiddinitrat retard. 8 Std nach der Kapseleinnahme war im Laufe von 2 Wochen keine Wirkungsabschwächung erkennbar (ST-Streckensenkung: Kontrolle: 1,8 ± 0,9 mV; ISDN 15. Tag: 1,3 ± 1,2 mV; Auswurffraktion: Kontrolle: 50 ± 8%; ISDN 15. Tag: 60 ± 13%), 12 Std nach der Kapseleinnahme war aber im Belastungs-EKG keine Wirkung mehr nachweisbar (1,7 ± 0,9 mV), während die Auswurffraktion noch eine Signifikanz erkennen ließ (59 ± 13%). Fordert man für eine gesicherte antiischämische Wirkung den Nachweis für zwei unabhängig voneinander gemessene Parameter, so kann bei der 120 mg Kapsel nicht von einer gesicherten 12-Std-Wirkung − in bezug auf die belastungsinduzierte Ischämie − gesprochen werden.

Der alternative therapeutische Ansatz, also die zweimal tägliche Gabe jeweils morgens und mittags ist Gegenstand einer derzeit laufenden Studie, in der die 80 mg Tabletten

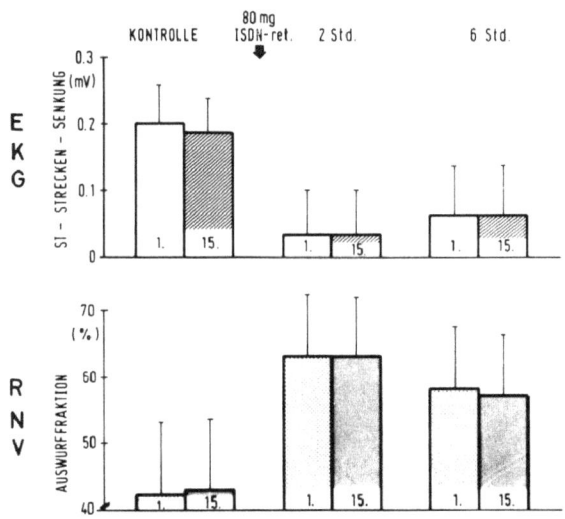

Abb. 1. Wirkung einer Einzeltablette 80 mg Isosorbiddinitrat retard vor (1. Tag) und nach (15. Tag) täglicher Einnahme von 2 × 80 mg, jeweils morgens und am frühen Nachmittag (8.00 Uhr und 14.00 Uhr) auf die belastungsinduzierte ST-Streckensenkung (obere Säulenreihe) und die radionuklidventrikulographisch bestimmte linksventrikuläre Belastungsauswurffraktion (untere Säulenreihe). Die Zwischenauswertung (sechs Patienten) der noch laufenden Studie zeigt am 15. im Vergleich zum 1. Tag einheitlich die volle Aufrechterhaltung der antiischämischen Wirkung auf beide Prüfparameter sowohl 2 Std als auch 6 Std nach der Tabletteneinnahme

Isosorbiddinitrat retard jeweils um 8.00 Uhr und 14.00 Uhr eingenommen werden. Die vorläufigen Ergebnisse (bislang haben wir erst sechs Patienten untersucht) zeigen, daß sowohl 2 Std als auch 6 Std nach der Einnahme weder im EKG noch im Radionuklidventrikulogramm eine Wirkungsabschwächung eingetreten ist (Abb. 1). Die Wirkdauer einer Einzeltablette ist sowohl im EKG als auch im Szintigramm als gut 6 Std zu bezeichnen.

Zusammenfassung

Nach kritischer Analyse bislang publizierter Studien ist unter oraler Nitratlangzeittherapie mit dreimal täglicher Einnahme bei einem beträchtlichen Teil der Patienten mit einem Verlust oder einer Abschwächung der Wirkung auf die belastungsinduzierte Ischämie zu rechnen. Hierbei kann ein Wirkungsverlust auch bei relativ niedrigen Tagesdosen eintreten (z. B. 60 mg Isosorbiddinitrat pro Tag). Zur Vermeidung einer Toleranzentwicklung ist ein ausreichendes „nitratfreies" Intervall erforderlich. Bei einmal täglicher Gabe relativ hoher Dosen tritt keine Wirkungsabschwächung auf, allerdings ist der Effekt auf die Belastungs-ischämie am Spätnachmittag und abends ungenügend. Unter Miteinbeziehung eines Dosierungsintervalls von 18 Std, z. B. Einnahme von 80 mg Isosorbiddinitrat retard um 8.00 Uhr und um 14.00 Uhr kann unter Nitratlangzeittherapie bei Aufrechterhaltung der vollen antiischämischen Wirkung ein deutlicher Effekt auf die Belastungsischämie über ca. 12 Std angenommen werden.

Literatur

1. Becker H-J, Walden G, Kaltenbach M (1976) Gibt es eine „Tachyphylaxie" bzw. Gewöhnung bei der Behandlung der Angina pectoris mit Nitrokörpern? Verh Dtsch Ges Inn Med 82: 1208–1210 – 2. Blasini R, Brügman U, Mannes A, Froer K-L, Hall D, Rudolph W (1980) Wirksamkeit von Isosorbiddinitrat in retardierter Form bei Langzeitbehandlung. Herz 5: 298–305 – 3. Dalal JJ, Yao L, Parker JO (1983) Nitrate tolerance: Influence of isosorbide dinitrate on the hemodynamic and antianginal effects of nitroglycerin. J Am Coll Cardiol 2: 115–120 – 4. Danahy DT, Aronow WS (1977) Hemodynamics and antianginal effects of high dose oral isosorbide dinitrate after chronic use. Circulation 56: 205–212 – 5. Davidov ME, Mroczek WJ (1977) Effect of sustained release nitroglycerin capsules on anginal frequency and rexercise capacity: A double-blind evaluation. Angiology 28: 181–189 – 6. Fricke G, Hild R, Ihm P, Modlmayr HH (1976) Feldstudie mit Isoket and Isoket-retard. In: Rudolph W, Siegenthaler W (Hrsg) Nitrate, Wirkung auf Herz und Kreislauf. Urban und Schwarzenberg, München Wien Baltimore, S 151–160 – 7. Jansen W, Osterspey A, Tauchert M, Schmid G, Schell U, Fuchs M, Hombach V, Hilger HH (1982) 5-Isosorbidmononitrat unter Ruhe- und Belastungsbedingungen bei koronarer Herzkrankheit. Dtsch Med Wochenschr 107: 1499–1506 – 8. Lee G, Mason DT, Amsterdam EA, Miller RR, DeMaria AN (1978) Antianginal efficacy of oral therapy with isosorbide dinitrate capsules. Chest 73: 327–332 – 9. Niederer W, Bethge HD, Bachmann K (1983) Hemodynamic and ventricular dynamic investigations of nitrate tolerance. In: Kaltenbach M, Kober G (eds) Nitrates and nitrate tolerance in Angina pectoris. Steinkopff, Darmstadt, pp 65–73 – 10. Parker JO, Fung HL, Ruggirello D, Stone JA (1983) Tolerance to isosorbide dinitrate: rate of development and reversal. Circulation 68: 1074–1080 – 11. Rudolph W, Blasini R, Reiniger G, Brügmann N (1983) Tolerance development during isosorbide dinitrate treatment: Can it be circumvented? Z Kardiol (Suppl 3) 72: 195–198 – 12. Schelling JL, Lasagna L (1967) A study of cross-tolerance to circulatory effects of organic nitrates. Clin Pharmacol Ther 3: 256–260 – 13. Schneider W, Wietschorek A, Bussmann W-D, Kaltenbach M (1983) Sustained antianginal efficacy of oral highdose isosorbide dinitrate in patients with coronary heart disease. Z Kardiol (Suppl 3) 72: 259–267 – 14. Silber S, Krause K, Garner Ch, Theisen K, Jahrmärker H (1983) Anti-ischemic effects of an 80 mg tablet of isosorbide dinitrate in sustained-release form before and after 2 weeks treatment with 80 mg once daily or twice daily. Z Kardiol (Suppl 3) 72: 211–217 – 15. Thadani U, Fung HL, Darke AC, Parker JO (1982) Oral isosorbide dinitrate in angina pectoris: comparison of duration of action and dose-response relation during acute and sustained therapy. Am J Cardiol 49: 411–419 – 16. Winsor T, Berger HJ (1975) Oral nitroglycerin as a prophylactic antianginal drug: clinical, physiologic, and statistical evidence of efficacy based on a threephase experimental design. Am Heart J 90: 611–626

Kardiologie II

Höpp, H. W., Hombach, V., Kebbel, U., Winter, U. J., Osterspey, A., Hirche, H. J., Hilger, H. H. (Med. Univ.-Klinik III und Institut für Angewandte Physiologie, Universität Köln)

Nachweis ventrikulärer Spätpotentiale mit der hochverstärkten Beat-to-beat- und der Signalmittlungstechnik – Ein Methodenvergleich

Konsekutive ventrikuläre Herzthythmusstörungen basieren nach heutigem Erkenntnisstand vorwiegend auf Reentry-Mechanismen. Funktionelle Voraussetzung für solche Wiedereintrittsphänomene ist die unidirektionale Blockierung der Erregungsausbreitung in einem umschriebenen Myokardbezirk [1, 3, 11]. Bei lokaler Ableitung stellt sich eine solche Depolarisationsstörung als fraktioniertes Ventrikelpotential bzw. – bei stärkerer zeitlicher Distanzierung – als ventrikuläres Spätpotential dar. Diese ventrikulären Spätpotentiale sind demnach als direkter Ausdruck einer lokalen Leitungsverzögerung und damit einer funktionell präformierten Reentrybahn anzusehen.

Registrierungen dieser niedrigamplitudigen bioelektrischen Signale gelangen zunächst sowohl tierexperimentell als auch beim Menschen lediglich mittels invasiver epi- oder endokardialer Ableitungstechniken. Erst Ende der 70er Jahre wurden Verfahren entwickelt, welche auch eine nichtinvasive Erfassung ventrikulärer Spätpotentiale von der Körperoberfläche aus ermöglichten. In diesem Zusammenhang ist zunächst die „Signal averaging"-Technik anzuführen, welche in den vergangenen Jahren zunehmend Eingang in die klinische Diagnostik gefunden hat. Bei diesem Verfahren werden jeweils zahlreiche QRS-Komplexe unter zeitlich exakter Triggerung übereinanderprojiziert und sodann zur Verbesserung des Signalrauschverhältnisses signalgemittelt; das entsprechende Ergebnis wird in Form eines Summenkomplexes dargestellt. Kurzfristige physiologische Schwankungen, die nach den invasiv gewonnenen Erfahrungen bei Spätpotentialen nicht selten sind, bleiben bei dieser Methodik jedoch grundsätzlich unberücksichtigt. Um auch die Variabilität der Signale beurteilen zu können, wurden daher in mehreren Zentren technisch relativ aufwendige Registriersysteme entwickelt, welche im Gegensatz zur Summenbildung eine Schlag-zu-Schlag-Erfassung bioelektrischer Mikropotentiale im hochverstärkten Oberflächen-EKG erlauben [4, 6, 7, 9, 10].

Ungeklärt ist bislang jedoch die Frage, ob bzw. inwieweit die theoretischen Vorteile einer fortlaufenden Registrierung sich klinisch-praktisch auch in einer höheren diagnostischen Genauigkeit niederschlagen. Ziel der vorliegenden Studie war es daher, mit beiden Verfahren erhobene Ergebnisse einander gegenüberzustellen und so die diagnostische Aussagekraft der Methoden vergleichend zu bewerten.

Patienten und Methodik

Untersucht wurden hierzu insgesamt 70 Patienten, drei Frauen und 67 Männer im mittleren Alter von 51 ± 9 Jahren, mit anamnestisch bekannten ventrikulären Herzrhythmusstörungen (Lown I–III: 47%; IVa: 21%; IVb/VT: 32%). Die meisten dieser Patienten (87%) wiesen koronare Veränderungen auf, bei den übrigen bestanden eine „small vessel disease" ($n = 4$), eine kongestive Kardiomyopathie ($n = 4$) und – in einem einzigen Fall – ein hereditäres QT-Syndrom. Bei allen Patienten wurde systematisch eine fortlaufende Registrierung des hochverstärkten EKGs durchgeführt, wobei ein unter Mitarbeit des Physiologischen Instituts der Universität Köln konzipiertes System Anwendung fand: die notwendige Reduktion des Rauschpegels wird hierbei durch einen Faraday-Käfig, durch spezielle Saugelektroden, die parallele Mittlung der über vier Elektrodenpaare abgeleiteten Signale sowie der Verwendung extrem rauscharmer Verstärker erzielt [9]. Definitionsgemäß wurden bei der Auswertung

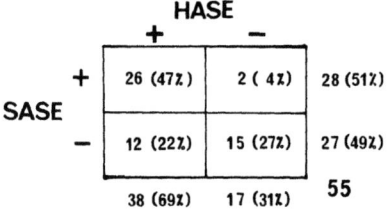

	HASE		
	+	**−**	
SASE **+**	26 (47%)	2 (4%)	28 (51%)
SASE **−**	12 (22%)	15 (27%)	27 (49%)
	38 (69%)	17 (31%)	**55**

Abb. 1. Ergebnisse der hochverstärkten fortlaufenden EKG-Registrierung (HASE) sowie des Signalmittlungsverfahrens (SASE) bei insgesamt 55 untersuchten Patienten im direkten Vergleich

lediglich solche Signale innerhalb des ST-Segmentes als Spätpotentiale bewertet, deren Amplitude die des Grundrausches um mehr als das doppelte übertraf und die später als 10 ms nach Ende des vorangegangenen QRS-Komplexes einfielen.

Zusätzlich wurde bei einem Großteil der Patienten eine Signalmittlung des Oberflächen-EKGs ($n = 55$; MAC-II, Marquette electronics), eine Langzeit-EKG-Registrierung ($n = 43$; Registrierdauer im Mittel 36 ± 9 Std) sowie eine invasive Herzkatheterdiagnostik einschließlich Koronarographie ($n = 62$) vorgenommen.

Ergebnisse

Ein direkter Vergleich der Ergebnisse einer fortlaufenden Registrierung (HASE) sowie des Signalmittlungsverfahrens (SASE) konnte demnach bei 55 von 70 Patienten erfolgen. Wie in Abb. 1 schematisch dargestellt, zeigten im HASE 69%, im SASE jedoch lediglich 51% der Untersuchten ventrikuläre Spätpotentiale. Ein übereinstimmend positiver Befund ergab sich bei insgesamt 26 Patienten (47%), ein in beiden Untersuchungen negatives Resultat war bei 15

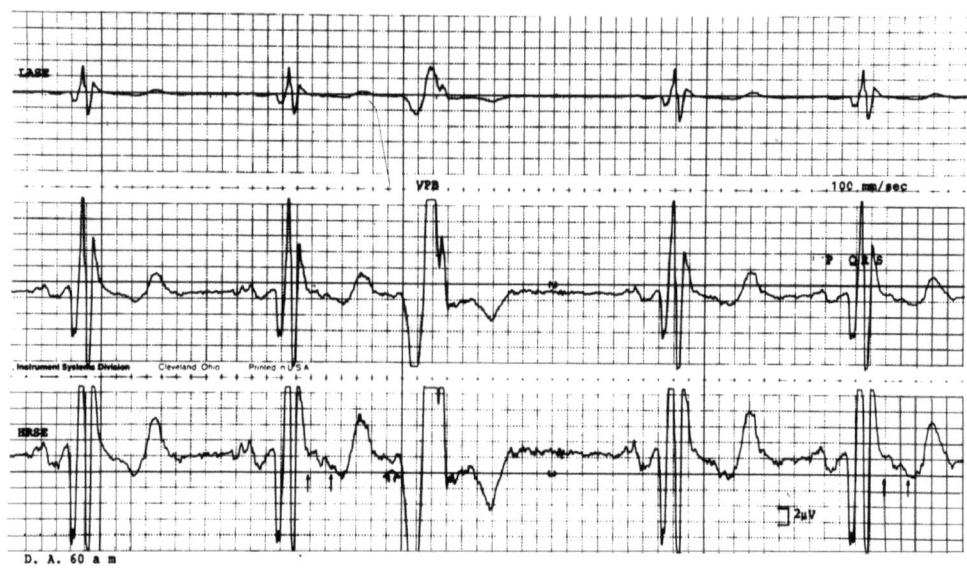

Abb. 2. Beispiel einer hochverstärkten Schlag-zu-Schlag-Registrierung (untere Bildzeile, HASE). Während die 1. und 4. Kammeraktion eine unauffällige ventrikuläre Depolarisation mit bis auf ein geringes Grundrauschen glatter ST-Strecke zeigen, kommen im Anschluß an den 2. und 5. QRS-Komplex deutliche diastolische Deflektionen (Pfeile), z. T. auch nach der T-Welle, zur Darstellung; die zu beobachtende Rhythmik im Auftreten dieser Potentiale ist am wahrscheinlichsten auf eine 2 : 1-Blokkierung im verzögert leitenden Myokardareal zurückzuführen. Gelegentlich konnten in diesem Fall auch aus den stark verzögerten Depolarisationen (breiter Pfeil) entspringende Extrasystolen (VPB) registriert werden

von 55 (27%) zu erheben. Diskrepanzen im Ergebnis zeigten sich in insgesamt 26% der Fälle: bei zwei Patienten waren im SASE entgegen dem HASE-Befund inhomogene ventrikuläre Depolarisationen nachweisbar, wobei die verspäteten Potentiale in beiden Fällen den Kammerkomplex nur relativ kurz überdauerten (15–20 ms). Bei den übrigen zwölf Patienten mit diskrepanten Ergebnissen zeigte das HASE ventrikuläre Spätpotentiale, während das SASE keine Zeichen für eine Störung der ventrikulären Depolarisation erkennen ließ. Auffälligerweise wiesen gerade in diesen Fällen die im HASE registrierbaren Spätpotentiale ausgeprägtere physiologische Schwankungen auf: bei sieben von zwölf Patienten traten die verspäteten Deflektionen lediglich intermittierend, bei fünf von zwölf dagegen ständig, jedoch mit erheblicher zeitlicher Varianz auf. Ein entsprechendes Beispiel ist in Abb. 2 wiedergegeben: dieser 60jährige Koronarpatient bot im SASE einen negativen Befund, bei fortlaufender Registrierung des Hocherstarkten EKGs hingegen das charakteristische Bild einer 2:1-Blockierung im verzögert leitenden Areal, wie sie auch tierexperimentell von El-Sherif et al. [5] im ischämischen Myokard beobachtet werden konnte; während der Aufzeichnung konnten bei diesem Patienten zudem gelegentlich aus den stark verzögerten Potentialen entspringende ventrikuläre Ektopien erfaßt werden.

Korreliert man die nachweisbaren ventrikularen Spätpotentiale mit dem Schweregrad langzeitelektrographisch nachgewiesener Rhythmusstörungen sowie dem Ausmaß linksventrikulärer Funktionsstörungen, so zeigen sich zwischen diesen Parametern ventrikuläre Vulnerabilität in Übereinstimmung mit den Ergebnissen zahlreicher Vorstudien [2, 8] auch in der hier untersuchten Patientengruppe enge Zusammenhänge: Patienten mit höhergradigen Kammerarrhythmien (Lown IV: $n = 16$) weisen ebenso wie solche mit erheblich eingeschränkter Ventrikelkinetik (EF < 40%: $n = 12$) prozentual deutlich häufiger Spätpotentiale auf (HASE 94 bzw. 92%) als diejenigen ohne detektable Ektopien ($n = 4$) und/oder einer Auswurffraktion über 40% ($n = 43$) (HASE 50 bzw. 46%). Diese Korrelationen erwiesen sich als unabhängig vom jeweiligen Nachweismodus.

Zusammenfassung und Schlußfolgerung

Zusammenfassend läßt sich feststellen, daß ventrikuläre Spätpotentiale als Teil einer funktionell präformierten Reentry-Bahn sowohl mit der Signalmittlungstechnik als auch mittels des hochverstärkten fortlaufenden Registrierverfahrens auf nichtinfasivem Wege zu registrieren sind. Vergleicht man die mit beiden Verfahren zu erhebenden Ergebnisse, so sind in drei Viertel der Fälle übereinstimmende und in lediglich ein Viertel diskrepante Befunde zu erwarten; letztere ergeben sich zumeist bei Spätpotentialen mit ausgeprägter physiologischer Variabilität, da sich diese aus methodischen Gründen lediglich der fortlaufenden Registrierung erschließen. Prinzipiell ist somit die diagnostische Aussagekraft der Schlag-zu-Schlag-Aufzeichnung dem SASE überlegen, dennoch sollte aufgrund der besseren Praktikabilität und Vergleichbarkeit der Ergebnisse die Signalmittlungstechnik heute weiterhin als diagnostisches Basisverfahren angesehen und das HASE lediglich zur Klärung spezieller Fragestellungen herangezogen werden.

Literatur

1. Boineau JP, Cox JL (1973) Slow ventricular activation in acute myocardial infarction. A source of reentrant premature ventricular contractions. Circulation 48: 702 – 2. Breithardt G, Bürggrefe M, Karbenn U, Haerten K, Ostermeyer J, Seipel L (1983) Die mögliche Bedeutung von Spätpotentialen für die Identifizierung von Patienten, die einer antiarrhythmischen Therapie bedürfen. In Schlepper M, Olsson B (Hrsg) Kardiale Rhythmusstörungen, Diagnose, Prognose, Therapie. Springer, Berlin Heidelberg New York, S 39 – 3. Durrer D, van Lier A, Buller J (1964) Epicardial and intramural excitation in chronic myocardial infarction. Am Heart J 68: 765 – 4. El-Sherif N, Mehra R, Gomez JAZ, Kelen K (1983) Approisal of a low noise electrocardiogram. J Am Coll Cardiol 1: 456 – 5. El-Sherif N, Scherlag BJ, Lazzara R, Hope RR (1977) Reentrant ventricular arrhythmias in the late

myocardial period. 1. Conduction characteristics in the infarction zone. Circulation 55: 686 – 6. Flowers NC, Shvartsman V, Sohi G, Horan LG (1981) Signal averaged versus beat-to-beat recording of surface His-Purkinje potentials. In: Hombach V, Higer HH (eds) Signal averaging technique in clinical cardiology. Schattauer, Stuttgart New York, p 329 – 7. Höpp HW, Hombach V, Kebbel U, Osterspey A., Deutsch HJ, Winter U, Hirche HJ, Hilger HH (1983) Die klinische Bedeutung der kontinuierlichen Registrierung ventrikulärer Spätpotentiale von der Körperoberfläche. Z Kardiol (Suppl 1) 72: 106 – 8. Höpp HW, Hombach V, Braun V, Behrenbeck DW, Tauchert M, Hilger HH (1981) Ventricular delayed depolarizations in patients with chronic stable coronary heart disease and with acute myocardial infarction. In: Hombach V, Hilger HH (eds) Signal averaging technique in clinical cardiology. Schattauer, Stuttgart New York, p 233 – 9. Hombach V, Kebbel U, Höpp HW, Osterspey A, Winter U, Deutsch HJ, Treis U, Hirche HJ, Hilfer HH (1984) Noninvasive beat-by-beat registration of ventricular late potentials using high resolution electrocardiography. Int J Cardiol (in press) – 10. Oeff M, v. Leitner ER, Erne SN, Halbohm HP, Lehmann HP, Schröder R (1982) Einzelschlagregistrierung ventrikulärer Spätpotentiale von der Körperoberfläche koronarkranker Patienten. Z Kardiol 71: 627 – 11. Scherlag BJ, El-Sherif N, Hope R, Lazzara R: Characterization and localization of ventricular arrhythmias resulting from myocardial ischemia and infarction. Circ Res 53: 372

Winter, U. J., Höpp, H.-W., Hombach, V., Osterspey, A., Treis, I., Hilger, H. H. (Med. Univ.-Klinik III, Kardiologie, Universität Köln)

Reproduzierbarkeit ventrikulärer Spätpotentiale (VSP) bei Patienten mit koronarer Herzkrankheit (KHK)

1. Einleitung

Die VSP sind in den letzten Jahren von mehreren Arbeitsgruppen als Risikoindikator bei KHK für den plötzlichen Herztod erkannt worden [1–8]. Bisher ist nur wenig darüber bekannt, inwieweit die VSP bei Nachkontrollen reproduzierbar sind oder sich im Krankheitsverlauf ändern [8].

2. Ziel der Studie

Uns interessierte bei der hier vorgestellten Studie, bei wie vielen Patienten mit chronisch stabiler koronarer Herzkrankheit einmal registrierte ventrikuläre Spätpotentiale auch im weiteren Krankheitsverlauf nachweisbar sind, wie häufig VSP verschwinden oder neu auftreten.

3. Patienten

Wir untersuchten 35, nicht besonders selektionierte Patienten (32 Männer, drei Frauen) mit angiographisch gesicherter, chronisch stabiler KHK und einem mittleren Alter von 53 ± 9 (33–66) Jahren, aber ohne Schenkelblockierung im EKG. Sieben von 35 (20%) Patienten hatten einen Eingefäßbefall, zehn von 35 (29%) einen Zweigefäßbefall und 16 von 35 (46%) einen Dreigefäßbefall; zwei von 35 (6%) eine generalisierte Gefäßsklerose, einer von 35 (3%) eine „small vessel disease". Zwölf von 35 (34%) der Kranken hatten ein Aneurysma, sieben von 35 (20%) eine Hypokinesie und sechs von 35 (17%) eine Akinesie im Vorderwandbereich (VWB). Im Hinterwandbereich kamen Aneurysmen (1 von 35, 3%), Hypokinesien (2 von 35, 6%) und Akinesien (4 von 35, 11%) relativ selten vor. Eine deutliche Reduktion (< 40%) der Ejektionsfraktion (EF) hatten elf der 35 (31%) Patienten.

4. Methodik

Bei der Erstuntersuchung wurde eine Anamnese (A) erhoben, wurden klinisch-physikalische (KPU) und laborchemische Untersuchungen, eine Oberflächen-EKG-Registrierung sowie eine Lävokardiographie und Koronarangiographie durchgeführt. Zusätzlich leiteten wir ein signalgemitteltes Oberflächen-EKG (SASE/SAT) mit dem MAC I der Fa. Marquette Electronics (Anzahl der Herzzyklen: 1024 oder 2048, Filter: DC, 25, 50–300 Hz, Ableitepositionen: V1-, V4-, V8-Äquivalente). Die fortlaufende Registrierung des hochverstärkten Oberflächen-EKG (HASE) erfolgte mit einem selbstkonstruierten Gerät (Dr. U. Kebbel, Institut für Angewandte Physiologie, Universität Köln, Direktor: Prof. Dr. H. J. Hirche). Ein diskontinuierliches 24-Std-Langzeit-EKG wurde mit dem Quickscan der IMC-Corporation registriert. Die Patienten wurden 27 ± 7 Wochen nach der Erstuntersuchung erneut kontrolliert (A, KPU, SASE, HASE, LZE). Bei den VSP handelt es sich um Post-QRS-Potentiale, die eine Signalamplitude von mehr als dem zweifachen der Rauschamplitude haben, in mindestens drei bipolaren Brustwandableitungen nachweisbar sind und mehr als 10 ms nach dem QRS-Komplex einfallen. Die Signalqualität wurde als positiv (VSP+: alle Kriterien erfüllt), fraglich positiv (VSP(+): ein oder zwei Kriterien nicht erfüllt) oder negativ (VSP−: keine VSP vorhanden) befundet.

5. Ergebnisse

Mit der SASE-Technik fanden wir bei 24 Patienten, bei denen auch das HASE registriert worden war, in 21% (5 von 24) VSP+, bei sechs von 24 (25%) VSP(+) und bei 13 von 24 (54%) VSP−. Im Vergleich zu anderen Studien zeigten unsere Patienten nur in einem geringen Prozentsatz kinetische Störungen im VWB oder eine EF < 40%, was den relativ hohen Anteil an Patienten ohne VSP erklärt (1–8). Mit der HASE-Methode hingegen waren VSP+ bei elf von 24 (46%), VSP(+) bei acht von 24 (33%) und VSP− bei nur fünf von 24 (21%) nachweisbar. Diese Daten unterstreichen die Befunde von Höpp et al. (Vortrag 20) und Hombach et al. [8], nach denen die HASE-Technik eine höhere VSP-Nachweisrate hat. Bei der ersten und zweiten SASE-Registrierung (SASE1, SASE2) war die Häufigkeit an VSP+, VSP(+) und VSP(−)-Befunden nahezu identisch. 22 von 35 (63%) Patienten zeigten bei SASE1 und SASE2 denselben Befund [VSP+: 3 von 22, 14%; VSP(+): 1 von 22, 5%; VSP−: 18 von 22, 81%]. Bei diesen Patienten änderte sich die QRS-Breite nicht nennenswert. 13 von 35 (37%) Kranke wiesen jedoch einen geänderten Befund bei SASE2 auf [VSP+→VSP−: 3 von 13, 23%; VSP(+)→VSP+: 2 von 13 (15%); VSP→VSP (+): 4 von 13 (31%)]. Bei den Änderungen der QRS-Breite waren keine eindeutigen Trends erkennbar.

6. Zusammenfassung

Etwa zwei Drittel unserer Patienten mit chronisch stabiler KHK wiesen unveränderte SASE-Befunde auf, während bei einem Drittel eine VSP-Befundänderung auftrat. Bei je etwa einem Drittel der 13 Patienten verschwanden bzw. traten VSP(+) neu auf. Mit der HASE-Technik werden meist mehr VSP+-Befunde erhoben, da methodisch bedingt auch zeitlich variable oder intermittierende VSP [die bei der zeitlichen Signalmittelung (SM) SASE im Gegensatz zur räumlichen SM weggemittelt werden] registriert werden können [8]. Die Kombination von SASE und HASE zur VSP-Registrierung kann die Nachweisrate und Befundbeurteilung verbessern [8].

Literatur

1. Breithardt G et al (1981a) Clinical significance of ventricular late potentials. In: Hombach V, Hilger HH (eds) Signal averaging technique in clinical cardiology. Schattauer, Stuttgart New York, p 219ff –

2. Breithardt G et al. (1981b) Eur Heart J 2: 1–11 – 3. Breithardt G et al. (1982) Am J Cardiol 49: 1932–1937 – 4. Breithardt G et al. (1983) Comparison between late potentials, programmed ventricular stimulation and left ventricular function in patients without documented ventricular tachycardia: relation to prognosis. In: International Workshop in Altenberg. Abstract No. 34a – 5. Höpp H-W et al. (1981) Ventricular delayed depolarisations in patients with chronic stable coronary artery disease and with acute myocardial infarction. In: Hombach V, Hilger HH (eds) Signal averaging technique in clinical cardiology. Schattauer, Stuttgart New York, p 219ff – 6. Höpp H-W et al. (1982) Ventrikuläre Spätpotentiale bei Patienten mit chronischer koronarer Herzkrankheit. Herzmedizin 5: 11–35 – 7. Hombach V et al. (1980) Die Bedeutung von Nachpotentialen innerhalb des St-Segmentes im Oberflächen-EKG bei Patienten mit KHK. Dtsch Med Wochenschr 42: 1457–1462 – 8. Hombach V et al. (1983) Clinical value of beat-to-beat registrations of ventricular late potentials as compared to the signal averaging technique. In: International workshop in Altenberg. Abstract No. 29a

Höpp, H.-W., Osterspey, A., Hombach, V., Winter, U. J., Hilger, H. H. (Med. Univ.-Klinik III, Kardiologie, Universität Köln)
Wirksamkeit von Sotalol bei malignen vertrikulären Herzrhythmusstörungen

Eine erhöhte elektrische Instabilität des Ventrikelmyokards ist insbesondere bei Patienten mit koronarer Herzerkrankung die häufigste Ursache des plötzlichen Herztodes. Ziel präventivtherapeutischer Bemühungen muß es daher sein, die Kammervulnerabilität zu reduzieren und damit das spontane Auftreten tachykarder ventrikulärer Rhythmusstörungen zu supprimieren. Zur entsprechenden Akut- und Dauertherapie steht heute eine Vielzahl antiarrhythmisch wirksamer Substanzen zur Verfügung. Neben den klassischen Antiarrhythmika vom lidocain- bzw. chinidinartigen Wirkungstyp haben in neuerer Zeit auch die β-Rezeptorenblocker in der Behandlung tachykarder Kammerarrhythmien Bedeutung erlangt. Der antiarrhythmische Effekt dieser Substanzen beruht generell auf der Sympathikolyse, z. T. aber auch auf zusätzlichen, unspezifischen Membranwirkungen. Eine Sonderstellung nimmt *Sotalol* ein, welches als einziger β-Rezeptorenblocker in therapeutischen Dosen zu einer deutlichen Verlängerung der Repolarisationsphase führt und damit nach elektrophysiologischen Gesichtspunkten zusammen mit *Amiodarone* in die Gruppe III der Vaughan-Williams-Klassifikation [7] einzuordnen ist [1]. Klinisch stellt sich nun die Frage, inwieweit die bei dieser Substanz gegebene Kombination aus sympathikolytischer und Klasse III-Wirksamkeit eine zufriedenstellende Therapie auch maligner ventrikulärer Herzrhythmusstörungen erlaubt.

Patienten und Methodik

Hierzu wurden in der vorliegenden Studie insgesamt 13 männliche Patienten im mittleren Alter von 52 ± 8 Jahren systematisch mittels Standard-Ruhe-EKG, 24-Std-Langzeit-EKG (LZE) und programmierter Ventrikelstimulation (PVS) im medikamentenfreien Intervall sowie nach achttägiger oraler Gabe von 320 mg Sotalol untersucht. Bei allen Patienten waren anamnestisch repetitive ventrikuläre Herzrhythmusstörungen bekannt [3 von 13 Kammerflimmern (KF), 9 von 13 ventrikuläre Tachykardien (VT), 1 von 13 ventrikuläre Couplets]. Sieben Patienten dieser Gruppe waren wegen dieser spontanen Kammertachyarrhythmien bereits z. T. mehrfach reanimiert worden. Als arrhythmiedisponierende Grunderkrankung konnte bei neun der 13 Patienten eine koronare Herzkrankheit und bei vier der 13 eine kongestive Kardiomyopathie gesichert werden. Vor der hier vorgestellten Untersuchung hatte sich bei diesen Patienten eine Vielzahl anderer Antiarrhythmika (im Mittel 3) als weitgehend wirkungslos erwiesen.

Die bei diesen Patienten auch als Therapiekontrolle durchgeführte programmierte Ventrikelstimulation unterlag einem genauen Protokoll: stimuliert wurde über eine in der Spitze des rechten Ventrikels positionierte bipolare Elektrode mit einer der doppelten diastolischen Schwelle entsprechenden Impulsstärke und einer Impulsbreite von 1,0 ms. Zunächst wurden bei ventrikulärer Basisstimulation mit 100, 120 und 140 rpm gepaarte Einzel- und Doppelstimuli appliziert, dann eine kurzfristige Hochfrequenzstimulation mit einem minimalen Impulsintervall von 250 ms vorgenommen. Die Klassifizierung der induzierbaren Kammerantwortphänomene erfolgte nach folgender Graduation: Kl. 0: keine Echoschläge (EB), Kl. 0: 1–2 EB, Kl. II: 3–5 EB, Kl. IIIa: ≥ 6 EB, Dauer < 15 s, Kl. IIIb: ≥ 6 EB, Dauer > 15 s, Kl. IV: primäres Kammerflimmern.

Ergebnisse und Schlußfolgerungen

In der antiarrhythmikafreien Phase boten im Langzeit-EKG — bedingt durch die relativ hohe Spontanvariabilität tachykarder Kammerarrhythmien — nur neun von 13 Patienten (69%) konsekutive Ektopien der Lown-Klasse IV (IVb/VT:6, IVa:3), bei den restlichen vier Patienten waren aber 24 Std lediglich singuläre ventrikuläre Extrasystolen zu registrieren. Die initiale programmierte Ventrikelstimulation ergab bei sämtlichen 13 Patienten ein eindeutig pathologisches Ergebnis: ein primäres Kammerflimmern war bei zwei von 13, ventrikuläre Tachykardien bei insgesamt neun von 13 und drei bis fünf Echoschläge bei zwei von 13 Patienten auslösbar. Im Rahmen der Kontrolluntersuchung unter *Sotalol*-Therapie war demgegenüber eine deutliche elektrische Stabilisierung des Myokards festzustellen: lediglich bei sechs von 13 Patienten waren zu diesem Zeitpunkt noch höhergradige Antwortphänomen (≥ 3 EB) provozierbar, die übrigen boten keine (n = 3) oder maximal zwei Echoschläge (n = 4; Abb. 1). Langzeitelektrographisch war unter *Sotalol* ebenfalls eine deutliche Änderung des Arrhythmieprofils zu verzeichnen: zwei der 13 Patienten zeigten bei Kontrolle

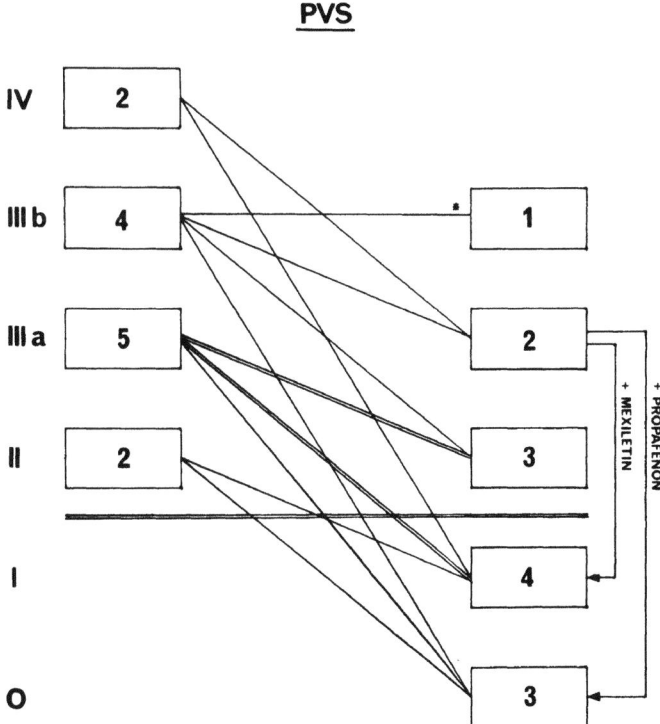

PVS

Abb. 1. Ergebnisse der programmierten Ventrikelstimulation (PVS) vor (linke Bildhälfte) und unter Gabe von 320 mg *Sotalol*/Tag. Zur verwendeten Klassifikation der Antwortphänomene s. Erklärung im Text

keinerlei Ektopien mehr, zehn von 13 lediglich noch singuläre Extrasystolen und nur bei einem Patienten − dem einzigen, der auch bei der PVS-Kontrolle längere ventrikuläre Tachykardien gezeigt hatte (Abb. 1) − kamen ventrikuläre Couplets zur Darstellung. Die einzelnen LZE- und PVS-Befunde waren bei den übrigen Patienten im Trend ebenfalls vergleichbar, deutlich diskrepante Ergebnisse ergaben sich in keinem einzigen Fall.

In Übereinstimmung mit den Erfahrungen anderer Arbeitsgruppen [2, 3, 5, 6] waren unter *Sotalol* signifikante Änderungen der mittleren Herzfrequenz (78/min > 52/min), des QT-Intervals (im Mittel 350 → 440 ms) und der effektiven Refraktärperiode (ERP: im Mittel 230 → 280 ms) festzustellen, während die QRS-Dauer weitgehend unbeeinflußt blieb.

Während eines Nachbeobachtungszeitraumes von im Mittel 10 ± 3 Monaten überlebten sämtliche Patienten dieser Gruppe, die sieben Patienten mit bei Kontrolle zufriedenstellendem PVS-Befund (< 3 EB) blieben unter fortgeführter *Sotalol*-Therapie auch rezidivfrei (Abb. 2). In dem Patientenkollektiv mit zwar gebessertem, jedoch nicht optimalem PVS-Befund (≥ 3 EB), aber spontan lediglich singulären ventrikulären Ektopien (*n* = 5) traten demgegenüber bei zwei Patienten VT-Rezidive auf; durch Kombination des *Sotalol* mit *Mexiletin* bzw. *Propafenon* konnte in diesen beiden Fällen die antiarrhythmische Therapie − gemessen am PVS-Ergebnis (Abb. 1) − optimiert und weitere Rezidiven bislang erfolgreich vermieden werden. Lediglich bei einem einzigen Patienten (✱), welcher trotz regelrechter *Sotalol*-Plasmaspiegel weder im Langzeit-EKG noch bei der programmierten Ventrikelstimulation einen signifikanten antiarrhythmischen Effekt zeigte, wurde die β-Blockermedikation bislang abgesetzt.

Nebenwirkungen der Substanz in Form von Sinusknotenfunktionsstörungen oder klinisch relevanter negativ-inotroper Effekte, wie sie von einigen Autoren beschrieben wurden [4, 6], waren in der vorliegenden Studie nicht zu beobachten.

Unter Berücksichtigung dieser Erfahrungen bleibt abschließend festzustellen, daß der nichtkardioselektive β-Rezeptorenblocker *Sotalol* vor allem aufgrund der ihm eigenen Klasse III-Wirkung in vielen Fällen, auch in solchen mit weitgehend therapierefraktären Kammertachyarrhythmien, eine zufriedenstellende antiarrhythmische Einstellung erlaubt.

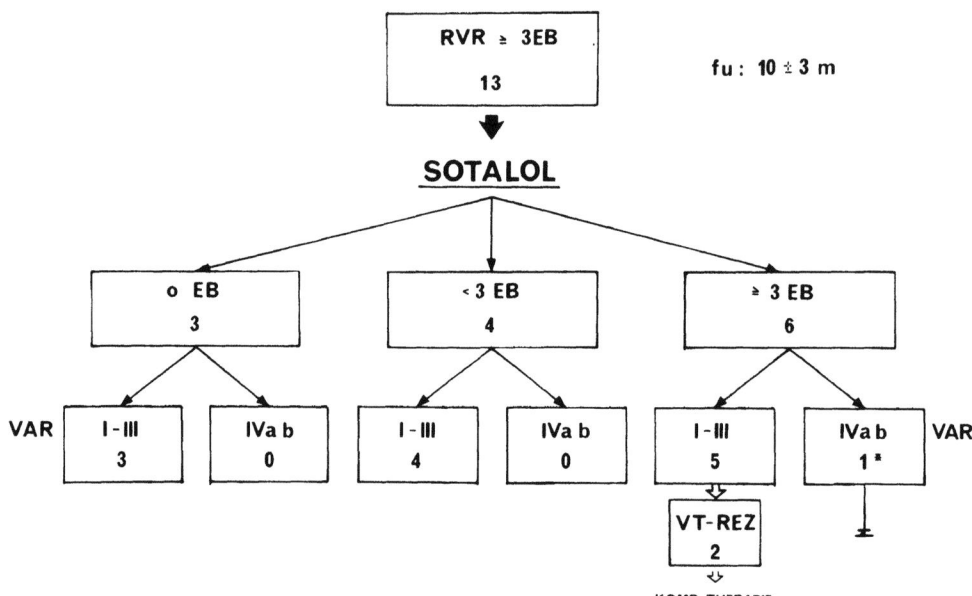

Abb. 2. Klinischer Verlauf in Abhängigkeit von den Ergebnissen der Kontrolluntersuchungen (LZE, PVS) unter *Sotalol*-Therapie. (EB = Echoschlag, VAR = ventrikuläre Arrhythmien, eingeteilt nach der Lown-Graduation)

Nicht zuletzt wegen der relativ geringen Nebenwirkungsrate dürfte diese Substanz somit eine wesentliche Ergänzung des Therapiekonzeptes bei höhergradigen ventrikulären Herzrhythmusstörungen darstellen.

Literatur

1. Bexton RS, Camm AJ (1982) Drugs with a class III antiarrhythmic action. Pharmacol Ther [B] 17: 315 – 2. Burckhardt D, Pfisterer M, Hoffmann A, Burkart F, Emmenegger H, Jost M, Bolli P, Buehler FR (1983) Effects of the beta-adrenoceptorblocking agent Sotalol on ventricular arrhythmias in patients with chronic ischemic heart disease. A placebo-controlled, double-blind cross-over study. Cardiology (Suppl 1) 70: 114 – 3. Heddle B, Green M, Brugada P, Wellens H (1982) Electrophysiology of intravenous Sotalol in man. Circulation (Suppl. 2) 66: 372 – 4. Julian DG, Jackson FS, Prescott RJ, Szekely P (1982) Controlled trial of Sotalol for one year after myocardial infarction. Lancet 82: 1142 – 5. Nademanee A, Feld G, Hendrickson JA, Intarachot V, Singh B (1983) Electrophysiology and antiarrhythmic effects of sotalol in patients with refractory life-threatening ventricular tachyarrhythmias. Circulation (Suppl. 3) 68: 271 – 6. Senges J, Lengfelder W, Jauernig R, Czygan E, Brachmann J, Rizos I, Cobbe S, Kübler W (1984) Electrophysiologic testing in assessement of therapy with sotalol for sustained ventricular tachycardia. Circulation 69: 577 – 7. Vaughan Williams EM (1970) Classification of antiarrhythmic drugs. In: Sandoe E, Flensted-Jensen E, Olsen KH (eds) Cardiac arrhythmias. Astra, Södertälje

Nitsch, J., Lüderitz, B. (Med. Univ.-Klinik Bonn, Innere Medizin/Kardiologie)
Kontrolle der antiarrhythmischen Therapie mit Amiodaron:
Konzentration des Metaboliten bei Rezidiven und schweren Nebenwirkungen*

Einleitung

Auf die vom plötzlichen Herztod bedrohten Patientengruppen richten sich besondere therapeutische Bemühungen. Es sind dies Koronarkranke mit häufigen, sog. komplexen ventrikulären Extrasystolen, Patienten nach erfolgreicher prähospitaler Reanimation und mit rezidivierenden ventrikulären Tachykardien [7, 9]. Unter den verfügbaren medikamentösen Möglichkeiten kommt den Klasse III-Antiarrhythmika wie Amiodaron und Sotalol besondere Bedeutung zu [10]. Amiodaron hat sich bei rezidivierenden ventrikulären Tackykardien als sehr wirksame Substanz erwiesen [7]. Vergleichende klinische Studien zur Wirksamkeit von Sotalol stehen noch aus.

Der positiven Amiodaronwirkung stehen teilweise gravierende Nebenwirkungen gegenüber. Zu nennen ist hier die therapieinduzierte interstitielle Lungenerkrankung [6]. In der vorliegenden Untersuchung sollte geklärt werden, inwieweit die Amiodarontherapiekontrolle hinsichtlich der Gefahr möglicher Rezidive und schwerer Nebenwirkungen durch Spiegelbestimmungen erweitert werden kann.

Patienten und Methode

Bei 63 Patienten wurden die Serumspiegel von Amiodaron und dem Metaboliten Desethylamiodaron im Serum und im Erythrozytenhämolysat nach einer Sättigungsbehandlung von 1 000 mg/Tag über 8–12 Tage unter einer Dauertherapie (6,5–7,5 mg/kg Körpergewicht, 500–600 mg Amiodaron täglich per os) untersucht. Das Patientenalter betrug 36–73 Jahre, das Körpergewicht lag zwischen 65–80 kg. Die Blutabnahmen erfolgten

---

*   Mit Unterstützung der Deutschen Forschungsgemeinschaft

morgens nüchtern vor der ersten Tagesdosis. Die überwiegende Mehrzahl der Patienten hatte eine koronare Herzkrankheit mit oder ohne abgelaufenem Myokardinfarkt ($n = 47$), bei 16 Patienten wurde aufgrund der klinischen und angiographischen Untersuchungsergebnisse die Diagnose einer Kardiomyopathie bzw. einer abgelaufenen Myokarditis gestellt. Die Indikation zur antiarrhythmischen Therapie ergab sich aus rezidivierenden ventrikulären Tachykardien.

Folgende Patientengruppen wurden untersucht:

- Kontrollgruppen für die Serumspiegelbestimmungen ($n = 33$) und Konzentrationsbestimmungen im Erythrozytenhämolysat ($n = 18$),
- Patienten mit Rezidiven der ventrikulären Tachykardien im Langzeitverlauf ($n = 11$),
- Patienten mit einer therapieinduzierten interstitiellen Lungenerkrankung ($n = 4$).

Die Diagnose einer interstitiellen Lungenerkrankung wurde aufgrund der klinischen Symptomatik mit Dyspnoe, des radiologischen Befundes der Lungen und der Lungenfunktionsprüfung einschließlich Diffusionskapazität gestellt. Bei drei Patienten normalisierten sich die Befunde und die Symptomatik nach Absetzen der Amiodarontherapie. Ein Patient verstarb aufgrund einer respiratorischen Insuffizienz. Die Langzeittherapie der Patienten wurde über $23,4 \pm 11$ Monate unter Amiodaronmedikation kontrolliert. Die statistischen Signifikanzberechnungen wurden mit dem Wilcoxon-U-Test durchgeführt.

Amiodaron und der Metabolit Desethylamiodaron wurden mit einer „high performance liquid chromatography" (HPLC)-Methode nachgewiesen [3]. Die Analyse erfolgte nach Extraktion mit Hexan bei pH 5,4 und Zugabe eines internen Standards.

Ergebnisse

Kontrollgruppe

Folgende mittlere Konzentrationen ($\pm$ Standardabweichung) wurden gemessen: $2,21 \pm 0,89$ µg/ml für Amiodaron und $1,3 \pm 0,74$ µg/ml für Desethylamiodaron im Serum ($n = 33$), $0,68 \pm 0,43$ µg/ml für Amiodaron und $1,1 \pm 1,03$ µg/ml für Desethylamiodaron im Erythrozytenhämolysat ($n = 18$) (Abb. 1, Kontrollgruppen links).

Amiodaronspiegel

Die Amiodaronspiegel im Serum und im Erythrozytenhämolysat korrelierten nicht mit der Inzidenz von Rezidiven der ventrikulären Tachykardien und dem Auftreten einer interstitiellen Lungenerkrankung als schwerer Nebenwirkung. Bei den vier Patienten mit Lungentoxizität lagen die Amiodaronspiegel im Serum innerhalb der doppelten Standardabweichung vom Mittelwert der Kontrollgruppe. Im Erythrozytenhämolysat fanden sich bei drei Patienten Amiodaronspiegel, die oberhalb der doppelten Standardabweichung vom Mittelwert der Kontrollgruppe lagen, bei einem Patienten ergab sich eine Amiodaronkonzentration im Erythrozytenhämolysat von 6,24 µg/ml.

Desethylamiodaronkonzentrationen

Bei den Patienten mit interstitieller Lungenerkrankung unter Amiodarontherapie lagen die Desethylamiodaronspiegel im Serum bei vier Patienten und bei drei Patienten im Erythrozytenhämolysat oberhalb der Standardabweichung vom Mittelwert der Kontrollgruppen (Abb. 1). In Abb. 2 sind die Desethylamiodaronkonzentrationen im Serum aufgetragen. Serumspiegel über 2,5 µg/ml wurden nur bei drei Patienten mit therapieinduzierter interstitieller Lungenerkrankung gefunden. Ein weiterer Patient zeigte einen Desethylamiodaronspiegel von 2,08 µg/ml.

Patienten mit Rezidiven der ventrikulären Tachykardien zeigten teilweise niedrige Desethylamiodaronspiegel, die in Relation zur Ausgangssubstanz Amiodaron deutlich werden. Sechs von elf Patienten zeigten Quotienten der Desethylamiodaronkonzentration

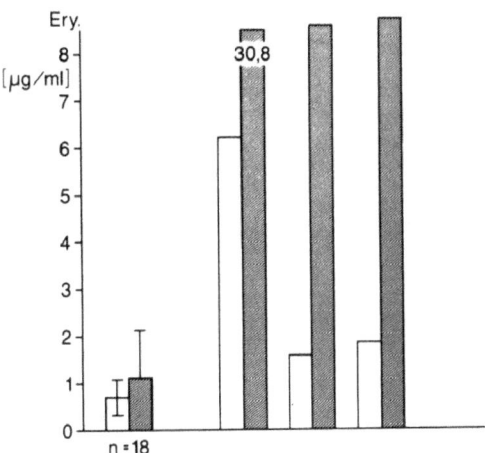

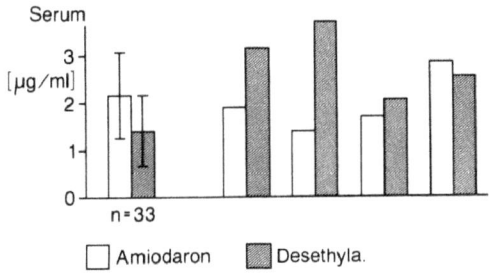

Abb. 1. Amiodaron- und Desethylamiodaronkonzentrationen im Serum und im Erythrozytenhämolysat bei Patienten ($n = 3$) mit therapieinduzierter interstitieller Lungenerkrankung im Vergleich zu Kontrollgruppen

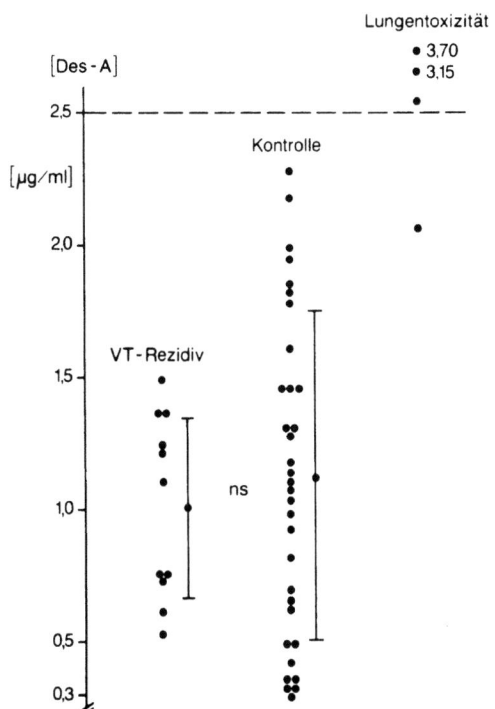

Abb. 2. Desethylamiodaronkonzentrationen im Serum bei Patienten mit Rezidiven der ventrikulären Tachykardien und Lungentoxizität im Vergleich zu einer Kontrollgruppe

859

und Amiodaronkonzentration im Serum unter 0,4. Dieser niedrige Quotient fand sich nur noch bei zwei weiteren Patienten, in deren Verlaufsbeobachtung bisher keine Rezidive festgestellt werden konnten.

Diskussion

Amiodaron wird vorzugsweise bei bedrohlichen Tachyarrhythmien eingesetzt. Die Indikation umfaßt anderweitig therapierefraktäre symptomatische supraventrikuläre Tachyarrhythmien, wie tachysystolisches Vorhofflimmern bzw. -flattern und Präexzitationssyndrome, und rezidivierende ventrikuläre Tachykardien [4, 5, 7]. Die therapeutischen Bemühungen richten sich bei koronarkranken Patienten mit rezidivierenden ventrikulären Tachykardien auf die Prophylaxe des plötzlichen Herztodes. Ziel einer antiarrhythmischen Therapiekontrolle bei Amiodaronmedikation ist es, mögliche Rezidive und potentielle schwere Nebenwirkungen frühzeitig zu erkennen. Eingesetzt werden Langzeit-EKG und programmierte Ventrikelstimulationen. Die Inzidenz des plötzlichen Herztodes und von Tachykardierezidiven ist vermindert, wenn mit programmierter Ventrikelstimulation keine Ventrikeltachykardien induzierbar sind. Dabei schließt jedoch im Falle von Amiodaron ein negatives Stimulationsergebnis eine wirksame Langzeitbehandlung nicht aus [9].

Die Ergebnisse der vorliegenden Untersuchung zeigen, daß die Therapiekontrolle von Amiodaron durch Konzentrationsmessungen des Metaboliten Desethylamiodaron im Serum und im Erythrozytenhämolysat erweitert werden kann. Desethylamiodaronspiegel im Serum über 2,5 µg/ml wurden nur bei drei Patienten nachgewiesen, die eine therapieinduzierte interstitielle Lungenerkrankung entwickelten. Auffällig sind insbesondere hohe erythrozytäre Desethylamiodaronkonzentrationen, die frühzeitig auf die Gefahr einer Intoxikation hinweisen. Die Gefahr eines Rezidives der ventrikulären Tachykardien unter Amiodarontherapie ist dann gegeben, wenn im Vergleich zur Ausgangssubstanz Amiodaron relativ niedrige Desethylamiodaronkonzentrationen vorliegen.

Die Amiodaronserumspiegel und Konzentrationen im Erythrozytenhämolysat eignen sich nicht zur Therapiekontrolle. Darauf weisen auch Untersuchungen anderer Autoren hin [8]. Als untere Grenze des sogenannten therapeutischen Bereiches kann ein Amiodaronserumspiegel von 1,0 µg/ml angesehen werden, da dieser Grenzwert im Verlauf der Aufsättigungstherapie erreicht sein muß, um mittels programmierter Ventrikelstimulation eine antiarrhythmische Wirksamkeit nachweisen zu können [1, 13]. Als weitere Möglichkeiten der Therapiekontrolle bei Amiodaronmedikation wurden Herzfrequenz, QT_c-Intervalle und das reverse T_3 vorgeschlagen [2, 11]. Nur für das reverse T_3 wurde eine zuverlässige Korrelation mit der Wirksamkeit und der Inzidenz der Nebenwirkungen berichtet. Die Aussagemöglichkeit der reversen T_3-Messung als nichtspezifische Methode ist beschränkt. So wurden erhöhte Werte bei schwerer Allgemeinerkrankung, Nahrungskarenz, perioperativ und nach Applikation jodhaltiger Kontrastmittel beschrieben [11]. Neuere Untersuchungen weisen daraufhin, daß das reverse T_3 und Desethylamiodaronkonzentrationen signifikant korrelieren, so daß Desethylamiodaronkonzentrationsmessungen vorzuziehen sind [12].

Die Messungen der ungebundenen Fraktion von Amiodaron im Serum, z. B. mit der Ultrafiltration, erwiesen sich als methodisch problematisch und führten nicht zu zuverlässigen Ergebnissen [8]. Konzentrationen im Speichel korrelieren mit der freien pharmakologisch wirksamen Fraktion von Pharmaka, da es sich um eine proteinfreie Körperflüssigkeit handelt. Die Konzentrationen liegen jedoch unter 5% der Amiodaronserumkonzentrationen und somit unterhalb der Nachweisgrenze. Die Konzentrationen im Erythrozytenhämolysat können als indirekte Nachweismethode für die proteinfreie Fraktion von Amiodaron angesehen werden, von der das Ausmaß der Gewebeakkumulation abhängt. Toxische Gewebekonzentrationen sollten demnach besonders an hohen Erythrozytenkonzentrationen erkennbar sein. Übereinstimmend damit danden wir hohe Erythrozytenkonzentrationen von Amiodaron und besonders von Desethylamiodaron bei Patienten mit Lungentoxizität. Um gravierende Nebenwirkungen bzw. Rezidive der ventrikulären Tachykardien zu vermeiden, sollten nach unseren Untersuchungen Desethylamiodaronkonzentrationen im Serum unter 2,5 µg/ml im Erythrozytenhämolysat unter 4,0 µg/ml und der Quotient aus Desethylamiodaron- und Amiodaronkonzentrationen im Serum über 0,4 liegen.

Zusammenfassung

Unter antiarrhythmischer Therapie mit Amiodaron (400−600 mg täglich per os) wurden bei 63 Patienten mit rezidivierenden ventrikulären Tachykardien Amiodaron- und Desethylamiodaronkonzentrationen im Serum (Kontrollgruppe $n = 33$) und Erythrozytenhämolysat (Kontrollgruppe $n = 18$) bestimmt. Patienten mit Rezidiven der ventrikulären Tachykardien ($n = 11$) bzw. therapieinduzierter interstitieller Lungenerkrankung ($n = 4$) wurden untersucht. Amiodaron und der Metabolit Desethylamiodaron wurden mit einer „high performance liquid chromatography"-Methode gemessen. Amiodaronspiegel korrelierten nicht mit Inzidenz von Rezidiven der ventrikulären Tachykardien und gravierenden Nebenwirkungen. Patienten mit interstitiellen Lungenerkrankungen zeigten hohe Desethylamiodaronkonzentrationen im Serum (2,0 µg/ml) und im Erythrozytenhämolysat (4 µg/ml). Sechs der elf Patienten mit Rezidiven der ventrikulären Tachykardien wiesen relativ niedrige Desethylamiodaronkonzentrationen im Serum auf (Quotient aus Desethylamiodaron- und Amiodaronkonzentration: 0,4). Die Therapiekontrolle bei Amiodaronmedikation kann durch die Bestimmung der Desethylamiodaronkonzentrationen wesentlich erweitert werden, da die Konzentrationen mit der Inzidenz von schweren Nebenwirkungen korrelieren und relativ niedrige Konzentrationen auf ein potentielles Rezidiv der ventrikulären Tachykardien hinweisen können. „Toxische" Desethylamiodaronkonzentrationen sind im Erythrozytenhämolysat frühzeitig erkennbar.

Literatur

1. Andreasen F, Agerbaek H, Bjerregard P, Gotzsche H (1981) Pharmacokinetics of amiodarone after intravenous and oral administration. Eur J Clin Pharmacol 19: 293 − 2. Debbas NMG, Bexton RS, du Cailar C, Puech P, Camm AJ (1983) Relation between myocardial amiodarone concentration and QT interval. Br Heart J 49: 297 − 3. Flanagan RJ, Storey GCA, Holt DW (1980) Rapid HPLC method for the measurement of amiodarone in blood plasma or serum at the concentrations attained during therapy. J Chromatogr 12: 391 − 4. Graboys TB, Podrid PJ, Lown B (1983) Efficacy of amiodarone for refractory supraventricular tachyarrhythmias. Am Heart J 106: 870 − 5. Haffajee CI, Love JC, Canada AT, Lesko LJ, Asdourian G, Alpert JS (1983) Clinical pharmacokinetics and efficacy of amiodarone for refractory tachyarrhythmias. Circulation 67: 1347 − 6. Harris L, McKenna J, Rowland E, Holt W, Storey CA, Krikler M (1983) Side effects of long-term amiodarone therapy. Circulation 67: 45 − 7. Heger JJ, Prystowsky NE, Zipes DP (1983) Clinical efficacy of amiodarone in treatment of recurrent ventricular tachycardia and ventricular fibrillation. Am Heart J 106: 887 − 8. Prystowsky N, Zipes P (1984) Plasma and red blood cell concentrations of amiodarone during chronic therapy. Am J Cardiol 53: 912 − 9. Horowitz LN, Spielman SR, Greenspan AM, Webb CR, Kay HR (1983) Ventricular arrhythmias: Use of electrophysiologic studies. Am Heart J 106: 881 − 10. Lüderitz B, Manz M, Steinbeck G (1983) Medikamentöse Langzeittherapie bei ventrikulären Herzthythmusstörungen. Dtsch Med Wochenschr 108: 1663 − 11. Nademanee K, Hendrickson JA, Intarachot V, Hershman, J. Singh BN (1983) Die Bedeutung der Serumspiegel von reversem T_3 unter Amiodaron-Therapie. In: Breithardt G, Loogen F (Hrsg) Neue Aspekte in der medikamentösen Behandlung von Tachyarrhythmien. Urban & Schwarzenberg, München Wien Baltimore, S 277 − 12. Nademanee K, Kannan R, Wagner R, Intarachot V, Hendrickson JA, Singh BN (1983) Role of amiodarone and desethylamiodarone and reverse T_3 serum levels in monitoring antarrhythmic efficacy and toxicity. Superiority of rT_3 and desethylamiodaron levels. Circulation 68: 278 − 13. Nitsch J, Manz M, Steinbeck G, Lüderitz B (1983) Amiodaronkonzentrationen im Serum und Gewebe bei ventrikulären Arrhythmien. Verh Dtsch Ges Inn Med 89: 586 − 14. Nitsch J, Lüderitz B (1984) Kontrolle der antiarrhythmischen Therapie mit Amiodaron − Bedeutung der Serumspiegelbestimmungen. Dtsch Med Wochenschr 13: 492

v. Olshausen, K., Schwarz, F., Mehmel, H. C., Kübler, W. (III. Med. Klinik, Schwerpunkt Kardiologie, Med. Univ.-Klinik Heidelberg)

Ventrikuläre Herzrhythmusstörungen bei Patienten vor und nach prothetischem Aortenklappenersatz

Einleitung

Obwohl der plörzliche Herztod bei Patienten mit Aortenstenose seit Jahrzehnten in der medizinischen Literatur bekannt ist [3, 5], sind ventrikulären Herzrhytmusstörungen bei Patienten mit Aortenvitien als prämonitorischen Arrhythmien eines plötzlichen Herztodes bisher wenig Beachtung geschenkt worden.

Es war deshalb das Ziel der vorliegenden Untersuchung, Häufigkeit und Schweregrad ventrikulärer Arrhythmien bei Patienten mit Aortenvitien zu bestimmen. Ihre Relation zu klinischen, hämodynamischen und prognostischen Parametern sollte untersucht werden. Außerdem interessierte die Frage, wie sich ventrikuläre Arrhythmien nach prothetischem Aortenklappenersatz verhalten.

Patienten und Methoden

120 Patienten mit Aortenvitien aus dem laufenden Herzkatheterprogramm bildeten das Kollektiv. 46 Patienten hatten eine Aortenstenose (AS), 40 Patienten ein kombiniertes Aortenvitium (KAV) und 34 Patienten eine Aorteninsuffizienz (AI). Sämtliche Patienten unterzogen sich einer kompletten Rechts- und Linksherzkatheteruntersuchung und hatten ein normales Koronarangiogramm. Kein Patient wurde antiarrhythmisch behandelt, der Serumkaliumspiegel lag im Normbereich. 48 Std vor oder nach der Herzkatheteruntersuchung wurde ein 24-Std-Langzeit-EKG mittels des „Pathfinder"-Systems der Firma Reynolds abgeleitet. Ventrikuläre Arrhythmien wurden sowohl nach Häufigkeit der VES als auch nach einem modifizierten Lown-Schema ohne Klasse 5 (R-auf-T-Phänomen) [4] klassifiziert.

Ergebnisse

Von den 120 Patienten wiesen 18 (15%) keinerlei ventrikuläre Extrasystolen (VES) im 24-Std-Langzeit-EKG auf. 25 Patienten (21%) hatten 1−10 VES/24 Std, 30 (25%) 11−100 VES/24 Std, 27 (23%) 101−1 000 und 20 (17%) Patienten > 1 000 VES/24 Std. Der Mittelwert betrug 779 ± 2 547, der Median 47; das Maximum lag bei 26 612 VES/24 Std. Die Häufigkeitsverteilung der VES/24 Std zeigte keinen Unterschied zwischen den drei Gruppen der Patienten mit AS, KAV und AI. 55 (46%) Patienten wiesen polytope, 40 (33%) Patienten Couplets und 22 Patienten (18%) ventrikuläre tachykarde Salven auf. Die Verteilung der Lown-Klassen zwischen den drei Gruppen (AS, AI, KAV) ergab ebenfalls keinen Unterschied.

Zunächst wurde geprüft, ob schwerwiegende ventrikuläre Arrhythmien die Folge eines besonders schweren Vitiums, d. h. einer hochgradigen Stenosierung der Aortenklappe oder eines großen Regurgitationsvolumens bei AI sind: Bei 46 Patienten mit reiner AS bestand sowohl zwischen der Aortenklappenöffnungsfläche, berechnet nach der Gorlin-Formel [2], als auch dem transvalvulären Gradienten einerseits und der Häufigkeit der VES/24 Std bzw. den Lown-Klassen andererseits keinerlei Beziehung. Einzelne Patienten mit einem transvalvulären Gradienten von 160 mm Hg zeigten nur wenige monotope VES, während andere Patienten mit einem Gradienten ≤ 60 mm Hg tachykarde Salven im Langzeit-EKG aufwiesen.

Auch das Regurgitationsvolumen mit einem angiographisch beurteilten Schweregrad von 1+ bis 4+ [1] wies bei 34 Patienten mit AI keinerlei Beziehung zur Häufigkeit bzw. zum Schweregrad ventrikulärer Arrhythmien auf.

Eine hochsignifikante und auch klinisch relevante Beziehung fand sich zwischen dem Schweregrad der ventrikulären Arrhythmien und der linksventrikulären (LV) Auswurffraktion (Abb. 1). Die ganz überwiegende Zahl der Patienten mit eingeschränkter Auswurffraktion < 55% hatte komplexe Arrhythmien der Lown-Klassen 3−4B. Dieser Zusammenhang galt sowohl für Patienten mit AS (links), für Patienten mit KAV (Mitte) als auch für Patienten mit AI (rechts). Zwischen den drei Gruppen konnte statistisch kein Unterschied gefunden werden. Ein ähnlicher, nicht ganz so enger Zusammenhang fand sich auch für die Häufigkeit der VES/24 Std und die LV-Auswurffraktion. Wiederum ergab sich kein Unterschied zwischen den drei Gruppen. Für die Klinik bedeuten diese Daten, daß häufige ventrikuläre Extrasystolen und erst recht repetitive VES im Ruhe-EKG eines Patienten mit Aortenvitium als Warnsignal einer eingeschränkten LV-Funktion zu betrachten sind.

Vier der 120 Patienten verstarben vor dem Operationstermin auf der Warteliste einen Sekundentod. Drei Patienten hatten ventrikuläre Tachykardien im Langzeit-EKG, ein Patient Couplets und rund 8 000 VES/24 Std. Zufällig trug ein Patient mit schwerem KAV zum Zeitpunkt seines Todes ein Langzeit-EKG, das eine nicht belastungsinduzierte ventrikuläre Tachykardie als Ursache des Sekundenherztodes dokumentierte. Damit wurde in einem Fall nachgewiesen, daß ventrikuläre Tachykardien bei Patienten mit Aortenvitien den plötzlichen Herztod verursachen können.

Wenn eine eingeschränkte LV-Funktion die wichtigste Determinante für das Auftreten komplexer ventrikulärer Arrhythmien darstellt, wäre zu erwarten, daß die Verbesserung der LV-Funktion nach prothetischem Klappenersatz mit einer Reduktion der Arrhythmien verbunden ist. Um diese Hypothese zu prüfen, wurden 45 Patienten des Aortenvitienkollektivs 14 Monate nach Klappenersatz nachuntersucht. Die postoperative Auswurffraktion wurde szintigraphisch mittels Gated-blood-pool-Technik ermittelt. Wiederum wurde ein 24-Std-Langzeit-EKG abgeleitet.

Um den Einfluß der Operation zu verdeutlichen, wurden die 45 nachuntersuchten Patienten in drei Gruppen aufgeteilt: Gruppe A enthielt 24 Patienten mit präoperativ normaler Auswurffraktion > 55%. Gruppe B enthielt 17 Patienten mit präoperativ

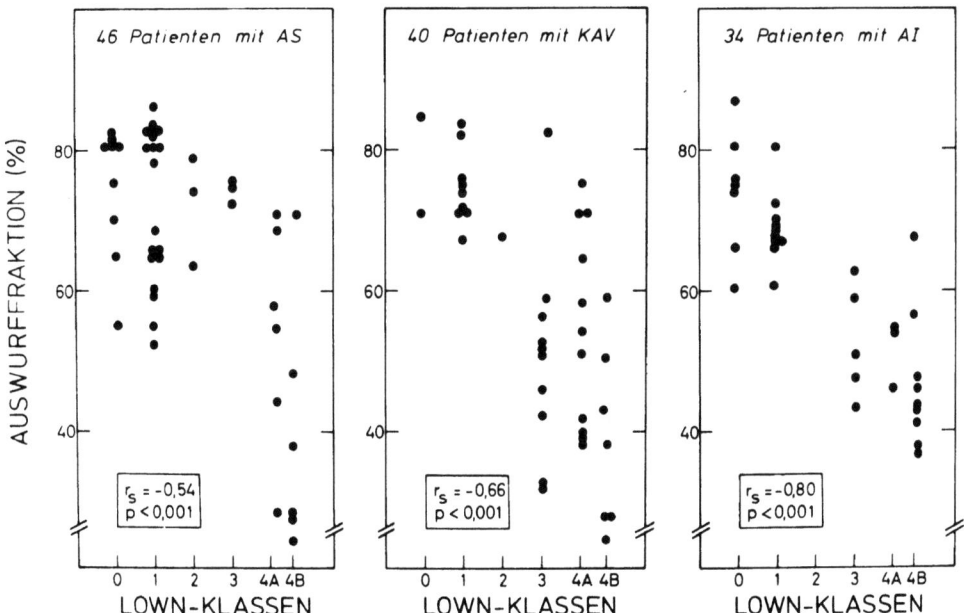

Abb. 1. Beziehung zwischen linksventrikulärer Auswurffraktion (Ordinate) und Lown-Klassen bei 46 Patienten mit Aortenstenose (links), 40 Patienten mit kombiniertem Aortenvitium (Mitte) und 34 Patienten mit Aorteninsuffizienz (rechts). r_s = Spearmanscher Rangkorrelationskoeffizient

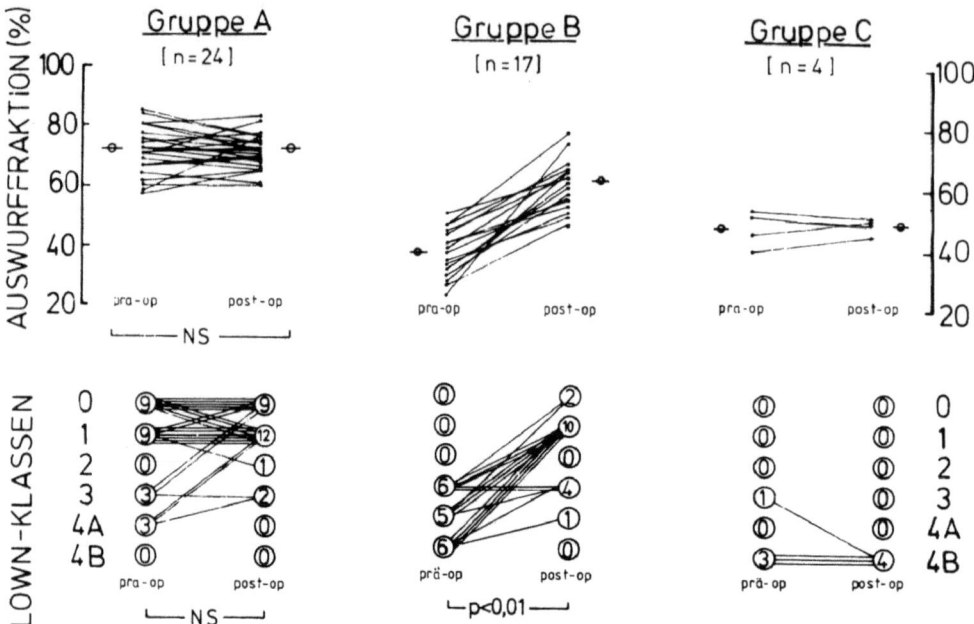

Abb. 2. Vergleich der prä- und postoperativen linksventrikulären Auswurffraktion (obere Reihe) und des Schweregrades der ventrikulären Arrhythmien (untere Reihe) in den drei Gruppen A, B und C

eingeschränkter Auswurffraktion < 55%, die sich aber postoperativ deutlich, d. h. um mindestens 10% verbesserte. Gruppe C enthielt vier Patienten mit präoperativ eingeschränkter Auswurffraktion, die sich postoperativ nicht wesentlich besserte.

In Abb. 2 sind den Änderungen der Auswurffraktion (obere Reihe) die Änderungen der Lown-Klassen (untere Reihe) in den drei Gruppen A, B und C gegenübergestellt. Wie man erkennt, beeinflußte die Operation die Auswurffraktion und den Schweregrad ventrikulärer Arrhythmien bei Patienten mit normaler präoperativer Auswurffraktion (Gruppe A) nicht, d. h. die Operation induzierte keine zusätzlichen ventrikulären Arrhythmien. Bei den Patienten der Gruppe B kam es durch Verbesserung der Auswurffraktion von im Mittel 40% auf postoperativ 64% zu einem signifikanten Rückgang des Lown-Index und der Häufigkeit der VES/24 Std von im Mittel 536 auf 69 VES/24 Std. Bei den vier Patienten der Gruppe C mit unverändert schlechter Ventrikelfunktion blieben Lown-Index und auch Häufigkeit der VES unverändert.

Zusammenfassung und Schlußfolgerung

1. Komplexe ventrikuläre Arrhythmien sind häufig bei Patienten mit hämodynamisch signifikanten Aortenvitien.
2. Mit und ohne Aortenklappenersatz sind sie ein Hinweis auf eine eingeschränkte LV-Funktion.
3. Die Arrhythmien können reversibel sein: Bei Patienten mit präoperativ eingeschränkter Auswurffraktion geht die postoperative Verbesserung der LV-Funktion gewöhnlich mit einer Reduktion komplexer ventrikulärer Arrhythmien einher.

Literatur

1. Cohn LH, Mason DT, Ross J, Morrow AG, Braunwald E (1967) Preoperative assessement of aortic regurgitation in patients with mitral valve disease. Am J Cardiol 19: 177−182 − 2. Gorlin R, Gorlin G

(1951) Hydraulic formula for calculation of area of stenotic mitral valve, other cardiac valves and central circulatory shunts. Am Heart J 41: 1–49 – 3. Ross J, Braunwald E (1968) Aortic stenosis. Circulation 37/38: 61–67 – 4. Ryan TJ, Lown B, Horn H (1975) Comparison of ventricular ectopic activity during 24-hour monitoring and exercise testing in patients with coronary heart disease. N Engl J Med 292: 224–229 – 5. Schwartz LS, Goldfischer J, Sprague GJ, Schwartz SP (1969) Syncope and sudden death in aortic stenosis. Am J Cardiol 23: 647–658

Gonska, B.-D., Wagner, H., Bethge, K.-P., Bosse, K., Kreuzer, H. (Med. Univ.-Klinik Göttingen)

Gewebs- und Plasmaspiegel — kontrollierte antiarrhythmische Therapie mit einem Klasse III-Antiarrhythmikum

Das Klasse III-Antiarrhythmikum Amiodaron – ein jodiertes Benzofuranderivat – hat sich als hochwirksame Substanz zur Behandlung bedrohlicher ventrikulärer und supraventrikulärer Arrhythmien erwiesen [1, 5]. Obwohl es bereits seit über 20 Jahren bekannt ist, ist der genaue antiarrhythmische Wirkmechanismus ungeklärt. Diskutiert wird neben einer Veränderung des Schilddrüsenhormonmetabolismus und einer damit verbundenen lokalen myokardialen Hypothyreose eine Anreicherung von Amiodaron und seinen Metaboliten im Gewebe [3, 6].

Das Ziel der vorliegenden Studie war es zu überprüfen, ob eine Bestimmung von Amiodaron und seinem Hauptmetaboliten Desäthylamiodaron (DEAD) in Plasma und Gewebe eine Beurteilung der antiarrhythmischen Effizienz und des Auftretens von Nebenwirkungen zuläßt.

Patienten und Methodik

19 Patienten (13 Männer, 6 Frauen) im Alter von 33–72 Jahren ($\bar{x}$ = 58 Jahre) wurden in die Studie aufgenommen. In 14 Fällen bestanden komplexe ventrikuläre Arrhythmien der Lown-Klasse IV und in fünf Fällen supraventrikuläre Tachykardien in Form von Vorhofflimmern, -flattern oder aufgrund akzessorischer Leitungsbahnen. Zwei bis fünf antiarrhythmische Vorbehandlungen hatten sich als ineffektiv erwiesen. Folgende kardiale Erkrankungen lagen den Arrhythmien zugrunde: zehn koronare Herzerkrankungen, drei kongestive Kardiomyopathien, ein Klappenvitium, zwei Mitralklappenprolapssyndrome und drei WPW-Syndrome. Die mittlere Beobachtungsdauer betrug 10 Monate (4 Tage bis 29 Monate).

Zur Aufsättigung erhielten die Patienten 1 000 mg Amiodaron/Tag per os über 1 Woche, die Erhaltungsdosis betrug 200–600, im Mittel 400 mg/Tag. Die antiarrhythmische Wirksamkeit wurde durch 24-Std-Langzeit-EKG (Reynolds-Pathfinder-System) überprüft. Als Therapieerfolg wurde eine Reduktion singulärventrikulärer Ektopien um 80%, komplexer ventrikulärer Rhythmusstörungen um 90% sowie die völlige Beseitigung supraventrikulärer Tachykardien angesehen [2].

Die Bestimmung der Plasma- und Gewebsspiegel von Amiodaron und DEAD erfolgte nach einem HPLC-Verfahren mit Lichrosorb-NH$_2$ bei 242 nm [4]. Als Gewebsprobe wurde eine Hautstanze mit Unterhautfettgewebe aus dem Oberschenkel entnommen.

Ergebnisse

Bei elf von 14 Patienten mit komplexen ventrikulären Arrhythmien ließen sich diese völlig beseitigen oder deutlich reduzieren. Zwei Patientne verstarben während der Aufsättigungsphase (4. und 5. Tag) an nicht beherrschbaren Rhythmusstörungen, ein Patient behielt

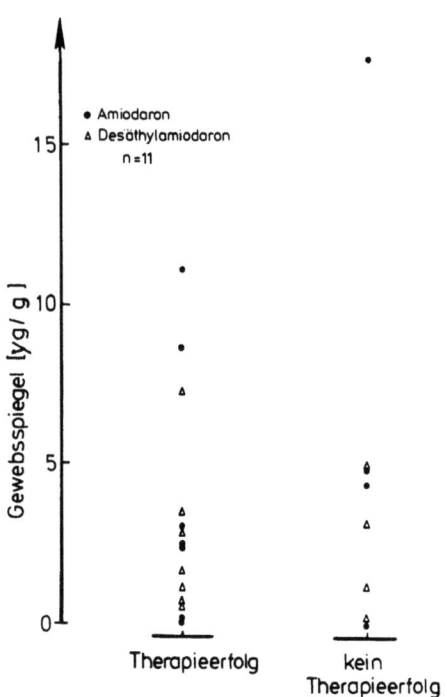

Gewebsspiegel und antiarrhytmische Effizienz
von Amiodaron und Desäthylamiodaron   **Abb. 1**

komplexe Arrhythmien. Die durchschnittliche Reduktion singulärer VES betrug 69%. Unter Berücksichtigung der Lown-Klassifikation verbesserten sich sechs Patienten um eine Klasse – konsekutive Ektopien waren somit nicht mehr nachweisbar, zwei Patienten um zwei Klassen und drei Patienten um drei bzw. vier Klassen. Supraventrikuläre Tachykardien ließen sich in vier von fünf Fällen beseitigen. In einem Fall waren sie nicht durch Amiodaron unterdrückbar.

Die nach mindestens vierwöchiger Therapie bestimmten Plasmaspiegel lagen zwischen 0,8 und 13,3 µg/ml für Amiodaron und 0,8–13,2 µg/ml für DEAD; die Plasmaspiegel der zwei verstorbenen Patienten direkt post mortem bei 1,8 bzw. 2,0 µg/ml für Amiodaron und 0,8 bzw. 0,9 für DEAD. Die bei elf Patienten bestimmten Gewebsspiegel betrugen 0,1–17,8 µg/g für Amiodaron und 0,6–5,0 µg/g für DEAD. Bei den zwei in der Aufsättigungsphase verstorbenen Patienten lagen die postmortalen Gewebsspiegel bei 0,01 µg/g.

Eine Beziehung zwischen der Höhe des Amiodaron- oder DEAD-Plasmaspiegels und der antiarrhythmischen Wirksamkeit ließ sich nicht finden. Die Plasmaspiegel zeigten eine große interindividuelle Schwankungsbreite. Ebenso wie für die Plasmaspiegel konnte auch für die Gewebsspiegel von Amiodaron und DEAD keine Beziehung zur antiarrhythmischen Effizienz gefunden werden (Abb. 1). Des weiteren korrelierten Plasma- und Gewebsspiegel weder mit der Amiodarondosis noch mit der Therapiedauer. Eine Beziehung zwischen der Höhe der Plasma- und Gewebsspiegel bestand ebenfalls nicht.

Unerwünschte Wirkungen traten bei acht Patienten (42%) unseres Kollektivs auf. In vier Fällen fanden sich Korneaeinlagerungen, in vier Fällen laborchemisch eine T_4- und FT_4-Erhöhung, wobei nur in einem Fall klinische Zeichen einer möglichen Hyperthyreose in Form von Gewichtsverlust bei gleichzeitig grenzwertigem T_3 vorhanden waren. Hautrötungen im Sinne einer Photodermatose bestanden bei vier Patienten, intermittierende Transaminasenerhöhung bei einem. Ein Patient zeigte flüchtige pulmonale Infiltrate und ein Patient

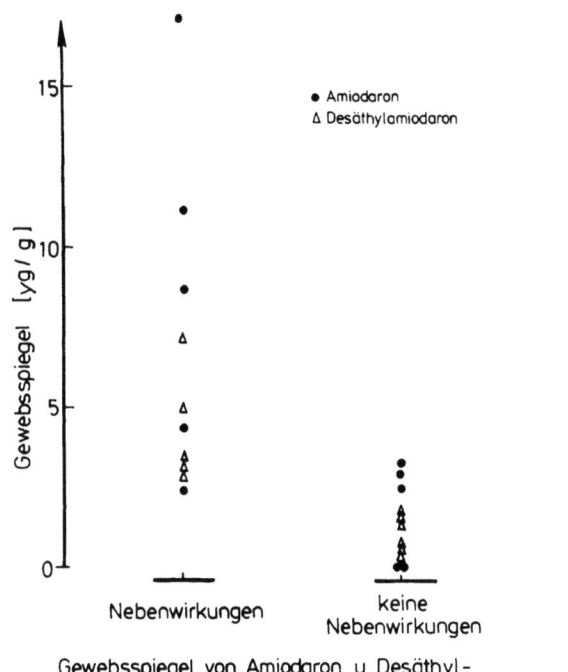

Gewebsspiegel von Amiodaron u. Desäthylamiodaron und Auftreten von Nebenwirkungen **Abb. 2**

klagte über Parästhesien. Die Nebenwirkungen führten jedoch nicht zum Abbruch der Therapie mit Amiodaron.

Die Höhe der Amiodaron- oder DEAD-Plasmaspiegel zeigte keine Beziehung zum Auftreten von Nebenwirkungen. Anders hingegen erscheint es bei den Gewebsspiegeln (Abb. 2). Während bei Patienten ohne Nebenwirkungen die Gewebsspiegel von Amiodaron im Schnitt bei 1,5 µg/g lagen, erreichten sie bei Patienten mit Nebenwirkungen einen signifikant höheren Mittelwert von 8,9 µg/g.

Schlußfolgerung

Die Therapie mit Amiodaron erwies sich bei 79% der Patienten mit therapierefraktären Rhythmusstörungen als effektiv. Unerwünschte Wirkungen fanden sich in 42%, die jedoch nicht zum Abbruch der Therapie führten.

Die Bestimmung der Plasma- und Gewebsspiegel von Amiodaron und seinem Metaboliten Desäthylamiodaron gibt nach unseren Ergebnissen keinen Hinweis auf einen therapeutischen Bereich. Die Höhe der Plasmaspiegel korreliert nicht mit den Gewebsspiegeln. Das Auftreten von Nebenwirkungen scheint an höhere Gewebsspiegel gebunden zu sein.

Somit erscheint uns die Bestimmung von Amiodaron- und Desäthylamiodaronplasma- und -gewebsspiegeln − ein sehr aufwendiges Verfahren − zur Erfolgskontrolle einer antiarrhythmischen Therapie mit Amiodaron nicht geeignet zu sein.

Literatur

1. Anderson GJ (1982) Antiarrhythmic actions of amiodarone. Clin Pharmacol Ther 24: 178 −
2. Andresen D, Tietze U, von Leitner ER, Lehmann HU, Thormann J, Schröder R (1980) Spontanvariabilität tachykarder Rhythmusstörungen. Z Kardiol 69: 214 − 3. Burger A, Dinichett C, Nicod P et al. (1976) Effect of amiodarone on serum trijodthyronine, reverse trijodthyronine, thyroxine,

and thyrotropine. A drug influencing peripheral metabolism of thyroid hormones. J Clin Invest 58: 255 – 4. Flanagan RJ, Storey GCA, Holt DW (1980) Rapid HPLC method for the measurement of amiodarone in blood plasma or serum at the concentrations attained drug therapy. J Chromatogr 12: 391 – 5. Graboys ThB, Podrid Ph, Lown B (1982) Effectiveness of amiodarone for refractory atrial tachyarrhythmia. Am J Cardiol 49: 981 – 6. Haffajee CI, Love JC, Canada AT, Lesko LJ, Asdburian GK, Alpert JS (1983) Clinical pharmacokinetics and efficacy of amiodarone for refractory tachyarrhythmias. Circulation 67: 1347

Kardiologie III

Curtius, J. M., Bents, R., Bungard, U., Breuer, H.-W. M., Loogen, F. (Med. Klinik B der Universität Düsseldorf)
Klinische Bedeutung des Mitralklappenprolapses

Einleitung

Die Häufigkeit eines Mitralklappenprolapses (MKP) in der Normalbevölkerung liegt, wird das Echokardiogramm als Ausgangskriterium genommen, etwa bei 4% [5−7, 10−13]. Die klinische Relevanz des echokardiographischen Befundes jedoch ist weitgehend unklar. Trotz etwa 1 000 Veröffentlichungen in der Weltliteratur über den MKP allein in den letzten 5 Jahren liegen nur sehr wenige klinische Verlaufsstudien vor; uns sind insgesamt sechs bekannt [1−4, 8, 9]. Bei nur einer von diesen [4] wurde der MKP jeweils echokardiographisch gesichert; sie beschreibt den Verlauf von 14 Patienten über im Mittel 4,2 Jahre. Unser Ziel war es, zur Klärung der klinischen Relevanz der echokardiographischen Diagnose eines MKP beizutragen und zu klären, ob verschiedenen Parametern beim MKP eventuell eine prognostische Bedeutung zukommt.

Patienten

Von den konsekutiv mittels M-Mode-Echokardiographie in unserer kardiologischen Ambulanz untersuchten Patienten wurden 476 in die Studie aufgenommen. Deren klinischer Verlauf wurde über im Mittel 2,7 ± 1,4 (0,3−6,2) Jahre betrachtet, entsprechend einer Beobachtungszeit von 1 269 Patientenjahren. Das mittlere Alter dieser Patienten betrug 26,5 ± 12,7 (6−71) Jahre. 63,0% von ihnen waren weiblich. Das mittlere Gewicht lag bei 84,5 ± 10,4% des jeweiligen Normgewichts (Broca).

41,0% dieser Patienten war ursprünglich zu einer Routineuntersuchung zum Hausarzt gegangen, 59% wegen Beschwerden. Wegen unklarer Beschwerden, Herzrhythmusstörungen oder zur Klärung eines Herzgeräusches überwies sie dann der Hausarzt weiter in unsere Ambulanz.

57,0% hatten ein holo, 18,1% ein spätsystolisches, somit 75,1% ein systolisches Geräusch. 19,3% hatten zusätzlich oder allein einen systolischen Click. Keinen Auskultationsbefund boten 17,4%.

Ein holosystolischer MKP lag in 63,7%, ein spätsystolischer MKP in 36,3% vor.

Methodik

Als Kriterium für die Diagnosestellung eines MKP diente das M-Mode-Echokardiogramm. Für einen holosystolischen MKP wurde eine hängemattenförmige Dorsalbewegung zwischen den Punkten C und D von 3 mm, für einen spätsystolischen von 2 mm gefordert.

Die Diagnose wurde nur gestellt, wenn sich ein MKP in einem vollständigen „Sweep" aus dem Standardinterkostalraum darstellte, aufgezeichnet beim in halbschräger Linksseitenlage befindlichen Patienten.

Ausgeschlossen wurden Patienten, deren Vorhof- oder enddiastolischer Ventrikeldurchmesser außerhalb des auf die Körperoberfläche bezogenen Normbereichs lag, bei denen also der Hinweis auf eine hämodynamisch bedeutsame Mitralinsuffizienz bestand. Ferner wurden alle Patienten ausgeschlossen, deren klinischer Untersuchungsbefund, Herzfernaufnahme oder M-Mode-Echokardiogramm einen Anhalt für eine andere Herzerkrankung boten.

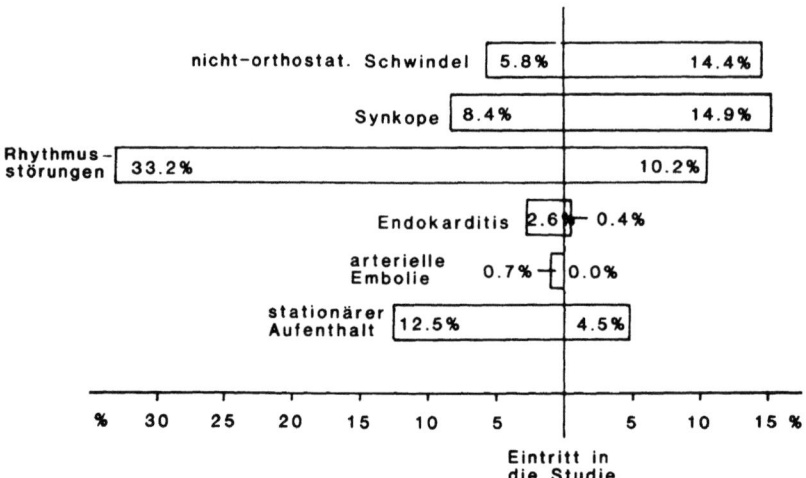

Abb. 1. Beschwerden und klinische Ereignisse zu Beginn der Studie (links des senkrechten Striches) und im Beobachtungszeitraum (rechts)

Der klinische Verlauf wurde mittels eines ausführlichen Fragebogens, bei Unklarheiten und allen gravierenden Vorkommnissen zusätzlich mittels telefonischer Befragung oder erneuter ambulanter Untersuchung ermittelt.

Ergebnisse

Von den 476 Patienten lebten bei Abschluß der Studie gesichert 467. Der Verbleib von sechs Patienten war nicht zu eruieren, fünf von ihnen waren ins Ausland und ein Patient innerhalb Deutschlands mehrfach verzogen. Es bestand keinerlei Anhalt dafür, daß sie verstorben wären, so daß vermutlich von 473 lebenden Patienten auszugehen ist.

Drei Patienten verstarben, zwei davon aus nichtkardialer Ursache (Bronchialkarzinom, Suizid), eine Patientin jedoch vermutlich eines plötzlichen Herztodes.

Diese 39 Jahre alte Patientin wurde 1977 erstmals von uns untersucht. Das Echokardiogramm zeigte einen ausgeprägten spätsystolischen MKP von 8 mm Tiefe. Die Patientin war mit 86,7% ihres Normgewichtes untergewichtig. Sie klagte über Dyspnoe und pektangiforme Beschwerden, nicht aber über Schwindel oder Synkopen. Auskultatorisch fanden sich ein mittsystolischer Click und ein Spätsystolikum. Ruhe- und Belastungs-EKG waren unauffällig. Bei einer Nachuntersuchung 1978 zeigte sich keine Veränderung. In einem Langzeit-EKG fanden sich in 24 Std lediglich zwei ventrikuläre Extrasystolen. 1981 wurde von fern beobachtet, wie die Patientin plötzlich beim Spaziergang mit ihrem Hund zusammenbrach; ein innerhalb 2 min hinzulaufender Familienangehöriger fand sie tot auf. Eine klinische Verschlechterung war zuvor nicht aufgetreten.

Die klinischen Ereignisse im Verlauf der Studie bei den 473 lebenden Patienten zeigt Abb. 1. Die relativ häufigen, aber nicht gravierenden Symptome wie pektangiforme Beschwerden (54,8% unserer Patienten) und Dyspnoe (15,6%) sind hier nicht aufgeführt. Auffallend ist der hohe Prozentsatz von Synkopen. 14,9% der Patienten erlitten im Beobachtungszeitraum eine oder mehrere Synkopen. Bei 43,4% waren ärztlicherseits Herzrhythmusstörungen festgestellt worden, bei 10,2% erstmals im Beobachtungszeitraum. Diese Tatsache wie auch der relativ hohe Prozentsatz von nichtorthostatischem Schwindel läßt es möglich erscheinen, daß die Synkopen zu einem wesentlichen Teil durch Rhythmusstörungen verursacht sein könnten.

Corvaton® retard

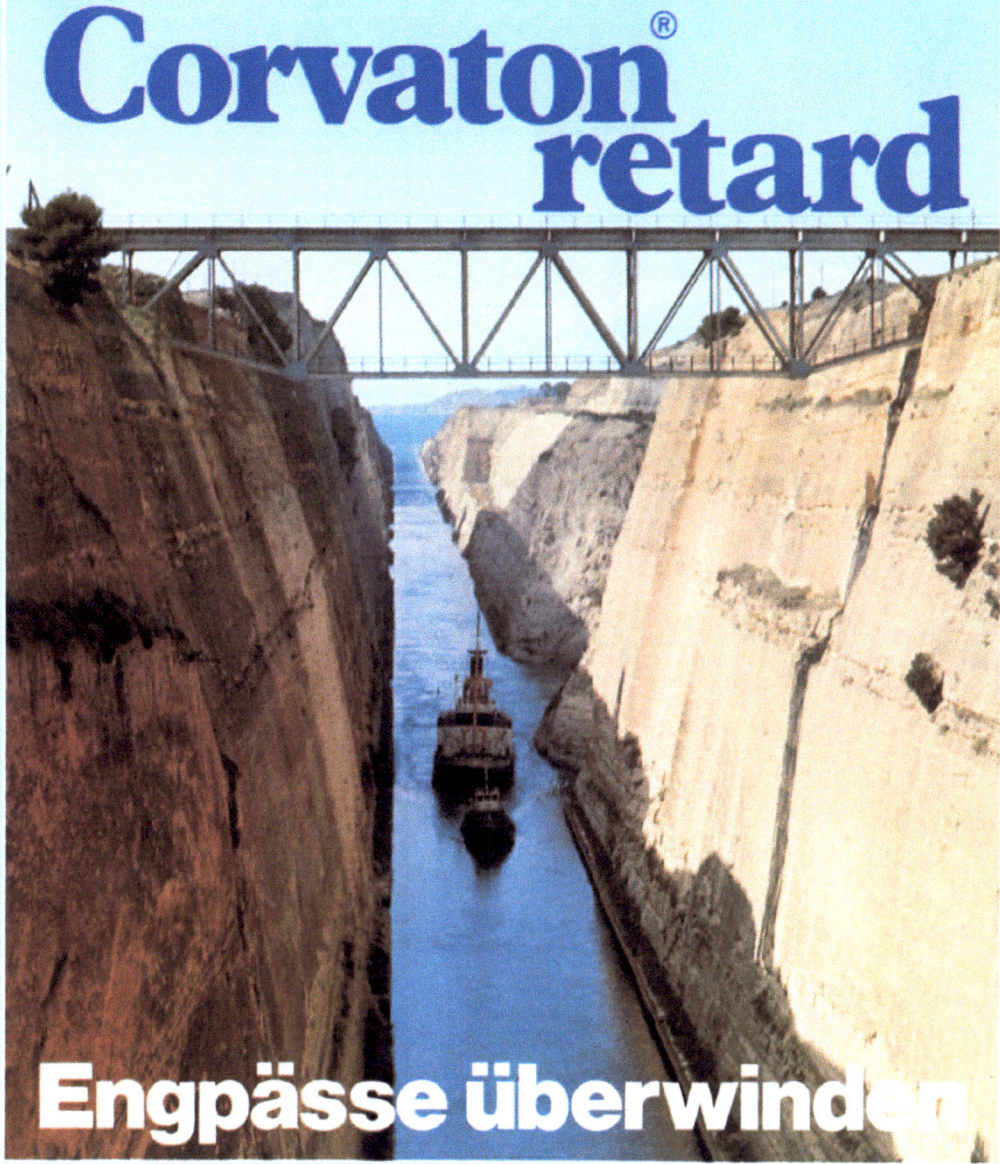

Engpässe überwinden

Corvaton retard täglich 1-2 Tabletten

schützt tagsüber – schirmt nachts ab
bei sklerotischen und spastischen Koronarengpässen

Herausgegeben von
B. Lüderitz

Herzrhythmus-störungen

Bearbeitet von G. Breithardt, B. Brisse, E. Jähnchen, W. Kasper, H.-J. Knieriem,
E.-R. v. Leitner, B. Lüderitz, P. Matthiesen, D. Mecking, T. Meinertz,
C. Naumann d'Alnoncourt, H. Nawrath, H. Neuss, J. Ostermeyer,
M. Schlepper, L. Seipel, G. Steinbeck, K. Theisen, J. Thormann, D. Trenk,
H. Tritthart

1983. 410 Abbildungen, 106 Tabellen. XXVI, 1151 Seiten.
(Handbuch der inneren Medizin, Band 9: Herz und Kreislauf.
5., völlig neubearbeitete und erweiterte Auflage, Teil 1)
Gebunden DM 320,–; approx. US $ 119.40
Subskriptionspreis Gebunden DM 256,–; approx. US $ 95.50
(Der Subskriptionspreis gilt bei Verpflichtung zur Abnahme aller Teilbände bis
zum Erscheinen des letzten Teilbandes von Band 9)
ISBN 3-540-12079-3

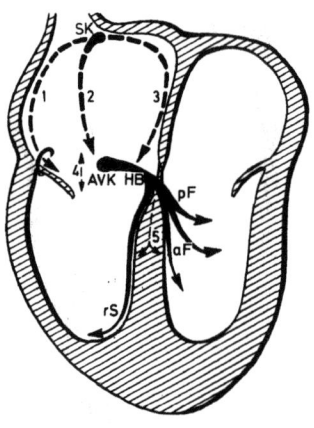

Inhaltsübersicht: Anatomie und pathologische Anatomie des spezifischen Reiz-bildungs- und Erregungsleitungssystems sowie des kontraktilen Myokards. – Pathophysiologische Grundlagen. – Elektrophysiologie und Pharmakologie antiarrhythmischer Substanzen. – Differentialdiagnose der Herzrhythmusstörungen. – Medikamentöse Therapie kardialer Rhythmusstörungen. – Elektrotherapie von Herzrhythmusstörungen. – Sachverzeichnis.

Ein Kollegium jüngerer, aktiv in der experimentellen und klinischen Forschung stehender Autoren hat unter bewußtem Verzicht auf eine allumfassende Darstellung des Themas das grundsätzlich Wichtige und Neue auf dem Gebiet der Herzrhythmusstörungen in diesem Band zusammengetragen. Dabei wurde der Wissensstoff im Hinblick auf die Belange der inneren Medizin kritisch geordnet und bewertet mit dem Ziel einer pathophysiologisch begründeten Differentialdiagnostik und Differentialtherapie. Die themenbezogene Darstellung von Anatomie, Pathophysiologie, Pharmakologie, Diagnostik und Therapie – einschließlich medikamentöser, elektrischer und operativer Behandlungsverfahren – ermöglicht es dem Leser, auch die neuesten Entwicklungen der Rhythmologie zu beurteilen und ihren Stellenwert für die praktisch-klinische Tätigkeit zu erkennen. Die Autoren – klinische Kardiologen, Morphologen, Physiologen und Pharmakologen – vermitteln den jeweils letzten und gültigen Kenntnisstand auf ihrem Gebiet. Das Konzept des Buches ist über die Bedeutung eines Nachschlagwerkes hinaus besonders auf die praktische Nutzanwendung in Praxis und Klinik ausgerichtet.

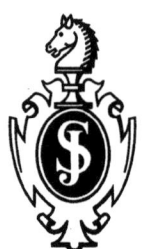

Springer-Verlag
Berlin
Heidelberg
New York
Tokyo

Tiergartenstr. 17, D-6900 Heidelberg 1
175 Fifth Ave., New York, NY 10010, USA
37-3, Hongo 3-chome, Bunkyo-ku, Tokyo 113, Japan

Tabelle 1

Ausgangsbefunde	Ereignisse
Alter	Pektangiforme Beschwerden
Geschlecht	Dyspnoe
% Normgewicht (Broca)	Schwindel, nicht lageabhängig
Systolikum (holo-, spätsystolisch)	Ohnmacht
Click	Herzrhytmusstörungen
Prolapsart (holo-, spätsystolisch)	Arterielle Embolie
Prolapstiefe	Endokarditis
DE-Amplitude	Stationärer Aufenthalt

Bei nur zwei der 476 Patienten (= 0,4%) kam es zu einer Endokarditis, einer Komplikation, die bisher als eher häufig angesehen wurde. Eine arterielle Embolie wurde in keinem Fall beobachtet.

4,5% der Patienten wurden im Beobachtungszeitraum aus kardialer Ursache stationär aufgenommen. Hierzu führten in erster Linie Herzrhythmusstörungen.

Um zu klären, ob eine durch bestimmte Parameter charakterisierte Patientengruppe häufiger Beschwerden oder Komplikationen im Verlauf zeigte, ob also gewisse Voraussetzungen als prognostisch ungünstig anzusehen wären, korrelierten wir die in Tabelle 1 angeführten Ausgangsbefunde mit den auftretenden Beschwerden bzw. klinischen Ereignissen. Dabei ergaben sich keinerlei signifikante Korrelationen. Insbesondere die Prolapstiefe erlaubt somit keine prognostische Aussage. Lediglich bei der Verbindung von Prolapsart und Auskultationsbefund zeigte sich, daß Patienten mit *spät*systolischem MKP *und* systolischem Click im Beobachtungszeitraum häufiger (31,4%) eine Synkope erlitten als Patienten mit *holo*systolischem MKP *ohne* Click (13,4%, $p = 0,0132$) oder mit *spät*systolischem MKP *ohne* Click (14,3%, $p = 0,0250$).

Zusammenfassung

Zur klinischen Bedeutung des echokardiographisch diagnostizierten MKP (hämodynamisch relevante Mitralinsuffizienzen ausgeschlossen) läßt sich das folgende zusammenfassen: Rhythmusstörungen wie auch (durch sie bedingte?) Schwindelattacken und Synkopen treten beim MKP überproportional häufig auf.
Endokarditiden und arterielle Embolien sind sehr selten.
Eine eindeutige Beziehung zwischen Art und Ausprägung des MKP oder der Häufigkeit klinischer Ereignisse besteht nicht.
Die Prognose quoad vitam ist gut.

Literatur

1. Allen H, Harris A, Leatham A (1974) Significance and prognosis of an isolated late systolic murmur: a 9- to 22-year follow up. Br Heart J 36: 525–532 – 2. Appelblatt NH, Willis PW, Lenhart JA, Shulman JI, Walton JA (1975) Ten to 40 year follow-up of 69 patients with systolic click with or without apical late systolic murmur. Am J Cardiol 35: 119 – 3. Belardi J, Lardani H, Sheldon W (1981) Idiopathic Prolapse of the Mitral Valve: Follow-up Study of 136 Patients studied by Angiography. Am J Cardiol 47: 426 – 4. Bensman M, Delman A, Cohen MV (1975) Phonocardiographic follow-up of patients with late systolic murmur and/or midsystolic click. Circulation (Suppl) 51/52: 159 – 5. Bloch A, Vignola PA, Walker H, Kaplan AD, Chiotellis PHN, Lees RS, Myers GS (1977) Echocardiographic spectrum of posterior systolic motion of the mitral valve in the general population. J Clin Ultrasound 5: 243–247 – 6. Darsee JR, Mikolich JR, Nicoloff NB, Lesser LE (1979) Prevalence of mitral valve prolapse in presumably healthy young men. Circulation 59: 619–622 – 7. Hickey AJ, Wilcken DEL (1980)

Prevalence of mitral valve prolapse in an Australian population. Lancet 1: 1366 − 8. Koch FH, Hancock EW (1976) Ten year follow-up of fourty patients with the midsystolic click/late systolic murmur syndrome. Am J Cardiol 37: 143 − 9. Mills P, Rose J, Hollingsworth J, Amara I, Craige E (1977) Long-term prognosis of mitral-valve prolapse. N Engl J Med 297: 13−17 − 10. Procacci PM, Savran StV, Schreiter SL, Bryson AL (1976) Prevalence of clinical mitral-valve prolapse in 1,169 young women. N Engl J Med 294: 1086−1088 − 11. Savage DD, Garrison RJ, Devereux RB (1983) Mitral valve prolapse in the general population. I Epidemiologic features: the Framingham Study. Am Heart J 106: 571−576 − 12. Sharbaro JA, Mehlman DJ, Wu L, Brooks HL (1979) A Prospective Study of Mitral valvular Prolapse in Young Men. Chest 75: 555−559 − 13. Wann LS, Grove JR, Hess TR, Glisch L, Ptacin MJ, Hughes CV, Cross CHM (1983) Prevalence of mitral prolapse by two dimensional echocardiography in healthy young women. Br Heart J 49: 334−340

Henkel, B., Erbel, R., Meyer, J. (II. Med. Klinik, Johannes-Gutenberg-Universität Mainz)

Mitralklappenprolaps. Vollständige echokardiographische Diagnostik einschl. Doppler-Echokardiographie und transösophagealer Echokardiographie

In der hier vorgestellten Studie sollte die diagnostische Relevanz verschiedener echokardiographischer Zeichen des Mitralklappenprolapses untersucht werden, insbesondere sollte überprüft werden, ob sich die pathologisch-anatomischerseits beschriebenen degenerativen Klappenveränderungen auch echokardiographisch nachweisen lassen. Bisher beruht ja die echokardiographische Diagnose eines Mitralklappenprolapses auf rein funktionellen Kriterien.

1. Methodik und Patientengut

Innerhalb von 7 Monaten wurden in unserem Echokardiographielabor 2 410 stationäre oder ambulante kardiologische Patienten routinemäßig konsekutiv untersucht. Dabei wurde bei 238 Patienten im mittleren Alter von 44 ± 13 Jahren gemäß funktionellen Kriterien ein Mitralklappenprolaps diagnostiziert. Dies entspricht einer Inzidenz von 9,9%. 46% der Prolapspatienten waren männlich, 54% weiblich. Bei allen Prolapspatienten wurden zweidimensionale Echokardiogramme im linksparasternalen Längs- und Querschnitt sowie im apikalen Vierkammer- und RAO-Äquivalentschnitt mit EKG-Triggerung in Mitt-, Spät- und Endsystole sowie Früh-, Mitt- und Enddiastole registriert. Die M-Mode-Registrierung erfolgte in typischer Weise unter Kontrolle durch das zweidimensionale Echokardiogramm bei parasternaler Anlotung. Die Doppler-echokardiographischen Untersuchungen erfolgten im apikalen Vierkammerblick. Bei spezieller Fragestellung erfolgte die transösophageale Echokardiographie nach vorheriger Rachenanästhesie mit Lidocain-Spray. Alle Untersuchungen wurden mit einem elektronischen Sektor-Scanner (*Diasonics CV 3400 R;* 2,25- und 3,5-MHz-Schallköpfe; 3,5-MHz-Ösophagusschallkopf) durchgeführt.

Es wurden die folgenden funktionellen Kriterien des Mitralklappenprolapses berücksichtigt: im M-Mode: Systolische Dorsalbewegung um mehr als 3 mm, DE-Amplitude größer als 25 mm; im 2-DE: Vorwölbung eines Mitralsegels im apikalen Vierkammerblick oder RAO-Äquivalentschnitt um mehr als 2 mm in den linken Vorhof oder eine entsprechende Vorwölbung eines Mitralsegels in den linken Vorhof im parasternalen Längsschnitt.

2. Identifikation der prolabierenden Mitralsegel im 2-DE

Eine eindeutige Identifizierung der prolabierenden Mitralsegel ist nur durch die zweidimensionale Echokardiographie möglich. Aufgrund der alleinigen M-Mode-Registrierung kann nicht entschieden werden, ob es sich um einen isolierten Prolaps des vorderen oder hinteren Segels oder um einen Prolaps beider Segel handelt. Die prolabierenden Segel können sowohl im parasternalen Längsschnitt als auch im apikalen Vierkammerschnitt bestimmt werden. Die prozentuale Häufigkeit eines Prolapses beider Segel bzw. das Vorkommen eines isolierten Prolapses des vorderen oder hinteren Mitralsegels in unserem Patientengut ist aus der Tabelle 1 ersichtlich.

Die geringfügigen Unterschiede zwischen Vierkammerblick und Längsschnitt werden durch die Tatsache erklärt, daß in beiden Schnittebenen nicht exakt die gleichen Klappenanteile dargestellt werden. Besonders wichtig für die exakte zeitliche Zuordnung des Mitralklappenprolapses sind EKG-getriggerte Aufnahmen des zweidimensionalen Echokardiogramms. Da im Gegensatz zum M-Mode im zweidimensionalen Verfahren die gesamte Mitralklappe darstellbar wird, und da häufig nur einzelne Klappen- bzw. Segelanteile prolabieren, erhöht sich zwangsläufig in der zweidimensionalen Echokardiographie die Inzidenz des Mitralklappenprolapses. Von unseren 238 zweidimensional nachgewiesenen Mitralklappenprolapsen konnten nur 176, dies entspricht 74%, im M-Mode nachgewiesen werden.

3. Echokardiographischer Nachweis degenerativer Klappenveränderungen

Wie unsere Untersuchungen zeigen, lassen sich die pathologisch-anatomischerseits beschriebenen degenerativen Veränderungen der prolabierenden Klappen (Davies et al. 1978) am besten im linksparasternalen Querschnitt, und zwar bei frühdiastolischer Anlotung der maximal geöffneten Mitralklappe echokardiographisch nachweisen. Auch für die Beurteilung der Mitralklappenstruktur sind exakt getriggerte, zweidimensionale Aufnahmen unbedingt erforderlich. Als Zeichen einer myxomatösen Degeneration sahen wir eine unregelmäßige Verdickung, eine wellige Kontur oder noduläre Auftreibungen der prolabierenden Mitralsegel an. Diese Veränderungen fanden wir bei 200 unserer 238 Mitralklappenprolapspatienten, dies entspricht 84%.

4. Transösophageale Echokardiographie

Die transösophageale Echokardiographie bietet infolge der hohen Bildqualität eine wesentlich bessere Detailerkennung. Aus diesem Grund ist sie besonders gut zum Nachweis der degenerativen Klappenveränderungen beim Mitralklappenprolaps geeignet. 15 unserer Prolapspatienten, bei denen wegen einer ausgeprägten und unregelmäßigen Klappenverdickung und aufgrund der klinischen Symptomatik der Verdacht auf eine Endokarditis bestand, untersuchten wir transösophageal. Bei allen 15 Patienten bestätigten sich die degenerativen Klappenveränderungen im transösophagealen Echokardiogramm.

Tabelle 1. Identifikation der prolabierenden Mitralsegel bei 238 Mitralprolapspatienten im zweidimensionalen Echokardiogramm

	Beide Mitralsegel	Vorderes Mitralsegel	Hinteres Mitralsegel
Apikaler Vierkammerblick	56%	42%	2%
Parasternaler Längsschnitt	60%	38%	2%

5. Zusätzlicher Prolaps anderer Klappen

Bei der echokardiographischen Untersuchung von Mitralprolapspatienten ist auch auf einen zusätzlichen Prolaps anderer Klappen zu achten. Zusätzlich zu dem Mitralprolaps sahen wir zehnmal einen Trikuspidalklappenprolaps, sechsmal einen Aortenklappenprolaps und zweimal einen Prolaps der Pulmonalklappe. Pulmonal- und Aortenklappenprolaps ließen sich nur im zweidimensionalen Verfahren nachweisen.

6. Echokardiographischer Nachweis der Mitralringdilatation

Im Vergleich zu autoptisch untersuchten Mitralklappen herzgesunder Patienten fand der amerikanische Pathologe Roberts bei der isolierten Mitralklappeninsuffizienz infolge Mitralprolaps in Operationspräparaten eine deutliche Erweiterung des Mitralringes. Bei Herzgesunden betrug der Umfang des Mitralringes 9,4 cm. Bei isolierter Mitralinsuffizienz infolge Papillarmuskeldysfunktion, rheumatischer oder bakterieller Endokarditis oder Sehnenfadenruptur schwankte der Mitralringumfang zwischen 9,7 cm und 10,7 cm. Bei Mitralprolaps betrug der Mitralringumfang jedoch 14,8 cm (Roberts 1983). Diese Mitralringdilatation läßt sich auch echokardiographisch nachweisen. Die Größe des Mitralringes schätzten wir im parasternalen Querschnitt ab. Wir loteten die Basis der Mitralklappen im linksparasternalen Längsschnitt an und drehten den Schallkopf dann ohne Kippung um 90°. Dorsal des linksventrikulären Ausflußtraktes stellt sich dann der Mitralring dar. Die Fläche und der Umfang des Mitralringes wurden auf dem endsystolisch eingefrorenen Bild bestimmt. Die Tabelle 2 zeigt die echokardiographisch bestimmten Meßwerte bei Mitralprolapspatienten und bei einem Kontrollkollektiv im Vergleich zu den pathologisch-anatomischen Untersuchungsergebnissen.

Unsere Absolutwerte liegen höher als die pathologisch-anatomischen Ergebnisse, dies ist auf methodische Unterschiede zurückzuführen. Die Differenz zwischen beiden Kollektiven stimmt jedoch in beiden Untersuchungen überein.

7. Nachweis einer Mitralinsuffizienz mittels Doppler-Echokardiogramm

Mittels der zweidimensional gesteuerten Doppler-Echokardiographie läßt sich eine bei Mitralprolaps eventuell vorhandene Mitralinsuffizienz nachweisen. Insgesamt konnten wir bei 26 Mitralprolapspatienten Doppler-echokardiographisch eine Mitralinsuffizienz nachweisen, die aufgrund der Größe des linken Vorhofs und aufgrund des Doppler-Histogramms in 16 Fällen als leicht, in sieben Fällen als mittelgradig und in drei Fällen als schwerwiegend eingestuft wurde.

Tabelle 2. Fläche und Umfang des Mitralringes bei Mitralprolapspatienten und bei Herzgesunden

	Kontrolle ($n = 73$)	Mitralprolaps ($n = 238$)	
Echokardiographisch			
Fläche	$7,5 \pm 1,8$ cm^2	$11,5 \pm 3,6$ cm^2	$p = 0,01$
Umfang	$11,7 \pm 1,6$ cm	$19,6 \pm 3,2$	$p = 0,01$
Pathologisch-anatomisch (Roberts 1983)			
Umfang	9,4 cm	14,8 cm	

8. Zusammenfassung

Zusammenfassend läßt sich feststellen, daß durch die Ausschöpfung aller technischen Möglichkeiten der modernen Echokardiographie die funktionelle Diagnostik des Mitralklappenprolapses durch die Identifikation der prolabierenden Segel und den eventuellen Nachweis einer Mitralinsuffizienz verbessert wird, und vor allem morphologische Kriterien des Mitralklappenprolapses, nämlich der Nachweis degenerativer Klappenveränderungen und der Mitralringdilatation, erkennbar werden. Aufgrund dieser Beobachtungen stellen wir die Diagnose eines Mitralklappenprolapses nur dann, wenn morphologische und funktionelle Kriterien erfüllt sind, wodurch die diagnostische Sicherheit verbessert wird. Unter diesen Bedingungen – also funktionelle und morphologische Kriterien erfüllt – liegt die Inzidenz des Mitralklappenprolapses in unserem kardiologisch selektierten Patientengut bei 8,2%.

Literatur

Davies MJ, Moore BP, Braimbridge MV (1978) The floppy mitral valve. Study of incidence, pathology, and complications in surgical, necropsy, and forensic material. Br Heart J 40: 469–481 – Roberts WC (1983) Morphologic features of the normal and abnormal mitral valve. Am J Cardiol 51: 1005–1028

Simon, H., Winkels, W., Orellano, L., Hack, G. (Med. Klinik, Innere Medizin/Kardiologie, Klinik für Herz- und Gefäßchirurgie, Institut für Anästhesiologie der Universität Bonn)
Dauer der Respiratortherapie nach Mitralklappenersatz in Abhängigkeit von präoperativen Funktionswerten

Die künstliche Beatmung nach kardiochirurgischem Eingriff ist notwendig für eine ausreichende Oxygenierung, für die Elimination von CO_2 und für eine Verhinderung des Kollapses von Alveolen in der unmittelbar postoperativen Phase. Sie wird in aller Regel in den ersten 12–36 Std ersetzt durch die Spontanatmung, wenn dies aufgrund des klinischen Bildes, des Röntgenthoraxbefundes, der Blutgase und der hämodynamischen Daten angemessen erscheint. Etwa 10–15% der Patienten bedürfen einer längeren Beatmungsphase. Hierzu zählen z. B. Patienten, die nach aortokoronarer Bypassoperation oder nach Aortenklappenersatzoperation eine myokardiale Insuffizienz entwickeln sowie vor allem Patienten nach Mitralklappenersatz. Gibt es nun präoperative Meßdaten, die eine verlängerte Phase einer postoperativen Beatmung voraussagen, so daß entsprechende vorbeugende Maßnahmen getroffen werden können? Da hierzu nur wenige Untersuchungen, durchgeführt an sehr heterogenen Patientenkollektiven, vorliegen, analysierten wir retrospektiv präoperative Meßdaten von Patienten, bei denen ein Mitralklappenersatz oder eine Mitralkommissurotomie durchgeführt wurden. Wir verglichen dabei die Werte von Patienten mit einer normalen postoperativen Respiratorentwöhnung mit den Daten derjenigen Patienten, bei denen die Phase der Respiratorbeatmung verlängert war.

Methode

In der vorliegenden retrospektiven Studie wurden präoperative hämodynamische und pulmonale Daten von 130 Patienten analysiert, bei denen ein Mitralklappenersatz durchgeführt wurde. Untersucht wurden folgende präoperative Meßgrößen in ihrer Beziehung zur postoperativen Beatmung:
Mitteldruck in der A. pulmonalis (PAM), Mitteldruck im Pulmonalkapillarbett (PCP), Cardiac index (C.I.); Vitalkapazität und Sekundenkapazität; Röntgenthorax: Herzgröße und

Tabelle 1. Hämodynamische Meßwerte der einzelnen Gruppen

	PAM (mm Hg)	PCP (mm Hg)	C.I. (l/min/m^2)
G 1	35,7 ± 12,0	23,4 ± 5,9	3,1 ± 1,2**
G 2	36,8 ± 14,4	24,0 ± 7,9	2,5 ± 0,9*
G 3	41,7 ± 10,8	27,0 ± 9,1	1,9 ± 0,5

**$p < 0,01$; *$p < 0,05$

Lungenstauung; Alter des Patienten. Sie wurden in Beziehung gesetzt zur postoperativen Beatmungsdauer. Es handelt sich hierbei um 86 Frauen und 44 Männer im Alter von 14−69 Jahren bei einem Durchschnittsalter von 49,8 Jahren.

79 Patienten hatten eine reine bzw. überwiegende Mitralstenose, 31 Patienten eine reine bzw. überwiegende Insuffizienz und bei 20 Patienten waren Stenose und Insuffizienz von vergleichbarem Schweregrad.

Es wurden drei Gruppen gebildet:

Gruppe 1 umfaßt diejenigen Patienten, die am Tag der Operation abends extubiert werden konnten ($n = 16$), Gruppe 2 betraf diejenigen Patienten, bei denen die Extubation spätestens am 3. postoperativen Tag erfolgte ($n = 99$) und in die Gruppe 3 schließlich wurden diejenigen Patienten eingeordnet, die länger als 3 Tage postoperativ intubiert bleiben mußten ($n = 15$).

Ergebnisse

Alter der Patienten

Es ergab sich eine signifikante Differenz zwischen dem Durchschnittsalter der Gruppe 1, das bei 38,6 Jahren lag und demjenigen der Gruppe 3, das mit 57,4 bestimmt wurde.

Hämodynamik

PAM und PCP waren am höchsten in Gruppe 3, ohne daß dies statistisch zu sichern war. Die Abnahme des C.I. in Gruppe 3 war jedoch signifikant im Vergleich zu Gruppe 2 und Gruppe 1 (Tabelle 1).

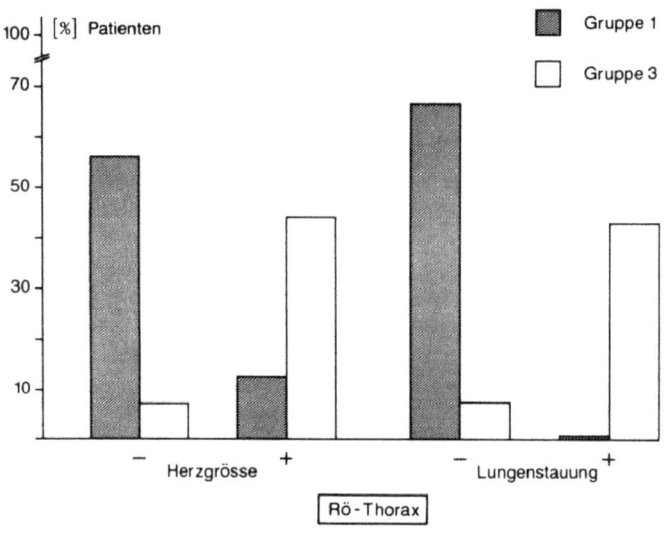

Abb. 1. Herzgröße und Lungenstauung im Röntgenthoraxbild. − Normale Herzgröße bzw. fehlende Lungenstauung; + Herzvergrößerung bzw. deutliche Lungenstauung

Vitalkapazität

Hier zeigte sich ein Trend zu einer Abnahme der Vitalkapazität von Gruppe 1 zu Gruppe 3. Eine Signifikanz ließ sich jedoch nicht berechnen. Keinerlei Unterschiede zwischen den Gruppen zeigte sich für die Sekundenkapazität.

Analysiert man die von der Norm abweichenden Meßdaten unter Berücksichtigung ihres prozentualen Vorkommens in den einzelnen Gruppen, so wird deutlich, daß sich die Gruppe 3 von den beiden anderen Gruppen unterscheidet, indem der Anteil an stark pathologischen Werten in dieser Gruppe besonders hoch liegt.

Röntgenthorax

Die klinische Beurteilung des Röntgenthoraxbildes hinsichtlich Herzgröße und Lungenstauung ergab ebenfalls deutliche Unterschiede zwischen der Gruppe 3 und der Gruppe 1. So war das Herz in Gruppe 1 nur bei sehr wenigen Patienten vergrößert, dies im Gegensatz zur Gruppe 3, bei der fast die Hälfte der Patienten eine Herzvergrößerung aufwies. Noch deutlicher waren die Befunde, was die Lungenstauung anbelangt, indem bei keinem der Patienten der Gruppe 1 eine deutliche Lungenstauung vorlag, während dies bei über 40% der Patienten in Gruppe 3, d. h. der Gruppe der spätexturbierten Patienten zutraf (Abb. 1).

Alter

Eine Analyse der Werte unter dem Gesichtspunkt ihrer Altersabhängigkeit ergab für die Gruppe der über 60jährigen häufiger pathologische Werte sowohl für die Hämodynamik als auch für die Lungenfunktion.

Intraoperative Befunde

Verglichen wurden die intraoperativen Verläufe zwischen Gruppe 1 und Gruppe 3, d. h. zwischen den Extremgruppen. Dabei fiel auf, daß nur bei einem Patienten der Gruppe 1 sich während der Operation eine Komplikation (im Sinne einer Nachblutung) ergab. Im Gegensatz dazu war der intraoperative Verlauf bei elf von 15 Patienten der Gruppe 3 kompliziert, in aller Regel durch schwere Rhythmusstörungen oder durch eine myokardiale Insuffizienz.

Frühmortalität

Sie war in Gruppe 3 mit 40% extrem hoch; die entsprechenden Werte für die Gruppe 1 und 2 lagen bei 0%.

Besprechung der Befunde

Die vorliegenden Ergebnisse zeigen, daß präoperative hämodynamische pulmonale und radiologische Meßdaten wie eine pulmonale Hypertonie, ein eingeschränkter Cardiac index, eine eingeschränkte Vitalkapazität und schließlich ein vergrößertes Herz und eine Lungenstauung im Röntgenbild zusammen mit einem fortgeschrittenen Alter eine Risikoeinschätzung des Patienten hinsichtlich der postoperativen Intubationsdauer erlauben. Zu ähnlichen Ergebnissen kamen auch Hilbermann et al. [1] sowie Peters et al. [2] an kleineren und mehr heterogenen Patientenkollektiven, wobei Hilberman nur für den Cardiac index, nicht jedoch für die Vitalkapazität eine prognostische Wertigkeit fanden. Interessant erscheint weiterhin unsere Beobachtung, daß bei stark pathologischen präoperativen Meßdaten vermehrt intraoperative Komplikationen in Form von Arrhythmien oder Herzinsuffizienz auftraten. Inwieweit diese Faktoren nun zusätzlich die postoperative Beatmungsphase verlängern oder ob die verlängerte Intubationsdauer vor allem auf

Veränderungen des Lungengerüstes bei lange bestehenden Mitralvitien zurückzuführen sind, kann nicht mit Sicherheit entschieden werden. Unabhängig davon, ob nun diese intraoperativen Faktoren als additiv zu den präoperativen hämodynamischen pulmonalen Daten gerechnet werden müssen – was die postoperative Intubationsdauer anbelangt –, erscheint jedenfalls die Kombination von schlechten hämodynamischen und pulmonalen Ausgangswerten in Verbindung mit einem erhöhten Alter eine ungünstige Voraussetzung sowohl für den intraoperativen als auch für den frühpostoperativen Verlauf zu sein.

Zusammenfassung

1. Der größte Teil der Patienten kann nach Mitralklappenersatz innerhalb der ersten 24 Std extubiert werden.
2. Mit einer verlängerten Intubationsdauer nach Mitralklappenersatz muß bei
   – einem Alter über 60 Jahre,
   – einem erhöhten Mitteldruck in der Art. pulmonalis bzw. im PCP und einem erniedrigten Cardiac Index,
   – einer eingeschränkten Vitalkapazität,
   – einer deutlichen Lungenstauung und
   – einer starken Herzvergrößerung im Röntgenthorax gerechnet werden.
3. Patienten, die über den 3. Tag hinaus beatmet werden müssen, weisen eine stark erhöhte Mortalität auf.
4. Für die Gruppe der Patienten mit verlängerter Intubationszeit bestand auch eine überdurchschnittliche intraoperative Komplikationsrate.
5. Die Ergebnisse sprechen dafür, daß Risikopatienten sowohl in der präoperativen als auch in der unmittelbaren postoperativen Phase einer besonderen Behandlung bedürfen.

Literatur

1. Hilberman M, Kamm B, Lamy M, Dietrich HP, Martz K, Osborn JJ (1976) J Thorac Cardiovasc Surg 71:711 – 2. Peters MR, Brimm JE, Utley JR (1979) J Thorac Cardiovasc Surg 77:175

Grille W., Domscheid, M., Johnsen, K., Kolenda, K.-D., Krüger, J. (II. Med. Univ.-Klinik Kiel und 3. Med. Klinik Städt. Krankenhaus Kiel)
Vergleichende Untersuchungen über die Intoxikationsraten von Digoxin bzw. Digoxinderivaten und Digitoxin unter stationären und ambulanten Bedingungen

Die Frage, ob Digoxin (D) bzw. seine Derivate oder Digitoxin (Dt) eine größere Therapiesicherheit besitzen, ist umstritten. Untersuchungen der letzten 15 Jahren haben unterschiedliche Intoxikationsraten für mit diesen Glykosiden behandelte Patienten ergeben. Dabei ist in der Regel jeweils nur eine Substanz untersucht worden. Außerdem handelte es sich entweder um stationäre oder ambulante Patienten. Einer direkten Vergleichbarkeit der Untersuchungsergebnisse wurde deshalb widersprochen. Wir haben daher mit D bzw. D-Derivaten oder mit Dt vorbehandelte Patienten zum Zeitpunkt ihrer Krankenhausaufnahme (A), zum Zeitpunkt der Entlassung (B) und 2 Monate nach der Entlassung (C) bezüglich Digitalisintoxikationszeichen und der jeweils aktuellen Serumglykosidspiegel (SGS) untersucht.

Patienten und Methodik

Während 8 Monaten wurden konsekutiv alle digitalisierten Patienten, die in das Städtische Krankenhaus Kiel eingewiesen wurden, in die Studie aufgenommen, sofern folgende Ausschlußkriterien nicht zutrafen: 1. Nach anamnestischen Angaben kein „Digitalis-Steady state", 2. Aufnahme an einem Freitagabend oder Samstag, 3. schwere konsumierende Erkrankung, die die geplante Verlaufsbeobachtung nicht zulassen würde. Innerhalb 36 Std nach der Aufnahme wurden die Patienten bezüglich möglicher Intoxikationszeichen befragt und untersucht. Folgende Laborparameter wurden bestimmt: Serumkalium, -natrium, -kreatinin, Blutharnstoffstickstoff. Ein Ruhe-EKG mit den Standardableitungen wurde geschrieben. Der SGS wurde mittels eines handelsüblichen RIA (Fa. Diagnostic Products Corporation) aus einer Blutentnahme frühestens 8 Std nach der angegebenen letzten Tabletteneinnahme bis 24 Std nach der Aufnahme bestimmt. Die Patienten wurden ohne Kenntnis der SGS in „intoxikationsverdächtig" oder „nicht intoxikiert" eingeteilt. Im ersten Fall wurde nach einer Digitalispause (D: 2 Tage, Dt: 6 Tage) eine Nachuntersuchung durchgeführt. In gleicher Weise wurde zu den Zeitpunkten B (6−3 Tage vor der geplanten Entlassung) und C (2 Monate ± 5 Tage nach der Entlassung) verfahren. Nach Beendigung der Datensammelphase entschied das Gremium der an der Untersuchung beteiligten Ärzte, welche der intoxikationsverdächtigen Patienten definitiv als intoxikiert anzusehen waren. Dazu wurden die jeweiligen klinisch-anamnestischen Daten und das Ergebnis der Verlaufsbeobachtung anhand eines Dokumentationsbogens durch den nicht entscheidungsberechtigten Untersucher vorgetragen. Das betroffene Glykosid war dem Gremium nicht bekannt. Erste Voraussetzung zur Annahme einer Intoxikation war das Verschwinden bzw. die erhebliche Besserung der Symptome im Auslaßversuch. Kardiale Symptome galten dann als Intoxikationszeichen, wenn sie nicht offensichtlich auf andere Ursachen zu beziehen waren (z. B. Sinustachykardie bei hochgradiger Anämie). Zentralnervöse Symptome galten nur in Verbindung mit anderen als digitalisbedingt. Sogenannte gastrointestinale Symptome galten nur dann als Intoxikationszeichen, wenn andere Ursachen nicht mit Wahrscheinlichkeit in Frage kamen. Bei wenigen Patienten wurde zusätzlich ein subtoxischer bis toxischer Glykosidspiegel als Entscheidungshilfe herangezogen.

Ergebnisse

Da die Anzahl der mit β-Azetyl-D ($n = 41$) bzw. β-Methyl-D ($n = 30$) behandelten Patienten zum Zeitpunkt A relativ klein war, werden im folgenden die Ergebnisse von D ($n = 114$) und Dt ($n = 115$) gegenübergestellt. Die Patienten mit D-Derivaten werden als weitere Gruppe mit den D-Patienten zusammengefaßt dargestellt. Zum Zeitpunkt A bestand zwischen den Kollektiven Vergleichbarkeit bezüglich folgender Merkmale: Gewicht, Alter, Verhältnis Männer/Frauen, Anteil der zusätzlich mit Diuretika behandelten Patienten, Serumkalium. Die D-Gruppe enthielt mit 26% signifikant weniger niereninsuffiziente Patienten als die Dt-Gruppe mit 37% (Definition: Serumkreatinin bei Männern $\geq 1{,}4$, bei Frauen $\geq 1{,}3$ mg/dl). Die mittlere verordnete Dosis war für D 0,307 mg/Tag und für Dt 0,084 mg/Tag. Patienten mit einer Intoxikation aus suizidaler Absicht oder bei absoluter Überdosierung (Dt: $n = 2$, D + Derivate: $n = 3$) wurden ausgeschlossen. Die Intoxikationsraten zu den Zeitpunkten A, B und C sind in Tabelle 1 dargestellt. Die Unterschiede sind nicht signifikant (χ^2-Test). Intoxikierte Patienten hatten sowohl bei Dt- als auch bei D-Therapie im Mittel ein niedrigeres Körpergewicht, eine höhere verordnete Erhaltungsdosis und einen erhöhten

Tabelle 1. Intoxikationsraten von Digitoxin (Dt), Digoxin (D) und Digoxin einschließlich seiner Derivate β-Azetyl-D und β-Methyl-D (D+Derivate) zu den verschiedenen Zeitpunkten A (Klinikaufnahme), B (vor Entlassung), C (2 Monate nach der Entlassung). Die Unterschiede sind nicht signifikant (χ^2-Test)

	Zeitpunkt A	Zeitpunkt B	Zeitpunkt C
Digitoxin	8 % (9/113)	0 % (−/166)	1,8 % (2/110)
Digoxin	13,3 % (15/112)	0 % (−/101)	0 % (−/ 71)
Digoxin + Derivate	14,3 % (26/182)	0 % (−/107)	0 % (−/ 93)

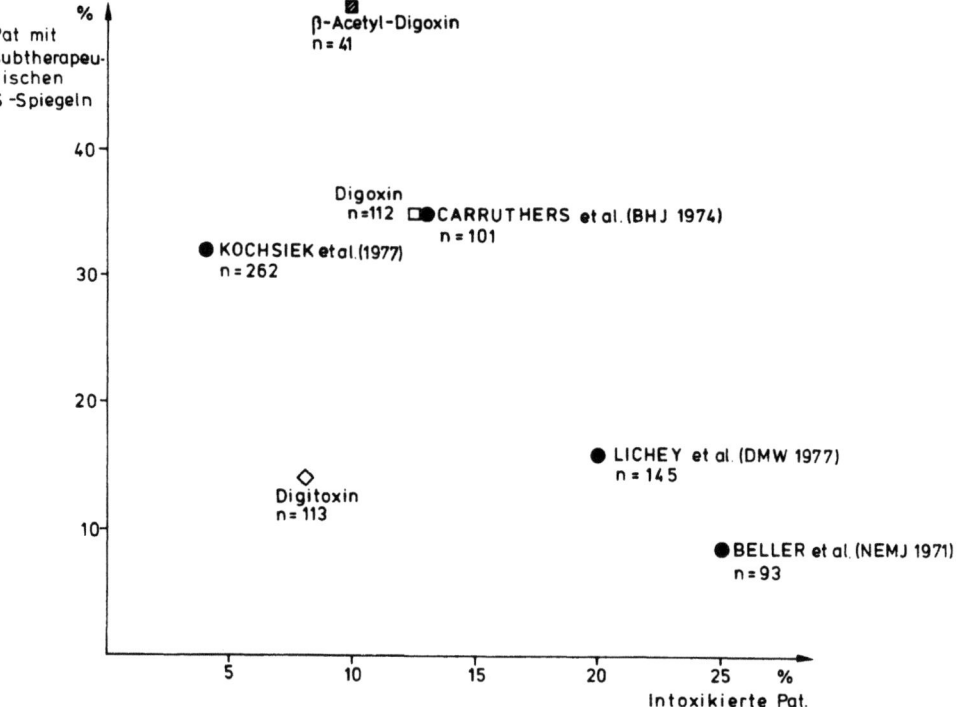

Abb. 1. Intoxikationsraten (%) und Patientenanteil mit subtherapeutischen Spiegeln (%). □ = Digoxin, ▨ = β-Azetyldigoxin, ◇ = Digitoxin, ● = Daten für Digoxin und Derivate aus vergleichbaren Studien (zum Zeitpunkt A)

Blutharnstoffstickstoff. Unter den niereninsuffizienten D-Patienten waren Intoxikationen mit 21% überrepräsentiert gegenüber 12% der entsprechenden Dt-Patienten. Der Anteil der mit Diuretika Behandelten war in beiden Gruppen etwa doppelt so groß wie in den jeweiligen Gesamtkollektiven. Serumkalium und Serumkreatinin unterschieden sich nicht. Der gemessene Serumglykosidspiegel war bei den intoxikierten Dt- und D-Patienten signifikant höher als bei den Gesamtkollektiven. Dt-SGS unter 9 ng/ml und D-SGS unter 0,6 ng/ml wurden als subtherapeutisch angesehen. Zu den Zeitpunkten A und B war der Anteil der D-Patienten, die subtherapeutische Spiegel aufwiesen, mit 35,5% bzw. 21,3% größer als der der Dt-Patienten (14,3 bzw. 3,0%). Der Unterschied ist hochsignifikant (χ^2-Test). Zum Zeitpunkt C bestand in dieser Hinsicht kein signifikanter Unterschied.

Diskussion

Unsere Ergebnisse zeigen erwartungsgemäß, daß digitalisierte Patienten zum Zeitpunkt ihrer Krankenhausentlassung ein geringes Risiko haben, intoxikiert zu sein. Bemerkenswerterweise liegt in unserer Studie das Intoxikationsrisiko während ambulanter Betreuung zu einem definierten Zeitpunkt in etwa gleicher Größenordnung, unabhängig von dem verwendeten Glykosid. Zu diesem Zeitpunkt C zeigen die von uns untersuchten Glykoside auch eine etwa gleiche prozentuale Verteilung auf subtherapeutische, therapeutische, subtoxische und toxische Serumspiegel. Die größere Intoxikationsrate bei Klinikpatienten zum Zeitpunkt der Aufnahme dürfte einerseits auf eine bekannte erhöhte Digitalisempfindlichkeit bei schwerkranken Patienten zurückzuführen sein bzw. auf eine im weitesten Sinne durch Homoiostasestörungen geänderte Pharmakokinetik. Andererseits kann auch die Digitalisintoxikation per se Hospitalisierungsgrund sein. Das gilt auch für unsere Studie, obwohl die

Diagnose „Digitalisintoxikation" auf keinem Einweisungsschein vermerkt war. Für Dt fanden wir mit 8,0% eine ähnlich niedrige Intoxikationsrate wie Storstein et al. (1977) mit 5,8%. Die Quote für D liegt mit 13,3% am unteren Ende der Skala, die sich aus den Ergebnissen vergleichbarer Studien ergibt [1]. Der Unterschied ist nicht signifikant, allerdings wäre ein realer Unterschied in diesem Prozentbereich wegen des relativ kleinen Kollektivumfangs in unserer Studie aus statistischen Gründen nicht nachweisbar. Eine Ursache für die im Vergleich zu anderen Studien niedrige Intoxikationsquote der D-Patienten könnte eine Tendenz zu im Durchschnitt geringeren Erhaltungsdosen insbesondere bei älteren und niereninsuffizienten Patienten sein. Hinzu kommt, daß die letztere Gruppe in unserem D-Kollektiv signifikant unterrepräsentiert war. Auffällig ist weiterhin der hohe Anteil an Patienten mit subtherapeutischen Digoxinserumspiegeln, der gegenüber der entsprechenden Dt-Quote zum Zeitpunkt A mehr als doppelt so groß ist. Bei aller Zurückhaltung gegenüber einer schematischen Interpretation von subtherapeutischen Glykosidspiegeln, ergibt sich doch ein Indiz für einen relativ hohen Anteil an unterdigitalisierten D-Patienten. Daß ein Zusammenhang zwischen Intoxikationsrate und Patientenanteil mit subtherapeutischen Spiegeln besteht, unterstreicht auch Abb. 1. In diese Abbildung haben wir vergleichbare Studien einbezogen, die folgende Merkmale aufweisen: Untersuchungszeitpunkt A, prospektive sorgfältige Diagnostik der Intoxikation, Angaben zu den als subtherapeutisch angesehenen Patientenquoten [1–4]. Es zeigt sich eine überraschend deutliche inverse Beziehung zwischen Intoxikationsraten und Patienten mit subtherapeutischen Digoxinserumspiegeln. Bei der Beurteilung der Therapiesicherheit einer Substanz dürfen solche Beziehungen nicht unberücksichtigt bleiben. Intoxikationsraten sollten eigentlich nur auf das Kollektiv der ausreichend bzw. mit zu hohen Dosen behandelten Patienten bezogen werden. Wenn man in unserer Untersuchung den Patienten mit „subtherapeutischen" Serumglyko-sidspiegeln das Merkmal „unterdigitalisiert" zubilligt und sie aus den Kollektiven ausgliedert, liegen die entsprechenden Intoxikationsraten für D bei 20,5% und Dt bei 9,3%. Der Unterschied wäre signifikant. Einschränkend ist darauf hinzuweisen, daß SGS nur Hilfsmittel zur Feststellung des Digitalisierungsgrades von Patienten sein können.

Literatur

1. Beller GA, Smith TW, Abelmann WH, Haber E, Hood WB (1971) Digitalis intoxication. A prospective clinical study with serum level correlations. N Engl J Med 307: 989–997 – 2. Carruthers SG, Kelly JG, McDevitt DG (1974) Plasma digoxin concentrations in patients on admission to hospital. Br Heart J 36: 707 – 3. Kochsiek K, Larbig D, Haasis R (1977) Klinik und Therapie der Digitalisintoxikation. Verh Dtsch Ges Inn Med 83: 99–115 – 4. Lichey J, Schröder R, Rietbrock N (1977) Aktuelle Plasma-Digoxinkonzentration von Patienten bei Krankenhausaufnahme. Dtsch Med Wochenschr 102: 1056–1060 – 5. Storstein O, Hansteen V, Hatle L, Hillestad L, Storstein L (1977) Studies on digitalis, XIII: Prospective study of 649 patients on maintenance treatment with digitoxin. Am Heart J 83: 434–443

Grützmacher, P., Frei, U. (Abt. für Nephrologie, Univ.-Klinik Frankfurt), Kunkel, B. (Abt. für Kardiologie, Univ.-Klinik Frankfurt), Krause, E. (Abt. für Thoraxchirurgie, Univ.-Klinik Frankfurt), Fassbinder, W. (Abt. für Nephrologie, Univ.-Klinik Frankfurt)

Erfahrungen mit aortokoronaren Bypass- und Herzklappenoperationen bei Hämodialysepatienten

Die Lebenserwartung von Patienten unter chronischer Hämodialysebehandlung (HD-Pat.) wird vorwiegend durch kardiovaskuläre Sekundärerkrankungen eingeschränkt, welche nach den Statistiken der European Renal Association nahezu für 60% der Todesursachen dieser Patienten aufkommen [2]. Bezogen auf das Lebensalter ist die Inzidenz tödlicher Myokardinfarkte bei HD-Pat. im Vergleich zur deutschen Gesamtbevölkerung im Alter über 55 Jahren 10fach, zwischen 35 und 54 Jahren 20fach und bei jüngeren HD-Pat. unter 35 Jahren um das 150fache erhöht [2]. Die Häufigkeit atherosklerotischer Komplikationen unter Langzeitdialysebehandlung wird begleitet von einer hohen Prävalenz potentiell atherogener Risikofaktoren, wie arterielle Hypertonie, verschiedene Hyperlipoproteinämien, verminderte Glukosetoleranz und sekundärer Hyperparathyreoidismus [1, 5], deren Einfluß bei HD-Pat. im einzelnen mit Ausnahme der Hypertonie, noch kontrovers diskutiert wird [5, 8, 10]. Für das vermehrte Auftreten von Herzklappenfehlern werden größtenteils Endokarditiden, welche zumeist durch von den Gefäßzugängen ausgegangene Septikämien verursacht werden, verantwortlich gemacht [6]. Progrediente kalzifizierende Klappensklerose mit Verlust der normalen Beweglichkeit sowie chronische Druck- und Volumenüberlastungen mit letztlicher Dilatation des Myokards und konsekutiver Klappeninsuffizienz erscheinen ebenfalls von Bedeutung. Obwohl seit 5–10 Jahren nahezu alle größeren allgemeinchirurgischen Eingriffe bei HD-Pat. routinemäßig durchgeführt werden, sind die Erfahrungen mit offener Herzchirurgie bislang begrenzt [3, 4, 9]. Zur allgemeinen Zurückhaltung tragen im wesentlichen zwei Vorbehalte bei: Einerseits erscheint die perioperative Behandlung schwierig wegen des Risikos eventueller Elektrolytentgleisungen und Flüssigkeitsüberladungen, da beide frühzeitige Dialysebehandlung mit möglichen Blutungs- und Kreislaufkomplikationen erfordern. Zum anderen wird die Langzeitprognose unter Dauerdialysebehandlung allgemein unterschätzt, die nach europäischen Sammelstatistiken eine Überlebensrate für Hospitaldialysepatienten von ca. 40% und für Heimdialysepatienten von ca. 60% aufweist [11]. Die kumulative Überlebensrate für Heimdialysepatienten unseres Frankfurter Zentrums liegt mit 88% nach 5 Jahren und 71% nach 10 Jahren Dialysebehandlung noch darüber.

Patienten

Von Oktober 1977 bis März 1984 wurden bei neun Patienten (3 ♀, 6 ♂) eine Operation unter kardiopulmonalem Bypass durchgeführt. Das mittlere Patientenalter betrug 48 (39–55 Jahre). Vor der Herzoperation wurden die Patienten durchschnittlich 6,5 Jahre (3 Monate bis 13 Jahre) hämodialysiert. Bei vier Patienten trat eine Herzinsuffizienz Stadium III–IV NYHA aufgrund schwerster Klappendefekte auf: Komb. Mitralvitium ($n = 2$), Aortenstenose ($n = 1$), Aortenstenose und Mitralinsuffizienz ($n = 1$). In allen Fällen wurden Bioklappen implantiert, um eine Langzeitkoagulation zu vermeiden. Bei den übrigen fünf Patienten hatte sich eine schwere koronare Herzerkrankung mit instabiler Angina pectoris entwickelt. Zwei Patienten hatten bereits frühere Infarktereignisse. Bei einem Patienten war ein koronarer Verschluß nach transluminalem Dilatationsversuch aufgetreten. In diesem Fall wurde nur ein Bypass, in den übrigen Fällen je drei Bypässe angelegt. Zusätzlich zur Schwere der kardialen Erkrankung mußte die vorher meist problemarm verlaufende Dialysebehandlung zunehmend unter Intensivüberwachung durchgeführt werden: Neben anhaltenden Stenokardien und Herzrhythmusstörungen wurden die Dialysen durch Kreislaufinstabilität erheblich kompliziert, im Intervall zwischen den Behandlungen führten üblicherweise tolerable Gewichtszunahmen bei Klappenvitien gehäuft zu völliger kardialer Dekompensation.

Perioperative Maßnahmen

Die Operationsvorbereitung bestand in täglicher Dialysebehandlung von 4–6 Std Dauer an den letzten 3 präoperativen Tagen zur optimalen Gewichts- und Kaliumsenkung (3,5–4,0 mmol/l) sowie zur Verbesserung der metabolischen Situation. Der Hämatokrit wurde durch Bluttransfusionen auf 40 Vol% angehoben. Unmittelbar präoperativ wurde der ZVD erneut kontrolliert. Intraoperativ wurde keine Dialysebehandlung erforderlich, obwohl der Anschluß eines Filters oder Dialysegerätes an den kardiopulmonalen Bypass einfach durchführbar ist. Das System des Bypasses wurde in den ersten Jahren mit Vollblut, später mit Ringer-Laktat (2 000 ml) gefüllt. Hypothermie und Kardioplegie wurden in üblicher Weise

Tabelle 1

Patient	Alter (Jahre)	Ge-schlecht	Nieren-erkrankung	Dialysebe-handlung vor Operation	Herz-erkrankung	Operation	Klinisch erfolg-reich	Komplikationen	Post-operativer Intervall (Monate)
E. J.	39	m	Chronische Glomerulo-nephritis	4 Jahre	Aorten-stenose, Mitral-insuffizienz	Bioprothese, (Ao, Mi)	–	Verstorben (Kammerflimmern)	–
M. E.	45	w	Chronische Pyelo-nephritis	3 Monate	Komb. Mitralvitium	Bioprothese (Mi)	+	Keine	66
M. D.	47	w	Schrumpf-nieren, ungeklärt	9 Jahre	Komb. Mitralvitium	Bioprothese (Mi)	+	Gastrointestinale Blutungen Billroth II-Operation	38
M. E.	52	w	Zystennieren	6 Jahre	KHK	Dreifach-Bypass	+	Hämatom (V. saphena)	29
E. R.	54	m	Chronische interstitielle Nephritis	7 Jahre	KHK	Dreifach-Bypass	+	Hämoperikard, Hyperkaliämie, Hepatitis	28
M. A.	45	m	Chronische Glomerulo-nephritis	9 Jahre	KHK	Dreifach-Bypass	+	Hämatom (V. saphena)	21
O. F.	51	m	Schrumpfnieren, ungeklärt	12 Jahre	KHK	Ein Bypass	+	Hämoperikard, Hepatitis	17
K. W.	46	m	Chronische Glomerulo-nephritis	4 Jahre	KHK	Dreifach-Bypass	+	Keine	5
B. H.	55	m	Schrupfnieren, ungeklärt	13 Jahre	Aorten-stenose	Bioprothese (Ao)	–	Verstorben, (myokardiale Insuffizienz, zerebrale Embolie	–
n = 9	48	6 m 3 w		6,5 Jahre			7/9 ≙ 78%		26

durchgeführt. Intraoperative Kaliumsubstitution wurde möglichst vermieden. Durch engmaschige Kontrolle des ZVD und Blutgasanalysen wurde die postoperative Infusionstherapie (500 ml/Tag, kaliumfrei) besonders überwacht. In nur einem Fall war wegen Hyperkaliämie eine Dialyse schon am Operationstag erforderlich. In der Regel mußte mit der Dialysebehandlung erst nach 2–3 Tagen wieder begonnen werden. Die Dialysebehandlungen wurden zunächst täglich 2–3 Std mit niedriger Heparindosis, wenn möglich heparinfrei durchgeführt. Je nach Zweckmäßigkeit wurde Hämofiltration, Hämodialyse gegen Bikarbonat- bzw. Azetatdialysat oder alleinige Ultrafiltration gewählt. Die Perikarddrainagen verblieben über 3–5 Tage. Die Thromboseprophylaxe erfolgte bei Klappenersatz zunächst mit Heparin über mehrere Wochen, später mit Salizylaten in reduzierter Dosis (0,5–1,0 g/Tag), nach Bypass-Operation ausschließlich mit Salizylaten.

Ergebnisse

Von neun Patienten verstarben zwei. Ein Patient (Aorten- und Mitralklappenersatz) am 2. Tag im Kammerflimmern, ein Patient (Aortenklappenersatz) am 9. postoperativen Tag im myogenen Linksherzversagen. Die übrigen sieben Patienten sind alle in deutlich gebessertem klinischen Zustand. Das mittlere postoperative Beobachtungsintervall beträgt 26 (5–66) Monate. Alle fünf Bypass-operierten Patienten sind in Ruhe und bei mittlerer Belastung beschwerdefrei. Die zwei Patienten nach Mitralklappenersatz zeigen keine Zeichen manifester Herzinsuffizienz. Die Dialysebehandlung ist in allen Fällen wieder problemarm durchführbar, z. T. erneut als Heimdialyse. Drei Patienten sind beruflich rehabilitiert. Folgende beherrschbare Komplikationen wurden beobachtet: zweimal Hämoperikard mit erforderlicher Rethorakotomie am 1. Tag, einmal gastrointestinale Blutung unter Salizylattherapie (1,5 g/Tag) mit Notwendigkeit einer Billroth II-Operation, einmal zerebrale Embolie mit generalisierten Krampfanfällen, zweimal Hämatome im Bereich der V. Saphena und zweimal Non-A/Non-B-Hepatitis.

Diskussion

Die Ergebnisse belegen, daß aortokoronare Bypass- und Herzklappenoperationen grundsätzlich auch bei Patienten unter chronischer Hämodialysebehandlung durchführbar sind, ohne daß größere chirurgisch-technische Schwierigkeiten oder wesentliche Probleme in der Bilanzierung des Flüssigkeits- und Elektrolythaushaltes auftreten müssen. Das perioperative Mortalitätsrisiko ist jedoch erhöht und liegt in den bislang vorliegenden Untersuchungen bei 25–30% [3, 4, 9]. Das vermehrte Auftreten von Komplikationen erfordert eine strenge Intensivüberwachung über einen längeren Zeitraum mit enger interdisziplinärer Kooperation. Darüber hinaus sind optimale Vorbehandlung sowie permanente perioperative Verfügbarkeit adäquater Dialyseverfahren unbedingte Voraussetzungen. Herzchirurgische Maßnahmen sollten bei Hämodialysepatienten bei Vorliegen ausgeprägter kardialer Beschwerden angestrebt werden, da sie nicht nur zur Verbesserung der kardialen Erkrankung und deren Prognose [7], sondern auch wesentlich zur Stabilisierung der Dialysebehandlung beitragen können. Aufgrund der Verringerung der unter konservativer Therapie immer wieder erforderlichen Kliniksaufenthalte sowie durch die Möglichkeit einer Rückkehr in die kostengünstigere Heimdialysebehandlung erscheint die Durchführung einer Herzoperation bei Hämodialysepatienten auch unter finanziellen Aspekten durchaus vertretbar.

Literatur

1. Bagdade JD (1979) Hyperlipidemia and atherosclerosis in chronic dialysis patients. In: Drukker W, Parson FM, Naher JF (eds) Replacement of renal function by dialysis. M. Nijhoff Publ., The Hague

London, pp 538–545 – 2. Brunner FP, Brynger H, Chantler C, Donckerwolcke RA, Hathway RA, Jacobs C, Selwood NH, Wing AJ (1979) Combined report on regular dialysis and transplantation in Europe, IX, 1978. Proc Eur Dial Transplant Assoc 16: 2–73 – 3. Dupon H, Michaud JL, Duveau D, Train M, Fontenaille C, Menuet JC, Rozo L (1980) Chirurgie cardiaque sous circulation extra-corporelle chez les insufficants renaux chroniques. Arch Mal Coeur 73: 1087–1094 – 4. Francis GS, Sharma B, Collins AJ, Helseth HK, Comty CM (1980) Coronary-artery surgery in patients with end-stage renal disease. Ann Intern Med 92: 499–503 – 5. Ibels LS, Stewart JH, Mahony JF, Neale FC, Scheil AGR (1977) Occlusive arterial disease in uraemic and haemodialysis patients and renal transplant recipients. Q J Med 46: 197–214 – 6. Leonard D, Raij L, Shapiro FL (1973) Bacterial endocarditis in regularly dialyzed patients. Kidney Int 4: 407–422 – 7. Rahimtoola SH, Nunley D, Grunkemeier G, Tepley J, Lambert L, Starr A (1983) Ten-year survival after coronary bypass surgery for unstable angina. N Engl J Med 308: 676–679 – 8. Rostand SG, Gretes JC, Kirk KA, Rutsky EA, Andreoli TE (1979) Ischemic heart disease in patients with uremia undergoing maintenance hemodialysis. Kidney Int 16: 600–611 – 9. Rottembourg J, Mussat T, Gandjbakhch J, Barthelemy A, Toledano D, Gahl GM, Cabrol G (1983) Open heart surgery in patients with end-stage renal disease. Proc Eur Dial Transplant Assoc 20: 169–173 – 10. Vincenti F, Amend WJ, Abele J, Feduska NJ, Salvatierra JR (1980) The role of hypertension in hemodialysis-associated atherosclerosis. Am J Med 68: 363–369 – 11. Wing AJ, Brunner FP, Brynger H, Chantler C, Donckerwolcke RA, Gurland HJ, Hathaway RA, Jacobs C (1978) Combined report on regular dialysis and transplant in EUROPE VIII, 1977. Proc Eur Dial Transplant Assoc 15: 4–74

Kardiologie IV

Droste, C., Görnandt, L., Betz, P., Roskamm, H. (Rehabilitationszentrum für Herz- und Kreislaufkranke, Bad Krozingen)
Todesumstände bei 69 Patienten mit einem Herzinfarkt unter 40 Jahren (jugendlicher Herzinfarkt)

Wenn ein Patient unter 40 Jahren von einem Herzinfarkt betroffen wird, so stellen sich ihm deutlich andere Probleme als einem älteren Patienten: Beruflich befindet er sich meist noch in einer Aufbauphase, er ist häufig finanzielle Belastungen eingegangen,die abgetragen werden wollen, die Kinder sind meist noch jung und schulpflichtig und die Familie will versorgt werden. Hier stellen sich wichtige Aufgaben für eine berufliche Rehabilitation, wie sie in unserer Klinik einen zentralen Platz einnehmen.

Von 97% der Patienten, die in unserem Haus wegen eines Herzinfarktes im Alter unter 40 Jahren behandelt wurden, liegen uns Information über den Langzeitverlauf aus regelmäßigen Anschreiben und/oder aus späteren Kontrolluntersuchungen vor. Bei den restlichen 3% handelt es sich meist um Ausländer, die in ihre Heimat zurückgekehrt sind und postalisch nicht mehr erreichbar sind. Berichtet wird hier über 662 jugendliche Herzinfarktpatienten (627 Männer, 35 Frauen), die über einen Zeitraum von mehr als 10 Jahren (von Januar 1973 bis Juni 1983) nachverfolgt wurden. Der mittlere Nachverfolgungszeitraum betrug 4,9 Jahre. Bei allen Patienten war ein Herzinfarkt definitionsgemäß vor Vollendung des 40. Lebensjahres aufgetreten und alle Patienten erhielten eine Koronarangiographie innerhalb von 12 Monaten nach dem akuten Infarktereignis (zu sonstigen Charakteristika dieser Untersuchungsgruppe vgl. Roskamm et al. 1983). 73 Patienten (11%) verstarben während des Beobachtungszeitraumes, von 69 Patienten gelang es durch einen telefonischen Anruf bei den Angehörigen und/oder Hausärzten Informationen über die näheren Todesumstände zu erhalten.

Ergebnisse

63 der 69 Patienten verstarben aus kardialen Ursachen, sechs aus nichtkardialen (dreimal Suizid, dreimal nichtkardiale Erkrankung, jeweils Malignom). Die jährliche kardial bedingte Mortalitätsrate (berechnet nach Cutler und Ederer) beträgt 2,4% (Abb. 1). Sie ist zehnmal höher als die Mortalität bei der altersentsprechenden Gesamtbevölkerung, die (nach Angaben des Statistischen Bundesamtes Wiesbaden) mit 0,27% anzunehmen ist.

Bei 57% der Patienten (Abb. 2) trat der Tod innerhalb von Sekunden (52%) oder innerhalb 1 Std nach Beginn von Prodromi ein (plötzlicher Herztod). Dabei waren entweder direkte Zeugen für den plötzlichen Tod innerhalb von Sekunden vorhanden oder aber der Ablauf ließ retrospektiv darauf schließen, z. B. wenn ein Patient tot aufgefunden wurde, ohne daß Anzeichen zu erkennen waren, daß dieser um Hilfe nachgesucht hätte.

Die Zahl von 57% mit einem plötzlichen Herztod bei jugendlichen Infarktpatienten stimmt mit Angaben aus der Literatur überein. Virmani und McAllister (1981) fanden beispielsweise in 59% von 112 untersuchten Patienten mit jugendlichem Infarkt ebenfalls einen plötzlichen Herztod. Bei fast allen unserer plötzlich verstorbenen Patienten liegen aus der Zeit der Untersuchung in unserer Klinik ein oder mehrere Langzeit-EKG-Befunde vor. Bei 60% waren dabei keinerlei Rhythmusstörungen zu finden, wobei zu berücksichtigen ist, daß die Befunde relativ früh zu Beginn der Nachverfolgungszeit erhoben wurden. Ob später in auswärtigen Krankenhäusern bei diesen Patienten dennoch Rhythmusstörungen festgestellt wurden, ist uns nicht bekannt. 40% dieser Patienten zeigten signifikante Rhythmusstörungen im Speicher-EKG (zweimal monotope ventrikuläre Extrasystolen [vES] mehr als 10/Std, fünfmal polytope vES, dreimal monotope ventrikuläre 2er- oder 3er-Ketten, dreimal polytope ventrikuläre 2er- oder 3er-Ketten, einmal ein R auf T-Phänomen und einmal ein AV-Block 3. Grades mit WPW-Syndrom).

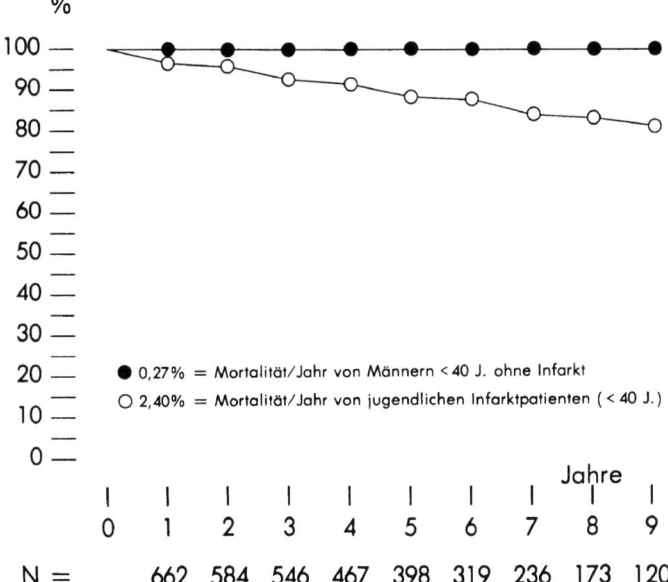

Abb. 1. Überlebenskurve jugendlicher Infarktpatienten

Bei 19 Patienten (29% der Gesamtgruppe) trat der Tod in einer Phase zunehmender kardialer Dekompensation ein. Bei 14 Patienten bestanden dabei bereits zu Beginn der Nachverfolgungszeit eine mittelgradige bis schwere linksventrikuläre Funktionsstörung im Laevokardiogramm. Eine Analyse dieser Ventrikulogramme zeigt, daß bei zehn Patienten die linksventrikuläre Schädigung global und diffus war, so daß retrospektiv lediglich eine Herztransplantation in Frage gekommen wäre. Im jeweiligen Einzelfall stellten sich bei den Patienten jedoch zusätzliche Probleme, die einen solchen Eingriff letztendlich nicht möglich gemacht haben. Die Daten bestätigen jedoch, daß bei jugendlichen Infarktpatienten eine Herztransplantation in Einzelfällen mit in die therapeutischen Überlegungen einbezogen werden sollte.

Wesentlich mitbestimmt wird die schlechte Prognose einzelner Jugendlicher mit Infarkt durch eine inadäquate Krankheitsbewältigung. Bei 25% (17 Patienten) aller nachbeobach-

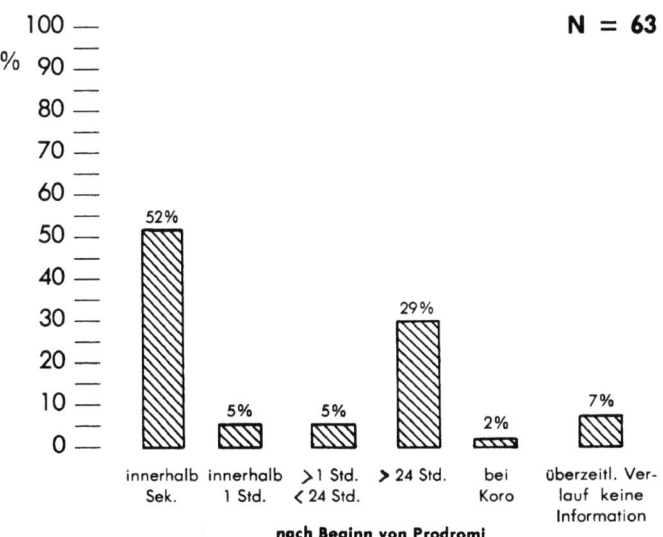

Abb. 2. Zeitliche Todesumstände bei jugendlichen Infarktpatienten

teten Patienten waren Hinweise für einen exzessiven Alkoholkonsum vorhanden (zehn Patienten), der meist erst nach dem Infarktereignis aufgenommen wurde und/oder eine ausgeprägte Neigung zur Depressivität (13 Patienten), meist mit erklärten Suizidabsichten. Wie oben erwähnt, gelang es drei Patienten erfolgreich, einen Suizid durchzuführen. Mit zu einer inadäquaten Krankheitsbewältigung sind auch jene Patienten zu zählen, die ein Risikoverhalten, wie einen extremen Nikotinabusus fortgeführt haben bzw. häufig noch gesteigert haben. Aus der Umgebung dieser Patienten wird über einen z. T. fast unvorstellbaren Zigarettenkonsum von 60–80 Zigaretten/Tag berichtet. Häufig wird eine fatalistische Haltung beschreiben, bei der keine ärztliche Intervention mehr möglich war und bei der auch meist keine Medikamente mehr eingenommen wurden. Dazu zählen auch Einzelfälle, die trotz ärztlicher Empfehlung einer körperlichen Schonung (z. B. bei Patienten mit knapp kompensierter Herzinsuffizienz) dennoch immer wieder größere körperliche Belastungen durchgeführt haben, die dann irgendwann zum Tode führten. Hier war deutlich das Problem abzulesen, daß sich junge Männer unter 40 Jahren nicht in die Rolle eines Invaliden einfinden konnten.

Die Daten zeigen insgesamt den deutlichen Einfluß, den das Krankheitsverhalten der Patienten auf ihre Prognose hat und verweisen auf die besondere Bedeutung, die einer psychologischen Betreuung gerade bei dieser Patientengruppe zukommt.

Literatur

1. Roskamm H, Gohlke H, Stürzenhofecker P, Droste C, Thomas H, Samek L, Schnellbacher K, Betz P (1983) Der Herzinfarkt im jugendlichen Alter (unter 40 Jahren): Koronarmorphologie, Risikofaktoren, Langzeitprognose der Erkrankung und Progression der Koronargefäßsklerose. Z Kardiol 72: 1–11 –
2. Virmani R, McAllister HA (1981) Myocardial infarction in patients under the age of 40: Autopsy findings. In: Roskamm H (ed) Myocardial infarction at young age. Springer, Berlin Heidelberg New York, pp 92–103

Wessler, I. (Pharmakolog. Institut Mainz), Erbel, R., Henkel, B., Pfeiffer, C., Meyer, J. (II. Med. Klinik und Poliklinik Mainz)
Zweidimensionale Echokardiographie und therapeutische Maßnahmen (transluminale Angioplasie, Operation) bei instabiler Angina pectoris

Die schlechte Korrelation zwischen Ausmaß der Koronarinsuffizienz und klinischem Äquivalent, die große Zahl an differentialdiagnostischen Möglichkeiten und die nicht zufriedenstellende Sensitivität des EKGs erschweren häufig die sichere Diagnosestellung einer instabilen Angina. Aus diesem Grund haben wir überprüft, ob durch den Nachweis einer regionalen Wandbewegungsstörung mittels zweidimensionaler Echokardiographie die Diagnose weiter gesichert werden kann. Zunächst soll geklärt werden, wie häufig mit dem Auftreten einer regionalen Kontraktionsstörung zu rechnen ist und ob sich diese mittels zweidimensionaler Echokardiographie erfassen läßt. Als weiterer Punkt soll die Übereinstimmung zwischen den angiographischen und echokardiographischen Befunden überprüft werden. Zum Schluß wird kurz auf therapeutische Maßnahmen wie Ballondilatation und Operation eingegangen.

Alle im Zeitraum vom 1. 1. bis zum 31. 10. 1983 wegen einer akuten Koronarinsuffizienz aufgenommenen Patienten wurden in die Studie einbezogen. Am Anfang stand die klinische Einordnung des Beschwerdebildes (akute Ruhe, Angina, Reduktion der Belastungsschwelle, Crescendo, Verlauf). Es wurde dann die Echokardiographie ohne Kenntnis des klinischen Befundes durchgeführt und anschließend die Aufnahme auf der kardiologischen Intensivstation. Nach möglicher medikamentöser Stabilisierung erfolgte die Angiographie und je nach Indikation eine dringende Operationsanmeldung oder Ballondilatation.

```
A N G I O G R A P H I E
==============================
```

GEFÄSSBETEILIGUNG

```
RIVA         :44%    EINGEFÄSSERKRANKUNG
                              44 %
RCX          :22%    ZWEIGEFÄSSERKRANKUNG
HAUPTSTAMM : 6%               29 %
                     DREIGEFÄSSERKRANKUNG
RCA          :28%             27 %
```

Abb. 1. Alle im Zeitraum vom 1. 1. bis 31. 10. 1983 wegen einer akuten Koronarinsuffizienz aufgenommenen Patienten wurden angiographiert ($n = 62$). Bei 59 Patienten fanden sich organische Gefäßstenosen, wobei nur solche Stenosen berücksichtigt wurden, die im Durchmesser eine Einengung von mindestens 75% aufwiesen. Die Gesamtzahl der vorhandenen Stenosen wurde gleich 100% gesetzt, angegeben ist die prozentuale Verteilung innerhalb der einzelnen Stromgebiete und die prozentuale Verteilung in Ein- oder Mehrgefäßerkrankung

Insgesamt wurden 62 Patienten beobachtet, das mittlere Alter lag bei 54 Jahren. 59 der 62 Patienten hatten im Angiogramm eine nachgewiesene Gefäßstenose, bei drei Patienten fand sich keine organische Gefäßstenose, aufgrund des klinischen Befundes bestand eine Prinzmetal-Angina.

In Abb. 1 sind die angiographisch ermittelten Daten zusammengestellt. Auffälligerweise lag in über 70% die Stenose im Strömungsgebiet der linken Kranzarterie, während die rechte mit etwa 30% deutlich weniger betroffen war. Die Häufigkeit einer Hauptstammstenose kann in diesem Kollektiv mit etwa 6% angegeben werden. Eine Aufschlüsselung der nachgewiesenen Gefäßstenosen in Ein-, Zwei- und Dreigefäßerkrankung zeigt, daß fast in der Hälfte der Fälle eine Eingefäßerkrankung vorlag, währen die Zwei- bzw. Dreigefäßerkrankung bei je einem Viertel der Patienten vorkam. Bei 51 von 59 Patienten fand sich im Ventrikulogramm eine regionale Kontraktionsstörung. Im Vergleich zu diesen angiographischen Daten erbrachte die vorher durchgeführte Echokardiographie die in Abb. 2 dargestellten Befunde. In der Akutphase war ebenfalls bei 51 von 59 Patienten eine regionale Bewegungsstörung nachweisbar. Demnach ist mit einer Inzidenz von 85% mit dem Auftreten einer regionalen Kontraktionsstörung zu rechnen. Alle Patienten mit einer echokardiographisch nachgewiesenen Bewegungsstörung hatten einen positiven Gefäßbefund, was die Aussagefähigkeit der Echokardiographie unterstreicht. Zugleich besteht eine gute Übereinstimmung zur Angiographie. Bei acht Patienten konnte trotz positiven Gefäßbefundes keine regionale Bewegungsstörung beobachtet werden.

Zusammenfassend läßt sich festhalten, daß die regionale Kontraktionsstörung mit einer Inzidenz von 85% bei instabiler Angina ein relativ häufiges Ereignis darstellt und mit der zweidimensionalen Echokardiographie zuverlässig erfaßt werden kann. Vorhandensein sichert die Diagnose weiter ab, Fehlen schließt sie nicht aus.

Die mediamentöse Basistherapie bestand in Nitraten, Ca-Antagonisten, β-Blockern und Heparin. Als weitere therapeutische Maßnahme konnte im Akutstadium bei etwa der Hälfte der Patienten eine Ballondilatation durchgeführt werden, während bei 28% eine dringende

```
                    Übereinstimmung
ECHOKARDIOGRAPHIE   zur ANGIOGRAPHIE
=================   =================

KONTRAKTIONSSTÖRUNG
  VORHANDEN
    51/59               92 %

KONTRAKTIONSSTÖRUNG
  NICHT VORHANDEN
    8/59                75 %
```

Abb. 2. Zum Zeitpunkt der Aufnahme wurde ohne Kenntnis des klinischen Bildes das Vorhandensein einer regionalen Wandbewegungsstörung mittels zweidimensionaler Echokardiographie überprüft. Die Bewertung (Vorhandensein einer Bewegungsstörung, Hypokinesie, Akinesie, Dyskinesie, Lokalisation) erfolgte durch zwei Mitarbeiter unabhängig voneinander. Zusätzlich wurden die angiographischen und echokardiographischen Daten miteinander verglichen

Operationsanmeldung und bei dem gleichen Prozentsatz ein konservatives Vorgehen angezeigt war. Konnte die Operation im Mittel etwa 5 Wochen nach Krankenhausaufnahme durchgeführt werden, so stellt die Ballondilatation ein weiteres Behandlungsregim dar, einen drohenden Verschluß bei instabiler Angina ohne zeitliche Latenz zu verhindern.

Literatur

Donsky MS, Curry GC, Parkey WR, Meyer LS, Bonte FJ, Platt RM, Willerson JT (1976) Unstable angina pectoris. Clinical, angiographic and myocardial scintigraphic observations. Br Heart J 38: 257–263 – Lichtlen R (1983) Klinik und medikamentöse Therapie der koronaren Herzerkrankung. Dtsch Ärztebl 34: 19–33 – Meyer J, Schmit H-J, Kiesslich T, Erbel R, Krebs W, Schulz W, Bardos P, Minale C, Messmer BJ, Effert S (1983) Percutaneous transluminal coronary angioplasty in patients with stable and unstable angina pectoris: Analysis of early and late results. Am Heart J 106: 973–980 – Plotnick GD (1979) Approach to the management of unstable angina. Am Heart J 98: 243–255 – Robertson WS, Feigenbaum H, Armstrong W, Dillon JC, O'Donnell J, McHenry PW (1983) Exercise echokardiography: A clinically practical addition in the evaluation of coronary artery disease. JACC 2: 1085–1091

Herzum, M., Maisch, B., Kochsiek, K. (Med. Univ.-Klinik Würzburg)
Immunkomplexe in der Differenzierung dilatativer Kardiomyopathien

Zirkulierende Immunkomplexe wurden bei zahlreichen entzündlichen, rheumatischen und neoplastischen Erkrankungen nachgewiesen und werden bei den meisten extrakardialen Erkrankungen als Parameter für die Aktivität der Erkrankung angesehen. Bei Patienten mit Endokarditis konnten zuerst Bayer et al. (1976) [1] und später Maisch et al. (1983) [3] zeigen, daß Inzidenz und Konzentration zirkulierender Immunkomplexe im Verlauf der Behandlung signifikant abnehmen, so daß sie auch bei Endokarderkrankungen einen guten prognostischen Parameter darstellen. Bei Patienten mit akuter Perimyokarditis ist nicht unerwartet in Analogie zur Endokarditis gleichfalls der Immunkomplexspiegel ein Parameter für die Besserung der Entzündungsreaktion [2]. Da bei Patienten mit primärer oder sekundärer dilatativer Kardiomyopathie auch immunologische Effektormechanismen für Ätiologie und Pathogenese mitverantwortlich gemacht werden, war es das Ziel dieser Untersuchung zu prüfen, ob
1. bei primärer und sekundärer dilatativer Kardiomyopathie der Nachweis von Immunkomplexen Hinweis auf eine entzündliche oder nichtentzündliche Ätiologie und Pathogenese geben kann,
2. mit verschiedenen Methoden zur Immunkomplexbestimmung vergleichbare Ergebnisse erzielt werden können.

Methoden

Zirkulierende Immunkomplexe wurden mit zwei unterschiedlichen Methoden erfaßt:
    1. Mit Hilfe des C1q-Fluoroimmunoassay (Maisch et al.) [3] wird der Teil der Antigenantikörperkomplexe bestimmt, die die erste Komplementstufe binden. Es handelt sich um einen fluorometrischen Festphasentest, der im Prinzip wie ein indirekter Immunfluoreszenztest erfolgt, wobei die Fluoreszenzintensität mit Hilfe von Fluoreszenzsignaleinheiten (FSU) quantifiziert wird. Pro Probenträger (Stiq) wurden 1,7 µg humanes C1q aufgetragen und über 18 Std bei 4° C inkubiert. 20 µg Patientenserum wurden mit 830 µl Trispuffer versetzt und 30 min mit dem Stiq inkubiert. Anschließend wurde im gleichen Puffer gewaschen und das Reaktionsprodukt mit einem FITC-gekoppelten Anti-Human-IgG

C1q-FIAX

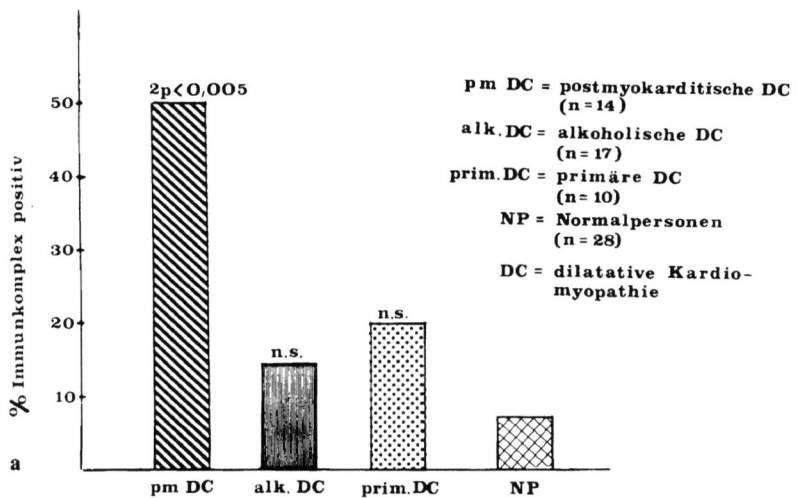

a

KONGLUTININ - EIA

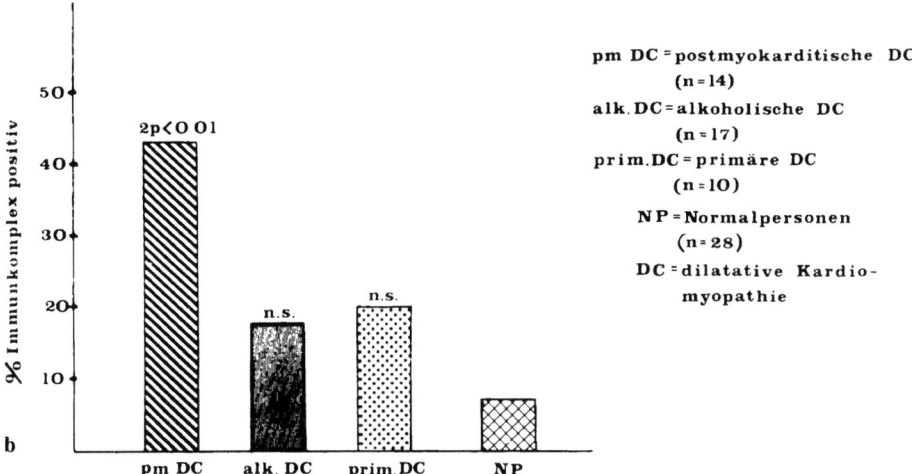

b

Abb. 1a und b. Inzidenz zirkulierender Immunkomplexe im C1q-FIAX bzw. Konglutinin-EIA bei dilatativen Kardiomyopathien

F(ab)$_2$-Fragment (Medac) in der Verdünnung 1 : 37 über 30 min markiert, die Intensität der Fluoreszenz in einem Fluorometer (FIAX, IDT) gemessen.

2. Die zweite Testmethode, ein kompetitiver Konglutininenzymimmunoassay (Medac) erfaßt neben den C1q-aktivierenden Immunkomplexen auch solche, die lediglich über den alternativen Weg Komplement binden können. Seine Grundlage ist eine Kompetition interner standardisierter Immunkomplexe, die aus β-Galaktosidase-anti-β-Galaktosidase bestehen, mit zirkulierenden Immunkomplexen der Serumprobe um eine limitierte Anzahl von an Polysterol gekoppelten Konglutininmolekülen [4]. Die zirkulierenden Immunkomplexe werden über das an das Fc-Teil des Immunglobulinmoleküls gebundene Komplementspaltprodukt C3$_{bi}$ fest an Konglutinin gebunden. Die Anzahl der β-Galaktosidase-anti-Galaktosidasekomplexe und damit die enzymatische Aktivität, die nach Beendigung

der Reaktion gemessen wird, ist umgekehrt proportional zur Konzentration zirkulierender Immunkomplexe in der Serumprobe und dem aggregierten IgG in der positiven Kontrolle. Als enzymatisches Substrat der β-Galaktosidase wird Ortonitrophenylgalaktopyranosid benutzt. Die Messung des freigesetzten Reaktionsproduktes (Ortonitrophenol) erfolgt bei 420 bzw. 405 nm photometrisch.

Zur Quantifizierung der gemessenen Immunkomplexkonzentrationen diente ein Serumpool von 28 gesunden Probanden, dem aggregiertes IgG in steigenden Konzentrationen zugesetzt wurde. Das Ergebnis wurde in µg aggregiertes IgG eq/ml Serum ausgedrückt. Vergleichsmessungen der Seren aus dem Serumpool ergaben für den C1q-FIAX eine oberste Normgrenze von 11 µg aggregiertes IgG eq/ml Serum, beim Konglutinin-EIA lag dieser Grenzwert bei 7 µg/ml.

Die Auswertung der Daten erfolgte mittels des χ^2-Testes bezüglich der Inzidenz zirkulierender Immunkomplexe.

Ergebnisse

Im C1q-FIAX und auch im Konglutinin-EIA wiesen Patienten mit einer postmyokarditischen dilatativen Kardiomyopathie (Zustand nach Myokarditis bei gleichzeitigem Ausschluß eines Alkoholabusus, einer Hypertonie oder koronaren Herzkrankheit) in 50 bzw. 43% der Fälle pathologisch erhöhte Immunkomplexkonzentrationen in ihrem Serum auf. Dieser Unterschied war im Vergleich zu einem Kollektiv gesunder Probanden sowohl im C1q-FIAX ($2p < 0,005$) als auch im Konglutinin-EIA ($2p < 0,01$) signifikant (vgl. Abb. 1a, b).

Wertet man das positive Testergebnis in einem der beiden Testansätze als Immunkomplexnachweis im Serum, so konnte die Inzidenz zirkulierender Immunkomplexe bei postmyokarditischer Kardiomyopathie auf 78% gesteigert werden, während bei primärer Kardiomyopathie sowie den Normalpersonen die Häufigkeit unverändert blieb (Abb. 2). Hinsichtlich des Auftretens pathologisch erhöhter Immunkomplexkonzentration unterschied sich diese Patientengruppe somit sowohl im Vergleich zu den Normalpersonen ($2p < 0,001$) als auch von Patienten mit primärer ($2p < 0,005$) und alkoholischer ($2p < 0,01$)

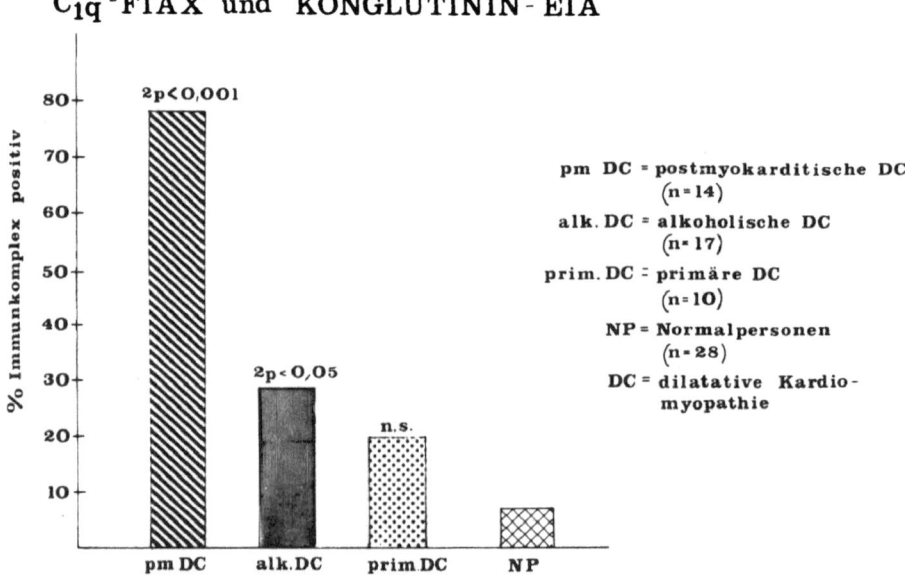

Abb. 2. Inzidenz zirkulierender Immunkomplexe bei dilatativen Kardiomyopathien bei Nachweis der Immunkomplexe in einem oder beiden Testmethoden

Kardiomyopathie. Daß Patienten mit alkoholischer dilatativer Herzmuskelerkrankung bei dieser Auswertung im Vergleich zu den Normalpersonen signifikant häufiger zirkulierende Immunkomplexe aufwiesen ($2\,p < 0{,}05$), könnte eine Erklärung in der Schädigung der Leber durch die gleiche Noxe finden (vgl. Penner et al.) [5]. Schließlich deutet die Erhöhung der Sensitivität bei Kombination der Testergebnisse im C1q-FIAX und im Konglutinin-EIA auf eine Heterogenität der Antigenantikörperkomplexe hin, da sich die mit den beiden Testmethoden nachweisbaren Immunkomplexe in Größe molekularer Zusammensetzung sowie Art und Umfang der Komplementaktivierung unterscheiden (Theophilopoulos et al.) [6].

Schlußfolgerungen

Bei Patienten mit primärer und sekundärer dilatativer Kardiomyopathie sind zirkulierende Immunkomplexe ein unspezifischer, aber sensitiver und diagnostisch wertvoller Parameter, der auf eine postmyokarditische Form hinweist, da sie bei Gesunden praktisch fehlen und bei Patienten mit primärer dilatativer Kardiomyopathie und sekundär alkoholischer Herzmuskelerkrankung kaum nachweisbar sind. Ziel weiter Untersuchungen ist die Bestimmung der antigenen Anteile in den Immunkomplexen, die alleine erst Hinweise zur Organselektivität der Antigenantikörperkomplexe und ihrer pathogenetischen Relevanz geben können.

Literatur

1. Bayer A, Theofilopoulos A, Eisenberg R, Dixon F, Guze L (1976) Circulating immune complexes in infective endocarditis. N Engl J Med 295: 1500–1505 – 2. Herzum M, Maisch B, Hepp A, Kochsiek K (1983) Zirkulierende Immunkomplexe bei Perimyokarditis, eine Follow-up-Studie. Z Kardiol (Suppl 2) 72: 83 – 3. Maisch B, Mayer E, Schubert U, Berg E, Kochsiek K (1983) Immune reactions in infective endocarditis II. Relevance of circulating immune complexes, serum inhibition factors, lymphocytotoxic reactions and antibody-dependent cellular lytotoxicity, lymphocytotoxic against cardiac target cells. Am Heart J 108: 338–344 – 4. Manca F, Migliorini P, Bombardieri S, Celada F (1979) An enzymatically active antigen-antibody probe to measure circulating immune complexes by competition. Clin Immunol Immunopathol 16: 131–141 – 5. Penner E, Albini B, Milgrom F (1978) Detection if circulating immune compteres in alcoholic livers disease. Clin Exp Immunol 34: 28–31 – 6. Theofilopoulos A, Dixon F (1980) Immune complexes in human diseases. Am J Pathol 100: 521–591

Riegger, A. J. G., Kromer, E. P., Steilner, H., Liebau, G., Kochsiek, K. (Med. Univ.-Klinik Würzburg)
Abnormale Stimulierbarkeit von Renin, Converting-Enzym, Noradrenalin, Adrenalin und Vasopressin bei Patienten mit kongestiver Herzinsuffizienz unter dynamischer Belastung

Einleitung

Die kongestive Herzinsuffizienz stellt ein komplexes Syndrom dar, wobei nicht nur die myokardiale Dysfunktion eine wichtige Rolle bei der Pathogenese der Erkrankung spielt, sondern es kommt vielmehr auch positiven und negativen Gegenregulationsmechanismen eine wesentliche Bedeutung zu. Um eine genügende Organdurchblutung aufrechterhalten zu können, kommt es bei der schweren Herzinsuffizienz zum Anstieg des peripheren Gefäßwiderstandes durch Konstriktion der Widerstandsgefäße, wenn die Kompensationsmechanismen des Herzens ein genügendes Herzminutenvolumen nicht mehr aufrecht erhalten können. Es kommen hauptsächlich drei neurohumorale vasokonstriktorisch wirksame Systeme bei diesem Mechanismus in Betracht: Das Reninangiotensinsystem, die sympathische Aktivität und möglicherweise das Vasopressin.

Alle drei genannten vasopressorischen Hormonsysteme können bei der Herzinsuffizienz aktiviert gefunden werden. Aus diesem Grunde untersuchten wir das Verhalten des Reninangiotensinaldosteronsystems, der sympathischen Aktivität und des Vasopressins in Ruhe als auch nach dynamischer Belastung bei Patienten mit kongestiver Herzinsuffizienz im Vergleich zu Kontrollpersonen.

Methoden

Die Untersuchungen wurden an 22 Patienten mit kongestiver Herzinsuffizienz vom klinischen Schweregrad II−III durchgeführt. Alle Patienten waren über Wochen chronisch therapiert mit Digitalis und Diuretika. Sechs gesunde Personen dienten als Kontrollen. Die dynamische Belastung erfolgte auf dem Laufband nach einem modifizierten Protokoll von Naughton. Plasmareninkonzentration, Plasmaaldosteron und Vasopressin wurden radioimmunologisch, Noradrenalin, Adrenalin und die Plasma-Converting-Enzymaktivität radioenzymatisch bestimmt.

Ergebnisse

Beide Kollektive wurden voll ausbelastet, wobei bei den Patienten mit Herzinsuffizienz der Abbruch wegen Dyspnoe erfolgte. Der prozentuale Anstieg der maximalen Sauerstoffaufnahme unter Laufbandbelastung betrug bei den Kontrollpersonen etwa das 11,5fache des Ausgangswertes, wohingegen die Patienten mit Herzinsuffizienz im Mittel nur etwa auf das 4,5fache ihres Ausgangswertes belastet werden konnten. Bei den Patienten mit Herzinsuffizienz zeigte die Plasmareninkonzentration unter Ruhebedingungen eine weite Streuung, wobei der Mittelwert deutlich erhöht war ($27,3 \pm 9,2$ ng AI/ml/Std) im Vergleich zum Kontrollkollektiv mit $6,1 \pm 0,5$ ng I/ml/Std. Bei beiden Kollektiven fand sich ein signifikanter Anstieg der Plasmareninkonzentration unter maximaler Belastung, beim Kontrollkollektiv auf einen Wert von $27,7 \pm 3,6$ ng I/ml/Std ($p < 0,005$), bei den Patienten mit Herzinsuffizienz auf einen exzessiven hohen Wert von $46,9 \pm 13,0$ ng I/ml/Std ($p < 0,001$). Auch unter Belastung lag die Plasmareninkonzentration bei den Patienten mit Herzinsuffizienz signiifkant höher als bei Kontrollpersonen ($p < 0,05$). Die Plasmaaldosteronspiegel waren bei den Patienten mit Herzinsuffizienz in Ruhe signifikant erhöht ($304,4 \pm 84,4$ pg/ml) im Vergleich zum Kontrollkollektiv mit 156 ± 24 pg/ml ($p < 0,05$). Unter maximaler Belastung kam es zu einem signifikanten, jedoch geringen Anstieg der Plasmaaldosteronkonzentration, bei den Patienten mit Herzinsuffizienz auf $416,2 \pm 88,8$ pg/ml ($p < 0,001$) und bei den Kontrollpersonen auf 215 ± 63 pg/ml ($p < 0,05$). Die Serum-Converting-Enzymaktivität zeigte bei den Patienten mit Herzinsuffizienz in Ruhe signifikant erhöhte Werte ($99,0 \pm 7,5$ U) im Vergleich zum Kontrollkollektiv ($58,0 \pm 7,0$ U) ($p < 0,02$). Die Einzelwerte bei den Patienten mit Herzinsuffizienz überschritten jedoch den Normbereich nicht. Unter maximaler Belastung stieg die Serum-Converting-Enzymaktivität bei den Kontrollpersonen auf $91,0 \pm 12,0$ U an ($p < 0,005$), bei den Patienten mit Herzinsuffizienz zeigte sich keine Veränderung. Die Plasmaargininvasopressinspiegel waren in beiden Kollektiven in Ruhe im Normbereich und zeigten keine Unterschiede. Bei den Kontrollpersonen zeigte sich ein Anstieg von $6,0 \pm 0,5$ auf $19,4 \pm 4,7$ pg/ml ($p < 0,05$) unter maximaler Belastung, bei den Patienten mit Herzinsuffizienz ließ sich nur ein geringgradiger Anstieg von $5,8 \pm 0,4$ auf $8,5 \pm 1,5$ pg/ml nachweisen, der nicht signifikant war. Die Plasmanoradrenalinspiegel lagen bei den Patienten mit Herzinsuffizienz in Ruhe signifikant höher (479 ± 57 pg/ml) als bei den Kontrollpersonen (395 ± 34 pg/ml) ($p < 0,05$).

Bei den Kontrollpersonen fanden sich jedoch unter maximaler Belastung signifikant höhere Plasmanoradrenalinspiegel (3 038 ± 755 pg/ml) als bei den Patienten mit kongestiver Herzinsuffizienz (1 707 ± 411 pg/ml) ($p < 0,05$). Die Plasmaadrenalinkonzentration war bei beiden Kollektiven in Ruhe nicht unterschiedlich. Bei Belastung zeigten die Kontrollpersonen einen Anstieg von 144 ± 14 auf 342 ± 92 pg/ml, der wegen der großen Streuung der Werte nicht signifikant war. Bei den Patienten mit Herzinsuffizienz stieg die Plasmaadrenalinkonzentration unter maximaler Belastung von 117 ± 16 auf 188 ± 34 pg/ml ($p < 0,025$) an.

Diskussion

Die Ergebnisse zeigen, daß das Reninangiotensinaldosteronsystem bei den meisten Patienten mit kongestiver Herzinsuffizienz in Ruhe unter einer Therapie mit Digitalis und Diuretika stimuliert ist. Außerdem zeigte sich, daß bei Patienten mit Herzinsuffizienz das Reninsystem unter maximaler Belastung wesentlich mehr stimulierbar ist als bei Kontrollpersonen. Somit kann dem Angiotensin II als dem vasopressorisch wirksamen Hormon bei der Regulation der linksventrikulären Funktion bei der Herzinsuffizienz nicht nur in Ruhe, sondern insbesondere unter Belastungsbedingungen eine wesentliche Bedeutung zukommen. Wir fanden unter Ruhebedingungen, wie dies schon seit langer Zeit bekannt ist, eine signifikante Stimulation der sympathischen Aktivität gemessen als Plasmanoradrenalinspiegel. Während dynamischer Belastung jedoch zeigte sich bei den Patienten mit Herzinsuffizienz eine Beeinträchtigung der Stimulierbarkeit der sympathischen Aktivität im Vergleich zu Kontrollpersonen. Ob die bei den Patienten mit Herzinsuffizienz in Ruhe als auch unter Belastung stimulierte sympathische Aktivität als ein das Herz positiv beeinflussender Kompensationsmechanismus angesehen werden kann, oder ob die erhöhte sympathische Aktivität die Herzfunktion durch Erhöhung der Impedanz negativ beeinflußt, kann aus den Ergebnissen dieser Studie nicht eindeutig bestimmt werden. Die Plasmaadrenalinkonzentrationen verhielten sich ähnlich denen des Plasmanoradrenalins, zeigten jedoch unter Belastung nur relativ geringe Anstiege. Dies spricht dafür, daß der Anstieg der Plasmanoradrenalinkonzentration im Bereich der sympathischen Nervenendigungen zu suchen ist und weniger durch Stimulation der Nebenniere hervorgerufen wird. Dem Vasopressin kommt bei den Patienten mit leichter bis mittelschwerer Herzinsuffizienz bei der Regulation des peripheren arteriellen Gefäßwiderstandes in Ruhe als auch unter dynamischer Belastung nach diesen Ergebnissen keine wesentliche Bedeutung zu. Bei den Kontrollpersonen jedoch ist eine Beeinflussung des peripheren Widerstandes durch Vasopressin während maximaler Belastung nicht auszuschließen, zumal bei einigen der Probanden ein Anstieg der Plasmavasopressinspiegel bis auf das achtfache des Ausgangswertes beobachtet werden konnte.

Löllgen, H., Zeiher, A., Lindel, E., Dietlein, G., Neis, W., Wollschläger, H. (Med. Klinik der Universität Freiburg/Brsg. und Firma Ciba-Geigy/Wehr)
Vergleich von Isosorbidmononitrat mit einem transdermalen Nitroglyzerinsystem bei Koronarpatienten

Die Behandlung der koronaren Herzerkrankung und der Angina pectoris mit Nitroglyzerin ist ein Standardverfahren.

Die perkutane Anwendung von Nitroglyzerin ist jedoch erst seit einigen Jahren bekannt, neuere technologische Verfahren haben diese perkutane oder transdermale Behandlungsform praktikabel gemacht. Wir haben in der vorliegenden Untersuchung geprüft, welcher oralen Nitrattherapie eine solche transdermale Nitroglycerinbehandlung entspricht. Als Vergleichsbehandlung wurde die tägliche Gabe von 60 mg Isosorbidmononitrat gewählt.

Material und Methodik

Wir untersuchten hierzu 13 Patienten mit einer gesicherten koronaren Herzerkrankung und einer stabilen Angina pectoris. Die Versuchsanordnung war kontrolliert, vergleichend und über Kreuz angewendet. Verglichen wurden 60 mg Isosorbid 5-Mononitrat sowie Nitroderm TTS mit 5 mg Nitroglyzerinabgabe/24 Std. Die Studie war randomisiert, es erfolgten Belastungsuntersuchungen im Liegen, am Fahrradergometer, bestimmt wurden Herzfrequenz, Blutdruck, ST-Streckensenkung im EKG, auf Befragen wurde die Akzeptanz und die Bevorzugung der jeweiligen anderen Therapieform festgelegt. Die statistische Auswertung erfolgte mit üblichen varianzanalytischen Verfahren.

Ergebnisse

Unter Nitroderm TTS nahm die Anfallshäufigkeit um 57% ab, unter Mononitraten um 30% ($p = 5\%$). Unter beiden Anwendungsformen sank der Nitratverbrauch, ebenfalls nahm die ST-Streckensenkung bei maximaler Belastung der beiden Behandlungsformen signifikant ab (26 bzw. 27%). Bezüglich Herzfrequenz und Blutdruck ergaben sich zwischen den beiden Therapieformen keine Unterschiede. Die Patienten und Ärzte beurteilten die transdermale Nitroglyzeringabe als eindeutig besser als die orale Mononitratgabe. Nebenwirkungen wurden bei transdermaler Gabe in drei Fällen, bei Mononitraten in fünf Fällen angegeben.

Neun Patienten bevorzugten das Nitratpflaster, drei die orale Therapie, ein Patient gab keinen Unterschied an.

Diskussion

Nach den vorliegenden eigenen Befunden besteht kein Zweifel an der Wirksamkeit der transdermalen Nitratgabe, auch wenn neuere Plazebostudien bezüglich der Belastungsintensität keine Unterschiede fanden. Dennoch ließ sich mit dem Nitratpflaster die Anfallshäufigkeit und Intensität in gleicher Weise wie mit Mononitraten beeinflussen. Dabei darf die Mononitrattherapie als eine ebenfalls gesicherte etablierte Behandlungsmethode angesehen werden. Die Akzeptanz durch den Patienten war für das Nitratpflaster wesentlich besser. Unterschiede hinsichtlich Pulsfrequenz, Blutdruck und ergometrischer Leistung ergaben sich zwischen den Therapieformen nicht.

Es muß allerdings eingeräumt werden, daß für das Nitratpflaster eine Plazebowirkung nicht ausgeschlossen werden kann, zumal der Versuch offen und nur kontrolliert war. Ziel der vorliegenden Studie war zunächst der Wirkungsvergleich mit einer etablierten Mononitrattherapie zu erstellen. Hier liegen beide Verfahren in gleichem Bereiche. Einige Autoren kommen in neueren Untersuchungen zum Schluß, daß ein solcher Wirkungsnachweis für das Nitratpflaster noch nicht erbracht sei, wenngleich zahlreiche andere Untersuchungen einen solchen Nachweis durchaus erbracht haben. Man muß allerdings für eine abschließende Stellungnahme eine Doppelblindstudie fordern mit entsprechender Randomisierung und überkreuzter Anwendung. Nach Vorliegen solcher Befunde kann endgültig zum Stellenwert der Nitratpflastertherapie eine Aussage gemacht werden.

Kardiologie V

Jacksch, R., Karsch, K. R., Seipel, L. (Med. Univ.-Klinik, Abt. III, Tübingen)
Kombinierte ein- und zweidimensionale Kontrastechokardiographie und Funktionsdiagnostik der Trikuspidalklappe und des rechten Ventrikels

Einleitung

Die Kontrastechokardiographie der Vena cava inferior in der Diagnostik der Kompetenz der Trikuspidalklappe ist in kleinen Kollektiven und bislang ohne gleichzeitige echokardiographische Analyse der rechtsventrikulären Funktion durchgeführt worden [3, 4, 10]. Das erste Ziel dieser Untersuchung war es daher, durch Entwicklung und Anwendung einer neuen kombinierten ein- und zweidimensionalen kontrastechokardiographischen Methode die Trikuspidalklappeninsuffizienz (TI) möglichst genau zu erfassen und zu quantifizieren. Bei einem Teil der Patienten wurde weiterhin versucht, die Funktion und die Volumina der rechten Kammer zu analysieren und mit den Ergebnissen der biplanen Cineangiographie zu vergleichen.

Patientenkollektiv und Methodik

Untersucht wurden 44 Patienten. 18 Patienten hatten eine Mitralstenose vom klinischen Schweregrad III nach NYHA, sechs Patienten eine Mitralinsuffizienz, sieben Patienten ein kombiniertes Mitralvitium und 13 Patienten zusätzlich einen Befall der Aortenklappe. 38 Patienten hatten zum Zeitpunkt der Untersuchung eine absolute Arrhythmie, bei sechs Patienten lag ein normofrequenter Sinusrhythmus vor. Die invasive Untersuchung wurde 1−3 Tage nach der echokardiographischen Untersuchung von einem zweiten Untersucher durchgeführt, dem das Ergebnis der echokardiographischen Analyse nicht bekannt war. Die angiographische Schweregradeinteilung der TI erfolgte nach der von Simon und Lichtlen [7] beschriebenen Methode. Dabei konnte bei 18 Patienten angiographisch eine TI ausgeschlossen werden, zehn Patienten hatten angiographisch eine TI vom Schweregrad I, neun Patienten vom Schweregrad II und sieben Patienten vom Schweregrad III. Die cineventrikulographische Analyse des rechten Ventrikels erfolgte aus biplanen Angiogrammen Bild zu Bild, die Volumina wurden mittels der Regressionsausgleichung nach Arcilla et al. [2] bestimmt sowie die Ejektionsfraktion berechnet.

Die kontrastechokardiographische Diagnostik der TI erfolgte nach zwei Methoden:
Methode A: Indirekter Nachweis der TI durch Erfassung V-wellensynchroner Regurgitationen in die Vena cava inferior und Versuch der Quantifizierung durch Bestimmung der Anzahl der Regurgitationen.
Methode B: Direkter Nachweis durch Darstellung der regurgitierenden Kontrastechos an der Trikuspidalklappe in der kurzen parasternalen Achse des rechtsventrikulären Einflußtraktes und Quantifizierung durch Bestimmung der Länge der Kontrastechos im rechten Vorhof (Abb. 1). Die Bestimmung der rechtsventrikulären Volumina und Funktion erfolgte aus dem rotierten apikalen Vierkammerblick mit maximal faßbarer Fläche des rechten Ventrikels. Die Volumina wurden nach der Flächenlängenmethode bestimmt sowie die Ejektionsfraktion berechnet.

Ergebnisse

Bei 26 Patienten konnte nach der Vena cava-Methode keine TI nachgewiesen werden (Tabelle 1). Bei 16 richtig negativen Befunden ergaben sich zehn falsch normale Befunde.

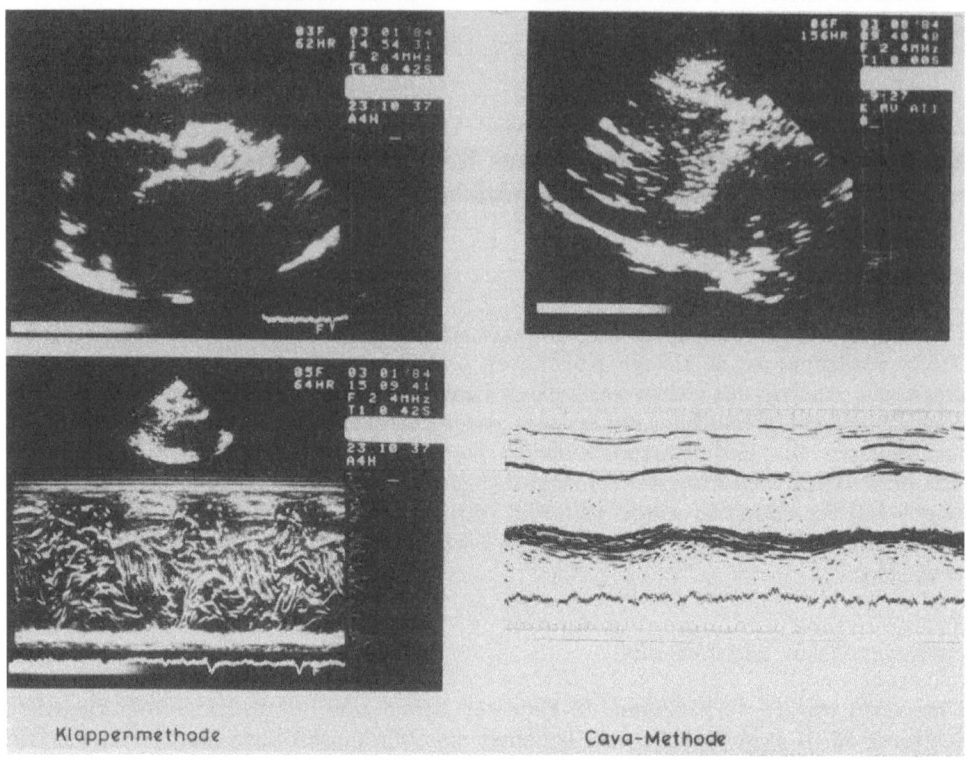

Klappenmethode

Cava-Methode

Abb. 1. Darstellung einer Trikuspidalinsuffizienz durch die Klappenmethode (links) und die Cava-Methode (rechts) mit Sektorbild und entsprechender M-Mode-Registrierung

Daraus berechnete sich eine Sensitivität von 62%. Bei 18 Patienten konnte in der Vena cava inferior eine TI nachgewiesen werden, bei zwei Patienten mit falsch pathologischem Nachweis. Die Spezifität der Vena cava-Methode betrug somit 89%. Es berechnete sich eine voraussagbare Genauigkeit der Methode von ebenfalls 89%. Durch die Klappenmethode konnte bei 18 Patienten in Übereinstimmung mit den Ergebnissen der Angiographie eine TI ausgeschlossen werden, daraus berechnete sich eine Sensitivität von 100%. Bei 26 Patienten mit angiographisch nachgewiesener TI wurde eine TI richtig diagnostiziert, daraus ergab sich eine Spezifität von ebenfalls 100% und voraussagbare Genauigkeit von 100%. Bei 23 Patienten ergab der Vergleich der echokardiographisch bestimmten enddiastolischen Volumina (y) zu den angiographisch bestimmten enddiastolischen Volumina (x) eine Regression von $y = 0,23 x - 4,4$ mit einem Korrelationsquotienten von $r = 0,864$, $p = 0,001$.

Tabelle 1. Unterteilung des Patientenkollektivs nach Schweregradeinteilung der Trikuspidalinsuffizienz. Berechnete Sensitivität, Spezifität und voraussagbare Genauigkeit der Cava-und Klappenmethode

	Angio	Cava	Klappe
TI 0	18	26	18
TI I	10	6	9
TI II	9	8	10
TI III	7	4	7
Sensitivität		62%	100%
Spezifität		89%	100%
Voraussagbare Genauigkeit		89%	100%

Der Vergleich der endsystolischen echokardiographisch (y) bestimmten und angiographisch (x) berechneten Volumina ergab eine Regressionsgerade von y = 0,25 x−3,5 mit einem Korrelationsquotienten von $r = 0,868$, $p = 0,001$. Zwischen echokardiographisch und angiographisch ermittelter Ejektionsfraktion fand sich keine signifikante Korrelation.

Diskussion

Die Methode der kombinierten ein- und zweidimensionalen Kontrastechokardiographie zum gezielten Nachweis einer TI wurde bisher nur von Amano et al. [1], Meltzer et al. 1983 [5] und Tei et al. [8] beschrieben. Die breitere klinische Anwendung fand jedoch die Cava-Methode [3, 4, 10]. Da jedoch die Cava-Methode bei der Bestimmung des Schweregrades einer TI unzureichend ist, wurde zusätzlich die Klappenmethode angewendet. Diese Methode ist hinsichtlich der Erkennung als auch der Schweregradeinteilung der TI mit einer Spezifität und Sensitivität von jeweils 100% der Cava-Methode deutlich überlegen. Ein wesentlicher Grund hierfür ist in der Zusammensetzung des Patientenkollektivs zu sehen. Die Mehrzahl der von uns untersuchten Patienten wiesen zum Zeitpunkt der Untersuchung Vorhofflimmern auf. Gerade bei diesen Patienten scheint die Cava-Methode an diagnostischer Aussagekraft einzubüßen. Die rechtsventrikuläre Volumenbestimmung weist sowohl endsystolisch als auch enddiastolisch eine gute Korrelation mit der Angiographie auf. Dies entspricht den Ergebnissen von Watanabe et al. [9], die mit einer modifizierten ebenfalls zweidimensionalen echokardiographischen Untersuchung Korrelationsquotienten von 0,94 bzw. 0,84 zwischen Echokardiographie und Angiographie fanden. In Übereinstimmung mit der Untersuchung von Seiffert et al. [6] fanden wir keine Korrelation der Ejektionsfraktion zwischen beiden Methoden. Die sehr flach verlaufende Steigung der Regressionsgeraden von 0,23 bzw. 0,25 zeigt, daß die quantitativen Volumenänderungen von der Enddiastole zur Endsystole echokardiographisch gering sind. Daraus resultiert, daß bereits bei quantitativ kleinen Abweichungen von den Regressionsgeraden erhebliche Unterschiede in der Globalfunktionsanalyse zustande kommen.

Literatur

1. Amano K et al. (1982) Detection of tricuspid regurgitation by contrast echocardiography. Jpn Circ J 46: 395 − 2. Arcilla RA et al. (1971) Angiographic method for volume estimation of right and left ventricles. Chest 60: 446 − 3. Lieppe W et al. (1978) Detection of tricuspid regurgitation with two-dimensional echocardiography and peripheral vein injections. Circulation 57: 128 − 4. Meltzer RS et al. (1981) Diagnosis of tricuspid regurgitation by contrast echocardiography. Circulation 63: 1093 − 5. Meltzer RS et al. (1983) Diagnosing tricuspid regurgitation by direct imaging of the regurgitant flow in the right atrium using contrast echocardiography. Am J Cardiol 52: 1050 − 6. Seiffert PA et al. (1984) Wert von Kontrastmittelinjektion und digitaler Bildverarbeitung für die Genauigkeit der Volumenbestimmung des rechten Ventrikels durch 2D-Echokardiographie. Z Kardiol (Suppl 1) 73 − 7. Simon R et al. (1976) Häufigkeit und Relevanz der Trikuspidalinsuffizienz bei erworbenem Mitralvitium. Analyse anhand des rechtsventrikulären Angiogrammes. Thoraxchirurgie 24: 279 − 8. Tei C et al. (1982) Assessment of tricuspid regurgitation by directional analysis of right atrial systolic linear reflux echoes with contrast M-mode echocardiography. Am Heart J 103: 1025 − 9. Watanabe T et al. (1981) Estimation of right ventricular volume with two dimensional echocardiography. Am J Cardiol 49: 1946 − 10. Wise NK et al. (1981) Contrast M-Mode ultrasonography of the inferior vena cava. Circulation 63: 1100

Mehmel, H. C., Reznicek, P., Baller, D., Tillmanns, H. (Med. Univ.-Klinik Heidelberg)

Die Sensitivität des Quotienten: systolischer Spitzendruck/endsystolisches Volumen als linksventrikulärer Funktionsparameter bei verschiedenen inotropen Interventionen

Die endsystolische Druck-Volumenbeziehung des linken Ventrikels wird zur Beurteilung der linksventrikulären Funktion auch unter klinischen Bedingungen angewendet, weil sie unabhängig von den Lastbedingungen ist und empfindlich die Inotropie beschreibt [1, 2]. Ein Nachteil der endsystolischen Druck-Volumenbeziehung besteht jedoch darin, daß mindestens zwei linksventrikuläre Kontraktionen mit unterschiedlicher Nachlast aufgenommen werden müssen. Daher wurde der von der endsystolsichen Druck-Volumenbeziehung abgeleitete Quotient: systolischer Spitzendruck/endsystolisches Volumen (SP/ESVI) als Parameter der linksventrikulären Funktion vorgeschlagen, da er technisch relativ einfach aus nur einem Schlag zu ermitteln ist [3].

In der vorliegenden Untersuchung wurde die Sensitivität des Quotienten SP/ESVI auf inotrope Interventionen geprüft. Als inotrope Intervention wurden erstens die postextrasystolische Potenzierung und zweitens eine Dobutamininfusion gewählt.

Im Rahmen der diagnostischen Herzkatheteruntersuchung wurde bei 22 Patienten SP/ESVI und die Austreibungsfraktion in einem Normalschlag und in einem postextrasystolischen Schlag bestimmt. Bei zehn Patienten wurde Dobutamin mit der Geschwindigkeit von 3–6 µg/min infundiert. Alle Patienten hatten eine koronare Herzerkrankung. Die Ventrikelvolumina wurden aus dem linksventrikulären Angiogramm ermittelt [4] und auf die Körperoberfläche bezogen als Index angegeben. Der linksventrikuläre Druck wurde mittels eines Kathetertipmanometers gemessen.

Bei den Patienten mit einem postextrasystolischen Schlag im linksventrikulären Angiogramm wird die Beziehung zwischen dem Quotienten SP/ESVI und der Austreibungsfraktion am besten mit einer exponentiellen Gleichung (SP/ESVI $= 0{,}74 \cdot e^{0{,}031\,EF}$) beschrieben, die einen relativ hohen Korrelationskoeffizienten von 0,75 erreicht.

Die Veränderungen von SP/ESVI und der Austreibungsfraktion sind linear und nur weniger eng miteinander korreliert ($r = 0{,}48$).

Bei den Patienten mit Dobutamininfusion zeigt der Quotient SP/ESVI wiederum eine recht enge ($r = 0{,}80$) exponentielle Beziehung zur Austreibungsfraktion (Abb. 1).

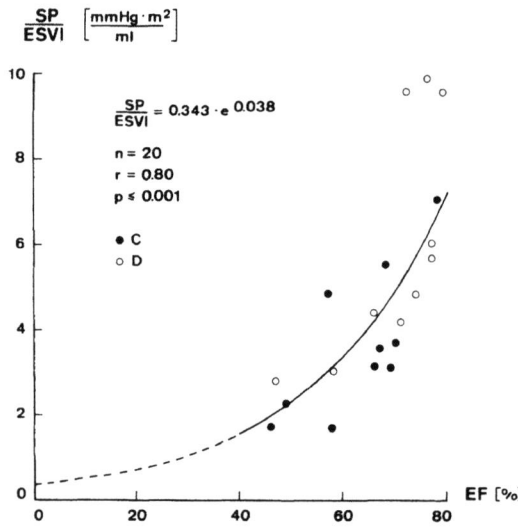

Abb. 1. Beziehung zwischen dem Quotienten SP/ESVI und der Austreibungsfraktion des linken Ventrikels vor und während einer Dobutamininfusion. Man erkennt eine ziemlich enge exponentielle Beziehung zwischen den beiden Größen. SP = systolischer Spitzendruck im linken Ventrikel; ESVI = Index des endsystolischen Volumens; EF = Austreibungsfraktion; C = Kontrolle; D = Dobutamin

Die Veränderungen des Quotienten SP/ESVI zeigten wie in der ersten Gruppe eine lineare Beziehung zur Veränderung der Austreibungsfraktion. Diese Beziehung war mit einem Korrelationskoeffizienten von $r = 0{,}67$ allerdings enger als im postextrasystolischen Schlag.

Die Ergebnisse lassen sich wie folgt zusammenfassen:

1. Die Veränderungen des Quotienten SP/ESVI und die Veränderungen der Austreibungsfraktion im Normal- und im postextrasystolischen Schlag korrelieren nur gering miteinander. Das kann z. T. dadurch erklärt werden, daß im postextrasystolischen Schlag nicht nur die Kontraktilität, sondern auch Vor- und Nachlast sich ändern, was wiederum die Austreibungsfraktion beeinflußt. Daher kann die Analyse des postextrasystolischen Schlags als positiv inotrope Intervention nur bedingt empfohlen werden.

2. Die Veränderungen von SP/ESVI und der Austreibungsfraktion während einer Dobutamininfusion, die als positiv inotrope Intervention unter Gleichgewichtsbedingungen gewählt worden war, korrelieren mäßig gut miteinander.

3. Relativ enge exponentielle Beziehungen werden beobachtet zwischen SP/ESVI und Austreibungsfraktion in beiden Gruppen.

Literatur

1. Mahler F, Covell JW, Ross J Jr (1975) Systolic pressure-diameter relations in the normal conscious dog. Cardiovasc Res 9: 447 − 2. Mehmel HC, Stockins B, Ruffmann K, v Olshausen K, Schuler G, Kübler W (1981) The linearity of the end-systolic pressure-volume relationship in man and its sensitivity for assessment of left ventricular function. Circulation 63: 1216 − 3. Nivatpumin T, Katz S, Scheuer J (1979) Peak left ventricular systolic pressure/end-systolic volume ratio: a sensitive detector of left ventricular disease. Am J Cardiol 43: 969 − 4. Greene DG, Carlisle R, Grant C, Bunnell IL (1967) Estimation of left ventricular volume by one-plane cienangiography. Circulation 35: 61

Peter, J. H., Bongartz, F., Fuchs, E., Mayer, J., Meinzer, K., Penzel, Th., Podszus, Th., von Wichert, P. (Med. Poliklinik der Philipps-Universität Marburg)

Zusammenhang zwischen der Apnoedauer und den Veränderungen der Blutgase, der pulmonalen arteriellen Drucke und der Herzfrequenz bei ausgeprägtem Schlafapnoesyndrom

In früheren Untersuchungen konnten wir − in einer anamnestisch vorselektierten Stichprobe − bei jedem zweiten Patienten mit schwerer essentieller Hypertonie ein Schlafapnoesyndrom nachweisen [1], unter nichtanamnestisch speziell vorselektierten 40−59jährigen Männern mit pektanginösen Beschwerden wurde bei jedem vierten Patienten ein Schlafapnoesyndrom nachgewiesen. Insgesamt fanden wir mit Hilfe des von uns entwickelten ambulanten Registrierverfahrens [2] bisher bei 800 Messungen mehr als 150 Patienten mit Schlafapnoesyndrom. Diese Häufigkeit der Schlafapnoe im ambulanten Patientengut scheint zunächst im Widerspruch zur behaupteten Gefährlichkeit dieser Erkrankung zu stehen. Mit Hilfe eines stationären Registrierprogramms, das neben EEG, EOG, Atemaktivität und transkutan gemessener Sauerstoffspannung auch das transkutan gemessene CO_2, das EKG, sowie die pulmonalarteriellen Druckwerte und das EMG einschließt, untersuchten wir zehn Patienten, die in den ambulanten Voruntersuchungen mehr als 50% des Nachtschlafs in Apnoe verbrachten.

Nur in der Hälfte der Fälle fanden wir krisenhafte Anstiege der pulmonalarteriellen Drucke, des pCO_2 oder gefährliche Herzrhythmusstörungen. Der Grad der Gefährdung ließ sich aus den gängigen Parametern zur Erfassung der Schlafapnoe nicht vorhersagen, entscheidend scheinen die Kumulationen von Apnoephasen einer kritischen Dauer bei zusätzlich schwacher intermittierender Atemaktivität zu sein. Die zum plötzlichen nächtlichen Herztod disponierenden Situationen sind also nicht einfach eine Funktion der Gesamtapnoezeit oder des sogenannten Apnoeindex.

Literatur

1. Peter JH, Bolm-Audorff U, Ebele R, Meinzer K, Penzel Th, von Wichert P (1983) Schlaf-Apnoe und essentielle Hypertonie. Verh Dtsch Ges Inn Med 89: 1132−1135 − 2. Peter JH, Becker E, Fuchs E, Meinzer K, von Wichert P (1982) Ambulante transkutane Langzeit-Registrierung von arterieller Sauerstoffspannung und Herzrhythmusstörungen bei Patienten mit Schlaf-Apnoe-Syndrom. Verh Dtsch Ges Inn Med 88: 390−393

Mitrović, V. (Städt. Krankenhaus, Konitzky-Stift, Bad Nauheim), Reinfrank, J. (Klin. Forschung und Entwicklung, Knoll AG, Ludwigshafen), Kuschke, H. J. (Städt. Krankenhaus, Konitzky-Stift, Bad Nauheim)

Hämodynamische Auswirkungen der intravenösen Gabe von Amezinium bei Patienten mit symptomatischer Hypotonie − Effekte bei Patienten mit normaler und eingeschränkter Funktion des linken Ventrikels

Einleitung

Zur Therapie der symptomatischen Hypotonie steht neben den hydrierten Mutterkornalkaloiden und Sympathomimetika neuerdings durch die Entwicklung des Ameziniummetilsulfats (AM) (Regulton) − 4-Amino-6-methoxy-1-phenylpyridazinium-methylsulfat − eine Monosubstanz eines neuen Strukturtyps zur Verfügung.

In zahlreichen tierexperimentellen Untersuchungen konnte gezeigt werden, daß die Wirkungseigenschaften der Substanz denen eines Sympathomimetikums mit bevorzugter Wirkung auf vasale α- und kardiale β_1-Rezeptoren entsprechen.

Nach oraler und parenteraler Applikation einzelner Dosen zeigten pharmakodynamische Untersuchungen bei gesunden Probanden einen stabilen Blutdruckanstieg mit Zunahme der Blutdruckamplitude, reflektorischer Herzfrequenzsenkung, Anstieg des Schlagvolumens und Verkürzung der systolischen Zeitintervalle.

Während die Wirksamkeit und gute Verträglichkeit von Amezinium nach peroraler Gabe vielfältig bewiesen ist, liegen keine Untersuchungen über seine hämodynamischen Auswirkungen auf Patienten mit hypotoner Kreislaufdysregulation nach parenteraler Applikation vor.

Ziel dieser Studie war es daher, die hämodynamischen Veränderungen nach i.v. Gabe von 10 mg Amezinium zum einen bei Patienten mit normaler Funktion des linken Ventrikels und zum anderen bei Patienten mit Linksherzinsuffizienz und symptomatischer Hypotonie unter praktisch-therapeutischen Gesichtspunkten zu untersuchen.

Methodik

Patienten. An der Untersuchung nahmen 15 Patienten (10 weiblich, 5 männlich) im Alter von 24−73 Jahren teil. Bei allen Patienten war die Diagnose „symptomatische Hypotonie" durch Anamnese und häufige Blutdruck- sowie Herzfrequenzkontrollen gesichert und hatte bei der Mehrzahl zur stationären Aufnahme geführt. Die klinische Symptomatik war geprägt durch Schwindel, schnelle Ermüdbarkeit, Schwarzwerden vor den Augen.

Bei elf Patienten (NP) konnte aufgrund der röntgenologischen, echokardiographischen und elektrokardiographischen Untersuchung (einschließlich Belastungs-EKG) eine kardiale Erkrankung

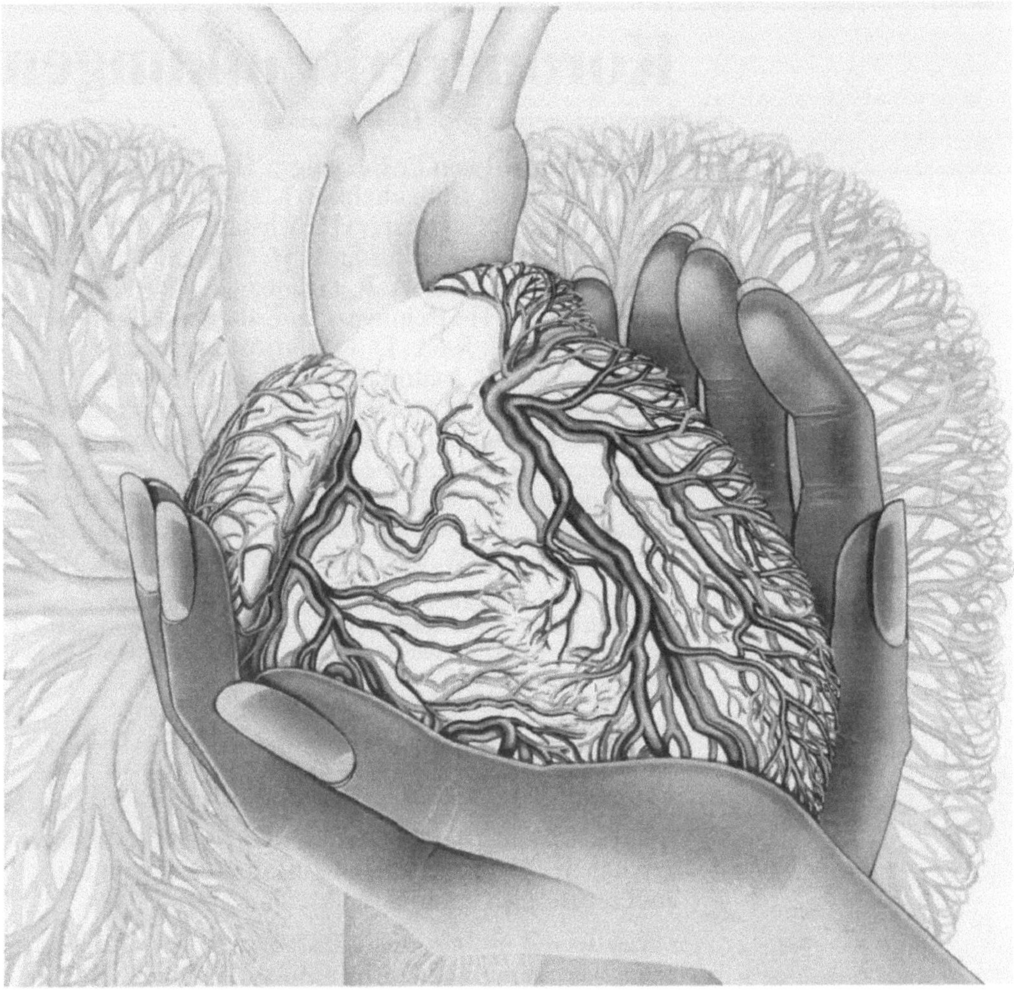

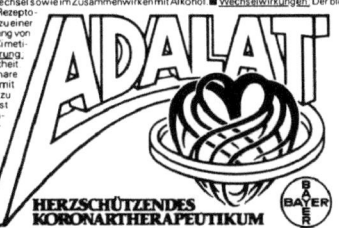

HERZSCHÜTZENDE KORONARTHERAPEUTIKA ADALAT®/ADALAT® RETARD.

ZUR UMFASSENDEN THERAPIE DER KORONAREN HERZKRANKHEIT: ADALAT/ADALAT RETARD.

1.D 1546

Zusammensetzung: Kapseln: 1 Kapsel Adalat® enthält 10 mg Nifedipin. 1 Kapsel Adalat 5® enthält 5 mg Nifedipin. 1 Kapsel Adalat 20® enthält 20 mg Nifedipin. Tabletten: 1 Tablette Adalat® retard enthält 20 mg Nifedipin. Indikationen: Koronare Herzkrankheit, chronisch stabile Angina pectoris, Ruheangina einschließlich vasospastischer Angina (Prinzmetal-Angina, Variant-Angina) sowie instabile Angina (Crescendo-Präinfarkt-Angina). Angina pectoris nach Herzinfarkt (nicht in den ersten 8 Tagen post infarctum). Hypertonie. Kontraindikationen: Gesamte Schwangerschaft. Über die Anwendung in der Stillzeit liegen keine Befunde vor. Vorsicht bei ausgeprägt niedrigem Blutdruck. Nebenwirkungen: Begleiterscheinungen treten im Allgemeinen nur vereinzelt und vorzugsweise zu Beginn der Behandlung auf, sie sind zudem oft leichter und vorübergehender Natur. Es kann zu Gesichtsrötung, Wärmegefühl und Kopfschmerzen kommen. Außerdem wurden in Einzelfällen namentlich bei höher Dosierung Übelkeit, Schwindel, Müdigkeit, Hautreaktionen, Parästhesie, hypotone Reaktion und Palpitationen beobachtet. Gelegentlich treten Beinödeme aufgrund einer Erweiterung der Blutgefäße auf. Äußerst selten kann es unter längerer Behandlung zu Gingivahyperplasie kommen, die sich nach Absetzen völlig zurückbilden. Äußerst selten können – unter Nifedipin nach der Einnahme Schmerzen im Bereich der Brust (unter Umständen Angina pectoris-artige Beschwerden) auftreten. In diesen Fällen sollte Adalat abgesetzt werden sofern ein kausaler Zusammenhang zu vermuten ist. Bei Dialysepatienten mit maligner Hypertonie und irreversiblem Nierenversagen, sowie Patienten mit Hypovolämie ist Vorsicht geboten, da ein deutlicher Blutdruckabfall durch Vasodilatation entstehen kann. Die Behandlung des Bluthochdrucks mit diesem Arzneimittel bedarf der regelmäßigen ärztlichen Kontrolle. Durch individuell auftretende unterschiedliche Reaktionen kann die Fähigkeit zur aktiven Teilnahme am Straßenverkehr oder zum Bedienen von Maschinen beeinträchtigt werden. Dies gilt in verstärktem Maße bei Behandlungsbeginn und Präparatwechsel sowie im Zusammenwirken mit Alkohol. ■ Wechselwirkungen: Der blutdrucksenkende Effekt von Adalat 20 kann durch blutdrucksenkende Arzneimittel verstärkt werden. Bei gleichzeitiger Anwendung von Nifedipin und β-Rezeptoren-Blockern ist eine sorgfältige Überwachung der Patienten angezeigt, da es zu einer stärkeren Hypotension kommen kann, auch wurde eine gelegentliche Ausbildung von Herzinsuffizienz genannt. Bei gleichzeitiger Verabfolgung von Nifedipin und Cimetidin kann es zu einer verstärkten blutdrucksenkenden Wirkung kommen. Dosierung: Adalat 5 (Kapseln zu 5 mg) für die leichteren Formen der koronaren Herzkrankheit. Adalat (Kapseln zu 10 mg) und Adalat retard (Tabletten zu 20 mg) für die koronare Herzkrankheit und Hypertonie. Adalat 20 (Kapseln zu 20 mg) ist bei Patienten mit koronarer Herzkrankheit oder Hypertonie angezeigt, die mit Adalat (Kapseln zu 10 mg) nicht befriedigend behandelt werden können. Die Behandlung möglichst individuell nach Schweregrad der Erkrankung und Ansprechbarkeit des Patienten. Kapseln/Retardtabletten unzerkaut mit etwas Flüssigkeit einnehmen. Einnahmeabstand. Kapseln. Bei Einzeldosis von 20 mg 2 Stunden nicht unterschreiten. Koronare Herzkrankheit. Dauerbehandlung im allgemeinen mit einer durchschnittlichen Tagesdosis von 15 – 30 mg (3 x 1 bis 3 x 2 Kapseln Adalat 5 bzw. 3 x 1 Kapsel Adalat). Wenn mit Adalat 5 oder Adalat-Tabletten nach 14 tägiger Behandlungszeit kein ausreichender Therapieerfolg eintritt, Übergang auf die schnell wirkende Adalat-Kapsel zu 10 mg. In besonderen Fällen stufenweise Steigerung der Tagesdosis auf 60 mg (3 x 2 Kapseln Adalat). Bei Koronarspasmen (Prinzmetal-Angina, Ruheangina) in Einzelfällen vorübergehend weitere Erhöhung der Tagesdosis auf 80 mg

bis maximal 120 mg (4 x 2 bis 6 x 2 Kapseln Adalat oder 4 x 1 bis 6 x 1 Kapsel Adalat 20). Hypertonie: Zur Therapie der hypertensiven Krise beträgt die Einzeldosis 1 – 2 Kapseln Adalat (10 – 20 mg). In seltenen Fällen bis zu 3 Kapseln Adalat (30 mg). Bei Hypertonie wird eine Tagesdosis von 3 x 1 bis 3 x 2 Kapseln Adalat (3 x 10 bis 3 x 20 mg) bzw. 3 x 1 Kapsel Adalat 20 (3 x 20 mg) empfohlen. Soll die Retardtablette eingesetzt werden, wird eine Tagesdosis von 2 x 1 Tablette Adalat retard (2 x 20 mg) empfohlen, die in einigen Fällen auf 2 x 40 mg erhöht werden kann. Drohender Angina-pectoris-Anfall, akute Hochdruckkrise. Zum raschen Wirkungseintritt Adalat-Kapseln zerbeißen, sublinguale Applikation. Handelsformen: Kapsel. Kapseln zu 5 mg Nifedipin. Packung mit 30 Kapseln DM 15,-. Packung mit 50 Kapseln DM 24,75. **Packung mit 100 Kapseln DM 42,70;** Anstaltspackungen. Kapseln zu 10 mg Nifedipin. Packung mit 30 Kapseln DM 26,35. Packung mit 50 Kapseln DM 40,50. **Packung mit 100 Kapseln DM 72,90;** Anstaltspackungen. Kapseln zu 20 mg Nifedipin. Packung mit 30 Kapseln DM 41,05. Packung mit 50 Kapseln DM 64,95. **Packung mit 100 Kapseln DM 117,90;** Anstaltspackungen. Tabletten. Retard-Tabletten zu 20 mg Nifedipin. Packung mit 30 Tabletten DM 39,15. Packung mit 50 Tabletten DM 61,95. **Packung mit 100 Tabletten DM 110,55;** Anstaltspackungen.

HERZSCHÜTZENDES
KORONARTHERAPEUTIKUM

BAYER

Stand September 1984

Koronarerkrankungen

Herausgegeben von **H. Roskamm**

Unter Mitarbeit von E. Bassenge, H.-J. Becker, G. Breithardt, P. Bubenheimer, L. Buchholz, C.D. Claussen, C. Droste, H. Eichstädt, W.A. Fach, R. Felix, A. Frey, L. Görnandt, H. Gohlke, Ch. Gohlke-Bärwolf, M. Gottwik, A.R. Grüntzig, P. Harnasch, K. Huesmann, Th. Ischinger, M. Kaltenbach, D. Kalusche, M. Keck, D. Köhler, W. Langosch, G. Lohmöller, H. Lydtin, B.V. Mai, D.G. Mathey, W. Morgenstern, E. Nüssel, O. Pachinger, J. Petersen, R. Poche, H. Reindell, B. Ritter, H. Roskamm, L. Samek, W. Schaper, R. Scheidt, M. Schmuziger, W. Schneider, K. Schnellbacher, K.P. Schüren, L. Seipel, M. Siebes, H. Sochor, E. Steinmann, M. Stolte, P. Stürzenhofecker, P. Tollenaere, H. Weidemann, A. Weißwange, B. Wille

1984. 315 Abbildungen, 148 Tabellen. XXXV, 1386 Seiten.
(Handbuch der inneren Medizin, Herausgeber: E. Buchborn, **Band 9:** Herz und Kreislauf. 5., völlig neu bearbeitete und erweiterte Auflage, **Teil 3)**
Gebunden DM 480,−; approx. US $ 188.20
Subskriptionspreis
Gebunden DM 384,−; approx. US $ 150.60. (Der Subskriptionspreis gilt bei Verpflichtung zur Abnahme aller Teilbände bis zum Erscheinen des letzten Teilbandes von Band 9). ISBN 3-540-13021-7

Diagnostik und Therapie der koronaren Herzerkrankungen haben sich in den letzten 20 Jahren wie kaum ein anderer Bereich der inneren Medizin gewaltig verändert.

Diese derzeit umfassendste Darstellung vermittelt den gegenwärtigen Stand der Kenntnisse. Nach einleitenden Kapiteln über die physiologischen, pathologischen, pathophysiologischen und epidemiologischen Grundlagen werden die Verfahren, die heute bei der Diagnostik und Funktionsdiagnostik des Koronarkranken angewandt werden, dargestellt, wobei nicht nur die technischen Aspekte dieser Verfahren, sondern besonders ihr Stellenwert in der Beurteilung des Koronarpatienten beschrieben werden. Die entsprechenden Krankheitsbilder werden in speziellen Kapiteln abgehandelt. Bei den Therapieverfahren stehen ebenso wie bei den diagnostischen Verfahren nicht so sehr methodische Details im Vordergrund, sondern vielmehr der Stellenwert bei der Behandlung des Koronarkranken.

Alle wesentlichen Literaturarbeiten wurden berücksichtigt. So ist dieser Band für lange Zeit das gültige Standardwerk zum Thema − ein zuverlässiges Nachschlagewerk für den Kardiologen, Internisten, Sport-, Arbeits- und Allgemeinmediziner.

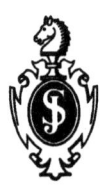

Springer-Verlag
Berlin
Heidelberg
New York
Tokyo

Tiergartenstr. 17, D-6900 Heidelberg 1,
175 Fifth Ave., New York, NY 10010, USA,
37-3, Hongo 3-chome, Bunkyo-ku,
Tokyo 113, Japan

2589/5/1a

weitgehend ausgeschlossen werden und somit eine normale Funktion des linken Ventrikels gesichert werden.

Bei vier Patienten (CC) lag eine chronische Linksherzinsuffizienz mit Rückstauhochdruck im kleinen Kreislauf im Rahmen einer kongestiven Kardiomyopathie vor. Ein Vitium cordis oder eine koronare Herzerkrankung konnten weitgehend ausgeschlossen werden. Echokardiographisch fand sich eine stark eingeschränkte Funktion des linken Ventrikels. Elektrokardiographisch lag ein Vorhofflimmern vor. Seit Jahren standen die CC-Patienten unter Digitalis- und Diuretikatherapie.

Untersuchungsablauf und Methoden

Die Untersuchung wurde an 2 aufeinanderfolgenden Tagen durchgeführt.

Am 1. Tag erfolgte die Messung von Blutdruck (nach Riva-Rocci) und Herzfrequenz (aus 10 RR-Intervallen bei NP und ca. 20 bei CC-Patienten) während einer 15minütigen Liegephase. Daran anschließend erfolgte die langsame Applikation (ca. 5 min) von 10 mg Amezinium i.v. Jeweils 5, 10, 15, 20, 25, 30, 60, 90 und 120 min nach der Injektion wurden wiederum Blutdruck und Herzfrequenz gemessen.

Bei sechs Patienten ohne kardiale Erkrankung und vier CC-Patienten erfolgten zusätzlich zu Blutdruck- und Herzfrequenzkontrollen Druckmessungen in der Pulmonalarterie mittels Einschwemmkatheter. Druckmessungen im rechten Vorhof und rechten Ventrikel erfolgten vor sowie 30 und 60 min nach Ameziniumgabe.

Am 2. Tag wurden alle Patienten einer Ortostasebelastung im Stehtest vor und nach Ameziniumapplikation unterzogen. Nach vorausgegangener 15minütiger Ruhehause erfolgten Messungen von Blutdruck und Herzfrequenz während einer dreiminütigen Liege- und siebenminütigen Stehphase. Ca. 15 min nach dem Kontrollstehtest wurde AM appliziert und ein zweiter. Stehtest durchgeführt.

Zur statistischen Überprüfung der Ergebnisse wurde der t-Test für verbundene Stichproben herangezogen.

Ergebnisse

Blutdruck. Die i.v. Gabe von 10 mg AM führte bei NP zu einem signifikanten ($p < 0,001$) Anstieg des systolischen Blutdrucks im Mittel von 99 auf 133 mm Hg ($+ 35\%$) (Abb. 1).

Der Blutdruck war bereits unmittelbar nach Gabe von AM signifikant angestiegen, erreichte ein Maximum nach 25−30 min und lag nach 120 min mit 121 mm Hg ($+ 22\%$) noch weit oberhalb des Ausgangswertes.

Bei CC-Patienten stieg der systolische Druck im Mittel von 101 auf 127 mm Hg ($+ 26\%$) signifikant an ($p < 0,05$), blieb auf einem Plateau bis ca. 25 min nach Applikation und lag nach 120 min mit 111 mm Hg, ($+ 10\%$) ebenfalls noch oberhalb des Ausgangswerts.

Der diastolische Druck stieg bei NP im Mittel von 72 auf 83 mm Hg ($+ 16\%$; $p < 0,001$) und bei CC-Patienten von 81 auf 94 mm Hg ($+ 15\%$; $p < 0,05$) signifikant an.

Die Blutdruckamplitude war bei beiden Gruppen nach AM-Gabe über alle Meßzeitpunkte deutlich angehoben.

Herzfrequenz. Während die Herzfrequenz bei NP eine deutliche Abnahme um bis zu 12,5% von 77 auf 67 Schläge/min ($p < 0,01$) erfuhr, kam es bei CC-Patienten zu einem auffallenden Anstieg bis zu 25% von 99 auf 124 Schläge/min ($p < 0,05$).

Mikrokatheteruntersuchung. Die Mitteldruckwerte im rechten Vorhof sowie die enddiastolischen Druckwerte im rechten Ventrikel zeigten bei NP 30 und 60 min nach AM-Gabe keine auffällige Änderung (Abb. 1). Dagegen stiegen diese Druckwerte bei CC-Patienten nach AM-Gabe geringfügig an, im rechten Vorhof im Mittel von 11,8 auf 13,3 mm Hg (nach 30 min) bzw. 12,8 mm Hg (nach 60 min).

Die systolischen Druckwerte im rechten Ventrikel zeigten zu denselben Zeitpunkten analoge Änderungen wie die systolischen Werte in der Pulmonalarterie.

VERHALTEN VON BLUTDRUCK,-AMPLITUDE UND HERZFREQUENZ

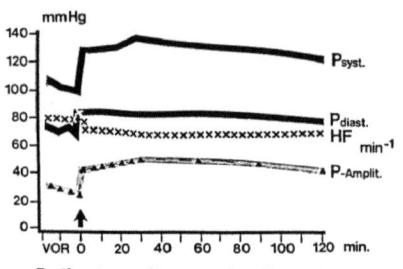

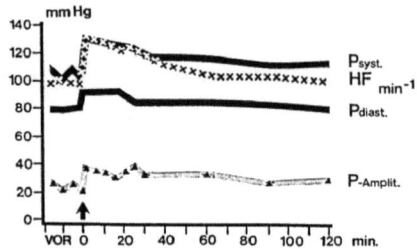

Patienten mit normaler Funktion des
linken Ventrikels

Patienten mit eingeschränkter Funktion des
linken Ventrikels

DRUCKVERHALTEN IN PULMONALARTERIE

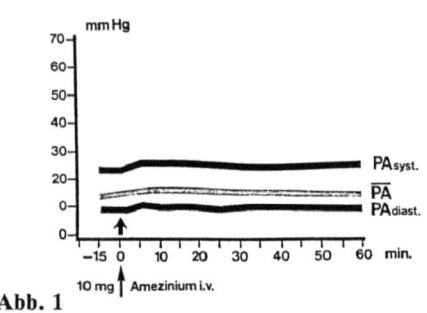

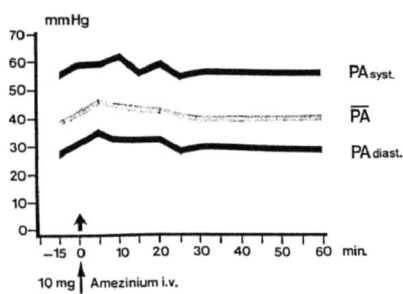

Abb. 1

BLUTDRUCK- UND HERZFREQUENZVERHALTEN IM STEHTEST
VOR (•) UND NACH (□) AMEZINIUM

Patienten mit normaler Funktion des
linken Ventrikels

Patienten mit eingeschränkter Funktion des
linken Ventrikels

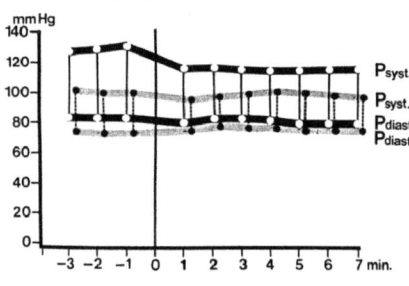

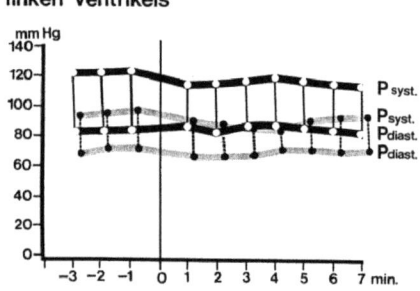

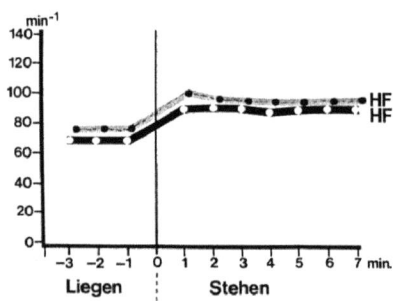

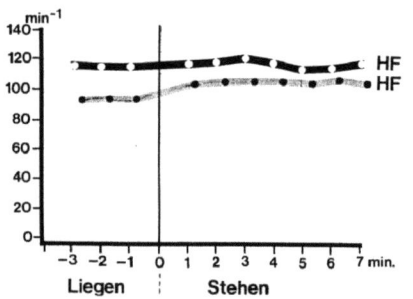

Abb. 2

904

Bei NP waren die Druckwerte der Pulmonalarterie nach AM-Applikation nur geringfügig erhöht: systolisch von 22,7 auf maximal 25,2 mm Hg und diastolisch von 8,7 auf 9,3 mm Hg.

Bei CC-Patienten kam es nach AM-Gabe dagegen zu einem auffälligen Anstieg sowohl des systolischen Drucks von im Mittel 54,8 auf maximal 61,5 mm Hg, als auch des diastolischen Drucks von 27 auf 33,5 mm Hg. Der Pulmonalarterienmitteldruck stieg von 39,2 auf 45 mm Hg nach 10−15 min an und lag mach 60 min bei 40,8 mm Hg.

Stehtest. Untersuchungen bei allen 15 Patienten unter Ortostasebelastung über 7 min zeigten im Vergleich zum Kontrollstehtest nach Amezinium ein höheres systolisches Blutdruckniveau und eine daraus resultierende Amplitudenvergrößerung (Abb. 2).

Während die Herzfrequenz bei NP nach AM-Gabe im Stehen deutlich niedriger lag (4−10%) als im Kontrolltest, lag diese bei CC-Patienten wiederum auf einem auffällig höheren Niveau (+ 7−14%).

Symptomatik. Die hypotoniebedingte Beschwerdesymptomatik war nach AM-Gabe an beiden Tagen überzeugend gebessert. Außer einer unspezifischen leichten Übelkeit, die bei langsamer Fortsetzung der Injektion verschwand, und einem Dispnoegefühl bei einem CC-Patienten traten keine weiteren unerwünschten Begleiterscheinungen auf.

Diskussion

In dieser Studie konnte an Patienten mit klinisch manifester Hypotonie unter Ruhebedingungen und Ortostasebelastung die hämodynamische Wirkung von Ameziniummetilsulfat nach i.v. Gabe einer Einzeldosis von 10 mg charakterisiert werden.

Bei Patienten ohne kardiale Erkrankung führte Amezinium im Liegen zu einem signifikanten Anstieg des systolischen und diastolischen Blutdrucks im großen Kreislauf unter Zunahme der Blutdruckamplitude. Gleichzeitig kam es infolge der Vasokonstriktion und Abnahme des Sympathikotonus zu einer reflektorischen Herzfrequenzsenkung. Im rechten Herzen und kleinen Kreislauf änderte sich dabei die hämodynamische Situation nicht wesentlich.

Unmittelbar nach der i.v. Applikation des Medikaments waren bereits Auswirkungen auf Blutdruck und Herzfrequenz zu erkennen. Das Wirkungsmaximum wurde nach ca. 25−30 min erreicht. Der systolische Blutdruck lag zu diesem Zeitpunkt um 35% und der diastolische Druck um 15% höher als die Ausgangswerte. Die Herzfrequenz verminderte sich dabei um 12,5%. 2 Std nach der Medikamentenapplikation waren die Blutdruck- und Herzfrequenzwerte rückläufig, erreichten jedoch noch nicht wieder die Ausgangswerte.

Diese lange Wirkdauer war bereits in früheren Untersuchungen bei gesunden Probanden nachgewiesen worden. Die Wirkung von Amezinium wird über endogenes Noradrenalin vermittelt (selektive intraneuronale MAO-Hemmung, relativ geringe Freisetzung und Hemmung der neuronalen Wiederaufnahme von Noradrenalin).

Im Tierexperiment und bei gesunden Probanden konnte neben dem vasokonstriktorischen Effekt auch die positiv-inotrope Wirkung von Amezinium objektiviert werden. Unter diesem Aspekt erschien uns die Frage von Bedeutung, ob durch Amezinium bei Patienten mit symptomatischer Hypotonie und gleichzeitig vorliegender Linksherzinsuffizienz eine klinische Verbesserung der Hämodynamik zu erzielen ist.

Nach Applikation von Amezinium kam es bei allen vier Patienten mit eingeschränkter Funktion des linken Ventrikels zu einem auffälligen systolischen und diastolischen Blutdruckanstieg. Gleichzeitig kam es infolge der Afterload-Erhöhung zu einem als klinisch relevant zu betrachtenden Druckanstieg im kleinen Kreislauf, wohl infolge der Verschlechterung der Funktion des linken Ventrikels. Kompensatorisch stieg die Herzfrequenz an, sowohl durch den positiv-dromotropen Effekt der Katecholamine am AV-Knoten als auch durch den β_1-Effekt der Substanz per se.

Die positiv-inotrope Wirkung von Amezinium wird durch eine vermehrte Druckbelastung des linken Ventrikels (hervorgerufen durch Widerstandserhöhung im großen Kreislauf) und – wahrscheinlich – Volumenbelastung durch Preload-Erhöhung überspielt, so daß von einer Therapie der Hypotonie bei Patienten mit Linksherzinsuffizienz mit Amezinium abzusehen ist.

Der kreislaufstabilisierende Effekt von Amezinium bei Patienten ohne Herzerkrankung konnte auch unter Ortostasebelastung bestätigt werden. Bei verbesserter Blutdrucklage nach Amezinium lag im Stehtest dementsprechend auch die Herzfrequenz niedriger als bei der Kontrolluntersuchung.

Schneller Wirkungseintritt und lange Wirkdauer bei guter Verträglichkeit sind als positive pharmakologische Eigenschaften der Substanz zu betrachten, so daß damit auch die parenterale Form von Amezinium als eine Bereicherung des Medikamentenarsenals in der Therapie der hypotonen Kreislaufdysregulation anzusehen ist.

Schenk, K. E. (Klinik Wingertsberg der BfA Bad Homburg v. d. H.)
Ventrikuläre Herzrhythmusstörungen während endoskopischer Untersuchungen

Im Rahmen einer größeren Studie zur Frage der Häufigkeit ventrikulärer Herzrhythmusstörungen bei Patienten mit Herzinfarkt sowie Menschen ohne kardiale Erkrankungen während unterschiedlicher Belastungssituationen des Alltagslebens wurden in der vorliegenden Untersuchung u. a. auch bei Patienten ohne nachweisbare Herzkrankheiten Langzeitelektrokardiogramme und telemetrische Beobachtungen durchgeführt bei endoskopischen Untersuchungen: Gastroskopien, Rektosigmoidoskopien und Laparoskopien.

Methodik und Ergebnisse

Die Endoskopien wurden vorgenommen, weil bei den Betroffenen aufgrund des klinischen Beschwerdebildes und/oder der vorliegenden laborchemischen Befunde eine Magen-, Darm- oder Lebererkrankung diagnostiziert bzw. ausgeschlossen werden mußte.

Keiner der 122 untersuchten Patienten (Alter 51 ± 9 Jahre) hatte eine nachweisbare Herzerkrankung, also keine subjektiven Beschwerden und keine klinischen oder röntgenologischen Zeichen einer Herzinsuffizienz. Das Herz zeigte eine altersentsprechende Größe, Ruhe- und Belastungselektrokardiogramme wiesen keine pathologischen Veränderungen auf. Die Gastroskopien ($n = 76$) wurden mit einem Gerät der Firma Olympus durchgeführt, die Rektosigmoidoskopien ($n = 36$) mit einem flexiblen Gerät des gleichen Herstellers.

Als Prämedikation erhielten die Patienten entweder eine Ampulle Psyquil (10 mg) 10–15 min vor der Gastroskopie i.m. ($n = 20$) oder etwa 5 min vor der Untersuchung je eine Ampulle Atropin (0,5 mg) und Buscopan (20 mg) i.v. injiziert ($n = 56$). Alle Patienten bekamen bei der Untersuchung Endo-Paractol.

Bei den Rektosigmoidoskopien wurde am Vortage Cascara-Salex und am Vorabend sowie 1 Std vor der Untersuchung ein Klysma gegeben. Bei der Laparoskopie ($n = 10$) erfolgte die Prämedikation mit Valium und Valoron.

Registriert wurden alle ventrikulären Herzrhythmusstörungen, die vor, während und nach der Untersuchung auftraten bei 57 Patienten mittels Telemetrie und bei 65 mittels eines Langzeit-EKGs (Registrierdauer 1–3 Std). Außerdem wurden bei den Patienten Langzeitelektrokardiogramme während der üblichen Alltagsbelastung über eine Zeit von 8 Std (tagsüber) vorgenommen. Eine Einteilung der ventrikulären Arrhythmien erfolgte nach der Klassifizierung von Lown [6].

Einzelheiten der Ergebnisse s. Tabellen 1 und 2.

Von den drei Patienten mit Rhythmusstörungen der Gruppe 4b nach Lown während der Gastroskopie (Tabelle 1) hatten alle Salven von drei und mehr Extrasystolen bzw. paroxysmale Kammertachykardien; ein Patient zeigte zusätzlich auch Couplets. Supraventrikuläre Extrasystolen (mehr als 30/Std) während der Gastroskopien hatten fünf Patienten, paroxysmales Vorhofflimmern und supraventrikuläre Tachykardien jeweils ein Patient. Die supraventrikulären und auch ventrikulären Arrhythmien wurden

Tabelle 1. Ventrikuläre Rhythmusstörungen bei Gastrokopien ($n = 76$)

Einteilung nach Lown-Grad	Rhythmus-störungen gesamt	Vorher	Einführung Gerät und Beginn der Untersuchung	PE	Ent-fernung Gerät	1 min nach Unter-suchung	Alltags-belastung
I–IV	28% ($n = 21$)	–	$n = 21$	$n = 6$	$n = 2$	–	6% ($n = 5$)
I	16%	–	–	–	–	–	$n = 5$)
II	8%	–	–	–	–	–	–
IV b	4%	–	$n = 3$	–	–	–	–
Herzfrequenz (HF)							
HF bei Patienten ohne Atropin $n = 20$		75 ± 6	102 ± 22	82 ± 12	90 ± 19	90 ± 7	68 ± 8 bis
HF bei Patienten mit Atropin $n = 56$		Vor 79 ± 7 Nach 108 ± 19	138 ± 23	121 ± 14	116 ± 17	103 ± 16	118 ± 18

während der Gastroskopie wie auch Rektosigmoidoskopie vornehmlich bei Einführung des Gerätes bzw. zu Beginn der Untersuchung beobachtet. Von den Patienten, die kein Atropin als Prämedikation erhalten hatten, wiesen 35% ($n = 7$), von denen mit Atropingabe 25% ($n = 14$) ventrikuläre Herzrhythmusstörungen während der Gastroskopie auf.

Bei den Laparoskopien ($n = 10$) hatte nur ein Patient ventrikuläre Extrasystolen Grad I nach Lown.

Besprechung

Die vorliegenden Beobachtungen während der endoskopischen Untersuchungen waren durchgeführt worden im Rahmen einer größeren Studie zur Frage der Häufigkeit ventrikulärer Herzrhythmusstörungen bei Koronarkranken sowie bei Patienten ohne nachweisbare Herzkrankheit während unterschiedlicher körperlicher und psychischer Belastungssituationen.

Bekanntlich weisen Patienten mit einem Myokardinfarkt während der ersten Monate nach dem akuten Ereignis gehäuft komplexe ventrikuläre Arrhythmien auf (nach unseren Untersuchungen in 26% der Fälle), die als prognostisch ungünstig gelten, da diese Patienten

Tabelle 2. Ventikuläre Rhythmusstörungen bei Recto-Sigmoidoskopien ($n = 36$)

Einteilung nach Lown-Grad	Rhythmus-störungen gesamt	Vorher	Einführung Gerät und Beginn der Untersuchung	Ent-fernung Gerät	1 min nach Unter-suchung	Alltags-belastung
I–II	22% ($n = 8$)	–	$n = 8$	$n = 4$	$n = 1$	5% ($n = 2$)
I	17%	–	–	–	–	$n = 2$
II	5%	–	–	–	–	–
Herzfrequenz		82 ± 12	94 ± 23	83 ± 21	79 + 15	69 ± 9 bis 110 ± 20
Blutdruck (mm Hg)		$\frac{138}{90}$	$\frac{141}{96}$	$\frac{129}{90}$	$\frac{139}{92}$	$\frac{135}{88}$ (Ruhe)

besonders oft einen plötzlichen Herztod erleiden sollen [7, 8, 10]. Doch auch bei einem Vergleichskollektiv von 130 gesunden Menschen ohne Herzkrankheit konnten wir während der Alltagsbelastung in 7% der Fälle [11] ventrikuläre Herzrhythmusstörungen vom Schweregrad II nach der Einteilung von Lown nachweisen. Die prognostische Bedeutung dieser Rhythmusstörungen bei scheinbar herzgesunden Menschen ist bisher allerdings nur ungenügend bekannt [4, 7].

Es stellt sich nun die wichtige Frage, ob solche komplexen Arrhythmien sowohl bei Gesunden als auch bei Herzkranken durch bestimmte Belastung des Alltagslebens, aber auch medizinisch-diagnostische oder therapeutische Maßnahmen, provoziert werden können. So haben wir z. B. bei der Untersuchung von Koronarkranken [11] unter den Bedingungen der Bewegungstherapie sowie bei unterschiedlichen balneophysikalischen Anwendungen (insbesondere Rückenmassagen), aber auch psychischen Belastungstesten mit dem Wiener Determinationsgerät oft Rhythmusstörungen entdeckt, die im 24stündigen Langzeit-EKG während der üblichen Alltagsbelastung nicht vorhanden gewesen waren, also offensichtlich durch diese Maßnahmen provoziert wurden. Dagegen zeigten Herzgesunde bei diesen Maßnahmen nicht häufiger Herzrhythmusstörungen als während der üblichen Alltagsbelastung. Um so mehr überrascht die in der vorliegenden Beobachtung belegte Tatsache, daß bei endoskopischen Untersuchungen von Patienten ohne nachweisbare Herzerkrankung, und zwar speziell der Gastroskopie, weniger ausgeprägt auch bei der Rektosigmoidoskopie, häufiger ventrikuläre Arrhythmien vom Schweregrad I−IV nach der Einteilung von Lown auftraten als während der Alltagstätigkeit im Langzeit-EKG bei diesen Patienten gesehen worden waren (Tabellen 1 und 2).

Nun stellen diese diagnostischen Untersuchungen für den Patienten ja eine nicht unerhebliche, die Alltagsbelastung zumeist wesentlich übertreffende psychische und auch physische Anstrengung dar, so daß die hieraus sich ergebende erhöhte Katecholaminausschüttung für das vermehrte Auftreten dieser Rhythmusstörungen ursächlich mit verantwortlich sein könnte. Desgleichen sind speziell bei der Gastroskopie auch rein mechanische bzw. nervale Alterationen des Herzens während der Passage des Gerätes durch den Ösophagus und während der Phase der Luftinsufflation des Magens zu diskutieren. So wurden denn auch die Mehrzahl der ventrikulären und supraventrikulären Arrhythmien beim Einführen des Gastroskopes bzw. zu Beginn der Untersuchung beobachtet (Tabelle 1). Nicht auszuschließen ist allerdings die Möglichkeit, daß sich unter dieser relativ kleinen Patientengruppe doch zahlreiche Patienten mit einer beginnenden, bei den durchgeführten kardiologischen Testuntersuchungen noch nicht faßbaren Koronarerkrankung befanden und aus diesem Grunde eine vermehrte Neigung zu Rhythmusstörungen bei ihnen vorlag. Hinzuweisen ist auch auf den Befund, daß Patienten nach einer Prämedikation mit Atropin vor und während der Gastroskopie zwar höhere Herzfrequenzen aufwiesen (Tabelle 1), insgesamt aber etwas weniger häufig ventrikuläre Herzrhythmusstörungen hatten als Patienten ohne Atropinprämedikation.

In der Literatur liegen bisher nur wenige Mitteilungen über die Durchführung von Langzeit-EKGs und das Vorkommen von Herzrhythmusstörungen während endoskopischer Untersuchungen vor. So haben z. B. Koch et al. [3] bei einer Gruppe von 20 Patienten während der Rekto- bzw. Koloskopie etwas häufiger Arrhythmien im Langzeit-EKG beobachtet als unter der üblichen Alltagsbelastung. Von Demling [1] wird über das Auftreten bedrohlicher bradykarder Herzrhythmusstörungen bei Gastroskopien berichtet. Allerdings liegen über die Häufigkeit von Todesfällen während einer Gastroskopie sehr unterschiedliche Angaben in der Literatur vor: 0,04−0,2% der Fälle [2, 5]. Von Libor et al. [5] wurden bei der Ösophagogastroskopie mittels EKG-Überwachung Arrhythmien bei Herzgesunden in 3%, bei Koronarkranken in 21% der Fälle gesehen.

Resüme

Da nach unseren hier vorliegenden Beobachtungen bereits bei Patienten ohne erkennbare Herzkrankheiten ventrikuläre Rhythmusstörungen vermehrt während der Gastroskopie und

Rektosigmoidoskopie auftreten können, dürfte die Vermutung berechtigt sein, daß bei Patienten mit Koronarerkrankungen bzw. Herzinfarkt und anderen kardialen Krankheiten, Arrhythmien durch eingreifende Endoskopien in noch weit stärkerem Maße provoziert werden können. Einzelne hier zitierte Mitteilungen aus der Literatur scheinen diese Annahme zu bestätigen. Endoskopische Untersuchungen sollten daher bei Patienten mit bereits bekannten Herzrhythmusstörungen und/oder bekannten schwerwiegenden kardialen Erkrankungen unter besonderen Vorsichtsmaßnahmen (gegebenenfalls Monitorkontrolle) vorgenommen werden. Wichtig wäre auch zukünftig die Durchführung größerer Untersuchungsreihen zur Frage des Auftretens komplexer ventrikulärer Herzrhythmusstörungen während der Endoskopie bei Patienten mit unterschiedlichen kardialen Krankheiten.

Literatur

1. Demling L, Ottenjahn R, Elster K (1973) Endoskopie und Biopsie. In: Demling L (Hrsg) Klinische Gastroenterologie, Bd I. Thieme, Stuttgart, S 32 – 2. Katon RM (1981) Complications of upper gastrointestinal endoscopy in the gastrointestinal bleeder. Dig Dis Sci (Suppl) 26: 47–54 – 3. Koch W, Strauß P, Römer F, Fuchs G, Fischbach W, Svoboda W (1983) Herzrhythmusstörungen bei Coloskopie und Kontrasteinlauf. Z Gastroenterol 486 – 4. Leitner ER von, Schröder R (1983) Das Langzeit-EKG bei Herzgesunden. Dtsch Med Wochenschr 108: 523 – 5. Libor J, Pocsai G, Ivanji J (1977) EKG-Untersuchungen während der Oesophago-Gastroduodenoskopie. Z Gastroenterol 15: 293 – 6. Lown B, Wolf MA (1972) Approaches to Sudden death from coronary heart disease. Circulation 44: 136 – 7. Meinertz T, Casper W, Schmitt B, Treese N, Rückel A, Zehender M, Hofmann T, Schuster HP, Pop T (1983) Herzrhythmusstörungen bei Herzgesunden. Dtsch Med Wochenschr 108: 527 – 8. Rabkin WW, Mathewson FAL, Tate RB (1981) Relationship of ventricular ectopy in men without apparent heart disease to occurance of ischemic heart disease and sudden death. Am Heart J 101: 135 – 9. Schenk KE, Clauss B, Wilden P (1975) Ventrikuläre Rhythmusstörungen und andere Komplikationen bei Patienten nach Myocardinfarkt während eines langfristigen dosierten Trainings. Z Kardiol 67: 621 – 10. Schenk KE (1979) Ambulante Rehabilitation nach Herzinfarkt. Karger, Basel München, S 26 – 11. Schenk KE (1983) Ventrikuläre Arrhythmien während der Rehabilitationsphase nach Myokardinfarkt bei Alltagsbelastung, balneophysikalischen und bewegungstherapeutischen Maßnahmen. Z Physikalische Medizin, Balneologie, Medizinische Klimatologie 12: 434

Klinische Immunologie

Klein, R. (Med. Univ.-Klinik, Abt. II, Tübingen), Schultheiß, H.-P. (Med. Klinik I, Klinikum Großhadern, München), Berg, P. A. (Med. Univ.-Klinik, Abt. II, Tübingen)

Nachweis von organspezifischen antimitochondrialen Antikörpern (Anti-M9) bei Patienten mit primär biliärer Zirrhose

In früheren Arbeiten konnte gezeigt werden, daß in Seren von Patienten mit primär biliärer Zirrhose (PBC) verschiedene organunspezifische antimitochondriale Antikörper vorkommen (Anti-M2, Anti-M4, Anti-M8) [5]. Während Anti-M2-Antikörper ein wichtiger Parameter für die serologische Diagnose der PBC sind und bei 95% der PBC-Patienten gefunden wurden [4], scheinen Anti-M4- und Anti-M8-Antikörper auf eine progressive Form der Erkrankung hinzuweisen [5, 16].

Schultheiß et al. gelang es dagegen, auch organspezifische Antikörper in PBC-Seren nachzuweisen, die mit dem Adeninnukleotidtranslokator (ANT) der inneren Membran von Lebermitochondrien reagierten [15]. Neuerdings konnte mit Hilfe von Absorptionsstudien ein weiterer organspezifischer Antikörper in PBC-Seren nachgewiesen werden. Da sich dieser Antikörper eindeutig von dem Anti-ANT und den bisher bekannten antimitochondrialen Antikörpern (AMA) mit Anti-M1-Anti-M8-Spezifität unterschied, wurde er Anti-M9 genannt. Bisherige Ergebnisse deuten darauf hin, daß dieser Antikörpertyp besonders in den Frühstadien einer PBC auftreten und auch bei Anti-M2-negativen Fällen vorkommen kann.

Patienten

Seren von 171 Patienten mit histologisch gesicherter PBC (Anti-M2-positiv: $n = 156$, Anti-M2-negativ: $n = 15$) sowie von 793 Patienten mit verschiedenen hepatischen und nichthepatischen Erkrankungen und von 100 Blutspendern wurden im ELISA auf Anti-M9-Antikörper getestet.

Als AMA-positive Marker wurden Seren von Patienten mit Syphilis II (Anti-M1; 17), Pseudolupus-Syndrom (Anti-M3; 7), chronisch cholestatischer Hepatitis (Anti-M4; 6), AMA-negativen Kollagenosen (Anti-M5; 12), iproniazidinduzierter Hepatitis (Anti-M6; 8), Kardiomyopathien (Anti-M7; 10, 11) und progressiv verlaufender PBC (Anti-M8; 5) verwendet.

Methoden

Antigene

Beschallte Mitochondrien, submitochondriale Partikel (SMP) und der Überstand von SMP (SMP-SN) aus Rinderherz, Schweineniere, Ratten- und Rinderleber wurden nach der Methode von Berg et al. [2] isoliert, äußere und innere Membranen aus Rattenlebermitochondrien nach Schnaitman und Greenawalt [14].

Das ATPase-assoziierte M2-Antigen wurde durch Chloroformextraktion aus Rinderherzmitochondrien gewonnen [1] und nach der Beschreibung von Lindenborn-Fotinos et al. [13] gereinigt.

Der ANT aus Lebermitochondrien wurde nach der Methode von Schultheiß et al. [13] isoliert.

Die Behandlung der SMP aus Rattenleber erfolgte mit Nagarse, einer Protease aus Bacillus subtilis, in einer Konzentration von 25 µg Nagarse/mg Protein.

Absorptionen

Ein PBC-Serum, das mit M2 und mit Leber-SMP reagierte, wurde mit Herz-, Nieren- und Leber-SMP in einer Konzentration von 25 µg/ml Serum für 40 Std bei 4 °C inkubiert. Nach Zentrifugation bei 100 000 g zur Entfernung der SMP folgten zwei weitere Absorptionen. Der Überstand nach der dritten Absorption wurde im ELISA gegen die verschiedenen mitochondrialen Antigenfraktionen getestet.

Nachweis von AMA

Der Nachweis von AMA erfolgte im ELISA nach der Methode von Klein et al. [11].

Ergebnisse

Bei der Präparation der Antigenfraktionen stellte sich heraus, daß die Mitochondrien aus den Organen, Herz, Niere und Leber unterschiedlich auf die Ultraschallbehandlung reagierten. Während nach Beschallen von Herz- und Nierenmitochondrien das M2-Antigen noch fest an die Membran der SMP gebunden war und nur zum Teil in den SMP-SN überging, löste es sich bei Ultraschallbehandlung von Lebermitochondrien vollständig von den SMP ab und war nur noch im SMP-SN nachweisbar (Abb. 1).

Die SMP aus Herz, Leber und Niere waren noch mit Fragmenten der äußeren Membran verunreinigt.

Testete man PBC-Seren im ELISA gegen die verschiedenen Antigenfraktionen, so fand man zwei unterschiedliche Reaktionstypen: Es gab Seren, die nur mit Herz- und Nieren-SMP reagierten, d. h. mit dem M2-Antigen. Andere Seren zeigten aber zusätzlich mit Leber-SMP

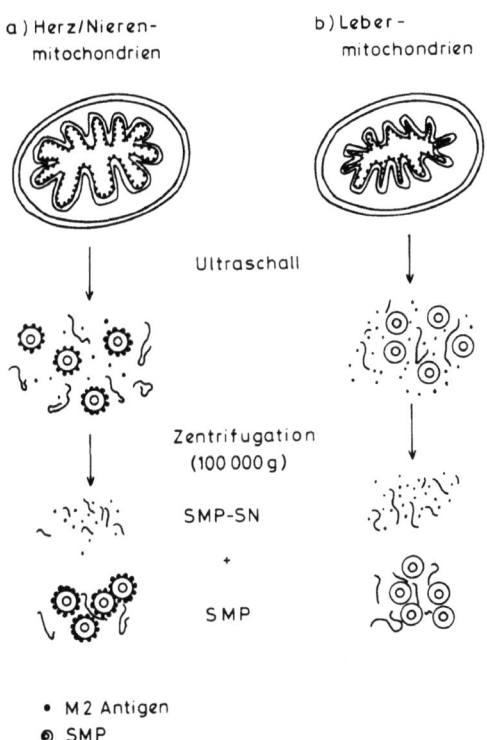

a) Herz/Nieren-
   mitochondrien

b) Leber-
   mitochondrien

Ultraschall

Zentrifugation
(100 000 g)

SMP-SN

+

SMP

• M2 Antigen
⊚ SMP
⌒ Membranfragmente

Abb. 1a, b. Effekt der Ultraschallbehandlung von Herz-, Nieren- und Lebermitochondrien auf die Bindung des M2-Antigens an die Membran der submitochondrialen Partikel (SMP). **a** Bei Ultraschallbehandlung von Herz- und Nierenmitochondrien bleibt das M2-Antigen zum größten Teil an den SMP gebunden und geht nur in kleinen Mengen in den SMP-SN über. **b** Ultraschallbehandlung von Lebermitochondrien führt zur vollständigen Ablösung des M2-Antigens von den SMP, so daß es nur noch im SMP-SN nachweisbar ist

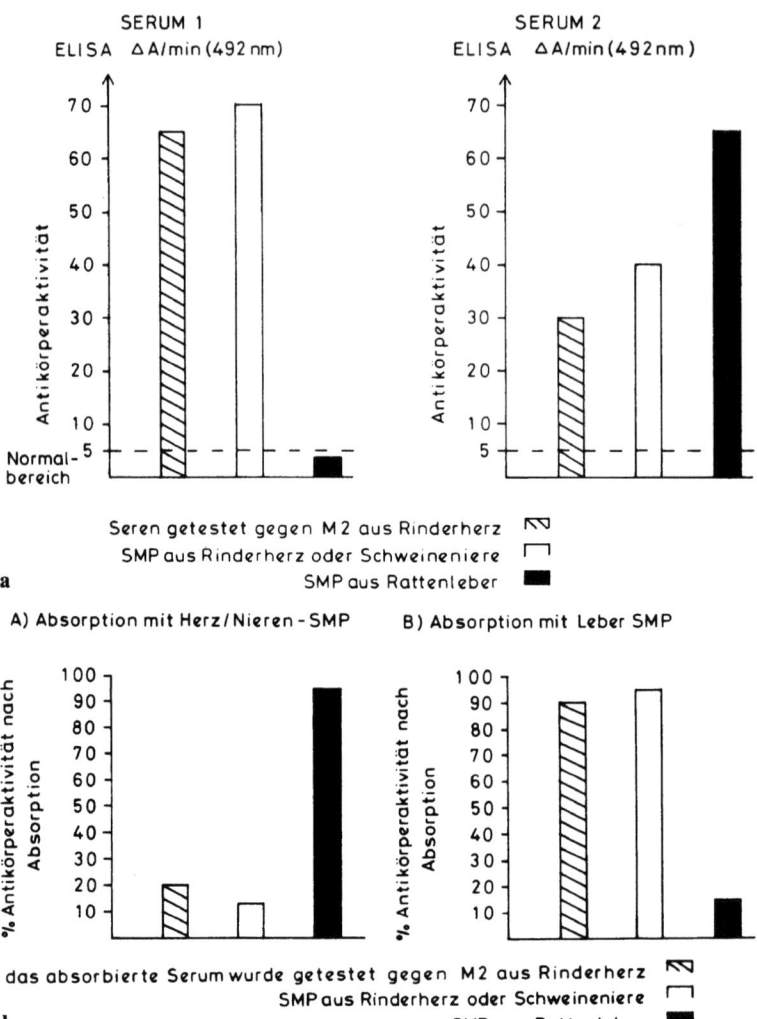

Abb. 2. a Nachweis organspezifischer Antikörper gegen Leber-SMP in PBC-Seren: Serum 1 reagiert nur mit dem M2-Antigen, das auch an Herz- und Nieren-SMP zu finden ist, Serum 2 zeigt auch mit Leber-SMP eine positive Reaktion, obwohl diese kein M2-Antigen mehr gebunden haben. **b** Absorption von Serum 2 mit Herz-, Nieren- und Leber-SMP: Herz- und Nieren-SMP absorbieren nur die Anti-M2-Antikörper, nicht aber die Ak gegen Leber-SMP (*A*); diese werden durch Absorption mit Leber-SMP absorbiert, Leber-SMP vermindern aber nicht die Anti-M2-Aktivität (*B*)

eine positive Reaktion (Abb. 2A). Diese Seren mußten also einen weiteren Antikörper enthalten, da Leber-SMP nicht mehr das M2-Antigen gebunden haben.

Bei der Absorption eines Serums, das einen solchen Reaktionstyp aufwies, mit Herz- und Nieren-SMP wurde zwar die Anti-M2-Aktivität vermindert, nicht aber die Antikörperaktivität gegen Leber-SMP (Abb. 2B). Diese wurde erst durch Absorption mit Leber-SMP reduziert.

Da sich diese Antikörper gegen Leber-SMP durch ihre Organspezifität eindeutig von den AMA mit Anti-M1-Anti-M8-Spezifität, die alle organunspezifisch bzw. partiell organspezifisch sind, unterschieden, wurden sie Anti-M9 genannt.

Anti-M9-Antikörper reagierten mit einem Antigen, das mit der äußeren Mitochondrienmembran assoziiert war und duerch Proteasen nicht zerstört wurde. Sie konnten dadurch von den ebenfalls organspezifischen Anti-ANT-Antikörpern differenziert werden.

In seltenen Fällen wiesen Anti-M9-Ak eine Kreuzreaktion mit Nieren-SMP auf.

Anti-M9-Ak wurden in 37% der 156 Anti-M2-positiven und bei 60% der Anti-M2-negativen PBC-Patienten gefunden. Sie traten vorwiegend in Frühstadien der PBC auf und waren hier meist vom IgM-Typ. Im Gegensatz zu allen anderen AMA-Spezifitäten, die nur bei erkrankten Personen auftreten, konnten Anti-M9-Ak auch bei 15% der Gesunden nachgewiesen werden. Auch bei Patienten mit verschiedenen hepatischen und nichthepatischen Erkrankungen traten sie in bis zu 15% der Fälle auf.

Diskussion

Anti-M9 stellt einen neuen, organspezifischen Antikörpertypus bei der PBC dar, der, insbesondere wenn er vom IgM-Typ ist, auf Frühstadien der PBC hinweist. Er wurde allerdings auch bei 15% der Normalpersonen gefunden. Wie neuere Ergebnisse zeigen [9], treten Anti-M9-Antikörper gehäuft bei Angehörigen und anderen Personen, die in engem Kontakt zu PBC-Patienten stehen, auf. Diese Beobachtung könnte auf ein infektiöses Agens hinweisen, das die Produktion der Anti-M9-Antikörper induziert.

Literatur

1. Beechey RB, Hubbard SA, Linnett PE, Mitchell AD, Munn EA (1975) A simple and rapid method for the preparation of adenosine triphosphatase from submitochondrial particles. Biochem J 148: 533−537 − 2. Berg PA, Doniach D, Roitt IM (1967) Mitochondrial antibodies in primary biliary cirrhosis I Localization of the antigen to mitochondrial membranes. J Exp Med 126: 277−290 − 3. Berg PA, Homberg JC, Botazzo GF, Doniach D (1981) Clinical significance of mitochondrial antibodies in relation to liver disease. Lancet 2: 804 − 4. Berg PA, Klein R, Lindenborn-Fotinos J, Klöppel G (1982) ATPase-associated antigen (M 2): marker antigen for serological diagnosis of primary biliary cirrhosis. Lancet 2: 1423−1426 − 5. Berg PA, Weber P, Oehring J, Lindenborn-Fotinos J, Stechemesser E (1984) Significance of different types of mitochondrial antibodies in primary biliary cirrhosis. Festschrift zum 80. Geburtstag von Prof. H. Popper, Wien 1983 (in press) − 6. Berg PA, Wiedmann K-H, Sayers TJ, Klöppel G, Lindner H (1980) Serological classification of chronic cholestatic liver disease by the use of two different types of antimitochondrial antibodies. Lancet 2: 1329−1332 − 7. Grob PJ, Müller-Schoop JW, Häckl MA, Joller-Jemelka HJ (1975) Drug-induced Pseudolupus. Lancet 2: 144−148 − 8. Homberg JC, Stelly C, Andreis J, Abiaf N, Saadoun F, André J (1982) A new antimitochondrial antibody (anti M 6) in iproniazid-induced hepatitis. Clin Exp Immunol 47: 93−102 − 9. Klein R, Fintelmann V, Chiarantini E, Gentilini P, Berg PA (1983) Demonstration of organspecific mitochondrial antibodies in relatives of patients with primary biliary cirrhosis (PBC). 5th Internationale Congress of Immunology 1983, Kyoto, Japan − 10. Klein R, Maisch B, Kochsiek K, Berg PA (1983) Nachweis von partiell organspezifischen antimitochondrialen Antikörpern (Anti M 7) bei Patienten mit Kardiomyopathien. Verh Dtsch Ges Inn Med 89: 1178−1182 − 11. Klein R, Maisch B, Kochsiek K, Berg PA (1984) Demonstration of organ specific antibodies against heart mitochondria (anti M 7) in sera from patients with some forms of heart diseases. Clin Exp Immunol (in press) − 12. Labro MT, Andrieu MC, Weber M, Homberg JC (1978) A new pattern of non-organ- and non species-specific antiorganelle antibody detected by immunofluorescence: the mitochondrial antibody number 5. Clin Exp Immunol 31: 357−366 − 13. Lindenborn-Fotinos J, Sayers TJ, Berg PA (1982) Mitochondrial antibodies in primary biliary cirrhosis VI. Association of the complementfixing antigen with a component of the mitochondrial F1-ATPase complex. Clin Exp Immunol 50: 267−274 − 14. Schnaitman C, Greenawalt JW (1968) Enzymatic properties of the inner and outer membranes of rat liver mitochondria. J Cell Biol 38: 158−175 − 15. Schultheiß H-P, Berg PA, Klingenberg M (1983). The mitochondrial adenine nucleotide translocator is an antigen in primary biliary cirrhosis. Clin Exp Immunol 54: 648−654 − 16. Weckenmann U, Weber P, Stechemesser E, Klöppel G, Berg PA (1982) Nachweis von Antikörpern gegen ein zytoplasmatisches Antigen bei Patienten mit primär-biliärer Zirrhose (PBC) und ihre Bedeutung im Hinblick auf Krankheitsaktivität und Prognose. Verh Dtsch Ges Inn Med 88: 1057−1061 − 17. Wright DJM, Doniach D, Lessof MH, Turk JL, Grimble AS, Catterall RD (1970) New antibody in early Syphilis. Lancet 1: 170−244

Schramm, W., Ziegler-Heitbrock, H. W. L., Zielinski, C., Eibl, M., Riethmüller, G. (Med. Klinik Innenstadt und Inst. für Immunologie der Universität München, II. Med. Klinik und Inst. für Immunologie der Universität Wien)

Untersuchungen zur Immunregulation bei Hämophiliepatienten
– klinische und immunologische Parameter –

Das erworbene Immundefektsyndrom (AIDS) wurde bisher vor allem bei männlichen Homosexuellen, Drogenabhängigen und Haitianern beobachtet [2, 3, 7]. Erfreulicherweise sind die Mitteilungen dieser schweren Störung des Immunregulationssystems aber vor allem der darauf folgenden, oft letal endenden opportunistischen Infektionen bei Patienten mit Hämophilie selten geblieben [5]. Verschiedene Autoren konnten allerdings zeigen, daß auch bei klinisch gesunden Hämophilen vielfach eine Immunregulationsstörung mit Erhöhung der Immunglobulinkonzentration und eine Abnahme des Verhältnisses der Suppressor- zu Helferzellen vorliegt. Es wurde versucht, diese Veränderungen des Immunsystems mit der Faktorensubstitution und der Art der Faktorenpräparate zu korrelieren [4, 6, 11]. In unserem Patientengut untersuchten wir das Ausmaß einer Immunregulationsstörung in Zusammenhang zu den unterschiedlich hergestellten Faktor VIII-Präparationen in Verbindung zu bringen. Bis auf wenige Ausnahmen erhielten unsere Hämophiliepatienten in den vergangenen 2–3 Jahren ausschließlich Präparate nur jeweils eines Herstellers.

Patientenauswahl

Es wurden 38 Patienten mit Hämophilie A, darunter zwei Patienten mit mittelschwerer Hämophilie A und rezidivierenden Gelenkblutungen sowie fünf Patienten mit Hämophilie B untersucht. Bis auf zwei Patienten mit mittelschwerer Hämophilie A und rezidivierenden Gelenkblutungen lag bei allen die Faktor VIII- bzw. Restaktivität unter 1%. Von fünf Kindern im Alter von 5–13 Jahren abgesehen, waren es ausschließlich erwachsene Patienten. Das Patientenalter reichte von 5–64 Jahre. Nahezu alle Patienten befinden sich im Rahmen der kontrollierten Heimselbsttherapie in regelmäßiger, d. h. jährlich mehrmaliger ärztlicher Überwachung. Die klinisch untersuchten Patienten wiesen zum Zeitpunkt der Untersuchung keinerlei Zeichen von AIDS (Lymphadenopathie, opportunistische Infektion u. ä.) auf. Bei allen Blutabnahmen wurden zusammen mit dem Patienten altersgerechte, klinisch gesunde Kontrollpersonen mit untersucht. Die Blutproben wurden zur Testung der zellulären Immunologie innerhalb maximal $3^1/_2$ Std zu den untersuchenden Instituten weitergeleitet. Die Bestimmung des Phänotyps der aus dem peripheren Blut isolierten mononukleären Zellen wurde mit monoklonalen Antikörpern in der indirekten Immunfluoreszenz ausgeführt [1, 8–10]. Die Naturalkiller (NK)-Zellaktivität wurde im Chrom release-Test gemessen [12].

T-Zellsubpopulationen

Die Leukozyten-/Lymphozytenzahl lag bei allen Patienten im Normbereich. Bei 29 von 41 untersuchten Patienten war die T4/T8-Ratio außerhalb des jeweiligen Normbereiches, und 18 von 41 Patienten zeigten eine Ratio von 1,0 bzw. ein inverses Verhältnis der Helfer- zu Suppressorzellen (Tabelle 1). Die T4/T8-Ratio korrelierte weder mit der Leukozyten-/Lymphozytenzahl noch mit der Immunglobulinkonzentration, dem Leberwert und den virolo-

Tabelle 1. T4/T8-Ratio bei 41 Hämophilen

< 1,4 (Normbereich)	29 von 41
≤ 1,0	18 von 41

Tabelle 2. Bestimmung der Natural Killer-Zellen

	^{51}Cr-Release	Immunfluoreszenz mit VEP13 $> 2\,\sigma$
Quantitativ vermindert	5	4
Normal	15	17
Gesamtzahl	20	21

gischen Befunden. Die Patienten mit erhöhten Immunglobulin-G-Spiegeln hatten im Mittel eine Ratio von 1,0.

Es zeigte sich keine Korrelation zwischen dem Ausmaß der Immunregulationsstörung, gemessen mit der T4/T8-Ratio, der im zurückliegenden Jahr substituierten Faktorenmenge. Es war weiterhin kein Zusammenhang festzustellen zwischen der Immunregulationsstörung und einem bestimmten Faktor VIII- bzw. Prothrombinkomplexderivat. Die Patienten mit dem höchsten Faktor VIII-Verbrauch hatten T4/T8-Ratios zwischen 1,1 und 1,3. Die verwendete Faktorenmenge pro Jahr schwankte bei den Patienten mit den tiefsten T4/T8-Ratios zwischen 15 000 und 90 000 im Mittel von 60 000 E pro Patient und Jahr. Dies entspricht einem in den westlichen Ländern durchschnittlichen Faktorenverbrauch pro Jahr. Patienten mit geringerer Faktor VIII-Substitution von weniger als 10 000 bzw. Patienten, die noch nie substituiert wurden, zeigen ein Verhältnis von 1,0−2,6 reichend.

Die Naturalkiller-Zellassays wurden einerseits mit der Aktivitätsbestimmung an der NK-sensitiven Zellinie K562 und andererseits mittels monoklonaler Antikörper erfaßt. Unter Verwendung dieser beiden Methoden wurden 20 bzw. 21 Patienten von der jeweiligen Arbeitsgruppe untersucht (Tabelle 2). Bei der Bestimmung der NK-Aktivität fand sich eine quantitative Verminderung bei neun untersuchten Patienten. In guter Übereinstimmung dazu zeigte der monoklonale Antikörper eine quantitative Verminderung der VEP13-positiven Zellen. Die korrespondierende T4/T8-Ratio schwankte bei den NK-zelldefizienten Patienten zwischen 0,4 und 2,4.

Diskussion

Entsprechend den Untersuchungen anderer Autoren fanden auch wir bei unseren Patienten eine hohe Zahl mit signifikanter Veränderung des Verhältnisses der Helfer- zu Suppressorzellen. Eine Korrelation zu den jeweilig langjährig verwendeten Präparaten eines Herstellers oder zur Höhe der Substitution ließ sich nicht herstellen. Auffällig hoch war bei den immunologischen Testen eine unterhalb der Norm liegende NK-Aktivität bzw. eine Verminderung der Lymphozytenpopulation des entsprechenden Phänotyps. Auch diese korrelierten nicht mit der Veränderung der T4/T8-Ratios. Die klinisch offensichtlich gesunden Patienten wiesen zwar mit den verwendeten Testsystemen auf eine Veränderung des Immunsystems hin, ohne mit anderen zusätzlich durchgeführten Parametern und der Substitutionstherapie zu korrelieren. Daraus ergibt sich die Problematik der Beurteilung dieser Parameter. Zu diskutieren ist, inwieweit bei Hämophiliepatienten möglicherweise eine genetische Disposition vorliegt und nur geringfügige Substitutionen mit Plasmaderivaten Veränderungen der beschriebenen Art verursachen können. Bei der unklaren Pathogenese des erworbenen Immundefektsyndroms bei Hämophilen und der noch unklaren Wertigkeit der erhobenen immunologischen Befunde gewinnt die Beurteilung der klinischen Symptomatik erneut größeres Gewicht. Zum jetzigen Zeitpunkt lassen die vorgelegten Daten eine Änderung der seit Jahren erprobten Behandlung mit Plasmaderivaten nicht erforderlich erscheinen.

1. Abrahamson CS, Kersey JH, Lebien TW (1981) A monoclonal antibody (BA-1) reactive with cells of human B lymphocyte lineage. J Immunol 126: 1 – 2. Jones P, Proctor S, Sickinson A, George S (1983) Altered immunology in haemophilia. Lancet 1: 120 – 3. Kalden JR, Burmester GR, Manger G, Coester CH, Bienzle U (1983) Immunologische Befunde bei homosexuellen Männern mit generalisierter Lymphadenopathie. Prodromalstadium des „Acquired Immunodeficiency Syndromes"? Klin Wochenschr 61: 1067 – 4. Lechner K, Niessner H, Bettelheim P, Deutsch E, Fasching I, Fuhrmann M, Hinterberger W, Korninger C, Neumann E, Liszka K, Knapp W, Mayr WR, Stingl G, Zeitlhuber U (1983) T-Cell alterations in hemophiliacs treated with commercial clotting factor concentrates. Thromb Haemostas 50: 552 – 5. Lederman MM, Ratnoff OD, Scillian JJ, Jones PK, Schacter PD (1983) Impaired cell-mediated immunity in patients with classic hemophilia. N Engl J Med 308: 79 – 6. Menitove JE, Aster RH, Casper JT, Lauer SJ, Gottschall JL, Williams JE, Gill JC, Wheeler DV, Piaskowski V, Kirchner P, Montgomery RR (1983) T-lymphocyte subpopulations in patients with classic hemophilia treated with cryoprecipitate and lyophilized concentrates. N Engl J Med 308: 2 – 7. Ragni MV, Lewis JH, Spero JA, Bontempo FA (1983) Acquired-immunodeficiency-like syndrome in two hemophiliacs. Lancet 1: 213 – 8. Rieber P, Lohmeyer J, Schendel DJ, Riethmüller G (1984) Human leucocyte markers detected by monoclonal antibodies. In: Bernard A, Boumsell L, Dansset J, Milstein C, Schlossman SF (eds) Springer, Berlin Heidelberg New York (in press) – 9. Rieber P, Lohmeyer J, Schendel DJ, Riethmüller G (1981) Human T-cell differentiation antigens characterizing a cytotoxic/suppressor T-cell subset. Hybridoma 11: 69 – 10. Rumpold H, Kraft D, Obexer G, Böck G, Gebhart W (1982) A monoclonal antibody against a surface antigen shared by human large granular lymphocytes and granulocytes. J Immunol 129: 4 – 11. San Miguel JF, Vicente V, Gonzalez M, Caballero MD, Rodriguez C, Alberca I, Lopez Borrasca A (1983) T-Cells subpopulations in untreated and treated patients with haemophilia A and B. Blut 47: 311 – 12. Zielinski CC, Giesinger C; Binder C, Mannhalter JW, Eibl MM (1984) Regulation of NK-cell activity by prostaglandin E_2: role of T-cells. Cell Immunol (in press)

Daniel, V., Opelz, G., Schimpf, K., Zeltsch, P., Behnke, R. (Institut für Immunologie der Universität Heidelberg und Rehabilitationsklinik und Hämophiliezentrum Heidelberg)

OKT4/T8-Quotienten bei hämophilen Patienten

Während der letzten Monate wurden gehäuft AIDS-Erkrankungen bei Patienten, die mit Bluttransfusionen oder Blutbestandteilen substituiert worden waren, berichtet [1–5]. 1% aller an AIDS Erkrankten sind Patienten mit Hämophilie. Veränderungen der T-Lymphozytensubpopulationen, wie sie für AIDS charakteristisch sind, wurden auch bei symptomlosen Patienten, die mit Hochkonzentraten von Gerinnungsfaktoren behandelt worden waren, beschrieben [6].

Wir untersuchten bei 85 Patienten des Hämophiliezentrums Heidelberg die Lymphozytensubpopulationen mit den monoklonalen Antikörpern OKT3 (alle peripheren T-Lymphozyten), OKT4 (Helfer-/Inducer-T-Lymphozyten), OKT8 (Suppressor/zytotoxische T-Lymphozyten), OKIa1 (B-Lymphozyten, Monozyten, aktivierte T-Lymphozyten), OKM1 (Monozyten) und Leu7 (natürliche Killerzellen). Die monoklonalen Antikörper wurden 1 : 25 mit RPMI (Gibco) ± 5% fötalem Kälberserum (Boehringer Mannheim) verdünnt, auf ölüberschichtete Mikrotestplatten aufgetropft und bei −30° C gelagert. Die Lymphozyten wurden über einen Ficoll-Hypaque-Dichtegradienten isoliert und in einer Konzentration von 2×10^6 Zellen/µl den monoklonalen Antikörpern auf Mikrotestplatten zugesetzt. Nach $^1/_2$ Std Inkubationszeit bei Raumtemperatur wurden Kaninchenkomplement und nach einer weiteren Stunde die DNS-Fluorochrome Acridinorange (10 µl/ml) und Ethydiumbromid (80 µg/ml) hinzugetropft. Der Ansatz wurde durch Auszählen der mit Acridinorange gefärbten vitalen Zellen und der mit Ethydiumbromid angefärbten lysierten Zellen mit einem Immunfluoreszenzmikroskop ausgewertet.

Bei 39 Patienten stimulierten wir die Lymphozyten in vitro mit den Mitogenen-Poke-weed-Mitogen (Difco), 1 : 128, 1 : 64 und 1 : 32 verdünnt, Concanavalin A (Pharmacia) in den Konzentrationen 1 : 2, 1 : 4 und 1 : 8 und Phytohämagglutinin (Difco) 1 : 25, 1 : 50, 1 : 100 und 1 : 200 verdünnt. Das Kulturmedium bestand aus TC-199 (Gibco), 20% hitzeinaktiviertem humanem AB-Serum, 20 mmol/l Hepes-Puffer, 100 µg/ml Penizillin und Streptomyzin. 100 µl einer auf 2×10^6 Zellen/µl eingestellten Lymphozytensuspension wurden auf einer Mikrotiterplatte (Greiner) mit 100 µl Mitogenen versetzt. Nach 3 Tagen wurden die Zellen mit ^{3}H-Thymidin (1 mCi/ml) markiert, 24 Std später mit einer Absauganlage über Glasfiberfilter abgesaugt und die DNS-Synthese mittels ^{3}H-Thymidin-einbaurate im Szintillationszähler gemessen. Statistische Analysen der Ergebnisse erfolgten unter Anwendung von χ^2- und Students t-Test.

Wir untersuchten ein Normalkollektiv von 112 Probanden, 69 Patienten mit Hämophilie A und 16 Patienten mit Hämophilie B (Tabelle 1). Patienten mit Hämophilie A oder B hatten mit 61,6% und 64,0% ebensoviele OKT3 positive T-Lymphozyten wie Spender aus dem Normalkollektiv (62,3%). Der Anteil OKT4-positiver Helferlymphozyten war jedoch deutlich von 44,1% im Normalkollektiv auf 32,0% bei Patienten mit Hämophilie A ($p < 0,001$) und 35,6% bei Patienten mit Hämophilie B ($p < 0,01$) reduziert. Der Anteil OKT8-positiver Suppressor-/zytotoxischer Lymphozyten von 27,4% im Normalkollektiv auf 33,7% bei Personen mit Hämophilie A ($p < 0,001$) und 32,0% bei Patienten mit Hämophilie B ($p < 0,05$) erhöht. Durch diese Verschiebungen der T-Lymphozytensubpopulationen erniedrigte sich der OKT4/T8-Quotient von 1,7 im Normalkollektiv auf 1,1 bei Patienten mit Hämophilie A ($p < 0,001$) und 1,2 bei Patienten mit Hämophilie B ($p\ 0,005$). Patienten mit Hämophilie B weisen also dieselben Verschiebungen der T-Lymphozyten-subpopulationen auf wie Patienten mit Hämophilie A. Der Anteil OKIa1-positiver Lymphozyten war mit 28,5% bei Patienten mit Hämophilie B und 24,3% bei Patienten mit Hämophilie A leicht erhöht gegenüber 22,4% im Normalkollektiv, der Anteil OKM1-positiver Zellen mit 18,5% bei Normalspendern und 17,9% und 16,1% bei Patienten mit Hämophilie A bzw. B in etwa gleich. Patienten mit Hämophilie B hatten mit 19,8% leicht erniedrigte NK-Zellwerte gegenüber 23,4% bei Patienten mit Hämophilie A und 23,8% im Normalkollektiv (statistisch nicht signifikant).

54% der Patienten mit Hämophilie A und 50% der Patienten mit Hämophilie B hatten OKT4/T8-Quotienten unter 1,0 (Normalkollektiv 4%, $p < 0,001$).

Einige häufige Ursachen erniedrigter OKT4/T8-Quotienten sind akute oder persistierende Virusinfektionen. Umkehrungen des OKT4/T8-Quotienten wurden vor allem für Zytomegalie-, Epstein-Barr- und Herpes simplex-Virusinfektionen beschrieben [7, 8]. Nur zwei der untersuchten Patienten hatten eine akute Virusinfektion mit nachweisbaren spezifischen IgM-Antikörpern. 13 Patienten hingegen hatten keine nachweisbaren IgG-Antikörper gegen Epstein-Barr- oder Zytomegalieviren, hatten also zuvor keinen Kontakt mit diesen Viren gehabt. Von diesen 13 Patienten hatten immerhin sieben Patienten OKT4/T8-Quotienten

Tabelle 1. Anteil OKT3-, OKT4-, OKT8-, OKIa1-, OKM1- und Leu7-positiver Zellen ($\bar{x} \pm 1$s) an mononukleärer Zellfraktion bei Normalkollektiv und bei Patienten mit Hämophilie A bzw. B

	Normalkollektiv ($n = 112$)	Hämophilie A ($n = 69$)	Hämophilie B ($n = 16$)
OKT3	62,3 ± 10,8	61,6 ± 12,9	64,0 ± 15,8
OKT4	44,1 ± 11,1	32,0 ± 13,8 ($p < 0,001$)	35,6 ± 14,5 ($p < 0,001$)
OKT8	27,4 ± 7,9	33,7 ± 13,1 ($p < 0,001$)	32,0 ± 10,1 ($p < 0,005$)
OKIa1	22,2 ± 8,7	24,3 ± 10,6	28,5 ± 13,4
OKM1	18,5 ± 9,0	17,9 ± 10,1	16,1 ± 10,2
Leu7	23,8 ± 9,6	23,4 ± 12,6	19,8 ± 8,5
T4/T8	1,7 ± 0,6	1,1 ± 0,6 ($p < 0,001$)	1,2 ± 0,6 ($p < 0,005$)

Tabelle 2. Faktorenverbrauch bei hämophilen Patienten mit OKT4/T8-Quotienten unter und über 1,0

Faktorenverbrauch (IE/Jahr)	Patienten mit OKT4/T8-Quotienten < 1 ($n = 20$)	Patienten mit OKT4/T8-Quotienten > 1 ($n = 31$)
− 10 000	2	3
− 20 000	0	1
− 40 000	8	4
− 60 000	2	5
− 80 000	3	3
− 100 000	0	4
− 150 000	3	3
− 200 000	1	4
− 250 000	0	2
> 250 000	1	2

unter 1,0. Das bedeutet, erniedrigte OKT4/T8-Quotienten können unabhängig von Epstein-Barr- oder Zytomegalievirusinfektionen bei Hämophiliepatienten auftreten.

An AIDS erkrankte Patienten weisen eine absolute Verminderung ihrer OKT4-positiven T-Lymphozyten auf, was zu einer Lymphopenie führt. Wir fanden bei hämophilen Patienten keine Korrelation zwischen erniedrigten OKT4/T8-Quotienten und erniedrigten peripheren Lymphozytenzahlen. Von 44 Patienten mit OKT4/T8-Quotienten unter 1,0 hatten nur sieben weniger als 1 500 Lymphozyten/µl, 37 hingegen mehr als 1 500 Lymphozyten/µl.

Wir stimulierten die Lymphozyten von 39 hämophilen Patienten in vitro mit den Mitogenen Phytohämagglutinin, Concanavalin A und Pokeweed-Mitogen. 26 dieser Patienten hatten OKT4/T8-Quotienten unter 1,0. 15 Patienten hatten niedrigere Stimulationsraten mit Phytohämagglutinin als die mitgetesteten gesunden Kontrollpersonen, elf höhere. Ähnliche Ergebnisse ergaben In vitro-Untersuchungen mit Concanavalin A und Pokeweed-Mitogen. Erniedrigte OKT4/T8-Quotienten korrelieren nicht mit verminderten Mitogenstimulationsraten.

Eine Beziehung zwischen OKT4/T8-Quotient und dem Verbrauch an Gerinnungsfaktoren fand sich nicht (Tabelle 2). Patienten mit niedrigem als auch hohem Jahresverbrauch an Gerinnungsfaktoren hatten in gleichem Maße OKT4/T8-Quotienten unter als auch über 1,0.

Zusammenfassend läßt sich feststellen: Der Anteil OKT4-positiver Lymphozyten an der Gesamtlymphozytenzahl ist bei Patienten mit Hämophilie A bzw. B erniedrigt, der Anteil OKT8-positiver erhöht. Der OKT4/T8-Quotient ist erniedrigt. Erniedrigte OKT4/T8-Quotienten korrelieren nicht mit Zytomegalie- oder Epstein-Barr-Virusinfektionen, Lymphopenien, der In vitro-Stimulierbarkeit mit Mitogenen oder dem Verbrauch an Gerinnungsfaktoren.

Literatur

1. Eyster ME, Koch KL, Abt AB, Shankey TV (1982) Cryptosporidiosis in a hemophiliac with acquired immunodeficiency. Blood (Suppl 1) 60: 211a − 2. Ragni MV, Lewis JH, Spero JA, Bontempo FA (1983) Acquired immunodeficiency-like syndrome in hemophiliacs. Lancet 1: 213−214 − 3. Lechner K, Niessner H, Bettelheim P, Deutsch E, Fasching I, Fuhrmann M, Hinterberger W, Korninger C, Neumann E, Liszka K, Knapp W, Mayr WR, Stingl G, Zeitlhuber U (1983) T-cell alterations in hemophiliacs treated with commercial clotting factor concentrates. Thromb Haemostas 50: 552−556 − 4. de Shazo RD, Andes WA, Nordberg J, Newton J, Daul C, Bozelka B (1983) An immunologic evaluation of hemophiliac patients and their wives. Ann Intern Med 99: 159−164 − 5. Centres for

Disease Control (1982) Possible transfusion associated acquired immune deficiency syndrome (AIDS)-California. Morbid Mortal Weekly Rep 31: 652–654 – 6. Menitove JE, Aster RH, Casper JT, Laier SJ, Gottschall JL, Williams JE, Gill JC, Wheeler DV, Piaskowski V, Kirchner P, Montgomery RR (1983) T-lymphocyte subpopulations in patients with classic hemophilia treated with cryoprecipitate and lyophilized concentrates. N Engl J Med 308: 83–86 – 7. Whaele De M, Thielemans C, Camp van BKG (1981) Characterization of immunoregulatory T-cells in EBV-induced infectious mononucleosis by monoclonal antibodies. N Engl J Med 304: 460–462 – 8. Carney WB, Rubin RH, Hoffman RA, Hansen WP, Healey K, Hirsch MS (1981) Analysis of T lymphocyte subsets in cytomegalovirus mononucleosis. J Immunol 126: 2114–2116

Carls C., Kessler, Ch., Berlit, P. (Institut für Immunologie und Neurolog. Klinik der Universität Heidelberg)

Die Bedeutung immunhistologischer Untersuchungen von Arteria temporalis-Biopsien bei Patienten mit unklarem Apoplex

Zusammenfassung

Die meisten Patienten werden nach Apoplex prophylaktisch mit Gerinnung und Thrombozytenaggregation hemmenden Medikamenten behandelt. In einigen Fällen kommt es dennoch zu Rezidiven. Wir untersuchten deshalb, ob bei Patienten mit nicht restlos geklärter Apoplexgenese immunhistologische Befunde in Biopsien der Arteria temporalis zu einer Diagnose und zu therapeutischen Hilfestellungen führen können. Ausgeschlossen wurden alle Riesenzellarteriitiden und kardiale Embolien. In neun von 17 Biopsien erhoben wir positive Befunde mit Antikörper- und/oder Komplementablagerungen in der Arteria temporalis und/oder ihren Vasa vasorum. Patienten (bis auf einen mit einer Multiinfarktdemenz) mit akuten Entzündungszeichen und klinischer Progredienz wurden in der akuten Phase mit Kortikoiden und anschließend immunsuppressiv behandelt. Antikörper- und Komplementablagerungen in der Arteria temporalis und/oder den Vasa vasorum scheinen auf eine Immunpathogenese mit einer Beteiligung von Antikörpern und einer Komplementaktivierung hinzuweisen. Diagonostisch und therapeutisch sind daher bei strenger Indikation immunhistologische Untersuchungen von Arteria temporalis Biopsien bedeutend.

Einleitung

Die entzündlichen Vasopathien stellen ein breites Spektrum pathologischer und klinischer Erscheinungsbilder dar. Sie reichen klinisch von akuten, z. T. nekrotisierenden Vaskulitiden bis zu chronischen, vaskulären Entzündungen. Pathologisch sind Granulombildungen häufig, aber klinisch stehen die Folgen der vaskulären Schäden des versorgten Gewebes im Vordergrund. Eine einheitliche Klassifizierung besteht bisher nicht, da Pathogenese und Pathomechanismen meist unbekannt sind.

Material und Methoden

Auswahl der Patienten und laborchemische Untersuchungen

Ausgeschlossen aus dieser Studie wurden Patienten mit einer Riesenzellarteriitis und sonographisch nachgewiesenen kardialen Embolien. Biopsiert wurden Patienten, die
– jung waren, einen computertomographisch diagnostizierten Infarkt hatten und bei denen

die Angiographie entweder unauffällig war oder für eine Arteriosklerose untypische Läsionen zeigte,
- anamnestisch rezidivierende Apoplexe und Entzündungszeichen im Liquor oder Serum aufwiesen. Untersucht wurden hierfür die Blutsenkungsgeschwindigkeit, nephelometrisch IgG, -A, -M und -E im Serum sowie im Liquor die Zellzahl, der Eiweißgehalt und die intrathekale Antikörperbildung. Als zusätzlicher Immunparameter wurde mit der passiven Hämagglutination der Serum-Anti-Elastin-Antikörpertiter bestimmt (Horsch et al. 1977).

Biopsieentnahme

Direkt vor der Biopsie der Arteria temporalis erfolgte die angiographische Darstellung des klinisch betroffenen Gefäßgebietes. Die Entnahme wurde unter Lokalanästhesie vorgenommen. Um die Möglichkeit einer später eventuell notwendigen Bypass-Operation zu erhalten, wurde nur der parietale Ast der Arteria superficialis biopsiert und der Ramus frontalis der A. temporalis geschont.

Direkte und indirekte Immunfluoreszenzuntersuchungen

Nach der Entnahme wurden die Biopsien in einen Tropfen eines Gewebeklebers (Tissue Tek Kleber II, Firma Vogel, Gießen) gelegt, der sich auf einem kleinen Stück Filterpapier befand. Anschließend wurde das Gewebe in der Schmelzphase von Isopentan schnell eingefroren und in flüssigen Stickstoff überführt. Von diesem Präparat wurden 4 µm ultradünne Kryostatschnitte senkrecht zum Lumen des Gefäßes angefertigt. Die Kryostatschnitte wurden mit Warmluft getrocknet, 10 min in Azeton fixiert und in 0,01 M PBS (phosphatgepufferter Saline) pH 7,2−7,4 gewaschen. Danach wurden die Schnitte in einer feuchten Kammer mit Antikörpern, die bei der direkten Immunfluoreszenz (IF)-Untersuchung mit Fluoroisothiozyanat (FITC) konjugiert und bei der indirekten IF unkonjugiert waren, $1/2$ Std bei Raumtemperatur inkubiert und anschließend noch dreimal 10 min in 0,01 M PBS gewaschen. Für die indirekte IF erfolgte anschließend eine zweite Inkubation unter denselben Bedingungen wie bei der ersten mit FITC konjugierten Antikörpern, die gegen Antikörper derjenigen Spezies gerichtet waren, mit denen die erste Inkubation durchgeführt worden war. Für die direkte IF wurden folgende FITC-konjugierte Kaninchenantikörper benutzt: Anti-Human-IgG, -IgA und -IgM von Tago, -IgE und -C1q von Behring sowie -C3c von Dako. Zur indirekten IF wurden Kaninchen-Anti-Human-C9-Antikörper und FITC-konjugiertes Ziegen-Anti-Kaninchen-IgG von Dako verwendet. Als Kontrolle wurde weiterhin eine indirekte IF mit normalem Kaninchenserum durchgeführt.

Ergebnisse

17 Patienten wurden untersucht. Es handelte sich ausschließlich um Männer zwischen dem 27. und 65. Lebensjahr. Davon hatten acht Patienten einen Hemisphäreninfarkt, sechs Patienten rezidivierende Hirninfarkte mit wechselnder Symptomatik, zwei Patienten einen Hirnstamminsult und ein Patient zeigte multiple asymptomatische Stenosen der hirnversorgenden Gefäße.

In der Tabelle sind die abschließenden klinischen Diagnosen und die immunhistologischen Befunde der neun Patienten dargestellt, bei denen wir Antikörper- oder Komplementablagerungen nachweisen konnten. Patient 2 hatte anamnestisch rezidivierende Hirninfarkte. Patient 4 befand sich bereits in einem chronischen Stadium der Erkrankung und litt an einer Multiinfarktdemenz. Alle vier Patienten mit dem Verdacht auf eine zerebrale Form der Thrombangiitis obliterans hatten stark erhöhte Anti-Elastin-Antikörpertiter. Bei einem Normaltiter von 1 : 8 hatten diese Patienten Werte von 1 : 1 024 und 1 : 4 096. Die zwei

Tabelle 1. Abschließende klinische Diagnosen sowie immunhistologische Befunde der Temporalisbiopsien

Abschließende klinische Diagnose	Intima	Elastica interna	Media	Vasa vasorum
Patient 1 Thrombangiitis obliterans	C1q+, C3b+, C3d			IgA++, IgM++
Patient 2 Thrombangiitis obliterans	IgG+, IgA+, IgM+, C1q+, C3b+, C3d+, C9+			IgG++, IgA++, IgM++, C3b+, C3d+
Patient 3 Thrombangiitis obliterans	IgG+, IgA+, IgM+, C1q+, C3b+, C3d+	IgG+, IgA+		IgG++, IgA++, IgM++, C3b+, C3d+
Patient 4 Thrombangiitis obliterans	IgG+			
Patient 5 Melkersson-Rosenthal-Syndrom		IgG++	IgG+, C3b+, C3d+, C9+	
Patient 6 Morbus Reiter	IgM++, C3d+, C9+			
Patient 7 Juvenile, entzündliche Arteriosklerose		IgG+, C3b++, C9+		
Patient 8 Vaskulitis allergischer Genese	IgG+, IgA+, IgM++, C3d+, C9+	C3d+, C9+		
Patient 9 Vaskulitis allergischer Genese	IgG+, IgA+, IgM++, C3d+, C9+	C3d++, C9+++	IgG+, IgA+, IgM+	IgM+

Patienten mit der klinischen Diagnose einer allergischen Vaskulitis hatten im Serum IgE-Konzentrationen von 395 bzw. 480 U/ml bei einem Normalwert von 200 U/ml.

Bei allen Patienten wurden aufgrund der schweren klinischen Symptomatik und den immunhistologischen Befunden in der akuten Phase Kortikosteroide gegeben. Patienten 1–3 mit der Thrombangiitis obliterans und die Patienten mit den sogenannten pararheumatischen Erkrankungen (Morbus Reiter, Melkersson-Rosenthal-Syndrom) sowie die Patienten mit progredienter Symptomatik bei einer allergischen Vaskulitis wurden immunsuppressiv mit Azothioprin behandelt (Immurek, täglich 2 mg/kg Körpergewicht). Bei keinem dieser Fälle traten nach Behandlung innerhalb eines Beobachtungszeitraums von nunmehr 1 Jahr weitere Rezidive auf.

Diskussion

In unserer Studie hat es den Anschein, daß bei allen Patienten mit klinischem Verdacht einer Thrombangiitis obliterans erhöhte Anti-Elastin-Antikörpertiter zu finden sind und daß dies ein diagnostisches Kriterium für eine Thrombangiitis obliterans sein kann. Ebenso auffällig ist, daß alle Patienten bis auf einen – nämlich Patient 4 – in den Vasa vasorum IgA- und IgM-Ablagerungen hatten (Kessler et al. 1984). Der Patient 4 hatte eine Multiinfarktdemenz und unterschied sich in diesem Punkt von den übrigen, da hier die Krankheit bereits ein chronisches Stadium erreicht hatte. Das Fehlen der Antikörper- und Komplementablagerungen könnte in diesem Fall auf einem schon wieder erfolgten Abbau der Proteine in den Gefäßen zum Zeitpunkt der Biopsieentnahme beruhen.

Insofern kann dies bedeuten, daß immunhistologisch nur frische Ablagerungen im akuten Stadium nachgewiesen werden können. Dies ist auch in der Immunhistologie von Vaskulitiden der Haut der Fall, die besser untersucht worden sind als die Vaskulitiden der Arteria temporalis. Weitere Studien werden noch zeigen müssen, ob in akuten Stadien der Thrombangiitiden obliterans die Antikörper- und Komplementablagerungen im Zusammenhang mit Anti-Elastin-Antikörpern diagnostisch ein Kriterium oder gar beweisend für die Diagnose einer Thrombangiitis obliterans sein können.

Weiterhin scheinen Antikörper- und Komplementablagerungen in der Arteria temporalis und/oder in den Vasa vasorum bei einer Vaskulitis der Temporalarterie auf eine Immunpathogenese mit einer Beteiligung von Antikörpern und einer Komplementaktivierung hinzuweisen.

Bei strenger Indikation können immunhistologische Befunde von Arteria temporalis-Biopsien diagnostisch und therapeutisch bedeutend sein.

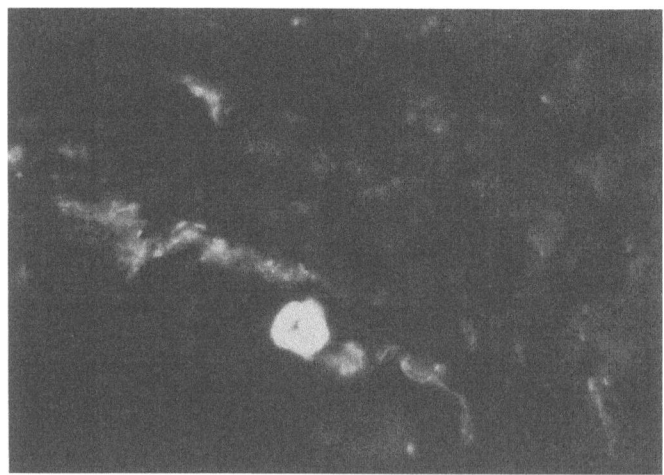

Abb. 1. Intramurale IgA-Ablagerungen in einem Vas vasorum der Arteria temporalis von Patient 1 mit dem Verdacht auf eine zerebrale Form der Thrombangiitis obliterans

Literatur

Horsch AK, Brechmeier P, Robert L, Horsch S (1977) Anti-Elastin-Antikörper bei der Thrombangiitis obliterans (Morbus Winniwarter-Buerger). Verh Dtsch Ges Inn Med 83: 1758—1761 — Kessler C, Reuther R, Berlit P, Carls C, Hoffmann W (1984) CAT scan and immunhistochemical findings in a case of cerebral thrombangiitis obliterans (Buerger's disease). Eur Neurol 23: 7—11

Knuth, A., Dippold, W., Meyer zum Büschenfelde, K.-H. (I. Med. Klinik und Poliklinik, Johannes-Gutenberg-Universität Mainz)
Zelluläre Melanomzytotoxizität vermittelt durch monoklonale Melanomantikörper

Die Definition von Antigenen mit Hilfe monoklonaler Antikörper, die qualitativ oder quantitativ Tumorzellen von gesunden Zellen oder Geweben unterscheiden, hat zunehmend diagnostische und möglicherweise auch therapeutische Bedeutung. Das Disialogangliosidantigen G_{D3}, ein Glykolipid, ist zur Zeit wegen seiner quantitativ starken Zelloberflächenexpression auf malignen Melanomzellen der zuverlässigste Melanommarker mit hoher Gewebespezifität (Dippold et al. 1980; Pukel et al. 1982; Houghton et al. 1982).

Der monoklonale G_{D3}-spezifische Antikörper R24 wurde im Vorfeld der klinischen Anwendung auf funktionelle Eigenschaften in vitro untersucht, um mögliche antikörpervermittelte Effektormechanismen auf maligne Melanomzellen zu klären. Antikörpervermittelte zelluläre Melanomzytotoxizität (ADCC) wurde mit vier verschiedenen monoklonalen Antikörpern (mAb) und Lymphozyten gesunder Spender gegen maligne Melanomzellen und andere Tumorzellen in vitro untersucht.

Material und Methoden

Monoklonale Antikörper: R24 (gamma 3) definiert ein Glykolipidantigen, das Disialogangliosid G_{D3}, dessen starke Zelloberflächenexpression auf malignen Melanomzellen als melanomtypischer Marker gilt. Andere Tumoren, die sich entwicklungsgeschichtlich von der Neuralleiste herleiten, und phorbolesterstimulierte Melanozyten in Gewebekultur können ebenfalls, wenn auch in weit geringeren Mengen G_{D3}-Antigen exprimieren (Dippold et al 1980; Houghton et al. 1982; Pukel et al. 1982).

K5 (gamma 1) erkennt ein Glykoproteinantigen von 95 000 Dalton Molekulargewicht, das außer auf malignen Melanomzellen auch auf anderen Geweben exprimiert ist und transferrinähnlich ist (Brown et al. 1982). 691-13-17 (gamma 1) ist gegen HLA-DR-Determinanten gerichtet (Lloyd et al. 1981). Der Antikörper wurde ursprünglich von Koprowski et al. 1978 beschrieben. Lyt 2.2 (gamma 2a) ist gegen ein T-Lymphozytendifferenzierungsantigen der Maus gerichtet (Dippold, unveröffentlicht).

Targetzellen: Tumorzellen und Epstein-Barr-Virus (EBV)-transformierte B-Lymphozyten wurden am Sloan-Kettering-Institut, New York, USA, in Gewebekultur etabliert (Ueda et al. 1979).

Testsystem: Antikörpervermittelte zelluläre Zytotoxizität (ADCC) wurde nach Standardmethoden durch ^{51}Cr-Freisetzung aus markierten Targetzellen (5 Std-Test) bestimmt. Periphere Leukozyten gesunder Spender (PBL) dienten als Effektorzellen. ADCC wurde nach der Formel berechnet:

$$\% \text{ ADCC} = (A - B)/C - B) \times 100.$$

A = ^{51}Cr-Aktivität (CPM) im Überstand der Testprobe (Antikörper, Effektorzellen und Targetzellen), B = CPM im Überstand von Effektorzellen und Targetzellen ohne Antikörper, C = CPM im Überstand maximal lysierter Targetzellen mit Nonidet-P 40 (Sigma).

Tabelle 1. mAb-induzierte ADDC mit MG-PBL auf SK-MEL-19-Targetzellen

mAb	IgG-Isotype	% ADCC mit mAb-Verdünnung			
		1:1 280	1:5 120	1:20 480	1:81 920
R24	Gamma 3	100	100	73	22
K5	Gamma 1	3	7	9	7
691-13-17	Gamma 1	−3	2	8	−7
Lyt 2.2	Gamma 2a	1	4	9	1

E:T=100:1, spontane ^{51}Cr-Freisetzung 10−25%

Ergebnisse

Der G_{D3}-spezifische monoklonale Melanomantikörper R24 induziert hohe ADCC gegen maligne Melanomzellen mit PBL gesunder Spender. Bis zu einem Titer über 1 : 81 920 bei einer initialen Proteinkonzentration von 10 mg/ml in mAb-haltigem Aszites ist ADCC mit Werten über 20% nachweisbar. Keiner der anderen getesteten monoklonalen Antikörper (K5, 691-13-17, Lyt 2.2) vermochte ADCC gegen die untersuchten Targetzellen zu induzieren. Ein typisches Experiment ist in Tabelle 1 zusammengefaßt.

Das Targetzellpanel umfaßte acht Melanomzellinien, zwei Astrozytome, ein Kolonkarzinom und eine Hypernephromzellinie sowie vier EBV-transformierte B-Lymphozytenlinien, die zum Hypernephrom bzw. zu drei Melanomen autolog sind. Lediglich die Melanome waren durch ADCC mit dem mAb R24 lysierbar.

Quantitative Unterschiede in der Zelloberflächenexpression des Disialogangliosids G_{D3} auf malignen Melanomzellen konnte durch direkte serologische Titerbestimmung sowie durch

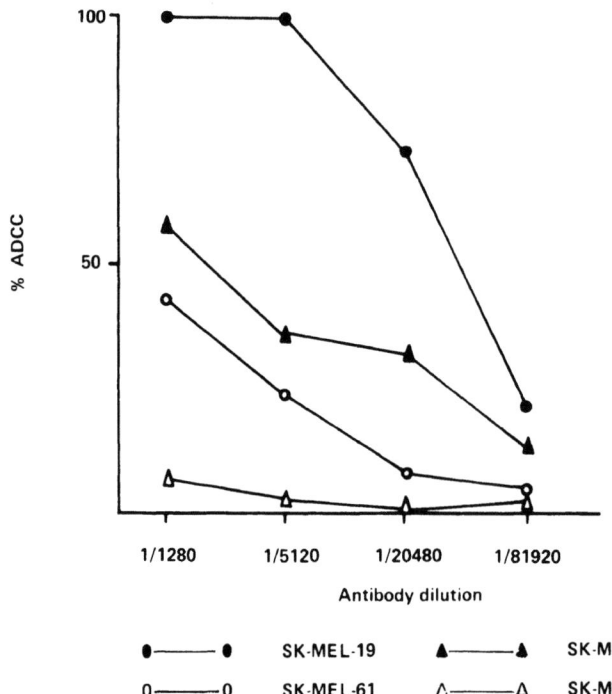

Abb. 1. mAb R24-induzierte ADCC gegen Melanomtargetzellen unterschiedlicher Disialogangliosid-G_{D3}-Antigenexpression. SK-MEL-19 wird aufgrund hoher G_{D3}-Antigenexpression bei einem mAb R24-Titer von 1 : 20 480 über 70% lysiert. Die Lyse der Melanomtargetzellen SK-MEL-29 und SK-MEL-61 ist entsprechend geringerer G_{D3}-Expression niedriger. SK-MEL-44 mit niedriger G_{D3}-Expression zeigt nur geringe ADCC mit mAb R24

quantitative Absorptionsstudien mit dem mAb R24 nachgewiesen werden. Zielzellen mit hoher G_{D3}-Expression werden entsprechend stark durch mAb R24-induzierte ADCC lysiert. Bei niedriger G_{D3}-Expression ist nur geringe ADCC mit mAb R24 nachweisbar. Abb. 1 zeigt ein typisches Experiment mit vier Melanomzellinien unterschiedlicher G_{D3}-Expression. Bei einer mAb R24-Verdünnung von 1 : 1 280 geringer G_{D3}-Expression auf der Targetzelle (SK-MEL-44) ist kaum ADCC nachweisbar, während bei starker G_{D3}-Expression (SK-MEL-19) bis zu einer Antikörperverdünnung von 1 : 20 480 noch mehr als 70% ADCC induzierbar ist.

Diskussion

Der monoklonale Antikörper R24, ein Gamma 3-Isotyp, kann mit PBL gesunder Spender eine starke ADCC-Reaktion gegen maligne Melanomzellen induzieren. Dieser Effekt ist auf Targetzellen beschränkt, die das von mAb R24 erkannte Disialogangliosid G_{D3} an der Zelloberfläche in ausreichender Quantität experimieren. Die ADCC ist der G_{D3}-Expression direkt proportional. Entsprechend der hohen Spezifität des mAb R24 für maligne Melanomzellen ließ sich lediglich gegen Melanomtargetzellen mit mAb R24 ADCC induzieren.

Kürzlich konnten wir einen komplementunabhängigen wachstuminhibierenden Effekt des mAb R24 auf maligne Melanomzellen in vitro nachweisen (Dippold et al. 1984). Ferner aktiviert dieser Antikörper menschliches Komplement und kann so ebenfalls zur Melanomzellyse beitragen (Knuth et al., unveröffentlicht). Die hier beschriebenen Untersuchungen zur ADCC mögen als weitere Hinweise auf die mögliche klinische Bedeutung dieses Antikörpers für die Applikation in vivo gelten.

Literatur

Brown JP, Hewick RM, Hellstroem I, Hellstroem KE, Doolittle RF, Dreyer WJ (1982) Human melanoma-associated antigen p97 is structurally and functionally related to transferrin. Nature 296: 171−173 − Dippold WG, Lloyd KO, Li TC, Ikeda H, Oettgen HF, Old LJ (1980) Cell surface antigens of human malignant melanoma: Definition of six new antigenic systems with mouse monoclonal antibodies. Proc Natl Acad Sci USA 77: 6114−6118 − Dippold WG, Knuth A, Meyer zum Büschenfelde K-H (1984) Inhibition of human melanoma cell growth in vitro by monoclonal anti-G_{D3}-ganglioside antibody. Cancer Res 44: 806−810 − Houghton AN, Eisinger M, Albino AP, Cairncross JG, Old LJ (1982) Surface antigens of melanocytes and melanomas: Markers of melanocyte differentiation and melanoma subsets. J Exp Med 156: 1755−1766 − Koprowski H, Steplewski Z, Herlyn D, Herlyn M (1978) Study of antibodies against human melanoma produced by somatic cell hybrids. Proc Natl Acad Sci USA 75: 4305−3409 − Pukel CS, Lloyd KO, Travassos LR, Dippold WG, Oettgen HF, Old LJ (1982) G_{D3} − a prominent ganglioside of human melanoma: detection and characterization by mouse monoclonal antibody. J Exp Med 155: 1133−1147

Klinische Pharmakologie I

Loos, U., Musch, E., Schwabe, H. K., Hengstmann, J., Eichelbaum, M. (Med. Univ.-Klinik Bonn)

Eigeninduktion des Rifampicinmetabolismus

Rifampicin (RMP) induziert nach mehrtägiger Gabe die mischfunktionellen Oxygenasen in der Leber, so daß auch sein eigener Metabolismus beschleunigt wird (*Eigeninduktion*, Acocella 1978a). Wie wir beobachteten, nahmen die RMP-Plasmaspiegel unter oraler Dauertherapie stärker ab als bei intravenöser Applikation (Musch et al. 1982; Loos et al. 1983). *Klinisch* zeigten 30 initial mit RMP intravenös behandelte Patienten mit offener Lungentuberkulose eine schnellere Sputumnegativierung und Röntgenbefundbesserung im Vergleich zu 48 oral therapierten Patienten (Kombinationstherapie: RMP-Isoniazid-Ethambutol). So war z. B. die Sputumkulturkonversion nach dem 1. Behandlungsmonat bei intravenöser RMP-Gabe doppelt so hoch (63%) wie bei oral behandelten Patienten (27%). Der Azetyliererstatus wie auch die tägliche Gabe von 5 oder 10 mg Isoniazid/kg Körpergewicht oder die Verabreichung von Streptomycin anstatt von Ethambutol hat dagegen keinen wesentlichen Einfluß auf den Behandlungserfolg im 1. Monat. Entscheidend war vielmehr, daß unter intravenöser RMP-Gabe höher Plasmaspiegel, auch Spitzenkonzentrationen, über die ersten Behandlungswochen erreicht wurden als bei oraler RMP-Applikation. Als Erklärung für diesen unterschiedlichen Therapieerfolg und Plasmaspiegelverlauf erscheint eine Induktion des RMP-Metabolismus in der Darmschleimhaut möglich (Musch et al. 1982).

Patienten und Methodik

Daher untersuchten wir die Pharmakokinetik von RMP und der Metabolite *25-Desazetyl*-(D-RMP) und *3-Formyl*-RMP (F-RMP) bei jeweils sechs fortlaufend oral (p.o.-Gruppe) und intravenös (i.v.-Gruppe) mit 600 mg RMP/Tag in Kombination mit Isoniazid (10 mg/kg/Tag, i.v.) und Ethambutol (25 mg/kg/Tag, i.v.) behandelten Tuberkulosepatienten. (Charakteristika der p.o.-Gruppe: 52 ± 19 Jahre, 67 ± 12 kg, 172 ± 7 cm, geringer Nikotin- und Alkoholkonsum, RMP-Dosis 9,2 ± 1,8 mg/kg/Tag; i.v.-Gruppe: 43 ± 16 Jahre, 66 ± 16 kg, 173 ± 8 cm, mäßiger Nikotin- und geringer Alkoholkonsum, RMP-Dosis 9,5 ± 1,9 mg/kg/Tag; beide Gruppen bestanden aus fünf männlichen und einem weiblichen Patienten.) Die orale Einnahme erfolgte unter Aufsicht und nüchtern [Nahrungsaufnahme erst 2 Std später (Siegler et al. 1972)]. Intravenös wurde RMP in physiologischer Kochsalzlösung über 1 Std infundiert. In der Cross over-Studie wurden RMP- und Metabolitkonzentrationen im Plasma und 24-Std-Sammelurin (Antioxidans: Askorbinsäure) in der p.o.-(i.v.)-Gruppe nach oraler (intravenöser) Testdosis, am nächsten Tag nach intravenöser (oraler) Testdosis bestimmt, und zwar in beiden Gruppen zu Beginn (Tag 1/2), nach 1 und nach 3 Wochen der Behandlung. Außer an diesen Tagen erhielt jede Gruppe fortlaufend die entsprechende orale oder intravenöse RMP-Therapie. Isoniazid und Ethambutol wurden in beiden Gruppen intravenös gegeben, Einflüsse auf die Pharmakokinetik des RMP sind hierdurch nicht zu erwarten (Kenny und Strates 1981).

RMP- und Metabolitkonzentrationen wurden nach einer modifizierten HPLC-Methode von Lecaillon et al. (1977) bestimmt. Der Doppelmetabolit 25-Desazetyl-3-formyl-RMP ist quantitativ zu vernachlässigen. Unsere Uringesamt-Recovery (RMP + D-RMP + F-RMP) von etwa 25% der verabreichten RMP-Dosis kommt dem über markiertes RMP bestimmten Prozentsatz von ungefähr 30% nahe (Binda et al. 1971). Die Plasmaspiegel nach oraler bzw. intravenöser Testdosis wurden mit Hilfe des offenen Ein- bzw. Zweikompartimentmodells ausgewertet. Die statistische Analyse erfolgte mittels des verteilungsunabhängigen multiplen Vergleichs nach Wilcoxon und Wilcox.

Ergebnisse und Diskussion

Die pharmakokinetischen Parameter hängen nicht von der fortlaufenden RMP-Therapie − ob per os oder intravenös − ab. Beide Gruppen zeigen ungefähr gleiche Ergebnisse. Der

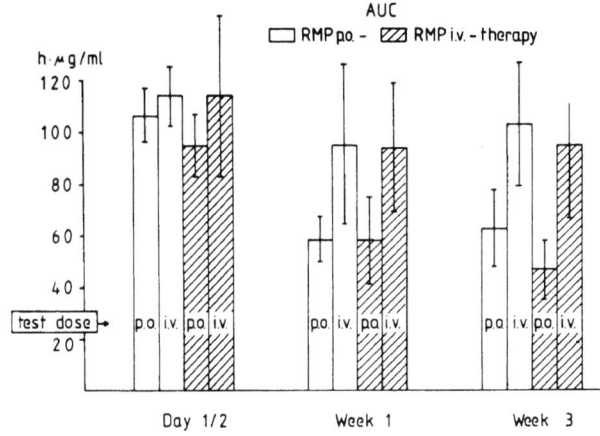

Abb. 1. Fläche unter der RMP-Konzentrationszeitkurve (AUC) zu Beginn, nach 1 und nach 3 Wochen der Behandlung, jeweils nach oraler und intravenöser Testdosis von 600 mg RMP in beiden Patientengruppen

Verteilungsraum des RMP in der Eliminationsphase bleibt mit etwa 365 ± 81 ml/kg (Mittelwert $\pm$ SEM) während der Therapie konstant, der Anteil des zentralen Kompartiments beträgt 71%. Die Gesamt-*Clearance* des RMP nimmt nach der 1. Behandlungswoche statistisch signifikant ($p < 0{,}05$) von 101 ± 16 auf 144 ± 29 ml/min zu, wobei der renale Anteil von 11 ± 2 ml/min konstant bleibt. Die Zunahme der Gesamt-Clearance ist auf die bekannte Eigeninduktion des RMP-Metabolismus zurückzuführen.

Abb. 1 gibt die Fläche unter der RMP-Konzentrationszeitkurve *(AUC)* nach oraler und intravenöser Testdosis wieder. Sie nimmt für beide Applikationsarten unter Therapie statistisch signifikant ab: bei oraler Testdosisgabe um etwa 42%, dagegen bei intravenöser Testdosis nur um 17% − unabhängig von der Patientengruppe.

Die erhebliche Abnahme der AUC bei oraler Testsosis, verglichen mit parenteraler Applikation, muß eine prähepatische Ursache (z. B. Darmlumen, Darmschleimhaut) haben, wie noch später gezeigt wird. Entsprechend nimmt die *Bioverfügbarkeit* von 97 auf 64% ab.

Da ein First pass-Effekt auf einer verstärkten Metabolisierung beruht, versuchten wir diese Zunahme des First pass-Effekts unter RMP-Therapie anhand der *RMP-Metabolite* im Plasma näher zu analysieren. Abb. 2 und 3 zeigen die AUC von D-RMP und F-RMP in Prozent der AUC der Muttersubstanz RMP. Die Angabe als Relativwert wurde gewählt, um besser beurteilen zu können, ob eine stärkere Metabolisierung bei oraler Testdosis gegenüber der intravenösen Gabe erfolgt. Es zeigt sich, daß das Verhältnis AUC (Metabolit)/AUC (RMP) nach oraler Einnahme in der Regel größer ist als bei intravenöser Testdosis. Dieser Unterschied scheint unter Therapie kaum zuzunehmen, so daß aufgrund der vorliegenden Metabolitdaten eine prähepatische Enzyminduktion nicht direkt abgeleitet werden kann.

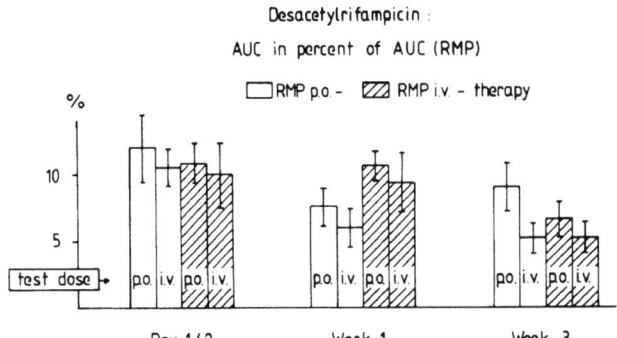

Abb. 2. 25-Desazetylrifampicin: AUC des Metaboliten in Prozent der AUC von Rifampicin

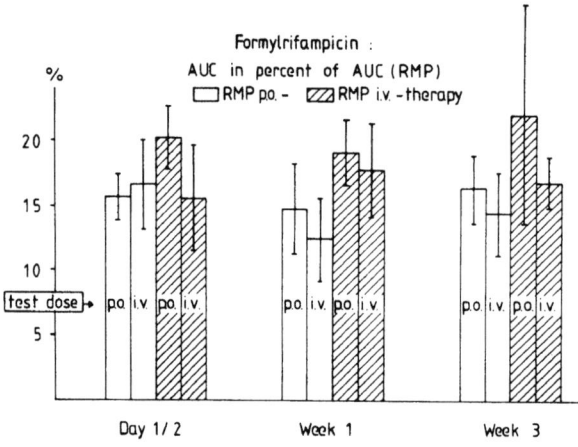

Formylrifampicin :
AUC in percent of AUC (RMP)
☐ RMP p.o. - ▨ RMP i.v.-therapy

Abb. 3. 3-Formylrifampicin: AUC des Metaboliten in Prozent der AUC von Rifampicin

Jedoch ist denkbar, daß dieser Unterschied deshalb nicht zunehmen kann, weil ebenfalls eine Verstoffwechselung der Metabolite induziert werden könnte (vielleicht auch Induktion von Phase II-Reaktionen, z. B. Glukuronidierung) (Nakagawa und Sunahara 1975).

Das Verhältnis AUC (D-RMP)/AUC (RMP) nimmt tendenziell ab (Abb. 2), was mit einer vermehrten biliären Elimination dieses Metaboliten nach mehrtägiger RMP-Gabe (Acocella 1978b) in Übereinstimmung gebracht werden kann. Die renale Clearance der Metabolite verändert sich unter fortlaufender RMP-Therapie nicht signifikant.

Für die theoretische Berechnung der *Bioverfügbarkeit* des RMP können wir die Formel

$$F = 1 - E = 1 - \frac{\text{hepatische Clearance (Plasma)}}{\text{hepatischer Plasmafluß } Q_L}$$

verwenden (Rowland 1972), weil der Partitionskoeffizient Erythrozyten/Plasma nach unseren Ergebnissen sehr klein ist (etwa 0). Der hepatische Plasmafluß beträgt im Mittel $Q_L = (1 - \text{Hämatokrit}) \cdot 1\,500$ ml/min $= 825$ ml/min. Wir erhalten folgende Ergebnisse:

	Tag 1/2 der Therapie	Woche 3 der Therapie
Ftheoretisch	0,89	0,85
Fexperimentell	0,97	0,64

Zu Beginn der RMP-Therapie ist die experimentell gefundene Bioverfügbarkeit also größer als die theoretische, so daß eine nicht lineare Kinetik angenommen werden muß (Rowland 1972), was z. B. mit dem Sättigungsmechanismus der biliären Sekretion bei RMP-Dosen ab 300 mg (Acocella 1978a) zusammenhängen kann. Nach dreiwöchiger Therapie ist F experimentell deutlich kleiner als der theoretische Wert, so daß nach Rowland ein (unter Therapie zunehmender) *prähepatischer Metabolismus* (z. B. Enzyminduktion im Bereich der Darmschleimhaut) anzunehmen ist.

Zusammenfassung

1. Unter fortlaufender oraler oder intravenöser Rifampicintherapie nimmt die Bioverfügbarkeit des Rifampicins stärker ab, als es der Zunahme der hepatischen Enzymkapazität

durch Eigeninduktion entspricht. Wahrscheinlich werden ebenfalls Darmschleimhautenzyme induziert.

2. Die Pharmakokinetik der Rifampicinmetabolite legt nahe, daß die biliäre Elimination von 25-Desazetylrifampicin zunehmen muß. Eventuell werden unter Rifampicin auch Enzyme der Phase II-Reaktionen induziert.

Durchgeführt mit Unterstützung der Deutschen Forschungsgemeinschaft EI 157/1 bis 3.

Literatur

Acocella G (1978a) Clinical pharmacokinetics of rifampicin. Clin Pharmacokinet 3: 108–127 – Acocella G, Mattiussi R, Segre G (1978b) Multicompartmental analysis of serum, urine and bile concentrations of rifampicin and desacetyl-rifampicin in subjects treated for one week. Pharmacol Res Commun 10: 271–288 – Binda G, Domenichini E, Grottardi A, Orlandi B, Ortelli E, Pacini B, Fowst G (1971) Rifampicin, a general review. Arzneim Forsch 21: 1907–1978 – Kenny MT, Strates B (1981) Metabolism and pharmacokineties of the antibiotic rifampin. Drug Metab Rev 12: 159–218 – Lecaillon JB, Febvre N, Metayer JP, Souppart C (1978) Quantitative assay of rifampicin and three of its metabolites in human plasma, urine and saliva by high-performance liquid chromatography. J Chromatogr 145: 319–324 – Loos U, Musch E, Mackes KG, Reetz KP, Gläser R, Sassen W, Labedzki L, Schwabe HK, Hengstmann J, Eichelbaum M (1983) Vergleich oraler und intravenöser Rifampicin-Gabe bei der Behandlung offener Lungentuberkulosen. Prax Klin Pneumol 37: 482–484 – Musch E, Loos U, Mackes KG, Reetz KP, Gläser R, Sassen W, Labedzki L, Schwabe HK, Hengstmann J, Eichelbaum M (1982) Klinische Verlaufsstudie bei intravenöser Rifampicinapplikation in der Tuberkulosetherapie. Verh Dtsch Ges Inn Med 88: 638–644 – Nakagawa H, Sunahaya S (1975) Glucuronidation and desacetylation in the metabolism of rifampicin in man. 23rd International Tuberculosis Conference, Mexico City (zit. nach Acocella 1978a) – Rowland M (1972) Influence of route of administration on drug availability. J Pharm Sci 61: 70–74 – Siegler DI, Byrant M, Burley DM, Citron KM, Standen SM (1974) Effects of meals on rifampicin absorption. Lancet 2: 197–198

Nelles, J. (Institut für Klin. Pharmakologie, Bern), Frey, B. (Med. Poliklinik, Inselspital, Bern), von Mandach, U., Weigand, K. (Institut für Klin. Pharmakologie, Bern)

Vergleichende Messung der Enzyminduktion mittels Aminopyrinatemtest, Antipyrinclearance und 6β-OH-Kortisolausscheidung nach Behandlung mit Rifampicin und Phenobarbital*

Besonders bei der gleichzeitigen Verabreichung mehrerer Arzneimittel ist es wichtig zu wissen, ob eines dieser Medikamente die arzneimittelabbauenden Enzyme der Leber hemmt oder stimuliert. Hierzu wäre eine einfache, schnelle und zuverlässige Methode zur Quantifizierung der Aktivität dieses Enzymsystems sehr hilfreich. Wir haben deshalb die Praktikabilität, die Aussagefähigkeit und die Zuverlässigkeit der γ-GT, der 6β-Hydroxykortisolausscheidung im Urin, des Aminopyrinatemtestes und der Antipyrinclearance im Speichel als Maß der mikrosomalen Enzymaktivität im Rahmen einer Interaktionsstudie vergleichend untersucht.

Patienten und Methoden

Bei sechs gesunden Männern im Alter von 22–35 Jahren mit einem Körpergewicht von 65–82 kg wurde die Gamma-Glutamyltranspeptidase (γ-GT), die 6β-Hydroxykortisolausscheidung, der Aminopyrinatemtest und die Antipyrinclearance vor und nach einer zehntägigen oralen Behandlung mit täglich 100 mg Phenobarbital und 600 mg Rifampicin, jeweils am Abend verabreicht, bestimmt. Seit mindestens

---

* Mit Unterstützung des Schweizer Nationalfonds

4 Wochen vor Beginn der Studie hatten die Probanden keine Medikamente eingenommen. Auch während der Studie durften weder Medikamente noch Alkohol eingenommen werden. Fünf Probanden haben nicht geraucht, einer maximal zehn Zigaretten täglich. 6β-Hydroxykortisol wurde im 24-Std-Urin mit einem spezifischen Radioimmunoassay bestimmt [4] und für die Creatininausscheidung korrigiert. Nach intravenöser Gabe von 1,5 μCi ^{14}C-Aminopyrin wurden über den Zeitraum von 1 Std alle 10 min 2 mmol CO_2 der Atemluft in 2 mmol Hyaminhydroxid aufgefangen und die Radioaktivität gemessen [5]. Nach oraler Gabe von 10 mg/kg Antipyrin wurde die Antipyrinclearance im Speichel mit der Einpunktmethode in einer nach 24 Std entnommenen Speichelprobe mittels HPLC bestimmt [1]. Die Ausscheidung von Phenobarbital (EMIT) und Rifampicin (photometrisch) im Urin zeigte eine vollständige Compliance an.

Ergebnisse

Unter der Behandlung mit Phenobarbital und Rifampicin stieg die γ-GT zwar signifikant ($p < 0,05$) an, nach Induktion waren jedoch alle Werte noch innerhalb des normalen Referenzbereiches (Tabelle 1). Da die γ-GT außerdem bei zwei Probanden gar nicht angestiegen war, dürfte sie kein guter Parameter einer Enzyminduktion sein, was durch schlechte Korrelation des Anstieges der γ-GT zum Anstieg der 6β-Hydroxykortisolausscheidung ($r = 0,41$), des Aminopyrinatemtestes ($r = 0,55$), und der Antipyrinclearance ($r = 0,18$) bestätigt wird. Im Gegensatz dazu stieg die Demethylierung von Aminopyrin bei allen Probanden während der Induktion an ($p < 0,001$). Der Anstieg der 60 min-Werte, die üblicherweise zur Leberfunktionsdiagnostik herangezogen werden, betrug 39 ± 16% (x ± S), und es fanden sich keine Überschneidungen der Werte nach Induktion mit den Werten vor Induktion. Der stärkste Anstieg mit 83 ± 40% fand sich jedoch bei den 10 min-Werten (Abb. 1, Tabelle 1). Unter der induzierenden Behandlung stieg die Ausscheidung von Antipyrin im Speichel, die bei vier Probanden gemessen werden konnte, um 66 ± 23% an (Abb. 1) und korrelierte gut zum Anstieg des Aminopyrinatemtestes ($r = 0,75$).

Die Ausscheidung des 6β-Hydroxykortisols im Urin nahm nach Gabe von Phenobarbital und Rifampicin über 6 Tage nahezu linear zu. Anschließend war der Anstieg weniger ausgeprägt. Insgesamt stieg die Ausscheidung von 6β-Hydroxykortisol um 242 ± 120% an (Tabelle 1). Die Korrelationen des Anstieges der 6β-Hydroxykortisolausscheidung zum Anstieg der Antipyrinclearance ($r = 0,91$; $n = 4$) und des Aminopyrinatemtestes ($r = 0,61$; $n = 6$) waren in Anbetracht der Tatsache, daß die Enzyme der Aminopyrindemethylierung nicht die gleichen sind wie die der Kortisolhydroxylierung, erstaunlich gut. Es fällt auf, daß bei dem einzigen Raucher unter den Probanden der Anstieg des Aminopyrinatemtestes auffällig weniger ausgeprägt war, als der Anstieg der 6β-Hydroxykortisolausscheidung. Ohne diesen Probanden wird die Beziehung zwischen diesen beiden Parametern deutlich besser ($r = 0,83$).

Tabelle 1. Parameter der Enzymimduktion vor und nach Behandlung mit Phenobarbital und Rifampicin (x ± SD, $n = 6$)

	Vor	Nach	Quotient nach/vor
γ-GT (IU/l)	7 ± 2	10 ± 2[a]	1,4
Aminopyrinatemtest (%Dosis/kg/mmol)	0,7 ± 0,2	1,2 ± 0,2[b]	1,7
Antipyrinclearance (ml/kg/Std), $n = 4$	46 ± 11	75 ± 17[b]	1,6
6-β-OH-Kortisol Creatinin (μg/mmol)	51 ± 8	171 ± 55[b]	3,3

[a] $p < 0,05$; [b] $p < 0,01$

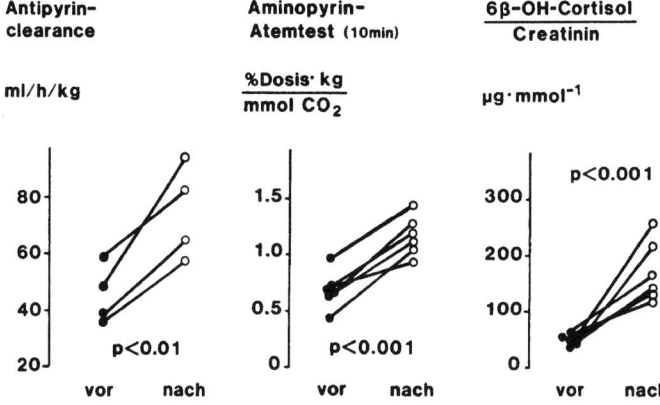

Abb. 1. Antipyrinclearance im Speichel ($n = 4$), Aminopyrinatemtest ($n = 6$) und Urinausscheidung von 6β-Hydroxykortisol ($n = 6$) vor und nach einer zehntägigen Behandlung mit 100 mg Phenobarbital und 600 mg Rifampicin. Die Ausscheidung von 6β-Hydroxykortisol wurde für die Ausscheidung von Creatinin im Urin korrigiert

Diskussion

Unter der Behandlung mit Phenobarbital und Rifampicin sind alle gemessenen Parameter angestiegen und alle, mit Ausnahme der γ-GT, sind zuverlässige Indikatoren einer Induktion mikrosomaler Enzyme. Der Aminopyrinatemtest ist einfach und schnell durchführbar. Da die 10 min-Werte den stärksten Anstieg zeigen, kann bereits 15 min nach Injektion einer minimalen Radioaktivitätsmenge das Ergebnis vorliegen. Ist die Verabreichung selbst einer so geringen Radioaktivitätsmenge nicht möglich, bietet die Bestimmung der Antipyrinclearance im Speichel mit der Einpunktmethode eine einfache und zuverlässige Alternative. In Übereinstimmung mit der Literatur [2, 3] steigt unter Therapie mit Phenobarbital und Rifampicin die Ausscheidung von 6β-Hydroxykortisol im Urin am stärksten an. Diese Methode bietet außerdem den Vorteil, daß sie nicht invasiv ist. Sie erfordert jedoch die Sammlung von Urin und ist methodisch relativ aufwendig. Mit Aminopyrinatemtest, Antipyrinclearance und 6β-Hydroxykortisolausscheidung kann die induzierende oder hemmende Wirkung auf die mikrosomalen Enzyme der Leber schnell festgestellt werden. Dies ist nicht nur von Bedeutung wegen des möglichen Einflusses einer Enzyminduktion auf den Metabolismus eines Medikamentes − wie am Beispiel des Prednisolons gezeigt wird − sondern kann auch bei der Diagnose toxischer Leberschäden hilfreich sein.

Literatur

1. Døssing et al. (1982) A simple method for determination of antipyrine clearance. Clin. Pharmacol Ther 32: 392−396 − 2. Ohnhaus EE, Park BK (1979) Measurement of urinary 6β-hydroxycortisol excretion as an in vivo parameter in the clinical assessment of the microsomal enzyme-inducing capacity of antipyrine, phenobarbitone and rifampicin. Eur J Clin Pharmcol 15: 139−145 − 3. Ohnhaus EE et al. (1983) Enzyme-inducing drug combinations and their effects on liver microsomal enzyme activity in man. Eur J Clin Pharmacol 25: 247−250 − 4. Park BK (1978) A direct radioimmunoassay for 6β-hydroxycortisol in human urine. J Steroid Biochem 9: 963−966 − 5. Pauwels S et al. (1982) Breath $^{14}CO_2$ after intravenous administration of (^{14}C) aminopyrine in liver diseases. Dig Dis Sci 27: 49−56

Ding, R. W., Piper, Ch., de Vries, J., Weber, E. (Abt. für Klin. Pharmakologie, Med. Univ.-Klinik Heidelberg)

Nachweis der Digitoxin-Chinidininteraktion

1. Einleitung

In den letzten Jahren wurde wiederholt über die Interaktion von Chinidin (Q) mit Digitalis berichtet, die in zunehmendem Maße zur Kontrolle des Digitalisblutspiegels geführt hat. Heute kann mit großer Sicherheit angenommen werden, daß therapeutische Dosen von Q das Verteilungsvolumen (Vd) von Digoxin um 30−50%, die renale und nichtrenale Clearance (CL) um 30−40% reduzieren, so daß die Digoxindosis um 50% herabgesetzt werden kann.

Auch für Digitoxin (DT) haben Fenster et al. [1] und Garty et al. [2] eine durch die Änderung der renalen Clearance (CL_R) allein nicht zu erklärende Abnahme der totalen DT-CL beobachtet. Quantitativ sei diese mit der Digoxin-Q-Interaktion vergleichbar, obwohl sich DT von Digoxin pharmakokinetisch wesentlich in Proteinbindung, Vd, CL und $t_{1/2}$ unterscheidet.

Andere Untersucher, die ein nur geringfügig modifiziertes Design anwendeten, wie z. B. Ochs et al. [3], berichteten, daß sich weder Vd noch CL von DT statistisch signifikant ändern und beurteilen die Interferenz als eine arithmetische Interaktion ohne klinische Bedeutung.

Diese divergierenden Ergebnisse und die vermutlich multifaktorielle Ursache dieser Interaktion haben uns veranlaßt, eine Untersuchung mit Hilfe eines „interaction window's" durchzuführen.

2. Design und Methoden

Der Grund, ein „interaction window" zu schaffen war, die Chinidinwirkung auf Plasmaspiegel und renale Ausscheidung von DT zu titrieren, um die durch Q beeinflußten kinetischen Parameter erkennen zu können. Aufgrund der langen DT-$t_{1/2}$ von $6^{1}/_{2}$ Tagen wird das wahre DT-Steady state erst nach etwa 40 Tagen erreicht. Daher wurden die DT-Plasmaspiegel von zehn gesunden Probanden am 1. Tag durch eine Loading-Dosis (LD) von 0,7 mg DT auf die zu erwartende Steady state-Konzentration gebracht, und es wurde zusammen mit der Erhaltungsdosis (MD) von 0,07 mg DT pro Tag versucht, die täglich eliminierte DT-Menge zu ersetzen. DT wurde als Digimerck 0,07 an 11 Tagen morgens um 8 Uhr appliziert, das Dosierungsintervall (TAU) betrug 24 Std. Eine nennenswerte Konzentrationsänderung von DT im „interaction window" von 72 Std war daher nicht zu erwarten, so daß weitgehend davon ausgegangen werden konnte, daß jede Bewegung der DT-Konzentration unter Chinidin dessen Einfluß widerspiegelt.

Vom 5. Tag wurde pro Tag 4 × 250 mg Chinidinbisulfat vierstündlich von 12−24 Uhr als Chinidin Duriles appliziert, insgesamt 3 Tage lang. Die nächtliche Pause um 4 Uhr wurde durch eine Initialdosis (ID) von 500 mg Chinidinbisulfat um 8 Uhr morgens ausgeglichen. Die letzte Initialdosis wurde am Morgen des 4. Tages verabreicht.

Vor jeder Gabe einer neuen Dosis wurden die Plasmaspiegel von DT und Q mit Hilfe eines RIAs bzw. einer spezifischen HPLC-Methode bestimmt und die Urinkonzentration von DT gemessen. An den Tagen 5−8 wurde Urin fraktioniert, an den Tagen 3, 4, 9, 10 und 11 als 24-Std-Portion gesammelt.

Die pharmakokinetischen Parameter wie CL, Vd, β und $t_{1/2}$ wurden durch einen Simultanfit der chinidinfreien Start- und Eliminationsphase ermittelt, die DT-Konzentration für die Chinidinphase mit Hilfe von MKMODEL und MLAB [4] simuliert und mit den wahren DT-Spiegeln verglichen.

3. Ergebnisse

Nach 72 Std Q-Therapie wurd die Q-Steady state-Konzentration erreicht (C_p^{min} = 1,2 mg/l ± 0,35 mg/l; n = 10; HPLC). Zu diesem Zeitpunkt wird eine mittlere Abnahme der DT-CL_R von 57 ± 21% beobachtet (n = 10). Nach Absetzen der Q-Therapie steigt die DT-CL_R rapide an, übertrifft 3 Tage nach Applikation der letzten Q-Dosis die chinidinfreie DT-CL_R bei weitem (Reboundphänomen) und erreicht 24 Std später das Ausgangsniveau. Mit Hilfe der linearen Regression wird gezeigt, daß die DT-CL_R von der Q-Konzentration abhängt und daß es im Q-Konzentrationsbereich von 1,5–2,5 mg/l (HPLC) vermutlich zur kompletten Blockierung der renalen DT-Ausscheidung kommt.

Die chinidinfreie DT-$t_{1/2}$ streut von 77–215 Std. Wegen dieser unerwartet hohen interindividuellen Variabilität muß die statistische Bewertung des Ausmaßes dieser Interaktion durch einen Vergleich von DT-Spiegeln vor und während der Q-Therapie verworfen werden.

Die Disposition von DT im „interaction window" wird durch vier Bestimmungen der Plasmakonzentration täglich sicher ermittelt, so daß wahrscheinliche Trends erkannt werden können. Gemessen an den minimalen Plasmaspiegeln um 8 Uhr morgens steigen die DT-Spiegel aller zehn Probanden unter Q kontinuierlich an. Besonders bei Probanden mit steigenden DT-Spiegeln in der chinidinfreien Startphase wird eine nicht vorhersagbar große Fluktuation beobachtet. Die DT-Spiegel fallen nach der ersten Q-Dosis weit unter das zu erwartende Niveau, so daß eine Änderung des DT-Vd angenommen werden muß. Diese Auffassung wird bestätigt durch den Befund, daß nach der nächtlichen Q-Pause, d. h. stets 24 Std nach der letzten DT-Gabe, der DT-Spiegel gegenüber dem Vorwert um 20 Uhr wieder angestiegen ist.

Die Änderung der Steilheit des DT-Spiegelanstiegs macht den Q-Einfluß auf die DT-CL deutlich. Bei Probanden, bei denen in der chinidinfreien Startphase die DT-Konzentration abfällt, kann es sogar zur Umkehr der DT-Plasmaspiegelbewegung kommen, d. h. die DT-Konzentration steigt nun an oder sistiert. Dies ist nur möglich, wenn die DT-$t_{1/2}$ unter Chinidin so groß geworden ist, daß LD und MD nun ausreichen, um die täglich eliminierte DT-Menge auszugleichen.

Das Ausmaß der DT-Q-Interaktion kann gerade bei diesen Probanden sicher geschätzt werden. Der DT-Plasmaspiegelanstieg beträgt zum Zeitpunkt des Q-Steady states 15–50%.

4. Diskussion

Eine Untersuchung im „interaction window" ist für die DT-Q-Interaktion bisher noch nicht durchgeführt worden. Soll die zu erwartende Steady state-Konzentration von DT mit Hilfe einer LD aufgebaut werden, so muß aufgrund der großen Variabilität der DT-$t_{1/2}$ die LD individuell angepaßt werden. Unsere Untersuchung zeigt, daß Untersucher, die für alle Probanden die gleiche LD und MD wählen [5, 6], das Ausmaß der Interaktion nicht durch einen Vergleich von DT-Spiegeln vor und während der Q-Therapie beurteilen oder statistisch sichern können.

Ochs et al. [3], Fenster et al. [1] und Garty et al. [2] haben Designs angewendet, die sich nur geringfügig unterscheiden. Keiner dieser Untersucher beobachtete eine Änderung des Verteilungsvolumens von DT. Im Gegensatz dazu ist unseren Ergebnissen zu entnehmen, daß sich sowohl CL als auch Vd von DT unter Chinidin ändern. Es muß angenommen werden, daß Unterschiede im Design von Bedeutung sind. Ochs et al. [3] und Fenster et al. [1] sowie Garty et al. [2] haben zunächst ein Q-Steady state aufgebaut und dann DT appliziert, so daß davon ausgegangen werden kann, daß DT als interferierence Substanz Q nicht aus seiner Eiweißbindung verdrängt.

In unserer Studie nimmt die renale DT-CL mit zunehmender Q-Konzentration ab. Ein Vergleich mit den Ergebnissen von Ochs et al. [3] und Fenster et al. [1] sowie Garty et al. [2]

weist ebenfalls darauf hin, daß die Abnahme der DT-CL von der erreichten Q-Konzentration abhängt. Garty et al. [2] erzielen im Vergleich zu Fenster et al. [1] eine mehr als doppelt so hohe Q-Konzentration und finden auch eine doppelt so große Abnahme der DT-CL. Dagegen beobachten Ochs et al. [3], die die niedrigste Q-Konzentration erreichen, keine statistisch signifikante Änderung der DT-CL.

Zusammenfassend stellen wir fest, daß unsere Untersuchung im „interaction window" erstmals gezeigt hat, daß Vd und CL von DT konzentrationsabhängig von Q beeinflußt werden.

Da die von uns gewählte Q-Dosis zu Steady state-Konzentrationen von Q im unteren therapeutischen Bereich führt, kann damit gerechnet wreden, daß therapeutische Dosen von Q zu einer Interaktion von klinischer Bedeutung führen müssen.

Unsere Befunde stehen im Einklang mit Ergebnissen von Fenster et al. [1], die die Verlängerung der DT-$t_{1/2}$ um 50% nicht durch die Abnahme der DT-CL erklären konnten und mit Resultaten von Garty et al. [2], die beobachteten, daß bei der doppelten Q-Konzentration sogar eine Abnahme der DT-CL um 80% und eine Verlängerung der DT-$t_{1/2}$ um das 2,5fache eintritt.

Literatur

1. Fenster P et al. (1980) Ann Intern Med 93: 698−701 − 2. Garty M et al. (1981) Ann Intern Med 94: 35−37 − 3. Ochs HR et al. (1980) N Engl J Med 303: 671−674 − 4. Holford NHG (1982) MKMODEL. In: Perry HM (ed) PROPHET Public procedures. Bolt, Beranek and Newman Inc., Cambridge, Mass. − 5. Peters U et al. (1980) Dtsch Med Wochenschr 105: 438−442 − 6. Kuhlmann J et al. (1984) Naunyn-Schmiedebergs Arch Pharmacol (Suppl) 325: R85

Hausen, M., Vogel, A. (Med. Univ.-Klinik Heidelberg)
Hochdosierte Clonidintherapie −
Ein neuer Weg zur Beherrschung des Alkoholentzugdelirs?

Obgleich die Entstehung von Prädelir und Delir als schwerste Formen einer Abstinenz-symptomatik phänomenologisch gesichert sind, bestehen noch große Unklarheiten über die Pathogenese dieses Krankheitsbildes. Als entscheidend für die Delirentstehung bei schweren chronischen Trinkern werden heute neuronale Adaptationsprozesse, insbesondere im Bereich des Hirnstammes, angenommen, die bei mangelnder Alkoholzufuhr einen Zusammenbruch zentralnervöser und vegetativer Regulationsmechanismen zur Folge haben [5, 6]. Hieraus resultiert ein Symptomenbild, welches, ausgehend von einer erheblichen vegetativen Überaktivität, über Halluzinationen und Grand-Mal-Anfälle bis zum Terminal-schlaf eine fast gesetzmäßige zeitliche psychopathologische Entwicklung nimmt. Da die Letalität der deliranten Patienten insbesondere aus der tiefgreifenden Störung der vegetativen Regulation mit möglichem konsekutiven Kreislaufversagen bei vorgeschädigtem Herzen resultiert, liegt es daher nahe, ein zentralwirksames Sympathikolytikum zur Therapie des Delirs einzusetzen.

In einem Therapieversuch wurden deshalb delirante und prädelirante Patienten hochdosiert mit dem nicht atemdepressiven und nicht suchtinduzierenden Imidazolderivat Clonidin behandelt.

Alle Patienten wurden vor Behandlungsbeginn internistisch und psychiatrisch untersucht und therapiebegleitend weiter beobachtet. Der Schweregrad der Symptomatik wurde nach der „Total Severity Assessment Scale" [4] anhand von 30 Parametern, bewertet mit jeweils bis zu sieben Punkten, beurteilt und in einem Score quantifiziert. Das Ausmaß der Sympathikolyse wurde anhand der radioenzymatisch gemessenen Plasmakatecholaminkonzentrationen abgeschätzt [2]. Die Plasmakonzentrationen des verabreichten Clonidins wurden im Radioimmunoassay gemessen [1][1]. Zum Ausschluß von der Delirtherapie mit Clonidin führten folgende Kriterien: eine initial bestehende Ruhebradykardie von weniger als 60 Herzschlägen/min, ein systolischer Blutdruck unter 100 mm Hg, ein anamnestisch bekanntes Sick-Sinussyndrom, höhergradige AV-Blockierungen im EKG sowie eine fortgeschrittene Niereninsuffizienz wegen der bestehenden Kumulationsgefahr von Clonidin. Als Abbruchkriterien unter Therapie galten: eine Ruhebradykardie unter 40 Herzschlägen/min, ein systolischer Blutdruck unter 85 mm Hg sowie das Auftreten höhergradiger AV-Blockierungen.

Behandelt wurden 19 Patienten, davon 13 im Prädelir und sechs im manifesten Delir. Bei acht der Behandelten waren bereits aus der Vorgeschichte ein oder mehrere durchgemachte Delirien bekannt, bei fünf Patienten zusätzlich ein oder mehrere Grand-Mal-Anfälle. Der Aufnahme-Score betrug im Mittel 41 Punkte. Bei allen Patienten war ein exzessiver Alkoholabusus aus der Vorgeschichte bekannt.

Die Clonidintherapie wurde jeweils eingeleitet mit einer i.v. Bolusinjektion von 300 µg, um schnell einen hohen Plasmaclonidinspiegel aufzubauen. Durch intravenöse Infusion oder – in leichteren Fällen – durch perorale Clonidinverabreichung wurde dann ein hoher Plasmaclonidinspiegel bis zur Stabilisierung der Patienten aufrechterhalten. Die Clonidindosierung wurde in der Folge ausschleichend reduziert, um die Entstehung eines Clonidinabsetzphänomens zu verhindern.

Im Mittel lagen die höchsten gemessenen Clonidinplasmaspiegel bei 5 ng/ml, das entspricht dem 5–10fachen der bei antihypertensiver Therapie üblichen Konzentrationen [3]. Die Adrenalinspiegel im Plasma wurden durch Clonidin bis zur unteren Grenze der Norm gesenkt, die Noradrenalinkonzentrationen fielen deutlich unter den Normbereich ab (Abb. 1).

Bereits kurzfristig nach Injektion der Bolusdosis war bei Respondern auf die Clonidintherapie eine deutliche Rückbildung der sympathikotonen Symptomatik zu beobachten, insbesondere beeindruckte die fast vollständige Unterdrückung des Tremors. Die Patienten fielen zumeist bald in einen Schlaf, aus dem sie jederzeit leicht erweckbar waren. Auffällig war

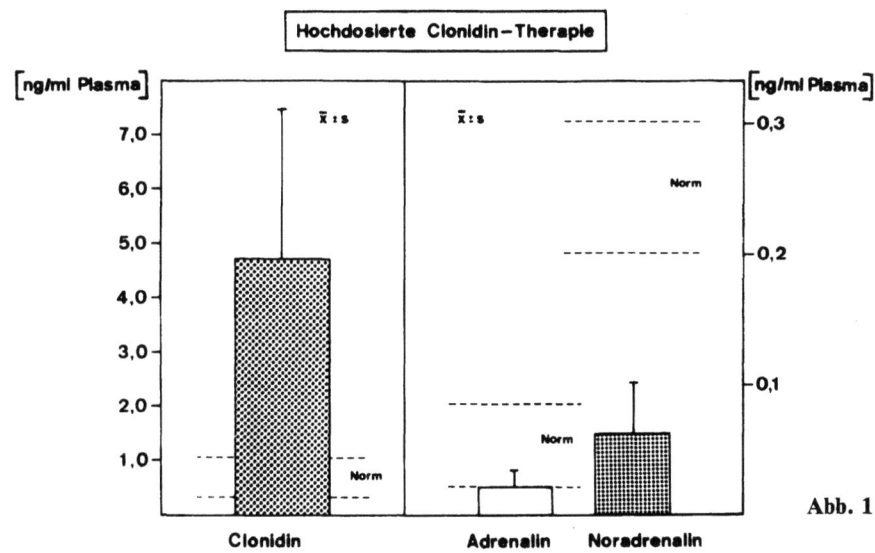

Abb. 1

1   Die Bestimmung der Plasmaclonidinkonzentrationen wurde freundlicherweise von Herrn Dr. Arndts, Fa. Boehringer, Ingelheim, durchgeführt

auch die frühzeitige Bereitschaft der Patienten, wieder Nahrung zu sich zu nehmen. Halluzinationen wurden durch Clonidin nicht unterdrückt, es war den Patienten jedoch möglich, ihre Halluzinationen aus einer gewissen Distanz zu beobachten. Krampfanfälle traten in keinem Fall auf.

Systolischer und diastolischer Blutdruck wie auch die Herzfrequenz (Abb. 2) wurden durch Clonidin gesenkt, ohne daß jedoch im allgemeinen die eingangs genannten kritischen Werte unterschritten wurden. Passagere kurze Blutdruckabfälle konnten stets durch Kochsalzinfusionen abgefangen werden, nur bei einem Patienten mußte einmalig Atropin zur Frequenzstabilisierung verabreicht werden. Bei einem weiteren Patienten wurde die Clonidintherapie bei der auch als antihypertensive Medikation üblichen Dosis von 750 µm wegen Frequenzabfalls auf 35 Schläge/min abgebrochen.

Im Gegensatz zu den ersten erfolgreichen Therapieergebnissexn wurden in der Folge zunehmend Therapieversager beobachtet. Bei vier von zwölf Respondern wurde anfänglich – wegen zu schneller Dosisreduktion – ein passageres, partielles Wiederauftreten der Symptomatik beobachtet, das jedoch nach Erhöhung der Clonidindosis prompt reversibel war. Bei fünf von sieben erfolglos behandelten Patienten war kein ausreichendes Ansprechen auf die Clonidintherapie zu verzeichnen, bei einem Patienten trat unmittelbar nach Verabreichung der Bolusinjektion eine akute Zunahme der Symptomatik ein, bei einem weiteren Patienten mußte die Behandlung mit Clonidin wegen Abfalls der Herzfrequenz abgebrochen werden.

Bei den erfolgreich behandelten Patienten betrug die Behandlungsdauer einschließlich der Nachbetreuung im Mittel 11,7 Tage, davon waren die Patienten an 3,4 Tagen symptomatisch. Nur während eines Drittels der Behandlungszeit wurde Clonidin intravenös verabreicht. Die mittlere Clonidingesamtdosis lag bei 16 mg, die mittlere maximale Tagesdosis bei 2 mg.

Die Nonresponder auf Clonidin mußten kurzfristig auf Chlomethiazol, Diazepam und Haloperidol umgestellt werden. Die Gesamtbehandlungsdauer war kürzer als in der Gruppe der Clonidinresponder, da sich diese Patienten zumeist einer weiteren Betreuung entzogen.

Gegenüber anderen zur Delirtherapie eingesetzten Medikamente weist Clonidin folgende Vorzüge auf: Es unterdrückt wirkungsvoll die vegetative Symptomatik, mindert die Vigilanz ohne Bewußtseinstrübung und ermöglicht so eine leichtere Führung der Patienten. Die

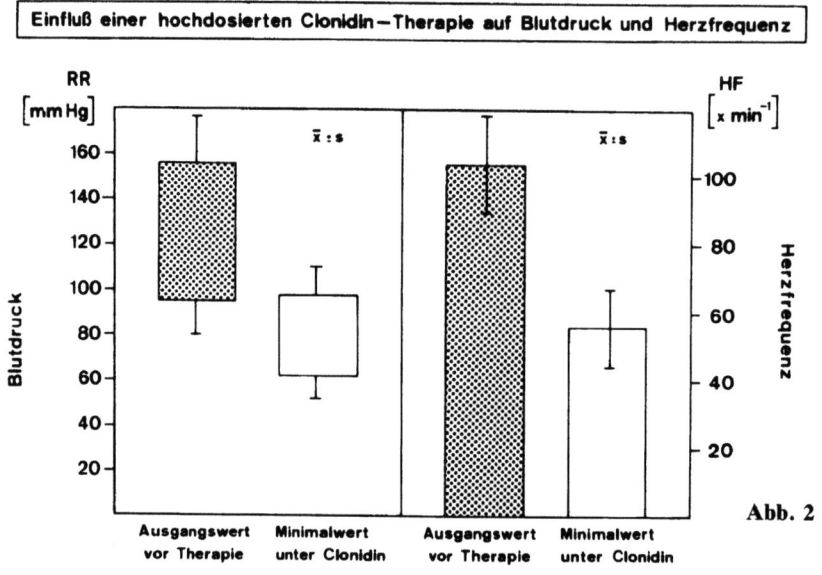

Abb. 2

Anhebung der Krampfschwelle beugt dem Auftreten von Grand-Mal-Anfällen vor. Das Fehlen jeglicher Atemdepression und die fehlende Suchtpotenz sind weitere Vorzüge.

Nachteile der Clonidintherapie bestehen in der mangelnden Suppression von Halluzinationen, wenngleich die Patienten unter Clonidin ihre Halluzinationen mit einer gewissen Distanz zu betrachten vermögen. Problematisch erscheint jedoch die Änderung des „gesetzmäßigen" Delirablaufs mit plötzlichem, unvorhersehbarem Wiederauftreten der Symptomatik. Darüber hinaus erscheint eine clonidininduzierte Zunahme der Symptomatik in Einzelfällen möglich.

Die Therapie des Alkoholprädelirs und -delirs mit Clonidin in den angegebenen. Dosierungen ist somit nur bei einem Teil der behandelten Patienten erfolgreich. Aufgrund der vorliegenden Ergebnisse ist eine prospektive Unterscheidung zwischen Respondern und Nonrespondern nicht möglich. In Einzelfällen muß eine Agravierung der Symptomatik durch Clonidin in Betracht gezogen werden. Ob eine weitere Erhöhung der Clonidindosis die Zahl der Responder erhöht, bedarf weiterer Überprüfung.

Literatur

1. Arndts D, Stähle H, Struck CJ (1979) A newly developed precise and sensitive radioimmunoassay for clonidine. Arzneim Forsch 29: 532−538 − 2. DaPrada M, Zürcher G (1979) Simultaneous radioenzymatic determination of plasma and tissue adrenaline, noradrenaline and dopamine within the femtomole range. Life Sci 19: 1161−1174 − 3. Frisk-Holmberg M (1983) Plasma concentrations and effects of clonidine in mild to moderate hypertension. In: Hayduk K, Bock KD (eds) Central blood pressure regulation: The role of alpha-2 receptor stimulation. Steinkopff, Darmstadt, pp 115−119 − 4. Gross M, Lewis E, Hastey J (1974) Acute alcohol withdrawal syndrome. In: Kissin B, Begleiter H (eds) The biology of alcoholism, vol 3. Plenum Press, New York, pp 191−263 − 5. Griffith PJ, Littleton JM, Ortizi A (1973) Evidence of a role for brain monoamines in ethanol dependence. Br J Pharmacol 48: 354 − 6. Jessen K, Ristow A, Steptoe P (1979) Delirium tremens. A stress syndrome provoked by norepinephrine and treated with alpha- and beta blockers. Ugeskr Laeger 141/142: 798 − 7. Metz G, Nebel B (1983) Clonidin beim schweren Alkohol-Entzugsdelir. Fortschr Med 101: 1260−1264

Kleindienst, G., Irmisch, R., Sittig, W., Witte, P. U. (Hoechst AG, Klinische Forschung, Frankfurt/Main)
Pharmakodynamische Effekte eines neuen Neuroleptikums, HR 592, in einer Einzeldosis von 100 mg bei gesunden Versuchspersonen

1. Einleitung

Die Substanz HR 592 ist ein 5-chloro-3-(1-propyl-1,2,3,6-tetrahydropyridin-4-yl)-1H-indol-Hydrochlorid, das sich in vielen Tiermodellen als potentielles Neuroleptikum darstellte. Nachdem plazebokontrollierte Studien mit gesunden Versuchspersonen bis zu einer oralen Einzeldosis von 100 mg gute Verträglichkeit der Substanz zeigten, wurde eine Studie mit folgenden Fragen geplant:
− Ist HR 592, gegeben als orale Einzeldosis von 100 mg, zentralnervös aktiv?
− Treten nach der Gabe von HR 592, Einzeldosis 100 mg p.o., periphere Effekte und Verhaltensänderungen bei gesunden Versuchspersonen auf?

2. Versuchsdurchführung

Die Studie wurde doppelblind mit Plazebo und HR 592 im Cross over mit zehn gesunden, freiwilligen Versuchspersonen im Alter von 24−39 Jahren (Mittelwert 33,5 Jahre)

Tabelle 1. Veränderungen bei ausgewählten Variablen zum Zeitpunkt maximaler pharmakodynamischer Wirkung (Plazebo vs. HR 592, 100 mg p.o.) $n = 10$

Variable	Vor Medikation		3 Std nach Medikation		Richtungs-änderung gegenüber Plazebo
	Plazebo	HR 592, 100 mg p.o.	Plazebo	HR 592, 100 mg p.o.	
EEG (okzipitale Ableitung) Relative Power in den Frequenzbändern					
Delta	13,83 (6,21)	13,11 (6,91)	13,76 (4,67)	23,01 (12,17)	⬆
Theta	11,96 (5,85)	10,86 (4,79)	12,80 (5,93)	18,07 (6,20)	⬆
Alpha	63,58 (12,07)	64,00 (12,74)	61,79 (10,68)	46,46 (15,82)	⬇
Psychomotorische Leistung: % Anteil richtiger Reaktionen im Mehrfachwahltest	88,9 (7,33)	90,2 (7,31)	88,0 (10,07)	80,1 (17,3)	⬇
Konzentrations-fähigkeit: Anzahl richtig durch-gestrichener Symbole	260,0 (37,32)	275,2 (38,20)	279,8 (46,06)	262,3 (44,82)	⬇
Subjektiv empfundene Müdigkeit (min 0–max 42)	5,0 (4,88)	3,1 (3,64)	3,3 (3,71)	11,4 (9,61)	⬆

Standardabweichung in Klammern

durchgeführt. Vor die beiden Versuchstage wurde ein einfachblinder Plazebotag vorangestellt, der im Ablauf den beiden Versuchstagen glich. Dieser hatte das Ziel, die Versuchspersonen (Vpn) an den Versuchsablauf zu gewöhnen und etwaige Erwartungsängste zu minimieren. Zwischen allen 3 Studientagen lag jeweils eine Wash out-Zeit von 7 Tagen.

An jedem der Versuchstage wurden folgende Variablen erhoben: Blutdruck und Pulsfrequenz, ZNS-Aktivität (15 min Ruhe-EEG), Fingertremor, Leistung (psychomotorische Leistung bei einem Mehrfachwahlreaktionstest, feinmotorische Koordinationsfähigkeit bei einem adaptiven Vorgabefolgetest und die Konzentrationsleistung bei einfachen Durchstreichaufgaben) sowie das Befinden (mit zwei Befindlichkeitsskalen und einer von den Vpn auszufüllenden Symptomliste). Alle Variablen waren stets in einem 70minütigen Testblock zusammengefaßt, der sich am Versuchstag zu sechs verschiedenen Zeitpunkten wiederholte: Vor Medikation sowie 1,5 Std, 3 Std, 4,5 Std, 6 Std und 7,5 Std danach.

3. Auswertung

Für das Computer-EEG wurden die beiden Ableitungen O_1-Cz und F_3-Cz ausgewertet. Für jede der 15-min-Aufzeichnungen pro Testblock wurde, nach Elimination der Artefakte, eine Spektralanalyse (FFT) durchgeführt und die relative Power in den Frequenzbändern Delta (1,5–4,5 Hz), Theta (4,5–7,5 Hz), Alpha (7,5–13,4 Hz), Beta$_1$ (13.5–22,5 Hz) sowie Beta$_2$ (22,5–28,5 Hz) berechnet. Eine Varianzanalyse mit zwei Faktoren (Zeit, Behandlung) und deren Wechselwirkung sollte statistisch signifikante Ergebnisse aufdecken. Bei den übrigen pharmakodynamischen Variablen mit Ausnahme der Befindlichkeitsskalen und der Symptomliste wurden Plazebo-Verumunterschiede mit dem Student-t-Test auf Signifikanz geprüft. Die Daten der Befindlichkeitsskalen wurden nichtparametrisch mit dem Wilcoxon-Test für verbundene Stichproben analysiert.

4. Ergebnisse

In den EEG-Frequenzbändern Delta und Theta ergaben sich statistisch signifikante Wechselwirkungen; für das Alpha-Band wies die Wechselwirkung Borderline-Ergebnisse auf. Dabei zeigte sich insbesondere für die 3. Std nach HR 592 ein Anstieg der relativen Power in den langsamen Frequenzen (Delta-Band und Theta-Band) sowie ein Abfall der relativen Power im Alpha-Band.

Beim Mehrfachwahlreaktionstest sank nach Gabe von HR 592 der prozentuelle Anteil richtiger Reaktionen gemessen an der Gesamtzahl aller Reaktionen und demgegenüber stiegen der prozentuelle Anteil verspäteter, bzw. falscher Reaktionen statistisch signifikant an. Ebenso wurde die Leistung nach HR 592 im Konzentrationstest statistisch signifikant reduziert.

Darüber hinaus empfanden die Vpn nach HR 592 statistisch signifikant stärker Müdigkeit, Passivität und dementsprechend weniger Tatendrang als nach Gaben von Plazebo (Tabelle 1).

5. Schlußfolgerungen

Somit zeigt sich bei den gesunden Vpn deutlich eine sedierende Wirkung von 100 mg HR 592: In Verbindung mit der „Verlangsamung der EEG-Aktivität" geht eine Verschlechterung in all jenen Leistungsbereichen einher, die Konzentration und eine hohe motorische Geschwindigkeit fordern. Diese objektiv feststellbare Sedierung wird auch subjektiv von den Vpn wahrgenommen. Diese Ergebnisse entsprechen den in der Literatur berichteten Effekten von Neuroleptika bei gesunden Vpn. Demgegenüber zeigten sich jedoch keine kardiovaskulären Effekte, ebensowenig war die feinmotorische Koordinationsfähigkeit beeinträchtigt und der Fingertremor verändert.

Meinertz, T., Brandstätter, A., Meyer, J., Ostrowski, J., Trenk, D., Zotz, R., Jähnchen, E. (II. Med. Klinik und Poliklinik und Pharmakolog. Institut der Universität Mainz und Casella AG, Frankfurt/Main)
Pharmakokinetik und Pharmakodynamik von Molsidomin und SIN-1

Es gehört zu den zentralen Aufgaben der klinischen Pharmakologie sich mit der Möglichkeit der quantitativen Voraussage von Arzneimitteleffekten am Menschen zu beschäftigen. Dies zu erreichen, wird die Dosis bzw. Plasmakonzentration eines Arzneimittels einerseits mit den gemessenen biologischen Effekten andererseits in Beziehung gesetzt. Für zahlreiche Substanzgruppen sind derartige Wirkungsbeziehungen bereits beschrieben. Für Vasodilatantien erscheint es aus verschiedenen Gründen besonders schwierig, eine derartige Wirkungsbeziehung aufzustellen. Wir haben daher in der vorliegenden Studie versucht, die Beziehung zwischen Plasmakonzentration und hämodynamischen Effekten von Molsidomin und dessen wichtigsten Metaboliten SIN-1 beim Menschen zu beschreiben. Hierzu wurden Pharmakokinetik und Pharmakodynamik einer oralen Einzeldosis von Molsidomin (8 mg), Molsidomin retard (8 mg) und des Metaboliten SIN-1 (4 mg) an acht gesunden Probanden untersucht. Nach Verabreichung der Substanzen wurden kontinuierlich die Plasmakonzentration (HPLC-Methode), der periphere arterielle Widerstand, bzw. die arterielle Pulskurve (Fingerplethysmographie), die venöse Kapazität (Impedanzplethysmographie) sowie Herzfrequenz und Blutdruck gemessen.

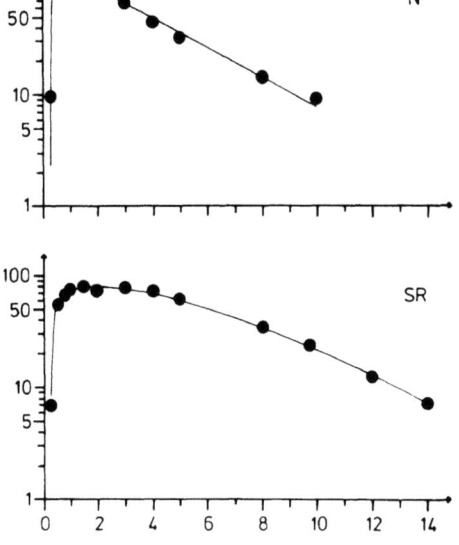

Abb. 1. Plasmakonzentrationszeitverlauf von Molsidomin (oberer Teil) und Molsidomin retard (unterer Teil) bei einer repräsentativen Versuchsperson. *Ordinaten:* Plasmakonzentration von Molsidomin (ng/ml). *Abzissen:* Zeitverlauf in Stunden

Ergebnisse

Nach Verabreichung von Molsidomin betrug die maximale Plasmakonzentration im Mittel 75,8 ± 34,1 ng/ml. Das Maximum der Plasmakonzentration nach Substanzapplikation lag bei 0,99 ± 0,46 Std. Im Anschluß an das Plasmakonzentrationsmaximum nahm die Plasmakonzentration biexponentiell über die Zeit hin ab. Die Eliminationshalbwertzeit lag bei 2,14 ± 0,71 Std. Nach Verabreichung von Molsidomin retard lag die maximale Plasmakonzentration insgesamt niedriger, außerdem wurde der Gipfel der Plasmakonzentration später als bei der nichtretardierten Form erreicht. Die Abbildung zeigt beispielhaft den unterschiedlichen Plasmakonzentrationsverlauf von Molsidomin (oberer Teil der Abbildung) sowie von Molsidomin retard (unterer Teil der Abbildung) bei einer repräsentativen Versuchsperson. Wie aus der Abbildung hervorgeht, ließen sich nach der Retardform auch noch 12–14 Std nach Substanzverabreichung Plasmakonzentrationen von etwa 10 ng/ml nachweisen. Sie lagen damit deutlich höher als nach Verabreichung der nichtretardierten Form. Bei den einzelnen Versuchspersonen bestanden durchaus deutliche Unterschiede in der Fläche unter der Plasmakonzentrationszeitkurve nach Verabreichung der beiden Molsidominformen. Im Mittelwert waren die Flächen unter beiden Zeitkurven jedoch annähernd gleich. Dies zeigt, daß die Bioverfügbarkeit beider Moldisominformen als annähernd gleich angesehen werden kann. Die Plasmakonzentrationen des hämodynamisch aktiven Metaboliten SIN-1, sowie des hämodynamisch nicht wirksamen Metaboliten SIN-1C, wurden sowohl nach Verabreichung von 8 mg Molsidomin als auch nach Verabreichung von SIN-1, gemessen. Das Maximum der Plasmakonzentration der Muttersubstanz ging dabei den Konzentrationsmaxima beider Metaboliten deutlich voraus.

Die pharmakodynamischen Wirkungen von Molsidomin, Molsidomin retard, sowie von SIN-1, wurden bei allen Versuchspersonen jeweils zu den Zeitpunkten der Blutabnahme gemessen. Molsidomon, Molsidomin retard, sowie SIN-1 führten bei allen Versuchspersonen zu charakteristischen und deutlichen Änderungen der arteriellen Pulskurve und der plethysmographisch bestimmten Kapazität des Venensystems. Für beide Parameter ließ sich eine der Plasmakonzentrationskurve im Verlauf vergleichbare Wirkungszeitkurve konstruieren. Das Maximum beider Effekte trat nach Erreichen der maximalen Plasmakonzentration auf und nahm vergleichbar mit dem Plasmakonzentrationszeitverlauf innerhalb von 8–14 Std wieder bis zur Ausgangslage hin ab. Bei der retardierten Molsidominform waren die Effekte jeweils länger anhaltend. Andererseits war die Wirkung des SIN-1-Metaboliten zeitlich deutlich kürzer und weniger stark ausgeprägt. Von dieser Substanz wurden jeweils nur 2 bzw. 4 mg appliziert. Insgesamt gesehen trat das Maximum der Effekte im venösen Gefäßsystem bei allen drei Molsidominformen deutlich später als im arteriellen Gefäßsystem auf.

Die Plasmakonzentrationsdaten wurden zu den jeweils zu gleichen Zeitpunkten gemessenen pharmakodynamischen Effekten in Beziehung gesetzt. Bei dieser Auftragung fand sich eine gegen den Uhrzeigersinn verlaufende Hystereseschleife, d. h. während ansteigender Plasmakonzentrationen waren die pharmakodynamischen Veränderungen weniger ausgeprägt als zu den Zeitpunkten abfallender Plasmakonzentrationen. Die Flächen unter dieser Hystereseschleife waren für die nichtretardierte Form erheblich größer als für die retardierte Form. Eine derartige Plasmakonzentrationswirkungsbeziehung läßt sich z. B. durch langsame Verteilung der Muttersubstanz in die Gewebe einschließlich des Rezeptorkompartiments oder durch die Bildung eines aktiven Metaboliten erklären. Zwischen den einzelnen Versuchspersonen bestand keine Beziehung zwischen den Plasmakonzentrationszeitkurven und den Zeitwirkungskurven. Dies weist darauf hin, daß die Sensitivität der einzelnen Versuchspersonen gegenüber Molsidomin außerordentlich unterschiedlich ist. Ebenso fand sich keine Korrelation zwischen dem Ausmaß der pharmakodynamischen Effekte im venösen und arteriellen Stromgebiet. Dieser Befund läßt sich dahingehend interpretieren, daß das Ausmaß der Effekte im arteriellen und im venösen Stromgebiet nicht unmittelbar miteinander in Beziehung steht.

Schlußfolgerung

Nach oraler Gabe von Molsidomin, Molsidomin in einer retardierten Form und des Metaboliten von Molsidomin, SIN-1, kommt es zu einer plethysmographisch erfaßbaren Erniedrigung des peripheren arteriellen Widerstandes und zu einer Zunahme der Kapazität des venösen Gefäßsystems. Intraindividuell besteht eine gute Übereinstimmung zwischen den Plasmakonzentrations- und den Effektzeitkurven. Zwischen der Höhe der Plasmakonzentration und dem Ausmaß der hämodynamischen Effekte (nach oraler Einzeldosis von Molsidomin), besteht eine nichtlineare Beziehung im Sinne einer gegen den Uhrzeigersinn verlaufenden Hystereseschleife.

Fuchs, M., Höpp, H. W., Lindner, A., Osterspey, A., Eckert, H. G., Brand, C., Tauchert, M. (Med. Klinik I und III der Univ. Köln und St. Antonius-Krankenhaus Köln)
β-Blockerintoxikation mit Azebutolol und ihre erfolgreiche Behandlung

Vorgestellt wird eine β-Blockerintoxikation (28 Tabletten à 200 mg Azebutolol), die trotz des schweren klinischen Verlaufs nicht letal endete. Das dafür entscheidende Therapiekonzept war die Anwendung von Glukagon (2 mg/Std), Adrenalin (bis 3 mg/$^1/_2$ Std) und Orciprenalin (5−1 mg/Std).

Es handelt sich hier um den Fall einer 22jährigen Patientin, die in suizidaler Absicht 5,6 g Azebutolol zu sich nahm. 2 Std nach Ingestion zeigten sich elektrokardiographisch ein Sinusknotenstillstand, ventrikuläre Bradyarrhythmie und extreme Erregungsausbreitungsstörungen (Abb. 1).

Auch wurden die Impulse des Schrittmachers verzögert oder nicht immer übergeleitet. Die QT-Zeit lag um 850 ms, die Eigenfrequenz zwischen 16 und 30 min^{-1}.

Klinisch bildete sich eine Hypotension mit peripher nicht mehr meßbaren Blutdrucken und ein Atemstillstand aus.

Die primäre Behandlung mit Atropin (2 mg), Orciprenalin (bis 5 mg), Glukagon (5 mg, später 2 mg) konnten den toxischen Schock mit Zentralisation und prärenalem Nierenver-

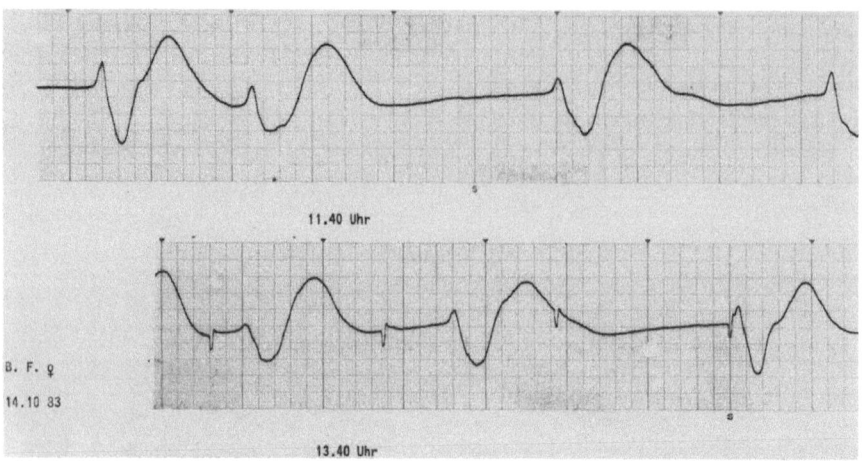

Abb. 1. Originalregistrierungen des Eigenrhythmus und des SM-Rhythmus $1^1/_2$ und $3^1/_2$ Std nach Ingestion. Auffällig die langen QT-Zeiten, der fehlende Sinusknoten und die häufig fehlende Antwort auf den SM-Impuls. Eine Sondendislokation konnte röntgenologisch ausgeschlossen werden

sagen nicht durchbrechen. Erst die hohe Dosis von Adrenalin führte zu einer beginnenden Kreislaufstabilisierung, jedoch waren Erregungsausbreitung und Rückbildung immer noch erheblich verändert.

Die entsprechenden Parameter [SM-Output (mA), supra- und ventrikuläre Schlagfrequenz und die QT-Zeiten von Schrittmacher und Eigenrhythmus] sind mit ihren jeweiligen Änderungen während der Verlaufsbeobachtung in Abb. 2 dargestellt.

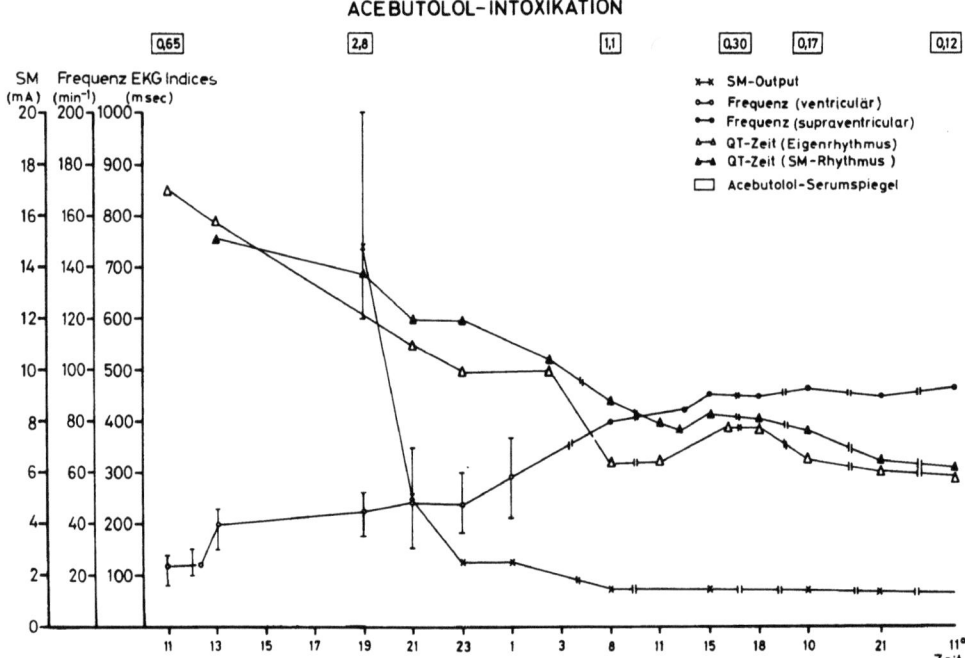

Abb. 2. Oben sind die Azebutololspiegel dargestellt; die X-Achse stellt die Verlaufszeit dar, die entsprechenden Y-Achsen beziehen sich auf den SM-Output, die Frequenz und die Zeitdauer der elektrokardiographischen Indizes. Die Streuung zeigt die Schwankungen der Indizes zur jeweiligen Zeit

Die Serumspiegel von Azebutolol sind in dieser Abbildung oben eingetragen. Die Dosis ist „mg/l".

Azebutolol stieg in den ersten Stunden bis auf 2,8 mg/l an und nahm in den folgenden 62 Std wieder auf 0,12 mg/l ab.

Nachdem die Patientin durch die oben erwähnte Therapie transportfähig war, konnte sie gegen 19 Uhr von unserer Klinik übernommen werden.

Zu diesem Zeitpunkt lag der ventrikuläre Rhythmus um 45 min^{-1}, der SM-Output zwischen 12−20 mA, die Überleitungszeit der Impulse bei 100 ms, die QT-Zeit bei 690 ms.

Klinisch fiel auf, daß die Patientin nach langer Bewußtlosigkeit wieder ansprechbar war, jedoch einen zentralen Atemstillstand hatte. Über diesen gesamten Zeitraum lag aber eine Amnesie vor und zwar für die Dauer von 20 Std nach Ingestion. Die peripheren Reflexe waren auslösbar, der Pupillenreflex bei weiten Pupillen träge und die Motilität der Peripherie sehr schwach.

Der zentrale Blutdruck lag zwischen 130−150 mmg Hg systolisch und 70 diastolisch. Auffällig waren auch ein Blutzucker von 70 mg%, Serumkalium von 3,6 mval/l und eine rektale Temperatur von 34,5° C.

Die Therapie wurde mit Orciprenalin (1 mg/Std per Perfusor) und Glukagon (2 mg/Std) fortgeführt. Die Blutzuckerwerte, Elektrolytwerte und andere vitale Parameter wurden nahezu stündlich bestimmt und entsprechen den Ergebnissen bilanziert.

Insgesamt stabilisierte sich in der Nacht die Herz-Kreislaufsituation zunehmend.

Etwa 22 Std nach der Einnahme erholte sich der Sinusknoten, wenn auch die Erregungsausbreitung immer noch erheblich verlängert war (Abb. 2).

Diskussion

Azebutolol ist ein Sympathikolytikum mit „spezifischem Effekt" an den β_1-Rezeptoren. Der gleichzeitig vorhandene chinidinartige „membranstabilisierende Effekt" führte sicherlich zu der erheblichen Erregungsausbreitungsstörung. Auch erklärt er die Überleitungsverzögerung und den Sinusknotenstillstand.

Azebutolol wird sehr rasch resorbiert, in der Leber metabolisiert und hat wegen seiner lipophilen Eigenschaft eine zentrale Wirkung, die Apnoe und möglicherweise die Hypothermie bewirkte.

Die Hypoglykämie läßt sich durch die hemmende Wirkung auf die Glykogenolyse erklären.

Glukagon soll einen günstigen Effekt bei β-Blockerintoxikation haben, wenn auch der Wirkungsmechanismus noch unklar ist.

Es aktiviert möglicherweise über einen anderen Rezeptormechanismus die Adenyl-zyklase, wodurch eine Zunahme des zyklischen AMP erreicht wird.

Von den „Aktiven Detoxikationsverfahren" sind die Dialyse und die Hämofiltration nicht geeignet, da β-Blocker kaum dialysabel sind und eine hohe Plasmabindung aufweisen. Zur Effektivität der Hämoperfusion fehlen zur Zeit noch Erfahrungen.

Der bisher noch nicht durchgeführte Plasmaaustausch, der von uns erwogen wurde, hätte den theoretischen Vorteil, daß das eiweißgebundene Azebutolol und die Metabolite rasch eliminiert würden. Auf dieses Verfahren haben wir jedoch verzichtet, da die Patientin sich unter der medikamentösen Therapie zunehmend stabilisierte und die Risiken (Eiweiß- und Immunglobulinverlust, Problem der Frischplasmasubstitution) somit nicht in Kauf genommen werden mußten.

Abschließend ist zu ergänzen, daß diskutiert wird, ob Glukagon allein eine ausreichende Behandlungsform darstellt.

Aus diesem Grund haben wir zuerst Orciprenalin ausgeschlichen und seinen Wirkungs-verlust 4 Std abgewartet. Nach dieser Zeit nahmen unter fortgesetzter Glukagoninfusion die QT-Zeit und die P-Wellendauer deutlich zu, obwohl die Frequenz ebenfalls zugenommen hatte. Dies spricht möglicherweise gegen eine solche Behandlungsform.

Zusammenfassend kann festgestellt werden, daß die hier vorgestellte Behandlung einer schweren β-Blockerintoxikation einen drohenden letalen Verlauf verhindern konnte.

Weth, G., Schardt, F., Riepl, B., Schneider, J., Haubitz, I. (Med. Poliklinik der Universität Würzburg, Aufnahmestation des Klinikums Nürnberg und Rechenzentrum der Universität Würzburg)

Biochemisches Modell zur Messung der Beta-Rezeptorenblockade bei jungen und alten Patienten

Zusammenfassung

Beta-Rezeptorenblocker werden bei jungen Patienten als Antihypertensiva der ersten Wahl betrachtet. Bei älteren Patienten zeigen sich dagegen nicht selten Nebenwirkungen (z. B. Bradykardien), die zum Absetzen der Medikamente führen. In diesem Modell werden die Rezeptorenblockaden von jungen und alten Patienten nach der Gabe von 50 mg Atenolol verglichen. Dabei wurde untersucht, ob sich Überdosierungserscheinungen bei alten Patienten erklären lassen. Die Untersuchung wurde an 15 jungen (23 ± 5 Jahre) und elf alten Hypertonikern (70 ± 10 Jahre) durchgeführt. Vor der Tabletteneinnahme und nach 2, 4, 8, 12 und 24 Std wurden Herzfrequenz, Lungenfunktion, Blutdruck und die Rezeptorenblockade bestimmt. 2 Std nach der Verabreichung von 50 mg Atenolol lag die Rezeptorenblockade für alte (junge) Patienten bei 30% (24%), nach 4 Std bei 33% (28%), nach 8 Std bei 38% (32%), nach 12 Std bei 30% (25%), nach 24 Std bei 18% (8%). Die Ergebnisse waren bereits nach 2 Std hochsignifikant, ebenso Herzfrequenz und Blutdruck.

Die klinischen Ergebnisse stimmten mit den in der Literatur beschriebenen überein. Die Untersuchungsergebnisse zeigen, daß Beta-Rezeptorenblocker im Alter niedriger dosiert werden müssen, weil sie bei alten Patienten stärker wirken. Im Vergleich mit anderen Beta-Blockern sollen die Untersuchungsergebnisse noch diskutiert werden. Das vorliegende Modell könnte bei Überdosierungserscheinungen und Intoxikationen wertvolle Hilfe leisten. Gleichzeitig ermöglicht dieses Modell eine zuverlässigere Dosierung von Beta-Rezeptorenblocker und somit das erwünschte therapeutische Wirkungsmaximum.

Einleitung

Die Vielzahl der heute verfügbaren Beta-Rezeptorenblocker hat uns veranlaßt, ein biochemisches Modell zu suchen, mit dem die Wirkstärke und -dauer von Beta-Rezeptorenblockern in Übereinstimmung mit entsprechenden klinischen Parametern ermittelt werden kann. Den Ausgang unserer Überlegungen nach der Suche eines geeigneten Modells bildet das Ahlquistsche theoretische Alpha-Beta-Rezeptorenkonzept der adrenergen Übertragung, das bekanntlich die Basis der Beta-Rezeptorenblockertherapie bildet, und die Arbeiten von Robinson et al., daß membranständige adrenerge Rezeptoren in einem engen Zusammenhang mit dem Adenylatzyklasesystem der Zelle stehen (Abb. 1).

Patienten und Methoden

15 jungen (23 ± 5 Jahre) und elf alten Patienten (70 ± 10 Jahre) aus dem Krankengut der Universitätspoliklinik wurden 50 mg Atenolol (Tenormin) verabreicht. Vor der Medikamentengabe wurden Herzfrequenz, Blutdruck, Lungenfunktion (Vitalkapazität, Tiffenau-Test) gemessen und Blut zur cAMP-Bestimmung abgenommen. Die Untersuchungen

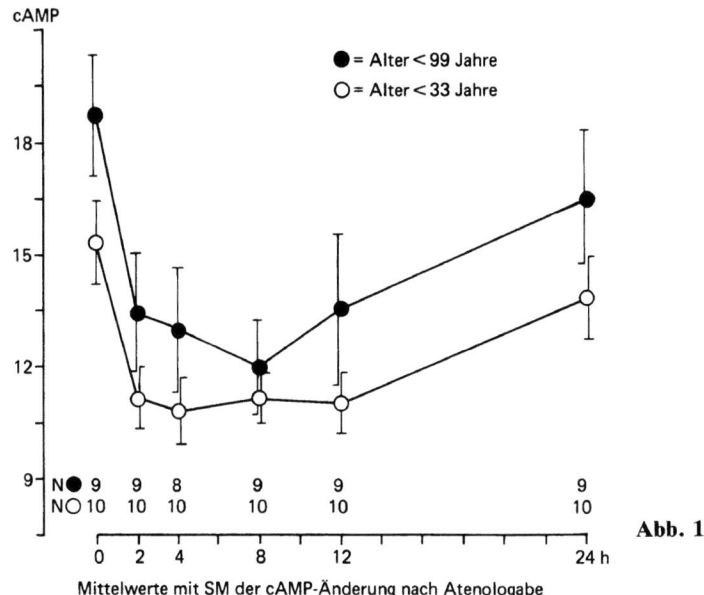

Abb. 1

Mittelwerte mit SM der cAMP-Änderung nach Atenologabe

wurden nach 2, 4, 8, 12 und 24 Std nach der Atenololgabe wiederholt. Das Blut wurde sofort zentrifugiert und das Serum bei −20° C bis zur cAMP-Bestimmung eingefroren. Das cAMP wurde wie folgt bestimmt: 1 ml Perchlorsäure (0,4 M) versetzt, zentrifugiert und der Niederschlag verworfen. Anschließend wurde die Lösung mit K_2CO_3-Lösung (2,5 M) neutralisiert, erneut zentrifugiert und der Niederschlag verworfen. Der Überstand wurde auf einer Chromatographiesäule mit Dowex 50 W X8 100−200 mesh aufgetragen und mit H_2O gewaschen. Das cAMP wurde mit 4 ml HCl (0,1 M) eluiert. Die Ausbeute lag zwischen 80 und 90% (Weth 1980). Mit einer selbstentwickelten Unterdruckluftstrommethode wurde die Lösung getrocknet (Weth und Gross 1981). Die Bestimmung wurde mit einem Radioimmunoassay von Becton-Dickinson nach der Methode von Steiner et al. durchgeführt. Sämtliche Werte wurden aus Doppel- oder Vierfachbestimmungen ermittelt. Der Referenzbereich von cAMP liegt zwischen 8 und 20 nmol/l. Die Ergebnisse wurden mit der Varianzanalyse und dem Friedmann-Test statistisch überprüft.

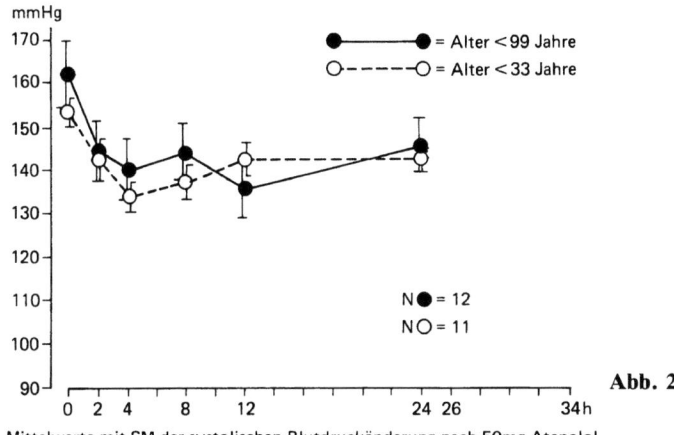

Abb. 2

Mittelwerte mit SM der systolischen Blutdruckänderung nach 50mg Atenolol

Ergebnisse

In der Abb. 1 sind die cAMP-Konzentrationen über 24 Std dargestellt. Bei den elf alten Patienten fällt der mittlere cAMP-Serumspiegel nach der Tabletteneinnahme (50 mg Atenolol) stärker ab als bei den jungen Patienten. Bei beiden Patientengruppen fiel die cAMP-Konzentration signifikant bereits nach 2 Std. Die Rezeptorenblockade erreichte nach 4 Std ihr Maximum. In den folgenden Stunden stieg die cAMP-Konzentration wieder an und lag nach 24 Std bei den alten Patienten bei 18% und bei den jungen Patienten bei 8%.

Der systolische Blutdruck (Abb. 2) und die Herzfrequenz zeigten ein ähnliches Verhalten wie die Rezeptorenblockade. Die Ergebnisse waren bereits nach 2 Std hochsignifikant und nach 4 Std am stärksten ausgeprägt. Beide Altersgruppen hielten nahezu den 4-Std-Wert bei der Herzfrequenz. Der systolische Blutdruck stieg stärker an, lag jedoch unter dem Ausgangswert. Unter Atenolol fiel der diastolische Blutdruck nicht signifikant und die Lungenfunktionsparameter, Tiffenau-Test und Vitalkapazität, blieben nahezu unverändert.

Diskussion

Die einmalige Gabe von 50 mg Atenolol führte bei beiden Ptientengruppen über 24 Std zu einer ausgeprägten Senkung der Herzfrequenz und des systolischen Blutdrucks, während die diastolischen Blutdruckwerte nicht signifikant und die Lungenfunktionsparameter nahezu unbeeinflußt blieben. Nach längerer Beobachtung trat auch eine signifikante Senkung des diastolischen RR-Wertes auf. Diese Untersuchungsergebnisse stimmen mit denen in der Literatur überein (Krüger et al.).

Für die cAMP-Konzentrationsveränderungen im Serum nach der Beta-Blockergabe lagen bisher keine Untersuchungsergebnisse vor. Aber hier wird deutlich, daß im gleichen Zeitraum die cAMP-Konzentration abfällt. Somit ist in diesem Modell nachweisbar, daß die klinischen Parameter mit dem biochemischen Korrelat cAMP vergleichbar sind. Die Wirkung der Beta-Rezeptorenblocker beruht auf der Blockade der membranständigen Beta-Rezeptoren und dem damit verbundenen Second messenger-Abfall. Die intrazellulären cAMP-Veränderungen sind auch extrazellulär nachweisbar. Kunitada et al., Palm et al. und Schmid konnten tierexperimentell ein dynamisches Gleichgewicht zwischen intra- und extrazellulären cAMP-Konzentrationen nachweisen.

Zur Wirkungsbeurteilung von Beta-Rezeptorenblockern erscheinen uns deshalb cAMP-Bestimmungen geeigneter als Plasmabestimmungen, da die Plasmahalbwertszeit von Atenolol bei 6–9 Std liegt [8] und mit dem klinischen- oder Second messenger-Parameter nicht so exakt übereinstimmt.

Bestätigt wurden die Untersuchungsergebnisse durch den Vergleich des kurzwirksamen Beta-Blockers Pindolol (Visken vRa) und des langwirksamen Beta-Rezeptorenblockers Nadolol (Solgol mite vRa) [13], bei Resorptionsstörungen und bei internistischen Notfällen [12]. Dieses Untersuchungsmodell bietet deshalb eine Möglichkeit, Überdosierungserscheinungen bzw. Intoxikationen insbesondere im Alter frühzeitig zu erkennen. Gleichzeitig ist es möglich, eine zuverlässigere Dosierung von Beta-Rezeptorenblockern und somit das erwünschte therapeutische Wirkungsmaximum mit der angegebenen Bestimmungsmethode zu erzielen. An einigen Untersuchungen [12] konnte dies gezeigt werden, weitere Untersuchungen sind jedoch nötig, um das Modell breit anwenden zu können.

Literatur

1. Alquist RPA (1948) Study of the adrenotropic receptors. Am J Physiol 153: 586–600 – 2. Krüger K Sen, Krüger K Jr (1977) Betasympatholytische Therapie funktioneller Herz-Kreislaufstörungen. Ther Ggw 116: 1642–1663 – 3. Kunitada S et al. (1978) Increases in plasma cyclic AMP dependent on

endogenous catecholamines. Eur J Pharmacol 48:159−169 − 4. McDevitt DG et al. (1977) Investigation of chronic dosing regimens of atenolol. Postgrad Med J 53:79 − 5. Palm D, Wiener G, Dietz J (1981) Efflux of 3,5-cAMP from immature rat erythrocytes: Dependence on intracellular concentrations of cAMP and ATP. In: mechanism of action of cardioactive drugs. Naunyn-Schmiedebergs Arch Pharmacol 317:P372 − 6. Robinson GA, Butcher RW, Sutherland EW (1971) Cyclic AMP. Academic Press, New York London − 7. Schmid G (1979) cAMP in Gehirn und Speicheldrüse bei arterieller Hypertonie. Habilitationsschrift Würzburg − 8. Shanks R et al. (1977) Correlation of reduction of exercise heart rate with blood levels of atenolol after oral and intravenous administration. Postgrad Med J 53:79 − 9. Steiner AL et al. (1971) J Biol Chem 247:1106 − 10. Weth G (1981) Effect on the transmitter of Piracetam. 2. International Symp. on Nootropic Drugs, Mexico, pp 34−45 − 11. Weth G, Gross W (1982) Einfluß von Piracetam auf die Konzentration des zykl. Adenosin-Monophosphats. Münch Med Wochenschr 124:427 − 12. Weth G et al. (1984) Einfluß des Betablockers Nadolol auf das Second-messenger-cyclisches Adenosin-Monophosphat (cAMP) im Serum, Blutdruck und Herzfrequenz. Arzneim Forsch (im Druck) − 13. Weth G et al. (1984) Bestimmung der Beta-Rezeptorenblockade der Beta-Rezeptorenblocker Nadolol und Pindolol im Vergleich mit den pharmakokinetischen und klinischen Parametern bei Patienten. Verh Dtsch Ges Inn Med 90

Klinische Pharmakologie II

Roosen, K.[1], Meusers, P.[2], Havers, W.[3], Schaaf, J.[1] ([1] Neurochirurg. Klinik, [2] Abt. für Hämatologie an der Med. Klinik, [3] Kinderklinik des Universitätsklinikums Essen GHS)

**Das Ommaya-Reservoir in der Diagnostik
und zur intrathekalen Therapie zentralnervöser Erkrankungen**

1963 beschrieb Ommaya ein subkutanes Plastikreservoir, das nach Implantation unter die Kopfhaut einen direkten, sterilen, wiederholbaren Zugang zum Ventrikelliquor ermöglichte. Nach okzipitaler Bohrlochtrepanation des Schädels wurde ein Siliconkatheter in das Hinterhorn des Seitenventrikels eingeführt und an das Reservoir angeschlossen.

Primär war dieses Vorgehen zur Therapie der Pilzmeningitis (Erreger: Cryptococcus neoformans und Coccidioides immitis) konzipiert. Später wurde die Indikation auf die Therapie der zerebralen Tumoren, der meningealen Aussaat extrakranieller Tumoren und auf die zentrale Schmerzbehandlung (Lobato 1983) ausgedehnt.

Patienten

Bei 36 Patienten, 22 Erwachsenen und 14 Kindern wurde wegen verschiedener ZNS-Erkrankungen (Abb. 1) ein Ommaya-Reservoir implantiert. Das Alter der sieben weiblichen und sieben männlichen Kinder lag z. Z. der Implantation zwischen dem 3. und 14. Lebensjahr (Altersmedian: 8 Jahre), bei den neun weiblichen und 14 männlichen erwachsenen Patienten zwischen dem 19. und 70. Lebensjahr (Altersmedian: 30 Lebensjahre).

Bei neun Kindern und 14 Erwachsenen führte die Therapie einer Meningiosis leucaemica oder lymphomatosa zur Implantation des Reservoirs. Unter den neun Kindern mit hämatologischen Erkrankungen litten fünf an einer ALL, eines an einer AML und drei an NHL; die Implantation erfolgte bei vier Kindern während oder nach der ersten Meningiosis, bei zwei Kindern nach dem ersten Rezidiv der Meningiosis und bei drei Kindern nach zwei oder mehr Rezidiven. Von den erwachsenen Patienten waren drei an einer ALL, drei an einer AML, einer an CML, vier an NHL und drei an HL erkrankt; elf dieser Patienten wurden vor oder nach der Therapie ihrer ersten Meningiosismanifestation mit einem Reservoir versorgt, zwei nach dem ersten Meningiosisrezidiv, und ein Patient erhielt nach dem zweiten Rezidiv sein erstes Reservoir.

Bei elf Erwachsenen und Kindern diente das System zur Drainage raumfordernder Zysten in inoperablen bzw. rezidivierten Hirntumoren. Bei zwei Patienten mit Ventrikulitis ermöglichte das System die Ventrikeldrainage und eine antibiotische Therapie der Hirnwasserräume.

Methodik

Operationstechnik

Über der nichtdominanten Hemisphäre, meist rechts, wird ein frontaler, großflächig bemessener, halbkreisförmiger Hautschnitt angelegt, unter den das pilzförmige Reservoir (Standardmodell Flat Bottom; Durchmesser 1,5–2,5 cm) spannungsfrei gelagert werden kann. Die atypische Anlage des Hautschnitts mit parasagittaler Halbkreisbasis (Abb. 1), führt zur Unterbrechung der afferenten sensiblen Versorgung des Hautlappens, so daß hierdurch die wiederholte schmerzlose Punktion ermöglicht wird. Über ein frontales, präkoronares und parasagittales Bohrloch wird unter Bildwandlerkontrolle der Katheter ins Vorderhorn des rechten Seitenventrikels vorgeschoben und mit dem Reservoir über einen Siliconkonnektor verbunden. Durch intraoperative Füllung des Reservoirs mit Jopamidol (Solutrast 250) kommt es bei korrekter Katheterposition zur positiven Ventrikulographie; Falschpositionen des ableitenden Katheters im Mittelspalt zwischen den Hemisphären bzw. in den basalen Zisternen werden so vermieden. Das Reservoir wird durch zwei Nähte am Schädelperiost fixiert.

948

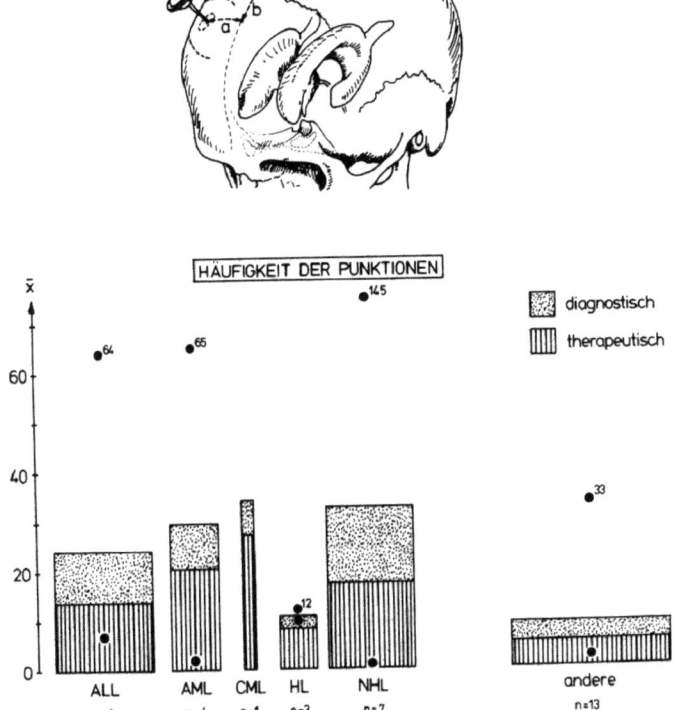

Abb. 1. *Oben:* Topographische Lokalisation des Reservoirs (beachte: atypische, desensibilisierende Schnittführung); *unten:* Zahl und Art der Erkrankungen; Häufigkeit der Reservoirbenutzung

Punktionstechnik

Bereits an den ersten postoperativen Tagen können Punktionen nach vorhergehender Hautdesinfektion unter streng sterilen Kautelen vorgenommen werden. Später ist wegen der Infektionsgefahr vor jeder Reservoirbenutzung die sorgfältige Enthaarung der Kopfschwarte im Lappenbereich unverzichtbar. Mit dünnen Kanülen (18 oder 23 Charrière) wird die Kopfschwarte tangential durchstochen (Abb. 2), danach die Nadel aufgerichtet und das Dach des Reservoirs in vertikaler Richtung perforiert. Nach Applikation des Chemotherapeutikums sollte das Reservoir mit 2 ml physiologischer NaCl-Lösung gespült werden. Manuelles Ausdrücken des flexiblen Silasticreservoirs sichert den Transport des Medikaments an den Wirkort. Nach Entfernen der Nadel verschieben sich die tangential durchstochenen Hautschichten wieder übereinander. Hierdurch kommt es zum sicheren Verschluß des Punktionskanals: Liquorfisteln wird so wirksam vorgebeugt. Tritt dennoch eine Liquorfistel auf, muß der sofortige Verschluß durch Gewebekleber (Histoacryl) erfolgen. Im Interesse der Lebensdauer des Reservoirs sollten die Punktionen spiralig aufeinander folgen; die Orientierung wird erleichtert durch ein gedanklich aufprojiziertes Koordinatensystem (Abb. 2).

Ergebnisse

Folgende Krankengeschichten illustrieren Vor- und Nachteile des Ommaya-Reservoirs:
A) Bei einer 22jährigen schwangeren Frau wurde die Diagnose einer AML gestellt. Nach Interruptio und Unterusexstirpation wurde während eines sechswöchigen Aufenthalts in keimarmem Milieu (Laminae air

949

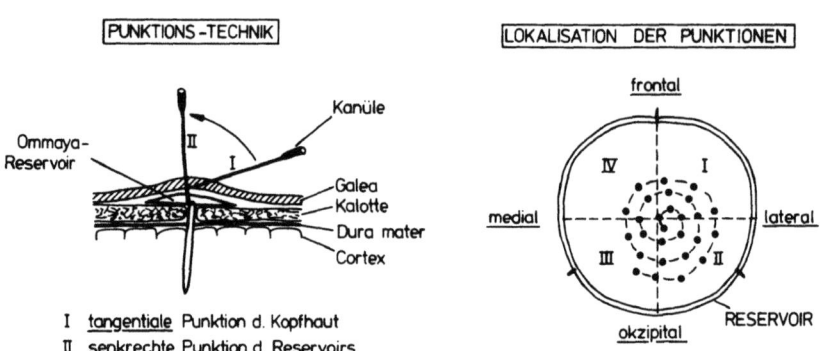

Abb. 2. *Links:* Punktionstechnik; *rechts:* empfohlene räumliche Folge der Punktionen

flow-System) mit maximaler Zytostatikagabe eine Remission der AML erzielt. 4 Monate später mußte trotz Erhaltungstherapie die Diagnose einer Meningiosis gestellt werden. Durch intrathekale und systemische Methotrexatgaben konnte diese saniert werden. Die hämatologische Erhaltungstherapie wurde nun mit einer einmaligen Schädelbestrahlungsserie kombiniert. 1 Jahr nach Diagnose der Leukose wurde das erste Knochenmarkrezidiv festgestellt, dem 3 Monate später auch die zweite Meningiosis folgte. Die Komplikation führte zur Implantation eines rechts frontalen Ommaya-Reservoirs sowie einer links frontalen Pudenz-Heyer-Drainage, um zwischenzeitlich eine kontinuierliche Druckentlastung zu gewährleisten. In den folgenden 3 Monaten wurde das Ommaya-System problemlos 32mal punktiert, in 15 Fällen zu diagnostischen und in 17 zu therapeutischen Zwecken. Im weiteren Verlauf der Erkrankung verstarb die Patientin im Herz-Kreislaufversagen bei Remission der hämatologischen Erkrankung.

B) Bei einem 34jährigen Patienten mit AML führte die zytostatische Chemotherapie erst nach 7 Monaten zu einer Knochenmarksremission. Nach weiteren 7 Monaten während der remissionserhaltenden, zyklischen Chemotherapie, mußte die Diagnose einer Meningiosis leucaemica bei unauffälligem Knochenmarkbefund gestellt werden. In den nun folgenden 8 Monaten war durch systemische sowie lumbale und subokzipitale Applikation von Zytostatika wie Methotrexat und Cytosinarabinosid eine Sanierung der Meningiosis nicht möglich, deshalb entschloß man sich zur rechts frontalen Implantation eines Ommaya-Reservoirs. In den darauffolgenden 27 Monaten wurde das System 49mal aus therapeutischen und 16mal aus diagnostischen Gründen komplikationslos punktiert. Die Meningiosis konnte so weit kontrolliert werden, daß der Patient seiner beruflichen Tätigkeit nachgehen konnte, obwohl alle Liquorkontrollen atypische Zellen zeigten. Auch eine Schädelbestrahlung mit 30 Gy führte nicht zur Sanierung der Meningen. 4 Jahre nach Diagnosestellung verstarb der Patient im septischen Schock bei Nierenversagen, im zweiten hämatologischen Rezidiv.

Entsprechend der Liegedauer der Systeme zwischen 2 Wochen und 6 Jahren schwankt die Punktionshäufigkeit zwischen zwei und 84 Punktionen pro System. Im Mittel lagen die Reservoire 63 Wochen (53 Wochen bei hämatologischen Erkrankungen, 79 Wochen bei anderen Leiden). Durchschnittlich wurden 21 Reservoirpunktionen ausgeführt, die mittlere Punktionshäufigkeit bei hämatologischer Grunderkrankung betrug 30, bei anderen Grundleiden neun Punktionen (Abb. 1).

Bei sechs Reservoirträgern wurde eine Schädelbestrahlung ohne nachteilige Folgen für die Wundheilung bzw. die Systemfunktion durchgeführt.

Komplikationen

Bei sieben Patienten traten folgende Komplikationen auf:

Drei Liquorfisteln, durch intraoperativ gesetzte zu große Durchtrittsöffnungen für den Katheter in Dura und Arachnoidea mußten mit folgender Explantation der Systeme verschlossen werden.

Zwei Staphylokokkeninfektionen, eine postoperativ mit Staphylococcus aureus, die andere postpunktionell mit Staphylococcus epidermidis, erzwangen ebenfalls die Entfernung des Systems und in einem Fall die neue Implantation nach Sanierung der Meningitis. Bei zwei

Patienten mußte das System erneuert werden, weil Fibringerinnsel und Plexusgewebe den Ventrikelkatheter verlegt hatten. Ein siebenjähriger Junge im 1. Schub einer AML mit Meningiosis und Druckzeichen, entwickelte postoperativ während der Anfangsphase seiner zytostatischen Behandlung eine klinisch stumme, rechts frontale intrazerebrale Blutung. Zum Zeitpunkt des Eingriffs waren plasmatische und koxrpuskuläre Gerinnung noch normal. Das Computertomogramm wurde veranlaßt, als am 3. postoperativen Tag beim Versuch, Ventrikelliquor aus dem Reservoir zu gewinnen, Blutkoagel angesaugt wurden. 10 Tage später verstarb der Junge an einer rezidivierten Hirnmassenblutung. Darüber hinaus führte in keinem Fall die Implantation bzw. Benutzung des Ommaya-Reservoirs zu tödlichen Komplikationen.

Diskussion

Spiers und Booth berichteten 1973 erstmalig über ihre Erfahrung der prophylaktischen Gabe von Zytostatika über ein Ommaya-Reservoir. Bei ihren Untersuchungen fanden sie heraus, daß bei den behandelten 14 Kindern keines einen meningealen Befall aufwies, sie berichteten jedoch über eine hohe Komplikationsrate, so traten die ersten Probleme schon bei der Implantation auf. Da sie das Reservoir in der Os parietale-Region implantierten, gelang ihnen nur bei sechs Patienten die problemlose Auffindung des Hinterhorns des Ventrikels. Bei drei Patienten wurde eine Verlagerung des Systems von der postparietalen zur frontalen Region durchgeführt und die Katheterverbindung mit dem Vorderhorn hergestellt. Drei Patienten zeigten postoperative Hemiparesen, die jedoch nach einiger Zeit verschwanden. Zwei Patienten boten postoperativ links lateralisierte Anfälle, die medikamentös kontrolliert werden konnten. Ein vierjähriges Mädchen entwickelte nach komplikationsloser Operation linksseitige Anfälle. 7 Monate postoperativ erblindet es auf einem Auge, da der Katheter komprimierend in der Nähe des Chiasma opticum lag.

Unter der von De Vries durchgeführten Prophylaxe bei 22 Kindern mit ALL unter Zuhilfenahme des Ommaya-Reservoirs, stellte sich im Beobachtungszeitraum bei zwei Patienten ein ZNS-Befall ein. Andere Erfahrungen werden von Green et al. berichtet. Sie implantierten bei elf an einer ALL erkrankten Kindern ohne Meningiosis ein Ommaya-Reservoir zur intraventrikulären Prophylaxe. Ein System mußte korrigiert werden, bei zwei Patienten wurde das Reservoir wegen Dysfunktion entfernt. Trotz ZNS-Prophylaxe stellt sich bei den restlichen neun Patienten eine Meningiosis ein.

Aufgrund der Literaturübersicht und der eigenen Erfahrungen kann eine prophylaktische Implantation eines Ommaya-Reservoirs z. Z. nicht generell empfohlen werden; ob bei prognostisch besonders ungünstigen Subtypen der akuten Leukämie die Implantation des Ommaya-Reservoirs gerechtfertigt ist, wird derzeit in einer prospektiven Studie für die Patienten mit B-ALL im Rahmen einer von BMF-geförderten Studie geprüft.

Für die Anwendung bei manifester Meningiosis leucaemica bzw. Lymphomatosa sprechen folgende Argumente:

1. Die höhere Medikamentenkonzentration in den Hirnwasserräumen. Die verbesserte Sicherheit beim Aufbau therapeutisch ausreichender Wirkspiegel.

In kontrollierten, nichtrandomisierten Studien, konnte die Überlegenheit einer intraventrikulären Chemotherapie mit Hilfe des Ommaya-Reservoirs gegenüber einer intrathekalen Chemotherapie nach lumbaler Applikation nachgewiesen werden (Bleyer und Poplack; Blasberg et al.; Shapiro et al.). In den beiden ersten Studien zählte jeweils derselbe Patient zur Gruppe der intraventrikulär und intralumbal behandelten Patienten. Durch die intraventrikuläre Applikation über das Ommaya-Reservoir wurden signifikant längere Remissionszeiten erreicht.

2. Die intrathekale Chemotherapie mit Methotrexat und/oder Cytosinarabinosid mit anschließender Radiotherapie ist der alleinigen Radiatio überlegen (Bleyer 1983).

3. Eine Dosis Methotrexat von 6,25 mg appliziert über ein Ommaya-Reservoir führt zu einer signifikant höheren Liquorkonzentration (Maximum: 2×10^{-4} µl) als eine Injektion im

lumbalen Liquor (Maximum: 5×10^{-5} μl) (Shapiro et al. 1975). Teilursache hierfür kann sein, daß nach Lumbalpunktionen ein Teil der Medikamente mit dem Liquor durch die Punktionsöffnung in Dura und Arachnoidea in das umgebende Gewebe herausfließen kann. Shapiro et al. (1975) konnten darüber hinaus die breite Streuung der Methotrexatkonzentrationen im Ventrikelliquor nach lumbaler Medikamentenapplikation nachweisen, wobei nicht selten nur subtherapeutische intraventrikuläre Liquorkonzentrationen gemessen wurden.

4. Verminderung der Neurotoxizität durch fraktionierte, niedrig-dosierte Zytostatikagabe.

Durch Einführung des Ommaya-Reservoirs konnte die Rate neurotoxischer Nebenwirkungen der Zytostatika, z. B. der Leukenzephalopathie (Kaplan 1982; Posner 1973; Bresnan 1972) reduziert werden. Bleyer et al. (1978) wiesen nach, daß die intraventrikuläre Methotrexattherapie bei akuter lymphoblastischer Leukämie im Kindesalter, bei der 1 mg alle 12 Std über 3 Tage appliziert wird, den gleichen Therapieerfolg hat wie die einmalige Gabe von 12 mg/m² Körperoberfläche. Es kam zu einer statistisch signifikanten Senkung der akuten bzw. subakuten Neurotoxizitätszeichen durch die niedrig fraktionierte Therapie.

5. Der schmerzfreie Zugang zum Liquorraum verbessert die Lebensqualität der Patienten. Besonders im Kindesalter ist so eine angstfreie Therapie möglich (Roosen et al. 1982). Unsere Komplikationshäufigkeit deckt sich mit den Beobachtungen anderer Autoren; so gaben Spiers et al. eine Rate von 30% (bei 23 Patienten), Shapiro et al. 18% (bei 110 Patienten), Galicich und Guido 29% (bei 45 Patienten), De Vries et al. 24% (25 Patienten), Ratcheson und Ommaya 28% (60 Patienten) an. Bei Berücksichtigung der Implantation und Punktionstechnik ist diese Komplikationsrate weiter zu senken.

Literatur

Blasberg RG, Patlak CS, Shapiro WR (1977) Distribution of the methotrexate in the CSF an brain after interventricular administration. Cancer Treat Rep 61: 633–641 – Bleyer WA, Poplack DG, Simon RM (1978) "Concentrations × Time" Methotrexate via a subcutaneous reservoir. Blood 51: 835–842 – Bleyer WA, Poplack DG (1979) Intraventricular versus intralumbar methotrexate for centralnervous-system leukemica. Med Pediatr Oncol 6: 207 – Bleyer WA (1983) Central-nervous-system leukemia. In: Gunz FV, Henderson ES (eds) Leukemia. Grune and Stratton, New York London Paris San Diego San Franzisko Sao Paulo Sydney Tokyo Toronto, pp 865–911 – Bresnan MJ (1972) Leucencephalopathy following combined irradiation and intraventricular methotrexate-therapy. Trans Am Neurol Assoc: 204–206 – Galicich JH, Guido LJ (1974) Ommaya device in carcinomatous and leucemic meningitis. Clin North Am 915–922 – Green DM, West CR, Brecher ML et al. (1982) The use of subcutaneous CSF reservoir. Am J Pediatr Hematol Oncol 147–154 – Kaplan RS, Wiernik PH (1982) Neurotoxicity of antineoplastic drugs. Semin Oncol 1: 103–130 – Lobato RD, Madrid JL, Fatela LV et al. (1983) Intraventricular morphine for control of pain in terminal cancer patients. J Neurosurg 59: 633–640 – Ommaya AK (1963) Lancet 2: 983 – Possner J (1973) Reservoirs for intraventricular chemotherapy. N Engl J Med 212 – Ratcheson RA, Ommaya AK (1968) Experience with the subcutaneous CSF reservoir. N Engl J Med 279: 1025–1031 – Roosen K, Havers W, Schaaf J (1982) Indications and experiences with the Ommaya-reservoir. In: Voth D, Gutjahr P, Langmaid C (eds) Tumours of the central nervous system in infancy and childhood. Springer, Berlin Heidelberg New York, pp 265–269 – Rubin RC, Ommaya AK, Henderson ES et al. (1966) CSF perfusion for CNS neoplasms. Neurology 16: 580–592 – Shapiro WR, Young DF, Mehta BM (1975) Methotrexate in CSF after intravenous, ventricular and lumbar injections. N Engl J Med 293: 161–165 – Shapiro RW, Posner JB, Ushio Y et al. (1977) Treatment of meningeal neoplasms. Cancer Treat Rep 61: 733–743 – Spiers ASD, Booth AE (1973) Reservoir for intraventricular chemotherapy. Lancet 2: 1263 – Spiers ASD, Booth AE, Firth GL (1978) Subcutaneous cerebrospinal fluid reservoir in patients with akute leucaemia. J Haematol 20: 289–296 – Suger O, Bailey OT (1974) Subcutaneous reaction to silicone in ventriculoperitoneal shunt. J Neurosurg 41: 367–371 – De Vries EGE, Mulder NH, Houwen B, Haaxma-Reiche H (1982) Combinations chemotherapy for acute lymphocytie leukaemica. Blut 44: 151–158

Londong, W., Londong, V., Spitzer, K. (München)
Wirkung eines neuen PGE$_1$-Analogons auf die stimulierte Säuresekretion und Gastrinfreisetzung beim Menschen

Manuskript nicht eingegangen

Bechtold, H., Weilemann, L. S., Lorenz, J. (II. Med. Klinik und Poliklinik, Universität Mainz), Andrassy, K. (Klinikum der Universität Heidelberg), Trenk, D. (Pharmakolog. Institut der Universität Mainz), Meinertz, T. (II. Med. Klinik und Poliklinik, Universität Mainz), Jähnchen, E. (Pharmakolog. Institut der Universität Mainz)
Cumarinähnliche Wirkung von Zephalosporinen

Bei parenteraler Ernährung ohne exogene Vitamin K$_1$-Zufuhr sind unter einer Therapie mit neueren Zephalosporinen, welche eine Methyl-thiotetrazol-Seitenkette im Molekül enthalten (z. B. Latamoxef, Cefamandol, Cefoperazon), zum Teil schwere Blutungskomplikationen durch Abfall der Vitamin K-abhängigen Gerinnungsfaktoren (II, VII, IX, X) beschrieben worden [1, 2]. Die Ursache dieser bereits nach kurzer Therapiedauer zu beobachtenden Hypoprothrombinämien ist noch nicht bekannt. Folgende Mechanismen werden diskutiert: 1. Reduktion der Vitamin K-bildenden Dickdarmflora. 2. Hemmung der enteralen Resorption von Vitamin K. 3. Hemmung des Vitamin K$_1$-Metabolismus und/oder Hemmung der Vitamin K-abhängigen γ-Carboxylierungsreaktion in der Leber. Ziel unserer Untersuchungen war es zu prüfen, inwieweit eine Störung des Vitamin K$_1$-Stoffwechsels unter diesen Zephalosporinen nachweisbar ist. Vergleichend untersuchten wir den Einfluß von Cefazedon auf den Vitamin K$_1$-Stoffwechsel, ein Zephalosporin, das eine Methyl-thiadiazol-Seitenkette enthält, die der Methyl-thiotetrazol-Seitenkette strukturell sehr ähnlich ist.

Der Vitamin K$_1$-Stoffwechsel läuft in der Leber in Form des sogenannten Vitamin K$_1$-Epoxidzyklus ab [3]. In diesem Zyklus wird Vitamin K$_1$ zunächst zum Hydrochinon reduziert und danach zum Vitamin K$_1$-Epoxid durch eine Epoxidase oxidiert. Mit diesem Schritt ist die γ-Carboxylierung von Glutaminsäureresten in den Präkursoren verknüpft, wodurch diese aktivierbar werden. Das gebildete Vitamin K$_1$-Epoxid wird anschließend wieder zum nativen Vitamin K$_1$ durch eine Epoxidreduktase regeneriert. Ein Eingriff in diesen Vitamin K$_1$-Epoxidzyklus ist seither nur von Cumarinen [3−5] und neuerdings von Salizylaten [6, 7] bekannt. Cumarine hemmen die Epoxidreduktase im Vitamin K$_1$-Epoxidzyklus [3] und führen so zu einer verringerten Regeneration von Vitamin K$_1$ und zu einer Kumulation von Vitamin K$_1$-Epoxid in der Leber und im Plasma [3−5, 8]. Der Nachweis einer Kumulation von Vitamin K$_1$-Epoxid im Plasma ist somit ein Indikator, der eine cumarinartige Hemmung des Vitamin K$_1$-Stoffwechsels anzeigen sollte. Wir prüften daher, ob es unter dem Einfluß der genannten Zephalosporine zu einer Kumulation von Vitamin K$_1$-Epoxid im Plasma nach Vitamin K$_1$-Gabe kommt, woraus man auf eine Hemmung der Epoxidreduktase schließen kann.

Bei elf intensivmedizinisch behandelten Patienten [5 Frauen, 6 Männer, durchschnittliches Alter 56 Jahre (18−81 Jahre)], die wegen schwerwiegender bakterieller Infektionen o. g. Zephalosporine intravenös erhielten (5 Patienten Cefazedon, 3 Patienten Latamoxef, 2 Patienten Cefamandol und 1 Patient Cefoperazon), wurde nach 4−10tägiger Dauer der Zephalosporintherapie 10 mg Vitamin K$_1$ (1 Ampulle Konakion gelöst in 100 ml NaCl-Lösung) intravenös infundiert. Danach wurden mehrmals die Plasmakonzentrationen für Vitamin K$_1$ und Vitamin K$_1$-Epoxid mit Hilfe einer gaschromatographischen Bestimmungsmethode gemessen [9]. Bei allen Patienten war eine deutliche Kumulation von Vitamin K$_1$-Epoxid im Plasma 3−6 Std nach der Vitamin K$_1$-Gabe nachweisbar. Die maximalen Vitamin K$_1$-Epoxidspiegel betrugen $0,21 \pm 0,11$ µg/ml (Mittelwert $\pm$ Standardabweichung).

In einer Kontrollgruppe von zehn gesunden Probanden, zehn Patienten ohne Cumarin-, Salizylat- oder Zephalosporintherapie, sowie bei zehn Patienten mit Leberzirrhose und drei Patienten mit terminaler Niereninsuffizienz lagen dagegen die maximalen Vitamin K_1-Epoxidspiegel stets unter 0,030 µg/ml. Bei Patienten unter einer therapeutisch effektiven Cumarintherapie (Quickwerte zwischen 15−30%) fanden wir maximale Epoxidkonzentrationen von 0,47 ± 0,17 µg/ml im Plasma nach Gabe von10 mg Vitamin K_1 intravenös ($n = 7$). Eine Hypoprothrombinämie (Quickwert unter 40%) hatten ein Patient unter Zefazedon, alle drei Patienten unter Latamoxef, und der Patient unter Zefoperazon entwickelt. Alle Patienten, bei denen der Quickwert abfiel, waren ausschließlich parenteral ernährt worden (ohne Vitamin K_1-Zusatz). Nach der Vitamin K_1-Gabe stiegen die Quickwerte innerhalb von 24 Std in den Normbereich an.

Unsere Untersuchungen zeigen, daß die unter bestimmten Zephalosporinen auftretenden Hypoprothrombinämien mit einer cumarinähnlichen Hemmung des Vitamin K_1-Stoffwechsels assoziiert sind. Dieser Effekt scheint aber quantitativ geringer ausgeprägt zu sein als unter einer effektiven Cumarintherapie. Dies könnte erklären, warum insbesondere unter Bedingungen eines latenten Vitamin K-Mangels − wie z. B. bei parenteraler Ernährung ohne Vitamin K_1-Substitution − mit ausgeprägten Hypoprothrombinämien zu rechnen ist. Der Nachweis einer Kumulation von Vitamin K_1-Epoxid nach Vitamin K_1-Gabe sollte es zudem ermöglichen, Zephalosporine zu identifizieren, bei denen unter der Therapie Hypoprothrombinämien zu erwarten sind.

Literatur

1. Neu H (1983) Adverse effects of new cephalosporins. Ann Intern Med 98: 415−416 − 2. Schwigon CD, Barkow D (1982) Blutgerinnungsstörungen unter Cefoperazon und Lamoxactam. Diagnostik Intensivtherapie 7: 221−225 − 3. Bell RG (1978) Metabolism of vitamin K and prothrombin synthesis: anticoagulants and the vitamin K-epoxide cycle. Fed Proc 37: 2599−2604 − 4. Shearer M, McBurney A, Breckenridge A, Barkhan P (1977) Effect of warfarin on the metabolism of phylloquinone (vitamin K_1): Dose-response relationship in man. Clin Sci Mol Med 52: 621−630 − 5. Bechtold H, Trenk D, Meinertz T, Rowland M, Jähnchen E (1983) Cyclic interconversion of vitamin K_1 and vitamin K_1 2,3-epoxide in man. Br J Clin Pharmacol 16: 683−689 − 6. Hildebrandt EF, Suttie JW (1983) The effects of salicylate on enzymes of vitamin K metabolism. J Pharm Pharmacol 35: 421−426 − 7. Bechtold H, Trenk D, Meinertz T, Jähnchen E (1984) Effect of salicylate on the vitamin K_1-metabolism in man. Naunyn-Schmiedebergs Arch Pharmacol (Suppl) 325: R 12 − 8. Bechtold H, Trenk D, Jähnchen E, Meinertz T (1983) Plasma vitamin K_1 2,3-epoxide as diagnostic aid to detect surreptitious ingestion of oral anticoagulant drugs. Lancet 1: 595−597 − 9. Bechtold H, Klein F, Trenk D, Jähnchen E (1984) Improved method for quantitative analysis of vitamin K_1 and vitamin K_1 2,3-epoxide in human plasma by electron-capture gas-liquid capillary chromatography. J Chromatogr 306: 333−337

Zekorn, C., Reetz, P., Mikus, G., Eichelbaum, M. (Med. Klinik Bonn)
Polymorphe Sparteinoxidation:
Ein Modell genetisch determinierter Stoffwechselvariation

Anfang der 70er Jahre zeigten sich bei pharmakokinetischen Untersuchungen einer Retardpräparation mit Spartein erhebliche interindividuelle Unterschiede bezüglich des Stoffwechsels und der Nebenwirkungen. Probanden mit Nebenwirkungen hatten 3−4fach höhere Plasmaspiegel, deren Ursache im Unvermögen Spartein zu verstoffwechseln lagen. Die genaue Aufklärung dieser Variation führte zur Entdeckung der genetisch determinierten, polymorphen Sparteinoxidation 1975. Weitere genetische Polymorphismen des Stoffwechsels, Vogel führte bereits 1959 den Begriff Pharmakogenetik ein, wurden in den folgenden Jahren von anderen Arbeitsgruppen entdeckt.

Spartein, ein Alkaloid des Besenginsters, besitzt in therapeutischer Dosierung antiarrhythmische und uterusstimulierende Wirkungen. Es wird nach oraler Gabe nahezu vollständig resorbiert, in der Leber durch eine mischfunktionelle Monooxigenase in einer Cytochrom P450-abhängigen Reaktion zu seinen Hauptmetaboliten 2- und 5-Dehydrospartein oxidiert und vollständig renal eliminiert, sowohl Spartein als auch seine Metabolite.

Die Metabolisierungskapazität der Leber für Spartein ist genetisch determiniert. Ca. 6,3% der mitteleuropäischen Bevölkerung, in Deutschland immerhin 3,5−4 Millionen Menschen, sind nicht oder nur in sehr geringem Maße in der Lage, Spartein zu verstoffwechseln. Sowohl im Serum als auch im Urin dieser als defiziente Metabolisierer (DM) benannten Personen, findet man fast ausschließlich unverändertes Spartein und keine oder nur Spuren der Metabolite.

Familienuntersuchungen belegten den autosomal rezessiven Erbgang des Defizienten Metabolisiererphänotyps. Es existieren zwei Allele für ein Gen, defiziente Metabolisierer (DM) sind homozygot für die Mutante, Metabolisierer, der andere Phänotyp, sind heterozygot oder homozygot für das andere Allel. Zusammen mit den Herren Baur und Rittner konnte das Chromosom 4 des Menschen mittels Kopplungsanalyse als wahrscheinlicher Träger dieses Gens bestimmt werden.

Das Verhältnis von Spartein zu seinen zwei Hauptmetaboliten, die Metabolische Ratio (MR), ein Maß für die Metabolisierungskapazität, im 12-Std-Sammelurin, zeigt in der Population folgende Verteilung: Es stellen sich zwei distinkte Phänotypen dar. Metabolisierer (M) mit einer Metabolischen Ratio (MR) zwischen 0,1 und ca. 10, im Mittel ist der Dehydrosparteinanteil doppelt so groß wie der des unverändert ausgeschiedenen Sparteins. Der zweite, deutlich von dem ersten getrennte Phänotyp, kann Spartein nicht oder nur zu einem sehr geringen Anteil oxidieren. Die metabolische Ratio (MR), das Verhältnis Spartein zu seinen Hauptmetaboliten, beträgt bei diesen defizienten Metabolisierern (DM) 40 und darüber.

Die Definition dieses zweiten Phänotyps lautet:
1. Metabolische Ratio (MR) größer als 20,
2. Ausscheidung unveränderten Sparteins größer als 50% der Dosis,
3. Ausscheidung Hauptmetabolite kleiner als 2% der Dosis,
jeweils bezogen auf den 12-Std-Sammelurin.

Die Konstanz der Phänotypen und die Reproduzierbarkeit der Phänotypisierung konnte anhand von 36 wiederholt untersuchten Probanden im Laufe von mehreren Jahren nachgewiesen werden ($y = 1,03 x + 0,03$).

Darüber hinaus konnten wir zeigen, daß die polymorphe Sparteinoxidation und die polymorphe Debrisoquinhydroxylierung sehr wahrscheinlich auf der selben genetischen Grundlage beruhen, die Gene sehr wahrscheinlich identisch sind.

Wir führten pharmakokinetische Studien unter Berücksichtigung der Phänotypen mit Spartein durch. Es zeigten sich ein dreifacher Unterschied in der terminalen Halbwertszeit [2,54 Std (M); 6,75 Std (DM)] und folgende grundlegende Unterschiede in den Clearances (Angaben in ml/min · kg): Die renale Clearance ist bei beiden Phänotypen identisch (M: 2,56 ± 0,9; DM: 2,48 ± 0,4). Die totale Clearance wird bei dem Metabolisiererphänotypen (7,24 ± 2) zum überwiegenden Teil von der metabolischen Clearance (5,51 ± 1,7) bestimmt, während die metabolische Clearance bei dem defizienten Metabolisiererphänotypen (2,63 ± 0,4) praktisch keine Bedeutung hat (metabolische Clearance 0,03 ± 0,01). Die Variationsbreite der metabolischen Clearance reicht von 0 ml/min beim defizienten Metabolisierer bis über 1 000 ml/min beim Metabolisierer.

Anhand von jetzt über 100 Untersuchungen konnten wir den engen Zusammenhang zwischen der metabolischen Clearance und der metabolischen Ratio zeigen. Eine hohe metabolische Clearance korreliert mit einer niedrigen metabolischen Ratio; eine niedrige metabolische Clearance mit einer hohen metabolischen Ratio ($r = -0,98$; $y = [-0,98]$ x + 0,38; doppellogarithmische Darstellung).

Es steht somit mit der Sparteinphänotypisierung, der Bestimmung der metabolischen Ratio (MR), ein aussagefähiger, einfacher, praktikabler und in der Routine leicht bestimmbarer Parameter zur Ermittlung der individuellen, genetisch determinierten Metabolisierungskapazität zur Verfügung.

Welche praktische Bedeutung dieser Parameter bei der medikamentösen Therapie haben kann, zeigt eine stets länger werdende Liste von Arzneistoffen, die ebenfalls polymorph verstoffwechselt werden. Als Beispiele seien das Antidepressivum Nortriptyllin, die Antiarrhythmika Perhexilin, Encainid und N-Propylajmalin, sowie eine Reihe von β-Rezeptorenblocker, Metoprolol, Timolol, Bufuranol genannt. Die Bedeutung der Sparteinphänotypisierung gerade für die letzte Substanzgruppe könnte im Rahmen der zunehmenden Therapieempfehlung von β-Rezeptorenblockern in fixer Dosierung zur Reinfarktprophylaxe größer werden.

Zusammen mit Herrn Kirch haben wir zeigen können, wie eng Metoprolol und Sparteinstoffwechsel zusammenhängen. Trägt man die totale Clearance von Metoprolol auf der Ordinate und die berechnete metabolische Clearance von Spartein auf der Abszisse (die Berechnung basiert auf der Ermittlung der metabolischen Ratio) in ein Koordinatensystem, so läßt sich mit ca. $\pm 20\%$ die totale Clearance von Metoprolol aufgrund der berechneten metabolischen Ratio von Spartein abschätzen ($r = 0,884$; $y = 4,6 x - 0,26$), angesichts eines 15–20fachen interindividuellen Unterschieds der totalen Clearances von Metoprolol eine akzeptabel genaue Methode.

Die Abhängigkeit des N-Propylajmalinmetabolismus von der genetisch determinierten Sparteinoxidation konnten wir sowohl im Akutversuch als auch unter chronischer N-Propylajmalinapplikation zeigen. Die Auswertung und der Vergleich der pharmakokinetischen Parameter bestätigten die Vorhersagbarkeit der C_{ss}-Spiegel von NPAB aufgrund der Sparteinphänotypisierung. Sowohl für Therapieversager als auch für auftretende Nebenwirkungen unter derselben fixen NPAB-Dosierung konnte als ein Grund der bis zu 33fache interindividuelle Unterschied in den Plasmakonzentrationen von NPAB verantwortlich gemacht werden.

Durchführung der Phänotypisierung: Orale Einnahme von 100 mg Sparteinsulfat (1 Tablette Depasan), anschließend für 12 Std Urin sammeln. Aus einem Aliquot dieses Sammelurins werden Spartein und seine zwei Hauptmetabolite bestimmt. Ausschlußkriterien: Schwangerschaft und terminale Leber- und/oder Niereninsuffizienz.

Fritschka, E., Lenz, Th., Distler, A., Philipp, Th. (Med. Klinik und Poliklinik, Klinikum Steglitz, Freie Universität Berlin)
Beeinflussung der pressorischen Wirkung von Noradrenalin und Phenylephrin sowie der thrombozytären α_2-Rezeptoren unter Nifedipin bei Patienten mit essentieller Hypertonie

Einleitung

In früheren eigenen Untersuchungen konnten wir zeigen, daß Nifedipin die pressorische Wirkung von exogenem Noradrenalin bei Patienten mit essentieller Hypertonie reduziert [1]. Es erschien möglich, daß dieser Effekt von Bedeutung für die blutdrucksenkende Wirkung von Nifedipin ist. Der Mechanismus dieses Effektes ist im einzelnen noch unklar. Bekannt ist, daß Kalziumantagonisten den Kalziumeinstrom in die glatte Gefäßmuskulatur hemmen. Dies gilt sowohl für den aktivierten Kalziumeinstrom durch Membrandepolarisation als auch für den Kalziumeinstrom, der von der Stimulation der α-Rezeptoren abhängt [2]. Im Tierversuch konnte gezeigt werden, daß Nifedipin einen nichtkompetitiven α_2-antagonistischen Effekt hat [3]. Die folgende Studie wurde durchgeführt um zu überprüfen, ob die Reduktion der Noradrenalinwirkung nach Nifedipin allein auf eine Beeinflussung der α_2-Rezeptoren zurückzuführen ist. Der Effekt von Nifedipin auf die α_2-Rezeptoren wurde durch Messung der thrombozytären α_2-Rezeptoren untersucht. Gleichzeitig wurde der Effekt von Nifedipin auf die pressorische Wirkung des α_1-Agonisten Phenylephrin untersucht.

Patienten und Methodik

Neun Patienten [mittleres Lebensalter 41 ± 10 (SD) Jahre] mit essentieller Hypertonie wurden nach wenigstens 2 therapiefreien Wochen in die Studie eingeschlossen, wenn der diastolische Blutdruck (Mittelwert von drei Messungen) nach 5 min im Sitzen mehr als 90 mm Hg betrug. Die pressorische Wirkung von exogenem Noradrenalin und von Phenylephrin wurde durch die Erstellung individueller Dosiswirkungskurven an 2 verschiedenen Tagen jeweils vor und 60 min nach oraler Einnahme von 20 mg Nifedipin bestimmt. Noradrenalin wurde in einer Dosierung von $0,01-0,20$ µg $\cdot$ kg^{-1} $\cdot$ min^{-1} über jeweils $10-15$ min infundiert. Die pressorische Dosis, die erforderlich ist, um den mittleren arteriellen Blutdruck [diastolischer Druck $+ 1/3 \cdot$ (systolischer-diastolischer Druck)] um 20 mm Hg anzuheben, wurde bestimmt und der reziproke Wert der pressorischen Dosis (1/pressorische Dosis) wurde als Reagibilität gegenüber Noradrenalin angegeben. Phenylephrin wurde in einer Dosierung von $0,1-2,0$ µg $\cdot$ kg^{-1} $\cdot$ min^{-1} in steigender Dosierung über jeweils 10 min infundiert. Die pressorische Wirkung wurde in gleicher Weise wie bei der Noradrenalinreagibilität berechnet.

Bestimmung der thrombozytären α_2-Rezeptoren

Jeweils 20 ml Zitratblut (1/10) wurden zur Bestimmung der Dichte der thrombozytären α_2-Rezeptoren jeweils vor den Noradrenalininfusionen vor und 60 min nach Nifedipin entnommen. ^{3}H-Yohimbin (α_2-Antagonist) wurde zur Markierung der α_2-Rezeptoren benutzt. Die unspezifische Bindung wurde durch gleichzeitige Inkubation der Thrombozytenmembranen mit Phentolamin (10^{-5} M) errechnet. Zur Bestimmung der Affinität der spezifischen Bindung wurde die halbmaximale Sättigungskonzentration von freiem ^{3}H-Yohimbin (Kd) angegeben. Die Auswertung der Sättigungskurven wurde durch nichtlineare Regression vorgenommen.

Statistik

Der Effekt von Nifedipin auf die gemessenen Variablen wurde durch einen zweiseitigen gepaarten t-Test untersucht. Die Signifikanzgrenzen für t-Teste sowie für die linearen und nichtlinearen Regressionen wurden den Tabellen von Steel und Torree entnommen [4].

Ergebnisse

Der Blutdruck der Patienten betrug nach 30 min im Liegen im Mittel 147/99 mm Hg (mittlerer Blutdruck 114 mm Hg) und sank nach Nifedipin auf 132/87 mm Hg (mittlerer Blutdruck 101 mm Hg, $p < 0,01$) ab (Tabelle 1). Die Reagibilität gegenüber Noradrenalin betrug vor Nifedipin 12,9 (µg $\cdot$ kg^{-1} $\cdot$ min^{-1})$^{-1}$ und war nach Nifedipin signifikant auf 5,1 (µg $\cdot$ kg^{-1} $\cdot$ min^{-1})$^{-1}$, ($p < 0,005$) erniedrigt. Die α_2-Rezeptoren betrugen vor Nifedipin 216 fmol/mg Protein und wurden nach Nifedipin auf 161 fmol/mg Protein ($p < 0,005$) erniedrigt (Fig. 1). Die halbmaximale Sättigung als Maß der Affinität der Rezeptoren betrug vor Nifedipin 2,1 nM und war nach Nifedipin 1,8 nM (n.s.). Die Reagibilität gegenüber Phenylephrin war unter Kontrollbedingungen 1,0 (µg $\cdot$ kg^{-1} $\cdot$ min^{-1})$^{-1}$ und betrug nach Nifedipin 0,55 (µg $\cdot$ kg^{-1} $\cdot$ min^{-1})$^{-1}$, ($p < 0,005$).

Korrelation der gemessenen Variablen

Es bestand eine signifikante Korrelation zwischen dem Abfall der Noradrenalinreagibilität nach Nifedipin und der Ausgangsreagibilität für Noradrenalin ($r = 0,83$, $p < 0,01$). Weiter

Tabelle 1. Effekt von Nifedipin (20 mg per os) auf arteriellen Druck, Noradrenalinreagibilität und Phenylephrinreagibilität. Der Vergleich der Werte nach Nifedipin mit den Kontrollwerten im Liegen vor Nifedipin wurde mittels gepaarten t-Testes durchgeführt. Nifedipin reduzierte signifikant die gemessenen Variablen. Die herabgesetzte Reagibilität gegenüber Phenylephrin (α_1-Agonist) weist daraufhin, daß Nifedipin auch die α_1-Rezeptoren in ihrer Funktion beeinflußt

Patient (Nr.)	Arterieller Druck (mm Hg)		Mittlerer arterieller Druck (mm Hg)	Noradrenalin-reagibilität ($\mu g \cdot kg^{-1} \cdot min^{-1})^{-1}$	Phenylephrin-reagibilität ($\mu g \cdot kg^{-1} \cdot min^{-1})^{-1}$
	systolisch	diastolisch			
Kontrollwerte vor Nifedipin					
1	157	97	117	12,4	0,66
2	197	98	131	12,9	0,78
3	125	100	108	8,2	0,96
4	126	94	105	22,0	0,70
5	154	111	125	6,6	0,84
6	126	81	96	10,8	0,72
7	161	110	127	19,6	0,97
8	142	110	117	19,8	1,55
9	137	86	104	4,0	1,82
Mittel-werte:	147	99	114	12,9	1,00
Standard-abweichung (SD):	23	11	12	6,3	0,40
Werte nach Nifedipin					
1	132	88	103	4,7	0,55
2	144	75	98	6,1	0,50
3	112	89	96	3,8	0,81
4	120	92	102	13,9	0,11
5	137	76	97	1,3	0,53
6	118	79	92	2,5	0,59
7	161	105	124	7,2	0,49
8	130	92	105	6,4	0,63
9	131	84	100	0,2	0,76
Mittel-werte:	132	87	102	5,1	0,55
Standard-abweichung (SD):	15	10	9	4,0	0,20
$p <$:	0,05	0,05	0,01	0,005	0,005

bestand eine Korrelation zwischen Delta-Phenylephrinreagibilität und initialer Phenylephrin-reagibilität vor Nifedipin ($r = 0,87$, $p < 0,01$).

Diskussion

Die Ergebnisse zeigen, daß die Reduktion der pressorischen Wirkung von Noradrenalin durch Nifedipin mit einer 26%igen Abnahme der Dichte der thrombozytären α_2-Rezeptoren einhergeht. Gleichzeitig veränderte sich die Affinität der Rezeptoren nicht. Da der Abfall der α_2-Rezeptoren theoretisch durch einen durch Nifedipin hervorgerufenen Anstieg der Plasmakatecholamine [5] erklärt werden könnte, wurde bei neun vergleichbaren Hyperto-nikern eine einstündige Noradrenalininfusion in der gleichen Dosierung, wie sie in der

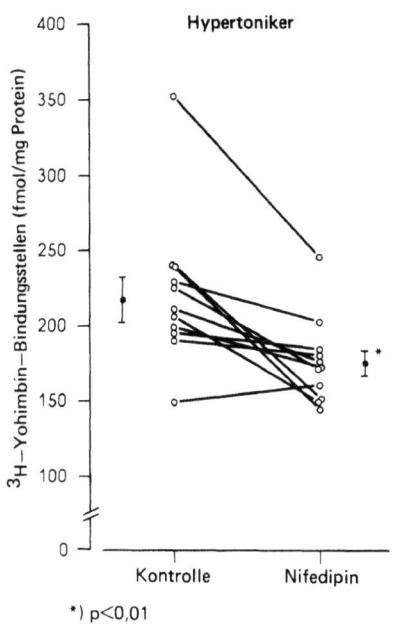

400 — Hypertoniker

^{3}H–Yohimbin–Bindungsstellen (fmol/mg Protein)

350 —

300 —

250 —

200 —

150 —

100 —

0 —

Kontrolle   Nifedipin

*) p<0,01

Fig. 1. Effekt von Nifedipin auf die thrombozytären α_2-Rezeptoren. Die Rezeptorendichte (fmol/mg Protein) wurde durch ^{3}H-Yohimbinbindung an Thrombozytenmembranen bestimmt. Dargestellt sind die Einzelmessungen vor und 60 min nach Gabe von 20 mg Nifedipin. Alle untersuchten Patienten, bis auf einen mit niedrigem Ausgangswert, weisen nach Nifedipin einen Abfall der α_2-Rezeptorendichte auf. Neben den Einzelwerten sind die Mittelwerte vor und nach Nifedipin ($\pm$ mittlere Abweichung vom Mittelwert) angegeben. Der Vergleich der Werte nach Nifedipin mit den Kontrollwerten erfolgte mittels eines zweiseitigen t-Testes

vorliegenden Studie verwandt wurde, durchgeführt. Die Zahl der α_2-Rezeptoren betrug unter Kontrollbedingungen bei den unbehandelten Patienten 233 ± 50 (SD) fmol/mg Protein und nach einstündiger Noradrenalininfusion 228 ± 60 fmol/mg Protein (n.s.).

Aufgrund dieser Untersuchungen ist eine Verminderung der α_2-Rezeptorenzahl durch die infolge der Nifedipinmedikation erhöhten Plasmakatecholamine nicht wahrscheinlich. Dagegen könnte eine Beeinflussung der Funktion der α_2-Rezeptoren von Bedeutung sein. Eine Hemmung der α_2-Rezeptoren-induzierten Thrombozytenaggregation ist für Verapamil beschrieben worden [6]. In vivo-Untersuchungen des Effektes von Nifedipin auf die α_2-Rezeptoren bei Patienten mit essentieller Hypertonie fehlten bisher. In vitro-Untersuchungen von Motulski et al. [7] zeigten, daß Nifedipin nicht mit ^{3}H-Yohimbin direkt um α_2-Rezeptoren konkurriert. Pharmakologische Untersuchungen von van Zwieten et al. [3] weisen darauf hin, daß Kalziumeinstromblocker zwar im Tierversuch selektiv mit dem Kalziumeinstrom interferieren, der von einer α_2-Rezeptorenstimulation abhängig ist, doch scheint diesem Prozeß ein nicht kompetitiver Mechanismus zugrundezuliegen. Eine Abnahme der α_2-Rezeptoren, wie sie in dieser Studie gefunden wurde, könnte demnach auch eine Folge einer Interferenz von Nifedipin mit Enzymsystemen sein, welche den Rezeptoren in der Membran oder intrazellulär nachgeordnet sind. Von mehreren Rezeptorensystemen ist bekannt, daß auch intrazelluläre oder in der Zellmembran befindliche Enzymsysteme [8] die Konzentration an Rezeptoren in den Membranen modulieren können.

Im Gegensatz zu der im Tierexperiment bei der Ratte gefundenen Spezifität von Nifedipin für α_2-Rezeptoren weist die vorliegende Studie darauf hin, daß auch die α_1-Rezeptoren-vermittelte Vasokonstriktion bei Patienten mit essentieller Hypertonie durch Nifedipin beeinflußt wird. Dies wird durch die signifikante Abnahme der pressorischen Wirkung des α_1-Agonisten Phenylephrin durch Nifedipin nahegelegt. Danach ist es wahrscheinlich, daß die Reduktion der pressorischen Wirkung von Noradrenalin zumindest teilweise auf der Abnahme von vaskulären Rezeptoren beruht. Dabei könnte auch das Verhältnis von α_2- zu α_1-Rezeptoren in unterschiedlichen Gefäßregionen von Bedeutung sein [9]. Auffallend ist, daß für beide Reagibilitäten der hemmende Effekt von Nifedipin um so stärker war, je höher die Ausgangsreagibilität war, das heißt je höher die Sensitivität gegenüber α-Agonisten war.

Verschiedene Kalziumantagonisten besitzen unterschiedliche Eigenschaften bezüglich des Einflusses auf α-Rezeptoren. So konnten wir in früheren Untersuchungen zeigen, daß die

Noradrenalinreagibilität durch den strukturell verschiedenen Kalziumantagonisten Verapamil nicht oder nur wenig beeinflußt wird [1]. Die in dieser Studie beschriebenen Effekte von Nifedipin auf die Reagibilitäten gegenüber Noradrenalin und Phenylephrin und auf die Zahl der α_2-Rezeptoren lassen sich daher nicht auf andere Kalziumantagonisten übertragen.

Zusammenfassung

Nifedipin (20 mg per os) bewirkte bei neun Patienten mit essentieller Hypertonie eine signifikante Abnahme der thrombozytären α_2-Rezeptoren. Gleichzeitig wurde eine signifikante Abnahme der pressorischen Wirkung von Phenylephrin und von Noradrenalin beobachtet. Es wird daher vermutet, daß Nifedipin nicht nur selektiv die α_2-Rezeptoren, sondern auch α_1-Rezeptoren beeinflußt. Die antipressorische Wirkung von Nifedipin ist bei Patienten mit hoher Reagibilität gegenüber α-Agonisten besonders ausgeprägt.

Literatur

1. Schwietzer G, Distler A, Reeck S, Thiede HM, Philipp T (1983) Hypotensive action of calcium antagonists as related to plasma noradrenaline and reactivity to noradrenaline. J Hypertension (Suppl 2): 102−104 − 2. Breemen van C, Mangel A, Fahim M, Meisheri K (1982) Selectivity of calcium antagonistic action in vascular smooth muscle. Am J Cardiol 49: 507−510 − 3. Zwieten van PA, Meel van JC, Timmermans PB (1983) Pharmacology of calcium entry blockers: Interaction with vascular alphaadrenoceptors. Hypertension 5: II8−II17 − 4. Steel RGD, Torrie JH (ed) (1960) Principles and procedures of statistics. McGraw-Hill, New York Toronto London, pp 433−453 − 5. Vierhapper H, Waldhäusl W (1982) Reduced pressure effect of angiotensin II and of noradrenaline in normal man following the oral administration of the calcium-antagonist nifedipine. Eur J Clin Invest 12: 263−267 − 6. Barnathan ES, Addonizio VP, Shattil SJ (1982) Interaction of verapamil with human platelet alpha-adrenergic receptors. Am J Physiol 242: H19−23 − 7. Motulsky HJ, Snavely MD, Hughes RJ, Insel PA (1983) Interaction of verapamil and other calcium channel blockers with alpha$_1$- and alpha$_2$-adrenergic receptors − 8. Hollenberg MD (1978) Hormone receptor interactions at the cell membrane. Pharmacol Rev 30: 393−410 − 9. VanHoutte PM, Rimele TJ (1983) Calcium and alpha-adrenoceptors in activation of vascular smooth muscle. J Cardiovasc Pharmacol (Suppl 3) 4: S280−S286

Reetz, P., Zekorn, C., Achtert, G., Eichelbaum, M. (Bonn/Hannover)
N-Propylajmalin: Genetisch determinierter Polymorphismus des Stoffwechsels als Ursache klinischer Wirkungsunterschiede

Manuskript nicht eingegangen

Nephrologie I

Paßlick, J., Chlebowski, H., Trapp, R., Grabensee, B. (Med. Klinik A der Univ. Düsseldorf)
Effektivität der CAPD nach einer Behandlungsdauer von mehr als 2 Jahren bei Typ I-Diabetikern

Neben der Nierentransplantation und der Hämodialyse ist die CAPD mittlerweile eine anerkannte Methode zur Behandlung der terminalen Niereninsuffizienz des Diabetikers geworden. Da sie erst seit 1979 eine weitere Verbreiterung in Europa gefunden hat, liegen nur über kurze Zeiträume Erfahrungsberichte vor. Aus diesem Grunde soll im folgenden über eine bis zu dreijährige Erfahrung mit der CAPD bei Typ I-Diabetikern berichtet werden.

Patientengut und Methode

20 Patienten mit einem Diabetes mellitus vom Typ I und terminaler Niereninsuffizienz im Alter von 28−66 Jahren und einem mittleren Alter von 48 Jahren wurden in einem Zeitraum vom 1. August 1979 bis zum 31. März 1984 beobachtet. Die Behandlungsdauer des Diabetes mellitus betrug 8−36 Jahre, im Mittel 22 Jahre. Die Behandlungsdauer der terminalen Niereninsuffizienz betrug zwischen 2 und 36 Monaten, im Durchschnitt 15 Monate. Die Gesamtbehandlungsdauer aller Patienten mit CAPD betrug 305 Monate. 17 Patienten wurden primär mit der CAPD behandelt, drei Patienten wurden aus dem Hämodialyseprogramm anderer Zentren übernommen.

Die Peritonealdialyse wird über einen Tenckhoff-, Oreopoulos-Zellermann- oder Gore-Tex-Katheter durchgeführt. Die Implantation erfolgt chirurgisch. Üblicherweise werden vier Beutelwechsel pro Tag mit drei niederprozentigen Lösungen (1,36%) und einer hochprozentigen Lösung (3,86%) je mit 1,5 oder 2 l Dialysatvolumen angewendet. Die Insulingabe erfolgt subkutan 2−4mal täglich. Es werden Alt- und Verzögerungsinsuline verabreicht. In regelmäßigen Abständen werden bei den CAPD-Patienten nach Entlassung zunächst wöchentliche, später 4−6wöchentliche Kontrolluntersuchungen durchgeführt.

Ergebnisse

Während zu Beginn der Behandlung der Blutdruck bei 170 ± 22/90 ± 12 mm Hg lag, fielen die Blutdruckwerte nach 6 Monaten auf 152 ± 30/80 ± 11, nach weiteren 6 Monaten auf 139 ± 21/83 ± 5 mm Hg ab. Nach 24 und 36 Monaten war der Blutdruck weiterhin im Normbereich mit diastolischen Werten unter 80 mm Hg. 85% der Patienten hatten zu Beginn der CAPD-Behandlung unter medikamentöser antihypertensiver Therapie eine nicht einstellbare Hypertonie, nach 12 Monaten waren noch 25% nicht einstellbar, während nach 18 Monaten alle Patienten normotensiv waren, 37% ohne medikamentöse Therapie, 63% mit medikamentöser antihypertensiver Therapie, wobei die anfängliche Therapie deutlich reduziert werden konnte. Keiner der Patienten verwendete mehr als zwei Antihypertensiva (Abb. 1).

Wie auch von anderen Autoren [7] berichtet, ist der Verlauf der diabetischen Retinopathie unter CAPD-Behandlung eher günstig. Bei sieben unserer Patienten lagen zu Beginn Fundusblutungen vor, vier Patienten waren blind. Im weiteren Verlauf kam es nach 12 Monaten der CAPD-Behandlung nicht mehr zum Auftreten von frischen Fundusblutungen, bei vier Patienten besserten sich die hypertensiven Fundusveränderungen wegen der besseren Blutdruckeinstellung.

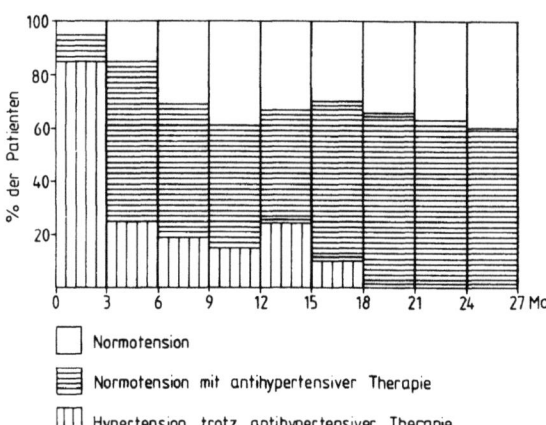

Abb. 1. Änderung der medikamentösen antihypertensiven Therapie bei Patienten mit Diabetes mellitus im Verlauf der CAPD-Behandlung

☐ Normotension

▤ Normotension mit antihypertensiver Therapie

▥ Hypertension trotz antihypertensiver Therapie

Eine Steigerung des Insulinbedarfs von anfänglich 40 ± 14 IE auf 47 ± 12 IE nach 12 Monaten und auf 57 ± 18 IE nach 24 Monaten ist wegen der konstanten Glukosezufuhr von 33−52 g/Tag notwendig. Die Einstellung des Blutzuckers ist aus diesem Grunde in den ersten Monaten nicht unproblematisch, zu Beginn lagen die Nüchternblutzuckerwerte bei 163 ± 65 mg%, nach 6 Monaten bei 150 ± 53 mg%, nach 12 Monaten bei 162 ± 59 mg%. Erst nach weiteren 12 Monaten erfolgte eine Konsolidierung mit Werten von 138 ± 10 mg%. Im Gegensatz zu den deutlich schwankenden Nüchternblutzuckerwerten befanden sich die HBA-1-C-Werte der Patienten in einem Zeitraum von 6−36 Monaten im Mittel zwischen 8,71 ± 0,99 und 7,23 ± 0,72%.

Wie aus Tabelle 1 hervorgeht, ist bei unseren Patienten wie bei anderen Untersuchern [8] zu Beginn der CAPD-Behandlung eine Hyperhydratation vorhanden. Daher beträgt die Gewichtsabnahme in den ersten 12 Monaten im Durchschnitt 6,2 kg. Im Gegensatz zu anderen Autoren [5] konnten wir eine Gewichtszunahme im weiteren Verlauf der CAPD nicht beobachten. Der Hämoglobingehalt zeigt einen signifikanten Anstieg von 9,0 ± 1,6 mg/dl zu Beginn der Behandlung auf 12,1 ± 1,7 mg/dl nach 12 Monaten. Da sich im weiteren Verlauf keine Zunahme des Hb ergibt, ist sie am ehesten auf eine Verminderung des Plasmavolumens zurückzuführen, wie auch Untersuchungen von Mehta und Lamperi bestätigen [3, 4]. Bei einigen Patienten kam es jedoch unter Beibehaltung des Körpergewichtes zu einer weiteren Zunahme des Hämoglobingehaltes, so daß auch eine Zunahme der Erythrozytenmasse durch eine Steigerung der Erythropoese möglich sein kann, ähnlich wie von de Paepe diskutiert wird [2]. Das Kreatinin sinkt signifikant von anfänglich 9,9 ± 5,3 mg/dl auf 8,0 ± 3,2 mg/dl nach 12 Monaten, und zeigt somit die Effektivität der Dialyse. Eventuell ist dieser Effekt aber auch auf eine bessere Erhaltung der Nierenfunktion unter CAPD zurückzuführen [8]. Weiterhin kommt es zu einer signifikanten Verminderung des anorganischen Phosphats von 2,2 ± 0,8 mmol/l auf 1,6 ± 0,3 nach 12 Monaten und nach 36 Monaten auf 1,3 ± 0,2 mmol/l. Dadurch konnten viele der Patienten die Menge der einzunehmenden Phosphatbinder deutlich reduzieren. Das Kalzium erreicht im weiteren Verlauf der CAPD-Behandlung den Normbereich. Gesamteiweiß und Albumin zeigen trotz erheblicher kontinuierlicher Eiweißverluste von ca. 6−12 g/Tag keine signifikante Verminderung. Während das Cholesterin in der gesamten Behandlungszeit konstant bleibt, kommt es zu einem signifikanten Anstieg der Triglyzeride von anfänglich 192 ± 103 mmol/l auf 266 ± 142 mmol/l nach 12 Monaten. Die Erhöhung der Triglyzeride ist im Zusammenhang mit der konstanten Glukosezufuhr zu sehen.

Die Überlebensrate unserer Patienten beträgt nach 1 Jahr 90%, nach 24 Monaten 85% und nach weiteren 12 Monaten 70% und ist somit vergleichbar mit den Überlebensraten nach Leichennierentransplantation und Hämodialyse [1, 9]. Die Erfolgsrate des CAPD-Systems beträgt nach 12 Monaten 85%, nach 24 und 36 Monaten 60%. Gründe für den Abbruch der

Tabelle 1. Verlauf von Körpergewicht und Laborparametern bei Patienten mit Diabetes mellitus und CAPD-Behandlung

	Monate						
	0	6	12	18	24	30	36
	Patienten (n)						
	20	16	12	6	4	2	2
Gewicht (kg)	73,1 ± 6,7	66,9 ± 5,14	66,9 ± 5,7	67,1 ± 3,6	67,8 ± 4,3	64,7 ± 3,3	66,8 ± 2,5
Hb (g/dl)	9,0 ± 1,6	10,0 ± 1,5	12,1 ± 1,7	11,5 ± 2,2	12,0 ± 1,8	14,0 ± 2,0	14,1 ± 2,5
Kreatinin (mg/dl)	9,9 ± 5,3	7,7 ± 2,7	8,0 ± 3,2	7,3 ± 2,7	7,4 ± 2,8	6,2 ± 3,1	6,4 ± 3,2
Anorganisches Phosphat (mmol/l)	2,2 ± 0,8	1,6 ± 0,4	1,6 ± 0,3	1,6 ± 0,2	1,4 ± 0,2	1,5 ± 0,3	1,3 ± 0,2
Kalzium (mmol/l)	2,0 ± 0,2	2,2 ± 0,2	2,2 ± 0,1	2,2 ± 0,2	2,2 ± 0,3	2,1 ± 0,6	2,2 ± 0,4
Gesamteiweiß (g/dl)	6,51 ± 0,80	6,68 ± 0,74	6,65 ± 0,53	6,80 ± 0,44	6,89 ± 0,43	6,75 ± 0,36	6,36 ± 0,07
Albumin (g/dl)	3,64 ± 0,72	3,52 ± 0,62	3,49 ± 0,47	3,51 ± 0,45	3,32 ± 0,52	3,21 ± 0,30	3,13 ± 0,38
Cholesterin (mg/dl)	236 ± 96	201 ± 58	242 ± 47	185 ± 59	225 ± 20	220 ± 50	195 ± 17
Triglyzeride (mg/dl)	192 ± 103	184 ± 97	266 ± 142	173 ± 68	263 ± 79	313 ± 110	275 ± 57

CAPD-Behandlung waren bei zwei Patienten eine Hefeperitonitis, bei einem Patient ein rupturiertes Bauchaortenaneurysma, zwei Patienten wurden transplantiert. Die Todesursachen waren bei drei Patienten kardiovaskulär, ein Patient verstarb an einer Pneumonie, zwei an einer Kachexie.

Vollständig rehabilitiert, das heißt ganztags berufstätig waren sieben Patienten, fünf waren im Haushalt tätig, sechs der Patienten waren berentet. Pflegebedürftigkeit lag bei zwei Patienten vor, die jedoch durch die Beeinträchtigung des Visus bzw. einer ausgeprägten peripheren Neuropathie bedingt war. Die Hospitalisationsrate der Patienten war mit 58 Tagen pro Patientenjahr sehr hoch, wobei 32 Tage auf Hospitalisation wegen Peritonitis und Katheterwechsel entfallen. Im Gegensatz zu vielen Zentren in den USA [6] und Kanada wird bei uns die Peritonitis stationär behandelt. Die hohe Peritonitisrate kommt durch einige multimorbide Patienten zustande, für die keine andere Dialysemöglichkeit besteht.

Schlußfolgerungen

Unter der CAPD-Behandlung kommt es zu einem signifikanten Anstieg des Hämoglobingehaltes im Blut gleichzeitig mit einer signifikanten Senkung des Gewichtes. Das anorganische Phosphat sinkt ab, das Kalzium steigt unter der CAPD-Behandlung in den Normbereich an. Cholesterin, Gesamteiweiß und Albumin bleiben konstant. Die Triglyzeride steigen signifikant an. Es erfolgt eine signifikante Senkung des Blutdrucks bei Reduktion der antihypertensiven Medikation, eine Abnahme von Fundusblutungen und Besserung der hypertensiven Fundusveränderungen. Trotz erhöhter Glukosezufuhr ist eine konstante Blutzuckereinstellung auch bei subkutaner Insulingabe möglich. Die Überlebensrate ist mit der der Hämodialyse der letzten Jahre und der Leichennierentransplantation vergleichbar, während die Lebendspendertransplantation bessere Ergebnisse zeigt. Insofern handelt es sich unseres Erachtens bei der CAPD um eine für Diabetiker geeignete Dialysemethode zumindest während der Wartezeit auf die Transplantation.

Literatur

1. Brynger H, Larsson O, Attman PO, Frisk B, Lundberg M, Mulec M, Sandberg L (1983) Selection principles and outcome of renal transplantation in diabetics. In: Keen H, Legrain M (eds) Prevention and treatment of diabetic nephropathy. MTP Press Limited, Boston The Hague Dordrecht Lancaster, p 213 − 2. de Paepe M, Lameire M, Schelstraete S, Ringoir S (1981) Evolution of red cell mass and hematocrit readings in patients on continuous ambulatory peritoneal dialysis. In: Gahl GM, Kessel M, Nolph KD (eds) Advances in peritoneal dialysis. Excerpta Medica, Amsterdam Oxford Princeton, p 317 − 3. Lamperi S, Icardi A, Carrozi S, Trasforini D (1981) Erythropoietin behaviour and renal anemia in CAPD. In: Gahl GM, Kessel M, Nolph KD (eds) Advances in peritoneal dialysis. Excerpta Medica, Amsterdam Oxford Princeton, p 311 − 4. Mehta BR, Mogridge C, Bell JD (1983) Changes in red cell mass, plasma volume and hematocrit in patients on CAPD. In: Abstracts asiao, vol 12, p 57 − 5. Oreopoulos DG, Khanna R, Williams P, Vas SJ (1982) Continuous ambulatory peritoneal dialysis − 1981. Nephron 30: 293−303 − 6. Prowant B, Ryan L, Nolph KD (1983) Six years of experience with peritonitis in a CAPD program. Peritoneal Dialysis Bulletin 3: 199−201 − 7. Quellhorst E, Schuenemann B, Mietzsch G (1981) Influence of different modes of treatment on the complications of diabetes mellitus. In: Gahl GM, Kessel M, Nolph KD (eds) Advances in peritoneal dialysis: Excerpta Medica, Amsterdam Oxford Princeton, p. 371 − 8. Rottembourg J, Issad B, Poignet JL, Strippoli P, Balducci A, Slama G, Gahl GM (1983) Residual renal function and control of blood glucose levels in insulin-dependent diabetic patients treated by CAPD. In: Keen H, Legrain M (eds) Prevention and treatment of diabetic nephropathy. MTP Press Limited, Boston The Hague Dordrecht Lancaster, p 339 − 9. Shapiro FL (1983) Hemodialysis in diabetic patients. In: Keen H, Legrain M (eds) Prevention and treatment of diabetic nephropathy. MTP Press Limited, Boston The Hague Dordrecht Lancaster, p 247

Lauster, F. (Med. Klinik Innenstadt, Universität München), Segerer, W. (Städt. Krankenhaus München-Harlaching), Arenz, F. (Med. Klinik Innenstadt, Universität München), Gurland, H. J. (Med. Klinik I, Klinikum Großhadern, Universität München), Eigler, J. (Med. Klinik Innenstadt, Universität München)

Chronisch intermittierende Hämodialyse (HD) bei alten Menschen (> 65 Jahre) – Untersuchungen zur Frage der Lebensqualität

1. Einleitung

Noch 1979 hat Binswanger das 65. Lebensjahr als „biologisches Alterslimit" für die Einleitung einer Dauerdialyse zur Behandlung chronisch Niereninsuffizienter bezeichnet [1]. Diese Ansicht wurde zwar inzwischen von mehreren Autoren in Zweifel gezogen [2, 4, 6] und durch die Praxis – zumindest in reichen Industrieländern – widerlegt. Kritiker einer großzügigen Indikation verweisen jedoch oft auf mangelnde Lebensqualität, obwohl zu der Frage, wie die so erkaufte Lebensverlängerung vom betroffenen alten Menschen selbst empfunden wird, merkwürdigerweise kaum systematische Untersuchungen vorliegen. Daher versuchten wir, anhand einer schriftlichen Befragung von über 65jährigen, terminal niereninsuffizienten Hämodialysepatienten dieser Problematik nachzugehen.

2. Patientengut und Methodik

Trotz einer umfangreichen Literatur zur Psychologie des Dialysepatienten allgemein existiert bis heute nach Meinung von Fachleuten [9] kein Test, der der spezifischen Situation des Personenkreises voll Rechnung trägt. Die Anwendung herkömmlicher Verfahren, etwa des MMPI auf Dialysepopulationen ist mit zahlreichen Fehlermöglichkeiten belastet, so z. B. mangelnder Validität, zu großer Komplexität des Testverfahrens oder ungeeigneter Testsituation [9]. Aus diesen Gründen, und weil wir in einem ersten Schritt Aufschluß über die *bewußte Selbsteinschätzung* des Patienten gewinnen wollten, erschien es uns zweckmäßig, einen eigenen Fragebogen zu konzipieren.

Unsere Untersuchungen wurden an zwei Universitätskliniken und an einem Städtischen Krankenhaus in München durchgeführt. An keinem Zentrum ist dem Behandlungsteam ein Psychiater oder Psychoanalytiker hauptamtlich zugeordnet. In Anbetracht der Schwierigkeiten, valide *Ausschluß*kriterien für eine Dauerdialysebehandlung zu formulieren, besteht an den drei Dialysezentren Einvernehmlichkeit darüber, in allen Zweifelsfällen *für* die Aufnahme der Dialysebehandlung zu votieren, auch auf die Gefahr hin, daß sich das im Einzelfall später als Fehlentscheidung erweisen sollte. Unter den zur Zeit unserer Befragung insgesamt 291 Hämodialysepatienten fanden sich 63, die bei Beginn der Dauerdialyse das 65. Lebensjahr vollendet hatten. Diese Kranken erhielten 28 Fragen mit einfacher Alternativantwortmöglichkeit zur schriftlichen Bearbeitung unter häuslichen Bedingungen, d. h. ohne jede direkte Einflußnahme des Pflegepersonals. Trotzdem ist im Hinblick auf die besondere Abhängigkeit des Dialysepatienten von seinen Betreuern eine Neigung zu sog. „erwünschter" Beantwortung von einzelnen Fragen nicht sicher auszuschließen.

Besserer Validisierung der Resultate dienten inhaltlich ähnliche Fragen in verschiedener Formulierung. Einige Fragen wurden von bis zu drei Patienten nicht beantwortet, aber unter Berücksichtigung der vorgegebenen Redundanz lassen sich unsere Ergebnisse anhand der im folgenden diskutierten zehn Fragen darstellen.

Somatische Daten entnahmen wir den Krankengeschichten. Zwei Patienten verweigerten die Mitarbeit. In einem Fall war die Beantwortung unklar. Vier Fragebögen konnten aufgrund eines technischen Fehlers nicht personenbezogen zugeordnet werden. Zur endgültigen Auswertung kamen die Antworten von 56 Patienten.

Das Verhältnis von Männern zu Frauen betrug 31 : 25, das durchschnittliche Lebensalter bei Befragung 73,6 Jahre, die mittlere Dialysebehandlungsdauer 27 Monate.

3. Ergebnisse

3.1. Lebenseinstellung: Wie epidemiologische Studien zeigen, finden sich depressive Verstimmungen bereits bei etwa 20–25% alter Menschen insgesamt [3]. Der Prozentsatz

Tabelle 1. Patientenfragebogen (Auszug)

Fragen	Antworten	
	Ja	Nein
A. Würden Sie sich heute nach Ihren bisherigen Erfahrungen wieder für eine Dialysebehandlung entscheiden?	42	**12**[a] (21%)
B. Hatten Sie schon oft das Gefühl, „es sei alles sinnlos"?	16 (29%) **10**	38 **2**
C. Ist in Ihnen schon öfters der Wunsch aufgetaucht, Ihr Leben möge bald zu Ende gehen?	19 (34%) **8**	37 **4**
D. Sind Sie der Ansicht, daß Ihr Allgemeinbefinden im Laufe der Dialysebehandlung eine Besserung erfahren hat?	42 (75%) **7**	13 **5**
E. Haben Sie während der Dialyse manchmal Angst, die Dialyseapparate könnten defekt sein?	8 **1**	48 (86%) **11**
F. Fällt es Ihnen schwer, ärztliche Anordnungen bezüglich Diät und Medikamenten einzuhalten?	5 (9%) **1**	50 **11**
G. Sind Sie der Meinung, daß das regelmäßige Zusammentreffen mit anderen Patienten für Sie einen positiven Aspekt der Dialysebehandlung darstellt?	28 (50%) **5**	25 **7**
	Häufig	Selten
H. Unterhalten Sie sich – etwa bei gemeinsamen Wartezeiten – eher häufig oder eher selten mit Ihren Mitpatienten?	22 **5**	33 (59%) **7**
	Ja	Nein
I. Sind Sie aktiv in einer Gruppe oder in einem Verein tätig?	5 (9%) **1**	51 **11**
	Gut	Kaum
K. Fühlen Sie sich von Ihrer Familie und Ihren Bekannten in Ihren Sorgen und Problemen gut oder kaum richtig verstanden?	47 (84%) **8**	8 **4**

[a] Die Antworten dieser zwölf Patienten sind jeweils durch die eingerahmten Zahlen gekennzeichnet

steigt, wenn zusätzlich somatische Erkrankungen vorhanden sind [5]. Dauerdialysepatienten unserer Altersgruppe sollten daher vermehrt depressive Tendenzen zeigen.

Um so bemerkenswerter war es für uns, daß 42 von 56 Patienten die Frage, ob sie sich aufgrund ihrer bisherigen Erfahrungen erneut für eine Dauerdialysebehandlung entscheiden würden, positiv beantworteten (Tabelle 1, Fr. A). Andererseits hat immerhin ein Fünftel aller Patienten diese Frage verneint. Wir haben die Antworten dieser so eingestellten zwölf Patienten, denen wir offenbar durch unsere therapeutischen Bemühungen nicht gerecht werden, in Tabelle 1 jeweils durch die eingerahmten Zahlen gekennzeichnet.

Auch im Antwortverhalten auf die Fragen B und C (Tabelle 1) zeigten drei Viertel der „Negativgruppe" ebenso wie ein Drittel der Patienten insgesamt eine depressive Tendenz.

3.2. Haltung zur Dialysebehandlung: 75% der Befragten und auch die Mehrheit der „Negativgruppe" fühlten sich in ihrem Allgemeinbefinden durch die Dialysebehandlung gebessert (Fr. D). Angst vor einem Versagen des Dialysegerätes äußerten erstaunlicherweise nur acht Kranke (Fr. E). Diese Antwort korreliert nicht mit einer die Dialyse sonst ablehnenden Grundeinstellung.

In deutlicher Diskrepanz zur klinischen Erfahrung meinten nur 9% unserer Patienten, es falle ihnen schwer, den Anordnungen hinsichtlich Diät und Medikation zu entsprechen (Fr. F).

Tabelle 2. Vergleich zwischen Negativgruppe und übrigen Patienten

	Negativgruppe (n = 12)	Übrige (n = 44)	p
Alter (Jahre (bei Befragung)	72,33 (± 4,6)[a]	73,93 (± 5,0)[a]	n.s.
Behandlungsdauer (Monate)	26,29 (± 17,6)[a]	27,30 (± 20,7)[a]	n.s.
Diabetisches Spätsyndrom	3	2	n.s.
KHE	5	11	n.s.
Geschlechtsverteilung	3 ♂ / 9 ♀	28 ♂ / 16 ♀	< 0,025
Allein lebende Frauen	6	5	< 0,025

[a] S.D.

In Verbindung mit dem nur mäßigen Interesse an Kontakt zu Mitpatienten (Fr. G, H) und den geringen außerfamiliären Aktivitäten (Fr. I) unterstreichen die überwiegend positiven Antworten auf Fr. K die große Bedeutung der Familie für die soziale Integration unserer Kranken. Über eine Abnahme vorwiegend außerfamiliärer Sozialkontakte bei Dialysepatienten allgemein berichten auch andere Autoren [7, 8].

3.3. Einfluß somatischer und sozialer Faktoren: Lebensalter und Behandlungsdauer könnten auf die Einstellung gegenüber unseren therapeutischen Bemühungen von Einfluß sein: Der Vergleich zwischen Patienten über 75 Jahren und unter 70jährigen bei Behandlungsbeginn erbrachte jedoch keine signifikanten Unterschiede in der Fragenbeantwortung. Das gleiche gilt für die Gegenüberstellung von Patienten mit mehr als 3 Jahren und weniger als 1 Jahr Behandlungsdauer.

Wie die Ergebnisse insgesamt zeigen, beurteilen auch ältere Menschen in der Regel – mindestens im Rahmen einer bewußten Selbsteinschätzung – eine durch Dialyse apparativ gestützte Lebensverlängerung positiv. Um so notwendiger ist es daher, den Gründen für eine ablehnende Haltung bei unserer „Negativgruppe" nachzugehen.

Beim Vergleich mit den übrigen Patienten (Tabelle 2) ergeben sich hier keine Unterschiede bezüglich Lebensalter und Behandlungsdauer. Zur Gruppe der negativ Eingestellten gehören drei Kranke mit klinisch hochgradigem diabetischem Spätsyndrom sowie Patienten mit klinisch manifester koronarer Herzerkrankung; die geringen Fallzahlen führen hier jedoch nicht zu signifikanten Unterschieden. Dagegen finden sich in der negativ eingestellten Gruppe statistisch signifikant mehr Frauen. Sechs von neun dieser Frauen waren alleinstehend, d. h. lebten ohne Partner oder Familienangehörige.

Die vier alleinstehenden Männer in unserem Kollektiv äußerten sich dagegen durchwegs positiv zur Dialysebehandlung.

Unsere Ergebnisse weisen also auf einige sozialmedizinische Besonderheiten hin, die stärker als bisher in unseren therapeutischen Bemühungen Berücksichtigung finden sollten.

Die mehrheitlich positive Grundeinstellung – eine Beobachtung, die durch die Tatsache gestützt wird, daß im Untersuchungszeitraum von bis zu 6 Jahren keiner der von uns in der Studie erfaßten Patienten Suizid begangen hat – ermutigt uns, an der großzügigen Indikationsstellung zur Dauerdialysebehandlung auch im höheren Lebensalter festzuhalten.

Literatur

1. Binswanger U (1979) Indikationen zur Hämodialysebehandlung und Nierentransplantation. Schweiz Med Wochenschr 109: 339 – 2. Chester AC, Rakowski RA, Schreiner GE, Argy WP, Giacalone A

(1979) Hemodialysis in the eigth and ninth decades of life. Arch Intern Med 139: 1001 − 3. Gianturco DT, Busse EW (1978) Psychiatric problems encountered during a long-term-study of normal ageing volunteers. In: Isaacs AD, Post F (eds) Studies in geriatric psychiatry. Wiley & Sons, Chichester, New York Brisbane Toronto, p 1 − 4. Lauster F (1984) Chronisch intermittierende Dialysebehandlung im höheren Lebensalter. Inaug.-Diss. München (unveröffentlicht) − 5. Lauter H (1974) Epidemiologische Aspekte alterspsychiatrischer Erkrankungen. Nervenarzt 45: 277 − 6. Lebkiri B, Bondier L, Lemaire A (1979) L'hemodialyse periodique chez les sujets ages. Experience de 5 ans chez 25 malades de plus de 60 ans. J Urol Nephrol 85: 330 − 7. Mairin J, Schenkel J (1976) A study of the family unit's response to hemodialysis. J Psychosom Res 20: 163 − 8. Sherwood RJ (1983) The impact of renal failure and dialysis treatment on patients lives and on their compliance behaviour. In: Levy NB (ed) Psychonephrology 2. Plenum Medical Book Company, New York London, p 53 − 9. Yanagida EH, Streltzer J (1979) Limitations of psychological tests in a dialysis population. Psychosom Med 41: 557

Schafferhans, K., Heidbreder, E., Götz, R., Heidland, A. (Med. Univ.-Klinik Würzburg)

Intestinale Störungen bei chronischer Niereninsuffizienz

Patienten mit chronischer Niereninsuffizienz im Dialysestadium zeigen ein erhöhtes Risiko, intestinale Komplikationen zu entwickeln [1]: Obstruktion, Pseudoobstruktion und Perforation werden immer wieder bei Dialysepatienten und nach Nierentransplantation [8] beobachtet. Die Ursachen sind heterogen: Mechanische Passagestörungen [4] finden sich neben non-obstruktiven Veränderungen [8], ischämische Läsionen [2, 5] neben ulzerierenden Kolitiden [7].

Patienten, Symptome und diagnostische Maßnahmen

Von mehr als 200 Patienten erkrankten innerhalb der letzten 5 Jahre zwölf Patienten an schwerwiegenden intestinalen Komplikationen (Tabelle 1). Betroffen waren zehn Männer (40−62 Jahre alt) sowie zwei Frauen (47 und 58 Jahre alt). Alle Patienten standen seit 1−10 Jahren im Dialyseprogramm. Der bisherige Dialyseverlauf war bei mehreren Patienten durch rezidivierende Fistelthrombosen kompliziert, bemerkenswerterweise war auch bei den meisten dieser Patienten eine arterielle Hypotonie nachweisbar.

Leitsymptom bei der Aufnahme war ein Spontanschmerz im Mittel- bis Unterbauch, auch eine diffuse Druckschmerzhaftigkeit des gesamten Abdomens wurde angegeben. Ein Patient klagte über Durchfälle, die meisten Patienten jedoch über Obstipation und Meteorismus. Drei Patienten fiel ein blutiger Stuhl- bzw. Schleimabgang auf. Im Aufnahmebefund imponierte bei den meisten Patienten ein paralytischer Ileus. Der gesamte Erkrankungsverlauf war akut und foudroyant.

Bei vier Patienten wurde eine Koloskopie mit Probeexzision durchgeführt, die die Diagnose einer ischämischen Kolitis gestattete. Endoskopisch fanden sich in zwei Fällen entzündungsbedingte Stenosen, in zwei weiteren Fällen Ulzerationen. In einem anderen Fall waren angiographisch umschriebene Lumeneinengungen der mesenterialen Gefäße nachweisbar.

Therapie

Initial wurde der Ileus mit Neostigmin und Panthenol behandelt, die Hypovolämie wurde durch vorsichtige Volumenzufuhr ausgeglichen, in einigen Fällen wurden auch Endorphin-antagonisten (Naloxon) eingesetzt. Bei zwei Patienten hatte dieses Therapieverfahren Erfolg, bei acht Patienten war eine chirurgische Intervention unvermeidlich.

Tabelle 1. Klinische Befunde

Patient	Geschlecht	Alter (Jahre)	Dialyse seit (Jahre)	Grunderkrankung	RR	Pathologie	Therapie	Begleitende Komplikationen
H. R.	m	61	3	Chronische Glomerulonephritis	70/50	Ischämische Sigmakolitis	Konservativ	
H. K.	m	50	5	Chronische Glomerulonephritis	105/50	Ischämisch-nekrotische Kolitis Colon descendens	Zunächst konservativ, dann chirurgische Intervention Hemikolektomie	Perikarditis Peritonitis Sepsis Exitus
K. R.	w	59	3	Chronische Glomerulonephritis	100/80	Ischämisch-hämorrhagische Kolitis gesamtes Kolon	Chirurgische Intervention nicht mehr möglich	Peritonitis Sepsis Exitus
K. F.	m	43	1	Chronische Glomerulonephritis	120/80	Ulzerierend-nekrotische Rektumkolitis	Chirurgische Intervention Rektumexstirpation	Shunttrombose Perikarditis Peritonitis Sepsis Exitus
E. M.	w	47	8	Chronische Glomerulonephritis	65/40	Ischämische Kolitis + Ileitis	Zunächst konservativ, dann chirurgische Intervention 2/3-Ileumresektion + Colon ascendens	
P. B.	m	52	1	Chronische Glomerulonephritis	100/80	Ischämische Rektum- und Sigmakolitis	Chirurgische Intervention, Rektum + Sigma-exstirpation	Perikarditis Peritonitis Shunttrombose Sepsis Exitus

noch **Tabelle 1.** Klinische Befunde

Patient	Geschlecht	Alter (Jahre)	Dialyse seit (Jahre)	Grunderkrankung	RR	Pathologie	Therapie	Begleitende Komplikationen
W. M.	m	59	5	Chronische Glomerulonephritis	70/40	Ischämisch-gangränöse Zökumkolitis + Ileitis	Chirurgische Intervention Ileozökal-resektion	Shuntthrombose Endokarditis Peritonitis Sepsis Exitus
K. Z.	m	55	2	Chronische Glomerulonephritis	95/60	Schleimhautödem	Konservativ	Shuntthrombose
E. H.	m	62	10	Polyzystische Nierendeganeration	120/80	Ischämische Sigmastenose	Chirurgischer Entlastungseingriff Transversostomose	Shuntthrombose
G. S.	m	45	10	Goodpasture-Syndrom	60/–	Infarziertes Ileum	Nur konservativ	Shuntthrombose-infekt Perikarditis Peritonitis Sepsis Exitus
R. K.	m	42	1 1/2	Chronische Glomerulonephritis	100/60	Dünndarmileus	Nur konservativ	Perikarditis Shuntthrombose fulminante Lungenembolie Exitus
E. G.	m	40	1	Polyzystische Nierendegeneration	120/80	Stenose Colon ascendens	Zunächst konservativ, dann Nephrektomie rechts	Keine

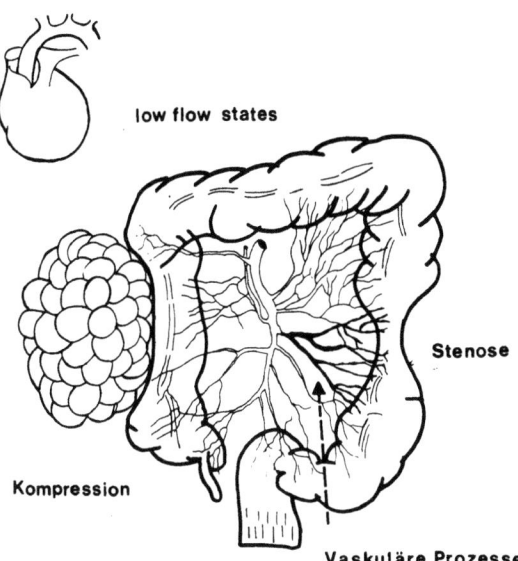

low flow states

Stenose

Kompression

Vaskuläre Prozesse

Abb. 1. Ursachen intestinaler Komplikationen

In zwei Fällen wurde eine Ileozökalresektion wegen ulzerierend-nekrotisierender ischämischer Kolitis durchgeführt, bei einem anderen Patienten eine Hemikolektomie links mit Anlage eines doppelläufigen Transversumanus, bei drei anderen Patienten eine Sigmaresektion bzw. Rektumexstirpation. Zwei andere Patienten waren bei Aufnahme nahezu moribund, so daß keine chirurgische Intervention mehr möglich war. Die Letalität der intestinalen Komplikationen ist sehr hoch, und liegt über 50%: Sieben von zwölf Patienten starben unmittelbar innerhalb von 14 Tagen nach Aufnahme, zwei andere Patienten später an nichtintestinalen Komplikationen.

Diskussion

Die Synopsis der vorgestellten Befunde der akuten intestinalen Insuffizienz ergibt – vereinfacht wiedergegeben (Abb. 1) – ein unterschiedliches Ursachengefüge. Stenosen sind meist entzündlicher Natur, eine Kompression durch Zystennieren stellt eine Seltenheit dar. Vaskuläre Prozesse spielen eine wichtige, im Einzelfall jedoch häufig nicht genau festlegbare Rolle; bei zwei Patienten konnten Stenosen der Mesenterialarterien als Schrittmacher der intestinalen Komplikationen jedoch eindeutig ausgemacht werden. Eine wichtige Bedeutung in unserem Krankengut kommt dem sog. Low flow-Status zu, bei dem die Abnahme des Herzminutenvolumens – möglicherweise begünstigt durch arteriosklerotisch beeinträchtigte Strömungsverhältnisse im Bereich des Darmes – die intestinale Durchblutung beeinträchtigt hatte.

In diesem Zusammenhang sind die – bei fünf Patienten nachgewiesene – Perikarditis und eine Endokarditis in einem Fall besonders hervorzuheben; eine aggravierende Bedeutung hat die – bei neun Patienten gleichzeitig bestehende – arterielle Hypotonie, die in einigen Fällen gleichzeitig zur Fistelthrombose geführt hatte. Auch beobachteten wir intestinale Komplikationen im Zuge einer durch Fistelthrombophlebitis ausgelösten Sepsis.

Strodel et al. [8] haben bei acht Patienten eine non-obstruktive Kolondilatation festgestellt. Nach Ausschluß mechanischer und ischämischer Ursachen stimmt das klinische Bild bei vier unserer Patienten weitgehend mit diesem Syndrom (Ogilvie-Syndrom) überein: Obstipation, eine röntgenologisch nachweisbare Kolondistension auf 9 cm und mehr sowie Gasansammlung im Kolon mit segmentaler Begrenzung sind die wichtigsten Merkmale; als

971

Komplikationen sind eine konsekutive Ischämie, vorwiegend im Zökalbereich, Perforation und Sepsis zu nennen.

Wenn auch die Klärung der heterogenen Ursachen der intestinalen Störungen wegen des lebensbedrohenden Zustandes in den meisten Fällen nicht mehr möglich war, kristallisiert sich jedoch in spezifischen Begleitumständen der Urämie das Risiko intestinaler Komplikationen: Zu nennen sind eine arterielle Hypotonie, vermindertes Herzminutenvolumen, mesenteriale Arteriosklerose und − nicht genauer definierbar − die Dialyseabhängigkeit. In diesem Zusammenhang ist eine Einschränkung der Darmmotilität zu diskutieren: Flüssigkeits- und Elektrolytstörungen, autonome Insuffizienz, die Gabe von Morphinanalgetika sowie die chronische Obstipation durch Aluminiumhydroxyd [9] sind wichtige pathogenetische Faktoren.

Wegen des lebensbedrohenden Charakters intestinaler Störungen im Hämodialysestadium ist unverzügliches Handeln erforderlich: Rasch einzuleitende diagnostische Maßnahmen, vorsichtige endoskopische Dekompression bei non-obstruktiver Kolondilatation [3] und sorgfältiges Abwägen von Nutzen und Risiko einer chirurgischen Intervention sollten doch die Prognose dieser Komplikation in Zukunft günstiger gestalten.

Literatur

1. Adams PL, Rutsky GA, Rostand SG, Han SY (1982) Lower gastrointestinal tract dysfunction in patients receiving long-term hemodialysis. Arch Intern Med 142: 303−306 − 2. Aubia J, Lloveras J, Munne A, Solsona J, Masramon J, Orfila MA, Riambau E, Serrano S, Llorach M (1981) Ischemic colitis in chronic uremia. Nephron 29: 146−150 − 3. Bernton E, Myers R, Reyna T (1982) Pseudoobstruction of the colon: case report including a new endoscopic treatment. Gastrointest Endosc 28: 90−92 − 4. Carr JB, Luft FC, Hamburger RJ, Kleit SA (1976) Intussusception in chronic renal failure. Arch Surg 111: 866 − 5. Krautzberger W, Gögler H, Berger HG (1981) Mesenteriale Ischämie als Komplikation bei einer Dialyse-Patientin. Vasa 10: 319−321 − 6. Lipschutz DE, Easterling RE (1973) Spontaneous perforation of the colon in chronic renal failure. Arch Intern Med 132: 758−759 − 7. Mills B, Zuckerman G, Sicard G (1981) Discrete colon ulcers as a cause of lower gastrointestinal bleeding and perforation in end-stage renal disease. Surgery 89: 548−552 − 8. Strodel WE, Dent TL, Nostrant TT, Eckhauser FE, Campbell DA, Marks WH (1983) Treatment alternatives in renal failure and renal transplantation patients with nonobstructive colonic dilatation. Transplantation 36: 37−40 − 9. Welch JP, Schweizer RT, Bartus SA (1980) Management of antacid impactions in hemodialysis and renal transplant patients. Am J Surg 139: 561−568

Schilling, G., Reuschenbach, Ch., Klehr, U., Simon, H. J. (Med. Univ.-Klinik Bonn, Innere Medizin/Kardiologie)

Häufigkeit ventrikulärer Arrhythmien unter chronischer Hämodialyse*

Die große Bedeutung ventrikulärer Rhythmusstörungen für die Prognose der koronaren Herzkrankheit ist seit langem bekannt [1]. Das Risiko, in den ersten 5 Jahren nach einem Herzinfarkt an einem plötzlichen Herztod zu sterben, ist bei Patienten mit komplexen ventrikulären Arrhythmien (polytope VES, Salven und Kammertachykardien) dreimal höher als bei Infarktpatienten ohne ventrikuläre Extrasystolen [2, 3]. Es konnte aber auch gezeigt werden, daß die Mortalität bei Patienten mit KHK (koronare Herzkrankheit) durch gezielte antiarrhythmische Therapie wesentlich zu senken ist [4].

* Mit Unterstützung der Forschungsförderung des Ministeriums für Wissenschaft und Forschung des Landes Nordrhein-Westfalen

Herz-Kreislauferkrankungen sind auch bei Patienten mit chronischer Dialysebehandlung die häufigsten Todesursachen. Die Zahlen großer amerikanischer Untersuchungen unterscheiden sich hier kaum von denen der EDTA[1], der prozentuale Anteil der Herz-Kreislaufsterblichkeit liegt bei allen Untersuchungen zwischen 47 und 60%. Demgegenüber liegt die Mortalität von Herz-Kreislauferkrankungen in der Normalbevölkerung in der Altersgruppe zwischen 25 und 45 Jahren (in diesem Alter befinden sich auch die meisten Dialysepatienten) nur bei 13% [5, 6].

Ausgangspunkt für die vorliegende Studie war die Frage, ob auch bei Dialysepatienten das Vorkommen gehäufter ventrikulärer Rhythmusstörungen als Hinweis für ein erhöhtes Mortalitätsrisiko anzusehen ist. Ein weiterer Anstoß war die Beobachtung, daß es bei manchen Patienten während der Dialyse zu einer starken Häufung von ventrikulären Extrasystolen kam, was in einigen Fällen zum vorzeitigen Abbruch der Dialyse führte. Wir wollten daher in der vorliegenden Studie untersuchen:

1. Wie hoch ist das Vorkommen ventrikulärer Rhythmusstörungen bei Dialysepatienten?
2. Kommt es zu einer Zunahme der Rhythmusstörungen während der Dialyse?
3. Gibt es irgendwelche Meßwerte, die im Zusammenhang mit dem Vorkommen der Rhythmusstörungen stehen?

Methode

Es wurden 30 Patienten (2 Frauen und 28 Männer) im Alter zwischen 30 und 66 Jahren (Durchschnittsalter 48,3 Jahre) im chronischen Dialyseprogramm untersucht. Die Patienten befanden sich zwischen 2 Monaten und 14 Jahren im Dialyseprogramm (Durchschnittsdauer 48 Monate). Die Dialyse wurde in üblicher Weise (dreimal wöchentlich 4–6 Std) durchgeführt. An Dialyseverfahren wurde das Rezirkulationssystem (Rhoidial 75) und das Single pass-System angewendet. Das Dialysat entsprach den handelsüblichen Zusammensetzungen mit Na^{2+} 135 mval/l, K^+ 2,0 mval/l, Ca^{2+} 3,5 mval/l, Mg^{2+} 2,0 mval/l, Laktat 35,0 mval/l.

Fast alle Patienten befanden sich in ambulanter Behandlung.

Patienten mit anamnestisch bekanntem Myokardinfarkt wurden nicht in die Studie aufgenommen.

Bei den 30 untersuchten, willkürlich ausgewählten Patienten lagen folgende Grunderkrankungen vor:

Am häufigsten waren Schrumpfnieren die Ursache der dialysepflichtigen Niereninsuffizienz (14 Patienten), wobei in diesen Fällen die Grunderkrankung nachträglich nicht mehr diagnostiziert werden konnte. Histologisch gesicherte Glomerulonephritiden (8 Patienten), Zystennieren (5 Patienten), gesicherte Pyelonephritiden (2 Patienten) und beidseitige Nierenarterienstenose (1 Patient) waren die restlichen Diagnosen.

Untersuchungsgang

Vor der Dialyse wurden folgende Untersuchungen durchgeführt:

1. Standard-EKG mit zwölf Ableitungen,
2. Röntgenthorax d.v. und linksseitlich,
3. Laboruntersuchungen: Vor und nach Dialyse Elektrolyte, Osmolarität, Blutgase. Nur vor der Dialyse zusätzlich Hb, Kreatinin und Harnstoff,
4. Langzeit-EKG mit zwei Ableitungen (bipolare Brustwandableitungen entsprechend V_1/V_2 und V_5/V_6. Laufzeit 48 Std).

Die Auswertung der Langzeit-EKG-Aufzeichnungen erfolgte automatisch, jedes Band wurde zusätzlich auch visuell kontrolliert. Neben der quantitativen Auswertung wurde auch eine qualitative Bewertung nach der Klassifizierung von Lown [1] vorgenommen.

---

1 EDTA (European Dialysis and Transplantation Association)

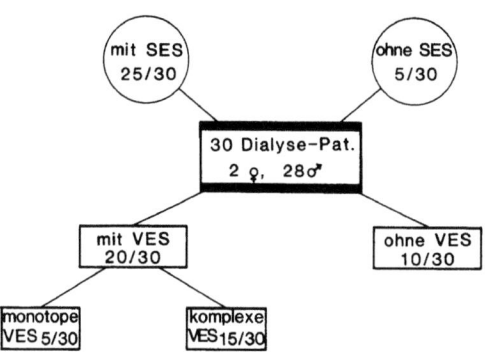

Abb. 1. Supraventrikuläre und ventrikuläre Rhythmusstörungen während der gesamten Beobachtungsdauer von 48 Std

Ergebnisse

Bei allen Patienten bestand Sinusrhythmus mit Frequenzen zwischen 45–167/min. Neun Patienten hatten einen AV-Block I, bei zwei Patienten trat intermittierend ein AV-Block II auf. 25 Patienten zeigten vereinzelte SES (meist weniger als 10 SES/Std).

Ventrikuläre Extrasystolen (Abb. 1): Insgesamt 20 der 30 Patienten hatten während der 48 Std ventrikuläre Extrasystolen, bei fünf Patienten waren dies lediglich vereinzelt auftretende, monotope VES. 15 Patienten zeigten komplexe VES, d. h. polytope VES, Bigeminus und Couplets (7 Patienten Lown III, 8 Patienten Lown IVa).

Ausgehend von der hohen Sterblichkeit an Herz-Kreislauferkrankungen bei Dialysepatienten und der Annahme, daß rasche Änderungen des Elektrolyt- und Säure-Basenhaushaltes die Auslösung ventrikulärer Rhythmusstörungen begünstigen, war eine höhere Inzidenz von VES erwartet worden. Dies wäre in Übereinstimmung mit einer Untersuchung, bei der allein durch eine Erhöhung des Kaliumanteils im Dialysat eine deutliche Abnahme schwerer ventrikulärer Rhythmusstörungen bei Dialysepatienten beobachtet wurde. In der vorliegenden Untersuchung waren nur bei drei von 30 Patienten gehäuft VES (812–2 675 VES/48 Std) aufgetreten. Alle übrigen Patienten mit VES hatten weniger als 100 VES/48 Std. Relativ groß war jedoch der Anteil von Patienten mit komplexen Rhythmusstörungen (Lown-Grad III und IVa). Einige Patienten hatten zwar nur wenige VES (weniger als 50 VES/48 Std) gezeigt, darunter befanden sich dann allerdings oft mehrere Couplets. Dieser Anteil komplexer Rhythmusstörungen liegt über dem herzgesunder Patienten. Bei der Vergleichsgruppe der Patienten mit KHK ist das Vorkommen ventrikulärer Rhythmusstörungen jedoch deutlich höher (70–80%, dabei häufiger auch Salven von VES und Kammertachykardien).

Zusammenhang zwischen Laborwerten und Rhythmusstörungen

Alle hier untersuchten Laborwerte der Patientengruppe ohne VES (10 Patienten) wurden mit den Werten der Patienten mit VES verglichen. Dabei zeigte es sich, daß sich für Elektrolyte, pH, Osmolarität und harnpflichtige Substanzen keine signifikanten Unterschiede ergaben. Bei beiden Patientengruppen (Patienten mit und Patienten ohne VES) lag die durchschnittliche Abnahme des Serumkaliumspiegels bei 1,5–1,6 mval/l, der Serumosmolarität bei 20–25 mosmol/l und die Zunahme des Serumkalziumspiegels bei 0,7–0,8/l nach der Dialyse. Der pH lag vor der Dialyse durchschnittlich bei 7,29, das Hb zwischen 7,8 und 8,2 g/100 ml, das Kreatinin zwischen 8 und 15 mg/100 ml.

	Alter	Diagnose	LOWN Grad	VES/48Std	VES bei Dialyse	ΔGewicht (kg)	Hb (g/100 ml)	ΔOsmol. (mosm/l)	ΔK (mval/l)
D.S.	46	Schrumpf-nieren	4a	1048	278	1,8	7,6	38	1,9
W.R.	35	Schrumpf-nieren	4a	84	77	0,5	7,3	12	0,7
F.G.	57	chron. Pyelonephr.	3	812	354	1,1	6,2	18	1,3
E.J.	67	Schrumpf-nieren	3	53	6	1,5	10,4	5	1,1
B.P.	39	prolif. GN	3	2675	183	0,2	7,6	60	1,1
Patienten ohne VES						0,8	8,2	23	1,6

Abb. 2. Gegenüberstellung der Patienten ohne VES und der fünf Patienten mit den höchsten VES-Zahlen

Die Gewichtsabnahmen durch die Dialyse lagen zwischen 0 und 3,5 kg.

Deutliche Unterschiede zwischen den zwei Patientengruppen zeigten sich lediglich bei der Gewichtsabnahme, d. h. Patienten mit VES mußten im Durchschnitt fast doppelt so viel an Gewicht während der Dialyse abnehmen als Patienten ohne VES.

Zumindest andeutungsweise ist ein Zusammenhang auch bei dem Hämoglobinwert zu erkennen, d. h. Patienten ohne VES hatten durchschnittlich ein höheres Hämoglobin.

Wenn nur die fünf Patienten mit höheren VES-Zahlen betrachtet werden (Abb. 2), ändert sich das Gesamtbild kaum. Lediglich Einzelwerte der Patienten mit VES unterscheiden sich deutlich von den durchschnittlichen Werten der Patienten ohne VES.

In dieser Abbildung sind auch die drei Patienten zu sehen, bei denen es während der Dialyse zu einer erkennbaren Zunahme der VES kam. Einziges gemeinsames Merkmal dieser drei Patienten war eine Vergrößerung des linken Ventrikels. Davon abgesehen gab es keinen Untersuchungswert, der als sicherer Hinweis für das Vorkommen ventrikulärer Rhythmusstörungen angesehen werden könnte. Auch die vor der Dialyse bestimmten Kreatininwerte zeigten keine Beziehung zum VES-Vorkommen.

Zusammenfassung

Ventrikuläre Extrasystolen wurden bei 20 von 30 Dialysepatienten beobachtet, bei 15 Patienten handelt es sich dabei um komplexe Rhythmusstörungen (Lown III und IVa). In größerer Zahl kamen VES nur bei drei Patienten vor (812−2 675 VES/48 Std). Längere Salven von VES oder Kammertachykardien wurden nicht beobachtet. Patienten mit VES hatten im Durchschnitt einen etwas niedrigen Hb-Wert und mußten bei der Dialyse mehr an Gewicht abnehmen. Ein signifikanter Unterschied zwischen VES-Vorkommen und Elektrolyt-, Säure-Basen- und Osmolaritätsveränderungen waren nicht festzustellen.

Ein eindeutiger Zusammenhang zwischen Dialyse und Zunahme der VES wurden nur bei drei Patienten beobachtet, die als gemeinsames Merkmal einen vergrößerten linken Ventrikel aufwiesen.

Frau M. Lange wird für die technische Unterstützung, Frau R. Fuhs für die Schreibarbeiten gedankt.

Literatur

1. Lown B, Wolf, M. (1971) Approaches to sudden death from coronary heart disease. Circulation 44: 130 – 2. Ruberman W, Weinblatt E, Goldberg J, Frank C, Shapiro S (1977) Ventricular premature beats and mortality after myocardial infarction. N Engl J Med 279: 750 – 3. Hinkle L, Argyros D (1977) Pathogenesis of an unexspected sudden death. Am J Cardiol 39: 873 – 4. Graboys B, Lown B, Podrid P, Desilva R (1982) Long-term survival of patients with malignant ventricular arrhythmia treated with antiarrhythmic drugs. Am J Cardiol 50: 437 – 5. Lazarus J (1975) Cardiovascular disease in uremic patients on hemodialysis. Kidney Int (Suppl) 7: 167 – 6. Combined report on regular dialysis and transplantation in Europe. (1979) Proc Eur Dial Transplant Assoc 10 – 7. Morrison G (1979) Mechanism and prevention of cardiac arrhythmias during hemodialysis. Am J Cardiol 43: 360

Klaus, D., Lederle, R. M., Wernze, H., Buschmann, S. (Med. Klinik Mitte – Kardiologie-Nephrologie – und Med. Univ.-Klinik Würzburg)

Beziehungen zwischen onkotischem und osmotischem Druck im Plasma und Kreislaufstabilität bei chronischer Hämodialyse und Hämofiltration

Als Ursache für stärkere Blutdruckabfälle während einer Hämodialyse kommen die folgenden Faktoren in Betracht: Hypovolämie durch Ultrafiltration [1], Hypoosmolalität [2], verzögerte Wiederauffüllungsrate aus dem Extrazellulärraum [3], fehlender Anstieg des peripheren Gefäßwiderstandes und der Noradrenalinsekretion [4], Abnahme der Barorezeptorenempfindlichkeit [5] sowie mangelnde Zunahme des Herzzeitvolumens [6]. Als weiterer Faktor wird die durch Azidose bedingte Hyperventilation mit Hypokapnie und konsekutiv verminderter Hirndurchblutung diskutiert, die über eine Herabsetzung des sympathischen Tonus zum Blutdruckabfall führt [7]. In den Untersuchungen von Kinet et al. [6] wiesen sowohl kreislaufstabile als auch kreislaufinstabile Hämodialysepatienten den gleichen prozentualen Anstieg der Proteinkonzentration im Serum auf und unterschieden sich lediglich im Verhalten des Kardiac-Output. Wegen dieser diskrepanten Ergebnisse bestimmten wir bei Patienten mit kreislaufstabiler und kreislaufinstabiler Hämodialyse bzw. Hämofiltration seriell onkotischen und osmotischen Druck im Plasma im Vergleich zum Verhalten von Hämoglobinkonzentration und Katecholamingehalt.

Methodik und Krankengut

Bei 15 Patienten des chronischen Hämodialyseprogramms (insgesamt 124 Patienten), die während der Hämodialyse einen symptomatischen Blutdruckabfall (Ps < 100 mm Hg) aufwiesen (Gruppe B) und bei 13 Hämodialysepatienten mit konstantem Blutdruck als Vergleichsgruppe (Gruppe A) bestimmten wir onkotischen Druck (direkte Bestimmung über eine semipermeable Membran der Fa. Wescor 4100) und Osmolalität (Dampfdruck-Osmometer der Fa. Wescor 5100 C). Die Bestimmung der Katecholamine Noradrenalin, Adrenalin und Dopamin im Plasma erfolgte radioenzymatisch nach [8]. Dialyseprotokoll: Kapillardialysatoren mit Oberflächen von 0,9–1,6 m². Dialysat: Na 140, K 2,0, Ca 1,75, Mg 1,0, Cl 112,5, Azetat 35,0 mmol/l, Osmolalität 292 mmol/kg. Vergleichend wurden bei zwölf Patienten aus dem Hämofiltrationsprogramm (Gesamtzahl 24 Patienten) die gleichen Größen gemessen. Acht dieser Patienten waren kreislaufstabil (Gruppe C), nur vier der Patienten wiesen zeitweilig einen Blutdruckabfall während der Hämofiltration auf (Gruppe D). HF-Protokoll: Ultrafiltration von 20–25 l innerhalb von 4–5 Std. Postdilutionslösung: Na 138, K 2,0, Ca 2,0, Mg 0,75, Cl 111,5, Laktat 34 mmol/l. Statistische Auswertung mittels *t*-Test nach Student für gepaarte und ungepaarte Stichproben. Die Bestimmungen wurden vor, 10, 30, 90 und 180 min nach Behandlungsbeginn, unmittelbar nach dem Blutdruckabfall sowie 10 min vor und am Behandlungsende vorgenommen.

1. *Hämodialyse:* Die kreislaufstabile Gruppe A zeigt gegenüber der kreislaufinstabilen Gruppe B keine Unterschiede hinsichtlich des Lebensalters, der Dauer der dialysepflichtigen Niereninsuffizienz und den Ausgangswerten für onkotischen Druck, Hämoglobin, Hämatokrit, systolischen Blutdruck, Herzfrequenz und Katecholamingehalt im Plasma. Die interdialytische Gewichtszunahme war in Gruppe B mit 2,8 ± 1,4 kg höher als in Gruppe A (2,0 ± 0,8 kg), der Unterschied war jedoch nicht signifikant. Der onkotische Druck fällt in der kreislaufstabilen Gruppe A 10 min nach Dialysebeginn um −5,6% des Ausgangswertes, bedingt durch die rasche Wiederauffüllung des intravaskulären Volumens nach Blutverlust in den extrakorporalen Kreislauf. Anschließend steigt der onkotische Druck kontinuierlich bis zur 3. Std nach Dialysebeginn auf einen Wert von +3,6% des Ausgangswertes und fällt nach

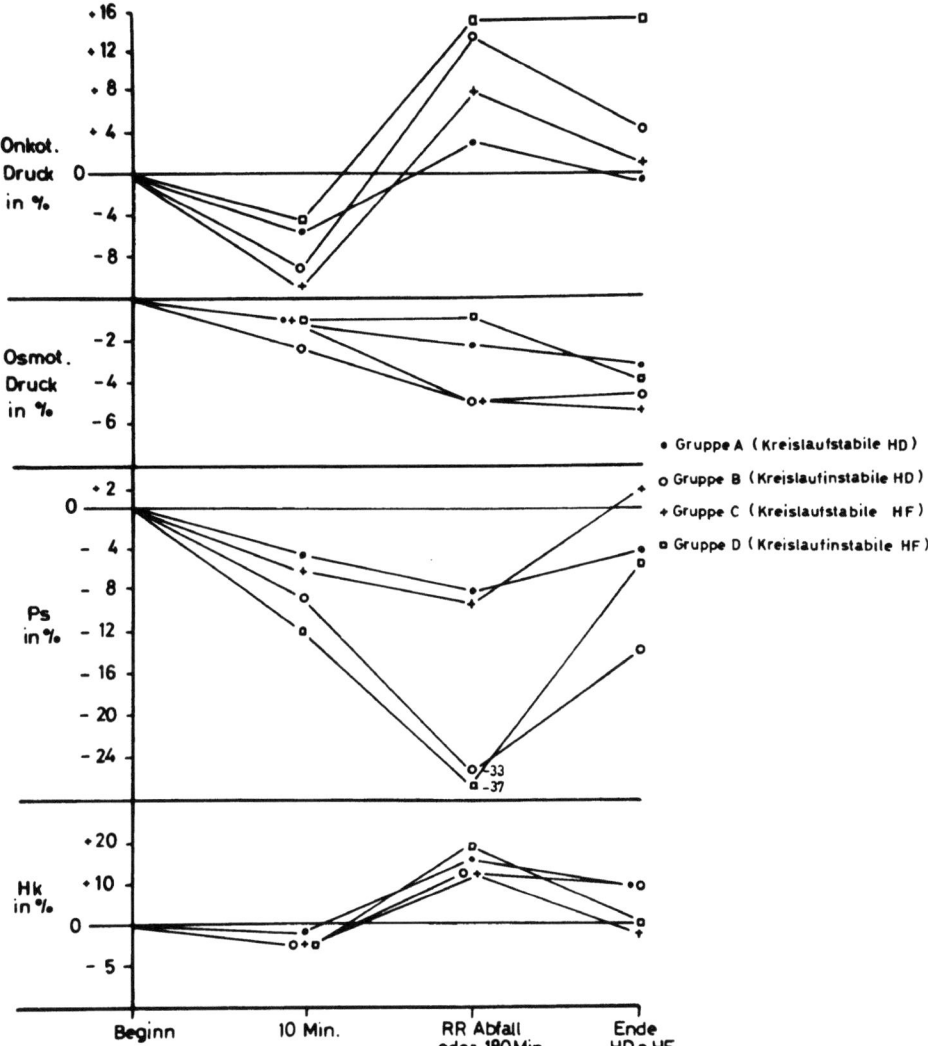

Abb. 1. Prozentuale Veränderungen von onkotischem Druck, Plasmaosmolalität, systolischen Blutdruck und Hämatokrit bei kreislaufstabiler Hämodialyse (Gruppe A), kreislaufinstabiler Hämodialyse (Gruppe B), kreislaufstabiler Hämofiltration (Gruppe C) und kreislaufinstabiler Hämofiltration (Gruppe D)

Reinfusion des extrakorporalen „Abhängevolumens" wieder auf den Ausgangswert ab. Bei der kreislaufstabilen Gruppe B ist der initiale Abfall des onkotischen Drucks stärker als in Gruppe A (−8,6 vs −5,6%). Anschließend kommt es in Gruppe B bis zum Zeitpunkt des Blutdruckabfalls zu einer signifikant höheren Zunahme des onkotischen Drucks als in Gruppe A (+12,2 vs +3,6%, s. Abb. 1). Der Abfall des osmotischen Drucks ist in Gruppe B stärker als in Gruppe A (−5,2 vs −2,4%).

Sowohl in Gruppe A als auch in Gruppe B kommt es zu einer Zunahme des Hämatokrit um +11,7% des Ausgangswertes. In Gruppe B konnte kein einheitliches Verhalten beobachtet werden. Bei neun Patienten trat bis zum Zeitpunkt des Blutdruckabfalls eine Zunahme der Herzfrequenz um +25,6% des Ausgangswertes auf, während bei den sechs restlichen Patienten ein Herzfrequenzanstieg ausblieb. Die Plasmanoradrenalinkonzentration (Abb. 2) wies in Gruppe A eine leichte, nichtsignifikante Zunahme von +28,8%, in Gruppe B eine leichte, nichtsignifikante Zunahme von +28,8%, in Gruppe B eine leichte Abnahme von −17,6% der Ausgangswerte auf. Die Adrenalinkonzentrationen blieben gleich und die Konzentration von Dopamin nahm in Gruppe A (nichtsignifikant) etwas stärker ab als in Gruppe B.

2. *Hämofiltration:* In der kreislaufstabilen Gruppe C und der kreislaufinstabilen Gruppe D waren die Ausgangswerte für die Dauer der Niereninsuffizienz, Blutdruckhöhe, Herzfrequenz, onkotischen Druck, Hämoglobin und Hämatokrit nichtsignifikant verschieden. Während der Hämofiltration erfolgte bei der kreislauflabilen Gruppe D bis zum Blutdruckabfall ein signifikant stärkerer Anstieg des onkotischen Drucks als in der kreislaufstabilen Gruppe C (+16,2 vs +8,1% des Ausgangswertes). Die Plasmanoradrenalinkonzentration wies unter der Hämofiltration in der stabilen Gruppe C eine leichte Zunahme von +14,7%, in der Gruppe D eine leichte Abnahme von −31,7% der Ausgangswerte auf.

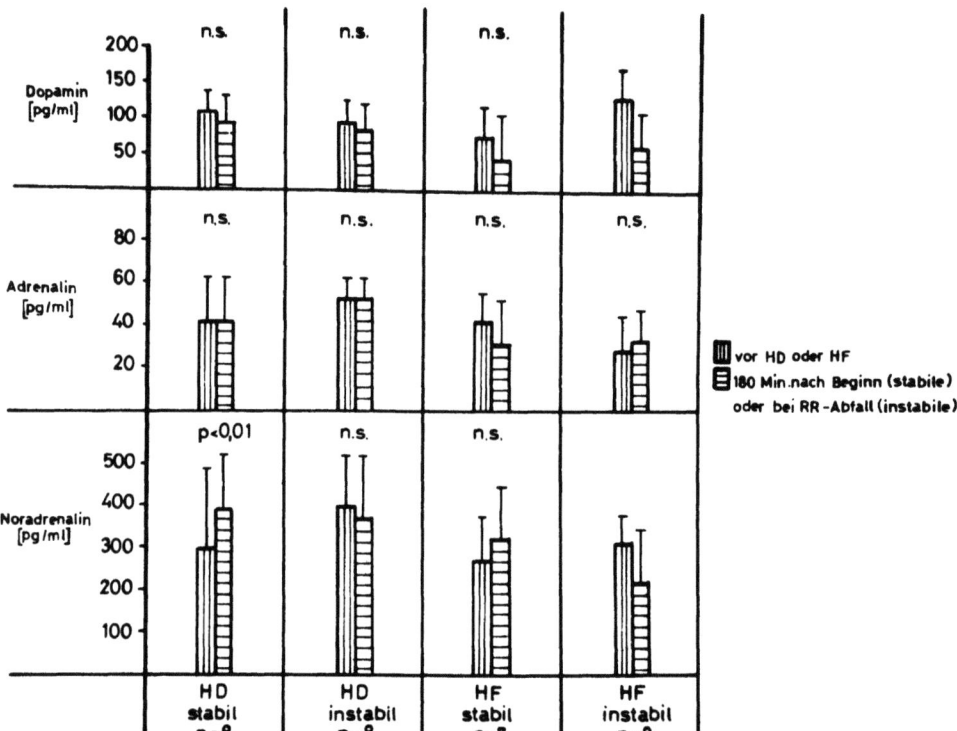

Abb. 2. Veränderungen der Konzentrationen von Noradrenalin, Adrenalin und Dopamin im Plasma vor und nach Hämodialyse und Hämofiltration bei kreislaufstabilen und kreislaufinstabilen Patienten

Diskussion

Unsere Ergebnisse zeigen, daß zum Zeitpunkt eines „symptomatischen Blutdruckabfalls" sowohl bei Patienten mit kreislaufinstabiler Hämodialyse (Gruppe B) als auch bei Patienten mit kreislaufinstabiler Hämofiltration (Gruppe D) eine stärkere *Zunahme des onkotischen Drucks* als bei kreislaufstabilen Patienten erfolgt. Übersteigt die bei Hämodialyse und Hämofiltration erfolgende Ultrafiltration die Wiederauffüllungsrate aus dem interstitiellen Raum, so muß es zu einer Abnahme des Plasmavolumens mit Anstieg des onkotischen Drucks und bei mangelnder Zunahme des peripheren Widerstands zu einem Abfall des Blutdrucks kommen. Erfahrungsgemäß treten symptomatische Blutdruckabfälle besonders bei Patienten mit höherer interdialytischer Gewichtszunahme auf, bei denen eine höhere Ultrafiltration erforderlich ist. Als gegensätzlich wirkende Kraft für eine rasche Wiederauffüllung des Plasmavolumens aus dem interstitiellen Raum ist der *Abfall der Osmolalität* im Blut anzusehen, der per se den Wasserabstrom aus der Blutbahn in den Extrazellulärraum fördert [3]. Dementsprechend hält eine Reihe von Autoren [2] den Abfall der Plasmaosmolalität und den Abstrom von Flüssigkeit in den Extrazellulärraum für den auslösenden Mechanismus eines Blutdruckabfalls während der Hämodialyse. Der Abfall der Osmolalität kann aber als solcher nicht der auslösende Mechanismus für den Blutdruckabfall sein, weil er bei kreislaufinstabilen Hämofiltrationspatienten geringer ist als bei kreislaufstabilen ($-1,0$ vs $-5,2\%$ der Ausgangswerte). Die bessere Blutdruckstabilität während Hämofiltration wird auf einen regelrechten Anstieg des peripheren Widerstandes zurückgeführt [4]. Die wichtigste Sofortgegenregulation bei Abnahme des Plasmavolumens ist die kompensatorische Erhöhung des peripheren Widerstandes, die über den Barorezeptorenreflex durch eine vermehrte Katecholaminausschüttung vermittelt wird. Als Faktor, der einer Zunahme des peripheren Widerstands entgegenwirkt, ist die vasodilatatorische Wirkung von Azetat zu nennen [7]. Eine mangelnde *Barorezeptorenempfindlichkeit* muß angenommen werden, wenn ein Anstieg der Herzfrequenz trotz Blutdruckabfalls ausbleibt [5], wie es auch bei einem Teil unserer Patienten in Gruppe B bei kreislaufinstabiler Hämodialyse der Fall ist. Durch die Untersuchungen von Koch und Baldamus [4] mittels Cross-over zwischen Hämodialyse und Hämofiltration beim gleichen Krankengut wurde auch ausgeschlossen, daß die bei Hämodialyse häufigeren symptomatischen Blutdruckabfälle durch unterschiedliche Barorezeptorenempfindlichkeit, die Verwendung unterschiedlicher Membranen, Unterschiede in der Natriumbilanz oder der Dialysatnatriumkonzentration oder im Verhalten des pCO_2 bedingt sind [4]. Was das Verhalten der *Katecholaminkonzentration* im Plasma anbelangt, so konnten wir keine signifikanten Unterschiede zwischen den einzelnen Gruppen finden. Kreislaufstabile Hämodialysepatienten wiesen den gleichen Noradrenalinanstieg auf wie kreislaufstabile Hämofiltrationpatienten. Trendmäßig, wenn auch statistisch nicht zu sichern, ergibt sich demgegenüber, daß bei kreislaufinstabiler Hämodialyse und Hämofiltration im Durchschnitt eine leichte Abnahme der Noradrenalinkonzentration eintritt. Faßt man unsere und die im Schrifttum veröffentlichten Ergebnisse bei kreislaufinstabilen Hämodialyse und Hämofiltration zusammen, so muß als Triggermechanismus für symptomatische Blutdruckabfälle der intravaskuläre Plasmaverlust durch Überwiegen von Ultrafiltration während Hämodialyse oder Hämofiltration gegenüber der Wiederauffüllung aus dem interstitiellen Raum angenommen werden, die durch gegensätzlich wirksame Kräfte (Plasmoosmolalität) verzögert wird. In therapeutischer Hinsicht könnte sich eine serielle Bestimmung des onkotischen Drucks bei Patienten mit häufigen Blutdruckabfällen als nützlich erweisen, dabei stärkerem Anstieg des onkotischen Drucks durch rechtzeitige Flüssigkeits- oder Elektrolytzufuhr ein Absinken des intravasalen Volumens verhindert werden kann [6]. Dem von uns bei kreislaufinstabilen Hämodialyse- und Hämofiltrationpatienten beobachteten Anstieg des onkotischen Drucks um durchschnittlich $+12,6$ bis $+16\%$ des Ausgangswertes entspricht eine Verminderung des zirkulierenden Plasmavolumens von etwa 200 ml, einem Volumen, das erfahrungsgemäß zur Kompensation eines Blutdruckabfalls benötigt wird.

Literatur

1. Bergström J (1978) Ultrafiltration without dialysis for removal of fluid and solutes in uremia. Clin Nephrol 9: 156–164 – 2. Rosa AD, Shideman J, McHusgh R, Duncan D, Kjellstrand CM (1981) The importance of osmolality fall and ultrafiltration rate on hemodialysis side effects. Nephron 27: 134–141 – 3. Rouby JJ, Rottembourgh J, Durande JP, Basset JY, Legrain M (1979) Importance of the plasma refilling rate in the genesis of hypovolaemic hypotension. Proc Eur Dial Transplant Assoc 15: 239–244 – 4. Koch KM, Ernst W, Baldamus CA, Brecht HM, George J, Fassbinder W (1979) Sympathetic activity and hemodynamics in hemodialysis, ultrafiltration and hemofiltration. Kidney Int 16: 891 – 5. Kersh ES, Kronfield SJ, Unger A, Popper RW, Cantor S, Cohn K (1974) Autonomic insufficiency in uremia as a cause of hemodialysis-induced hypotension. N Engl J Med 291: 650–653 – 6. Kinet JP, Soyeur D, Balland N, Saint-Remi M, Collignon P, Godon JP (1982) Hemodynamic study of hypotension during hemodialysis. Kidney Int 21: 868 – 7. Hampl H (1981) Einfluß des Säure-Basen-Status auf die Kreislaufstabilität während Acetat- und Bicarbonat-Hämodialyse. Z Urol Nephrol 74: 583–596 – 8. Peuler JD, Johnson GA (1977) Simultaneous single isotope radioenzymatic assay of plasma norepinephrine, epinephrine and dopamine. Life Sci 21: 625–636

Daul, A., Graben, N., Bock, K. D., Brodde, O.-E. (Abt. für Nieren- und Hochdruckkranke, Med. Klinik und Poliklinik, Universität Essen)
Verminderte Ansprechbarkeit von β_2-Adrenozeptoren in Lymphozyten von Dialysepatienten

Einleitung

Im Laufe einer chronischen Dialysebehandlung kommt es oft zu einer Beeinträchtigung der Aktivität des sympathischen Nervensystems. Klinische Zeichen dieser Sympathikusschädigung sind u. a. eine gestörte Schweißsekretion, ein inadäquater Herzfrequenzanstieg nach Volumenentzug und eine z. T. ausgeprägte arterielle Hypotonie. Um zu prüfen, ob diese Veränderungen der sympathischen Aktivität auf einer verminderten Ansprechbarkeit von β-Adrenozeptoren beruhen, wurden in der vorliegenden Arbeit die Eigenschaften von β-Adrenozeptoren in Lymphozyten von Dialysepatienten mit Hilfe von $(\pm)$-^{125}Jodocyanopindolol (JCYP)-Bindung (Brodde et al. 1981) untersucht.

Methodik

Die Untersuchungen wurden an 28 Dialysepatienten (9 weiblich, 19 männlich, Dialysedauer 0,8–8 Jahre) verschiedenen Alters (24–68 Jahre, mittleres Alter: 48 ± 2 Jahre) vorgenommen; alle Patienten nahmen keine Antihypertensiva. Die Blutentnahme erfolgte immer morgens zwischen 8 und 10 Uhr, d. h. 10–20 Std nach der letzten Dialyse.

Die β_2-Adrenozeptoranzahl in den Lymphozyten wurde mit JCYP-Bindung (Brodde et al. 1981), der cAMP-Gehalt in den Lymphozyten, wie bei Dillon et al. (1980) beschrieben, bestimmt. Die Fahrradergometerbelastung wurde an zehn gesunden, männlichen Probanden (23–36 Jahre, mittleres Alter: 28,5 ± 1,7 Jahre) und an sieben männlichen Dialysepatienten (20–40 Jahre, mittleres Alter: 30,1 ± 3,2 Jahre) im Liegen durchgeführt. Nach einer einstündigen Ruhephase im Liegen wurde die Belastung, beginnend mit 50 Watt in der Kontrollgruppe und 25 Watt in der Patientengruppe, in zweiminütigen Intervallen um jeweils 25 Watt gesteigert, bis die Probanden 80% ihrer maximalen Herzfrequenz (200 minus Lebensalter) erreicht hatten. Diese Belastung wurde dann bis zum Ende der insgesamt 15minütigen Belastungsperiode beibehalten. Die Kontrollpersonen erreichten 80% ihrer maximalen Herzfrequenz bei einer Belastung zwischen 100 und 150 Watt, die Dialysepatienten bei einer Belastung von 75 bis maximal 125 Watt. Am Ende der initialen Ruhephase

980

sowie unmittelbar nach Belastung und 60 min nach Belastungsende wurde den Probanden jeweils 30 ml Heparinblut entnommen zur Bestimmung der β_2-Adrenozeptoranzahl und des intrazellulären cAMP-Gehaltes in den Lymphozyten sowie 10 ml EGTA-Blut zur radioenzymatischen Bestimmung der Plasmakatecholaminkonzentration (Nagel und Schüman 1980). Der Blutdruck und die Herzfrequenz wurden am Ende jeder Minute automatisch mit dem Tonomed gemessen [wie bei Weber und Anlauf (1982) beschrieben].

Ergebnisse

Die mittlere Anzahl der β_2-Adrenozeptoren in Lymphozyten von Dialysepatienten (956 ± 81 JCYP-Bindungsstellen/Zelle, $n = 28$) war von einer altersgleichen Kontrollgruppe (29 Männer, 12 Frauen im Alter von 20–81 Jahren, mittleres Alter: 36 ± 2,8 Jahre) nicht signifikant verschieden (774 ± 49 JCYP-Bindungsstellen/Zelle). Im Gegensatz dazu rief Isoprenalin (10^{-8}–10^{-4} M) bei Dialysepatienten einen signifikant geringeren Anstieg des intrazellulären Gehaltes an cAMP in den Lymphozyten hervor als in der Kontrolle (Abb. 1A). Darüber hinaus war auch die durch NaF (10 und 50 mM) hervorgerufene Steigerung des cAMP-Gehaltes bei den Dialysepatienten signifikant geringer (Abb. 1B).

Fahrradergometerbelastung (80% der maximalen Herzfrequenz für 15 min) führte in der Kontrollgruppe sowie in der Gruppe der Dialysepatienten zu einem Anstieg des systolischen Blutdruckes von ca. 120 mm Hg auf 190 mm Hg. Am Ende der Belastung waren die Plasmakatecholamine in der Kontrolle um das vierfache, bei den Dialysepatienten hingegen nur um das doppelte angestiegen (Tabelle 1). In der Kontrolle hatte die β_2-Adrenozeptoranzahl in den Lymphozyten zum gleichen Zeitpunkt um ca. 55% zugenommen (Tabelle 1); dieser Anstieg der β_2-Adrenozeptoranzahl war begleitet von einer gesteigerten Produktion an cAMP in den Lymphozyten nach Stimulation mit 10 μM (−)-Isoprenalin (Tabelle 1). In der Gruppe der Dialysepatienten hingegen, hatte die Belastung *keinen* signifikanten Einfluß auf die β_2-Adrenozeptoranzahl; dementsprechend änderte sich auch die durch 10 μM (−)-Iso-

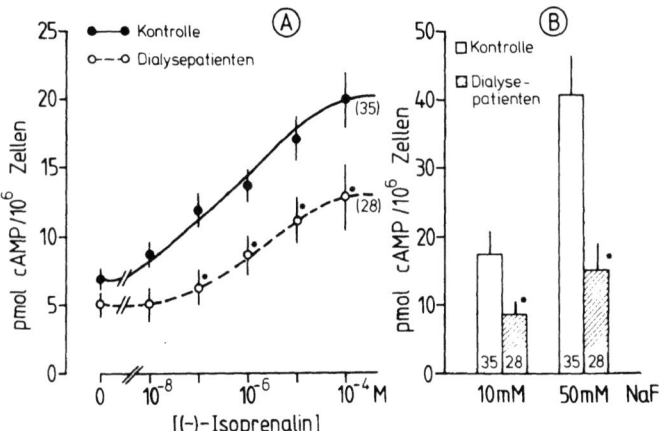

Abb. 1. A Einfluß von (−)-Isoprenalin auf den intrazellulären Gehalt an cAMP in Lymphozyten von gesunden Probanden (●———●) und von chronischen Dialysepatienten (○———○). *Ordinate:* cAMP-Gehalt in den Lymphozyten in pmol cAMP/10^6 Zellen. *Abszisse:* molare Konzentration von (−)-Isoprenalin. **B** Einfluß von NaF (10 bzw. 50 mM) auf den intrazellulären Gehalt an cAMP in Lymphozyten von gesunden Probanden (weiße Säulen) und von chronischen Dialysepatienten (gestrichelte Säulen). *Ordinate:* cAMP-Gehalt in den Lymphozyten in pmol cAMP/10^6 Zellen. Angegeben sind Mittelwerte ± mittlerer Fehler des Mittelwertes. Anzahl der Versuchspersonen in den jeweiligen Gruppen in Klammern. * $p < 0,01$ verglichen mit der Kontrolle

Tabelle 1. Einfluß einer Fahrradergometerbelastung (80% der maximalen Herzfrequenz) für 15 min auf β_2-Adrenozeptoranzahl in Lymphozyten, Plasmakatecholamine, Isoprenalin (10 µM)-induzierte cAMP-Produktion in Lymphozyten und systolischen Blutdruck bei zehn gesunden Probanden und sieben Dialysepatienten

	Kontrolle		
	Vor Belastung	Nach 15 min Belastung	Nach 1 Std Ruhe
β_2-Adrenozeptoranzahl (^{2}JCYP-Bindungsstellen/Zelle)	463 ± 36	720 ± 64**	399 ± 64
Plasmakatecholamine (ng/ml)	0,47 ± 0,1	1,83 ± 0,2**	0,45 ± 0,1
cAMP-Anstieg in Lymphozyten (pmol/10^6 Zellen)	8,2 ± 1,3	13,6 ± 2,2**	5,0 ± 1,2*
Systolischer Blutdruck (mm Hg)	121 ± 6	190 ± 9**	120 ± 10
	Dialysepatienten		
	Vor Belastung	Nach 15 min Belastung	Nach 1 Std Ruhe
β_2-Adrenozeptoranzahl (^{2}JCYP-Bindungsstellen/Zelle)	500 ± 112	497 ± 55	464 ± 94
Plasmakatecholamine (ng/ml)	0,73 ± 0,2	1,65 ± 0,3**	0,62 ± 0,2
cAMP-Anstieg in Lymphozyten (pmol/10^6 Zellen)	4,9 ± 1,1	6,2 ± 2,4	4,8 ± 2,1
Systolischer Blutdruck (mm Hg)	118 ± 8	183 ± 10**	120 ± 9

Angegeben sind Mittelwerte ± mittlerer Fehler des Mittelwertes
** $p < 0,01$; * $p < 0,05$ verglichen mit den entsprechenden Werten vor Belastung

prenalin hervorgerufene Produktion des intrazellulären cAMP-Gehaltes nicht (Tabelle 1). 1 Std nach Belastung hatten in beiden Gruppen alle Parameter ihren Ausgangswert wieder erreicht.

Diskussion

Die vorliegenden Ergebnisse zeigen, daß bei chronischen Dialysepatienten die Ansprechbarkeit von β-Adrenozeptoren verringert ist. Diese verringerte Ansprechbarkeit ist offensichtlich nicht auf eine Verminderung der Anzahl der β-Adrenozeptoren zurückzuführen, da die mittlere Anzahl der β_2-Adrenozeptoren in Lymphozyten von Dialysepatienten von der einer Kontrollgruppe nicht signifikant verschieden war. Hingegen war der über β-Adrenozeptorstimulation vermittelte Anstieg des intrazellulären cAMP-Gehaltes bei den Dialysepatienten signifikant abgeschwächt. Aus diesen Befunden kann geschlossen werden, daß die verringerte β-Adrenozeptoransprechbarkeit auf einem Postrezeptordefekt beruht, entweder auf einem Defekt in der Kopplung von β-Adrenozeptorstimulation zur Adenylatzyklase oder in einer verringerten Adenylatzyklaseaktivität. Die Tatsache, daß auch der cAMP-steigernde Effekt des NaF, das rezeptorunabhängig *direkt* an der Adenylatzyklase angreift (Perkins 1973), erniedrigt ist, scheint darauf hinzudeuten, daß unter chronischer Dialysebehandlung die Aktivierbarkeit der Adenylatzyklase abnimmt.

In der vorliegenden Arbeit führte Fahrradergometerbelastung (80% der maximalen Herzfrequenz) für 15 min bei gesunden Probanden zu einem ca. 55%igen Anstieg der β_2-Adrenozeptoranzahl in den Lymphozyten. Ähnliche Effekte sind kürzlich auch von Butler et al. (1983) und Middeke et al. (1983) beschrieben worden. Der Mechanismus dieser

Zunahme der β_2-Adrenozeptoranzahl während akuter Freisetzung endogener Katecholamine ist bisher nicht bekannt. Allerdings ist an Rattenretikulozyten gezeigt worden, daß Katecholamine über β-Adrenozeptorstimulation eine gesteigerte enzymatische Methylierung von Phospholipiden hervorrufen können; eine solche erhöhte Phospholipidmethylierung kann dazu führen, daß „maskierte" β-Adrenozeptoren demaskiert werden, so daß sich die Anzahl an β-Adrenozeptoren erhöht (Strittmatter et al. 1981). Es wäre daher denkbar, daß die während der Ergometerbelastung akut freigesetzten Katecholamine (Tabelle 1) über einen ähnlichen Mechanismus die Erhöhung der β_2-Adrenozeptoranzahl hervorrufen. Die Tatsache, daß bei Dialysepatienten die Fahrradergometerbelastung zwar ebenfalls zu einer gesteigerten Freisetzung von Katecholaminen führte, die β_2-Adrenozeptoranzahl aber nicht beeinflußte, spricht daher ebenfalls für eine eingeschränkte Ansprechbarkeit von β-Adrenozeptoren in der chronischen Urämie.

Zusammenfassend zeigen die Befunde der vorliegenden Arbeit, daß bei chronischen Dialysepatienten die Ansprechbarkeit von β_2-Adrenozeptoren in den Lymphozyten abgeschwächt ist. Da β-Adrenozeptoren in den Lymphozyten in ihren Eigenschaften denen in anderen peripheren Geweben sehr ähnlich sind (Brodde et al. 1983), dürften auch periphere β-Adrenozeptoren bei Dialysepatienten in ihrer Ansprechbarkeit eingeschränkt sein. Diese verringerte Ansprechbarkeit adrenerger β-Rezeptoren könnte erklären, warum unter chronischer Dialysebehandlung manche Patienten hypotensiv und subsensitiv gegen adrenerge Stimuli werden (Botey et al. 1981).

Diese Arbeit wurde vom Landesamt für Forschung Nordrhein-Westfalen und der Sandoz-Stiftung für therapeutische Forschung unterstützt.

Literatur

Botey A, Gaya J, Montoliu J, Torras A, Rivera F, Lopez-Pedret J, Revert L (1981) Postsynaptic adrenergic unresponsiveness in hypotensive haemodialysis patients. Proc Eur Dial Transplant Assoc 18: 586–591 – Brodde O-E, Engel G, Hoyer D, Bock KD, Weber F (1981) The β-adrenergic receptor in human lymphocytes: Subclassification by the use of a new radio-ligand, $(\pm)$-[125]iodocyanopindolol. Life Sci 29: 2189–2198 – Brodde O-E, Kuhlhoff F, Arroyo J, Prywarra A (1983) No evidence for temperature-dependent changes in the pharmacological specificity of β_1- and β_2-adrenoceptors in rabbit lung membranes. Naunyn-Schmiedebergs Arch Pharmacol 322: 20–28 – Butler J, Kelly JG, O'Malley K, Pidgeon F (1983) β-Adrenoceptor adaption to acute exercise. J Physiol (Lond) 344: 113–118 – Dillon N, Chung S, Kelly JG, O'Malley K (1980) Age and beta adrenoceptor-mediated function. Clin Pharmacol Ther 27: 769–772 – Middeke M, Remien J, Holzgreve H (1983) Beta-2-Adrenozeptor-Dichte an intakten Lymphozyten in Beziehung zu Blutdruck, Geschlecht, Alter und dynamischer Belastung. Therapiewoche 33: 5994 – Nagel, M, Schüman HJ (1980) A sensitive method for determination of conjugated catecholamines in blood plasma. J Clin Chem Clin Biochem 18: 431–432 – Perkins JP (1973) Adenyl cyclase. Adv Cyclic Nucleotide Res 3: 1–64 – Strittmatter WJ, Hirata F, Axelrod J (1981) Regulation of the β-adrenergic receptor by methylation of membrane phospholipids. Adv Cyclic Nucleotide Res 14: 83–91 – Weber F, Anlauf M (1982) Direkte und indirekte Vergleichsuntersuchungen zur Meßgenauigkeit des elektronischen Blutdruckmeßgerätes Tonomed. Herz/Kreislauf 279–283

Kramer, P., Rösick, F., Rosenkranz, W., Hellige, G., Scheler, F. (Med. Klinik, Abt. Nephrologie, Universität Göttingen)
Determinanten der Filtrationfraktion bei arteriovenöser Hämofiltration

Einführung

Bei der ohne Pumpen durchgeführten kontinuierlichen arteriovenösen Hämofiltration (CAVH), die zunehmend bei anurischen Intensivpflegepatienten mit kardiopulmonalen

Komplikationen als Nierenersatztherapie angewendet wird, ist es manchmal problematisch, die Filtrationsrate trotz niedriger Blutdruckwerte für eine Kompensation der Urämie über 8 ml/min zu halten. Die verschiedenen Determinanten der Filtrationsfraktion und der Filtrationsrate sind hinsichtlich ihrer praktischen Relevanz mit Ausnahme des Blutdrucks und der Blutflußrate [2, 3] bisher unzureichend untersucht; so ist bisher nicht bekannt, warum bei einzelnen Patienten trotz normaler Druck- und Durchflußwerte die Filtrationsrate zu niedrig liegt. Wir haben daher untersucht, welchen Einfluß die verschiedenen Determinanten wie kolloidosmotischer Druck, Hämatokrit und Ultrafiltrationsunterdruck auf die Höhe der Filtrationsfraktion ausüben und ob die bisher bekannten Faktoren die Beobachtungen bei einzelnen Patienten erklären.

Methodik

Untersuchungen wurden einerseits am Patienten direkt während der CAVH, andererseits unter „In vivo"-Bedingungen mit einem künstlichen Kreislauf durchgeführt. Für den künstlichen Kreislauf wurde ein Harvard-Pumpenmembranherz und ein Windkessel verwendet, um einen pulsatilen Blutfluß entsprechend den realen Bedingungen zu erhalten. Das verwendete Blut wurde für die Untersuchungen mit steigender Albuminkonzentration aus menschlichen Erykonzentraten, FFP und Humanalbumin gemischt. Für die übrigen Untersuchungen wurde frisches Rinderblut verwendet. Das Blut war voll heparinisiert, wurde kontinuierlich oxygeniert und mit Glukose substituiert. Die Untersuchungen fanden bei 37° C statt. Als CAVH-Schlauchsystem wurde das der Firma Amicon mit dem Diafilter 20 (0,2 m) und der 8-Ch-Vygon-Gefäßkatheter für CAVH verwendet. Mit dem künstlichen Kreislauf wurde im einzelnen das Verhalten der Filtrationsfraktion in Abhängigkeit von Albuminkonzentration, Hämatokrit, Verwendung von Dreiwegehähnen im extrakorporalen System und unter Postdilution untersucht. Am Patienten wurde die Bedeutung des Unterdrucks für die Filtrationsfraktion insbesondere bei Patienten mit niedriger Filtrationsrate untersucht.

Ergebnisse

Bei einem „arteriellen" Systemdruck von 120/60 mm Hg, einem mittleren Druck vor dem Hämofilter von 100/55 mm Hg und einem „venösen" Systemdruck von 10 mm Hg sowie einem Hämatokrit von 35 Vol% wurde mit Erhöhung der Albuminkonzentration von 1,9 auf 10,9 g/dl entsprechend Abb. 1 eine nahezu lineare Abnahme der Filtrationsfraktion von im Mittel 0,16 auf 0 beobachtet.

Bei einer Gesamteiweißkonzentration von 12 g/dl (90% Albuminanteil) sistierte die Filtration vollständig, während die Blutflußrate nur von 120−220 ml/min auf 110−190 ml/min abgefallen war.

Interessanterweise kam es mit Erhöhung der Albuminkonzentration auch zu einer Abnahme der hydraulischen Permeabilität des Hämofilters von im Mittel 4,5 auf 2,5 μl/s/mm Hg.

Bei Erhöhung des Hämatokrits von 20 auf 55 Vol% stieg die Filtrationsfraktion exponentiell von 0,10 auf 0,20 an. Die Blutflußrate fiel von 130−230 auf 40−80 ml/min, während die Filtrationsrate nur um etwa 10−20% abnahm. Unabhängig von diesen Veränderungen war aber auch eine Abnahme des Filtrationskoeffizienten von im Mittel 0,2 auf 0,15 μl/s/mm Hg/cm × 10 nachzuweisen.

Wurde der Unterdruck auf der Ultrafiltratseite von 0 auf −250 cm Wassersäule erhöht, kam es bei allen Patienten zu einem linearen Anstieg der Filtrationsfraktion. Abb. 2 zeigt aber, daß sich Filtrationsrate und Durchblutung des extrakorporalen Kreislaufs sehr unterschiedlich verhielten. Bei Patienten mit einer zu niedrigen Blutflußrate kam es durch Steigerung des Unterdrucks zu keiner nennenswerten Zunahme der Filtrationsrate, während

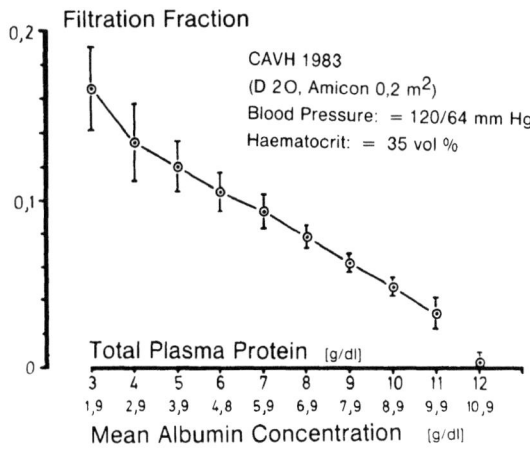

Abb. 1. Abnahme der Filtrationsfraktion mit Erhöhung der Albuminkonzentration bei konstantem Blutdruck und Hämatokrit

die Druckblutung sogar abnahm. Bei einer zweiten Gruppe mit einem Hämatokrit über 30 Vol% und guter Blutflußrate konnte eine Steigerung der Filtrationsrate bis zu einem Unterdruck von −100 cm Wassersäule erreicht werden, darüber hinaus fiel die Blutflußrate, während die Filtrationsrate nicht mehr gesteigert werden konnte. Bei Patienten mit gutem Blutfluß und niedrigem Hämatokrit gelang es in der Regel über lange Zeit die Filtrationsrate zum Teil zu verdreifachen.

Die Zwischenschaltung eines „venösen" Dreiwegehahnes hinter dem Hämofilter führte zu einer deutlichen Zunahme der Filtrationsfraktion mit Anstieg der Filtrationsrate um 5% bei gleichzeitiger Abnahme der Blutflußrate um 5%. Durch Zwischenschaltung der Dreiwegehähne vor dem Hämofilter am arteriellen Gefäßkatheter wurde die Filtrationsfraktion zwar nicht verändert, aber Blutfluß und Filtrationsrate nahmen um etwa 2% ab.

Die Zufuhr der Substitutionsflüssigkeit in den venösen Schenkel des CAVH-Systems führte zu einem geringfügigen Abfall der Filtrationsfraktion und der Filtrationsrate mit einer Zunahme der Durchblutung (+0,5% bei Ht 25 Vol%; +6% bei Ht 50 Vol%).

Schlußfolgerungen

Für die klinische Praxis lassen sich aus den vorgelegten Ergebnissen eine Reihe von Schlußfolgerungen ziehen:

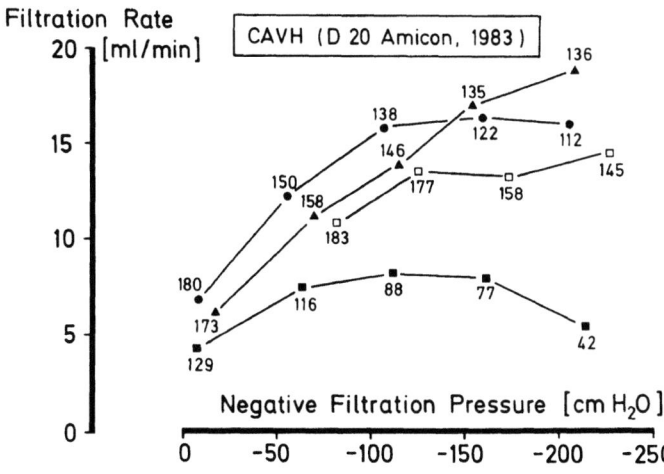

Abb. 2. Effekt der Unterdrucksteigerung auf die Filtrationsrate und die Blutflußrate (Zahlen neben den Punkten)

1. Eine Erhöhung der Albuminkonzentration und des Hämatokrits führt unabhängig von der Änderung des kolloidosmotischen Druckes und der Viskosität zu einer Herabsetzung der Membranpermeabilität. Dieser Befund steht im Widerspruch zu den bisherigen Annahmen [4, 5].
2. Eine Albuminsubstitution sollte im Interesse einer hohen Filtrationsrate nur bei dringender klinischer Indikation vorgenommen werden.
3. Die Zufuhr eines Erykonzentrates führt bei Hämatokritwerten unter 40 Vol% nur zu einer geringen Abnahme der Filtrationsrate.
4. Durch Erhöhung des Unterdrucks auf der Ultrafiltratseite bis auf −100 cm Wassersäule kann bei fast allen Patienten eine Steigerung der Filtrationsrate erreicht werden. Darüber hinaus ist eine Steigerung nur bei Patienten mit niedrigem Hämatokrit und guter Blutflußrate zu erreichen. Bei niedriger Blutflußrate kann durch Erhöhung des Unterdrucks eine Thrombosierung des Hämofilters induziert werden. Die Anwendung von Sog muß sehr differenziert entschieden werden [1].
5. Bei zu niedriger Filtration kann man durch Weglassen der „arteriellen" Dreiwegehähne und Belassen des „venösen" eine Steigerung um etwa 15% erreichen.
6. Die Infusion der Substitutionslösung vor dem „venösen" Dreiwegehahn führt zu einer geringen Steigerung der Blutflußrate, während die Filtrationsrate um etwa 3% abfällt.

Literatur

1. Kaplan AA, Longnecker RE, Folkert VW (1983) Suction-assisted continuous arterio-venous hemofiltration. Trans Am Soc Artif Intern Organs 29: 408−412 − 2. Kramer P, Wigger W, Rieger J, Matthaei D, Scheler F (1977) Arteriovenous haemofiltration: A new and simple method for treatment of over-hydrated patients resistent to diuretics. Klin Wochenschr 55: 1121−1122 − 3. Kramer P, Kaufhold G, Gröne HJ, Wigger W, Rieger J, Matthaei D, Stokke T, Burchhardi H, Scheler F (1980) Management of anuric intensive-care patients with arteriovenous hemofiltration. Intern J Artif Org 3: 225−230 − 4. Lauer A, Saccaggi A, Ronco C, Belledonne M, Glabman S, Bosch JP (1983) Continuous arteriovenous hemofiltration in critically ill patients. Clinical use and operational characteristics. Ann Intern Med 99: 455−460 − 5. Lysaght JM, Schmidt B, Gurland HJ (1984) Filtration rates and pressure driving force in AV filtration: An experimental study. Blood Purification (in press)

Weber M., Köhler, H., Manns, M., Meyer zum Büschenfelde, K.-H. (I. Med. Klinik und Poliklinik der Johannes-Gutenberg-Universität Mainz)
Mikro-ELISA zum Nachweis von Antikörpern gegen glomeruläre Basalmembranantigene

Einleitung

Zirkulierende Antikörper (AK) gegen Antigene (AG) der glomerulären Basalmembran (GBM) finden sich beim Goodpasture (GP)-Syndrom und einem Teil der rasch progressiven Glomerulonephritiden (RPGN) [9, 10]. Der AK-Nachweis ist durch Geldiffusion, indirekte Immunfluoreszenz, passive Hämagglutination oder Radioimmunoassay möglich [1, 3−5, 9, 10]. Kürzlich wurden auch Enzyme linked immunosorbent-Assays (ELISA) beschrieben [7, 8]. In der vorliegenden Arbeit wird ein optimierter Mikro-ELISA zum Nachweis von anti-GBM-AK in Patientenseren vorgestellt.

Material und Methoden

Antigenpräparation: Die Gewinnung humaner GBM erfolgte nach Westberg und Michael (1970). Die GBM wurde lyophilisiert, in 0,1 M Tris-Azetatpuffer (pH 7,4) mit Zusatz von 0,005 M Ca-Azetat suspendiert (25 mg/ml), mit Kollagenase (aus Clostridium histolyticum, Boehringer, Mannheim) versetzt (0,7%; W/W) und 24 Std bei 37° C inkubiert, danach frische Kollagenase hinzugegeben (0,35%; W/W) und erneut 24 Std inkubiert. Die solubilisierte GBM (sGBM) wurde 30 min bei 3 000 g zentrifugiert, der Überstand dialysiert und nach Zusatz von 0,1% Na-Azid bei −20° C gelagert. *Assay:* Die mit 0,05 M PBS/0,05% Tween 20 (PBST) gewaschenen Mikrotiterplatten wurden mit sGBM gecoatet, gewaschen, mit Patientenserum inkubiert, erneut gewaschen, mit Rabbit-anti-hu-IgG-AP (Behring Werke, Marburg) versetzt, gewaschen und p-Nitrophenylphosphat (p-NPP) (Sigma Chemical Comp., St. Louis) als Substrat hinzugefügt. Die Reaktion wurde mit NaOH gestoppt und die Absorption mit einem Titertex Multiscan Spektrophotometer (Flow Lab., McLean, Virginia) bei 405 nm bestimmt.

Optimierung: a) Unter standardisierten Bedingungen (100 µl sGBM mit 100 µg/ml in Carbonatpuffer, pH 9,6, Serumverdünnung 1 : 90) wurde der Einfluß verschiedener Mikrotiterplatten auf die Höhe der Absorption für GP-Seren sowie den Background für Normalseren untersucht. Der Quotient dieser beiden Werte (P/N-Quotient) wurde für jede Platte errechnet. Platten verschiedener Hersteller, aus unterschiedlichen Materialien und mit verschieden geformten Reaktionsmulden wurden eingesetzt (Dynatec GmbH, D-7306 Denkendorf: ELISA-F-Platte, Immulon, Best.-Nr. M129A; Microtiterplatte, PVC, U-Form, Best.-Nr. M24; V-Form, Best-Nr. M25; F-Form, Best.-Nr. M29; Mikrotiterplatte, PST, F-Form, Best.-Nr. M29A; Nunc GmbH, D-6200 Wiesbaden: Mikrotestplatte, PST, Best.-Nr. 439454, Mikrotestplatte U, PST, Best.-Nr. 449824, Mikrotestplatte, Nunclon Delta, Best.-Nr. 1-67008; Greiner und Söhne, D-7440 Nürtingen: Mikrotiterplatte, Flachboden, Best.-Nr. 655101; Tecnomara, 6301 Fernwald, FRG: Mikrotestplatte, PST, Flachboden, Best.-Nr. B 3696 P/10. b) Der Einfluß des Puffers zur AG-Verdünnung wurde untersucht, indem verschieden konzentrierte Lösungen der sGBM (0,01 − 10 000 µg/ml) in 0,05 M Azetatpuffer (pH 3,5), 0,05 M PBS (pH 7,5) oder 0,05 M Carbonatpuffer (pH 9,6) hergestellt und zum „Coaten" von Mikrotiterplatten eingesetzt wurden. c) Für jeden Reaktionsschritt wurde die Reaktionszeit optimiert. d) Unterschiedliche Konzentrationen von Tween 20 (0%−0,2%) oder BSA (0%−3,0%) wurden Waschflüssigkeit oder Seren zugesetzt. e) IgG-Verunreinigungen der sGBM wurden affinitätschromatographisch entfernt. Hierzu wurde Rabbit-anti-hu-IgG an CN-Br-aktivierte Sepharose 4B gebunden (5 mg Protein/ml Gel), mit 2,5 mg sGBM versetzt und das nichtgebundene Material mit PBS eluiert.

Zur Ermittlung der *Spezifität* des ELISA wurden positiv reagierende Seren (500 µl) mit gelöster sGBM versetzt (500 µl, 100 µg/ml), 30 min bei 37° C inkubiert, zentrifugiert (20 000 g, 30 min) und der Überstand erneut im Assay untersucht. Weiterhin wurden Serumproben von Patienten mit GP-Syndrom (elf floride, eine klinisch inaktive Erkrankung), sowie Seren von Patienten mit unterschiedlichen Glomerulonephritiden (GN) (44), LED (18), Sharp-Syndrom (4), M. Wegener (3), primär biliärer Zirrhose (PBC) (10), chronisch aktiver Hepatitis (CAH) (17), rheumatoider Arthritis (RA) mit positivem (10) oder negativem (10) Rheumafaktor (RF), IgA-IgG Kryoglobulinämie (1), Guillain-Barré-Syndrom (1), Myasthenia gravis (1) untersucht. Zur Bestimmung der *Sensitivität* wurden Serumverdünnungen sowohl im ELISA als auch durch indirekte Immunfluoreszenz untersucht und die ermittelten Titerhöhen der anti-GBM-AK miteinander verglichen. Als *Cut-off des ELISA* wurde der Wert definiert, der sich aus Mittelwert (x) von 178 Normalseren zuzüglich der fünffachen Standardabweichung (SD) errechnete.

Reproduzierbarkeit: Vier GP-Seren wurden an 4 aufeinander folgenden Tagen zur Bestimmung des Interassay-Variationskoeffizienten im ELISA eingesetzt. Der Intraassay-Variationskoeffizient wurde durch 16fache Bestimmung der gleichen Serumproben an einem Tag ermittelt. Die Berechnung der Variationskoeffizienten V erfolgte nach der Gleichung V = Standardabweichung (SD)/Mittelwert (x) × 100.

Ergebnisse

Im Vergleich der Mikrotiterplatten erwies sich die PVC-Platte M29, Flachboden der Fa. Dynatec aufgrund des niedrigsten backgrounds und des höchsten P/N-Quotienten (12,8) als am besten geeignet (Abb. 1). Zwar gelang es mit verschiedenen anderen Platten (Nunc, Tecnomara) höhere Absolutwerte für GP-Seren zu erzielen, dies aber nur bei gleichzeitiger Erhöhung des Backgrounds und somit Einschränkung der Diskriminationsfähigkeit zwischen AK-haltigen und -freien Seren. Die PVC F-Platte wies zudem als Hinweis auf eine gleichbleibende AG-Adsorption eine der geringsten Intraassay-Standardabweichungen auf (2,17 ± 0,02). Von den untersuchten Puffern zur AG-Verdünnung ließen sich bei Verwendung von Carbonatpuffer die höchsten, bei Azetatpuffer die niedrigsten Absorp-

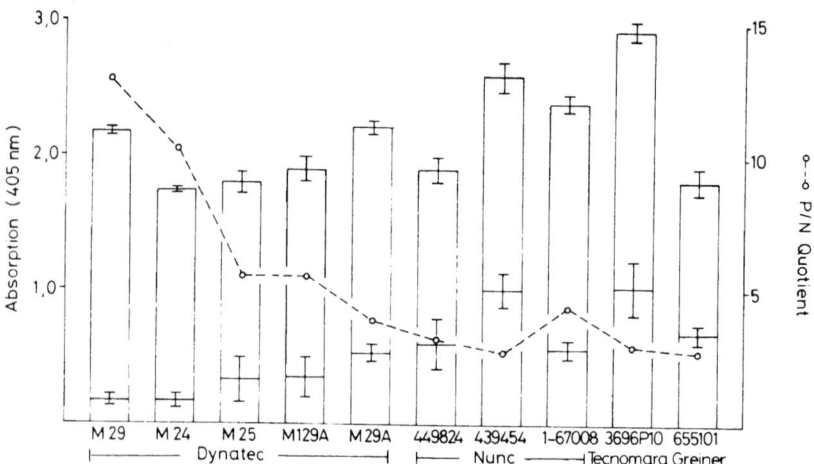

Abb. 1. Einfluß der Mikrotiterplatte auf den anti-GBM-AK-ELISA. Dargestellt sind die Absorptionswerte für ein GP-Serum sowie der Background für gepooltes Normalserum. Der Quotient dieser beiden Werte (P/N-Wert) ist durch Kreise markiert

tionswerte gewinnen. Die Optimierung der Inkubationszeiten zeigte eine optimale AG-Bindung nach 16 Std, eine optimale AK-Bindung nach 6 Std sowie eine optimale Bindung des Konjugats nach 13 Std. Kürzere und längere Reaktionszeiten ergaben geringere Absorptionswerte. Zusatz von BSA (2,0%) zum Konjugat und Tween (0,05%) zu Waschlösungen und Seren reduzierte den Background von $0,85 \pm 0,06$ ($n = 8$) auf $0,24 \pm 0,05$, höhere BSA/Tween-Konzentrationen ergaben keine weitere Background-Reduktion. IgG-freie sGBM wies im Vergleich zu IgG-haltiger sGBM einen um 29% reduzierten Background auf.

Vorherige Adsorption positiver Seren mit sGBM führte zu einer Reduktion der Absorptionswerte unter den Cut-off des Tests. Seren von Patienten mit anderen GN sowie zahlreichen anderen Erkrankungen reagierten negativ (Abb. 2). Die anti-GBM-AK-Titer von vier GP-Seren bestimmten sich durch indirekte Immunfluoreszenz zu 1 : 4, 1 : 4, 1 : 64, 1 : 64, im ELISA zu 1 : 1 024, 1 : 2 048, 1 : 16 384, 1 : 16 384. Mittelwert (x), SD und Interassay-Variationskoeffizient errechneten sich bei vier GP-Seren zu $1,17 \pm 0,07$; $V = 6,0\%$; $1,44 \pm 0,01$; $V = 0,7\%$; $2,07 \pm 0,003$; $V = 0,1\%$; $2,15 \pm 0,04$; $V = 1,9\%$. Der Intraassay-Variationskoeffizient der gleichen Seren betrug 4,8%, 6,1%, 2,4% und 1,4%.

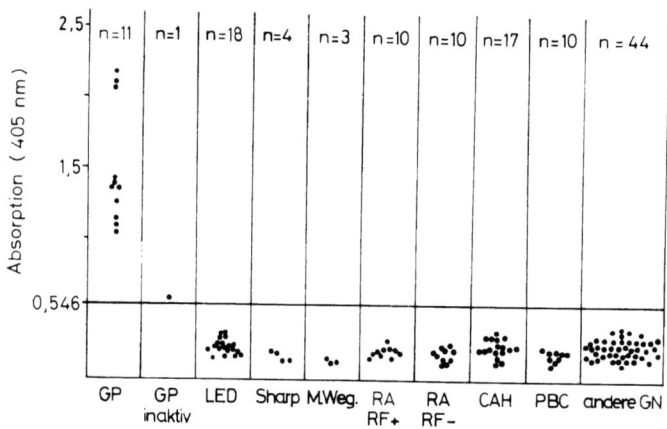

Abb. 2. Krankheitsspezifität. Aufgetragen sind Absorptionswerte für Seren von Patienten mit GP-Syndrom sowie anderen Erkrankungen. Die durchgezogene Linie (0,546) markiert den Cut off des ELISA

Anti-GBM-AK Titer bei verschiedenen Erkrankungen

Der *optimierte anti-GBM-AK ELISA* wurde wie folgt etabliert: Dynatec, PVC F-Mikrotiterplatten wurden mit 100 µl sGBM (100 µg/ml) in Carbonatpuffer (pH 9,6) über Nacht (16 Std) bei 4° C gecoatet. Nach dreifachem Waschen mit PBST wurde mit 100 µl Patientenserum (1 : 90 in PBST) 6 Std bei Zimmertemperatur inkubiert. Nach erneutem Waschen wurde 200 µl einer Verdünnung von Rabbit-anti-hu-IgG-AP (1 : 50 in PBST/BSA 2,0%) zugefügt und über Nacht bei Zimmertemperatur belassen (13 Std). Nach dem Waschen wurde mit 200 µl p-NPP versetzt, die Reaktion nach 30 min gestoppt (20 µl 1 M NaOH) und die Absorption bei 405 nm bestimmt. Unter diesen Bedingungen betrugen Mittelwert (x) und SD für 178 Normalseren x = 0,276 ± 0,054. Es errechnete sich ein *Cut-off* von 0,546.

Diskussion

In der vorliegenden Arbeit wird ein Mikro-ELISA beschrieben, der spezifisch, sensitiv und reproduzierbar den Nachweis von anti-GBM-AK in Seren ermöglicht. Als AG wird kollagenasesolubilisierte GBM eingesetzt. Die auf nichtkovalenten Bindungskräften beruhende Adsorption des GP-AG an die Plastikwände ist dabei in hohem Maß von der Art der verwendeten Platten abhängig. Die von uns benutzte PVC-Platte erwies sich Platten aus Immunol, PST oder Nunclon-Delta überlegen (Abb. 1). In den bisher beschriebenen anti-GBM ELISA wurden PST-Platten benutzt, die bei unserer Untersuchung einen geringeren P/N-Quotienten aufwiesen [7, 8]. Für jede AG-AK-Reaktion gibt es ein zeitliches Bindungsoptimum. Zu kurze oder zu lange Bindungszeiten führen zu einer ungenügenden AG-Haftung oder zu einer verstärkten Desorption des gebundenen Komplexes mit Verlust durch den nachfolgenden Waschvorgang [2]. Unter Verwendung von Carbonatpuffer (pH 9,6) zur AG-Verdünnung und zum „Coaten" wurden die höchsten Absorptionswerte für GP-Seren bestimmt. Ursächlich ist hierfür sowohl eine bessere AG-Haftung als auch eine Vermehrung der AK-Bindungsstellen durch Veränderung der Tertiärstruktur des AG im Alkalischen denkbar. Eine Background-Reduktion durch Hemmung der unspezifischen Immunglobulinadsorption ließ sich durch Zusätze von Tween 20, BSA sowie IgG-freier sGBM erzielen. Die positive Reaktion von GP-Seren im ELISA ließ sich durch vorherige Adsorption mit löslichem AG aufheben, ein Hinweis für die spezifische Reaktion der AK mit dem GP-AG. Der Nachweis der Krankheitsspezifität konnte durch Untersuchung von 298 Seren erbracht werden. Nur die elf GP-Seren reagierten positiv. Knapp oberhalb des Cut-off lag der Absorptionswert für das Serum eines Patienten mit einem klinisch inaktiven GP-Syndrom. Die Sensitivität des Assay lag wesentlich höher als die der indirekten Immunfluoreszenz.

Susmann und Wheeler (1981) beschrieben einen ähnlichen ELISA, in dem ebenfalls kollagenasesolubilisierte GBM als AG eingesetzt wurde. Zur Durchführung des Assays sind allerdings größere AG-Mengen notwendig. Aufgrund der schwierigen Präparation der GBM ist die von uns angewandte Mikroplattenmethode von Vorteil. In dem von Wieslander et al. (1981) beschriebenen Assay wird als Konjugat Methylumbelliferylphosphat verwendet.

Der ELISA eignet sich zur Erkennung von anti-GBM-Glomerulonephritiden, zur Verlaufskontrolle von AK-Titern sowie zur weiteren AG-Charakterisierung.

Literatur

1. Buffaloe GW, Evans JE, McIntosh RM, Glassock RJ, Tavel TB (1980) Antibodies to human glomerular basement membrane: modified methodology for detection in human serum. Clin Exp Immunol 39: 136−140 − 2. Lehtonen O-P, Viljanen MK (1980) Antigen attachment in ELISA. J Immunol Methods 34: 61−70 − 3. Macanovic M, Evans DJ, Peters DK (1972) Allergic response to glomerular basement membrane in patients with glomerulonephritis. Lancet 2: 207−210 − 4. Mahieu P, Lambert PH, Miescher PA (1974) Detection of anti-glomerular basement membrane antibodies by a radioimmunological technique. J Clin Invest 54: 128−137 − 5. McPhaul JJ, Dixon FJ (1969) The presence of anti-glomerular basement membrane antibodies in peripheral blood. J Immunol

103: 1168−1175 − 6. Westberg NG, Michael AF (1970) Human glomerular basement membrane. Preparation and composition. Biochemistry 9: 3837−3846 − 7. Wheeler J, Sussman M (1981) Enzyme-linked immunosorbent assay for circulating anti-glomerular basement membrane antibodies. Clin Exp Immunol 45: 271−278 − 8. Wieslander J, Bygren PG, Heinegard D (1981) Anti-basement membrane antibody: immunoenzymatic assay and specificity of antibodies. Scand J Clin Lab Invest 41: 763−772 − 9. Wilson CB, Dixon FJ (1974) Diagnosis of immunopathologic renal disease. Kidney Int 5: 389−401 − 10. Wilson CB (1980) Radioimmunoassay for anti-glomerular basement membrane antibodies. In: Rose NR, Friedmann H (eds) Manual of clinical immunology. Am Society for Microbiology, Washington, p 376

Nephrologie II

Schwarz, A., Pommer, W., Kühn-Freitag, G., Faber, U., Molzahn, M. (Med. Klinik, Klinikum Steglitz, Berlin)
Beitrag zur terminalen Analgetikanephropathie

Einleitung

Schmerzmittelgebrauch und -mißbrauch sind schwer in ihrem Ausmaß einzuschätzen, da in Fragen hierzu der Vorwurf der Selbstschädigung vermutet werden kann, was die Betroffenen häufig zu Leugnung oder Verharmlosung veranlaßt. Möglicherweise aufgrund dieser Erfassungsschwierigkeiten ist die Bedeutung des Schmerzmittelabusus für die Entstehung einer Nierenkrankheit immer noch umstritten [1–5]. Um den Kranken mit Analgetikanephropathie (AN) in seiner Persönlichkeitsstruktur besser einschätzen zu lernen, befragten wir die 144 Patienten unseres Dialysezentrums zu ihrem Analgetikagebrauch und werteten retrospektiv ihre Akten aus.

Methoden

Wir unterschieden die unter den somatischen Hinweisen einer analgetikaassoziierten Nephropathie zur terminalen Niereninsuffizienz gelangten Patienten ($n = 48$) von den Patienten mit anderen Nierenkrankheiten ($n = 76$), wobei eine Zwischengruppe von Patienten mit einigen diagnostischen Kriterien einer AN, aber gleichzeitigem Nachweis einer anderen Nierenkrankheit ($n = 20$) gebildet wurde. Die Befragung erfolgte anhand eines Fragebogens im Einzelgespräch durch den behandelnden Arzt. Die Aussagen der Patienten mit AN wurden mit den Aussagen der Patienten mit anderen Nierenkrankheiten als Kontrollgruppe verglichen. Hierbei wurde die Zwischengruppe (Verdacht auf Analgetikaschädigung bei gleichzeitig bestehender anderer Nierenkrankheit) aus dem Vergleich ausgelassen. Die abgesehen von einer Analgetikaanamnese erhobenen diagnostischen Kriterien der AN gehen aus Tabelle 1 hervor.

Ergebnisse

Bei 48 der 144 Dialysepatienten unseres Zentrums (33%) wurde eine AN diagnostiziert. In zahlreichen Punkten wurden signifikante Unterschiede zwischen der Patientengruppe mit AN

Tabelle 1. Die abgesehen von einer Schmerzmittelanamnese zur Diagnose herangezogenen Kriterien einer Analgetikanephropathie bei 48 Dialysepatienten

Papillennekrosen	60%
Intrarenale Verkalkungen	13%
Intermittierende Harnstauungen	6%
Unregelmäßig geschrumpfte Nieren mit verplumpten Kelchen	23%
Nierenbiopsie	8%
Urothelkarzinom	4%
Malignomverdächtige Zellen im Urin	8%
Komplizierte und/oder rezidivierende Harnwegsinfektionen	40%

Wegen Überschneidung addieren sich die Prozentzahlen zu mehr als 100%

Tabelle 2. Vergleich zwischen Dialysepatienten mit Analgetikanephropathie und anderen Nierenkrankheiten. Die statistische Signifikanz wurde mit dem Chi-Quadrat-Test bzw. dem Student-t-Test (*) geprüft

	Analgetika-nephropathie ($n = 48$)	Andere Nieren-krankheiten ($n = 76$)	Signifikanz
Anamnestisch insgesamt > 1 000 Schmerztabletten eingenommen	85%	15%	$p \ll 0,001$
Anamnestisch regelmäßiger Schlafmittel-gebrauch	48%	29%	$p = 0,0063$
Anamnestisch regelmäßiger Laxantien-gebrauch	63%	19%	$p \ll 0,001$
Raucher	63%	35%	$p = 0,0025$
Alkoholabusus	13%	9%	n.s.
Häufig Magenschmerzen	35%	17%	$p = 0,023$
Ulzera und/oder Erosionen in Magen/ Duodenum	54%	23%	$p < 0,001$
Alter bei Dialysebeginn	56 ± 11 Jahre	48 ± 16 Jahre	$p < 0,001$ (*)
Anteil Frauen	65%	37%	$p = 0,0026$
Analgetikaabusus in der Familie	53%	27%	$p = 0,0025$
bei mehr als einem Familienmitglied	34%	3%	$p \ll 0,001$
Berufe (Anteil Frauen %):			
Näherin/Schneiderin (100%)	6%	0%	$p = 0,027$
Hausfrau (100%)	10%	3%	n.s.
Verkäuferin (100%)	10%	5%	n.s.
Büroangestellte(r) (75%)	20%	20%	n.s.
Arbeiter(in) (50%)	20%	9%	n.s.
Selbständige(r) bzw. Leitende(r) Angestellte(r) (10%)	15%	15%	n.s.
Student/Schüler (0%)	0%	4%	n.s.
Polizist (0%)	0%	3%	n.s.
Ingenieur (0%)	0%	3%	n.s.
Handwerker (0%)	8%	28%	$p = 0,009$
Verschiedenes (40%)	10%	10%	n.s.
„Weibliche Berufe" (Schneiderin, Hausfrau, Verkäuferin)	27%	8%	$p = 0,0038$
„Männliche Berufe" (Handwerker, Ingenieur, Polizist)	8%	33%	$p = 0,0016$
Frauen mit „Doppelbelastung"	65% ($n = 31$)	29% ($n = 28$)	$p = 0,0057$
Nach Dialysebeginn weiter berufstätig	35%	41%	n.s.
Mit Dialysebeginn berentet	23%	33%	n.s.
Rezepte über Analgetika angefordert (1 Jahr)	62%	42%	$p = 0,032$
Rezepte über Schlafmittel angefordert (1 Jahr)	42%	18%	$p = 0,0045$
Rezepte über Laxantien angefordert (1 Jahr)	42%	18%	$p = 0,0045$
Rezeptforderungen	18,22 ± 10,56	13,67 ± 9,99	$p < 0,02$ (*)
Heimdialyse	29%	29%	n.s.
Zur Transplantation gemeldet und/oder erfolglos transplantiert	6%	42%	$p = 0,017$
Kein Transplantationswunsch	60%	28%	$p < 0,001$

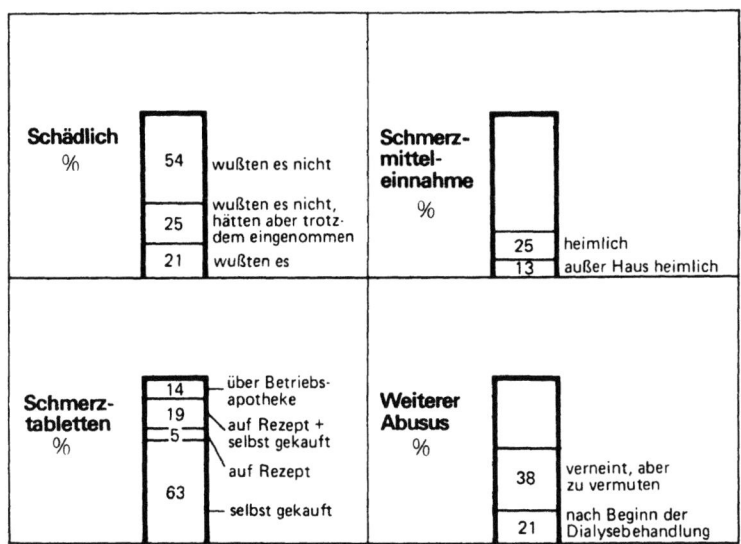

Abb. 1. Schadensbewußtsein, Verheimlichung und Beschaffungsart bei früher eingenommenen Schmerzmitteln sowie weiterer Abusus nach Dialysebeginn bei 48 Dialysepatienten mit Analgetika-nephropathie

und der Kontrollgruppe gefunden (Tabelle 2). Der überwiegende Anteil der Patienten mit AN gab regelmäßigen Analgetikagebrauch an (85%), deutlich mehr als das Kontrollkollektiv (15%). Die Angaben hierzu im Rahmen dieser Untersuchung waren in 29% der Fälle divergent zu früheren Aussagen derselben Patienten; dabei wurde ein Abusus in 10% der Fälle erstmals zugegeben, in 4% ein früher angegebener Abusus jetzt geleugnet. Der Mittelwert der angegebenen, täglich eingenommenen Tablettenanzahl war 4,9 ± 4,7 Tabletten, die Einnahmedauer bis zur terminalen Niereninsuffizienz war im Mittel 21 ± 12 Jahre. Das Alter bei Einnahmebeginn war im Mittel 34 ± 13 Jahre, bei Dialysebeginn 56 ± 11 Jahre. Ursache für die Analgetikaeinnahme waren überwiegend Kopfschmerzen (93%), sonst Rücken-

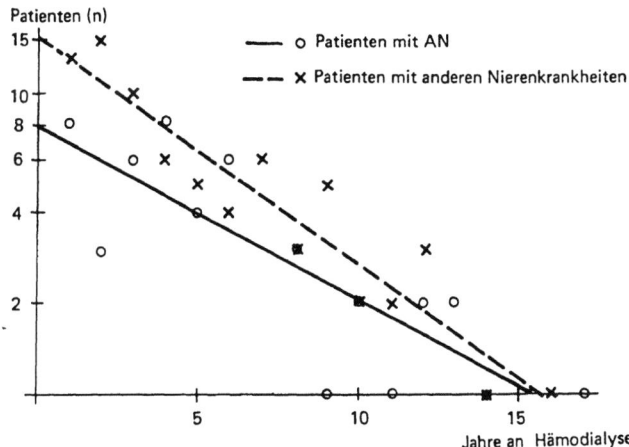

Abb. 2. In beiden Kollektiven nimmt die Anzahl an Patienten mit der Dauer der Dialysebehandlung statistisch signifikant entsprechend einer Exponentialfunktion ab. Diese Abnahme ist bei Patienten mit Analgetikanephropathie eher weniger steil als bei Patienten mit anderen Nierenkrankheiten. Patienten mit Analgetikanephropathie: $y = 7,7964 \exp(-0,1334x)$, $n = 14$, $r = 0,8306$, $p < 0,001$. Andere Nierenkrankheiten: $y = 15,4642 \exp(-0,1758x)$, $n = 14$, $r = 0,9417$, $p \ll 0,001$

(16%), Zahn- (2%), Regelschmerzen (5%), Traumafolge (12%), „gute Stimmung" (7%), Steigerung der Leistungsfähigkeit (35%). In 70% der Fälle wurden mehrere Ursachen angegeben. In 30% der Fälle erfolgte eine Einnahme auch vorbeugend.

Patienten mit AN waren bei Dialysebeginn deutlich älter, es handelte sich in 65% um Frauen (Tabelle 2). Ein Analgetikaabusus in der Familie lag mit 57% gehäuft vor, davon in 42% bei der Mutter (Tabelle 2). In 28% der Fälle war ein Partnerabusus zu vermuten.

Bei den Berufen (Tabelle 2) überwogen in der Gruppe der Analgetikakranken die typisch „weiblichen" Berufe, besonders häufig waren Frauen mit „Doppelbelastung" vertreten; ein wesentlicher Unterschied in den sozialen Schichten fand sich zwischen den beiden Gruppen nicht. In 77% der Fälle mit AN wurde Streß im Beruf und/oder zu Hause angegeben. Die Schmerzmitteleinnahme erfolgte häufig heimlich und trotz Schadensbewußtsein (Abb. 1). Nikotinabusus sowie gleichzeitiger Schlafmittel- und Laxantiengebrauch waren häufig und drückten sich an entsprechenden Rezeptforderungen aus (Tabelle 2). Die Patienten mit AN litten oft an Magenschmerzen, teils mit gesicherten Geschwüren oder Erosionen (Tabelle 2). Ein weiterer Schmerzmittelgebrauch, auch nach Beginn der Dialysebehandlung, wurde in der Hälfte der Fälle angegeben oder war zu vermuten (Abb. 1).

Erwähnenswert ist, daß trotz im Schnitt höheren Alters die Patienten mit AN praktisch kaum häufiger bei Dialysebeginn berentet wurden und auch gleichhäufig die Selbstbehandlung in Heimdialyse übernahmen wie die Kontrollgruppe (Tabelle 2). Die Lebenserwartung erschien trotz höheren Lebensalters nicht wesentlich niedriger (Abb. 2). Die Möglichkeit einer Nierentransplantation wurde von den meisten Patienten nicht wahrgenommen und auch nicht für wünschenswert gehalten (Tabelle 2).

Diskussion

In einigen Persönlichkeitsmerkmalen unterschieden sich Patienten mit AN statistisch signifikant von den übrigen Patienten unseres Dialysezentrums. Analgetikakranke mit terminaler Niereninsuffizienz sind meist eher im mittleren bis höheren Lebensalter, eher Frauen als Männer, kommen zwar aus allen sozialen Schichten, leben aber meist unter Streß bei hoher Leistungsnorm. Der Abusus erstreckt sich außer auf Schmerzmittel häufig auch auf Schlaf- und Abführmittel, Streß und Tabletten resultieren in einer „Magenanamnese". Oft hat das Vorbild in der Familie, besonders bei der Mutter, den Schmerzmittelgebrauch gefördert, der meist trotz Wissens um die Schädlichkeit erfolgte.

Die Anforderung der Dialysebehandlung erfüllt der Analgetikakranke trotz höheren Lebensalters in gleicher Weise wie die übrigen Patienten, was aus der Berufsausübung und Selbstbehandlung hervorgeht. Den Risiken einer Nierentransplantation setzt er sich allerdings auch bei realistischer Möglichkeit nur selten aus. Daraus schließen wir, daß Patienten mit AN an Dialyse einen eher geringeren Leidensdruck als ihre Mitpatienten haben.

Literatur

1. Dubach UC, Rosner B, Pfister E (1982) Epidemiologic study of abuse of analgesics containing phenacetin. Renal morbidity and mortality. N Engl J Med 308: 357–362 – 2. McAnally JF, Winchester JF, Schreiner GE (1983) Analgesic nephropathy. An uncommon cause of end-stage renal disease. Arch Intern Med 143: 1897–1899 – 3. Murray TG, Stolley PD, Anthony JC, Schinnar R, Hepler-Smith E, Jeffreys JL (1983) Epidemiologic study of regular analgesic use and end-stage renal disease. Arch Intern Med 143: 1683–1693 – 4. Nanra RS (1980) Clinical and pathological aspects of analgesic nephropathy. Br J Clin Pharmacol 10: 359S–368S – 5. Wachtel TJ, Hall S (1983) Analgesic abuse and kidney disease. N Engl J Med 309: 50–51

Grußendorf, M., Grußendorf, M., Waldherr, R., Seelig, H. P., Ritz, E. (Med. Univ.-Klinik und Pathologisches Institut der Universität Heidelberg, Privates Institut für Immunologie, Karlsruhe)

Systemische Leichtkettenerkrankung als Komplikation des Plasmozytoms

Bei der sog. Leichtkettenerkrankung handelt es sich um eine seltene, aber bislang wahrscheinlich oft verkannte systemische Komplikation eines manifesten oder klinisch inapperenten Plasmozytoms. Diagnostische Probleme und klinischer Verlauf sollen anhand einer eigenen Beobachtung dargestellt werden.

Der 56jährige, in der Anamnese an gehäuften Infektionen leidende Patient wurde zur Abklärung eines nephrotischen Syndroms mit mäßiger Nierenfunktionseinschränkung (Kreatinin 2,4 mg%, Harnstoff 71 mg%) überwiesen. Im Rahmen der systematischen Abklärung wurde eine Kappa-Leichtkettenproteinurie und daraufhin ein Bence-Jones-Plasmozytom vom Kappa-Leichtkettentyp (Stadium IB) ohne Osteolysen mit monoklonaler Plasmazellvermehrung im Mark auf 30% gefunden. Die Konzentration der Leichtketten im 24-Std-Urin betrug 160 mg. Bei der isoelektrischen Fokussierung fanden sich mehrere monoklonale Bande im kationischen Bereich. Vier Hauptbande lagen bei PI-Werten zwischen 7,64 und 8,9. Zur Abklärung der Nierenbeteiligung wurde eine Nierenbiopsie durchgeführt. Hierbei fand sich lichtmikroskopisch eine noduläre Gomerulosklerose, die dem Bild der diabetischen Glomerulosklerose täuschend ähnelt (Abb. 1). Durch fehlende Metachromasie und fehlende Doppelbrechung nach Kongorotfärbung ließ sich ein Amyloid sicher ausschließen. Immunhistologisch wurden Ablagerungen von Kappa-Ketten im Mesangium sowie entlang der glomerulären und tubulären Basalmembran gefunden. Die Leber zeigte laparoskopisch das Bild einer Fettleber mit abgelaufener Perihepatitis, eine Peliosis hepatis fand sich nicht. Immunhistologisch ließen sich massive Kappa-Leichtkettenablagerungen entlang den Sinusoiden nachweisen. Ähnliche Leichtkettenablagerungen fanden sich in der

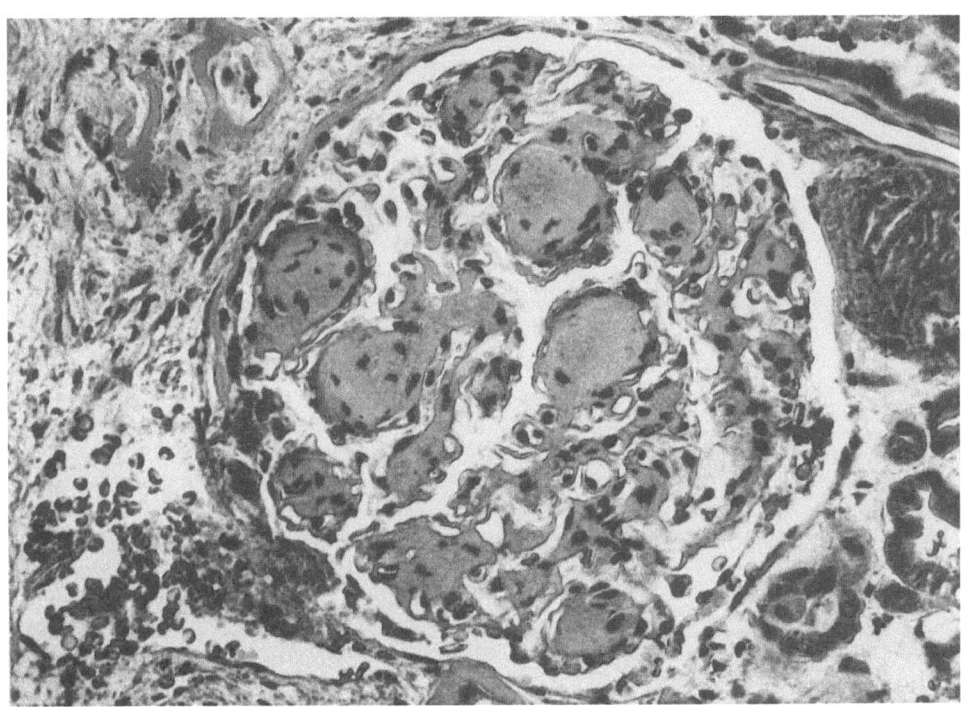

Abb. 1

klinisch unauffälligen Haut, an der dermoepidermalen Übergangszone und perivaskulär. Die Diagnose einer systemischen Leichtkettenerkrankung mit nachgewiesener Nieren-, Leber- und Hautbeteiligung konnte somit mit Hilfe der typischen licht- (Niere) und immunhistologischen Befunde gesichert werden.

Die systemische Leichtkettenerkrankung wurde erstmals 1973 von Antonovych et al. [1] beschrieben, die über zwei Patienten mit Bence-Jones-Plasmozytom vom Kappa-Leichtkettentyp und Nierenbeteiligung berichteten, bei denen elektronenmikroskopisch granuläre Ablagerungen entlang der tubulären Basalmembran und in den Glomeruli gefunden wurden, die intensiv ausschließlich Anti-Kappa-Immunserum fixierten. Seit dieser Zeit wurden 40 weitere Patienten mit Leichtkettenerkrankung in der Literatur beschrieben. Die jeweils größte Patientenzahl (11 bzw. 17) beschrieben Tubbs et al. [2], und Ganeval et al. [3]. In einigen Fällen ließ sich die Erkrankung auch bei Patienten ohne klassisches Myelom mit Osteolyse und/oder Verdrängungszeichen im Knochenmark nachweisen, bei denen lediglich eine diskrete monoklonale Kochenmarksplasmozytose gefunden wurde.

Die *Pathogenese* der Erkrankung ist bis heute ungeklärt. Diskutiert wird, daß strukturelle Besonderheiten der Leichtketten ihre Ablagerungen begünstigen. So konnten bei In vitro-Studien abnorm große, abnorm kleine, abnorm polymerisierte und glykosierte Leichtketten nachgewiesen werden [4, 5]. Die Produktion abnormer Leichtketten beruht wahrscheinlich auf einer somatischen Mutation der monoklonal proliferierenden Plasmazellen. Der Mechanismus, der zur Präzipitation der Leichtketten im Gewebe führt, ist noch ungeklärt. Da bei der Erkrankung meist kationische Leichtketten, wie auch bei unserem Patienten, involviert sind, wird eine elektrostatische Interaktion von überwiegend kationischen Leichtketten mit den polyanionischen Makromolekülen im Glomerulus diskutiert [6].

Neben der immer vorhandenen Nierenbeteiligung finden sich in einem Drittel der Fälle extrarenale Leichtkettenablagerungen, wobei neben den am häufigsten befallenen Organen Leber und Herz auch ZNS, Milz, Lymphknoten, Lunge, Haut, Schilddrüse, Nebennieren, Hypophyse und Plexus chorioideus involviert sein können. Die Erkrankung manifestiert sich *klinisch* oft nicht primär als klassisches Myelom, sondern als nephrotisches Syndrom oder tubulointerstitielle Nephropathie mit oder ohne Niereninsuffizienz. Bei Leberbefall findet sich häufig lediglich eine Hepatomegalie. Bei einer Patientin, die allerdings Kontrazeptiva eingenommen hatte, ließ sich eine Peliosis hepatis nachweisen [2]. Drei Patienten verstarben aufgrund ihrer Leberbeteiligung. Eine kardiale Beteiligung manifestiert sich in der Regel durch Herzrhythmusstörungen.

Der *histologische* Nierenbefund ist sehr charakteristisch. Der lichtmikroskopische Befund einer nodulären Glomerulosklerose ist typisch jedoch nicht immer nachweisbar. Immunhistologisch finden sich lineare Ablagerungen entlang der tubulären und fakultativ glomerulären Basalmembran und im Mesangium. Elektronenmikroskopisch lassen sich nicht fibrilläre, feingranuläre Ablagerungen an der Außenseite der tubulären Basalmembran und im Mesangium nachweisen. Leber und Haut zeigen die auch bei unserem Patienten gefundenen immunhistologischen Befunde. Bei einer kardialen Beteiligung finden sich Leichtkettenablagerungen in der Regel perivaskulär.

Die *Prognose* bezüglich der Nierenfunktion ist im allgemeinen ungünstig. Ganeval et al. [7] berichten über eine Gruppe von zwölf Patienten mit Leichtkettenerkrankung, von denen neun rasch in die terminale Niereninsuffizienz gerieten. Selbst wenn kein klassisches Myelom vorliegt, sollte daher bei Leichtkettenerkrankung wegen der schlechten Prognose für die Nierenfunktion und der Gefahr weiterer Leichtkettenablagerungen in anderen Organen eine aggressive Chemo*therapie* erfolgen [7]. Zeigt sich hierunter kein deutlicher Rückgang der Leichtkettenkonzentration, oder kommt der Patient primär mit einer sich rapid verschlechternden Nierenfunktion zur Behandlung, scheint eine wiederholte Plasmapherese sinnvoll.

Unser Patient erhält seit Diagnosestellung eine Chemotherapie nach dem M_2-Protokoll (Vincristin, BCNU, Endoxan, Alkeran und Prednison). Hierunter kam es zu einer Reduktion der Leichtketten im Urin auf unter 50 mg/24 Std, die Nierenfunktion ist stabil, im Knochenmark finden sich nach wie vor 30% Plasmazellen.

Schlußfolgerung

Bei Patienten mit Plasmozytom und Nierenbeteiligung muß, besonders bei gleichzeitig bestehendem nephrotischen Syndrom, auch an eine Leichtkettenerkrankung gedacht werden. Auch ohne klassische Myelomzeichen kann einem nephrotischen Syndrom eine Leichtkettenerkrankung zugrundeliegen. Deshalb soll bei der Abklärung eines nephrotischen Syndroms, falls keine Nierenhistologie gewonnen werden kann, auch eine Knochenmarksuntersuchung auf monoklonale Plasmazellvermehrung erfolgen.

Literatur

1. Antonovych T, Lin C, Parrish E, Mostofi K (1973) Light chain deposits in multiple myeloma. Am Soc Nephrol (Abstr 3) – 2. Tubbs RR, Gephardt GN, McMahon JT, Hall PM, Valenzuela R, Vidt DG (1981) Light chain nephropathie. Am J Med 71: 263 – 3. Ganeval D, Mignon F, Preud'homme JL, Noël LH, Morel-Maroger L, Droz D, Brouet J, Méry JP, Grünfeld JP (1981) Dépôts de chaines légères et d'immunoglobulines monoclonales: aspects néphrologiques et hypothéses physiopathologiques. In: Hamburger, Crosnier, Funck-Brentano (eds) Actualités Néphrol Hôp Necker. Flammarion, Paris, p 179 – 4. Preud'homme JL, Morel-Maroger L, Brouet JC, Mihaesco E, Méry JP, Seligmann (1980) Synthesis of abnormal heavy and light chains in multiple myeloma with visceral deposition of monoclonal immunoglobulin. Clin Exp Immunol 42: 545 – 5. Preud'homme JL, Morel-Maroger L, Brouet JC, Cerf M, Mignon F, Guglielmi P, Seligmann M (1980) Synthesis of abnormal immunoglobulins in lymphoplasmacytic disorder with light chain deposition. Am J Med 69: 703 – 6. Palandt C, Bonitati J, Walshe J, Bartholomew W, Brentjens J, Bentzel C (1983) Presence of cationic urinary light chains in myeloma related nodular glomerulosclerosis (NGS). Am Soc Nephrol (16th Meeting, Abstr) – 7. Ganeval D, Cathomen M, Noël LA, Grünfeld JP (1982) Kidney involvement in multiple myeloma and related disorders. Contrib Nephrol 33: 210

Gross, P. (Med. Univ.-Klinik Heidelberg), Rascher, W. (Univ.-Kinderklinik Heidelberg), Ritz, E. (Med. Univ.-Klinik Heidelberg)
Die klinische Hyponatriämie: eine Vasopressinstörung

Die klinische Hyponatriämie ist meist eine vernachlässigte oder fehlverstandene Elektrolytstörung. Derartige Patienten leiden oft an Inappetenz und Lethargie; in fortgeschrittenen Fällen treten Erbrechen, Bewußtseinstrübung, Koma und generalisierte Krämpfe auf [1, 2]. Bisher hat man die Genese dieser Elektrolytstörung vor allem an Tiermodellen der Leberzirrhose, des Herzversagens und der Nebenniereninsuffizienz untersucht [3–5]. Dabei konnte die Hyponatriämie als eine Wasserstoffwechselstörung (erkennbar an der begleitenden Hypoosmolalität) charakterisiert werden, welche vasopressinverursacht war. Die beobachtete Vasopressinstimulation war nicht osmotisch, sondern kreislaufbedingt und ließ sich auf vermindertes effektives Kreislaufvolumen zurückführen [3, 4]. Dementsprechend hat man eine klinische Einteilung der Hyponatriämie vorgeschlagen, welche anhand des Kreislaufzustandes drei Gruppen hyponatriämischer Patienten unterscheidet: a) ödematöse Patienten, b) solche mit primärer Plasmavolumenkontraktion (z. B. nach anhaltender Diarrhoe) und c) Patienten mit ausgeglichenem Volumenstatus [6]. Während die Gruppen a) und b) durch vermindertes effektives Kreislaufvolumen gekennzeichnet sind, können bei Patienten der Gruppe c) Medikamente (z. B. Vincristin, Zyklophosphamid, Carbamazepin, Clofibrat, Morphin), Psychosen, Myxödem und Glukokortikoidmangel für Vasopressinstimulation und Hyponatriämie direkt verantwortlich sein. Die Natriumkonzentration im Urin dieser Patienten ist als ein wesentliches Diagnostikum beschrieben worden [6], insbesondere bei Patienten der Gruppe a) soll sie unter 10 mM/l liegen.

Wir prüften diese Gesichtspunkte an unserer Klinik aus zwei Gründen: 1. Es liegen bisher generell nur wenige pathophysiologische Studien der klinischen Hyponatriämie vor [7, 8];

2. aufgrund regionaler Variation könnten Epidemiologie und Differentialdiagnose von den klassischen Beschreibungen [6] unterschiedlich sein.

Wir untersuchten 47 konsekutive stationäre Patienten mit hypoosmolärer Hyponatriämie (< 131 mM/l). Bei den meisten Patienten trafen mehrere differentialdiagnostische Gesichtspunkte gleichzeitig zu (z. B. Zusammentreffen von ödembildenden Grundkrankheiten und diuretikainduzierter Volumenkontraktion). Bei der Mehrzahl der Patienten waren ödembildende Grundkrankheiten vorhanden; hingegen waren volumenausgeglichene, diuretikafreie hyponatriämische Patienten selten. Praktisch alle Patienten hatten trotz bestehender Hypoosmolalität keine supprimierten, sondern stimulierte Vasopressinspiegel. Diese Beobachtung, zusammen mit der hohen durchschnittlichen Zufuhr hypotoner Flüssigkeiten erklärte das Zustandekommen der Hyponatriämie. Die Messung der Elektrolytkonzentrationen im Urin war meist wertlos, da die Patienten vielfach diuretikabehandelt waren. Von der therapeutisch angezeigten Wasserbeschränkung, die auch aus unseren Daten einleuchtend ist, wurde im allgemeinen kein Gebrauch gemacht, obwohl die meisten Patienten typische Symptome der Hyponatriämie hatten. Bei einer epidemiologischen Übersicht über das Vorkommen einzelner Elektrolytstörungen erwies sich die Hyponatriämie als eine der beiden häufigsten. Daher sollte der Entstehung und Behandlung dieser Elektrolytstörung mehr Aufmerksamkeit zuteil werden.

Literatur

1. Fanestil DD (1977) Hypoosmolar syndromes. In: Andreoli TE, Grantham JJ, Rector FC (eds) Disturbances in body fluid osmolality. Am Physiol Society, Bethesda − 2. Arieff AI, Llach F, Massry SG (1976) Neurological manifestations and morbidity of hyponatriemia. Medicine (Baltimore) 55: 121 − 3. Anderson RJ, Cronin RE, McDonald KM et al. (1976) Mechanisms of portal-hypertension-induced alterations in renal hemodynamics, renal water excretion, and renin secretion. J. Clin Invest 58: 964 − 4. Yaron M, Bennett CM (1978) Mechanism of impaired water excretion in acute right ventricular failure in conscious dogs. Circ Res 42: 801 − 5. Mandell IN, de Fronzo RA, Robertson GL, Forrest JN (1980) Role of plasma arginine vasopressin in the impaired water diuresis of isolated glucocorticoid deficiency in the rat. Kidney Int 17: 186 − 6. Berl T, Anderson RJ, McDonald KM, Schrier RW (1976) Clinical disorders of water metabolism. Kidney Int 10: 117 − 7. Bichet D, Szatalowicz V, Chaimovitz C, Schrier RW (1982) Role of vasopressin in abnormal water excretion in cirrhotic patients. Ann Int Med 96: 413 − 8. Szatalowiczs VL, Arnold PE, Chaimovitz C, Bichet D, Berl T, Schrier RW (1981) Radioimmunoassay of plasma arginine vasopressin in hyponatremic patients with congestive heart failure. N Engl J Med 305: 263

Cremer, W. (Nephrolog. Abt.), Teuteberg, H. W. (Anästhesiolog. Abt., Brüderkrankenhaus Trier)
Plasmafiltrationsbehandlung von E 605-Intoxikationen

Nach Okonek stellt die Hämoperfusionsbehandlung bei schwerer Alkylphosphatintoxikation die extrakorporale Detoxikationsmaßnahme der Wahl dar [3]. Die Hämodialyse als extrakorporale Detoxikationsmaßnahme ist nicht so effektiv [1]. Die Plasmafiltrationsbehandlung bei E 605-Intoxikationen wurde bislang nur vereinzelt vorgenommen [11], ihre Effektivität wurde nicht systematisch untersucht.

Im folgenden wird über zwei Kasuistiken von E 605-Vergiftungen berichtet, die mittels Plasmafiltration behandelt und deren Plasmafiltrate aufgearbeitet wurden.

Methodik

Übliche intensivmedizinische Patientenversorgung mit maschineller Beatmung, kontinuierlicher Atropingabe, zweimaliger Obidoxinapplikation sowie im Fall 1 zweimaliger Plasmafiltration je 4 500 ml und im Fall 2 viermaliger Plasmafiltration mit je 4 500 ml Plasmafiltrat.

Als Substitutionslösung wurde eine 3%ige Humanalbuminvollelektrolytlösung verwandt. Zum Einsatz kam der Plasmafilter Plasmaflo der Fa. Asahi. Im Fall 1 kam die Plasmafiltration 2 Std nach E 605-Einnahme zum Einsatz, im Fall 2 8 Tage nach E 605-Einnahme. Die Aufarbeitung der Plasmafiltrate erfolgte durch das toxikologische Institut der Fa. Bayer (Werk Elberfeld). Es wurde Parathion und Paraoxon in wäßriger und eiweißgebundener Phase bestimmt.

Kasuistiken

Fall 1 (M. C., ♂, 19 Jahre) trank in einem epileptischen Dämmerschlaf bei lavierter Epilepsie aus einer 10%igen Folidol-Öl-Flasche wenige Milliliter, so daß von einer Gesamtmenge zwischen 0,1–1,0 g E 605 ausgegangen werden kann. Das initial bestimmte freie Parathion lag bei 900 µg/ml, die Cholinesteraseaktivitäten waren nicht meßbar erniedrigt. Die wiedergefundene Gesamtphosphorsäureestermenge lag bei 5,344 mg, davon waren 4,273 mg entsprechend 80% eiweißgebunden.

Fall 2 (R. H., ♂, 15 Jahre) (Abb. 1) trank in suizidaler Absicht verdünnt aus einer 50%igen Folidol-Öl-Flasche ca. 5–15 ml, so daß von einer Gesamtmenge E 605 zwischen 0,15 bzw. 1,5 g ausgegangen werden muß. Initial wurde eine Konzentration für freies Parathion von 1 054 µg/ml bestimmt, diese Ausgangskonzentration sank in den folgenden 7 Tagen auf dann nicht mehr meßbare Werte ab, ohne daß bei dem Patienten klinisch eine Besserung eintrat. Korrespondierend hierzu blieben die Cholinesteraseaktivitäten extrem erniedrigt, z. T. in nichtmeßbaren Bereichen. 8 Tage nach E 605-Einnahme bei nichtmeßbaren freien

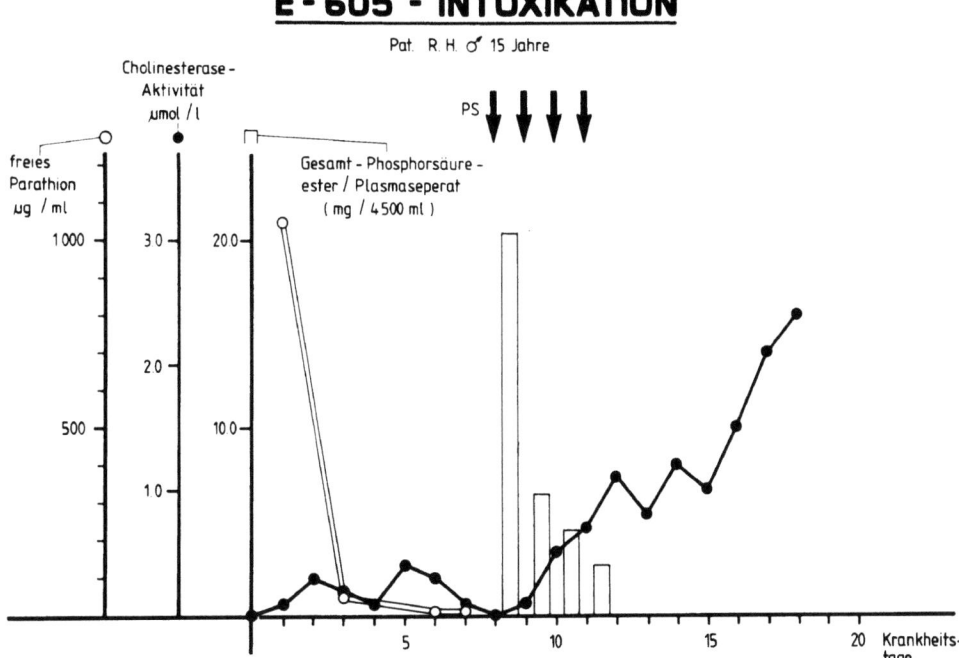

Abb. 1. Patient R. H., ♂, 15 Jahre, initial gefundenes freies Parathion 1 054 µg/ml, schneller Konzentrationsabfall von freiem Parathion ohne korrespondierenden Anstieg der Cholinesteraseaktivitäten, die erst nach Einsatz der Plasmafiltration wieder meßbar werden

Tabelle 1. Ergebnisse der quantitativen Aufarbeitung der Plasmafiltrate beider Fälle

	Plasma-seperat	Proteingebundenes		Freies	
		Paraoxon (mg)	Parathion (mg)	Paraoxon (mg)	Parathion (mg)
Fall 1	I	–	–	–	–
M. C.	II	1,504	2,769	–	1,071
Fall 2	I	2,957	15,773	0,913	0,624
R. H.	II	4,781	0,047	1,492	0,014
	III	0,727	0,300	3,232	0,009
	IV	–	1,217	–	1,452

Parathionkonzentrationen wurden an 4 aufeinanderfolgenden Tagen vier Plasmafiltrations-behandlungen vorgenommen. Es wurden mit diesen 4 × 4 500 ml Plasmafiltraten zu diesem Zeitpunkt, an dem freies Parathion nur noch in Spuren nachweisbar war, insgesamt noch 33,538 mg Phosphorsäureester gefunden, wovon 25,802 mg entsprechend 77% eiweißge-bunden waren.

Ergebnisse

Tabelle 1 zeigt das Ergebnis der Aufarbeitung der Plasmafiltrate beider Fälle. Plasmafil-trat I des Falles 1 konnte, da verworfen, nicht aufgearbeitet werden. Im Plasmafiltrat II des Falles 1 fand sich 1,071 mg freies Parathion, während freies Paraoxon nicht nachweisbar war. Die proteingebundene Fraktion ergab für Paraoxon 1,504 mg und für Parathion 2,769 mg.

Die Plasmafiltrate I–IV des Falles 2 ergaben für freies Paraoxon 0,913, 1,492 und 3,232 mg bzw. kein Paraoxonnachweis, für proteingebundenes Paraoxon 2,957, 4,781 und 0,727 mg bzw. kein Paraoxonnachweis. Für freies Parathion fanden wir 0,624, 0,014, 0,009 und 1,452 mg. Für proteingebundenes Parathion fanden sich 15,773, 0,047, 0,3 und 1,217 mg. Mit Plasmafiltrationsbeginn kommt es in beiden Fällen parallel zur klinischen Besserung zu einem kontinuierlichen Anstieg der Cholinesteraseaktivitäten (Abb. 1). Im Fall 2 steigen die Cholinesteraseaktivitäten nach jeder Plasmafiltration an, nur zwischen der 1. und 2. Plasmafiltration kommt es wieder zu einem Abfall, danach steigen die Cholinesteraseaktivitäten auch zwischen den Intervallen der einzelnen Plasmafiltrationsbehandlungen an.

Diskussion

Vergiftungen mit Alkylphosphaten wurden neben der allgemein intensivmedizinischen Behandlung über Jahre ausschließlich einer Antidottherapie zugeführt. Hämodialyse [1] erwies sich schon früh als nicht effektiv. Die Hämoperfusion wird derzeit noch von den meisten Untersuchern favorisiert [3–7, 9–11], obwohl klinisch die Ergebnisse nicht beeindruckend sind [2, 7]. Die Clearancewerte für Parathion und Paraoxon werden zwischen 73 und 76 ml/min angegeben [7]. Diese Clearancewerte sind jedoch nichtssagend, da für das Berechnungsintervall keine konstanten Konzentrationen von freiem Parathion und Paraoxon angenommen werden können. Die Konzentrationen für freies Paraoxon und Parathion fallen sehr schnell ab, während die im Plasma an eiweißgebundenen Paraoxon- und Parathionkonzentrationen und deren strukturgebundenen Konzentrationen zunehmen dürften. Wir finden in beiden Fällen eine Eiweißbindung für Parathion und Paraoxon zwischen 70 und 80%; der strukturgebundene Parathion- und Paraoxonanteil liegt wahrscheinlich noch höher, läßt sich aber nicht bestimmen. So kann jede Detoxikationsmaßnahme, die über die wäßrige Phase entgiftet (Hämodialyse und Hämoperfusion), nur geringe Mengen E 605 und dessen Stoffwechselprodukte absolut entfernen, da in dieser Phase nur ein verschwindend geringer Anteil Parathion und Paraoxon verfügbar ist. Im Falle 2 war nach 8 Tagen kein freies E 605 mehr nachweisbar, wohingegen das eiweißgebundene Parathion noch in hohen Konzentrationen nachgewiesen werden konnte. Hieraus, aus der Gesamtklinik dieses Falles und den noch extrem niedrigen Cholinesteraseaktivitäten kann abgeleitet werden, daß das strukturgebundene Parathion und Paraoxon unverhältnismäßig höher liegen muß. Erst die totale Elimination der Proteinphase führt dazu, daß quantitativ ins Gewicht fallende Mengen von Parathion und Paraoxon entfernt werden, gleichzeitig wird noch nicht parathion- und paraoxonbelegtes Eiweiß substituiert, so daß das physikochemische Gleichgewicht zwischen strukturgebundenem Parathion und Paraoxon zugunsten des plasmagebundenen Parathion und Paraoxon verschoben wird.

Aus diesen Untersuchungen ist unseres Erachtens eindeutig erwiesen, daß bei schweren E 605-Vergiftungen neben der konservativen Standardtherapie unverzüglich eine Plasmafiltration als extrakorporale Detoxikationsmaßnahme erfolgen sollte.

Wir danken Herrn Prof. Dr. D. Lorke und Frau Dipl.-Chem. A. Eben (Bayer AG, Werk Elberfeld, Institut für Toxikologie) für ihre Unterstützung.

Literatur

1. Gal G, Simon G, Rengei B et al. (1970) Hemodialysis in the treatment of poisoning by methylparathion. Res Commun Chem Pathol Pharmacol 1 : 533 – 2. Graben N (1980) Entgiftung mit Hämoperfusion. Carl Bindernagel, Friedberg/Hessen, S 279−287 – 3. Okonek S (1983) „Vergiftungen des Erwachsenen". In: Krück F., Kaufmann W, Bünte H, Gladtke E, Tölle R (Hrsg) Therapiehandbuch. Urban und Schwarzenberg, München, S 1311 – 4. Okonek S (1975) Aktuelle Gesichtspunkte zur Intoxikation durch Alkylphosphate. Biochemische Befunde, Symptomatik und Therapie. Internist 16 : 123 – 5. Okonek S, Albert FW (1976) Elimination von Alkylphosphaten durch Hämoperfusion: Experimentelle Untersuchungen und Befunde aus der Humangenetik. Anaesthesist 25 : 572 – 6. Okonek S, Henningsen B, Bork R, Kusche P, Maintz J, Schuster CJ (1978) Hämoperfusion zur Behandlung von Intoxikationen durch die Insektizide Demeton-S-Methylsulfoxid (Metasystox) und Dimethoat (Roxin). In: Dengler HJ, Klehr HU, Seyffart G (Hrsg) Möglichkeiten und Grenzen der Hämoperfusion. Wetzlardruck, Wetzlar, S 66 – 7. Okonek S, Hofmann A, Albert FW, Henningsen B (1976) Klinisch-toxikologische Untersuchungen über die Behandlung von Vergiftungen durch Pflanzenschutzmittel vom „Typ E 605" und vom „Typ Paraquat" mit Hämoperfusion. In: Demling L, Bartels O (Hrsg) „Entgiftungen mit Hämoperfusion". Carl Bindernagel, Friedberg/Hessen, S 66−72 – 8. Okonek S, Ilbinger H, Schuster CJ, Bierbach H, Muth A (1979) Phäochromozytomähnliche Katecholaminausscheidung im Urin von Patienten mit Alkylphosphat-Intoxikationen. Verh Dtsch Ges Inn Med 85 – 9. Okonek S, Tönnis HJ, Baldamus CA, Hofmann A (1978) Hemoperfusion in the management of severly poisoned patients by organo-phosphorous insecticides and bipyridylium herbecides. Vortrag: „Symposium über Hämoperfusion, Dialysat- und Diafiltratpurification". Tutzing, 11.−13. 9. 1978 – 10. Seyffart G (1977) Giftindex, 1. E./1977. E 605-1-9. Fresenius-Stiftung, Bad Homburg – 11. Seyffart G (1983) Plasmaseparation bei der Behandlung akuter Vergiftungen. In: Aktuelle Nephrologie, 16. Jg, S 295−300. Wissenschaftl. Informationen, Fresenius-Stiftung

Rumpf, K. W. (Med. Univ.-Klinik Göttingen), Barth, M., Blech, M. (Urolog. Univ.-Klinik Göttingen), Kaiser, H. (Med. Univ.-Klinik Göttingen), Koop, I., Arnold, R. (Med. Univ.-Klinik Marburg), Scheler, F. (Med. Univ.-Klinik Göttingen)

Myotoxizität und passagere Nierenfunktionsverschlechterung bei Patienten mit Niereninsuffizienz unter Bezafibrattherapie

1. Einleitung

Langer und Levy haben 1968 erstmals das Auftreten eines sogenannten „Muskelsyndroms" nach Einnahme des Lipidsenkers Clofibrat beschrieben [7]. Dieses Syndrom, das gekennzeichnet ist durch Muskelschmerzen, Muskelschwäche und exzessive Erhöhung von Muskelenzymen (CK, LDH, GOT, Aldolase) ist in der Folge mehrfach beschrieben worden [2–4, 8–10]. Es hat sich dabei gezeigt, daß diese Nebenwirkung von Clofibrat in aller Regel bei Patienten mit Niereninsuffizienz auftritt, wenn keine Dosisanpassung entsprechend der Einschränkung der Nierenfunktion stattfindet. Das Auftreten eines „Muskelsyndroms" ist auch für einen anderen Lipidsenker vom Clofibrinsäuretypus, dem Fenofibrat, beschrieben worden [5]. Für den derzeit häufig benutzten Lipidsenker Bezafibrat (Cedur) liegt bisher eine kasuistische Beobachtung einer Rhabdomyolyse vor [6].

Wir möchten im folgenden über vier weitere von uns beobachtete Fälle einer unter Bezafibrattherapie aufgetretenen Rhabdomyolyse und Myoglobinurie berichten, die mit passagerer Nierenfunktionsverschlechterung einhergingen. Wir halten dies für sinnvoll, da wir glauben, daß diese Nebenwirkung auch bei Bezafibrat nicht so selten ist, wie die spärliche Literatur erwarten läßt. Zudem handelt es sich bei dem „Muskelsyndrom" nach Lipidsenkern vom Clofibrinsäuretypus um eine schwere und wohl immer vermeidbare Nebenwirkung, deren Kenntnis bei Therapie mit Bezafibrat wichtig erscheint.

2. Kasuistik

Fall 1: Ein 53jähriger Patient mit einer präterminalen Niereninsuffizienz mit einem Serumkreatinin von 7,0 mg% erhielt wegen einer Hyperlipidämie vom Typ IIb eine Bezafibrattherapie mit 2 × 200 mg/Tag. 17 Tage später traten heftige Schmerzen besonders in den Oberarmen und Waden auf, die als „Muskelkrämpfe" beschrieben wurden. Eine neurologische Untersuchung zeigt Paresen im Schultergürtelbereich. Die Bestimmung der CK im Serum ergibt einen Wert von 10 558 U/l, am folgenden Tag wird ein Gipfelwert von 27 430 U/l erreicht. Ebenfalls massiv erhöht ist das Serummyoglobin mit maximal 155 305 ng/ml (Norm < 70 ng/ml) und das Myoglobin im bräunlich verfärbten Urin, das einen Spitzenwert von 181 254 ng/ml erreicht. Nach Absetzen der Bezafibrattherapie kommt es zu rascher Normalisierung der klinischen Symptomatik und des Beschwerdebildes des Patienten. Die CK im Serum fällt innerhalb von 10 Tagen auf Normwerte und es kommt zu einem Rückgang der ausgeprägten Myoglobinämie und Myoglobinurie. Auffallend ist jedoch, daß die Serumkreatininwerte während der Phase der akuten Myolyse auf 9 mg% ansteigen und erst nach 2–3 Wochen das Ausgangsniveau von 7 mg% wieder erreichen. Daten des Verlaufs bei diesem Patienten zeigen Abb. 1 und Tabelle 1.

Fall 2: Ein 46jähriger Dialysepatient steht seit längerer Zeit unter Therapie mit 1 × 200 mg Bezafibrat/Tag. 1 Woche nach einer Dosiserhöhung auf 2 × 200 mg/Tag treten Muskelschmerzen im Schultergürtel, Beckengürtel und im Oberbauch sowie proximal betonte Paresen an Beinen und Armen auf. Es findet sich ein maximaler CK-Wert im Serum von 7 340 U/l. Das 4 Tage später gemessene Serummyoglobin ist mit 7 864 ng/ml ebenfalls stark erhöht. Innerhalb von 10 Tagen nach Absetzen der Bezafibrattherapie kommt es zum Rückgang der Beschwerden und zur Normalisierung der CK (Tabelle 1). Auch bei diesem terminal niereninsuffizienten Patienten kommt es im Verlauf des „Muskelsyndroms" zu einem passageren Anstieg des Serumkreatinins von 9 mg% auf 13,5 mg%.

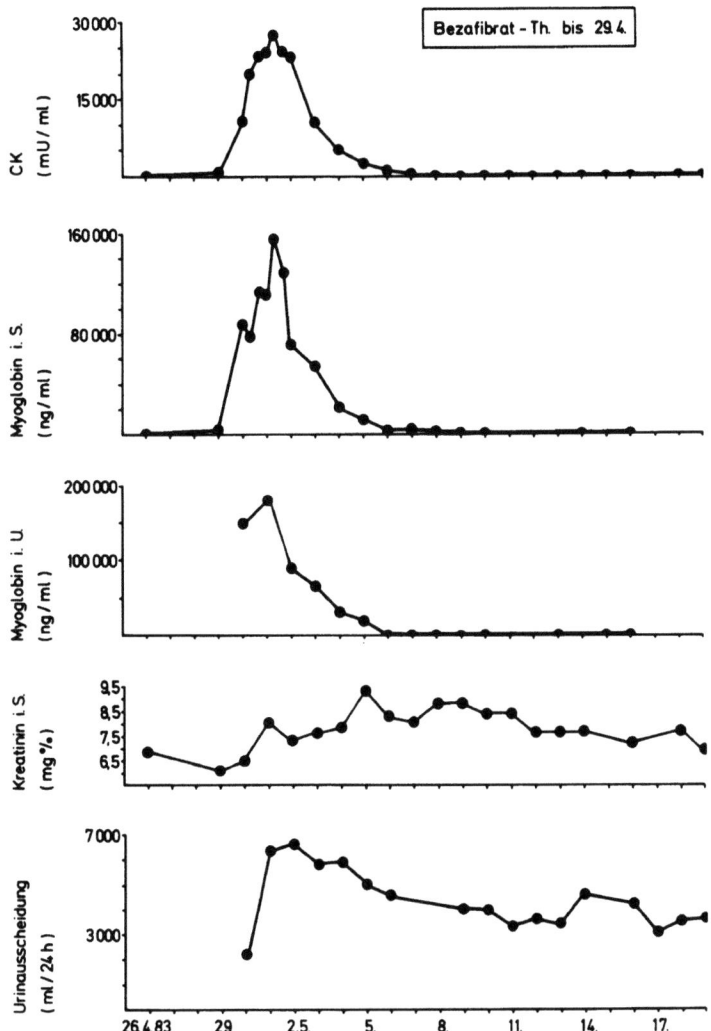

Abb. 1. Verlauf einiger Laborparameter bei einem Patienten mit Bezafibrat-induziertem „Muskelsyndrom" (Fall 1)

Fall 3: Eine 67jährige Patientin mit Analgetikanephropathie und Serumkreatininwerten zwischen 2 und 3 mg% erhält seit nicht genau bekannter Zeit 3 × 200 mg Bezafibrat/Tag. Sie wird in einem auswärtigen Krankenhaus mit einem Serumkreatinin von 11,3 mg% aufgenommen. Die CK liegt bei 5 000 U/l. Nach Übernahme in unsere Klinik sind zwei Hämodialysen erforderlich. Die CK ist inzwischen auf 990 U/l abgefallen, das Serummyoglobin liegt bei 3 817 ng/ml. Nach Absetzen der Bezafibrattherapie schnelle Normalisierung von CK und Myoglobin. Nach 6 Wochen liegt das Serumkreatinin bei 2,6 mg% (Tabelle 1).

Fall 4: Eine 76jährige insulinpflichtige Diabetikerin mit einem Serumkreatinin von 2,7 mg% muß nach etwa viermonatiger Therapie mit 2 × 200 mg Bezafibrat/Tag mit allgemeiner Muskelschwäche aufgenommen werden. Die CK liegt bei 960 U/l, das Serummyoglobin bei maximal 6 476 ng/ml und das Urinmyoglobin bei 667 ng/ml. Das Serumkreatinin steigt auf maximal 5,5 mg%. Innerhalb von 10 Tagen Rückbildung der klinischen Symptomatik und der veränderten Laborbefunde (Tabelle 1).

Tabelle 1. Myolyseparameter, Serumkreatinin, Therapiedauer und Bezafibratdosis bei vier Patienten mit bezafibratinduzierter Rhabdomyolyse. In Klammern angegebene Werte für die Myoglobinkonzentration im Serum zeigen an, daß die entsprechenden Blutentnahmen erst deutlich nach dem CK-Maximum erfolgten. HD = Hämodialysetherapie

Patient	Max. CK (U/l)	Max. Myoglobin im Serum (ng/ml)	Serumkreatinin (mg%)			Dosis und Dauer der Bezafibrat-therapie	CK-Normalisierung nach Therapie-absetzen (Tage)
			Vor	Während	Nach		
			Therapie				
Sch. E. 53 J. ♂	27 430	155 305	7,0	9,0	7,5	400 mg 17 Tage	10
H. R. 46 J. ♂	7 340	(7 864)	10,5 (HD)	13,8 (HD)	9,0 (HD)	200 mg Monate 400 mg 7 Tage	7
G. M. 67 J. ♀	5 000	(3 817)	2−3	13,9 (HD)	2,6	600 mg Dauer unklar	9
P. H. 76 J. ♀	960	6 476	2,7	3,7−5,5	2,7	400 mg 4 Monate	12

3. Diskussion

Bei unseren vier Patienten kam es in eindeutigem zeitlichen Zusammenhang mit einer Bezafibrattherapie zu einem klinischen Beschwerdebild mit „Muskelkater"-artigen Schmerzen, Schwäche und proximal betonten Paresen. Laborchemisch fanden sich bei allen Patienten die klassischen Zeichen einer Rhabdomyolyse mit zum Teil exzessiver Erhöhung muskulärer Enzyme und des Serummyoglobins. Bei einem Patienten bestand eine bereits makroskopisch sichtbare Myoglobinurie. Allen Patienten gemeinsam war ebenfalls eine zum Teil deutliche Verschlechterung der Nierenfunktion, die in einem Fall vorübergehend eine Hämodialyse-behandlung erforderlich machte.

Für die Lipidsenker Clofibrat [2−4, 7−10] und Fenofibrat [5] sind solche Nebenwirkungen bekannt und für Bezafibrat ist eine Kasuistik [6] mitgeteilt worden. Unsere Fälle eines bezafibratinduzierten „Muskelsyndroms" lassen erkennen, daß, ähnlich wie für Clofibrat, offenbar eine vorbestehende Niereninsuffizienz einen wesentlichen Faktor in der Pathogenese dieses Syndromes darstellt. Dies wird verständlich, wenn man berücksichtigt, daß Bezafibrat eine hohe renale Clearance aufweist und bei Niereninsuffizienz kumuliert [1]. Auch nach langer komplikationslos vertragener Bezafibrattherapie muß unter Umständen noch mit myotoxischen Nebenwirkungen infolge Kumulation gerechnet werden (Tabelle 1). Alle vier beschriebenen Patienten erhielten eindeutig eine zu hohe Bezafibratdosis, die die Dosisrichtlinien für Niereninsuffizienz [1] nicht berücksichtigte.

Der molekulare Mechanismus der Myotoxizität von clofibrinsäureähnlichen Lipidsenkern ist nicht geklärt; es ist jedoch gut denkbar, daß die Hemmung eines Enzyms des Energiestoffwechsels des Muskels hierbei von Bedeutung sein könnte. Der Mechanismus der Nierenfunktionsverschlechterung dürfte dagegen durch die infolge der Rhabdomyolyse auftretende Myoglobinurie im Sinne eines sogenannten myoglobinurischen Nierenversagens bedingt sein. Nierenfunktionsverschlechterungen wurden auch beim Clofibrat-„Muskelsyndrom" beobachtet [4, 10].

Bei Patienten mit eingeschränkter Nierenfunktion sollte wegen der offenbar erhöhten Gefahr von myotoxischen Nebenwirkungen Bezafibrat nur bei strenger Indikationsstellung und unter strikter Beachtung der Dosisrichtlinien bei Niereninsuffizienz [1] verabreicht werden. Unserer Meinung nach ist eine solche Therapie bei dieser Patientengruppe nur bei schwersten, sonstiger Therapie nicht zugänglichen Hyperlipidämien und/oder dem Vorliegen von eindeutig auf die Fettstoffwechselstörung zu beziehenden Komplikationen zu verantworten. Aber auch dann sollte wegen der langfristigen Kumulationsgefahr eine engmaschige klinische (Muskelschmerzen, Paresen) und laborchemische (CK)-Kontrolle erfolgen.

Literatur

1. Abshagen U, Kösters W, Kaufmann B, Lang PD (1980) Pharmacokinetics of bezafibrate after single and multiple doses in the presence of renal failure. Klin Wochenschr 58: 889–896 – 2. Bridgman JF, Rosen SM, Thorp JM (1972) Complications during clofibrate treatment of nephrotic syndrome hyperlipoproteinaemia. Lancet 2: 506–509 – 3. Denizot M, Fabre J, Pometta J, Wildi E (1973) Clofibrate, nephrotic syndrome, and histological changes in muscle. Lancet 1: 1326 – 4. Dosa S, Mallick NP, Slotki IN (1976) Acute-on-chronic renal failure precipitated by clofibrate. Lancet 1: 250 – 5. Giraud P, Cassou M, Paul R, Guidet M (1982) Toxicité musculaire due au fénofibrate. A propos d'un cas. Rev Rhum Mal Osteoartic 49: 162 – 6. Heidemann H, Bock KD, Kreuzfelder E (1981) Rhabdomyolysis with acute renal failure due to bezafibrate. Klin Wochenschr 59: 413–414 – 7. Langer T, Levy RI (1968) Acute muscular syndrome associated with administration of Clofibrate. N Engl J Med 279: 856–858 – 8. Pierides AM, Alverez-Ude F, Kerr DNS (1975) Clofibrate-induced muscle damage in patients with chronic renal failure. Lancet 2: 1279–1282 – 9. Rumpf KW, Albers R, Scheler F (1976) Clofibrate-induced myopathy syndrome. Lancet 1: 249–250 – 10. Rumpf KW, Quellhorst E, Scheler F (1976) Diabetisches Spätsyndrom, Hypothyreose und Clofibrat-induziertes Muskelsyndrom. Med Klin 71: 2023–2027

Pommer, W., Broda, M. (Med. Klinik und Poliklinik, Klinikum Steglitz der FU Berlin und Psycholog. Institut, Lehrstuhl für Rehabilitationspsychologie, Albert-Ludwig-Universität, Freiburg/Brsg.)

Daten zum Bedarf an psychosozialer Betreuung für terminal nierenkranke Patienten

Dialysebehandlung und Nierentransplantation sind heute als Routineverfahren in der Therapie der terminalen Niereninsuffizienz etabliert. Während die technischen und somatischen Probleme des „Nierenersatzes" formuliert und in wesentlichen Teilen gelöst sind, bewegen sich Erkenntnisse über psychosoziale Probleme von Nierenkranken – wenigstens im deutschsprachigen Raum – meist auf dem Boden von Kasuistiken. Aussagen über die Häufigkeit von psychosozialen Problemen und das sich daraus ergebende Ausmaß an notwendiger Hilfe konnten bislang daraus nicht abgeleitet werden. Um zumindestens aus Sicht der betreuenden Ärzte und des Pflegepersonals zu quantitativen Aussagen zu gelangen, wurden in einer Fragebogenerhebung 200 Dialyse- und Transplantationszentren in der BRD und Westberlin Mitte 1983 um eine Einschätzung zum „Bedarf an psychosozialer Betreuung für Dialyse/Transplantationspatienten" gebeten. Der standardisierte Kurzfragebogen enthielt 13 offene bzw. halboffene Fragen zu folgenden Komplexen: 1. Anteil und Ausmaß der psychologischen und psychosozialen Probleme bei Dialyse- bzw. Transplantationspatienten, 2. Problemsituationen, 3. gegenwärtige Bedarfsdeckung und Erfolg der Betreuung, 4. Suizidverhalten, 5. Fragen zur Fortbildung mit psychosozialen Inhalten und weiteren Aspekten, die hier nicht referiert werden. Ärzte und Schwestern sollten die Fragen getrennt beantworten.

Ergebnisse

Rückmeldungen erfolgten aus insgesamt 49 Zentren mit insgesamt 4 666 Patienten. Davon waren 39 Dialyseeinrichtungen (3 332 Patienten) (23× Kliniksdialyse, 15× ambulante

	An Dialyse	Nach Transplantation
1. Bedarf		
Patientenanteil	44,1 ± 4,5	33,1 ± 6,1
Insgesamt	(65,5 ± 5,3)	(36,4 ± 8,8)
Bis ein Drittel	42,9 (10,3)**	32,7 (31,0)
Bis zwei Drittel	20,4 (27,6)	20,4 (0,0)
Alle	36,7 (62,1)**	46,9 (69,0)*
2. Bedarfsstärke (für alle Patienten)		
„Gelegentlich"	36,2 %	
„Mittelmäßig"	38,3 %	
„Stark"	25,5 %	

Tabelle 1. Geschätzter Bedarf an psychologisch/psychotherapeutischer Hilfe für Dialyse- und Transplantationspatienten

Angaben in ( ) Einschätzung der Pflegekräfte
* $p \leq 0,05$ ** $p \leq 0,01$

Zentren, 1× Rehabilitationsklinik) und zehn Transplantationszentren (1 334 Patienten). Die Antworten kamen aus den Regionen Westberlin (7×), Nord-BRD (14×), mittlere BRD (9×) und Süd-BRD (19×). Der durchschnittliche Prozentanteil von Patienten, die psychologische/psychiatrische Betreuung benötigen, wurde von den Ärzten für Dialysepatienten mit 44,1%, für Nierentransplantierte mit 33,1% angegeben. In der Einschätzung durch das Pflegepersonal gab es hier signifikante Höherbewertungen. Dabei wurde der Bedarf in 36,2% der Antworten als „gelegentlich", in 38,3% als „mittelmäßig", in 25,5% als „stark" charakterisiert (Tabelle 1). Die Rangfolge der angegebenen Betreuungs- und Problemsituation war: 1. medizinische und psychologische Probleme bei der Anpassung an Krankheit und Behandlung (je 46,9%), 2. Familien- und Partnerprobleme (36,7%), 3. Berufsprobleme (16,3%), 4. soziale und finanzielle Probleme (12,1%). Der beschriebene Bedarf wurde zum Zeitpunkt der Beantwortung in den Behandlungszentren durch folgende Betreuungspersonen gedeckt: 1. Dialyse-/Transplantationsarzt (75,5%), 2. Sozialarbeiter (20,4%), 3. Schwestern/Pfleger (16,3%), 4. Psychiater/Psychosomatiker (14,2%), 5. Psychologen (10,2%), 6. in 12,2% gar nicht (Tabelle 2). Mehrfachmeldungen waren möglich. In knapp 50% der Zentren waren ambulante Zuweisungen an Psychiater, Psychosomatiker und Psychologen, im

1. Betreuende Berufsgruppen (Mehrfachnennungen möglich)	
Dialyse- bzw. Transplantationsärzte	75,5 %
Sozialarbeiter	20,4 %
Schwestern/Pfleger	16,3 %
Psychiater/Psychosomatiker	14,2 %
Psychologen	10,2 %
Keine Betreuung	12,2 %
2. Effizienz der Betreuung	
a) Bedarf wird gedeckt	
„In der Regel"	30,6 %
„Manchmal"	30,6 %
„In Einzelfällen"	36,7 %
b) Erfolg	
„Gering"	22,4 %
„Hilfreich"	71,4 %
„Sehr gut"	4,1 %

Tabelle 2. Psychologisch/psychotherapeutische Hilfe für Dialyse- und Transplantationspatienten – Betreuungspersonen und Effizienz

geringen Fall auch an Sozialarbeiter (6,1%) üblich. Unter Inanspruchnahme der zentrums-spezifischen und ambulanten Möglichkeiten glaubten die betreuenden Ärzte, daß der Bedarf in 30,6% der Fälle „in der Regel", 30,6% „manchmal" und in 36,7% „in Einzelfällen" gedeckt wird (Tabelle 2). 2,1% der Ärzte konnten keine Einschätzung dazu abgeben, bei den Schwestern und Pflegern waren es immerhin 41,7%, die über die Effizienz des Bedarfs keine Angaben machen konnten. Der Erfolg dieser Maßnahmen für die Patienten wurde als „gering" in 22,4%, „hilfreich" in 71,4% und als „sehr gut" in 4,1% der Fälle angegeben (Tabelle 2). Vollzogene Suizide wurden 14× beobachtet; 60× kam es zu offenen oder verdeckten Suizidversuchen.

Diskussion

Die Ergebnisse der Umfrage über den Bedarf an psychosozialen Hilfen für chronisch Nierenkranke reflektieren Erfahrungen in der Betreuung von etwa ein Drittel aller Dialyse- und 90% aller Nierentransplantationspatienten, die gegenwärtig in der BRD und Westberlin behandelt werden. Die Hauptaussage der Untersuchung ist, daß nach Ansicht der Ärzte fast die Hälfte der Patienten an Dialyse und ein Drittel der Transplantierten psychologische und psychiatrische Hilfe mehr als nur gelegentlich benötigen. Die Einschätzungen des betreuenden Pflegepersonals liegen noch höher.

Die Angaben scheinen bei einer Rücklaufquote von etwa 25% nicht unrepräsentativ. Sie entsprechen etwa den Ergebnissen aus Übersichtsarbeiten im europäischen und amerikanischen Bereich [3, 7]. In unserer Untersuchung bestehen keine signifikant unterschiedlichen Angaben für die Regionen oder Ortsgrößen der antwortenden Zentren.

Drei Viertel der Dialyse- und Transplantationsärzte sehen sich als „Primärtherapeuten" in psychosozialen Konfliktsituationen. Bei einem Viertel der Patienten werden Fachtherapeuten, teilweise durch ambulante Zuweisung, hinzugezogen. Dem Pflegepersonal kommt zunächst in Konfliktsituationen sowohl in ihrer Selbst- als auch in der Fremdeinschätzung eine geringere Rolle in der Krisenintervention zu. Dies könnte mit den überwiegend medizinischen Problemsituationen, die eine Betreuung notwendig machen, zusammenhängen. Darüber hinaus könnten Dialysepersonal und Patienten unter den Bedingungen einer engen Langzeitbetreuung Interaktionsmuster ausbilden, die durch fehlende emotionale Offenheit Hilfestellungen erschweren [10]. Die Anforderungen an den nephrologisch tätigen Arzt können auch bei ihm zu einer Überlastungsreaktion mit ausgeprägten Verleugnungstendenzen führen [5]. Die Effizienz der therapeutischen Bemühungen schätzen die Ärzte in unserer Untersuchung eher zurückhaltend ein: zwei Drittel der psychosozialen Patientenprobleme werden nur „manchmal" oder in „Einzelfällen" betreut; dabei werden die gegebenen Hilfsmöglichkeiten zwar überwiegend als „hilfreich", selten aber als „sehr gut" eingeschätzt (Tabelle 2). Hier wird eine Diskrepanz zwischen dem idealen Selbstbild der betreuenden Ärzte als „Primärtherapeuten" (Omnipotenzwunsch) und dem realen Erfolg ihrer Maßnahmen deutlich.

Im Vordergrund des Problemspektrums stehen reaktive seelische Krisen in medizinischen Belastungssituationen und Anpassungsprobleme an die Nierenkrankheit und Ersatztherapie. Sexual- und Partnerprobleme nehmen den zweiten Rang ein. Berufs- und soziale Probleme scheinen nach Einschätzung der Ärzte einen geringeren Stellenwert für Konfliktsituationen auszumachen. Die genannten Probleme sind aus der Literatur bekannt [2, 4, 8, 9], jedoch ließen diese meist einzelproblemzentrierten Arbeiten keine Rückschlüsse auf die Wertigkeit im Gesamtspektrum der Probleme des chronischen Nierenkranken zu. Strategien zur adäquaten Verarbeitung der chronischen Nierenkrankheit, ihrer Therapiekomplikationen und der veränderten Familien- und Partnerdynamik wären somit die wichtigsten Inhalte therapeutischer Konzepte für diese Patienten. Die hohe Suizidalität des terminal Nierenkranken wird auch durch unsere Daten belegt [1, 6]. Sie liegt 20−60fach höher als die der Normalpopulation. Hier wird das psychosoziale Konfliktpotential und die fehlenden Hilfsmöglichkeiten dieser Patientengruppe mit am deutlichsten.

Für die Berufsrolle des den chronisch Nierenkranken betreuenden Arztes ergibt sich nach diesen Daten ein neuer Gesichtspunkt: Er ist primär auch psychotherapeutisch tätig, unabhängig davon, wie weit er dafür in seiner Aus- und Fortbildung qualifiziert wird. Notwendig erscheint seine Mitbetreuung und Supervision durch den Fachtherapeuten. Dies scheint nur in geringerem Maß verwirklicht. In der Hauptsache jedoch charakterisieren unsere Daten die Patienten an Dialyse und nach Nierentransplantation als psychosoziale Risikogruppe. Nach der weitgehenden Bewältigung der technischen und somatischen Probleme der Behandlung bleibt die adäquate Hilfestellung bei psychischen Problemen für diese Patienten eine bisher ungelöste Herausforderung.

Literatur

1. Abram HS, Moore GL, Wesservelt FB (1971) Suicidal behaviour in chronic dialysis patients. Am J Psychiatr 127: 1199–1204 – 2. Broda M, Muthny FA, Koch U (1981) Psychische Probleme bei Nierentransplantierten. Münch Med Wochenschr 123: 384–386 – 3. Frank G (1974) Psychopathologische Befunde vor und nach Nierentransplantation. Fortschr Neurol Psychiatr 42: 156–162 – 4. Freyberger H (1981) Psychosomatische Aspekte bei der Behandlung durch Nierentransplantation. In: Pichlmayr R (Hrsg) Allgemeine und spezielle Operationslehre: Transplantationschirurgie. Springer, Berlin Heidelberg New York, S 709 – 5. Kaplan D-Nour A, Czaczkes JW (1968) Emotional problems and reactions of the medical team in a chronic haemodialysis unit. Lancet 2: 987–991 – 6. Kaplan De-Nour A, Czaczkes JW (1976) The influence of patients personality on adjustment to chronic dialysis. J Nerv Ment Dis 162: 323–333 – 7. Maher BA, Lamping DL, Dickinson CA, Murawski BJ, Olivier DC, Santiago GC (1983) Psychosocial aspects of chronic hemodialysis: The National Cooperative Dialysis Study. Kidney Int (Suppl 13) 23: 50–57 – 8. Speidel H, Balck F, Koch U (1978) Psychische und psychosoziale Probleme der chronischen Hämodialyse. Therapiewoche 28: 8262–8279 – 9. Strauch-Rahäuser G (1977) Psychische und soziale Probleme des Dialysepatienten. Nieren-Hochdruckkr 6: 234–237 – 10. Vollrath P, Ferner H, Wertzel H, Ritz E (1977) Interaktionsverhalten zwischen Patienten und Schwestern auf einer Dialysestation. Eine testpsychologische Untersuchung. Inn Med 4: 169–176

Nephrologie III

Andrassy, K., Lichtenberg, G., Rambausek, M., Ritz, E., Darai, G. (Med. Univ.-Klinik und Institut für Med. Virologie der Universität Heidelberg)

Sicca-Syndrom bei mesangialer IgA-Glomerulonephritis (IgA-GN)

Die IgA-Glomerulonephritis (IgA-GN) stellt in unserem Krankengut die häufigste Form der Glomerulonephritis dar [1]. Mehrere klinische Beobachtungen weisen auf eine mögliche abnorme Funktion der Schleimhäute des Oro-Pharyngealraumes bei diesem Krankheitsbild hin. Klinische Beobachtungen [2] zeigen, daß nach Tonsillektomie die Häufigkeit makrohämaturischer Episoden sinkt. Neuere Untersuchungen von Bene [3] zeigen darüber hinaus einen abnormen B-Zellbestand der Tonsillen bei Patienten mit IgA-GN. Schließlich fanden Nomoto et al. [4] in Einzelfällen von IgA-GN eine klinisch symptomatische Skleritis. Nach unveröffentlichten Befunden von Bene liegt dem eine Infiltration der Sklera mit IgA-tragenden B-Zellen zugrunde.

Es war das Ziel der vorliegenden Untersuchung zu prüfen, ob Patienten mit IgA-GN als Ausdruck einer gestörten Funktion der Schleimhäute des Oro-Pharyngealraums eine Sicca-Symptomatik aufweisen. Als Indizes der Sicca-Symptomatik wurde die Tränenproduktion (Schirmer-Test), Speichelproduktion (Radiotechnetium-Parotisszintigramm) und das Auftreten von SSA/SSB (Ro, La)-Antikörpern überprüft.

Patienten und Methoden

Untersucht wurden 24 Patienten mit bioptisch und immunhistologisch gesicherter IgA-GN (Tabelle 1).

Als Kontrollgruppen wurden zwei unterschiedliche Kollektive untersucht.

58 Patienten mit bioptisch gesicherter GN jedweder Form außer IgA-GN und 100 gesunde Probanden (Mitarbeiter und Familienangehörige).

Tabelle 1. IgA-Nephropathie (Patientendaten)

	Mit Sicca-Symptomatik ($n = 11$)	Ohne Sicca-Symptomatik ($n = 13$)
Alter	32 ± 13	39 ± 12
Geschlecht	9 Männer; 2 Frauen	9 Männer; 4 Frauen
Serumkreatinin (mg/dl)	1,2 ± 0,52	1,3 ± 0,97
Hypertonie (> 160/95 mm Hg)	2/11	5/13
Makrohämaturie (z. Zeitpunkt d. Untersuchung)	0/11	0/11
Proteinurie (mg/dl)	48 ± 5	116 ± 114
Komplement (mg/dl)	100 ± 32	101 ± 33
ANF (> 1 : 40)	1/11	1/13
Gamma-Globulin (g/dl)	1,08 ± 0,19	1,1 ± 0,25
Immunglubolin A (g/dl)	0,37 ± 0,15	0,36 ± 0,12
Rheumafaktor (Latex > 1 : 80)	0/11	0/13
Zirkulierende IgA-Immunkomplexe (µg/ml)	2/5	5/8
Speicheldrüsen-AK	0/2	0/3
SSA-AK	3/11	1/13
SSB-AK	2/11	2/13
HLA B 8	0/4	1/7
HLA B 27	0/4	0/7
HLA Dwr 3	0/4	1/7

Untersuchungstechniken: Der Schirmer-Test wurde in Anlehnung an de Roetth [5] durchgeführt. Sterile Filterpapierstreifen (Cooper Vision Co.) wurden an beiden Augen am Übergang vom mittleren in das äußere Drittel ohne vorherige Anästhesie der Bindehaut eingeführt, wobei das 5 mm lange gefaltete Ende des Filterpapierstreifen in den unteren Bindehautsack gehängt wurde. Die Prüfung fand bei mittlerer Beleuchtung bei geöffnetem Auge zu standardisierter Tageszeit (10 Uhr morgens) nach einstündiger Adaptation an den Untersuchungsraum statt. Gemessen wurde über einen Zeitraum von 5 min.

Als Indikator der Xerostomie wurde die ^{99}Tc Parotisszintigraphie mit Hilfe der Anger-Kamera durchgeführt. Die Ausscheidung des Speichels in die Mundhöhle wurde nach Stimulation durch Zitronensaft evaluiert.

Laborchemisch wurde, wie früher beschrieben [6], mit Hilfe der Überwanderungselektrophorese der Nachweis von SSA/SSB (Ro,La)-Antikörper geführt. Gemessen wurden ferner ANF, Komplement, Rheumatiter, Speicheldrüsenantikörper, Gammaglobuline, IgA, zirkulierende IgA-Immunkomplexe (Raji-Test) und HLA-Antigene.

Ergebnisse

Die Normalwerte des Schirmer-Tests erwiesen sich zunächst als revisionsbedürftig. Nach den Originalkriterien [5] waren fünf der 100 Kontrollprobanden pathologisch. Wurde als untere Normgrenze eine Befeuchtungslänge von 15 mm, bei Alter über 40 Jahre 10 mm gewählt, waren acht von 100 Probanden (8%) pathologisch.

Zehn von 58 Patienten mit Nicht-IgA-GN (17%), hingegen nicht weniger als elf von 24 Patienten mit IgA-GN (46%) wiesen nach Maßgabe des Schirmer-Tests eine Sicca-Symptomatik auf.

Die Patienten klagten bei der ambulanten Vorstellung nicht über diesbezügliche Beschwerden. Die genaue Anamneseerhebung zeigte jedoch, daß vier der zehn Patienten in den vergangenen Jahren wegen rezidivierender (zwei und mehr) Episoden von Konjunktivitis in fachophthalmologischer Behandlung gestanden hatten. Keiner der Probanden hatte anamnestisch eine Skleritis.

Bislang noch laufende Untersuchungen mit Hilfe des ^{99}Tc-Parotisszintigramms zeigen, daß in 57% der IgA-Patienten mit Sicca-Symptomatik parallel auch eine Verminderung der Speichelproduktion bestand.

Hingegen fand sich keine Beziehung der Sicca-Symptomatik zu den beim Sjögren-Syndrom oder Systemkrankheiten auftretenden Antikörper gegen SSB [7] resp. SSA [6, 7]. SSA- resp. SSB-Antikörper wurden bei keinem der Kontrollprobanden, vier (SSA) resp. zwei (SSB) der 58 Nicht-IgA-GN-Patienten sowie zwei (SSA) resp. ein (SSB) der 24 IgA-GN-Patienten nachgewiesen (Tabelle 1).

Geschlecht, Nierenfunktion, Proteinurie, serologische Parameter, wie ANF, Gammaglobuline, Immunglobulin A, Rheumafaktor, zirkulierende IgA-Immunkomplexe, Speicheldrüsenantikörper etc. waren ebenfalls nicht hilfreich in der Diskriminierung einer Sicca-Symptomatik bei Patienten mit IgA-Nephropathie (Tabelle 1).

Diskussion

Die vorliegenden Untersuchungen belegen die überraschende Häufigkeit einer auch larviert klinisch symptomatischen Sicca-Symptomatik bei Patienten mit IgA-GN. Die Häufigkeit der Sicca-Symptomatik bei IgA-GN lag deutlich höher als bei Nicht-IgA-GN-Patienten, obwohl diese bei GN-Patienten ausgeprägter ist als bei der Normalbevölkerung.

Die Sicca-Symptomatik äußerte sich in erster Linie in verminderter Tränenproduktion. Inwieweit dies regelmäßig begleitet ist von einer verminderten Speichelproduktion, kann beim gegenwärtigen Stand der Untersuchungen nicht abschließend beantwortet werden. Aufgrund der bisher vorliegenden Daten ist aber in über der Hälfte der Patienten mit pathologischem

Schirmer-Test auch eine verminderte Speichelproduktion nachweisbar. Auch ist durch kasuistische Beobachtungen eine derartige Assoziation zweifelsfrei belegt.

Im Gegensatz zu den Verhältnissen bei Sjögren-Syndrom [7] oder systemischem Lupus mit Sicca-Syndrom war das Sicca-Syndrom bei IgA-GN nicht vergesellschaftet mit dem Auftreten von Antikörpern gegen SSA/SSB.

Die Befunde weisen zunächst auf den Systemcharakter der IgA-GN, bei der nicht nur an der Niere, sondern auch an Haut, Muskelgefäßen und oro-pharyngealen Schleimhäuten Pathologika gefunden werden. Die Befunde sind darüber hinaus von möglichem Interesse für die Immunpathogenese der Erkrankung. Es bleibt weiteren Untersuchungen vorbehalten, inwieweit in Tränen- und Speichelflüssigkeit Abweichungen der Immunglobulinkonzentrationen vorliegen und in Tränen- und Speicheldrüsen sich pathologische Infiltrationen mit IgA-tragenden B-Zellen finden.

Literatur

1. Rambausek M et al. (1983) Mesangiale IgA-Glomerulonephritis. Dtsch Med Wochenschr 108: 125–130 – 2. Lagrue G et al. (1974) Protéinuries et gammopathies monoclonales transitoires. Disparaîtion après suppression d'une infection focale amygdalienne. Nouv Presse Méd 3: 1221–1222 – 3. Bene M et al. (1983) Immunoglobulin A nephropathy. J Clin Invest 71: 1342–1347 – 4. Nomoto Y et al. (1980) Scleritis and IgA nephropathy. Arch Intern Med 140: 783–785 – 5. de Roeth A (1953) Lacrimation in normal eyes. Arch Ophthalmol 49: 185–189 – 6. Andrassy K et al. (1983) SSA(Ro)-antibodies in Wegener's granulomatosis. Klin Wochenschr 61: 873–875 – 7. Alspaugh M et al. (1975) Antibodies to cellular antigens in Sjøgren's syndrome. J Clin Invest 55: 1067–1073

Rambausek, M., Spitzenberg, R., Schumacher, R., Rother, U., Ritz, E. (Med. Univ.-Klinik und Institut für Serologie und Immunologie, Heidelberg)
Genetischer Polymorphismus von C3
bei mesangialer IgA-Glomerulonephritis (IgA-GN)

Die Beteiligung des *Komplementsystems* in der Pathogenese der mesangialen *IgA-Glomerulonephritis* (IgA-GN) ist wenig abgeklärt. Es ist bekannt, daß Immunglobulin A, im Gegensatz zu IgM oder IgG, Komplement nicht über den klassischen Aktivierungsweg via C1 aktiviert, sondern nach allerdings nicht unumstrittenen Befunden, über den Nebenflußweg. Mehrere Argumente sprechen jedoch für eine Beteiligung des Komplementsystems bei der Immunpathogenese der IgA-GN. Bei über 95% unserer Fälle mit IgA-GN [1] fanden wir immunhistologische Ablagerungen von C3; desgleichen wurde bei über 90% der untersuchten Patienten das Neoantigen C5 b7 als Hinweis auf Aktivierung der terminalen Komponenten des Komplementsystems nachgewiesen.

Ferner beschrieben Wyatt et al. [2] zwei Familien mit IgA-GN und partiellem Fehlen von H, einem der Kontrollproteine des alternativen Komplementaktivierungsweges. Ein Fehlen dieses Regulatorproteins würde zur unkontrollierten Aktivierung von C3 führen.

C3 spielt eine Schlüsselrolle in der Komplementkaskade [3]. Die Struktur von C3 wird genetisch bestimmt. Nach Alper [4] sind etwa 20 Allele bekannt; bei Kaukasiern sind die häufigsten angetroffenen Allele die Komponente S (slow) und F (fast). In der vorliegenden Untersuchung wurden 43 Patienten mit immunhistologisch gesicherter IgA-Glomerulonephritis (34 Männer, 19 Frauen), 103 Patienten mit nierenbioptisch gesicherter Glomerulonephritis ohne Vorliegen einer IgA-GN (68 Männer, 35 Frauen) und als Normalkontrollen 125 Blutspender (80 Männer, 45 Frauen) untersucht. C3-Alleltypen wurden nach Teisberg [5] mit Hilfe der Agarose-Gelelektrophorese nachgewiesen.

Die in Tabelle 1 angegebenen Ergebnisse zeigen bei IgA-GN, im Vergleich zu Normalkontrollen oder Nicht-IgA-GN, ein vermehrtes Vorkommen der Homozygoten FF

	IgA-GN (n = 43)	Nicht-IgA-GN (n = 103)	Kontrolle (n = 125)	Tabelle 1
C3 FF	9,3% *	8,7%	2,4%	
C3 FS	18,6% *	33,0%	38,9%	
C3 SS	72,1% *	58,3%	58,7%	

* $p < 0,05$ Kontrolle vs. IgA-GN; Fischers Exakttest

und SS. Komplementär hierzu war der Anteil der Heterozygoten FS erniedrigt. Der Unterschied war mit Fischers Exakttest mit einem $p < 0,05$ signifikant.

Obwohl dieser Befund statistisch signifikant ist, bedarf er dennoch der Überprüfung an einer größeren Patientenstichprobe. Das relative Überwiegen der Homozygoten könnte jedoch dann von Bedeutung sein, falls sich die C3-Allotypen hinsichtlich ihrer Aktivierungskinetik unterscheiden.

Die Untersuchungen von Kristensen et al. [6] ergaben bei Patienten mit nichtspezifischer Glomerulonephritis ein Überwiegen des C3-Allotyps F. Der Befund konnte nach den obigen Befunden nicht bestätigt werden. Bislang wurde in der Literatur ein familiäres Vorkommen der IgA-GN berichtet [7, 8], wobei eine Verbindung mit dem HLA-System bestand. Bei nichtfamiliärer IgA-GN wurde ebenfalls eine Beziehung zum HLA-System beobachtet [9−10], was allerdings nicht von allen Autoren bestätigt werden konnte. Die vorliegende Untersuchung weist auf eine weitere immungenetische Grundlage der IgA-GN hin.

Literatur

1. Waldherr A, Rambausek M, Rauterberg W, Andrassy K, Ritz E (1983) Immunohistochemical features of mesangial IgA-glomerulonephritis (IgA-GN). Contrib Nephrol (in press) − 2. Wyatt RJ, Julian BA, Weinstein A, Rothfield NF, McLean RH (1982) Partial H (β1H) deficiency and glomerulonephritis in two families. J Clin Immunol 2: 110−117 − 3. Ruddy S, Gigli I, Austen KF (1972) The complement system of man. N Engl J Med 287: 592−596 − 4. Raum D, Donaldson VH, Rosen FS, Alper CA (1980) Genetics of complement. Curr Top Hematol 3: 117−175 − 5. Teisberg P (1970) High voltage agarose gel electrophoresis in the study of C3 polymorphism. Vox Sang 19: 47−56 − 6. Kristensen B, Hansen HE, Bruun-Petersen G (1982) Association between the C3-F gene and chronic glomerulonephritis. IX. Scientific Meeting of the International Society of Hypertension, Mexico City (Abstract) − 7. Tolkhoff-Rubin NE, Cosimi AB, Fuller T, Rubin RH, Colvin RB (1978) IgA nephropathy in HLA identical siblings. Transplantation 26: 430 − 8. Sabatier JC, Genin C, Assenot H, Colon S, Ducret F, Berthoux FC (1979) Mesangial IgA-glomerulonephritis in HLA-identical brothers. Clin Nephrol 11: 35−38 − 9. Brettle R, Peters DH, Batchelor JR (1978) Mesangial IgA glomerulonephritis and HLA antigens. N Engl J Med 299: 200 − 10. Fauchet R, Guegen M, Genetet B, Le Pogamp P, Ramme MP, Chevet D, Simon P (1980) HLA-antigen and IgA nephropathy (Berger's disease). N Engl J Med 302: 1033

Müller, G. A., Müller, C., Risler, T. (Med. Univ.-Klinik, Abtl. 3 und Immunolog. Labor, Med. Univ.-Klinik, Abt. 2, Tübingen)

Charakterisierung glomerulärer Halbmonde bei rapid progressiver Glomerulonephritis (RPGN) mit Hilfe monoklonaler Antikörper*

Einleitung

Die rapid progressive Glomerulonephritis (RPGN) ist klinisch durch ihr akutes Auftreten und ihren raschen Verlauf charakterisiert, der häufig innerhalb weniger Wochen in die terminale Niereninsuffizienz führt. Sie tritt sowohl als primäre Erkrankung auf als auch sekundär in Begleitung von Systemerkrankungen (SLE, Wegenersche Granulomatose) und im Gefolge von Infektionen oder medikamentös induzierten Allergien [1]. Sowohl humorale als auch zelluläre Mechanismen des Immunsystems scheinen in der Pathogenese dieser Erkrankung eine entscheidende Rolle zu spielen, wobei renale Strukturen möglicherweise als Angriffsorte für diese Vorgänge dienen. Allen Formen gemeinsam ist das histomorphologische Bild der Halbmonde in den Glomeruli [2]. In der indirekten Immunfluoreszenz lassen sich entlang der glomerulären Basalmembran (GBM) lineare Ablagerungen von IgG und/oder C3 im Sinne einer Anti-GBM-Erkrankung oder granuläre Ablagerungen von IgG und/oder IgM bzw. von C3 als Hinweis für eine Immunkomplexnephritis nachweisen [3, 4]. In seltenen Fällen finden sich keinerlei derartige Ablagerungen entlang der GBM [5]. In frischen Halbmonden hingegen läßt sich Fibrin nachweisen [6]. Bereits 1970 konnte Habib [7] zeigen, daß die Anzahl der Halbmonde gut mit der Prognose der Erkrankung korreliert. Über ähnliche Untersuchungsergebnisse berichteten auch Cameron [8] und Bohle et al. [9], wobei letztere Untersucher vor allem den tubulären und interstitiellen Läsionen eine große Bedeutung zuschrieben. Die Differenzierung der die Halbmonde bildenden verschiedenen Zelltypen ist trotz ausgedehnter elektronenmikroskopischer Untersuchungen weiterhin schwierig [10], obgleich Zellen epithelialen Ursprungs immer wieder vermutet wurden. Bislang wurde davon ausgegangen, daß es sich bei den die Halbmonde bildenden Zellen im wesentlichen um proliferierende Deckepithelien handelt [2, 3, 11]. Sowohl die Proliferation von visceralen [2, 11, 12] als auch von parietalen [12] Deckepithelzellen wurde beschrieben. Aufgrund experimenteller Untersuchungen beschrieben Atkins et al. 1976 [13] erstmals die Beteiligung von Monozyten an der Halbmondbildung. Die nähere Charakterisierung dieser die Halbmonde bildenden Zellen war Ziel der vorliegenden Untersuchung.

Material und Methode

Untersucht wurden Nierenbiopsien von fünf Patienten, die alle an einer RPGN erkrankt waren. Von allen Biopsien wurden 5 μm dicke Gefrierschnitte angefertigt. Mit Hilfe der Immunperoxidasetechnik, die bereits früher ausführlich beschrieben wurde [14] und dem Einsatz der monoklonalen Antikörper, deren Spezifität in Tabelle 1 berichtet wird, wurden die renalen Veränderungen näher untersucht.

Ergebnisse

Von besonderem Interesse war das Reaktionsverhalten der drei monoklonalen Antikörper TN8−TN10, da sie Determinanten auf normalen glomerulären Epithelzellen erkennen [14]. Die Reaktivität des monoklonalen Antikörpers TN10 am Gefrierschnitt einer an RPGN

* Mit Unterstützung der Deutschen Forschungsgemeinschaft (DFG) Mu 523/3-2 und SFB 120, Leukämieforschung und Immungenetik, Projekt A3

Tabelle 1. Beschreibung der eingesetzten monoklonalen Antikörper

Monoklonaler Antikörper	Spezifität	Referenz
W6/32.HL	Anti-HLA-A,B,C; schwere Kette	Barnstable et al. (1978) Cell 14: 9−20
W6/32.HK	Inaktive Variante	Ziegler und Milstein (1979) Nature 279: 243−244
TÜ22	Anti-HLA-MB/DC	Ziegler et al. (submitted)
TÜ35	Anti-HLA-DR/SB	Ziegler et al. (submitted)
OKT4	Helfer/Inducer-T-Zellen	Kung et al. (1979) Science 206: 347−349
TT1	Helfer/Inducer-T-Zellen	Müller et al. (in preparation)
OKT8	Suppressor/zytotoxische T-Zellen	Reinherz et al. (1980) J Immunol 124: 1301−1307
TT2	Suppressor/zytotoxische Zellen	Müller et al. (in preparation)
OKT11	Pan-T-Zellen	Verbi et al. (1982) Eur J Immunol 12: 81−86
TM1	95% der Monozyten des peripheren Blutes, Subpopulation von Makrophagen	Müller et al. (in preparation)
Mono2	80% der Monozyten des peripheren Blutes, fast alle Makrophagen des Gewebes	Bethesda Research Laboratory
TN8	Viszerale und parietale glomeruläre Epithelien, Mesangiumzellen, tubuläre Epithelzellen	Müller und Müller (1983) Klin Wochenschr 61: 893−902
TN9	Parietale glomeruläre Epithelzellen, tubuläre Epithelzellen	Müller und Müller (1983) Klin Wochenschr 61: 893−902
TN10	Viszerale glomeruläre Epithelzellen	Müller und Müller (1983) Klin Wochenschr 61: 893−902

erkrankten Niere ist in Abb. 1 zu sehen. Die durch das Merkmal TN10 charakterisierten glomerulären viszeralen Epithelien scheinen eher an den Rand gedrängt zu sein und finden sich vor allem nicht in den Halbmonden. Glomeruläre viszerale Epithelien scheinen somit nicht an der Bildung von Halbmonden beteiligt zu sein. In den Halbmonden finden sich eine Reihe TN8+-Zellen, so daß eine Beteiligung glomerulärer parietaler Epithelien an der Halbmondbildung möglich scheint. Demgegenüber ist aber das Reaktionsmuster von TN9, einem Marker für parietale Epithelien, mit Zellen innerhalb der Halbmonde negativ. Mit Hilfe der B- und T-Zellmarker ließen sich in den Halbmonden nur vereinzelt Lymphozyten nachweisen. Auffällig war aber eine kranzförmige Zellansammlung von OKT8+-Zellen um den veränderten Glomerulus. Etwa 10% der Zellen ließen sich mit TÜ9 als Granulozyten identifizieren. Der Nachweis von Monozyten und Makrophagen erfolgte im Gegensatz zu früheren Untersuchungen mit Hilfe von zwei monoklonalen Antikörpern TM1 und Mono2 (Tabelle 1). Lediglich etwa 10% der Zellen innerhalb der Halbmonde konnten mit TM1 als periphere Monozyten identifiziert werden. Im Gegensatz dazu zeigten etwa 50% der Zellen eine positive Reaktion mit dem Monozyten/Makrophagen Marker Mono2.

Schlußfolgerungen

Aufgrund der vorliegenden Untersuchungsergebnisse lassen sich die nachfolgenden vorläufigen Aussagen treffen:

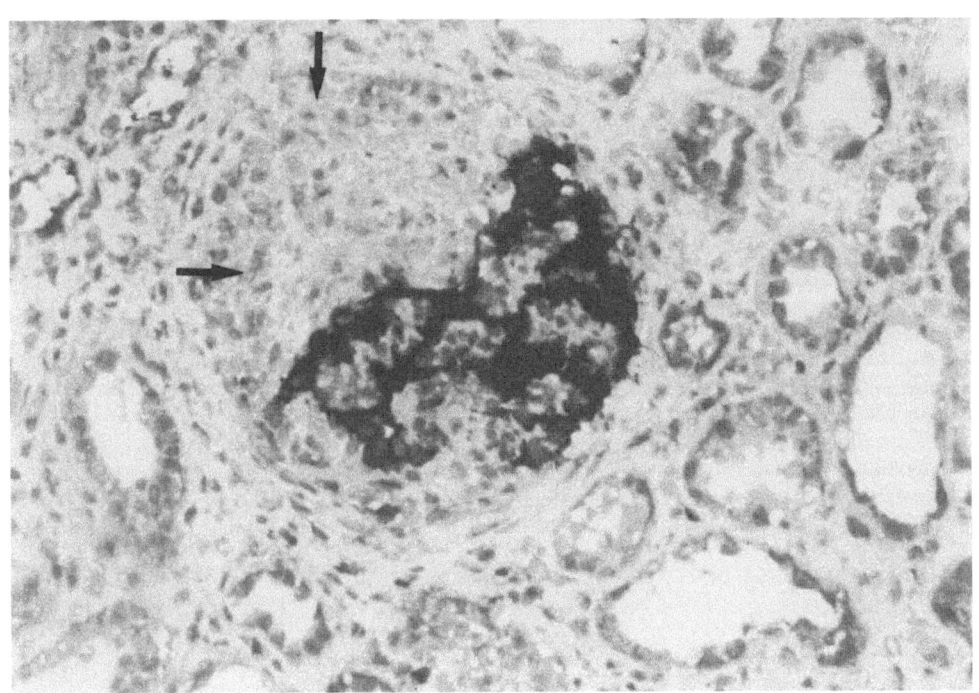

Abb. 1. Reaktivität des monoklonalen Antikörpers TN10 am Gefrierschnitt einer an RPGN erkrankten Niere. Die durch TN10 charakterisierten viszeralen glomerulären Epithelzellen scheinen eher an den Rand des Glomerulus gedrängt und finden sich nicht im Halbmond (→). Immunperoxidasefärbung, 250fache Vergrößerung

1. Nach wie vor bleiben etwa 40% der Zellpopulation, die die Halbmonde bilden, auch mit den heutigen Möglichkeiten der Oberflächenmarkeranalysen uncharakterisiert. Mit größter Wahrscheinlichkeit gehören diese Zellen jedoch nicht der lymphozytären, monozytären Zellreihe an. Ferner lassen sich diese Zellen bislang nicht eindeutig mit den derzeitig vorhandenen monoklonalen Antikörpern, die organspezifische Antigene des menschlichen Nephrons erkennen, klassifizieren.
2. Sowohl viszerale als auch parietale glomeruläre Epithelien scheinen nicht an der Halbmondbildung beteiligt zu sein. Dabei gilt es aber zu berücksichtigen, daß diese Zellen im Rahmen einer Proliferation möglicherweise unterschiedliche Differenzierungsgrade erreichen können.
3. Zellen der B-T-Zellreihe finden sich nur vereinzelt in den Halbmonden.
4. Granulozyten sind in etwa 10% der Zellen vorhanden.
5. Monozyten und Makrophagen, möglicherweise sogar nur eine Subpopulation von Makrophagen bilden einen größeren Anteil der in den Halbmonden vorhandenen Zellpopulation. Dabei handelt es sich mit größter Wahrscheinlichkeit um infiltrierte und nicht um ortsständige Zellen. Der Nachweis von Makrophagen in den glomerulären Halbmonden ist deshalb von besonderem Interesse, da diesen Zellen vor allem in der Antigenpräsentation eine wesentliche Rolle bei der Induktion einer Immunantwort zukommt.

Literatur

1. Glassock RJ, Cohen AH, Bennett CM, Martinez-Maldonado M (1981) Primary glomerular disease. In: Brenner BM, Rector FC (eds) The kidney. Saunders, London, p 1351 − 2. Bacani RA, Velasquez F,

Kanter A, Pirani CL, Pollak VE (1968) Rapidly progressive (nonstreptococcal) glomerulonephritis. Ann Intern Med 69: 463 – 3. Beirne GJ, Wagnild JP, Zimmerman SW, Macken PD, Burkholder PM (1977) Idiopathic crescentic glomerulonephritis. Medicine (Baltimore) 56: 349–381 – 4. Wilson CB, Dixon FJ (1973) Antiglomerular basement membrane antibody induced glomerulonephritis. Kidney Int 3: 74–89 – 5. Stilmant MM, Bolton WK, Sturgill BC, Schmitt GW, Couser WG (1979) Crescentic glomerulonephritis without immune deposits. Clinicopathologic features. Kidney Int 15: 184–195 – 6. Gärtner HV, Wehner H, Bohle A (1978) The immunhistological findings in various forms of glomerulonephritis: A comparative investigation based on 335 renal biopsies. Pathol Res Pract 162: 198–225 – 7. Habib R (1970) Classification anatomique des néphropathies glomérulaires. Paediatr Fortschr 28: 3 – 8. Cameron JS (1979) The natural history of glomerulonephritis. In: Black D, Jones NF (eds) Renal diseases. Blackwell, Oxford, p 329 – 9. Bohle A, Grund KE, Mackensen S, Tolon M (1977) Correlations between renal interstitium and level of serum creatinine. Virchows Arch [Pathol Anat] 373: 15–22 – 10. Morita T, Suzuki Y, Churg J (1973) Structure and development of the glomerula crescent. Am J Pathol 72: 349–359 – 11. Gabbert H, Thoenes W (1977) Formation of basement membrane in extracapillary proliferates in rapidly progressive glomerulonephritis. Virchows Arch [Cell Pathol] 25: 265–269 – 12. Churg J, Morita T, Suzuki Y (1973) Glomerulonephritis with fibrin and crescent formation. In: Kincaid-Smith P, Mathew TH, Becker EL (eds) Glomerulonephritis: morphology, natural history, and treatment. Wiley, New York, p 677 – 13. Atkins RC, Holdsworth SR, Glasgow EF, Matthews FE (1976) The macrophage in human rapidly progressive glomerulonephritis. Lancet 1: 830–832 – 14. Müller GA, Müller C (1983) Characterisation of renal antigens on distinct parts of the human nephron by monoclonal antibodies. Klin Wochenschr 61: 893–902

Bauer, H., Spohn, B., Scholz, M., Wochner, G., Franz, H. E., Rosenthal, J. (Universität Ulm, Inn. Abt. I, Sektion Nephrologie, Ulm)

1 Jahr Erfahrung mit der Kombinationstherapie Zyklosporin A-niedrigdosiertes Methylprednisolon bei Nierentransplantation

Zyklosporin A wird zur Zeit von den meisten Transplantationszentren zur Abstoßungsprophylaxe bei Nierentransplantation verwendet. Es scheint sich klinisch zu bewähren [2–5], obwohl Probleme durch die Nephrotoxizität der Substanz bestehen [1]. Im folgenden sind die Erfahrungen dargestellt, die wir im Transplantationszentrum Ulm mit der Kombinationstherapie Zyklosporin/Methylprednisolon im Zeitraum vom Februar 1983 bis März 1984 gemacht haben.

Methoden

Alle Patienten wurden nach den Richtlinien von Eurotransplant typisiert und transfundiert. Vor der Transplantation erfolgte eine optimale Hydrierung. Kurz vor Beginn der Operation wurde mit einer Dauerinfusion von Zyklosporin in einer Dosis von 3 mg/kg/12 Std begonnen. Nach 12 Std wurde die Dosis auf 2,5 mg/kg/12 Std reduziert. Die Umstellung auf orale Therapie erfolgte meist am 3. oder 4. postoperativen Tag. Begonnen wurde mit 2 × 7,5 mg/kg, die Dosisreduktion erfolgte nach den Zyklosporinspiegeln im Vollblut. Angestrebt wurde eine Vollblutkonzentration zwischen 400–1 000 ng/ml.

Zusätzlich gaben wir Methylprednisolon in absteigender Dosierung, beginnend mit 1 g intraoperativ. Nach 2 Wochen lag die Dosis bei 20 mg/Tag, nach 4 Monaten wird Methylprednisolon abgesetzt. Eine akute Transplantatabstoßung wird mit 3 × 500 mg Methylprednisolon i.v. behandelt, bei Nichtansprechen Wiederholung bzw. Anwendung von ATG. Bei Abszessen und Virusinfektionen gingen wir auf eine Zyklosporinmonotherapie über.

Tabelle 1. Kreatinin 3 Monate postoperativ

	Abstoßungsprophylaxe	
	Konventionell (n = 47, Prozentsatz bezogen auf 32 funktionstüchtige Transplantate)	Zyklosporin A und Methylprednisolon (n = 39, Prozentsatz bezogen auf 34 funktionstüchtige Transplantate)
≤ 140 µmol/l	26 ≙ 81%	9 ≙ 27%
141−240 µmol/l	5 ≙ 16%	18 ≙ 53%
> 240 µmol/l	1 ≙ 3%	7 ≙ 21%

Ergebnisse

Im Zeitraum vom Februar 1983 bis März 1984 wurden 52 Transplantationen durchgeführt, davon beträgt bei 39 der Beobachtungszeitraum mehr als 3 Monate. Die 3-Monatstransplantatfunktionsrate betrug 87%, verglichen mit 65% in einer historischen Kontrollgruppe des Jahres 1982 (n = 47). In der Zyklosporingruppe ist bisher kein Todesfall zu beklagen, während in der Kontrollgruppe fünf Patienten verstarben. Die Kreatininwerte unter Zyklosporin liegen jedoch deutlich höher als unter der konventionellen Therapie. Die Ergebnisse sind in Tabelle 1 zusammengefaßt.

An Komplikationen wurden in der Zyklosporingruppe beobachtet: Blutungen, arterielle und venöse Thrombosen, Arterienstenosen, Ureternekrosen, akute Abstoßungen (teilweise durch Zyklosporinmangel nach Einnahmefehler), schwere Zyklosporinintoxikationen durch Wechselwirkung mit Ketozonazol, Manifestation eines Diabetes mellitus unter der Steroidbehandlung, Infektionen durch Bakterien, Viren und Pilze, ausgeprägter Hirsutismus durch gleichzeitige Gabe von Zyklosporin und Minoxidil.

Im Beobachtungszeitraum verloren wir sieben von 52 Transplantaten: Die Ursachen waren unstillbare Blutung aus dem Ureter (20 Tage), arterielle Thrombose (15 Tage), unklare Kristallablagerungen (50 Tage), therapieresistente Abstoßung (180 Tage), Ausriß der venösen Anastomose (7 Tage), rezidivierende Pyelonephritiden (200 Tage), inoperable Arterienstenose (86 Tage). Nur ein einziges Transplantat nahm seine Funktion nie auf. Die längste bisher beobachtete Anurie bis zur Funktionsaufnahme betrug ca. 8 Wochen.

Die kalte Ischämiezeit zeigte keinen Einfluß auf die Sofortfunktion des Transplantats (Tabelle 2), ebenso war kein Zusammenhang zum Transplantatverlust erkennbar.

Diskussion

Die Therapie mit Zyklosporin ermöglichte in unserem Zentrum eine deutliche Verbesserung der Ergebnisse der Nierentransplantation vor allem durch Vermeidung von akuten irreversiblen Abstoßungen und Verminderung der Mortalität. Eine weitere Verbesserung der Ergebnisse erscheint uns möglich durch konsequente Diagnostik von Funktionsstörungen des

Tabelle 2. Einfluß der kalten Ischämiezeit auf die Transplantatfunktion bei 52 Transplantationen

Kalte Ischämiezeit	Zahl der Fälle	Sofortfunktion
Bis 24 Std	24	20 (83%)
25−29 Std	18	10 (55%)
30−47 Std	10	7 (70%)

Transplantats auch mit invasiven Methoden. Die kalte Ischämiezeit als Einzelgröße scheint von geringerer Bedeutung zu sein. Eine Verkürzung erscheint zwar zur Verbesserung der Sofortfunktionsrate wünschenswert, eine Verbesserung der endgültigen Transplantatfunktionsrate ist davon nach unseren Ergebnissen jedoch nicht zu erwarten. Eine Ablehnung von Nieren allein wegen einer längeren kalten Ischämiezeit erscheint uns nicht gerechtfertigt.

Literatur

1. Bennett WM, Pulliam JP (1983) Cyclosporine nephrotoxicity. Ann Intern Med 99: 851–854 –
2. Beveridge T (1983) Cyclosporin-A: An evaluation of clinical results. Transplant Proc 15: 433–437 –
3. Land W, Castro LA, Günther K, Hammer C, Hillebrand C, Illner W-D, Schmeller N, Schneider B, Siebert W, Zink, RA, Zöttlein H (1983) Cadaveric renal transplantation with cyclosporine: Experiences in 148 patients at a single institution. Transplant Proc 15: 2517–2522 – 4. Merion RM, White DJG, Thiru S, Evans DB, Calne RY (1984) Cyclosporine: Five years experience in cadaveric renal transplantation. N Engl J Med 310: 148–154 – 5. Thiel G, Harder F, Lörtscher R, Brünisholz M, Landmann J, Brunner F, Follath F, Wenk M, Mihatsch M (1983) Cyclosporine A used alone or in combination with low-dose steroids in cadaveric renal transplantation. Klin Wochenschr 61: 991–1000

Leimenstoll, G., Zabel, P., Jessen, H., Niedermayer, W. (Abt. Spezielle Nephrologie und Dialyse, I. Med. Klinik, Kiel und Institut für Umwelt-Toxikologie, Kiel)

Die akute tubuläre Nekrose nach Nierentransplantation unter Zyklosporin A-Therapie ist unabhängig vom Zyklosporin A-Spiegel

Die akute tubuläre Nekrose (ATN) nach Nierentransplantation wird als Nierenversagen aufgrund eines hypoxischen Schadens definiert. Unter klinischen Gesichtspunkten ist die ATN vorwiegend eine Ausschlußdiagnose, die dann gestellt wird, wenn chirurgische, immunologische und infektiöse Ursachen für das Nierenversagen fehlen. Mit Zyklosporin A fand ein Medikament Eingang in die Klinik, das neben anderen Nebenwirkungen vor allem auch nephrotoxisch ist (Klintmalm et al. 1981). Die Nephrotoxizität ist dosisabhängig und reversibel. Unsere Untersuchung sollte die Frage klären, ob eine ATN zur Kumulation von Zyklosporin A führt und über diesen Mechanismus eine zusätzliche Noxe unterhalten wird.

1. Methodik

1.1. Ein Kollektiv von 25 Patienten nach Nierentransplantation wurde untersucht. Alle Patienten erhielten 6 Std präoperativ 15 mg/kg KG Zyklosporin A und postoperativ 2 × 7,5 mg Zyklosporin A pro Tag. Eine Dosisreduktion wurde frühestens nach 5 Tagen vorgenommen unter Berücksichtigung der Zyklosporin A-Spiegel. Die Zyklosporin A-Spiegel wurden in mindestens zweitägigen Abständen mittels eines Radioimmunassays (Donatsch et al. 1981) im Vollblut bestimmt.

Die Diagnose ATN wurde gestellt, wenn nach Transplantation weiterhin Dialysepflichtigkeit bestand (in unserem Kollektiv zwischen 6 und 35 Tagen) unter Ausschluß immunologischer, infektiöser oder chirurgischer Komplikationen.

1.2. Zur Bestimmung der pharmakokinetischen Parameter wurde bei sechs Dialysepatienten über 4 Std Zyklosporin A in einer Dosis von 5 mg/kg KG infundiert. Die Zyklosporin A-Konzentrationen wurden über einen Zeitraum von 24 Std mit insgesamt elf Blutentnahmen gemessen. Die Ermittlung der pharmakokinetischen Konstanten erfolgte mittels eines

Tabelle 1. Zyklosporin A-Blutspiegel in der frühen postoperativen Phase (Tag 0–10) bei Patienten mit sofortiger Nierenfunktion und ATN ($n = 23$)

CS-Spiegel (ng/ml)	Sofortige Funktion	Akute tubuläre Nekrose (HD)
400–800	3	4
< 400	1	2 (Tr.-Verlust)
> 1 000	8	5

Zweikompartimentmodells mit nichtlinearer Approximation nach dem Abschälverfahren (Gibaldi und Perrier 1975).

Zwei gesunde Personen erhielten eine Bolusinjektion von 1 mg/kg KG Zyklosporin A. Die Blutabnahme erfolgte nach 0, 1, 2, 4 und 6 Std.

1.3. Statistik: U-Test nach Whitney und Mann.

2. Ergebnisse

2.1. In 13 von 25 Fällen wurde die Diagnose einer ATN gestellt. Die kalte Ischämiezeit war bei Patienten mit ATN 25,6 ± 4,3 Std, bei sofortiger Transplantatfunktion 22,2 ± 3,8 Std. Dieser Unterschied ist signifikant. Nach den Zyklosporin A-Spiegeln wurde das Kollektiv in drei Gruppen unterteilt (Tabelle 1): der Bereich zwischen 400 und 800 ng/ml gilt als therapeutischer Bereich, der eine ausreichende Immunosuppression bei Fehlen von Nebenwirkungen gewährleistet, Spiegel kleiner als 400 werden als Unterdosierung, Spiegel über 1 000 ng werden als toxisch betrachtet. In der Gruppe mit sofortiger Funktionsaufnahme fanden sich in drei Fällen normale Spiegel, bei akuter tubulärer Nekrose in vier Fällen.

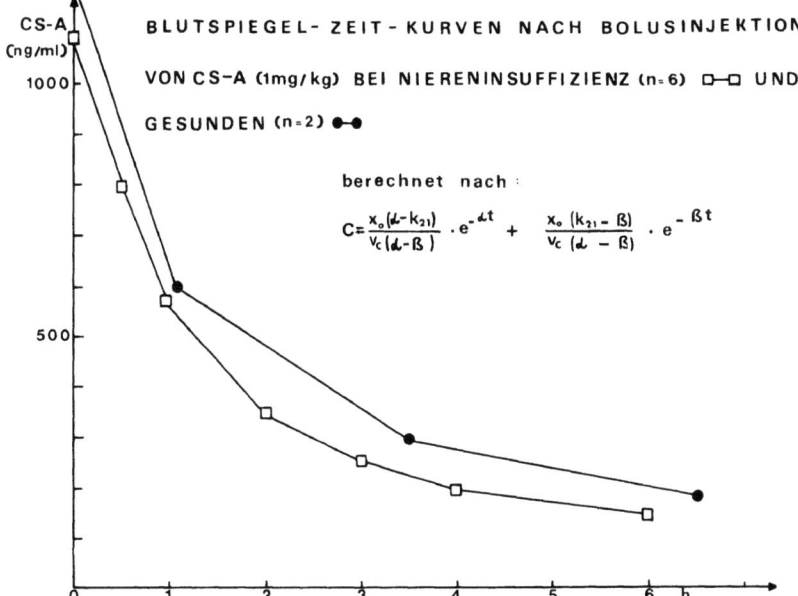

Abb. 1. Berechnete Eliminationskurve von Zyklosporin A nach Bolusinjektion von 1 mg/kg KG aufgrund der ermittelten pharmakokinetischen Parameter von sechs Dialysepatienten im Vergleich zu den gemessenen Blutspiegeln von zwei gesunden Personen nach Injektion von 1 mg/kg KG Zyklosporin A

Unterdosiert waren in der Gruppe mit sofortiger Funktion ein Patient, bei ATN zwei Patienten, überdosiert waren acht Patienten mit guter Funktion und fünf Patienten mit akut tubulärer Nekrose. Die statistische Prüfung dieses Befundes nach dem U-Test erbrachte keinen Unterschied in diesen beiden Gruppen in Hinblick auf die Zyklosporin A-Spiegel.

2.2. Dieser Befund wurde durch pharmakokinetische Untersuchungen an niereninsuffizienten und gesunden Personen weiter abgesichert. Die pharmakokinetische Analyse ergab eine biologische Halbwertszeit von 11,2 ± 3 Std, VC 0,86 ± 0,55 l/kg, K10 0,3 ± 0,2 Std, K12 0,439 ± 0,23/Std, K21 0,2 ± 0,09/Std. Daraus wurde die Dosis für eine Bolusinjektion errechnet, die einen Blutspiegel nach Injektion von 1 000 ng/ml erzeugt. Diese errechnete Menge wurde zwei gesunden und einem niereninsuffizienten Probanden injiziert und die Blutspiegelzeitkurven ermittelt. In Abb. 1 sind die errechnete Blutspiegelzeitkurve und die gemessene Blutspiegelzeitkurve dargestellt. Die gemessene und die kalkulierten Blutkonzentrationen von Zyklosporin A unterscheiden sich danach nicht. Die Funktion der Niere hat somit keinen meßbaren Einfluß auf die Pharmakokinetik von Zyklosporin A.

3. Diskussion

Wie von zahlreichen Autoren berichtet, fand sich auch in unserem Kollektiv eine Häufigkeit der ATN von etwa 50%. Der entscheidende Faktor, der die ATN begünstigt, ist die Dauer der kalten Ischämie. Eine Untersuchung von Flechner et al. ergab im Vergleich von mit Azathioprin behandelten und Zyklosporin A behandelten Patienten keine Zunahme der ATN bei Leichennierentransplantationen, bei Transplantationen von Lebendspendern zeigte sich auch unter Zyklosporin A kein Fall einer ATN. Darüber hinaus war die Zeitdauer der Dialysepflichtigkeit in beiden Kollektiven nicht verschieden, so daß der vorbestehende hypoxische Nierenschaden bei ATN durch Zyklosporin A offensichtlich nicht verstärkt wurde. 50% unserer Patienten zeigt erhöhte Zyklosporin A-Spiegel unabhängig von der Nierenfunktion. Die hohen Zyklosporin A-Spiegel lassen sich somit als „schlichte" Überdosierung interpretieren, aufgrund der starken Variabilität der Bioverfügbarkeit, wie wir in eigenen weiteren Untersuchungen zeigen konnten. Unsere pharmakokinetischen Untersuchungen bestätigten darüber hinaus die Annahme von Follath et al. (1983), daß die Elimination von Zyklosporin A durch die Niereninsuffizienz nicht beeinträchtigt wird. Daraus kann gefolgert werden, daß das Tubulusepithel nicht relevant Zyklosporin A metabolisiert und daß Zyklosporin A nicht in klinisch relevanten Mengen renal eliminiert wird. Wir ziehen aus unserer Untersuchung folgende Schlüsse:

1. Die akute tubuläre Nekrose zwingt nicht zur Reduktion der Zyklosporin A-Dosis.
2. Nach oraler Applikation muß sich die Dosierung streng an den Blutspiegel orientieren.

Es muß Ziel weiterer Untersuchungen sein, Überdosierungen zu vermeiden, durch Kenntnis der Faktoren, die die unterschiedliche Bioverfügbarkeit bei oraler Applikation bedingen.

Literatur

Donatsch P et al. (1981) A radioimmunoassay to measure cyclosporin A in plasma and serum samples. J Immunoassay 2: 19−32 − Flechner SM et al. (1983) The effect of cyclosporine on early gruft function in human renal transplantation. Transplantation 36: 268−272 − Follath et al. (1983) Intravenous cyclosporine kinetics in renal failure. Clin Pharmacol Ther 34: 638−643 − Gibaldi M, Perrier D (1975) Pharmacokinetics. Marcel Dekker, Inc., New York − Klintmalm GBG et al. (1981) Nephrotoxicity of cyclosporin A in liver and kidney transplant patients. Lancet 1: 470

Onkologie I

Niederle, N., Schütte, J., Krischke, W., Scheulen, M. E., Seeber, S., Schmidt, C. G. (Innere Univ.-Klinik und Poliklinik – Tumorforschung – Essen)

Nichtseminomatöse Hodenkarzinome –
Behandlungsergebnisse bei hämatogener Dissemination (Stadium IV)

Die zytostatische Kombinationschemotherapie hat in den letzten Jahren entscheidend zur Verbesserung der Prognose nichtseminomatöser Hodenkarzinome im Stadium IV beigetragen [7]. Während an den meisten Zentren feste Dreier- bis Fünferkombinationen der wirksamsten Zytostatika Vinblastin, Bleomyzin, Cisplatin, Etoposid, Ifosfamid sowie in geringerem Maße auch Actinomyzin D und Adriamyzin Anwendung finden [1, 3, 5, 8], wird in Essen die sequentiell alternierende Gabe von zumindest zwei nichtkreuzresistenten Zytostatikakombinationen bevorzugt [4].

Behandlung

109 Patienten mit einem hämatogen metastasierten Teratokarzinom wurden zunächst mit den Zytostatikakombinationen Vinblastin (0,2 mg/kg i.v. Tag 1 + 2)/Bleomycin (30 E als 24 Std-Infusion Tag 1–5) oder Adriamycin (60 mg/m^2 i.v. Tag 1)/Cisplatin (20 mg/m^2 als Kurzinfusion Tag 1–5) sequentiell alternierend im Abstand von jeweils 16–21 Tagen behandelt [6]. Nach dem zweiten Therapiekurs wurde auf die jeweils alternative Kombination gewechselt. Damit war üblicherweise bei allen Patienten das Ansprechen auf beide Zytostatikakombinationen nach dem vierten Therapiezyklus beurteilbar und die weitere Behandlung konnte den bisher erkennbaren Ergebnissen individuell angepaßt werden. Hatten beide Kombinationen eine gute Wirkung gezeigt, dann wurde die Primärsequenz beibehalten. Im Falle der Überlegenheit eines Programmes wurde dieses bis zur maximalen Tumorreduktion ausgeschöpft. Falls mit beiden Kombinationen nicht zumindest eine Teilremission induziert werden konnte, kam bevorzugt die Kombination aus Ifosfamid (40 mg/kg als Kurzinfusion Tag 1–5) und Etoposid (100–200 mg/m^2 als 1 Std-Infusion an Tag 1, 3, 5), die sich nach eigenen Erfahrungen bei der Behandlung von Tumorrezidiven als sehr wirksam erwiesen hat [2], zur Anwendung. Chirurgische Eingriffe wurden bei einzelnen Patienten zum Zeitpunkt der maximalen chemotherapeutischen Tumorreduktion durchgeführt.

Patienten und Ergebnisse

Zumindest vier Chemotherapiekurse wurden verabreicht. Die Beobachtungszeit bei Auswertung lag zwischen 6 und 52 Monaten. Das Alter der Erkrankten betrug 16–51 Jahre (Median: 27 Jahre, Abb. 1), der Allgemeinzustand nach der Karnofsky-Skala 40–100%. Im Mittel wurde die Chemotherapie 47 Tage nach der Orchidektomie aufgenommen, wobei 13 Patienten schon vorher bestrahlt worden waren.

Prätherapeutisch erfolgte eine Subklassifikation des Stadiums IV entsprechend Tumorausbreitung und Tumormasse. Während bei den elf Patienten im Stadium IV A ein nur minimaler pulmonaler Befall nachweisbar war, bestand bei den 15 Erkrankten im Stadium IV B schon eine fortgeschrittene Lungenmetastasierung. Bei den 63 Patienten im Stadium IV C waren darüber hinaus vergrößerte retroperitoneale Lymphknoten nachweisbar, die 20 Patienten im Stadium IV D wiesen neben ihren pulmonalen auch ausgedehnte retroperitoneale Tumorherde und/oder einen weiteren Organbefall auf.

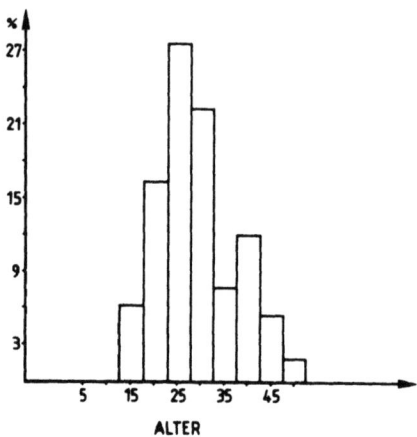

Abb. 1. Altersverteilung von 109 Patienten mit hämatogen disseminierten nichtseminomatösen Hodenkarzinomen

Eine komplette Remission (CR) wurde bei 58% der Erkrankten induziert, bei vier weiteren Patienten konnte durch die zusätzliche Operation Tumorfreiheit erreicht werden. Die Ansprechraten standen in deutlicher Beziehung zur Tumormasse. Während im Stadium IV A Vollremissionen bei 91% der Patienten erzielt wurden, ließ sich im Stadium IV B und IV C nur bei 47 bzw. 64% und im schon weit fortgeschrittenen Stadium IV D sogar nur bei 25% der Patienten eine CR erreichen.

Entsprechend unterschieden sich die medianen Überlebenszeiten und Langzeitüberlebensraten in den vier Stadien signifikant. Sie sind am günstigsten im Stadium IV A, in dem gut 90% aller Patienten rezidivfrei 3–4 Jahre überleben und damit als potentiell geheilt gelten müssen. Schon deutlich ungünstiger sind die Ergebnisse im Stadium IV B und C mit Langzeitüberlebensraten zwischen 50 und 65%. Im Stadium IV D besitzen dann nur noch 10–20% der Erkrankten eine Chance auf Langzeitüberleben. Insgesamt rezidivierten 20 Patienten, alle innerhalb von 2 Jahren nach Induktion der CR (Abb. 2). Bei acht dieser 20 Patienten konnte durch eine erneute Chemotherapie eine zweite stabile CR induziert werden.

Einheitlich gilt für alle Substadien, daß die Induktion einer CR die wichtigste Voraussetzung für das Langzeitüberleben darstellt. Dagegen beeinflußt eine Teilremission den Krankheitsverlauf insgesamt nicht sehr günstig. So liegt die mittlere Überlebenszeit der Patienten mit Teilremission bei gerade 12 Monaten.

Die mediane Zeit bis zur Induktion einer CR betrug 82 Tage, obwohl bei vorzugsweise pulmonaler Metastasierung Vollremissionen auch schon nach ein bis zwei Chemotherapiekursen erreicht werden konnten. Insgesamt ließ sich bisher keine signifikante Differenz im Hinblick auf die mediane Überlebenszeit oder das Langzeitüberleben zwischen Patienten, bei denen die CR vor oder nach 82 Tagen bzw. vier Chemotherapiekursen induziert werden

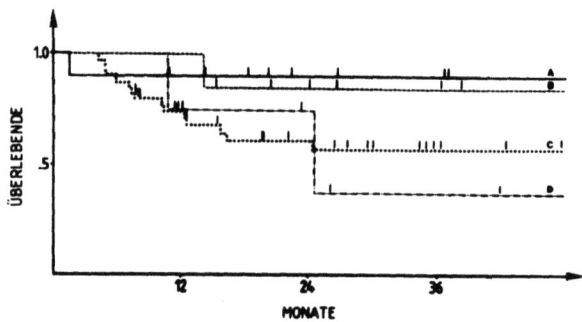

Abb. 2. Rezidivfreie Überlebenszeiten der Patienten mit einer Vollremission ($n = 63$) im Stadium IV A–D

konnte, nachweisen. Allerdings deutet sich eine, wenn auch statistisch noch nicht belegbare, höhere Rezidivrate bei der Patientengruppe mit später erreichter CR an. Dieser Befund läßt sich mit der schon primär größeren Tumormasse dieser Patienten erklären.

Die mehr oder weniger ausgeprägt bei allen Patienten und allen Zytostatikakombinationen zu beobachtenden Nebenwirkungen sind vorzugsweise eine Granulo- und Thrombozytopenie, eine Alopezie sowie Übelkeit und Erbrechen. Darüber hinaus muß, in Abhängigkeit von der gerade verabreichten Zytostatikakombination, auf organspezifische Nebenwirkungen besonders der Nieren und ableitenden Harnwege, des Herzens, der Lunge und des Nervensystems geachtet werden.

Schlußfolgerung

Zusammenfassend läßt sich feststellen, daß nichtseminomatöse Hodenkarzinome auch bei weit fortgeschrittener Metastasierung noch heilbar sind. Dabei kommt der Induktion einer kompletten Remission eine besonders große Bedeutung zu. Die Zeitdauer zwischen Orchidektomie und Chemotherapiebeginn sowie dem Eintritt der Vollremission spielt dagegen, ebenso wie die Sequenz der alternierenden Zytostatikagabe, nur eine untergeordnete Rolle. Eine weitere Prognoseverbesserung scheint einmal durch die operative Entfernung residueller intrathorakaler und/oder retroperitonealer Tumorherde sowie besonders, da Ansprechen und Überlebenszeit signifikant mit der Tumormasse korrelieren, durch eine „Tumorfrüherfassung" bei schon bestehender hämatogener Metastasierung möglich.

Literatur

1. Einhorn LH, Donohue J (1977) Cis-diamminedichloroplatinum, vinblastine, and bleomycin combination chemotherapy in disseminated testicular cancer. Ann Intern Med 87: 293–298 – 2. Niederle N, Scheulen ME, Cremer M, Schütte J, Schmidt CG, Seeber S (1983) Ifosfamide in combination chemotherapy for sarcomas and testicular carcinomas. Cancer Treat Rev (Suppl A) 10: 129–135 – 3. Peckham MJ, Barrett A, Liew KH, Horwich A, Robinson B, Dobbs HJ, McElwain TJ, Hendry WF (1983) The treatment of metastatic germ-cell testicular tumours with bleomycin, etoposide and cis-platin (BEP). Br J Cancer 47: 613–619 – 4. Scheulen ME, Seeber S, Schilcher RB, Meier CR, Schmidt CG (1980) Sequential combination chemotherapy with vinblastine-bleomycin and doxorubicin-cis-dichlorodiammineplatinum (II) in disseminated nonseminomatous testicular cancer. Cancer Treat Rep 64: 599–609 – 5. Schmoll H-J, Diehl V, Hartlapp J, Illiger J, Mitrou PS, Bergmann L, Hoffmann L, Bombick BM, Graubner M, Quesser W, Sterry K, Haselberger H, Douwes FW, Schnaidt U, Hecker H (1983) PVB ± Ifosfamid bei disseminierten Hodentumoren: Ergebnisse einer prospektiv randomisierten Studie. Verh Dtsch Krebs Ges 4: 703–711 – 6. Seeber S, Higi M, Niederle N, Schmidt CG (1981) Individualisierte Intervallverkürzung bei der chemotherapeutischen Induktionsbehandlung solider Tumoren. Dtsch Med Wochenschr 106: 1741–1744 – 7. Seeber S, Schütte J, Niederle N, Schmidt CG (1983) Neue Ergebnisse der Behandlung metastasierter Hodentumoren im Früh- und Spätstadium. Tumordiagnostik Therapie 4: 45–54 – 8. Vugrin D, Whitmore WF, Golbey RB (1983) VAB-6 combination chemotherapy without maintenance in treatment of disseminated cancer of the testis. Cancer 51: 211–215

Wagner, H., Possinger, K., Wilmanns, W., Marx, F. J. (Med. Klinik III und Urolog. Klinik, Klinikum Großhadern der Universität München)
Kombinierte Chemotherapie mit Vinblastin und Tamoxifen bei Patienten mit metastasierendem Nierenzellkarzinom

2–4% aller bösartigen Tumoren sind Nierenzellkarzinome. Obwohl der natürliche Ablauf der Erkrankung im Einzelfall sehr stark variieren kann, beträgt die 1-Jahresüberlebensrate nach eingetretener viszeraler Metastasierung ohne therapeutische Maßnahmen nur 10% (Hindmarsh 1979).

Die systemische Behandlung der metastasierenden Nierenzellkarzinome mit Zytostatika bot schon immer große Probleme und erbrachte bisher keine nennenswerten Erfolge. Entgegen häufig anzutreffender Meinung sind die Spontanremissionen äußerst selten. Die Monotherapiestudien (Hrushesky et al. 1977) zeigen objektive Remissionsraten zwischen 0 und 10%. Einzig mit Vinblastin in einer Dosis von 0,1–0,3 mg/kg Körpergewicht i.v. wöchentlich konnten bei 25% von 151 Patienten objektive Remissionen erzielt werden (Bodey 1979; De Kernion 1980). In der Polychemotherapiestudie führte ebenfalls nur die Kombination mit Vinblastin im Vergleich zur Vinblastinmonotherapie zu adäquaten Ergebnissen (Bodey 1979). Verwendet man die UICC-Kriterien, so gibt es auch unter der hormonellen Therapie mit Östrogen-, Progesteron- und Androgenderivaten nur wenige objektive Remissionen; sie liegen in einem Bereich von 0–7%. Deutlich bessere Erfolge wurden in der SWOG-Studie bei 79 Patienten veröffentlicht (Al Saaraf et al. 1981), die unter Antiöstrogenmonotherapie (Tamoxifen) beim metastasierenden Nierenzellkarzinom zu 6% Remissionen und 35% Krankheitsstillständen führte.

Von diesen Ergebnissen der Vinblastin- und Tamoxifentherapie ermutigt, prüften wir in einer Phase II-Studie die Wirksamkeit einer kombinierten Therapie von Vinblastin und Tamoxifen beim fortgeschrittenen metastasierenden Nierenzellkarzinom mit inoperablen viszeralen oder Weichteilmetastasen.

Die *Eingangskriterien* für die Patienten in unserer Therapiestudie waren:
1. Metastasierendes Nierenzellkarzinom mit oder ohne Nephrektomie;
2. sichtbare Progredienz des Tumorleidens mit meßbaren nicht operablen viszeralen oder bzw. und Weichteilmetastasen;
3. keine vorausgegangenen hormonellen oder zytostatischen Therapien;
4. Leistungsindex 0–2 nach der WHO-Skala;
5. Lebenserwartung von mindestens 12 Wochen.

Patientendaten

Die Gesamtzahl der in der Studie aufgenommenen Patienten betrug 36, davon 22 Männer und 14 Frauen. Das mediane Alter bei Therapiebeginn lag bei 54 Jahren mit einer Streubreite von 37–74 Jahren und etwa gleicher Altersverteilung bei den männlichen und weiblichen Patienten. 30 der 36 Patienten waren nephrektomiert. Der Leistungsindex betrug median 1 mit einem Streubereich von 0–2. Bei allen Patienten wurde prätherapeutisch die Tumorprogredienz durch bildgebende Meßverfahren dokumentiert.

Therapeutisches Vorgehen

Die Patienten wurden nach folgendem Schema therapiert: Vinblastin 5 mg/m² i.v. wöchentlich und Tamoxifen 40 mg p.o. täglich. Zusätzliche Haut-, Knochen- und intrazerebrale Metastasen wurden chirurgisch oder strahlentherapeutisch angegangen. Die gastrointestinalen, neurologischen und hämatologischen Nebenwirkungen wurden anhand der UICC-Kriterien wöchentlich überprüft. Der Therapieerfolg wurde in 4–12wöchigen Abständen durch bildgebende Meßverfahren ermittelt.

Therapeutische Nebenwirkungen

Ab Stufe 2 der hämatogenen Nebenwirkungen mußte die Vinblastindosis entsprechend reduziert werden, bis die Normalwerte wieder erreicht waren. Ein Patient mit Stufe 4 beendete die Therapie trotz partieller Remission. Bei vier Patienten mit erheblichen

Tabelle 1. Behandlungsergebnisse (UICC-Kriterien)

Ansprechen	Patienten	Dauer (Wochen)	
		Median (m)	Streubereich (r)
Komplette Remission (CR)	1 (3%)	44	–
Partielle Remission (PR)	6 (17%)	32	18–35
Krankheitsstillstand (NC)	12 (33%)	25	12–42
Progression (PD)	17 (47%)	–	–

neurologischen Nebenwirkungen, wie Myopathie und schwere Parästhesien, mußte die Therapie abgebrochen werden. Drei dieser Patienten zeigten eine Progredienz unter der Therapie. Sämtliche Nebenwirkungen waren nach Dosisreduktion oder Absetzen der Therapie voll reversibel.

Therapieergebnisse

Die Beurteilung erfolgte nach den UICC-Kriterien. Es wurden erzielt: eine CR (3%) über 44 Wochen; sechs Patienten (17%) zeigten eine PR mit einer medianen Dauer von 32 Wochen, Streubereich $r = 18-35$ Wochen; die Rate der objektiven Remissionen betrug damit insgesamt 20%. Deutlich höher ist der Anteil mit eingetretenem Krankheitsstillstand. Zwölf Patienten (33%) zeigten über median 25 Wochen (Streubereich 12–42 Wochen) keine weitere Tumorzunahme unter dieser Therapie. 17 Patienten (47%) zeigten eine Progredienz des Tumorleidens.

Aufgrund unserer vorliegenden Ergebnisse erachten wir die kombinierte Gabe von Vinblastin und Tamoxifen bei Patienten mit progredientem viszeral metastasierendem Nierenzellkarzinom als eine wirkungsvolle Therapiemaßnahme, die einerseits die Chance einer Tumorrückbildung oder eines Tumorstillstandes gewährt, und andererseits durch ihre geringe systemische Toxizität die Lebensqualität in der verbleibenden Überlebenszeit nicht wesentlich beeinträchtigt. Überdies scheint die kombinierte Vinblastin-Tamoxifentherapie auch die Überlebenszeit der Patienten zu verlängern; es lebten 12 Monate nach Therapiebeginn von unseren 36 Patienten noch 14 (31%), während in der Literatur die angegebene 1-Jahresüberlebensrate nach Metastaseneintritt 10% beträgt.

Literatur

Al-Saaraf M, Eyre J, Bonnet J, Saiki J, Gagliano R, Pugh R, Lehane D, Dixon D, Bettomly R (1981) Study of Tamoxifen in metastatic renal cell carcinoma and the influence of certain prognostic factors: a Southwest Oncology Group Study. Cancer Treat Rep 65: 447–451 – Bodey GP (1979) Current status of chemotherapy in metastatic renal carcinoma. In: Johnson DE, Samuels ML (eds) Cancer of the genitourinary tract. Raven Press, New York – DeKernion JB, Berry D (1980) The diagnosis and treatment of renal cell carcinoma. Cancer 45: 1947–1986 – Hindmarsh JR, Hall RR, Kultilake AE (1979) Renal cell carcinoma: a preliminary clinical trial of Methodichlorophen (D.D.M.P.) Clin Oncol 5: 11–15 – Hrushesky WJ, Murphy GP (1977) Current status of the therapy of advanced renal carcinoma. J Surg Oncol 9: 277–288

Maul, F. D. (Zentrum der Radiologie, Abt. Allg. Nuklearmedizin, Univ.-Klinikum Frankfurt/Main), Wenisch, H. J. C. (Zentrum der Chirurgie, Abt. Allg. und Abdominalchirurgie, Univ.-Klinikum Frankfurt/Main), Schumm, P.-M. (Zentrum der Inneren Medizin, Abt. Endokrinologie, Univ.-Klinikum Frankfurt/Main), Usadel, K. H. (II. Med. Klinik, Univ.-Klinikum Mannheim), Bittner, G., Wanner, U., Standke, R., Hör, G. (Zentrum der Radiologie, Abt. Allg. Nuklearmedizin, Univ.-Klinikum Frankfurt/Main)

Zur szintigraphischen Differenzierung maligner und benigner Schilddrüsentumoren mit ^{201}Tl

1. Einleitung

Schilddrüsenkarzinome lassen sich, unabhängig vom histologischen Typ, szintigraphisch mit ^{201}Tl im Positivkontrast nachweisen [1, 2]. Die Treffsicherheit, mit der benigne von malignen Tumoren unterschieden werden können, läßt sich durch eine funktionsszintigraphische Untersuchung steigern [3, 4]. Ein einfaches visuelles Kriterium für Malignität ist der neu auftretende oder persistierende Spätkontrast [5, 6].

Ziel unserer Untersuchung war es: 1. das normale biokinetische Verhalten (vorläufiger Normbereich) von ^{201}Tl in gesundem Schilddrüsengewebe zu definieren. 2. Daten zum pathokinetischen Verhalten von ^{201}Tl in benignen und malignen Schilddrüsentumoren zu erarbeiten. 3. Kriterien für eine quantitative Differenzierung benigner und maligner Schilddrüsentumoren zu finden.

2. Patienten und Methode

2.1. *Patientenauswahl:* Kriterien waren ein szintigraphisch kalter Knoten der Schilddrüse und eine fragliche oder verdächtige Punktionszytologie (PAP III−V). Es wurden drei Männer und 19 Frauen mit einem mittleren Alter von 41,9 Jahren untersucht. Als Kontrollen dienten sechs Patienten, die wegen eines nichtthyreoidalen Karzinoms untersucht wurden und einen klinisch normalen Schilddrüsenbefund aufwiesen.

2.2. *Funktionsszintigraphie:* Nach i.v. Applikation von 1,0−1,5 mCi ^{201}Tl wurde eine 40minütige Computeraquisition gestartet. 2 Std p.i. erfolgte eine zusätzliche Spätaquisition. Über dem normalen Schilddrüsengewebe und über den Schilddrüsentumoren wurden Zeitaktivitätskurven generiert; bei den Patienten der Kontrollgruppe über beiden Schilddrüsenlappen. Die Klassifikation in benigne und maligne Schilddrüsentumoren erfolgte aufgrund der visuellen Bewertung der computerbearbeiteten Szintigrammsequenz und der Zeitaktivitätskurven. Als biokinetische Parameter wurden definiert: 1. Zeitpunkt der maximalen ^{201}Tl-Anreicherung (t_{max}), 2. Zeitpunkt der maximalen Elimination (t_{MER}), 3. maximale Eliminationsrate (MER) und 4. die prozentuale Elimination nach 40 min (E_{40}).

3. Ergebnisse

Histologisch fanden sich: drei knotige Hyperplasien, acht folliculäre Adenome, eine unspezifische Lymphadenitis, zwei atypische und zwei onkozytäre Adenome, drei papilläre, ein großzelliges und ein C-Zellkarzinom sowie eine zervikale Lymphknotenmetastase eines malignen Phäochromozytoms. Bei 20 von 22 Patienten (91%) wurde präoperativ szintigraphisch die richtige Diagnose gestellt. Ein papilläres Mikrokarzinom mit einem Durchmesser von 3 mm wurde übersehen. Bei einer Patientin, die wegen eines papillären Schilddrüsenkarzinoms operiert und radiojodtherapiert worden war, wurde eine unspezifi-

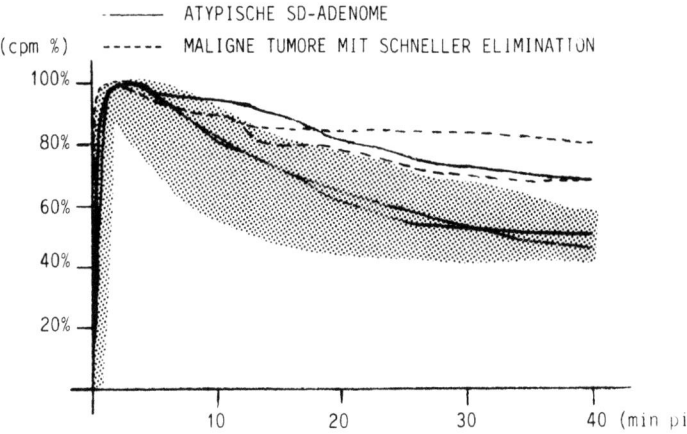

Abb. 1. Biokinetisches Verhalten von ^{201}Tl bis 40 min p.i. Normales Schilddrüsengewebe schraffierter Bereich, atypische Adenome durchgezogene Linie und Schilddrüsenkarzinome mit schneller Tl-Elimination gepunktete Linie

sche Speicheldrüsenentzündung falsch als Lymphknotenmetastase klassifiziert. Drei Fälle mit PAP III oder V, aber benigner Histologie, wurden szintigraphisch richtig diagnostiziert. Die Mitbeurteilung des Spätszintigramms erleichterte in einigen Fällen die richtige Diagnose.

Als *vorläufiger Normbereich* für die ^{201}Tl-Kinetik in der gesunden Schilddrüse wurde der Bereich definiert, der die zwölf Zeitaktivitätskurven der Kontrollpatienten einschloß (Abb. 1). Für normales Schilddrüsengewebe fanden sich folgende biokinetische Parameter: t_{max} 40,0 ± 20,9 s, MER 11,6 ± 8,2 min, t_{MER} 4,8 ± 3,5 min, E_{40} 49,9 ± 4,9 min. Alle Karzinomkurven lagen oberhalb des vorläufigen Normbereichs, zeigten also eine verzögerte Elimination. Zwei Typen können unterschieden werden: 1. Malignome mit sehr geringer bzw. fehlender ^{201}Tl-Elimination, 2. Malignome, die eine fast normale Eliminationskinetik aufwiesen (Abb. 1). Die größte Mittelwertdifferenz zwischen malignem und benignem Verhalten ergab sich für den Zeitpunkt der maximalen Elimination (t_{MER}) (Abb. 2). Die

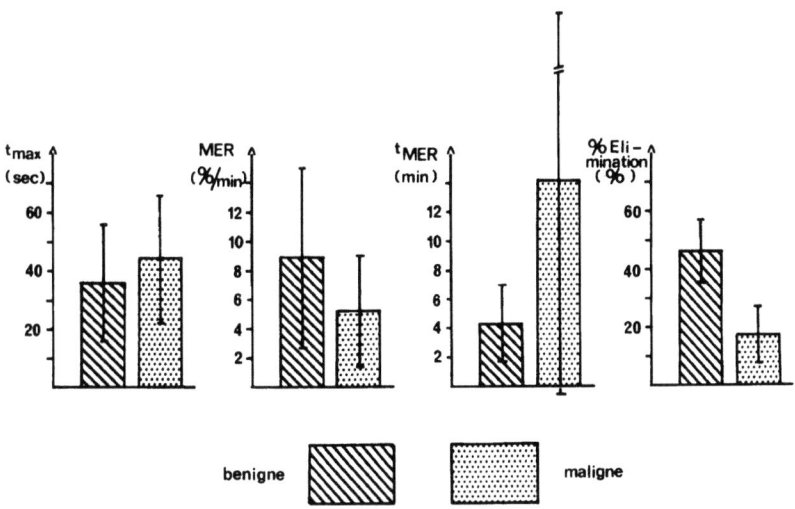

Abb. 2. Biokinetische Parameter von ^{201}Tl bei benignen und malignen Schilddrüsenkarzinomen (benignen $n = 28$, malignen $n = 5$)

geringste Streuung hatte die E_{40}. Wichtig ist die Tatsache, daß auch benigne Schilddrüsentumore eine aus dem Normbereich fallende verzögerte Elimination aufweisen können (Abb. 1). Es handelte sich dabei um atypische oder onkozytäre Adenome. Bei dieser Gruppe lag der Zeitpunkt der maximalen Elimination im Mittel mit 4,3 min, aber früher als bei der Gruppe der relativ schnell eliminierenden Schilddrüsenkarzinome mit 7,5 min. Am besten konnten diese beiden Gruppen aufgrund des persistierenden Spätkontrastes von Schilddrüsenmalignomen nach 2 Std differenziert werden.

4. Diskussion

Wir konnten mit einer Treffsicherheit von 91% richtig zwischen benignen und malignen Schilddrüsentumoren unterscheiden (Sensitivität und Spezifität je 95%). Dies entspricht etwa der Treffsicherheit, die Palermo et al. (1982) bei Zugrundelegung einer quantitativen Klassifikation erreichten [3]. Nach unserer Erfahrung verbessert eine zusätzliche Spätaufnahme die szintigraphische Diagnostik. Übersehen wurde nur ein Mikrokarzinom.

Alle Schilddrüsenkarzinome hatten eine ^{201}Tl-Kinetik, die oberhalb des vorläufigen Normbereichs lagen, also eine verzögerte ^{201}Tl-Elimination aufwiesen. Überschneidungen im kinetischen Verhalten zeigten die am schnellsten eliminierenden Karzinome mit atypischen Adenomen. Die atypischen Adenome unterschieden sich aber bezüglich ihrer normalen Spätaufnahmen von den bösartigen Tumoren.

Die diagnostische Sicherheit kann durch die Berücksichtigung von quantitativen Parametern wahrscheinlich noch verbessert werden. Vor allem die zeitliche Verzögerung der maximalen Elimination (t_{MER}) erscheint erfolgversprechend zur Differenzierung maligner und benigner Tumoren.

Die operativ und histologisch gesicherten zervikalen Lymphknotenmetastasen wurden alle richtig identifiziert. Beachtet werden muß, daß offenbar bei bereits thyreoidektomierten Patienten eine chronische Speicheldrüsenentzündung mit einer Lymphknotenmetastase verwechselt werden kann, teilweise deshalb, weil der Primärtumor als biokinetische Referenz fehlt.

5. Zusammenfassung

Maligne Schilddrüsentumore zeichnen sich durch eine fehlende oder *verzögerte Elimination* aus. Die semiquantitative Beurteilung onkologischer ^{201}Tl-Funktionsszintigramme kann mit einer hohen Treffsicherheit maligne von benignen Schilddrüsentumoren unterscheiden. Sehr kleine Malignome können dem Nachweis entgehen. Die Beurteilung zervikaler Lymphknoten kann erschwert sein, wenn der Primärtumor als biokinetische Referenz bereits reseziert wurde. Eine pathologische Verzögerung der Elimination fand sich auch bei atypischen Adenomen, die aber eine normale Tl-Spätanreicherung aufwiesen.

Literatur

1. Tonami N et al. (1978) Clinical application of ^{201}Tl-scintigraphy in patients with cold thyroid nodules. Clin Nucl Med 3: 217 – 2. Fukuchi M et al. (1979) Uptake of Tl-201 in enlarged thyroid glands: concise communications. J Nucl Med 20: 827 – 3. Palermo F et al. (1982) Computerized study with ^{201}Tl of the cold thyroid node. Nucl Med 21: 23 – 4. Tenvall J et al. (1981) Scintigraphic evaluation and dynamic studies with Thallium-201 in thyroid lesions with suspectes cancer. Eur J Nucl Med 6: 295 – 5. Maul FD et al. (1980) Erste Erfahrungen mit ^{201}Tl in der szintigraphischen Diagnostik von Bronchialtumoren. Nuklearmediziner 3: 335 – 6. Wenisch HJC et al. (1984) ^{201}Thallium scintigraphy in the diagnosis of thyroid cancer: A new modification to differentiate between benign and malignant tumors. Acta Endocrinol [Suppl] (Kbh) 264: 128

Steinke, B., Ostendorf, P., Busch, F. W., Waller, H. D. (Med. Univ.-Klinik Tübingen)
Ergebnisse einer sequentiellen Chemotherapie beim Plasmozytom

Die intermittierende Behandlung mit Melphalan und Prednisolon gilt als Standardtherapie des multiplen Myeloms [4]. Aggressivere Therapieschemata haben bisher nicht zu einer eindeutigen Verbesserung der Behandlungsergebnisse geführt [5, 6]. Unklar ist auch, welche Therapie bei Patienten eingesetzt werden soll, die auf die Standardkombination nicht ansprechen oder Rezidive entwickeln [3].

An der Medizinischen Universitätsklinik Tübingen wurden von 1974−1982 101 Patienten mit Plasmozytomen zunächst mit der Kombination Melphalan/Prednisolon behandelt, bei Versagen dieser Therapie wurde auf das M2-Protokoll [1] umgesetzt, das die kombinierte Gabe von BCNU, Zyklophosphamid, Melphalan, Vincristin und Prednisolon vorsieht. Das mittlere Alter der Patienten betrug 60,3 Jahre, 20 Patienten waren dem Stadium I, 19 dem Stadium II und 62 dem Stadium III nach Salmon und Durie [2] zuzuordnen. Die mediane Beobachtungszeit betrug 38,5 Monate.

Unter der Therapie erster Wahl erreichten 24 Patienten eine Remission (über 50% Rückgang des monoklonalen Immunglobulins), bei 47 Patienten war die Erkrankung unter der Therapie stabil (weniger als 50% Rückgang bzw. weniger als 25% Anstieg des monoklonalen Immunglobulins, keine neuen Osteolysen, keine Hyperkalzämie, Hb über 8 g/dl). 30 Patienten wiesen trotz Behandlung eine Progredienz der Erkrankung auf. Das Therapieergebnis war im Stadium I besser als im Stadium III. Die Zeit bis zur erneuten Progression betrug bei Patienten in Remission median 40,6 Monate, bei Patienten mit stabiler Erkrankung 29,6 Monate.

46 Patienten wurden nach Versagen der Primärtherapie nach dem M2-Protokoll behandelt. Fünf dieser Patienten (11%) kamen in eine erneute Remission, bei 21 (46%) konnte eine Stabilisierung erreicht werden. Bei 20 Patienten (43%) war die Erkrankung unter dieser Behandlung progredient. Das Ansprechen auf die Therapie zweiter Wahl war nicht vom Ergebnis der Behandlung erster Wahl abhängig.

Die mediane Überlebenszeit für alle 101 Patienten betrug 40,5 Monate (Abb. 1). Sie war für Patienten mit Remission mit einem Medianwert von 67 Monaten deutlich länger als für solche mit stabiler Erkrankung (38,1 Monate) und solche mit progredienter Erkrankung (16,8 Monate). Die mediane Überlebenszeit ab Beginn der Therapie zweite Wahl betrug 12,5 Monate (Abb. 2), wiederum war der Medianwert für Patienten in Remission (46 Monate) deutlich länger als für Patienten, bei denen die Erkrankung stabil (15,4 Monate) oder progredient (6,9 Monate) war.

Verglichen mit anderen Studien [3, 6] sind die erzielten Remissionsraten gering, z. T. kann dies durch unterschiedliche Definition der Remission erklärt werden. Die sehr günstige Überlebenszeit unserer Patienten, die die für die Behandlung mit Melphalan und Prednisolon bisher mitgeteilten Ergebnisse deutlich übertrifft, spricht dafür, daß trotz der geringen

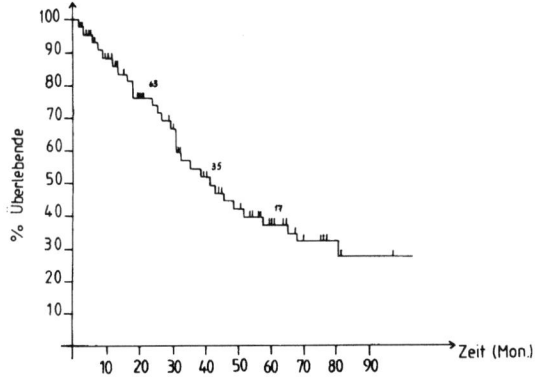

Abb. 1. Überlebenszeit für 101 Patienten mit Plasmozytom unter Therapie mit Melphalan/Prednisolon, bei Progredienz gefolgt von einer Behandlung nach dem M2-Protokoll. Die Zeit ist ab Therapiebeginn gerechnet. Senkrechte Striche an der Kurve geben das Ende der Beobachtungszeit für noch lebende Patienten an. Die Zahlen über der Kurve entsprechen der Anzahl der zum jeweiligen Zeitpunkt noch beobachteten Patienten

1029

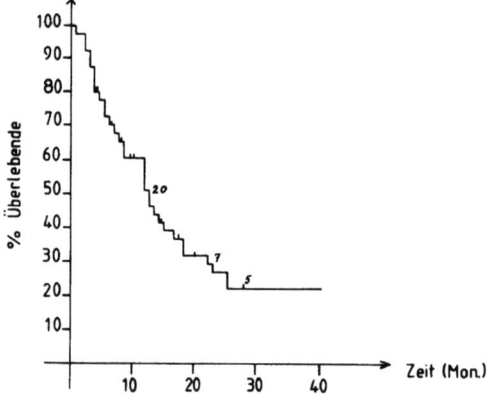

Abb. 2. Überlebenskurve für 46 Patienten mit Plasmozytom, die nach einer Melphalan/Prednisolontherapie mit dem M2-Protokoll behandelt wurden. Die Zeit ist ab Beginn der Therapie zweiter Wahl gerechnet. Senkrechte Striche an der Kurve geben das Ende der Beobachtungszeit von noch lebenden Patienten an. Die Zahlen über der Kurve entsprechen der Anzahl der zum jeweiligen Zeitpunkt noch beobachteten Patienten

Remissionsraten der Behandlungserfolg gegenüber anderen Studien nicht als geringer eingestuft werden kann.

Die guten Ergebnisse der Behandlung bezogen auf die gesamte Überlebenszeit müssen auch auf den Erfolg der Therapie zweiter Wahl zurückgeführt werden. In über der Hälfte der Fälle konnte mit dieser Behandlung zumindest eine Stabilisierung und damit eine mediane Überlebenszeit von etwa 15 Monaten erzielt werden. Bei anderen Sekundärtherapien liegen die medianen Überlebenszeiten für alle Patienten bei etwa 9 Monaten, die mediane Überlebenszeit für Responder wird mit etwa 15 Monaten angegeben [3]. Über den Einsatz des M2-Protokolls bei melphalanresistenten Patienten liegen bisher nur wenige Ergebnisse vor [1], die aber über ähnlich günstige Resultate berichten, wie sie bei uns gefunden wurden.

Insgesamt stellt also die Behandlung mit Melphalan und Prednisolon, gefolgt von der Therapie nach dem M2-Protokoll, eine günstige Behandlung für Plasmozytome dar. Die Überlebenszeit der Patienten entspricht mit dieser Behandlung den günstigsten Ergebnissen, die mit anderen z. T. wesentlich aggressiveren Therapieschemata erzielt wurden.

Literatur

1. Case CD, Lee BJ, Clarkson BD (1977) Improved survival times in multiple myeloma treated with melphalan, prednisone, cyclophosphamide, vincristine and BCNU: M-2, protocol. Am J Med 63: 897–903 – 2. Durie GM, Salmon SE (1975) A clinical staging system for multiple myeloma. Cancer 36: 842–854 – 3. Durie BG, Salmon SE (1982) The current status and future prospects of treatment for multiple myeloma. Clin Haematol 11: 181–210 – 4. Emmerich B (1984) Therapie der malignen Gammopathien. Dtsch Med Wochenschr 109: 26–30 – 5. McIntyre OR (1979) Multiple myeloma. N Engl J Med 302: 193–196 – 6. Woodruff R (1981) Treatment of multiple myeloma. Cancer Treat Rev 81: 225–270

Aul, C., Schoppe, W. D., Jungblut, R. M., Fischer, J. Th., Schneider, W. (Med. Klinik und Poliklinik, Klinik A der Universität Düsseldorf)

Radiologische Erscheinungsformen der pulmonalen Lymphogranulomatose

Einleitung

Das Lungenparenchym ist neben Leber und Knochenmark der häufigste Manifestationsort einer extralymphatischen Lymphogranulomatose. Nach klinisch-radiologischen Kriterien kann bei 15–30% der Hodgkin-Patienten ein Lungenbefall nachgewiesen werden (Stolberg et al. 1964; Fleischer et al. 1980). Das radiologische Erscheinungsbild ist außerordentlich vielgestaltig, so daß – selbst bei bekannter Grundkrankheit – zahlreiche andere Erkrankungen differentialdiagnostisch in Betracht gezogen werden müssen. Bei vorbehandelten, insbesondere bestrahlten Patienten können sich zusätzliche Schwierigkeiten bei der Interpretation des Röntgenbefundes ergeben. Anhand unseres eigenen Krankengutes möchten wir die verschiedenen Manifestationsformen der pulmonalen Lymphogranulomatose vorstellen und kurz ihre differentialdiagnostische Problematik erläutern.

Untersuchungsgut

Aus einem Krankengut von 291 Patienten mit histologisch gesicherter Lymphogranulomatose wurden 45 Patienten mit einer Lungenbeteiligung der Grunderkrankung ausgewertet. Die Lungenveränderungen konnten in 29 Fällen zytologisch/histologisch, in den übrigen Fällen nach dem klinischen Verlauf der Lymphogranulomatose zugeordnet werden. Bei den letzteren Patienten wurde die Diagnose einer intrapulmonalen Hodgkin-Manifestation akzeptiert, wenn durch klinisch-chemische und insbesondere bakteriologische Untersuchungen eine andere Krankheitsursache ausgeschlossen werden konnte und unter alleiniger Strahlen- und/oder Chemotherapie eine Rückbildung der Lungenveränderungen beobachtet wurde. Der überwiegende Teil der Patienten befand sich vor Nachweis des Lungenbefalls im klinischen Stadium IV.

Ergebnisse

Art und Häufigkeit der in unserem Patientenkollektiv beobachteten Lungenveränderungen sind in Tabelle 1 wiedergegeben. Während in 13 Fällen eine fokale, solitäre Manifestation der Lymphogranulomatose bestand, wurden bei 18 Patienten multiple, flächenhafte oder zirkumskripte Verschattungen in beiden Lungen beobachtet. Topographisch waren die Veränderungen nahezu gleichmäßig auf alle Lungenabschnitte verteilt. In elf weiteren Fällen fanden sich ein- oder doppelseitige Pleuraergüsse, deren spezifische Genese durch Punktion gesichert werden konnte. Bei fast allen Patienten bestand vor Nachweis der Lungenveränderungen eine Vergrößerung der mediastinalen und/oder hilären Lymphknoten. Eine primäre pulmonale Lymphogranulomatose, über die in der Literatur vereinzelt berichtet wurde (Kern et al. 1961), wurde in unserem Krankengut nicht beobachtet.

Tabelle 1. Radiologische Erscheinungsformen der pulmonalen Lymphogranulomatose

1. Fokale Manifestation ($n = 13$)	
Pneumonische Form	6
Noduläre Form	5
Kavitäre Form	2
2. Generalisierte Manifestation ($n = 19$)	
Mikronoduläre Form	6
Makronoduläre Form	4
Pneumonische Form	3
Retikuläre Form	3
Mischform	3
3. Pleuraerguß ($n = 11$)	

Die in unserem Krankengut beobachtete Häufigkeit der Lungenbeteiligung (15,5%) entspricht den in der Literatur mitgeteilten Zahlen (Fleischer et al. 1980). Autoptisch können bei einem noch größeren Teil der Patienten (40–60%) Lungenherdbildungen der Lymphogranulomatose nachgewiesen werden (Wong und Grace 1963; Stolberg et al. 1964).

Der Lungenbefall kann Ausdruck einer disseminierten oder lokalen Krankheitsausbreitung sein. Diese Unterscheidung besitzt – wie vor allem die Arbeiten von Musshoff et al. (1968) gezeigt haben – prognostische und therapeutische Bedeutung. Während bei solitären Verschattungen, die im Anschluß an vergrößerte Mediastinal- und Hiluslymphknoten liegen, ein Lungenbefall „per continuitatem" wahrscheinlich ist, entstehen periphere oder multizentrische Herde gewöhnlich durch lymphogene oder hämatogene Aussaat.

Häufigste Manifestationsform der Lymphogranulomatose ist die „pneumonische" Infiltration, die bei 15% unserer Patienten beobachtet wurde. In dem von Whitcomb et al. (1972) untersuchten Krankengut ließ sich sogar bei 45% der Patienten eine pneumonisch-alveoläre Form nachweisen. Ihre Abgrenzung gegenüber infektiösen Prozessen – vor allem tuberkulösen Infiltrationen und Pilzpneumonien – bereitet erhebliche Schwierigkeiten und ist nicht in allen Fällen durch den Verlauf möglich. Eine weitere Differentialdiagnose der pneumonischen Hodgkin-Manifestation stellen Atelektasen infolge Bronchuskompression oder endobronchialen Tumorwachstums dar.

In seltenen Fällen kommt es bei der Lymphogranulomatose durch Einschmelzung von verdichtetem Lungengewebe zur Höhlenbildung, die bei zwei unserer Patienten nachgewiesen wurde (Abb. 1). Zur Darstellung kleinerer Kavernen sind Schichtaufnahmen unerläßlich. Häufigste Ursache eines Ringschattens ist die tuberkulöse Kaverne, aber auch andere entzündliche Erkrankungen wie Lungenabszesse und mykotische Kavernen müssen differentialdiagnostisch in Betracht gezogen werden. Ferner sind andersartige Tumoren bzw. Lungenmetastasen auszuschließen, die in 4–9% der Fälle eine Einschmelzung zeigen (Dodd und Boyle 1961).

Häufiger als bei anderen Autoren wurde in unserem Krankengut ein mikronoduläres Befallsmuster der Lungen beobachtet, das in allen Fällen eine diffuse Ausbreitung erkennen ließ. Differentialdiagnostisch in die Abgrenzung gegenüber einer Miliartuberkulose oder mikronodulären Sarkoidose erforderlich. Eine Pneumokoniose kann gewöhnlich nach dem Röntgenbefund ausgeschlossen werden.

Eine makronoduläre Form, gewöhnlich mit disseminierten Rundherdbildungen in beiden Lungen, wurde bei vier Patienten diagnostiziert. In der Thoraxübersichtsaufnahme sind die

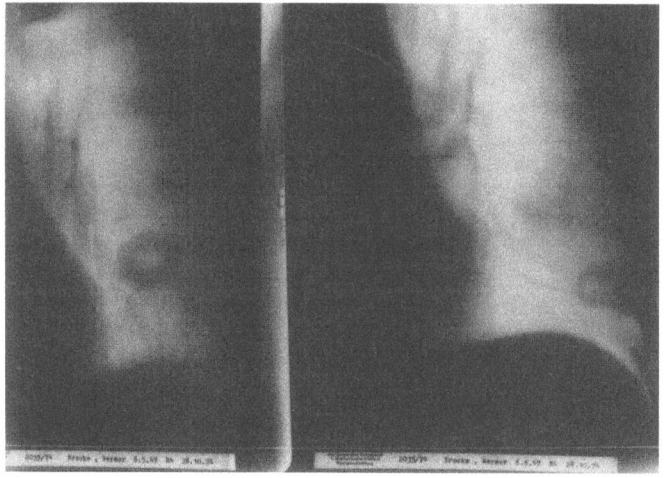

Abb. 1. Kavernöse Form der pulmonalen Lymphogranulomatose. Tomogramm des linken Unterfeldes mit Darstellung von zwei Kavernen. Unter Polychemotherapie bildeten sich die Veränderungen vollständig zurück

Veränderungen nicht sicher von andersartigen metastasierenden Malignomen zu unterscheiden. Bei solitärem Befall muß zusätzlich an eine Tuberkulose gedacht werden.

Schlußfolgerungen

Zusammenfassend erlauben unsere Beobachtungen die nachstehenden Schlußfolgerungen
1. Die pulmonale Lymphogranulomatose besitzt keine spezifischen röntgenologischen Kriterien.
2. Vor allem bei der pneumonischen Form, die die häufigste intrapulmonale Hodgkin-Manifestation darstellt, erlaubt auch der klinische Verlauf vielfach keine sichere Abgrenzung gegenüber entzündlichen Lungenerkrankungen.
3. Wegen der weitreichenden therapeutischen Konsequenzen sollte deshalb eine möglichst frühzeitige Abklärung der Lungenveränderungen – auch unter Zuhilfenahme invasiver Untersuchungstechniken wie der transbronchialen Biopsie oder offenen Lungenbiopsie – angestrebt werden.

Literatur

Dodd GD, Boyle JJ (1961) Excavating pulmonary metastases. Am J Roentgenol 85: 277 – Fleischer J et al. (1980) Verlauf der Lungenbeteiligung bei Patienten mit Morbus Hodgkin. Schweiz Med Wochenschr 110: 1944 – Kern WH, Crepeau AG, Jones JC (1961) Primary Hodgkin's disease of the lung. Report of 4 cases and review of the literature. Cancer 14: 1151 – Musshoff K et al. (1968) Die extranodale Lymphogranulomatose. Therapie und Prognose bei zwei unterschiedlichen Formen des Organbefalls. Ein Beitrag zur Stadieneinteilung des M. Hodgkin. Fortschr Röntgenstr 109: 776 – Stolberg HO et al. (1964) Hodgkin's disease of the lung. Roentgenologic-pathologic correlation. Am J Roentgenol 92: 96 – Whitcomb ME et al. (1972) Hodgkin's disease of the lung. Am Rev Respir Dis 106: 79 – Wong FM, Grace WJ (1963) Pleural effusions, ascites, pericardial effusions and edema in Hodgkin's disease. Am J Med Sci 246: 678

Körbling, M., Hunstein, W., Kaizer, H., Santos, G. W. (Heidelberg/Baltimore)
Autologe Knochenmarktransplantation bei akuter Leukämie und Non-Hodgkin-Lymphom

Manuskript nicht eingegangen

Aulbert, E., Dimitriadis, K., Hoffmann, B., Scheulen, M. E., Schmidt, C. G. (Innere Klinik – Tumorforschung – Universitätsklinikum Essen)
Die Bedeutung des Serumferritins als Tumormarker bei malignen Lymphomen

Die Serumferritinkonzentration korreliert eng mit dem im retikuloendothelialen System gespeicherten Reserveeisen. Sie ist erniedrigt bei manifesten sowie bereits bei latenten Eisenmangelzuständen und erhöht bei primären und sekundären Eisenüberladungszuständen [8]. erhöhte Serumferritinspiegel wurden kürzlich auch bei verschiedenen malignen Tumorerkrankungen beobachtet und gaben Anlaß für die Vermutung, daß dem Ferritin in diesen Fällen die Bedeutung eines Tumormarkers zukommt [3]. Diese Vorstellung wird jedoch zur Zeit widersprüchlich diskutiert: So existieren einerseits Daten, die eine gesteigerte Ferritinsynthese in malignen Zellen belegen [7], andererseits wird bei malignen Tumorerkrankungen auch eine Vermehrung des Speichereisens gefunden, die als Ursache für diese Hyperferritinämie mitverantwortlich gemacht wird [1, 5]. Unabhängig von der Tatsache, daß die Ursache der Hyperferritinämie bei malignen Tumoren bisher nicht eindeutig geklärt ist, ist es von klinischem Interesse, ob die Serumferritinkonzentration als Tumorparameter bei der Betreuung von Patienten mit malignen Tumoren genutzt werden kann. Wir stellen in dieser Arbeit Daten vor, die zeigen, daß die Serumferritinkonzentration bei Patienten mit malignen Lymphomen in Abhängigkeit vom Tumorausbreitungsgrad und von der Aktivität der Erkrankung erhöht ist und als prognostischer Faktor bei dieser Gruppe von Erkrankungen gewertet werden muß.

Methoden

Wir untersuchten die Serumferritinkonzentration sowie verschiedene Parameter des Eisen- und Transferrinstoffwechsels bei 490 Patienten mit malignen Lymphomen verschiedener histologischer Typen und unterschiedlicher Tumorausbreitung. Es handelte sich im einzelnen um 161 Patienten mit niedermalignen Non-Hodgkin-Lymphomen, 126 Patienten mit hochmalignen Non-Hodgkin-Lymphomen und 201 Patienten mit malignen Lymphomen vom Hodgkintyp. Die Ferritinbestimmungen wurden freundlicherweise im Hämatologischen Labor der Medizinischen Klinik des Universitätsklinikums Essen durchgeführt. Die Serumferritinkonzentrationen wurden vor Therapiebeginn sowie mehrfach während des Krankheitsverlaufes untersucht. Es wurden die basischen Isoferritine vom Milztyp gemessen. Als obere Normgrenze wurde eine Serumferritinkonzentration von 150 ng/ml angesehen.

Ergebnisse und Diskussion

Die prätherapeutische Serumferritinkonzentration war bei 51% der Patienten erhöht. Der prozentuale Anteil der Patienten mit einer erhöhten prätherapeutischen Serumferritinkonzentration nahm dabei mit höherem Tumorausbreitungsgrad deutlich zu. So wiesen die Patienten mit dem Tumorstadium I nur in 12,3% und die Patienten mit dem Stadium II in 33,8% der Fälle eine erhöhte prätherapeutische Serumferritinkonzentration auf. Bei Patienten mit dem Stadium III war dagegen bereits in 72,7% und mit dem Stadium IV sogar in 94% der Fälle die prätherapeutische Serumferritinkonzentration pathologisch erhöht. Es bestand dabei kein Unterschied zwischen den Patienten mit Non-Hodgkin-Lymphomen und denen mit Lymphomen vom Hodgkintyp. Die Höhe der gemessenen Serumferritinkonzentrationen korrelierte ebenfalls mit dem Tumorausbreitungsgrad: so lagen die mittleren Serumferritinkonzentrationen bei den Patienten mit Non-Hodgkin-Lymphomen im Stadium I bei 72 ± 47 ng/ml, im Stadium II bei 117 ± 56 ng/ml, im Stadium III bei 196 ± 137 ng/ml und im Stadium IV bei 538 ± 383 ng/ml. Die bei Patienten mit M. Hodgkin gemessenen Werte lagen in denselben Bereichen (Abb. 1). In longitudinalen Untersuchungen der Patienten mit prätherapeutisch erhöhten Serumferritinkonzentrationen zeigte sich, daß die Serumferritinkonzentration als ein guter Parameter für die Aktivität der Erkrankung genutzt werden konnte: Bei Ansprechen des Tumors auf die eingeleitete Therapie fielen die prätherapeutisch erhöhten Serumferritinkonzentrationen entsprechend der therapieinduzierten Tumorrückbildung ab (Abb. 2). Bei Patienten, die eine Vollremission erreichten, wurde in 93% der Fälle eine völlige Normalisierung der Serumferritinkonzentration beobachtet (Abb. 1). Kam es umgekehrt im Verlauf der Erkrankung zu einem Rezidiv bzw. zu einem erneut progredienten Tumorwachstum, so war dieses von einem erneuten Anstieg der Serumferritinkonzentration begleitet. Konnte das Rezidiv therapeutisch beherrscht werden, so fiel mit der erneuten Tumorrückbildung auch die Serumferritinkonzentration wieder ab. Blieb die Serumferritinkonzentration dagegen erhöht oder stieg weiter an, so signalisierte dieses ein fehlendes

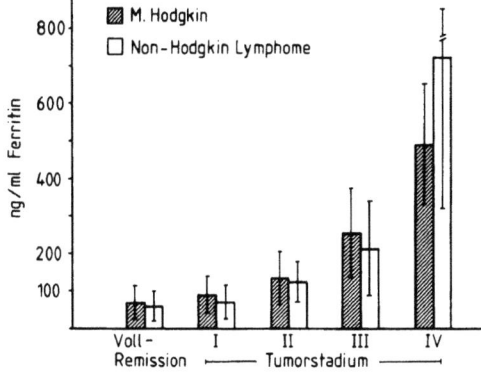

Abb. 1. Serumferritinkonzentration bei Patienten mit malignen Lymphomen

Ansprechen des Tumors auf die eingeschlagene Therapie. Diese Beobachtungen trafen in gleicher Weise für Patienten mit Non-Hodgkin-Lymphomen wie mit M. Hodgkin zu. Ganz entsprechende Verlaufsbeobachtungen wurden kürzlich an 47 Patienten mit M. Hodgkin beschrieben [4]. Die von uns hier vorgestellten Daten werfen die Frage nach der Spezifität dieser Veränderungen auf. Hierzu muß gesagt werden, daß die Tatsache, daß erhöhte Serumferritinkonzentrationen bei verschiedenen Eisenüberladungsstörungen [8], jedoch auch bei Leberzellschäden [9], bei febrilen Zuständen und chronischen Infekten [6] sowie bei den unterschiedlichsten malignen Tumoren beobachtet werden, belegt, daß die Hyperferritinämie bei malignen Lymphomen keineswegs spezifisch ist. Dieses bedeutet auch, daß sich das Serumferritin nicht zur Früherkennung von malignen Lymphomen nutzen läßt. Vielmehr trägt hier das Ferritin den Charakter eines „Akut-Phase-Proteins", welches zwar keine strenge Spezifität besitzt, jedoch sehr gut mit der Tumorausbreitung und der Aktivität der Erkrankung korreliert. Leider hat der Nachweis tumortypischer saurer Isoferritinprofile beim M. Hodgkin hinsichtlich der klinischen Nutzbarkeit dieses Parameters keine Vorteile gebracht [2]. Es konnte nämlich nachgewiesen werden, daß zum Zeitpunkt der Diagnosestellung diese tumorspezifischen sauren Isoferritine in 94% der Fälle erhöht waren und während des gesamten Krankheitsverlaufes und sogar zu 74% über eine 1–2 Jahre anhaltende Vollremission hinweg nachweisbar blieben. Dieses bedeutet jedoch, daß die spezifischeren sauren Isoferritine gerade für die Erkennung kurzfristiger Änderungen des akuten Krankheitsverlaufes klinisch nicht nutzbar sind. Dieses trifft auf die von uns gemessenen basischen „Akut-Phase"-Ferritine nicht zu. Wie unsere an 490 Patienten mit malignen Lymphomen gewonnenen Daten zeigen, geben hierbei die erhöhten Ferritinkonzentrationen Hinweise auf die Tumorausbreitung. Dieses betrifft insbesondere die Stadien III und IV, bei denen in 73% bzw. 94% der Fälle pathologisch erhöhte Serumferritinkonzentrationen gemessen wurden. Von noch größerer klinischer Bedeutung ist das Serumferritin bei der

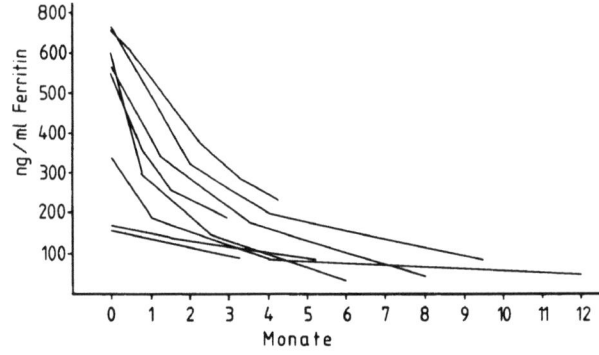

Abb. 2. Der Abfall der prätherapeutisch erhöhten Serumferritinkonzentration unter der therapieinduzierten Tumorrückbildung

1035

Verlaufsbeobachtung dieser Patienten als ein Parameter, der die Aktivität der Erkrankung wiederspiegelt und das Ansprechen des Tumors auf die eingeschlagene Therapie signalisiert.

Zusammenfassung

Unsere Daten zeigen, daß eine hohe Serumferritinkonzentration eine prognostisch ungünstige Gruppe von Patienten mit großer Tumorausbreitung und hoher Aktivität der Erkrankung kennzeichnet. Im individuellen Fall ist die Serumferritinkonzentration als ein klinisch nützlicher Verlaufsparamter anzusehen, der durch die Normalisierung prätherapeutisch erhöhter Werte das Ansprechen des Tumors auf die Therapie widerspiegelt, der durch anhaltend normale Werte den Fortbestand einer erreichten Vollremission anzeigt und der gegebenenfalls durch einen erneuten Anstieg der Werte ein Rezidiv bzw. eine erneute Tumorprogression signalisiert. Wir schließen aus diesen Daten, daß die Serumferritinkonzentration einen zusätzlichen nützlichen und einfach zu bestimmenden Parameter in der Betreuung von Patienten mit malignen Lymphomen darstellt.

Literatur

1. Aulbert E, Friedmann B, Kuck U, Brandhorst D, Wetter O (1983) Hyperferritinemia in patients with malignant tumors. In: Birkmayer G, Malkin A, Aiginger P (eds) Advances in tumour markers. Proceedings of 13th Internat. Congress of Chemotherapy, Vienna − 2. Cazzola M, Arosio P, Gobbi PG, Barosi G, Bergamaschi G, Dezza L, Iacobello C, Ascari E (1983) Basis and acidic isoferritins in the serum of patients with Hodgkin disease. Eur J Cancer Clin Oncol 19: 339−345 − 3. Cunietti E, Locatelli E, Bordignon C, Chinea D, Viola P, Vaiani G, Fasoli A (1983) Serum ferritin levels in patients with neoplastic disease. J Exp Clin Cancer Res 4: 377−379 − 4. Dörner MH, Abel U, Fritze D, Manke HG, Drings P (1983) Serum ferritin in relation to the course of Hodgkin disease. Cancer 52: 2308−2312 − 5. Jakobsen E, Engeset A, Sandstad B, Aas M (1982) Serum ferritin and bone marrow haemosiderin in patients with malignancies and in healthy controls. Scand J Haematol 28: 264−271 − 6. Konijn AM, Hershko C (1977) Ferritin synthesis in inflammation. Br J Haematol 37: 7−16 − 7. Marcus DM, Zinberg N (1974) Isolation of ferritin from human mammary and pancreatic carcinomas by means of antibody immunoadsorbents. Arch Biochem Biophys 162: 493−501 ; 8. Oertel J, Bombik BM, Stephan M, Gerhartz H (1978) Ferritin in bone marrow and serum in iron deficiency and iron overload. Blut 37: 113−117 − 9. Prieto J, Barry M, Sherlock S (1975) Serum ferritin in patients with iron overload and with acute and chronic liver disease. Gastroenterology 68: 525−533

Hehlmann, R., Kreeb, G. (Med. Poliklinik der Universität München), Schreiber, M. A. (ISB der Universität München), Weber, W., Obrecht, P. (Kantonsspital Basel), Biehl, T. (Orthopäd. Klinik der Techn. Universität München), Gössner, W., Erfle, V. (GSF Neuherberg, Abt. Pathologie)
Mögliche Diagnose maligner Lymphome und Sarkome durch tumorvirusspezifische Antigene und Antikörper im Serum

Diagnostische und prognostische Marker werden zur Früherkennung und für die Therapie maligner Erkrankungen dringend benötigt. Ein Weg zur Lösung dieser Frage führt über die Suche nach ätiologischen Faktoren, die gleichzeitig einen Hinweis auf Vorhandensein und Ausbreitungsgrad der Erkrankung geben könnten.

Ein möglicher Faktor sind Retroviren, von denen bekannt ist, daß sie in verschiedenen Tierarten bestimmte Tumorerkrankungen hervorrufen können (Gross 1983). Zu diesen Tumorerkrankungen gehören Sarkome, Lymphome und Brustkrebs. Auch beim Menschen sind Hinweise auf Tumorviren bei diesen Tumoren immer wieder beschrieben worden, und

Retrovirusisolate sind aus menschlichen Tumorzellen angezüchtet worden. Zu diesen Virusisolaten gehören das humane T-Zellymphom/Leukämievirus (HTLV), aber auch Isolate, die den Primatenretroviren Simian sarcoma-Virus (SiSV), und endogenes Baboonvirus (BaEV) sehr ähnlich sind (Gallo et al. 1982; Hehlmann et al. 1983a).

Wir haben in den letzten Jahren zeigen können, daß Antigene und Antikörper, die mit Strukturproteinen dieser Viren verwandt sind, in menschlichen Seren vorkommen (Hehlmann et al. 1983b) und möglicherweise prognostische Bedeutung besitzen. So korreliert die Anwesenheit von Antigenen und Immunkomplexen, die mit dem Hüllglykoprotein gp70 des SiSV verwandt sind, in akuten Leukämien und in chronisch myeloischer Leukämie in Blastenkrise mit kürzerer Überlebenszeit und schlechterem Ansprechen auf Therapie (Hehlmann et al. 1985) Wir haben deshalb untersucht, ob derartige retrovirale Marker möglicherweise in Kombination auch für diagnostische Zwecke verwendet werden können.

Material und Methoden

Patienten: Seren oder Plasmaproben von Patienten mit Sarkomen, Lymphomen und Leukämien und von Kontrollpersonen ohne Tumorerkrankung wurden bei −70° C aufbewahrt. Bei mehreren Serumproben des gleichen Patienten wurde das Serum bei Diagnosestellung für die Tests berücksichtigt. Antigene und Antikörper: p30-core-Proteine und gp70-Hüllglykoproteine wurden aus gereinigtem SiSV und BaEV isoliert wie beschrieben (Schetters et al 1980, 1981). Antiseren wurden durch Injektion der gereinigten Antigene in Kaninchen hergestellt (Schetters et al. 1980). Monoklonale Antikörper (MoAK) gegen BaEVgp70 sind ein Geschenk von Dr. Thiry, Belgien.

ELISA: Die Untersuchung der Seren auf Antigene (IgG und IgM) und Immunkomplexe (IgG und IgM) erfolgte mit der Enzyme linked immunosarbent-Assay (ELISA)-Technik (Schetters et al. 1980, 1981; Hehlmann et al. 1984).

Resultate

Wir untersuchten Serumproben von 46 Patienten mit malignen Lymphomen und von 17 Patienten mit Sarkomen auf Antigene, Antikörper (IgG und IgM) und Immunkomplexe (IgG und IgM), die mit den p30-core-Proteinen und den gp70-Hüllglykoproteinen von SiSV und von BaEV kreuzreagieren, und versuchten, die Seren voneinander und von drei Kontrollgruppen (154 Nichttumorkranke, zehn benigne Lymphome und 43 akute Leukämien) abzugrenzen. Die verwendete Testmethode war die ELISA-Technik. Die Testresultate wurden mit Hilfe der Diskriminanzanalyse ausgewertet.

Die Ergebnisse sind in den Tabellen 1 und 2 dargestellt. Maligne Lymphome können von Nichttumorkranken unter Verwendung von sechs Testmerkmalen mit einer Sensitivität von 84,4% und einer Spezifität von 83,3% (= 15,6% falschnegative und 16,7% falschpositive) abgegrenzt werden (Tabelle 1a). Bei den Merkmalen handelt es sich in der Reihenfolge ihrer Wertigkeit um IgG- und IgM-Immunkomplexe, die mit SiSVgp70, BaEVp30 und BaEVgp70 kreuzreagieren sowie um SISVgp70- und um BaEVgp70-verwandte IgG-Antikörper. Von benignen Lymphomen können maligne Lymphome durch vier Testmerkmale unterschieden werden, nämlich durch BaEVgp70-verwandtes Antigen (mit monoklonalen Antikörpern bestimmt), durch BaEVp30-verwandte IgG- und IgM-Immunkomplexe und durch SiSVgp70-reaktive IgM-Antikörper. Die Sensitivität beträgt 97,8%, die Spezifität 70% (Tabelle 1b).

Von den Sarkomen werden die malignen Lymphome durch fünf Testmerkmale mit einer Sensitivität von 100% und einer Spezifität von 94,1% abgegrenzt (Tabelle 1c). Die Sarkome ihrerseits werden von den Nichttumorkranken durch fünf Testmerkmale unterschieden: durch BaEVgp70-verwandte IgG- und IgM-Immunkomplexe, durch SiSVgp70-verwandte

Merkmale	Sensitivität (%)	Spezifität (%)
a) Maligne Lymphome (n = 46) vs. Kontrollen (n = 154)		
Immunkomplexe		
SiSVgp70 IgG	84,4	83,3
BaEVp30 IgG		
BaEVp30 IgM		
BaEVgp30 IgM		
Antikörper		
SiSVgp70 IgG		
BaEVgp70 IgG		
b) Maligne Lymphome (n = 46) vs. benigne Lymphome (n = 10)		
Antigen		
BaEVgp70 (MoAK)	97,8	70,0
Immunkomplexe		
BaEVp30 IgG		
BaEVp30 IgM		
Antikörper		
SiSVgp70 IgM		
c) Maligne Lymphome (n = 46) vs. Sarkome (n = 17)		
Antikörper		
SiSVgp70 IgM	100,0	94,1
BaEVgp70 IgG		
Antigen		
BaEVgp70 (MoAK)		
SiSVgp70 (polyvalentes AS)		
Antikörper		
SiSVgp70 IgG		
d) Sarkome (n = 17) vs. Kontrollen (n = 154)		
Immunkomplexe		
BaEVgp70 IgG	88,2	92,2
BaEVgp70 IgM		
Antikörper		
SiSVgp70 IgG		
BaEVgp70 IgG		
BaEVgp70 IgM		

Tabelle 1. Testmerkmale zur Diskriminierung von malignen Lymphomen und Sarkomen

IgG-Antikörper sowie durch BaEVgp70-verwandte IgG- und IgM-Antikörper. Die Sensitivität beträgt 88,2%, die Spezifität 92,2% (Tabelle 1d).

Insgesamt werden maligne Lymphome von Nichttumorkranken, benignen Lymphadenopathien, Sarkomen und akuten Leukämien durch vier bis sechs Testmerkmale unterschieden mit Sensitivitäten zwischen 78% und 100% und Spezifitäten zwischen 70% und 94% (Tabelle 2a). Sarkome werden von Nichttumorkranken und von den anderen Patientengruppen durch vier bis fünf Testmerkmale unterschieden mit Sensitivitäten zwischen 88% und 100% und Spezifitäten zwischen 92% und 97% (Tabelle 2b).

	Sensitivität (%)	Spezifität (%)
a) Maligne Lymphome (n = 46)		
vs. Nichttumorkranke (n = 154)	84,4	83,3
vs. benigne Lymphome (n = 10)	97,8	70,0
vs. Sarkome (n = 17)	100,0	94,1
vs. akute Leukämien (n = 46)	78,3	90,7
b) Sarkome (n = 17)		
vs. Nichttumorkranke (n = 154)	88,2	92,2
vs. maligne Lymphome (n = 46)	100,0	92,2
vs. akute Leukämien (n = 43)	100,0	97,7

Tabelle 2. Sensitivitäten und Spezifitäten bei der Diskriminanz maligner Lymphome und Sarkome

Diskussion

Die Resultate deuten daraufhin, daß

1. retrovirusverwandte Strukturen in menschlichen Seren vorhanden sind und
2. derartige Strukturen in geeigneter Kombination für die Serumdiagnostik maligner Lymphome und Sarkome verwendet werden können.

Wenn diese Resultate prospektiv erhärtet und an größeren Patientenkollektiven bestätigt werden können, wäre mit Hilfe retroviraler Marker eine serologische Zusatzdiagnostik für Sarkome und maligne Lymphome denkbar.

Die prognostische und diagnostische Relevanz der nachgewiesenen Strukturen kann umgekehrt als Argument für ihre ätiologische Bedeutung bei der Genese der Tumorerkrankung angesehen werden.

Die erzielte Diskriminanz zwischen Tumor- und Kontrollseren liegt mit 70–100% im Vergleich zu anderen Tumormarkern bereits hoch. Sie läßt sich wahrscheinlich durch den vermehrten Einsatz monoklonaler Antikörper noch weiter verbessern. Bisher wurde nur ein monoklonaler Antikörper verwendet, der bei den bisherigen Analysen bereits eine hohe Aussagekraft zeigte.

Gefördert vom Bundesminister für Forschung und Technologie (BMFT-Projekt Nr. NT/A-MT 0299 0120 0585). Wir danken Frau U. Böck für die Mitarbeit bei der Durchführung der Tests und bei der Dokumentation.

Literatur

Gross L (1983) Oncogenic viruses, 3rd ed. Pergamon, Oxford – Gallo RC, Wong-Staal F, Ruscetti F (1982) Viruses and adult leukemia-lymphoma of man and relevant animal models. In: Bloomfield CD (ed) Adult leukemias. pp 1–41 – Hehlmann R, Schetters H, Kreeb G, Erfle V, Schmidt J, Luz A (1983a) RNA-tumorviruses, oncogenes, an their possible role in human carcinogenesis. Klin Wochenschr 61: 1217–1231 – Hehlmann R, Schetters H, Erfle V, Leib-Mösch C (1983b) Detection and biochemical characterization of antigens in human leukemic sera that crossreact with primate C-type viral p30 proteins. Cancer Res 43: 392–399 – Hehlmann R, Erfle V, Schetters H, Luz A, Rohmer H, Schreiber MA, Essers U, Pralle H, Weber G (1985) Antigens and circulating immune complexes related to the primate retroviral-glycoprotein SiVGgp70: Indicators of early mortality in human acute leukemias and chronic myelogenous leukemia in blast crisis. Cancer (in press) – Schetters H, Hehlmann R, Erfle V, Ramanarayanan M (1980) The detection and quantification of C-type viral proteins in tissues and sera with an enzyme immunoassay. Infect Immunol 29: 972–980 – Schetters H, Hehlmann R, Erfle V (1981) ELISA for the detection and quantification of C-type viral glycoprotein (gp70) using antibodies that recognize the protein moieties of the glycoproteins. J Virol Methods 2: 357–366

Onkologie II

Drings, P., Kleckow, M., Manke, H.-G., Stiefel, E. (Krankenhaus Rohrbach, Klinik für Thoraxerkrankungen der LVA Baden, Heidelberg)
Chemotherapie des fortgeschrittenen nichtkleinzelligen Bronchialkarzinoms mit Cisplatin und Vindesin

Durch die Einführung des Cisplatin in die Polychemotherapie der nichtkleinzelligen Bronchialkarzinome ließen sich nach Berichten führender Zentren die Remissionsraten auf 40−50% und die Überlebensdauern der erfolgreich behandelten Patienten auf über 1 Jahr anheben (Gralla 1983). Eine international besonders starke Beachtung fanden Ergebnisse einer Arbeitsgruppe am Memorial Sloan Kettering Cancer Center (Gralla et al. 1981) mit der Kombination von Cisplatin und Vindesin. Es wurde eine Remissionsrate von 43% und bei einem Teil der Patienten eine mediane Überlebensdauer von 21,7 Monaten erzielt. Eine Bestätigung dieser Ergebnisse würde in der Behandlung der noch weitgehend als resistent geltenden Tumoren einen wesentlichen Fortschritt bedeuten. Deshalb erschien es sinnvoll, die von Gralla et al. entwickelte Kombination in einer Phase II-Studie zu überprüfen.

Patienten und Behandlung

Patienten: 40 Patienten (fünf Frauen und 35 Männer) im Alter von 28−70 (Durchschnitt 52) Jahren mit histologisch gesichertem nichtkleinzelligen Bronchialkarzinom wurden behandelt. Drei Patienten hatten vorher eine Chemotherapie erhalten. Nur bei einem Patienten bestand das Stadium „limited disease", bei 39 Patienten das Stadium „extensive disease". Die histologische Untersuchung ergab bei 22 Patienten ein Adenokarzinom, bei acht Patienten ein Plattenepithelkarzinom und bei zehn Patienten ein großzelliges Karzinom. Voraussetzung für die Therapie waren eine normale Funktion von Knochenmark, Leber und Nieren (Kreatininclearance über 75 ml/min), ein normales Audiogramm, eine allgemeine Leistungsfähigkeit entsprechend dem Karnofsky-Index über 60% sowie die histologische Sicherung der Tumordiagnose.

Behandlungsplan: Das Therapieprotokoll entsprach exakt dem Schema von Gralla et al. (1981). Die Patienten erhielten Cisplatin 120 mg/m² am Tag 1 und Tag 29, später alle 6 Wochen und zusätzlich Vindesin 3 mg/m² am Tag 1, für 6 Wochen wöchentlich einmal, anschließend in Abständen von 2 Wochen. Die forcierte Diurese wurde durch Mannitol und Hydratation garantiert. Die Behandlung wurde bis zum Nachweis einer Progression des Tumors oder einer nicht mehr zu akzeptierenden Toxizität fortgesetzt.

Remissionskriterien

Vor jeder Therapie wurde der Thoraxröntgenbefund kontrolliert. Eine Kontrolle der übrigen Tumormanifestationen erfolgte spätestens 10 Wochen nach Therapiebeginn. Es wurden die international akzeptierten Remissionskriterien für komplette und partielle Remissionen, stationäres Verhalten und Progression verwendet. Als zusätzliches Kriterium wurde wie von Gralla et al. (1981) der Begriff einer minimalen Remission (Tumorverkleinerung 25−50%) benutzt.

Ergebnis

Bei den 40 Patienten wurden 82 Therapiezyklen appliziert. Achtmal wurden Dosisreduktionen vorgenommen. Im Durchschnitt konnten zwei Behandlungen mit Cisplatin und sechs

	Behandlungsergebnis	
	Gralla et al.	Studie
Anzahl der Patienten	40	40
Komplette Remission	5 (40%)	3 (30%)
Partielle Remission	11	9
Minimale Remission	5	5
Wachstumsstillstand	5	12
Progression	14	11

Tabelle 1. Vergleich der Behandlungsergebnisse mit denen der Arbeitsgruppe Gralla

Injektionen des Vindesins mit einer medialen Gesamtdosis von 400 bzw. 37 mg erfolgen.

Bei zwölf Patienten wurde eine komplette oder partielle Remission (30%) erzielt. Bei fünf weiteren Patienten wurde eine minimale Remission, bei zwölf Patienten ein Wachstumsstillstand des Tumors erreicht. Bei elf Patienten war das Tumorwachstum unter der Behandlung progredient (Tabelle 1). Die mediane Überlebenszeit aller Patienten betrug 258 Tage. Sie war bei den Patienten mit kompletter und partieller Remission mit 442 Tagen signifikant länger als bei den Patienten mit minimaler Remission (172 Tage), Tumorwachstumsstillstand (271 Tage) und Tumorprogredienz (158 Tage). Die mediane Remissionsdauer errechnete sich mit 150 Tagen. Alter, Geschlecht und Aktivitätsindex der Patienten waren ohne Einfluß auf die Überlebenszeit. Ein Einfluß des histologischen Tumortyps (Plattenepithelkarzinom prognostisch günstiger als Adenokarzinom oder großzelliges Karzinom) ist möglich, bei der geringen Patientenzahl jedoch statistsich nicht zu sichern.

Die Toxizität der Therapie wurde entsprechend den WHO-Kriterien definiert (Tabelle 2). Wie schon von Gralla et al. (1981) beschrieben, stellte die Hämatotoxizität kein wesentliches Problem dar. Der durchschnittliche Leukozytennadir wurde mit 3 400/mm³, der durchschnittliche Thrombozytennadir mit 179 000/mm³ errechnet. Lebensbedrohliche Infektionen oder Blutungen konnten nicht beobachtet werden. Besonders hervorzuheben sind die Nephrotoxizität und die Ototoxizität der Behandlung. Wegen der Nephrotoxizität (Kreatininclearance unter 75 ml/min) mußte die Behandlung dreimal abgebrochen werden. Sechsmal führte die Ototoxizität zum Therapieabbruch. Sie wird als kombinierter Effekt des Cisplatin und Vindesin interpretiert. Sehr unangenehme Parästhesien und eine nicht zu beeinflussende Übelkeit waren je einmal Grund zum vorzeitigen Ende der Behandlung. Ein Patient mit einem Perikarderguß starb in zeitlichem Zusammenhang mit der Therapie im akuten Linksherzversagen.

	Schweregrad (WHO)			
	I	II	III	IV
Übelkeit/Erbrechen	4	15	21	–
Alopezie	15	16	8	–
Fieber	11	6	1	–
Parästhesien	18	11	11	–
Ototoxizität	3	2	14	–
Diarrhoen	17	9	2	–
Kardiotoxizität	12	–	2	1

Tabelle 2. Nebenwirkungen der Therapie (82 Therapiezyklen)

Diskussion

Die vorgelegten Studienergebnisse bestätigen die Wirksamkeit der Kombination Cisplatin/Vindesin beim nichtkleinzelligen Bronchialkarzinom. Die Remissionsrate von 30% lag jedoch unter jener der Arbeitsgruppe am Memorial Sloan Kettering Cancer Center, obwohl bezüglich histologischem Tumortyp, Tumorstadium und Aktivitätsindex der Patienten die gleichen Selektionskriterien verwendet wurden. Remissionsdauern und Überlebensdauern der Patienten erreichten nicht jene der oben genannten Vergleichsgruppe. Im internationalen Vergleich entsprechen jedoch die eigenen Resultate denen anderer Gruppen. Eine Studiengruppe der E.O.R.T.C. Lung Cancer Working Party (Longeval und Klastersky 1982) erzielte bei 94 Patienten mit nichtkleinzelligen Bronchialkarzinomen eine Remissionsrate von 38% und eine mediane Überlebensdauer bei den Patienten mit zwölf Remissionen von 14 Monaten mit der Kombination Cisplatin/Vepesid. Vergleichbar waren die Resultate mit einer Dreierkombination Cisplatin/Vindesin/Vepesid, die von zwei kooperativen Gruppen (Gropp et al. 1983; Gatzemeier et al. 1983) erzielt wurden. Eigene Resultate mit der Kombination Cisplatin/Ifosfamid (Drings et al.) bestätigen, daß der Wechsel des Kombinationspartners des Cisplatin keine Veränderung der Resultate erbringt. Die Remissionsrate beträgt mit dieser Kombination 35% bei einer medianen Überlebensdauer der auf die Therapie ansprechenden Patienten von 11,5 Monaten.

Zusammenfassend wird festgestellt, daß Cisplatin und Vindesin in der Behandlung des nichtkleinzelligen Bronchialkarzinoms eine wirksame Kombination darstellen. Remissionsraten und Überlebensdauern der Patienten entsprechen den Ergebnissen anderer Kombinationen des Cisplatin. Bemerkenswert ist die für die Patienten erhebliche Belastung durch das gewählte Verfahren. Im Hinblick auf die nur palliative Wirkung muß im Einzelfall eine kritische Nutzen-Lastenabwägung erfolgen.

Herrn Dr. Abel, Institut für Dokumentation, Information und Statistik am Deutschen Krebsforschungszentrum Heidelberg, sei für die statistischen Analysen gedankt.

Literatur

Drings P, Stiefel P, Dirks HP, Grimm V, Kleckow M, Manke HG, Queisser W, Abel U, Heinrich St (1984) Chemotherapie des nicht-kleinzelligen Karzinoms der Lungen mit Ifosfamid und Cisplatin. Dtsch Med Wochenschr (im Druck) − Gralla RJ (1983) Chemotherapy for non-small cell carcinoma of the Lung: A review of recent combination studies. Proceedings 13th International Congress of Chemotherapy, Wien. pp 205/44−205/52 − Gralla RJ, Casper ES, Kelsen DP, Braun DW, Dukeman ME, Martini N, Young CW, Golbey RB (1981) Cisplatin and vindesine combination chemotherapy for acvanced carcinoma of the lung: a randomized trial investigating two dosage schedules. Ann Intern Med 95: 414−420 − Gatzemeier U, Zschaber R, Hossfeld DK, v Windheim K (1983) Combination chemotherapy with cis-platinum, vindesin and VP 16 in the treatment of non-small cell carcinoma of the lung. A phase II trial. Proceedings 13th International Congress of Chemotherapy, Wien. pp 248/118−248/121 − Gropp C, Havemann K, Harms V, Stalleicken D, Gerhartz H, Brossmann D, Häßler R, Bayer G, Meuret G, Mende S, Siemon G, v Bültzingslöwen F, Gerdes H, Hirschmann G, Klasen H, Dierkesmann R, Hruska D, Schaub R, Westerhausen M, Schroeder MH, Keymling KH (1983) DDP, vindesine, etoposide and radiotherapy in patients with nonresectable non small cell cancer of the lung. Proceedings 13th International Congress of Chemotherapy, Wien. pp 248/88−248/91 − Longeval E, Klastersky J (1982) Combination chemotherapy with cisplatin and etoposide in bronchogenic squamous cell carcinoma and adenocarcinoma. A Study by the EORTC Lung Cancer Working Party (Belgium). Cancer 50: 2751−2756

Kreuser, E. D., Schreml, W. (Abt. Innere Medizin III, Universität Ulm), Potthoff, P. C. (Abt. Neurochirurgie, Universität Ulm), Keim, H. M. (Stadtkrankenhaus Kaufbeuren), Schuster, Ch. (Abt. Innere Medizin III, Universität Ulm)

Hirnmetastasen solider Tumoren

1. Einleitung

Metastasen solider Tumoren im Zentralnervensystem stellen eine schwerwiegende Komplikation bei der Dissemination einer malignen Erkrankung dar. Die Inzidenz beträgt 11,1 (Percy et al. 1972). Überträgt man sie auf die Bundesrepublik, ergibt sich eine errechnete Erkrankungsrate an Hirnmetastasen von ungefähr 6 000 pro Jahr. 15–20% aller Krebspatienten erleiden eine zerebrale Metastasierung (Posner 1977). Über die Indikation von Operation, Bestrahlung und Chemotherapie besteht keine Einigkeit. Über die Wirksamkeit alleiniger Chemotherapie bei Hirnmetastasen liegen nur wenige Daten vor (Mende et al. 1983). Der Grund dürfte sein, daß davon ausgegangen wurde, daß nichtlipophile Zytostatika die Blut-Hirnschranke nicht passieren können. Durch elektronenoptische (Vick et al. 1977) und pharmakokinetische (Levin et al. 1972) Untersuchungen konnte demgegenüber gezeigt werden, daß die Blut-Hirnschranke aufgrund der tumorindizierten Neoangiogenese pathologisch alteriert ist und deshalb nur eine untergeordnete Rolle spielt. Ziel der vorliegenden Studie ist die Analyse der Therapieergebnisse, vor allem die Überprüfung der Effektivität der Chemotherapie und der hochdosierten postoperativen Nachbehandlung bei Patienten mit Hirnmetastasen solider Tumoren.

2. Material und Methode

144 Patienten mit Hirnmetastasen, die von 1977–1983 an der Universitätsklinik in Ulm behandelt worden waren, wurden in die Studie aufgenommen. Das diagnostische Programm umfaßte die klinische und die neurologische Untersuchung, die Festlegung des Performancestatus und bei den meisten Patienten ein CT des Gehirns sowohl vor der Therapie als auch zur Evaluation der zerebralen Remission. Eine komplette zerebrale Remission wurde definiert als vollständige Rückbildung der Hirnmetastase für mindestens 4 Wochen. 28 von 144 (19%) der Patienten erhielten eine Chemotherapie, die meist am Primärtumor orientiert war. Eine Kraniotomie erfolgte bei 63 von 144 (44%) der Patienten. Bei 88 von 144 (61%) der Patienten wurde eine Bestrahlung mit Cobalt 60 (Gammatron II) mit einer Herddosis von 50–60 Gy durchgeführt. Eine alleinige Bestrahlung erfolgte bei 36 von 144 (25%) der Patienten, eine neurochirurgische Operation mit nachfolgender Strahlentherapie bei 39 von 144 (27%) der Patienten.

3. Ergebnisse

Das mediane Alter der Patienten betrug 58 (17–87) Jahre. Das Verhältnis Männer zu Frauen betrug 1 : 1. Die häufigsten Primärtumoren waren Mammakarzinome (27%), Bronchialkarzinome (22%), unbekannte Primärtumoren (21%), maligne Melanome (8%) und hypernephroide Karzinome (6%) (Abb. 1). Die häufigsten neurologischen Symptome bei der Manifestation von Hirnmetastasen waren Paresen (63%), hirnorganische Psychosyndrome (54%), Kopfschmerzen (46%) und Hirnnervenstörungen (42%). In 61% lagen solitäre Metastasen, in 11% Doppelmetastasen vor. In 47% traten komplette, in 13% partielle zerebrale Remissionen auf. Dagegen lag die Rate kompletter neurofunktionaler Besserungen nur bei 17%. Die Überlebenskurve aller Patienten zeigte eine mediane Überlebenszeit von 9 Monaten, eine 1-Jahresüberlebensrate von 28% und eine 2-Jahresüberlebensrate von 17%. Vergleicht man die Überlebenskurven der inoperablen Patienten, ergibt sich ein etwas

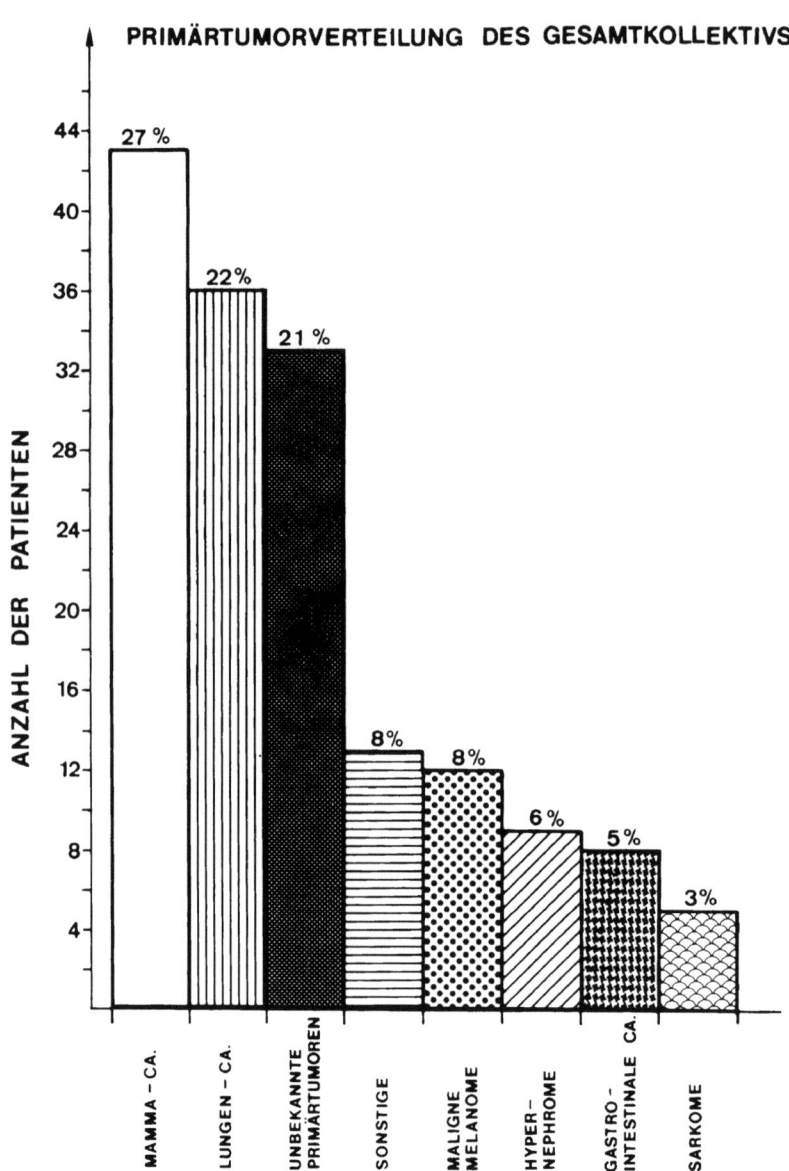

Abb. 1. Primärtumorverteilung bei 144 Patienten mit Hirnmetastasen solider Tumoren

günstigerer, aber kein statistisch signifikant besserer Verlauf der chemotherapierten gegenüber der bestrahlten Patienten (Abb. 2). Die operierten und mit 50–60 Gy nachbestrahlten Patienten zeigten eine 1-Jahresüberlebensrate von 40% und ein Plateau von 17–44 Monaten. Die Todesursache der Patienten war in 48% durch zerebrale und in 23% durch extrazerebrale Tumorprogression bedingt. In 8% lag eine nichttumorbedingte Todesursache vor.

4. Diskussion und Zusammenfassung

Über die Wirksamkeit alleiniger Chemotherapie bei Hirnmetastasen liegen nur wenige Daten vor. Nachdem durch elektronenoptische und pharmakokinetische Untersuchungen gezeigt

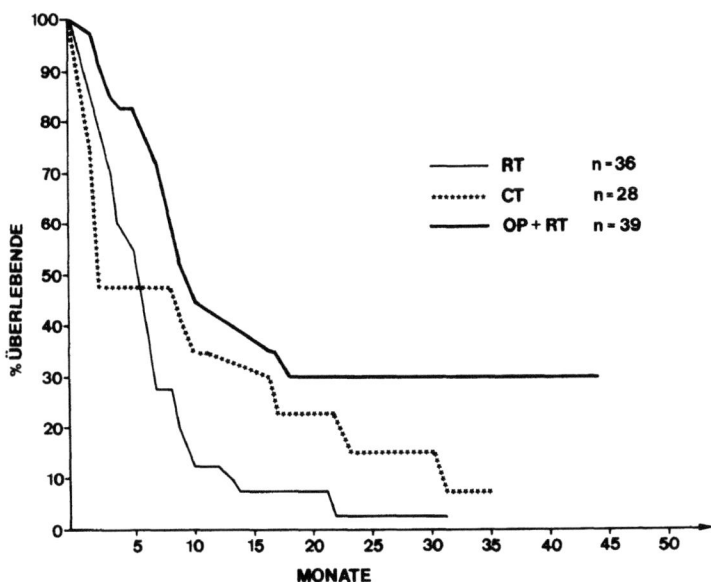

Abb. 2. Vergleich der Überlebenskurven von Patienten mit Strahlentherapie (RT), Chemotherapie (CT) und neurochirurgischer Operation und Bestrahlung (OP und RT)

werden konnte, daß der Blut-Hirnschranke bei der Chemotherapie nur eine untergeordnete Bedeutung zukommen dürfte (Vick et al. 1977; Levin et al. 1972), bestätigen neuere klinische Studien diese Hypothese mit Remissionsraten zwischen 58–63% (Mende et al. 1983; Rosner et al. 1983). Unsere Ergebnisse deuten darauf hin, daß bei inoperablen Patienten eine am Primärtumor orientierte Chemotherapie mindestens die gleiche Wirksamkeit zeigt wie die alleinige Strahlentherapie.

Das effektivste Dosierungsschema bei der Strahlentherapie von Hirnmetastasen ist noch nicht bekannt (Borgelt et al. 1980). 39 von 144 (27%) der Patienten erhielten deshalb nach der neurochirurgischen Entfernung der Hirnmetastasen eine hochdosierte Bestrahlung mit 50–60 Gy. Die Patienten zeigten eine hohe 1-Jahresüberlebensrate von 40% und ein Plateau in der Überlebenskurve bei 30% von 17–44 Monaten. Aus dieser Beobachtung und dem Vergleich der Überlebenskurve mit den nur Operierten läßt sich ableiten, daß eine hochdosierte postoperative Nachbestrahlung die Überlebenszeit günstig beeinflußt.

Literatur

Borgelt B, Gelber R, Larson M, Hendrickson F, Griffin T, Roth R (1981) Ultrarapid high dose irradiation schedules for the palliation of brain metastases: Final results of the first two studies by the Radiation Therapie Oncology Group. Int J Radiat Oncol Phys 7: 1633–1638 – Levin VA, Chadwick M, Little AD (1972) Distribution of 5-fluorouracil-2-^{14}C and its metabolites in a murine glioma. J Natl Cancer Inst 49: 1577–1584 – Mende S, Bleichner F, Stoeter P, Meuret C (1983) Erfolgreiche Behandlung von Hirnmetastasen bei Mammakarzinom mit nicht liquorgängigen Zystostatika und Hormonen. Onkologie 6: 58–61 – Percy AK, Elveback LR, Okazaki H, Kurland LT (1972) Neoplasms of the central nervous system. Epidemiologic considerations. Neurology (Minneap) 22: 40–48 – Posner JB (1977) Management of central nervous system metastases. Semin Oncol 4: 81–91 – Rosner D, Takuma N, Pickren J, Lane W (1983) Management of brain metastases from breast cancer by combination chemotherapy. J Neurooncology 2: 1–7 – Vick N, Khandekar J, Bigner D (1977) Chemotherapy of brain tumors. Arch Neurol 34: 523–526

Dippold, W. G., Knuth, A., Meyer zum Büschenfelde, K.-H. (I. Med. Klinik und Poliklinik, Universität Mainz)

In vivo-Applikation von monoklonalem anti-G_{D3}-Gangliosidantikörper bei Patienten mit metastasierendem malignen Melanom*

Einleitung

Kürzlich wurden auf der Basis biochemischer Strukturunterschiede mit 18 monoklonalen murinen Antikörpern (mAk) sechs neue Antigensysteme auf der Melanomzelloberfläche definiert [1]. Ein Antigentyp, das Disialogangliosid G_{D3} [2], erkannt von dem mAk R-24 hat seitdem besondere Aufmerksamkeit erfahren, da dieses Antigen eine bisher einzigartige serologische Restriktion für maligne Melanomzellen des Menschen aufweist; G_{D3}-Antigen ist ansonsten außerdem nur noch auf normalen Melanozyten in Gewebekultur und auf einigen Astrozytomen zu finden, jedoch in wesentlich schwächerer Zelloberflächenexpression.

In immunhistologischen Untersuchungen von kryokonservierten Melanomproben konnte dieses Antigen regelmäßig nachgewiesen werden [3]. Dieser Antikörper besitzt einen direkten zytostatischen Effekt auf maligne Melanomzellen in Gewebekultur [3] und vermittelt gleichzeitig eine starke zelluläre Zytotoxizität (ADCC) [4].

Diese geschilderten In vitro-Ergebnisse rechtfertigen die erste klinische Erprobung dieses G_{D3}-spezifischen monoklonalen Antikörpers.

Patienten, Material und Methoden

Indirekte Immunperoxidasefärbungen

Gefrierschnitte von 5 μm Dicke wurden mit dem Kryostaten bei $-27°$ C hergestellt. 50 μl des monoklonalen Antikörpers (Gewebekulturüberstand, 5 : 1 eingeengt) reagierten mit den Schnitten für 40 min bei 24° C. Die Färbung wurde entsprechend der Methode von Stein et al. [5] durchgeführt. Als Substrat verwendeten wir 2-Amino-9-Äthylcarbazol (Sigma Chemical Co, St. Louis, MO, USA).

Herstellung des monoklonalen Antikörpers R-24 für die In vivo-Applikation

Antikörper R-24-produzierende Hybridomzellen wurden als Aszitestumor in F 1-Mäuse (Balb/c × C57-BL) gegeben. Der Antikörper wurde vom Aszites dieser Mäuse durch Ammoniumsulfatpräzipitation angereichert, in physiologischer Kochsalzlösung aufgelöst und gegen diese dialysiert. Diese Antikörperpräparation wurde schließlich auf Endotoxin bei einer Konzentration von 1 mg/dl (Limulus-Amoebozyt-Lysattest, Behring-Werke, Marburg) und auf bakterielle und Pilzkontamination getestet. Nach Ultrazentrifugation (100 000 g für 20 min) und Filterung (0,2 μm, Millipore-GmbH, Neu-Isenburg, W.-Germany) wurde eine Probe dieses Antikörpers (0,15 μg) Patienten subkutan appliziert. Für die In vivo-Gabe wurde der gereinigte Antikörper in 250 ml physiologischer Kochsalzlösung mit 5% Humanalbumin verdünnt und über 6 Std infundiert. Zur lokalen Antikörperapplikation wurde in einem Fall eine intraarterielle Perfusion der linken Arteria subclavia durchgeführt.

Immunglobulinnachweis im Patientenserum

Der Protein A-mixed-Hämadsorptions-Test (PA-MHA) und der Anti-Maus-IgG-MHA-Test wurden wie vorbeschrieben durchgeführt [1]. Die Seren vor und während der Behandlung wurden in Doppelschritten verdünnt und mit Testzellen (SK-MEL-28) für 45 min bei 20° C

---

* Die Arbeit wurde mit Unterstützung der Deutschen Forschungsgemeinschaft durchgeführt (Di 245/3, Kn 180/3)

inkubiert. Danach wurden die Testzellen gewaschen, Indikatorzellen zugegeben und für 1 Std inkubiert. Die Platten wurden erneut gewaschen und unter dem Lichtmikroskop ausgewertet.

Um menschliche Antikörper gegen das infundierte Mausimmunglobulin nachzuweisen, wurde Antikörper R-24 an 96-Lochplatten (Nunc) adsorbiert und die Bindung der Patientenantikörper mit einem peroxidasegekoppelten Kaninchenantikörper gegen Mausimmunglobuline (Dako, Roskilde, Dänemark) in einem ELISA-Test nachgewiesen.

Patienten

Patient 1 klagte im Alter von 42 Jahren über einen invasiven rektalen Polypen, der als Apudom diagnostiziert wurde. $1^1/_2$ Jahre später wurden multiple Metastasen der Leber chirurgisch entfernt. Der Patient zeigte unter einer Polychemotherapie (Methotrexat/5 FU, Streptozotocin/5 FU und Mitomyzin) und auf eine durchgeführte Bestrahlung keinen Therapieerfolg. Lungen- und Lebermetastasen waren progredient. Die letzte erfolglose Chemotherapie lag 5 Wochen zurück. Der Patient erhielt zum Zeitpunkt der Antikörperinfusion keine weitere Medikation. Der Karnofsky-Performancestatus war ca. 70%.

Patient 2 war ein 36jähriger Patient mit ausgedehntem malignen Melanom der linken Thoraxwand (6×8 cm) und multiplen 3–4 cm großen exulzerierten Metastasen des gesamten linken Armes mit massivem Ödem. Weitere Tumormetastasen fanden sich im Bereich der linken Supraklavikularregion, der linken Leiste, des Mediastinums, der linken Axilla und den Knochen. Der Patient wurde mit verschiedenen Chemotherapieschemata (DTIC, Cisplatin, Ifosfamid und Vindesin) behandelt, wobei nur die Kombination von Cisplatin und Vindesin einen partiellen Erfolg von kurzer Dauer ergab. Diese Chemotherapie war 4 Wochen zuvor durchgeführt worden. Karnofsky-Performancestatus ca. 70%.

Patient 3 war ein 27jähriger Patient mit disseminiertem malignen Melanom mit multiplen pigmentierten subkutanen Tumorknoten. Multiple Metastasen waren außerdem in Leber, Milz und in den Nebennieren nachweisbar. Der Tumor war progredient unter der Chemotherapie mit Cisplatin und Vindesin. Die Gabe von monoklonalem Antikörper wurde 3 Monate nach der letzten Chemotherapie des Patienten begonnen. Die Laborparameter lagen zu diesem Zeitpunkt im Normbereich. Karnofsky-Index 80–100%.

Ergebnisse

Induktion einer Entzündung am Tumorort nach In vivo-Applikation von monoklonalem G_{D3}-Gangliosidantikörper

Eine wesentliche Voraussetzung der In vivo-Applikation von mAk R-24 bestand darin, daß > 90% der Tumorzellen immunhistologisch mit diesem monoklonalen G_{D3}-Gangliosidantikörper positiv reagierten (Tabelle 1).

Patient 1 mit progressivem metastasierenden R-24-positivem Apudom erhielt im Verlauf von 2 Wochen G_{D3}-Gangliosidantikörper mAk R-24 mit ansteigender Gesamtdosis (1, 6, 30, 100, 140 mg). In der Zirkulation war der verabreichte mAk R-24 erst nach der Gabe von wenigstens 30 mg nachweisbar (Abb. 1). Es fand sich zu diesem Zeitpunkt kein Antikörper im

Antikörper	Patient		
	1	2	3
R-24	++	++	++
691-13-17	–	++	++
Lyt. 2.2	–	–	–

Tabelle 1. G_{D3}-Nachweis im Tumorgewebe der Patienten 1, 2 und 3

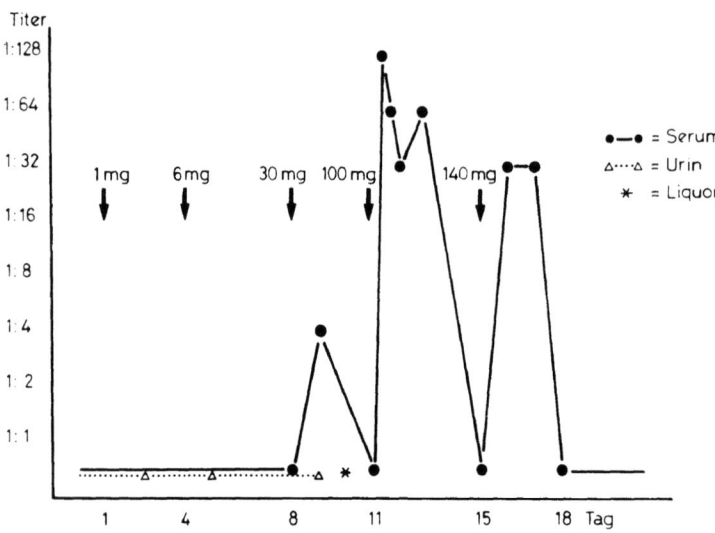

Abb. 1. mAk R-24-Antikörpertiter in Serum, Urin und Liquor unter Therapie mit steigenden Antikörperdosen

Liquor und Urin. Schmerzen am Tumorort 3 Std nach dem Beginn der Antikörperapplikation waren jedoch schon bei einer Dosis von 6 mg aufgetreten und fanden sich bei allen nachfolgenden Antikörpergaben. Eine Urticaria wurde während der dritten Antikörpergabe beobachtet und mit Hydrokortison und Clemastinhydrogenfumarat (Tavegil) problemlos beherrscht. Nach der fünften Antikörperapplikation entwickelten sich menschliche Anti-Mausantikörper.

Wegen einer massiven thorakobrachialen Tumorlokalisation plazierten wir bei Patient 2 zur lokalen Antikörpergabe einen transfemoralen Katheter in die linke Arteria subclavia. Diese veränderte Applikationsform hatte jedoch keinen Einfluß auf die Verweildauer und die systemische Verteilung des Antikörpers. Wie Patient 1 entwickelte dieser Patient 3 Std nach Antikörperapplikation (105 mg) intensive Schmerzen und Blasen, als Ausdruck einer entzündlichen Reaktion, am Tumorort. Die Schmerzen besserten sich sofort nach Gabe von Antihistaminika (Clemastinhydrogenfumarat).

Antikörper mAk R-24 wurde im Abstand von 3 Tagen ein zweites Mal (125 mg) und nach weiteren 3 Tagen ein drittes Mal appliziert (200 mg). Vor der dritten Dosis waren noch immer zirkulierende Antikörper von vorausgegangenen Ak-Injektionen nachweisbar (Titer 1 : 16).

Besonders eindrucksvoll zeigte sich die entzündliche Reaktion im Fall des dritten Patienten, der an einem disseminierten Melanom mit subkutanen Tumorknoten erkrankt war. 200 mg mAk R-24-Antikörper induzierten Schmerzen am Tumorort und deutliche Entzündungshöfe um die subkutanen Tumorknoten. Die Verweildauer von monoklonalem Mausantikörper mAk R-24 war vergleichbar mit der der Patienten 1 und 2.

In keinem Falle lösten die applizierten Antikörper gravierende Nebenwirkungen aus. Unter der Gabe dieses Maus-G_{D3}-Gangliosidantikörpers konnte eine Reduktion der großen Tumormassen nicht direkt objektiviert werden. Dennoch berichteten die Patienten in den Intervallen zwischen den Antikörperinfusionen über weniger Schmerzen im Tumorbereich. Meßbare Veränderungen bestanden in einer verbesserten Motilität des linken Armes bei Patient 2 und in Dichteänderungen eines Tumorknotens in der Leber bei Patient 1, welche durch Computertomographie dokumentiert werden konnte. Dieser Befund wurde als lokale Einblutung und Tumornekrose gedeutet. Ob dies auf die Antikörpergabe zurückgeführt werden kann, muß derzeit offenbleiben.

Diskussion

Im Gegensatz zu den positiven Erfahrungen des Einsatzes monoklonaler Antikörper bei Leukämie- und Lymphompatienten gibt es nur vereinzelte Beispiele für die Anwendung solcher Reagentien im Falle solider Tumoren.

Die außerordentliche Spezifität und der in vitro geführte Nachweis, daß der G_{D3}-spezifische mAk R-24 möglicherweise klinisch-immunbiologisch relevante Effektorfunktionen zu induzieren vermag [3, 4], rechtfertigten mit Hinblick auf positive Erfahrungen anderer Gruppen bei Leukämie- und Lymphompatienten eine Pilotstudie zum In vivo-Einsatz dieses monoklonalen Antikörpers. Trotz hoher Dosen gereinigten Antikörpers bis zu 430 mg Gesamtdosis war keine Unverträglichkeit oder Toxizität auch nach wiederholter Applikation nachweisbar, bis auf leichte allergische Exantheme am Stamm zweier Patienten, die mit Antihistaminika beherrschbar waren. Bemerkenswerter war jedoch, daß alle drei Patienten ca. 3 Std nach Beginn der sechsstündigen Antikörperinfusion in größeren Tumorkonglomeraten, besonders viszeral, über akute Schmerzen klagten. Der klinische Zustand der behandelten Patienten erlaubte keine Klärung des morphologischen Substrates für diese beobachteten Phänomene. Besonders bemerkenswert war die Entwicklung einer haloähnlichen perinodulären Entzündungsreaktion in tumordurchsetzten Hautarealen, beziehungsweise der subjektive Befund einer Bewegungserleichterung im tumordurchsetzten linken Arm nach Antikörperinfusion. Ein oberflächlicher Tumor hatte sich abgeflacht und wies eine Blasenformation an der Oberfläche auf. Es bleibt weiteren Untersuchungen vorbehalten, Dosis, Applikationsform, -dauer und -sequenz der mAk R-24-Antikörperapplikation beim malignen Melanom zu erarbeiten. Die immunbiologischen Besonderheiten dieses G_{D3}-spezifischen mAk R-24 lassen weitere klinische Studien zur In vivo-Immundiagnostik und -therapie hoffnungsvoll erscheinen.

Literatur

1. Dippold WG, Lloyd KO, Li LTC, Ikeda H, Oettgen HF, Old LJ (1980) Cell surface antigens of human malignant melanoma: definition of six antigenic systems with monoclonal antibodies. Proc Natl Acad Sci USA 77: 6114−6118 − 2. Pukel CS, Lloyd KO, Travassos LR, Dippold WG, Oettgen HF, Old L (1982) G_{D3} − a prominent ganglioside of human melanoma: detection and characterization by mouse monoclonal antibody. J Exp Med 155: 1133−1147 − 3. Dippold WG, Knuth A, Meyer zum Büschenfelde K-H (1984) Inhibition of human melanoma cell growth in vitro monoclonal anti-G_{G3}-ganglioside antibody. Cancer Res 44: 806−810 − 4. Knuth A, Dippold WG, Danowski B, Heike M, Meyer zum Büschenfelde K-H (1984) G_{D3}-specific monoclonal antibody in cell-mediated cytotoxicity for malignant melanoma cells in culture (submitted) − 5. Stein H, Gardes I, Schwab U, Lemke H, Mason D, Ziegler A, Schienle W, Diehl V (1982) Int J Cancer 30: 445−459

Kurschel, E., Niederle, N. (Innere Klinik und Poliklinik − Tumorforschung − des Universitätsklinikums der GHS Essen), Metz, U. (Abt. für Nieren- und Hochdruckkrankheiten der Med. Klinik und Poliklinik der GHS Essen), Schmidt, C. G. (Innere Klinik und Poliklinik − Tumorforschung − des Universitätsklinikums der GHS Essen)

Untersuchungen zur Nephrotoxizität von rekombiniertem Alpha$_2$-Interferon (IFL-rA)

Die Interferone sind eine heterogene Gruppe von Proteinen mit in vitro und zum Teil auch bereits in vivo nachweisbaren antiviralen, immunmodulierenden und antiproliferativen Eigenschaften [1−5].

Seitdem im Zuge der Fortentwicklung der Gentechnologie Interferone in größeren Mengen zur Verfügung stehen, werden ihre biologischen Eigenschaften immer häufiger in klinischen Phase I/II-Studien geprüft.

Das bisher gesicherte Spektrum der Begleiterscheinungen umfaßte Temperaturanstieg, Schüttelfrost, Kopfschmerzen, Gelenkschmerzen, Myalgien, Appetitlosigkeit, Gewichtsabnahme, Leistungsminderung, Müdigkeit, Verwirrtheitszustände, abnorme Geschmacksempfindungen und Herpes labialis. Laborchemisch werden in der Regel ein Anstieg der Transaminasen, eine Leukozyto- und Thrombozytopenie, sowie weniger konstant eine Anämie, Hyperkalzämie und auch Störungen des Säure-Basenhaushaltes registriert. Darüber hinaus konnten Sherwin et al. im Verlaufe einer Phase I-Studie mit Alpha-Interferon bei zwei von 81 Patienten eine deutliche Proteinurie (1−2 g/24 Std) beobachten [6]. Averbuch et al. berichteten über eine Patientin, bei der während der Therapie mit Alpha-Interferon eine akute interstitielle Nephritis mit nephrotischem Syndrom auftrat [7]. Entsprechend diesen klinischen Beobachtungen konnte bei neugeborenen Mäusen durch die Applikation von speziesspezifischem Alpha-Interferon eine schwere Glomerulonephritis induziert werden [8].

Da bisher keine systematischen Untersuchungen zur Nephrotoxizität der Interferone vorliegen, haben wir im Rahmen einer Phase I/II-Studie mit rekombiniertem menschlichen Alpha$_2$-Interferon Untersuchungen zur Erfassung des nephrotoxischen Potentials durchgeführt.

Material und Methoden

Es wurden zehn Patienten untersucht, deren Nierenfunktion nach den üblichen Kriterien als normal eingeschätzt werden konnte.

Als Kontrollparameter zur Erfassung nephrotoxischer Nebenwirkungen dienten das Serumkreatinin, die endogene Kreatininclearance und die quantitative Eiweißausscheidung im Urin. Diese Parameter wurden vor sowie nach der Applikation von IFL-rA regelmäßig kontrolliert. Als zur Zeit sensitivstes Verfahren zur Erfassung auch subklinischer tubulärer Schäden wird die Aktivität im Urin der aus dem Tubulusepithel stammenden Enzyme Laktatdehydrogenase (LDH), Leukinaminopeptidase (LAP), gamma-Glutamyltranspeptidase (gamma-GT), N-Azetyl-beta-D-Glukosaminidase (NAG), beta-Galaktosidase (GAL) bestimmt. Dabei unterscheidet man üblicherweise zwischen Enzymen aus dem Bürstensaum des Tubulusepithels, dazu gehören die LDH, die LAP und gamma-GT sowie lysosomalen Enzymen wie der NAG und GAL. Eine geringe Aktivität dieser Enzyme läßt sich regelmäßig im Harn Gesunder nachweisen, sie gelangt während der physiologischen Zellmauerung der Tubulusepithelien in Tubuluslumen. Durch Analyse der Harnenzymaktivitäten ist es möglich, bereits vor einer manifesten Nierenfunktionsstörung Veränderungen der Integrität der Tubulusepithelien zu erfassen. Die Bestimmung dieser Enzymaktivitäten erfolgte vor Therapiebeginn, sowie an jedem Tag der Interferonbehandlung.

Alpha$_2$-Interferon wurde bei sieben Patienten intravenös und zwar jeweils $20−50 \times 10^6$ E/m^2 an 5 aufeinander folgenden Tagen in vierwöchigen Abständen, bei fünf Patienten subkutan in einer jeweiligen Dosierung von $10−20 \times 10^6$ E/m^2 an den Tagen 1, 3 und 5 einer jeden Woche verabreicht. Ein Therapiezyklus erstreckte sich über 4 Wochen.

Bei zwei weiteren Erkrankten mit initial schon eingeschränkter Nierenfunktion, sie wiesen eine reduzierte glomeruläre Filtrationsrate von 46 ml/min und 50 ml/min und eine Serumkreatininkonzentration von 1,4 mg/dl und 1,5 mg/dl auf, wurden dieselben Verlaufsgrößen bestimmt. Die Patienten wurden während zweier Therapiezyklen kontrolliert.

Ergebnisse

Ein Anstieg der engmaschig kontrollierten Serumkreatininkonzentrationen war nicht zu verzeichnen, auch die endogene Kreatininclearance als empfindlicher Parameter zur

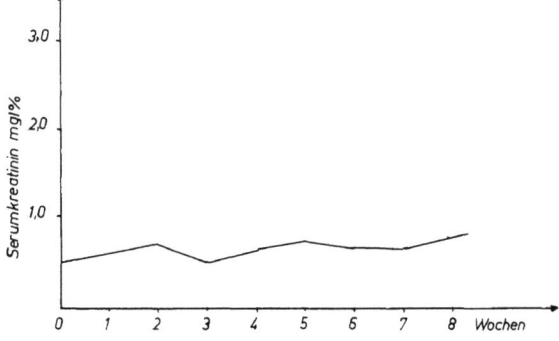

Abb. 1. Verlauf der wöchentlich gemessenen Serumkreatininkonzentrationen; es wurden die Mittelwerte bei zehn Patienten aufgetragen

Erfassung der glomerulären Filtration war während und nach IFL-rA-Gabe nicht eingeschränkt, ebenso konnte eine pathologisch erhöhte Proteinurie nicht nachgewiesen werden, auch nicht während der regelmäßig 3−6 Std nach Interferonapplikation zu beobachtenden febrilen Attacken.

Während der täglich vorgenommenen Bestimmung der Harnenzymaktivitäten der LDH, LAP, gamma-GT, NAG und GAL konnte bei keinem der Enzyme ein Anstieg über den Normbereich hinaus ermittelt werden.

Entsprechende Befunde waren bei den zwei Patienten mit vorbestehender Einschränkung der Nierenfunktion zu erheben. Es zeigte sich auch hier weder eine zunehmende Einschränkung der glomerulären Filtration noch eine verstärkte Enzymurie.

Diskussion

Aufgrund von vereinzelten Berichten über Störungen der Nierenfunktion im Gefolge der Therapie maligner Erkrankungen mit menschlichem rekombinierten alpha$_2$-Interferon wurde bei zwölf Patienten mit metastasierten kolorektalen Karzinomen eine Studie zur Erfassung des nephrotoxischen Potentials durchgeführt. Als Parameter dienten hierbei die Serumkreatininkonzentration, die endogene Kreatininclearance, die quantitative Proteinausscheidung im Urin und die Bestimmung der Urinaktivität der in den Tubuluszellen lokalisierten Enzyme LDH, LAP, gamma-GT, NAG und GAL.

Im Verlauf eines Beobachtungszeitraumes von zwei Therapiezyklen (8 Wochen) konnten weder bei intravenöser noch bei subcutaner Applikation von IFL-rA in den von uns gewählten Dosen nachweisbare Störungen der Nierenfunktion oder eine tubuläre Schädigung ermittelt werden. Auch eine Aggravierung schon prätherapeutisch vorhandener Funktionsstörungen war nicht aufgetreten.

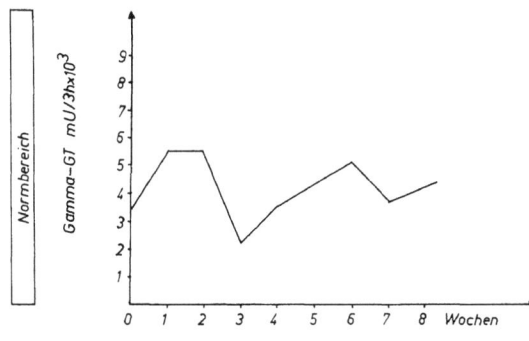

Abb. 2. Verlauf der täglich gemessenen Urinaktivität der gamma-GT, stellvertretend für die anderen ebenfalls bestimmten Enzyme

Ob höhere Dosierungen als von uns gewählt oder ob immunologische Mechanismen z. B. bei kutanen T-Zellymphomen für die berichteten nephrotoxischen Wirkungen von IFL-rA verantwortlich sind, bleibt weiteren Untersuchungen vorbehalten.

Literatur

1. Stiehm ER, Kronenberg LH, Rosenblatt HM, Bryson Y, Merigan TC (1982) Interferon: Immunobiology and clinical significance. Ann Intern Med 96: 80−93 − 2. Glasgow LA (1965) Leukocytes and interferon in the host response to viral infections: I. Mouse leukocytes and leukocyte-produced interferon in vaccinia virus infection in vitro. J Exp Med 121: 1001−1018 − 3. Steward WE (1979) The interferon system. Springer, New York − 4. Junming LE (1983) Activation of human monocyte cytotoxicity by natural and recombinant immune interferon. J Immunol 131: 2821−2826 − 5. Quesada JR (1983) Interferons in cancer research − an update. Can Bull 35: 30−38 − 6. Sherwin SA, Knost JA, Fein S et al. (1982) A multiple-dose phase I trial of recombinant leukocyte A inerferon in cancer patients. JAMA 248: 2461−2466 − 7. Averbuch SD, Howard AA III, Sherwin SA, Antonovych T, Bunn PA Jr, Longo DL (1984) Acute interstitial nephritis with the nephrotic syndrome following recombinant leukocyte A interferon therapy for Mycosis fungoides. 310: 32−35 − 8. Morel-Maroger L, Sloper JC, Vinter J, Woodrow D, Gresser I (1978) An ultrastructural study of the development of nephritis in mice treated with interferon in the neonatal period. Lab Invest 39: 513−522

Kurschel, E., Osieka, R. (Innere Klinik und Poliklinik − Tumorforschung − des Universitätsklinikums der GHS Essen), Metz, U. (Abt. für Nieren- und Hochdruckkrankheiten der Med. Klinik und Poliklinik des Universitätsklinikums der GHS Essen), Schmidt, C. G. (Innere Klinik und Poliklinik − Tumorforschung − des Universitätsklinikums der GHS Essen)

Spezifische Urinenzymmuster unter zyklischer Therapie mit cis-Platin

Cis-Platin ist eine potente antineoplastisch wirksame Substanz, die einen festen Platz in der Behandlung von Hoden- und Ovarialtumoren, Bronchialkarzinomen und Sarkomen hat. Seine Anwendung wird jedoch durch eine Vielzahl von Nebenwirkungen beschränkt, wobei die dosislimitierende nephrotoxische Wirkung im Vordergrund steht. Die myelosuppressiven, neuro- und ototoxischen Wirkungen treten daneben in den Hintergrund. Zu Beginn der klinischen Anwendung von cis-Platin traten gehäuft oligo-anurische Nierenversagen auf, deren Häufigkeit jedoch seit Durchführung einer vorherigen Hydratation mit physiologischer Kochsalzlösung und anschließender forcierter Diurese mit Furosemid und/oder Mannitolgabe zwar reduziert jedoch nicht völlig beseitigt werden konnte. Im Lichte dieser Erkenntnis erscheint uns eine möglichst frühzeitige Erfassung eines sich entwickelnden Nierenschadens möglichst vor Manifestation einer Funktionseinschränkung unbedingt notwendig zu sein, zumal oft die Gabe gleichfalls nephrotoxisch wirkender Substanzen wie z. B. Aminoglykoside oder nichtsteroidale Antirheumatika notwendig wird [1, 4].

Material und Methoden

Es wurden insgesamt zehn Patienten mit unterschiedlichen malignen Tumoren untersucht, alle wiesen eine normale Nierenfunktion auf. Alle erhielten eine kombinierte zytostatische Chemotherapie, zusätzlich zu cis-DDP wurde bei drei Patienten Vindesin, bei drei weiteren Patienten Etoposid und bei vier Patienten Ifosfamid appliziert. Cis-Platin wurde über 5 Tage in einer täglichen Dosierung von 20 mg/m^2 jeweils in Form einer Kurzinfusion verabreicht. Zuvor wurden 2 000 ml einer 0,9%igen Kochsalzlösung sowie 20 mg Furosemid und 100 ml 20%ige Mannitollösung infundiert, am Ende der Platingabe wurden nochmals 2 000 ml

Kontrollparameter	Anzahl der Patienten	**Tabelle 1.** Nierenfunktion unter cis-Platin
Zunahme des S-Creatinins	0/10	
Abnahme der Creatininclearance	0/10	
Verstärkte Proteinurie	0/10	
Vermehrte Exkretion von Harnenzymen	9/10	

physiologischer Kochsalzlösung verabreicht. Nach Ablauf von 3 Wochen wurde der Behandlungszyklus wiederholt. Vor Therapiebeginn, an jedem der 5 Behandlungstage und 5 weitere Tage nach Beendigung der Therapie wurden die Harnenzymaktivitäten der folgenden Enzyme bestimmt: Leukinaminopeptidase (LAP), gamma-Glutamyltranspeptidase (gamma-GT), N-Azetyl-beta-D-Glukosaminidase (NAG) und beta-Galaktosidase (GAL). Daneben wurde der Proteingehalt des Urins und das Serumkreatinin sowie dreimal während eines jeweiligen Zyklus die endogene Kreatininclearance gemessen [5, 6].

Ergebnisse

Bei keinem der zehn Patienten konnte eine signifikante Veränderung des Serumkreatinins oder der endogenen Kreatininclearance beobachtet werden, eine pathologisch vermehrte Proteinausscheidung im Urin war gleichfalls nicht zu registrieren.

Bei neun von zehn Patienten zeigte sich eine Zunahme der Urinexkretion aller analysierten Enzyme. Die in den Tubuluszellen oberflächennahe gelegene LAP steigt bereits 24−48 Std nach der ersten cis-Platingabe im Urin an und bleibt während der gesamten Therapiedauer konstant erhöht. Am 7. Beobachtungstag beginnt ein kontinuierlicher Abfall der Urinenzymexkretion, jedoch wird der Normwert während der gesamten Beobachtungszeitraumes nicht wieder erreicht. Die Exkretion der gamma-GT steigt ebenfalls 24 Std nach der ersten cis-Platingabe an, die maximale Exkretion wird am 4. Therapietag erreicht. Im Gegensatz zur LAP ist die gamma-GT jedoch tiefer im Zellinneren lokalisiert und gelangt nur bei Zellzerstörung ins Tubuluslumen.

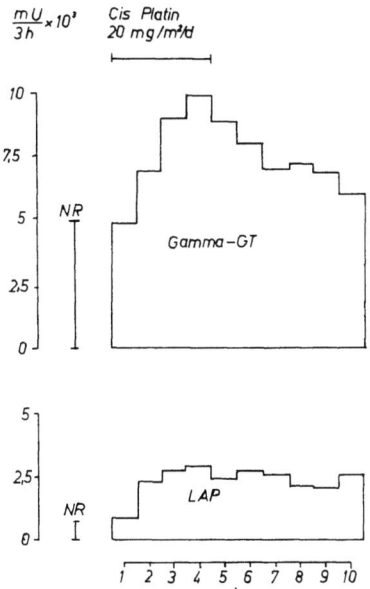

Abb. 1. Verlauf der täglich gemessenen Urinaktivitäten der LAP und gamma-GT

Die in den Lysosomen gelegenen Enzyme NAG und GAL zeigen einen Anstieg in der Urinexkretion bereits 24 Std nach der ersten cis-Platinapplikation, die NAG bleibt während der 10 Beobachtungstage deutlich erhöht.

Sechs unserer Patienten konnten wir bisher während weiterer ein bis zwei Behandlungszyklen beobachten. Von diesen weisen zwei eine persistierende erhöhte Aktivität im Urin bei der Bestimmung der gamma-GT auf.

Diskussion

Bei der Behandlung maligner Tumoren mit cis-Platin stellt dessen Nephrotoxizität oft den dosislimitierenden Faktor dar, jedoch besitzt nur das cis-Isomer des Platinkoordinationskomplexes antineoplastische und nierenschädigende Eigenschaften. Es konnte nachgewiesen werden, daß diese Toxizität dosisabhängig und kumulativ ist [9]. Signifikante Veränderungen der Nierenhistologie und -funktion waren erst zu verzeichnen, wenn pro Therapiezyklus mindestens insgesamt 50 mg/m² cis-DDP verabreicht wurden. Es wurden bei Gesamtdosen von 0,5 mg/kg KG keine sichtbaren Veränderungen, bei 10 mg/kg KG Vakuolisierungen der Mitochondrien des proximalen Tubulus und Zerreißung des Bürstensaumes, bei 20 mg/kg KG totale Nekrosen des proximalen Tubulus im Tierexperiment beobachtet. Veränderungen der glomerulären Strukturen wurden bisher nicht beobachtet. Durch Einführung der Hydratation und forcierten Diurese mit Furosemid und/oder Mannitolgabe konnten die schwersten Nierenschäden vermieden werden, jedoch ließ sich in der vorliegenden Untersuchung zeigen, daß trotz solcher präventiven Maßnahmen Schäden im Tubulusapparat der Nieren auftreten, die mit einem Zelluntergang einhergehen. Offen bleibt zunächst noch, ob die erhöhte gamma-GT-Exkretion über das therapiefreie Intervall hinweg bei zwei Patienten bereits Ausdruck eines persistierenden Nierenschadens ist.

Literatur

1. Garnick GA, Mayer RJ (1978) Acute renal failure associated with neoplastic disease and its treatment. Semin Oncol 5: 155–165 – 2. Madias NE, Harrington JT (1978) Platinum nephrotoxicity. Am J Med 65: 307–314 – 3. Weiss RB, Poster DS (1982) The renal toxicity of cancer chemotherapeutic agents. Cancer Treat Rev 9: 37–56 – 4. Jones BR et al. (1980) Comparison of methods of evaluating nephrotoxicity of cis-platinum. Clin Pharmacol Ther 27: 557–562 – 5. Werner M, Gabrielson D (1977) Assay of urinary enzymes for the assessment of acutely impaired tubular function. Clin Enzym Symp, pp 145–158 – 6. Raab WP (1972) Diagnostic value of urinary enzyme determinations. Clin Chem 18: 5–25 – 7. Buamah PK, Howell A, Whitby H, Harpur ES, Gescher A (1982) Assessment of renal function during high-dose cis-platinum therapy in patients with ovarian carcinoma. Cancer Chemother Pharmacol 8: 281–284 – 8. Diener U, Knoll E, Langer B, Rutenstrauch H, Ratge D, Wisser H (1981) Urinary excretion of N-acetyl-beta-D-glucosaminidase and alanine aminopeptidase in patients receiving amikacin or cis-platinum. Clin Chim Acta 112: 149–157 – 9. Prestayko AW, D'Aquet JC, Issell BF, Crooke ST (1979) Cis-Platin. Cancer Treat Rev 6: 17–39

Voigtmann, R. (Med. Univ.-Klinik der Ruhr-Universität Bochum, Marienhospital Herne)

Der Leukozytenadhärenzhemmungstest:
Sein Stellenwert in der Diagnostik maligner Erkrankungen heute

Die Diagnostik, Früherkennung und Rezidiverkennung einer malignen Erkrankung stellt ein wesentliches Anliegen tumorimmunologischer Forschung dar. Zu den zwischenzeitlich entwickelten In vitro-Testen ist auch der erstmals von Halliday und Miller (1972) beschriebene

Leukozytenadhärenzhemmungstest zu zählen. Er beruht auf der Beobachtung, daß die natürliche Adhärenz von Leukozyten an Glas- oder Plastikoberflächen in Gegenwart eines Antigens und spezifisch gegen dieses Antigen sensibilisierter immunkompetenter Zellen gehemmt wird. Bezogen auf Tumorerkrankungen bedingt diese Reaktion die Existenz tumorassoziierter, bzw. tumorspezifischer Antigene.

Die verblüffende Einfachheit und Schnelligkeit für einen immunologischen Test, der weiterhin noch nicht endgültig geklärte Reaktionsablauf, sowie die zahlreich entwickelten Modifikationen in der technischen Durchführung mit der Schwierigkeit in der Interpretation und Vergleichbarkeit der Ergebnisse, bilden auch heute noch die Grundlage für eine berechtigte Skepsis gegenüber der Aussagekraft dieses Tests.

Die Probleme der technischen Durchführung (z. B. Reproduzierbarkeit, Störanfälligkeit durch unterschiedliche Eiweißkonzentrationen im Testansatz oder durch die Antigenqualität u. a.) scheinen bei konstanten Versuchsbedingungen, bei Einsatz vielfältiger, erst durch die Automatisation möglicher Kontrollansätze, sowie mit größerer Erfahrung im Umgang mit diesem immunologischen Test gelöst zu sein.

Von entscheidender Bedeutung für die Wertigkeit eines diagnostischen Tests sind seine Sensitivität und Spezifität. Die Sensitivität beschreibt die Fähigkeit, eine Tumorerkrankung zu entdecken; während die Spezifität die korrekte Identifikation der Abwesenheit einer Tumorerkrankung bei einem bestimmten Patientenkollektiv ausdrückt, d. h. die Anzahl falschpositiver Tests im Verhältnis zur Gesamtzahl beschreibt. Die Bestimmung der Sensitivität und Spezifität kann rechnerisch somit wie folgt vorgenommen werden:

$$\text{Sensitivität} = 100 \times \frac{\text{Anzahl der Patienten mit positivem LAI bei Malignom eines spezifischen Organs}}{\text{Anzahl der Patienten bei Malignom des gleichen Organs}}$$

$$\text{Spezifität} = 100 \times \frac{\text{Anzahl der Patienten mit negativem LAI ohne Malignom eines spezifischen Organs}}{\text{Anzahl der Patienten ohne Malignom des gleichen Organs}}$$

$$(\text{LAI}) = \text{Leukozytenadhärenzhemmungsindex}$$

Aufgrund eigener Erfahrungen beim Mammakarzinom, beim kolorektalen Karzinom und bei der akuten myeloischen Leukämie des Erwachsenen sowie anhand einer Literaturanalyse der letzten 10 Jahre wird die Sensitivität zwischen 55 und 100% angegeben (Tabelle 1).

Fujiswa et al. (1977) konnten für das Mammakarzinom ebenso wie MacFarlane et al. (1982) für das kolorektale Karzinom eine eindeutige Abhängigkeit der Sensitivität von der Tumormasse aufzeigen. Größere Tumoren senken die Sensitivität auf 25−60%, ein entscheidender Nachteil insbesondere bei Malignomen, die der Inspektion und Palpation nur schwer zugänglich sind und somit häufig auch erst in Spätstadien diagnostiziert werden.

Aber auch in dieser Hinsicht scheint eine Lösung in greifbare Nähe gerückt. MacFarlane et al. (1982) war es möglich, durch Zusatz von Prostaglandin E2 oder Aminophyllin in den Reaktionsansatz die Sensitivität auch bei großen Tumormassen in Abhängigkeit vom Tumortyp auf 67−100% anzuheben. Eine weitere Steigerung der Sensitivität kann auch durch den Einsatz mehrerer Antigenextrakte erreicht werden (Voigtmann 1981).

Bezüglich der Spezifität, des zweiten wichtigen Bewertungskriteriums, weisen die eigenen und publizierten Ergebnisse dem Leukozytenadhärenzhemmungstest eine hohe Diskriminierungsrate zu. Dies wird durch den gleichzeitigen Einsatz einer Vielzahl von Kontrollen [Normalpersonen, Patienten mit verschiedenen Tumoren (Abb. 1), Einsatz verschiedener, nichtkorrespondierender Tumorantigene, Durchführung der Tests in Unkenntnis der Diagnose zur Vermeidung subjektiver Einflüsse] belegt. Darüber hinaus beinhaltet die Durchführung des Tests selbst schon eine Spezifitätskontrolle, da die Adhärenzhemmung durch das „spezifische" Antigen zur Adhärenzhemmung durch das „unspezifische" Antigen zur Berechnung des Leukozytenadhärenzhemmungsindex in Beziehung gesetzt wird.

Den aussagekräftigsten Spezifitätsbeweis stellt sicherlich der positive Testausfall im autologen System dar, d. h. wenn patienteneigene Tumorextrakte auf ihre Reaktivität bei dem Spender untersucht werden können.

Tabelle 1. Erfahrungen mit dem Leukozytenadhärenzhemmungstest bei menschlichen Tumoren

Tumorart	Sensitivität (%)	Spezifität (%)	Nachweis serumblockierender Faktoren	Verlaufskontrolle	Autor
Mammakarzinom	95 (n = 44)	96 (n = 104)	n.d.[+]	n.d.	Powell (1975)
	83 (n = 38)	92 (n = 28)	n.d.	n.d.	Grosser (1975)
	64 (n = 75)	92 (n = 39)	+	+	Fujisawa (1977)
Stadium I und II	85 (n = 223)	98		+	Flores (1977)
Stadium III und IV	42 (n = 177)	98	+	+	Flores (1977)
	90 (n = 27)	93 (n = 27)	+	n.d.	Waldman (1978)
	89 (n = 19)	84 (n = 34)	+	n.d.	Halliday (1980)
	82 (n = 22)	98 (n = 37)	n.d.	n.d.	Voigtmann (1981)
	87 (n = 45)	95 (n = 213)	n.d.	n.d.	MacFarlane (1982)
Kolonkarzinom	81 (n = 11)	100 (n = 52)	n.d.	+	Rutherford (1977)
	72 (n = 18)	93 (n = 15)	+	n.d.	Waldman (1978)
	87 (n = 32)	90 (n = 32)	n.d.	+	Halliday (1980)
	60 (n = 15)	98 (n = 58)	n.d.	n.d.	Ayeni (1981)
	77 (n = 18)	78 (n = 37)	n.d.	n.d.	Voigtmann (1981)
Dukes A, B	89 (n = 19)	93 (n = 102)	n.d.	n.d.	MacFarlane (1982)
Dukes C, D	64 (n = 83)	93			
Pankreaskarzinom	90 (n = 22)	100 (n = 25)	n.d.	n.d.	Russo (1978)
	85 (n = 35)	84 (n = 109)	n.d.	n.d.	Douglass (1979)
	83 (n = 16)	98 (n = 126)	n.d.	n.d.	MacFarlane (1982)
Hepatozelluläres Karzinom	65 (n = 40)	100 (n = 22)	n.d.	n.d.	Morizane (1980)
Lungenkarzinom	55 (n = 20)	94 (n = 18)	n.d.	n.d.	Urist (1976)
	95 (n = 21)	100 (n = 14)	n.d.	n.d.	Sanner (1980)
Melanom	91 (n = 24)	100	n.d.	+	Halliday (1975)
	91 (n = 10)	93 (n = 15)	n.d.	n.d.	Powell (1975)
	78 (n = 44)	87 (n = 24)	n.d.	n.d.	Hellström (1977)
	73 (n = 26)	94 (n = 19)	n.d.	n.d.	Halliday (1980)
Osteogenes Sarkom	100 (n = 13)	97 (n = 39)	n.d.	n.d.	Powell (1975)
Akute myeloische Leukämie (in Vollremission)	75 (n = 33)	94 (n = 37)	+	+	Voigtmann (1981)

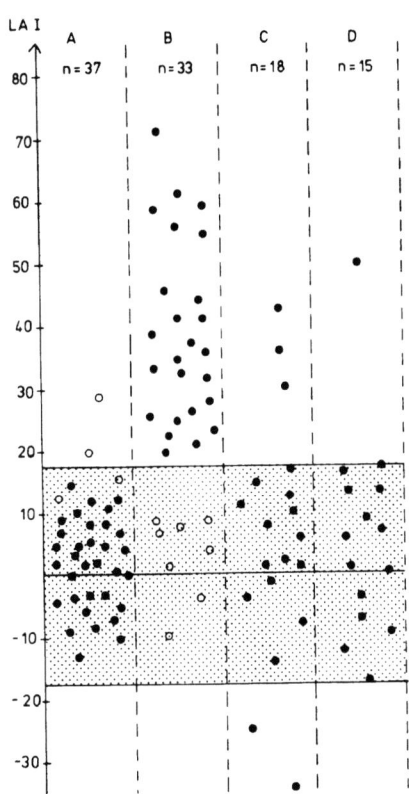

Abb. 1. Leukozytenadhärenzhemmungsindizes (LAI) von vier Spendergruppen, A = Normalpersonen; B = Patienten mit einer akuten myeloischen Leukämie in Vollremission; C = Patienten mit einem kolorektalen Karzinom; D = Patienten mit einem Mammakarzinom; spezifisches Antigen: AML-Antigen; unspezifisches Antigen: ALL-Antigen; ▦ = Normbereich des LAI. B gegenüber A, $p < 0,001$ (Wilcoxon-Test) B gegenüber C und D, $p < 0,001$ (Wilcoxon-Test)

Dies ist allerdings nur in Einzelfällen möglich und belegt, scheitert aber in aller Regel bei einem routinemäßigen Einsatz des Tests an dem großen Arbeitsaufwand. Leider gibt es bis heute nur eine Publikation, die den diagnostischen Aussagewert dieses Test im Vergleich zu herkömmlichen Verfahren untersucht hat (Ayeni et al. 1981). Bei ausreichender Spezifität kann im Vergleich mit den endoskopisch-radiologischen Verfahren beim kolorektalen Karzinom der Leukozytenadhärenzhemmungstest nur bei wenig ausgedehnten Tumoren hinsichtlich der Sensitivität befriedigen. Nur im Stadium Dukes A und B zeigen sich die herkömmlichen Verfahren in statistischer Hinsicht nicht überlegen. Darüber hinaus fehlt diesem Test die Möglichkeit der Lokalisation des malignen Prozesses.

Als weiterer Nachteil muß aufgeführt werden, daß eine Reihe von prämalignen Veränderungen (z. B. chronische Pankreatitis in Abgrenzung zum Pankreaskarzinom, die zystische Mastopathie zum Mammakarzinom, die atrophische Gastritis oder adenomatöse Polypen zum Magenkarzinom, die adenomatösen Polypen zum kolorektalen Karzinom) ebenfalls positive Ergebnisse zeigen können. Die meisten dieser Veränderungen schreiten aber nicht zu einem manifesten Karzinom fort, so daß gerade für die wichtige Differentialdiagnose zwischen Präkanzerose und manifestem Karzinom von diesem Test keine eindeutige Hilfestellung erwartet werden kann.

Zusammenfassend läßt sich die eingangs gestellte Frage folgendermaßen beantworten: der Leukozytenadhärenzhemmungstest ist ein einfacher, gut reproduzierbarer, technisch wenig aufwendiger In vitro-Test zum Nachweis einer Immunantwort gegen tumorassoziierte Antigene mit hoher Spezifität und guter Sensitivität. Die zur Zeit noch vorhandenen Modifikationen in der Durchführung mit der mangelnden Vergleichbarkeit der Ergebnisse, die unzureichende Diskriminierung von Präkanzerosen und manifesten Karzinomen, die Schwierigkeiten in der Bereitstellung und Konservierung eines gleichbleibend aktiven Antigenextraktes lassen die Einführung dieses Tests in die Routinediagnostik von malignen Erkrankungen zum jetzigen Zeitpunkt noch nicht für adäquat erscheinen.

Aufgrund der hohen Spezifität wäre der Einsatz mit einem Panel von Antigenextrakten bei der Suche nach einem unbekannten Primärtumor zu diskutieren. Die Durchführung des Tests mit und ohne Prostaglandin E2 könnte darüber hinaus eine prognostische Aussage im Hinblick auf die vorhandene Tumormasse erlauben. Erfahrungen mit dem Nachweis serumblockierender Faktoren im Verlaufe der Erkrankung sind noch nicht groß genug, um ein weiteres mögliches Anwendungsgebiet zur eventuellen Früherkennung von Tumorrezidiven schon jetzt zu propagieren.

Zukünftige, sich schon jetzt abzeichnende, Entwicklungen mit der Verwendung von monoklonalen Antikörpern, die die Identifizierung der reaktiven Zelle im Testansatz ermöglichen (Morizane et al. 1983), lassen vermuten, daß dieser relativ einfache und schnelle immunologische Test für den Kliniker in der Diagnose, Differentialdiagnose und vor allen Dingen in der Früherkennung von Malignomen und ihren Rezidiven eine wertvolle Hilfe werden könnte.

Literatur

Ayeni AO, Thomson DMP, MacFarlane JK, Daley D (1981) A comparison of tube leukocyte adherence inhibition assay and standard physical methods for diagnosing colorectal cancer. Cancer 48: 1855–1862 – Fujisawa T, Waldman StR, Yonemoto RH (1977) Leukocyte adherence inhibition by soluble tumor antigens in breast cancer patients. Cancer 39: 506–513 – Halliday WJ, Miller S (1972) Leukocyte adherence inhibition: a simple test for cell-mediated tumour immunity and serum blocking factors. Int J Cancer 9: 477–483 – MacFarlane JK, Thomson DMP, Phelan K, Shenouda J, Scanzano R (1982) Predictive value of the tube leukocyte adherence inhibition (LAI) assay for breast, colorectal, stomach and pancreatic cancer. Cancer 49: 1185–1193 – Morizane T, Sjögren O (1983) A leukocyte adherence inhibition (LAI) assay of antitumor immunity in rats using selective radioimmunological assessment of adherence of T-lymphocytes and monocytes. Int J Cancer 31: 803–812 – Voigtmann R (1981) Leukämieassoziierte Antigene – ein Beitrag zur Immunbiologie maligner Tumoren am Beispiel der akuten myeloischen Leukämie des Erwachsenen. Habilitationsschrift zur Erlangung der Venia legendi der Abteilung für Theoretische und Klinische Medizin der Ruhr-Universität Bochum

Pankreaserkrankungen

Gutschmidt, S., Pufahl, J., Emde, C., Riecken, E. O. (Abt. für Innere Medizin mit Schwerpunkt Gastroenterologie, Klinikum Steglitz, Berlin)
Diskriminanzanalytische Untersuchungen der prognostischen Wertigkeit der Laparoskopie bei akuter Pankreatitis

Die initiale Einschätzung des Verlaufes der akuten Pankreatitis ist entscheidend für Auswahl und Erfolg therapeutischer Maßnahmen und trotz wiederholter Versuche einer frühzeitigen Klassifizierung des Schweregrades dieser Erkrankung [4, 5, 9−11, 13, 14] nach wie vor problematisch. Ausgehend von der Vorstellung, daß die Pathomorphologie der Bauchspeicheldrüse ein prognostisches Kriterium für den Ausgang der akuten Pankreatitis darstellen kann, und von früheren Untersuchungen zur laparoskopischen Beurteilung dieses Organes [1, 2, 7], stellte sich uns daher die Frage, ob und in welchem Ausmaß die frühzeitige Laparoskopie eine Verbesserung der initialen Verlaufsbeurteilung der akuten Pankreatitis erlaubt. Zu diesem Zweck sollte aus den ersten 48 Std der Erkrankung die Summe der Informationen aus herkömmlichen klinischen und Labordaten plus Laparoskopie dem Datenpool von Klinik und Labor allein gegenübergestellt werden, um auf diese Weise den Informationszugewinn einer initialen Laparoskopie bestimmen zu können. Die prognostische Wertigkeit dieses Zugewinnes sollte mittels diskriminanzanalytischer Methodik in bezug auf die richtige Vorhersage „Tod" oder „Überleben" innerhalb eines Beobachtungszeitraumes von 60 Tagen bzw. − in Entsprechung zu Ranson et al. [10] − „leichter" oder „schwerer" (≥ 7 Tage Intensivpflichtigkeit oder Versterben) Krankheitsverlauf geprüft werden.

In prospektiver Weise wurden daher von Januar 1980 bis Juli 1981 alle Patienten, welche in die Aufnahmestation des Klinikum Steglitz mit ≥ 24 Std bestehende Oberbauchbeschwerden und/oder ≥ zweifach erhöhter α-Amylase gelangten, untersucht und − sofern sich die Diagnose akute Pankreatitis durch typische Klinik, Operationsprotokoll oder Autopsie sichern ließ − in die Studie eingeschlossen. Weitere Ausschlußkriterien neben fehlender Diagnosesicherung waren akute rezidivierende Pankreatitis mit einem Intervall < 6 Monate Begleitpankreatitis (z. B. bei penetrierendem Ulkus), chronischer Pankreatitis und vortherapierte (z. B. Zustand nach Laparotomie) Patienten. Auf diese Weise ergaben sich 13 weibliche und 13 männliche Patienten (Alter 28−82, Median 40 Jahre), von denen 22 (84%) eine Erstpankreatitis, 14 (58%) eine alkoholassoziierte Pankreatitis und acht (30%) eine positive Gallensteinanamnese aufwiesen. Die Diagnosesicherung erfolgte in sieben Fällen durch Operationsprotokoll, einmal durch Autopsie und in 18 Fällen durch die typische Klinik. 22 Patienten überlebten den Beobachtungszeitraum (60 Tage, vier verstarben; 17 Patienten gehörten in die Gruppe „leichter", neun in die Gruppe „schwerer Verlauf". Alle üblichen Laborparameter einschließlich der art. Blutgasanalyse wurden bestimmt. Als klinische Parameter wurden Abwehrspannung, Druckschmerz im Ober/Mittelbauch, fehlende Darmgeräusche, Meteorismus, Röntgenzeichen eines Ileus und das Vorliegen von Organkomplikationen (akute Kreislaufinsuffizienz, Oligoanurie, Pleuraerguß, Enzephalopathie) gewertet. Von diesen unterschieden im G-Test [12] lediglich das Fehlen von Darmgeräuschen bzw. Vorhandensein von Organkomplikationen die Patienten der schweren Verlaufsgruppe signifikant von der leichten. Bei der Laparoskopie wurden vorhandene Pankreas (Korpus)sicht, Verwachsungen, Blutgefäßinjektionen im Netz bzw. Pankreasbereich, hämorrhagische Bezirke, Pankreasnekrosen, Konsistenzveränderungen bei Palpation der Pankreasregion bzw. deren pathologische Vorwölbung, Kalkspritzer (Fettgewebsnekrosen), frische Verklebungen und Vorliegen bzw. Qualität (z. B. hämorrhagisch) von Aszites (in rechter Seitenlage) beurteilt. Bei diesen Parametern waren es die fehlende Korpussicht, das Vorliegen hämorrhagischer Bezirke und hämorrhagischen Aszites, welche die schwere von der leichten Verlaufsgruppe signifikant im G-Test unterschieden. Die Pankreasnekrosen

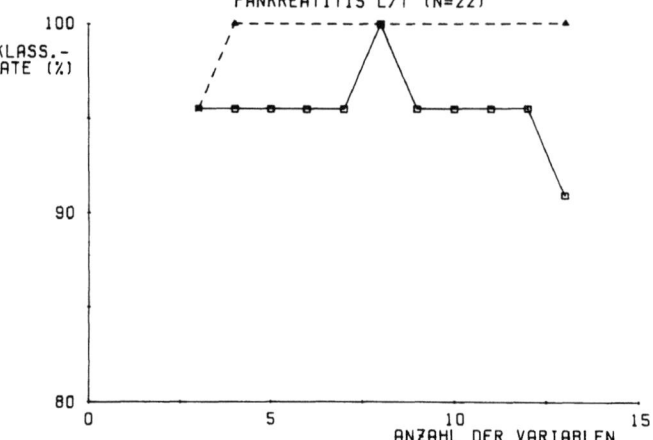

Abb. 1. Klassifikationsrate (Ordinate) in Abhängigkeit von der Variablenanzahl (Abszisse) für alle Parameter; durchbrochene Linie: Resubstitution, durchgezogene Linie: „leaving one out"-Verfahren; Maximalrate 100%

lagen nur sehr knapp (2,48 bei 2,7 Grenzwert für $p \leq 5\%$) außerhalb des Signifikanzbereiches.

Um den Rechenaufwand möglichst ökonomisch zu gestalten, wurden für die diskriminanzanalytischen Methoden [6] neben den Laborparametern, d. h. den stetigen Variablen, zunächst von den diskreten Variablen, also den klinischen und laparoskopischen Parametern nur diejenigen verwendet, welche eine signifikant (G-Test) unterschiedliche Häufigkeitsverteilung (s. o., unter Einschluß der Pankreasnekrosen) ergeben hatten. Bei 22 Patienten lag ein kompletter Datensatz vor und die Analyse wurde im Hinblick auf die Gruppierung „Überleben" (18 Patienten) und den „Tod" (vier Patienten) jeweils mit und ohne die laparoskopischen Parameter in zwei Schritten [3] durchgeführt: Zuerst die schrittweise Variablenauswahl im Verfahren nach RAO, danach die Ermittlung der Klassifikationsrate in Abhängigkeit von der Anzahl der Variablen. Dieser zweite Schritt erfolgte ohne (einfache Resubstitution) als auch mit (multiples „leaving one out"-Verfahren) Trennung von Lern- und Textstichprobe [15]. Unter Einbeziehung der Laparoskopie ergab sich im Resubstitutionsverfahren − d. h. in optimistischer Überschätzung der prognostischen Potenz [8, 15] eine Klassifikationsrate von 100% bereits nach vier Variablen (Korpusicht, Organkomplikationen, art. pO_2, Hämatokrit in absteigender Reihenfolge), welche nach „leaving one out" erst mit acht Variablen (zusätzlich Darmgeräusche, Erythrozyten, SGOT, alk. Phosphatase i. S.) erreicht wurde (Abb. 1). Ohne die Laparoskopie wird eine maximale Klassifikationsrate von

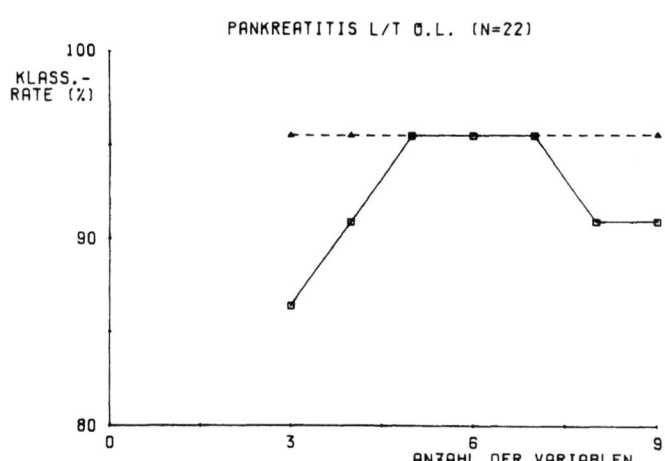

Abb. 2. Klassifikationsrate in Abhängigkeit von der Variablenanzahl für Klinik und Labor (vgl. Abb. 1); Maximalrate ca. 95%

1060

95,5% erreicht (Abb. 2), welche nach einfacher Resubstitution, d. h. fälschlich, bereits unter Einbeziehung von drei, nach „leaving one out" erst mittels fünf Variablen (Darmgeräusche, Standardbikarbonat i. S., art. pO_2, Hämatokrit und Organkomplikationen, in absteigender Reihenfolge) erreicht wird. Der Zugewinn durch die Laparoskopie liegt also nur bei ca. 5%, und bereits mit klinischen und Routinelaborparametern ist eine sehr hohe Zuordnungsrate hinsichtlich Tod und Überleben erreichbar: Alle vier Toten richtig prognostiziert, 17 von 18 Überlebenden richtig prognostiziert. Mittels der frühzeitigen Laparoskopie wurde also lediglich ein weiterer Überlebender richtig zugeordnet, der sonst der prognostisch infausten Gruppe zugerechnet worden wäre. Dieser Gesichtspunkt kann in Einzelfällen Bedeutung erlangen, rechtfertigt jedoch u. E. nicht den generellen Einsatz der Laparoskopie bei der akuten Pankreatitis. Es gilt vielmehr zu prüfen, ob nicht andere, nichtinvasive bildgebende Verfahren wie Computertomographie und/oder Sonographie den durch die Laparoskopie erreichten geringen Zugewinn an prognostischer Potenz weniger belastend für die Patienten zu liefern imstande sind.

Literatur

1. Arbeiter G, Marsch-Ziegler U, Leonhardt H, Schäfer JH (1981) Restrospektive Erhebung zum Wert der Laparoskopie bei der Differenzierung von akuter ödematöser und akuter hämorrhagisch-nekrotisierender Pankreatitis in der Frühphase der Erkrankung. Z Gastroenterol 19: 173−177 − 2. Biyanov VM, Balalykin AS, Kubyshkin VA, Rabinkov AI (1981) Emergency laparoscopy in the diagnosis and treatment of acute pancreatitis. Khirurgiia (Mosk) 7: 60−64 − 3. Emde C, Boytscheff C, Wegscheider K, Schäfer JH, Thimme W (1984) Diskriminanzanalytische Untersuchungen zur prognostischen Aussagekraft von Befunden aus der Frühphase septischer Erkrankungen. Z Intensivmed (im Druck) − 4. Imrie CW, McKay AJ, Boyle P (1978) Prognostic factors in the assessment of the severity of primary acute pancreatitis. Symposium European Pancreatic Club, Zürich, August 1978, pp 24−26 − 5. Jacobs L, Daggett WM, Civella JM, Vasu MA, Lawson DW, Warshaw AL, Nardi GL, Bartlett K (1977) Acute pancreatitis: Analysis of factors influencing survival. Ann Surg 185: 43−51 − 6. Klecka WR (1975) Discriminant analysis. In: SPSS statistical algorithmen, 2nd ed. McGraw-Hill Book Comp., pp 434−448 − 7. Meyer-Burg J (1972) The inspection, palpation and biopsy of the pancreas by peritoneoscopy. Endoscopy 4: 99−101 − 8. Ransohoff DF, Feinstein AR (1978) Problems of spectrum and bias in evaluating the efficiency of diagnostic tests. N Engl J Med 299: 926−930 − 9. Ranson JHC, Rifkind KM, Roses DF, Fink SD, Eng K, Spencer FC (1974) Prognostic signs and the role of operative management in acute pancreatitis. Surg Gynecol Obstet 139: 69−79 − 10. Ranson JHC, Rifkind KM, Turner JW (1976) Prognostic signs and nonoperative peritoneal lavage in acute pancreatitis. Surg Gynecol Obstet 143: 209−219 − 11. Romero C, Kraft AR, Saletta JD, Levine HD, Moss GS (1975) Acute pancreatitis: a predictable disease. Surg Forum 26: 446−448 − 12. Sachs L (1974) Angewandte Statistik, 4. Aufl. Springer, Berlin Heidelberg New York − 13. Schönborn H, Kümmerle F, Neher M, Schuster HP (1976) Akute Pankreatitis. Med Welt 27: 1293−1296 − 14. Schönborn H, Neher M, Dormeyer HH (1980) Frühprognostik und Klassifizierung bei der akuten Pankreatitis. In: Schönborn H (Hrsg) Intensivmedizin bei gastroenterologischen Erkrankungen. Schriftenreihe Intensivmedizin, Bd 20. Thieme, Stuttgart, S 99−105 − 15. Trampisch HJ, Jesdinsky HJ, Faber P (1982) Warum liefert die Diskriminanzanalyse so viele gute Ergebnisse? Dtsch Med Wochenschr 107: 1730−1736

Adler, G., Rausch, U., Weidenbach, F., Kern, H. F., Arnold, R. (Marburg)
Allgemeine und selektive Hemmung der Enzymsekretion des Pankreas durch einen Proteinaseninhibitor (FOY-305)

Manuskript nicht eingegangen

Fölsch, U. R., Oldendörp, A., Siegel, E., Lembcke, B., Lankisch P. G., Creutzfeldt, W.
(Med. Univ.-Klinik, Abt. Gastroenterologie und Stoffwechsel, Göttingen)
**Wirkung einer Sojabohnendiät
auf die exokrine und endokrine Pankreasfunktion beim Menschen**

1. Einleitung

Es ist von Untersuchungen an Ratten und Hühnern bekannt, daß die Verfütterung von Trypsininhibitoren enthaltendem Sojabohnenmehl einen trophischen Effekt auf das exokrine und endokrine Pankreas mit vermehrtem Enzymgehalt und Stimulation der Sekretion ausübt (Fölsch und Wormsley 1974; Fölsch et al. 1974; Ihse et al. 1976). Dieser trophische Effekt resultiert sehr wahrscheinlich aus der Freisetzung von Pankreozymin (CCK) aus der Darmmukosa (Adrian et al. 1982; Fölsch et al. 1984) bei vorhandenem negativen Feedback-Mechanismus der Pankreasenzymsekretion (Green and Lyman 1972). Obwohl eine solche negative Rückkopplung beim Menschen umstritten ist (Ihse et al. 1977; Dlugosz et al. 1983; Hotz et al. 1983), wurde in einer unkontrollierten Studie bei Patienten mit chronischer Pankreatitis über eine verbesserte Pankreasfunktion nach sechswöchiger Einnahme von Sojabohnenmehl berichtet (Pap et al. 1983). Es bestand daher die Absicht, in einer kontrollierten Studie die exokrine und endokrine Pankreasfunktion bei Patienten mit chronischer und akut rezidivierender Pankreatitis unter Einnahme von Sojabohnenmehl zu untersuchen.

2. Methodik

An der kontrollierten einfachblinden Studie nahmen insgesamt 23 Patienten mit akut rezidivierender und chronischer Pankreatitis teil (30—60 Jahre). Die Untersuchung wurde durch die Ethikkommission der Universität Göttingen genehmigt, und die Patienten wurden mündlich und schriftlich über den Sinn der Studie aufgeklärt. Bei 16 Patienten lag eine Funktionseinschränkung des exokrinen Pankreas vor, zehn Patienten hatten einen insulinpflichtigen Diabetes mellitus, vier Patienten einen diätetisch behandelten Diabetes mellitus, zwölf Patienten wiesen eine Steatorrhoe auf. 13 Patienten erhielten 6 Wochen lang dreimal, regelmäßig über den Tag verteilt, 30 g Sojabohnenmehl (Fa. Altromin, 4937 Lage; es ist das gleiche Mehl, das bei Ratten ein Wachstum des Pankreas auslöst), gelöst in 250 ml Flüssigkeit, vor den Hauptmahlzeiten, wobei ihnen Aromastoffe (Fa. Pfrimmer & Co., Erlangen) zur Geschmacksverbesserung angeboten wurden (Erdbeere, Aprikose, Kräutercreme, Geflügelcreme). Zehn Patienten bildeten die Kontrollgruppe und erhielten unter den gleichen Bedingungen eine isokalorische Menge Kasein (12 g). Hitzeinaktiviertes Sojabohnenmehl (120° C für 30 min), in dem der Trypsininhibitor fast vollständig inaktiviert ist, konnte wegen ausgesprochen schlechten Geschmacks den Patienten nicht angeboten werden. Alle Patienten wurden angehalten, ihre Lebens- und Eßgewohnheiten während der Studie im Vergleich zur Vorperiode nicht zu verändern. Vor Beginn der Studie wurde im Abstand von 2 Wochen je ein Sekretin-Pankreozymintest mit der Lagerlöf-Sonde in Rechtsseitenlage des Patienten durchgeführt. Als Parameter der exokrinen Pankreasfunktion wurden Sekretvolumen, Bikarbonatkonzentration und -menge sowie Amylase-, Trypsin- und Lipaseaktivität in dem aspirierten Duodenalsaft bestimmt (Dlugosz et al. 1983). Polyäthylenglykol (PEG) diente als Marker zur Volumenkorrektur und wurde in einer Konzentration von 10 mg/ml und in einer Menge von 1 ml/min ins Duodenum perfundiert und spektrophotometrisch bestimmt (Buxton et al. 1979). Zwischen den beiden Pankreassonden erfolgte zur Kontrolle der endokrinen Pankreasfunktion ein intravenöser Glukosetoleranztest (0,5 g Glukose/kg Körpergewicht) mit gleichzeitiger Bestimmung des C-Peptids. Weiterhin wurde an 3 aufeinanderfolgenden Tagen der Stuhl gesammelt zur Gewichts- und Fettbestimmung, wobei 3 Tage vor der ersten Pankreasfunktionsprüfung eine etwaige Enzymsubstitionstherapie abgesetzt worden war.

Nach Abschluß der sechswöchigen Diätperiode wurden alle beschriebenen Untersuchungen wiederholt, wobei die vierte Pankreasfunktionsprüfung 4 Wochen nach Abschluß der Mehleinnahme erfolgte.

3. Ergebnisse

Weder unter der Einnahme von Sojabohnenmehl noch von Kasein konnte bei den Patienten mit normaler oder eingeschränkter Pankreasfunktion eine Verbesserung in der endokrinen (Abb. 1) oder exokrinen (Abb. 2) Pankreassekretionsleistung beobachtet werden. Auch die Stuhlfettausscheidung blieb unverändert. Das Körpergewicht der Patienten zeigte unter der Mehleinnahme eine nicht signifikante zunehmende Tendenz.

4. Diskussion

Im Gegensatz zu Pap et al. (1983) konnte in der vorliegenden Studie ein positiver Effekt einer sechswöchigen Einnahme von Sojabohnenmehl oder einer isokalorischen Menge von Kasein auf die exokrine oder endokrine Pankreasfunktion nicht beobachtet werden. Dies verhielt sich unabhängig davon, ob es sich um Patienten mit mäßiger bis schwerer exokriner Pankreasfunktionseinschränkung oder aber um Patienten mit normaler Funktion bei akut rezidivierender Pankreatitis handelte. Beide Studien unterscheiden sich durch zwei wesentliche Merkmale:

a) In der Studie von Pap et al. wurden die Patienten aufgefordert, den Alkoholkonsum während der Untersuchung komplett einzustellen. Unsere Patienten wurden dagegen angehalten, ihre Lebens- und Eßgewohnheiten beizubehalten, damit die Pankreasfunktion nicht noch durch andere Faktoren (z. B. Weglassen von Alkohol) beeinflußt wurde.

b) Die Untersuchungen von Pap et al. enthielten keine Kontrollgruppe, die erst die Interpretation, worauf die beobachtete Verbesserung der Pankreasfunktion zurückzuführen ist, möglich gemacht hätte.

In unserer Studie wurde in der Kontrollgruppe eine isokalorische Menge von Kasein verabreicht. Damit sollte geprüft werden, ob bei einem zu beobachtenden Effekt des Sojabohnenmehls auf die Pankreasfunktion dieser durch die Trypsininhibitoren bedingt ist oder aber unspezifisch durch die vermehrte Eiweißaufnahme verursacht wird.

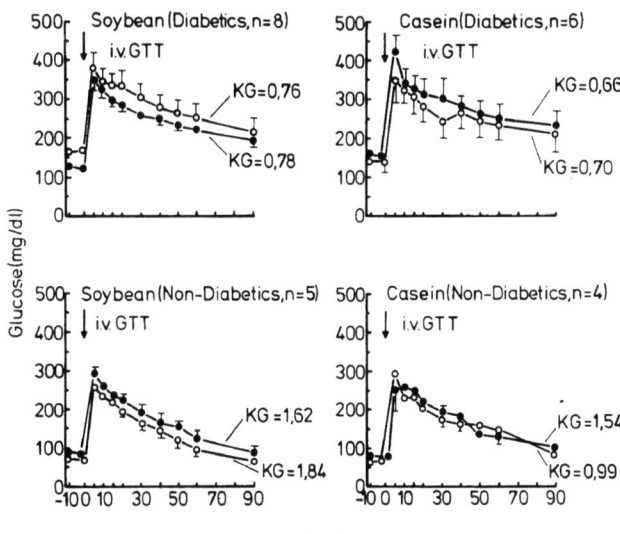

Abb. 1. Intravenöser Glukosetoleranztest (0,5 g/kg KG) vor (O———O) und nach (●———●) sechswöchiger Behandlung von Patienten mit chronischer oder akut rezidivierender Pankreatitis mit Sojabohnenmehl (linke Bildhälfte; Patienten mit Diabetes $n = 8$; Patienten ohne Diabetes $n = 5$) oder Kasein (rechte Bildhälfte; Patienten mit Diabetes $n = 6$; Patienten ohne Diabetes $n = 4$) ($\bar{x} \pm$ SEM)

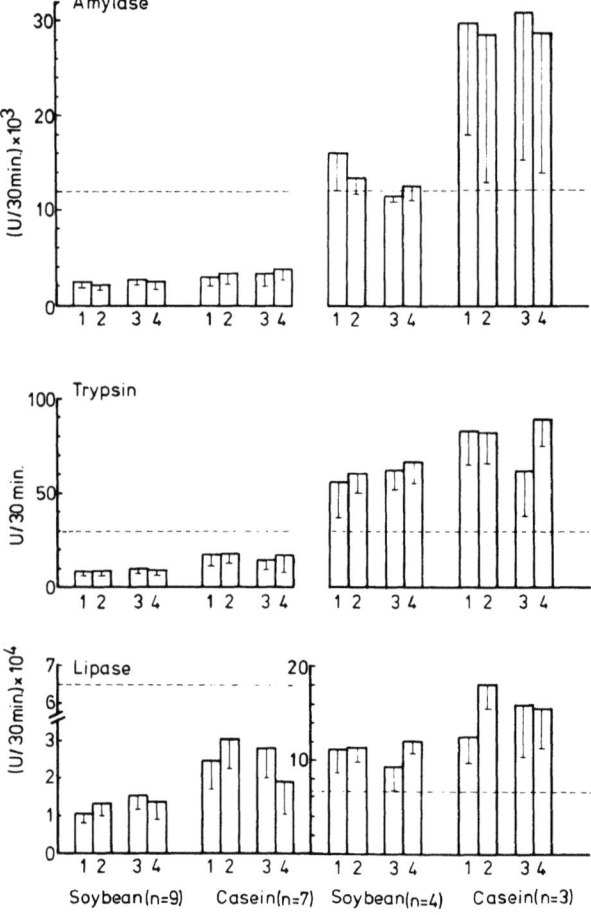

Abb. 2. Amylase-, Trypsin- und Lipaseauswurf vor (1, 2) und nach (3, 4) sechswöchiger Behandlung von Patienten mit pathologischer (linke Bildhälfte) oder normaler (rechte Bildhälfte) Pankreasfunktion mit Sojabohnenmehl oder Kasein. Die Zahl hinter der angewandten Behandlung gibt die Anzahl der behandelten Patienten wieder ($\bar{x} \pm$ SEM)

Harvey et al. (1973) fanden bei Patienten mit einer schweren exokrinen Pankreasinsuffizienz (d. h. verminderte Proteasen im Darm) stark erhöhte Plasma-CCK-Konzentrationen; dies könnte Ausdruck eines negativen Feedback-Mechanismus sein. Man könnte daher vermuten, daß unsere Patienten mit chronischer Pankreatitis deshalb keine verbesserte Pankreasfunktion nach Sojamehreinnahme zeigten, da dieses System ohnehin schon − sichtbar an den hohen Plasma-CCK-Konzentrationen − maximal stimuliert ist. Dieses Argument wird aber dadurch entkräftet, daß die Patienten mit normaler Pankreasfunktion (also nicht maximal stimuliertem feedback) ebenfalls nach Einnahme des Sojabohnenmehls keine Änderung der Pankreassekretion aufwiesen.

Mit Unterstützung der Deutschen Forschungsgemeinschaft Fo 73/7-6.

Literatur

Adrian TE, Pasquali C, Pescosta F, Bocarese-Hamilton AJ, Bloom SR (1982) Soya-induced pancreatic hypertrophy and rise of circulating cholecystokinin. Gut 23: A889 − Buxton TB, Crockett JK, Moore III WL, Moore WL Jr, Rissing JP (1979) Protein precipitation by acetone for the analysis of polyethylene glycol in intestinal perfusion fluid. Gastroenterology 76: 820−824 − Dlugosz J, Fölsch UR, Creutzfeldt W (1983) Inhibition of intraduodenal trypsin does not stimulate exocrine pancreatic secretion in man. Digestion 26: 197−204 − Fölsch UR, Wormsley KG (1974) The pancreatic secretion of enzymes in rats treated with soybean diet. Scand J Gastroenterol 9: 679–683 – Fölsch UR, Winckler K, Wormsley KG (1974) Effect of a soybean diet on enzyme content and ultrastructure of the rat exocrine pancreas. Digestion 11: 161–171 – Fölsch UR, Mustroph D, Schafmayer A, Becker H-D, Creutzfeldt W (1984) CCK-Plasmakonzentrationen während akuter und chronischer Fütterung von Sojabohnenmehl. Z Gastroenterol (im Druck) – Green GM, Lyman RL (1972) Feedback regulation of pancreatic enzyme secretion as a mechanism for trypsin inhibitor-induced hypersecretion in rats. Proc Soc Exp Biol Med 140: 6–12 – Harvey RF, Dowsett L, Hartog T, Read AE (1973) A radioimmunoassay for cholecystokinin-pancreozymin. Lancet 2: 826–828 – Hotz J, Ho SB, Go VLW, DiMagno EP (1983) Short-term inhibition of duodenal tryptic activity does not affect human pancreatic, biliary, or gastric function. J Lab Clin Med 101: 488–495 – Ihse I, Arnesjö B, Lundquist I (1976) Effects on exocrine and endocrine rat pancreas of long-term administration of CCK-PZ (cholecystokinin-pancreozymin) or synthetic octapeptide-CCK-PZ. Scand J Gastroenterol 11: 529–535 – Ihse I, Lilja P, Lundquist I (1977) Feedback regulation of pancreatic enzyme secretion by intestinal trypsin in man. Digestion 15: 303–308 – Pap A, Berger Z, Varró V (1983) Beneficial effect of a soy flour diet in chronic pancreatitis. Mt Sinai J Med 50: 208–212

Hansen, W. E., Maurer, G. (II. Med. Klinik rechts der Isar der Technischen Universität München)

Hemmung der Pankreaslipase durch Ballaststoffe – Ein physiologisch bedeutsamer Effekt?

Enzyme sind bei den meisten biologischen Auf- und Abbauvorgängen entscheidend beteiligt. Neben den Enzymen selbst sind die gleichzeitig vorkommenden Enzymaktivatoren und -inhibitoren von besonderem Interesse, weil erst durch sie eine geordnete Funktion ermöglicht wird. Dieses gilt insbesondere für Lipasen, welche die Neutralfette angreifen: Pankreaslipase ermöglicht die Herstellung von Monoglyzeriden und Fettsäuren aus den Nahrungsfetten, wodurch diese im Dünndarm unter der Mithilfe von Galle resorbierbar werden. Wir haben uns für die Frage interessiert, ob Ballaststoffe, die ja unverdauliche Präparate aus den Pflanzenzellwänden darstellen, Inhibitoren der Pankreaslipase enthalten, und inwieweit diese als Nahrungsbestandteil oder Therapeutikum gegebenenfalls die Enzymwirkung beeinträchtigen können.

Methoden

Untersucht wurden folgende Ballaststoffe: Weizenkleie (Milupa, Friedrichsdorf/Ts.); Guar (Boehringer, Mannheim GmbH); Psyllium (Dr. Falk, Freiburg); Lignin (Dr. Dr. Hennecke, Herrsching); Pektin (E. Merck, Darmstadt); Zellulose (C.F.F., Mönchengladbach).

Lipasepräparate: menschlicher Duodenalsaft; Lipase p.a. aus Schweinepankreas (Boehringer, Mannheim GmbH).

Die Inkubationen erfolgten in 100 mM Phosphatpuffer, pH 7,0, über einen Zeitraum von 60 min. Zunächst wurde Lipase in einer Aktivität von ca. 2 000 U/l zugegeben, danach der Ballaststoff (12,5 g/l).

Lipase wurde titrimetrisch gemessen [3]. Die Ergebnisse sind aufgrund von fünf Experimenten als Mittelwert ± Standardabweichungen des Mittelwerts angegeben.

Ergebnisse und Diskussion

Eine Hemmwirkung auf Pankreaslipasen war in der Gegenwart von Weizenkleie, Psyllium und Pektin feststellbar, wobei Psyllium allein menschliche Lipase im Duodenalsaft beeinflußte (Tabelle 1). Lignin, Zellulose und Guar hatten keinen meßbaren Effekt. Die Hemmwirkung wurde nach etwa 15 min Inkubation nachweisbar und erreichte nach 30–60 min ein Maximum. Durch Kochen (95° C) konnten die Lipaseinhibitoren in Psyllium und

Ballaststoff	Hemmung von Lipase (%)	
	Mensch	Schwein
Weizenkleie	$12,0 \pm 2,1$	$17,7 \pm 2,6$
Psyllium	$34,8 \pm 4,3$	0
Pektin	$30,5 \pm 2,8$	$29,9 \pm 1,8$
Lignin	0	0
Guar	0	0
Zellulose	0	0

Tabelle 1. Prozentuale Hemmung von menschlicher Lipase) im stimulierten Duodenalsaft) und gereinigter Lipase aus Schweinepankreas durch verschiedene Ballaststoffe

Weizenkleie innerhalb von 30 min zerstört werden; bei Pektin erfolgte dagegen nur ein geringer Effekt. Inkubation in Salzsäure (pH 1,5) resultierte in einer Beseitigung der Inhibitoraktivität bei allen Ballaststoffen innerhalb von 30 min.

In der Literatur finden sich zwei größere Untersuchungen über den Effekt von Ballaststoffen auf Lipase mit widersprüchlichen Resultaten. Einerseits wird bei Pektin über eine Steigerung [1], andererseits über eine Hemmung der Lipaseaktivität [2] berichtet. Weiter fanden die gleichen Untersucher bei Weizenkleie eine Hemmung oder Aktivierung. Guar führte zu einer Hemmung von Lipase [2]. Zellulose, Lignin und Psyllium wurden bisher nicht studiert.

Die unterschiedlichen Ergebnisse finden zum Teil in den verwendeten Methoden ihre Begründung: so wurden in der einen Veröffentlichung Inkubationszeiten von lediglich 5 min verwendet [1]. Bei unseren Untersuchungen waren jedoch frühestens nach 15 min Effekte meßbar. Weiter wurde in der Veröffentlichung [2] eine andere Meßmethode für Pankreaslipase eingesetzt, bei welcher Tributyrin als Substrat diente. Schließlich ist auch die Frage unbeantwortet, inwieweit die Ballaststoffe vergleichbar waren.

Zusammenfassend bleibt festzustellen, daß von Ballaststoffen Hemmwirkungen auf die Pankreaslipase ausgehen können. In unserem In vitro-Meßsystem waren die Effekte vergleichsweise gering und erst nach längerer Einwirkung feststellbar. In Anbetracht der großen sekretorischen Reservekapazität des Pankreas ist deshalb allenfalls bei einer exokrinen Insuffizienz mit einer ungünstigen Wirkung zu rechnen. Weiter wird die Bedeutung unserer Befunde durch die Säurelabilität der Inhibitoren weiter eingeschränkt, da im sauren Milieu des Magens mit einer teilweisen oder totalen Zerstörung gerechnet werden muß.

Mit Unterstützung der Deutschen Forschungsgemeinschaft Ha 596/7-2.

Literatur

1. Dunaif G, Schneeman BO (1981) The effect of dietary fiber on human pancreatic enzyme activity in vitro. Am J Clin Nutr 34: 1034–1035 – 2. Isaakson G, Lundquist I, Ihse I (1982) In vitro inhibition of pancreatic enzyme activities by dietary fiber. Digestion 24: 54–59 – 3. Rick W (1969) Kinetischer Test zur Bestimmung der Serumlipaseaktivität. Z Klin Chem Klin Biochem 7: 530–539

Göke, B., Stöckmann, F. (Med. Klinik der Universität Göttingen), Müller, R.
(Sanol-Schwarz-Labors, Monheim), Lankisch, P. G., Creutzfeldt, W. (Med. Klinik der
Universität Göttingen)

Untersuchungen zur Wirkung von FOY-305 auf die Pankreasexkretion der Ratte in vivo

Einleitung

FOY-305, ein synthetischer Serinproteaseninhibitor [3], hemmt in vitro spezifisch die Trypsinaktivität im menschlichen Duodenalsaft [6] und Plasma [8]. Berichtet wurde weiterhin, daß FOY-305-Zusatz zum Inkubationsmedium die Aktivität des Trypsins, das von isolierten Rattenpankreaslobuli nach CCK-Stimulation sezerniert wurde, hemmt [6]. Jetzt sollte die Wirkung von FOY-305 nach systemischer Gabe auf die exokrine Sekretion des Rattenpankreas in vivo studiert sowie Aufschluß über die Verteilung der Substanz und ihrer Abbauprodukte in Blut, Pankreasgewebe und Galle-Pankreassaft gewonnen werden.

Methodik

Substanzen und Versuchstiere: FOY-305 (Camostate, N,N-Dimethylcarbamoylmethyl-p-(p-guanidino-benzoyloxy)phenylazetat-Methansulfonat, MG 494,5) wurde von Sanol-Schwarz (Monheim), Sekretin und CCK-PZ von Kabi Vitrium (München) bezogen. Die Experimente wurden an männlichen Wistar-Ratten (180−220 g) durchgeführt, die von 20 Std vor Versuchsbeginn ab kein Futter, jedoch freien Zugang zu Wasser erhielten.

Experimentelles Vorgehen: Nach Einleitung einer Urethannarkose (0,15 g/100 g Körpergewicht i.p.) wurde die Vena jugularis zur Anlage einer Infusion katheterisiert und der Pankreashauptgang weit distal mit einem Polyethylenkatheter kannüliert, so daß der Galle-Pankreassaft zur Enzymbestimmung in 15-min-Intervallen gesammelt werden konnte. Zur Bestimmung der FOY-305-Spiegel wurden Sammelperioden zu 30 min gewählt. Die dann gewonnenen Proben wurden mit Methansulfon in Äthanol (1 : 10) verdünnt, um die weitere Degradation von FOY-305 zu verhindern. FOY-305 wurde in Dosen von 5, 2,5, 0,5 und 0,1 mg/kg/Std mit einem Infusionsvolumen von 1 ml/Std infundiert (je *n* = 6). Die Kontrolltiere erhielten 0,9% Kochsalzlösung. 45 min nach Versuchsbeginn wurde zur Stimulation der Pankreassekretion ein i.v. Bolus von CCK (20 CU/kg) und Sekretin (20 IU/kg) verabreicht.
Zur Bestimmung der Spiegel von FOY-305 und seiner Metabolite wurde zunächst über 30 min NaCl-Lösung, dann kontinuierlich FOY-305 (5 mg/kg/Std) über 90 min infundiert, 30 min nach Beginn der FOY-305-Infusion die Sekretion durch einen CCK + Sekretinbolus stimuliert.

Analysen: Die Aktivität von Trypsinogen, bestimmt als Trypsin [1] nach Aktivierung mit Enterokinase, und Amylase [4] wurde photometrisch gemessen, das Protein nach Lowrey et al. [2] bestimmt.
Die Sammelgefäße wurden zur Quantifizierung des Probenvolumens vor und nach der Saftsammlung gewogen.
Mittels Hochdruckflüssigkeitschromatographie (HPLC) wurden die Spiegel von FOY-305 und seiner Abbauprodukte im Galle-Pankreassaft, in Pankreashomogenaten und im Plasma gemessen. Die enteiweißten Proben, bei Bedarf zuvor konzentriert, wurden direkt zur Bestimmung eingesetzt. Zunächst wurde eine RCSS Guard-PAK CN Pre-Column (Waters), dann eine Radial-PAK Cartridge Typ 8 (N 10 μm)-Säule mit einer mobilen Methanolphase (Kaliumphosphat 0,025 M, pH 3 (9 : 1 v/v) bei einer Flußrate von 2 ml/min beschickt. Die Messung erfolgte mit einem variablen Wellenlängenspektropho-tometer M 450 (Waters) bei 265 nm.
Um zu prüfen, ob Trypsin im Saft immunologisch nachweisbar ist, wenn keine enzymatische Aktivität meßbar ist, wurden Saftproben in verschiedenen Verdünnungen unter Verwendung eines hochspezi-fischen Antikörpers gegen Rattentrypsin in den Ouchterlony-Doppeldiffusionstest eingesetzt [7]. Die Präzipitationslinien von Proben (nach Kochsalzinfusion gewonnen) wurden mit Proben nach FOY-305-Infusion verglichen. Die statistische Auswertung erfolgte nach dem *t*-Test für ungepaarte Daten.

1. FOY-305 hemmte die Trypsinaktivität im Saft dosisabhängig (Abb. 1a). Während der Gabe von 5 und 2,5 mg/kg/Std war eine vollständige Hemmung der Trypsinaktivität nachweisbar. Die Hemmung war bei Infusion von 0,5 mg/kg/Std FOY-305 weiterhin signifikant ($p < 0,001$), jedoch nicht mehr bei 0,1 mg/kg/Std FOY-305 i.v. Als unter 5 mg/kg/Std FOY-305 keine Enzymaktivität meßbar war, gelang der immunologische Trypsinnachweis im Saft durch den Ouchterlony-Test. Die Präzipitationsbanden von Saftproben nach Kochsalz- oder FOY-305-Infusion unterschieden sich nicht.

In keiner der eingesetzten Dosierungen beeinflußte FOY-305 die Freisetzung oder Aktivität der Amylase im Saft (Abb. 1b).

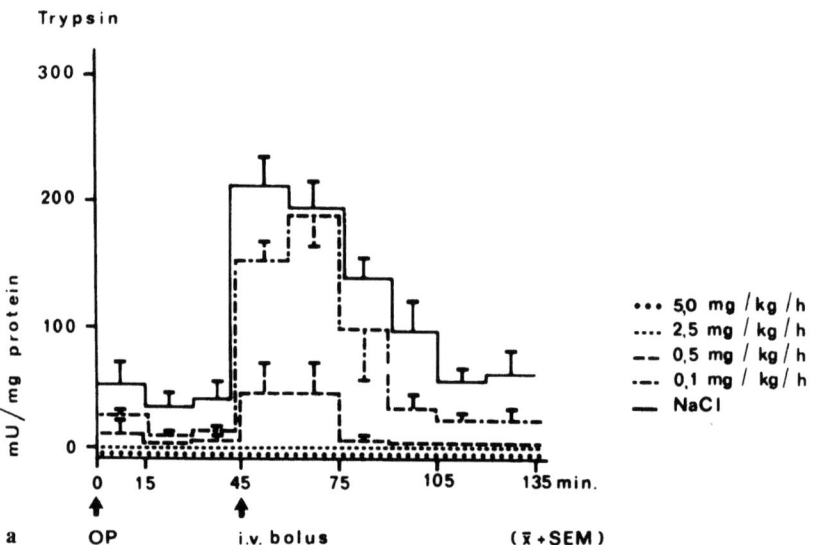

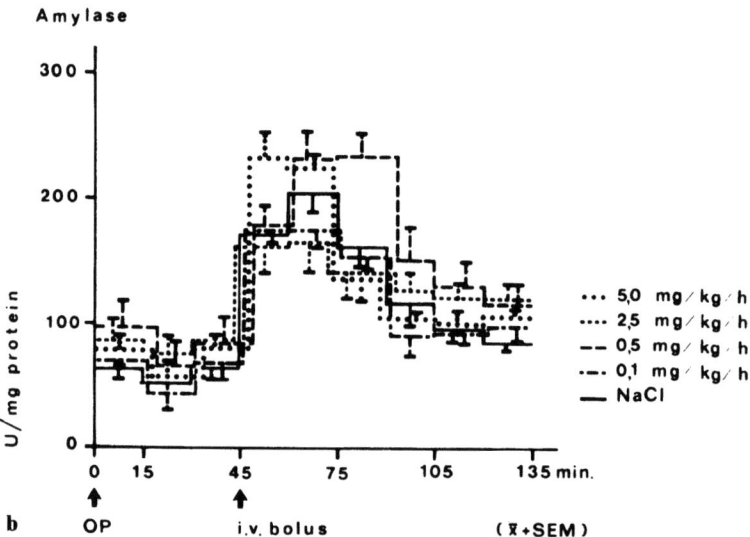

Abb. 1. a Hemmung der Trypsinaktivität im Galle-Pankreassaft bei Infusion von FOY-305. **b** Die Amylasefreisetzung bzw. -aktivität wird durch systemische Infusion von FOY-305 nicht beeinflußt

2. Die Saftvolumina aller Gruppen unterschieden sich nicht.

3. Im Saft und den Pankreashomogenaten konnte durch die HPLC FOY-305 und die Abbauprodukte FOY-251 und p-Guanidino-benzoat (GBA), im Plasma nur letztere nachgewiesen werden (Abb. 2a).

Vor Stimulation der Sekretion mit CCK + Sekretin lagen die gemessenen Spiegel im Bereich von 0,3−3,8 µg/ml. Nach der Stimulation stiegen die Spiegel bis auf 12,1 µg/ml an. Während FOY-305 im Saft in drei von fünf Experimenten nachweisbar war, konnte FOY-251 und GBA stets gemessen werden. Alle Pankreashomogenate enthielten FOY-305 (0,42−1,76 µg/ml). Abb. 2b zeigt repräsentativ die Chromatogramme eines Experimentes von insgesamt $n = 5$.

No. of experiment

a	①			②			③			④			⑤		
	GBA	F-251	-305	GBA	F-251	-305	GBA	F-251	-305	GBA	F-251	-305	GBA	F-251	-305
pancreatic juice:															
saline (30 min)	−	−	−	−	−	−	−	−	−	−	−	−	−	−	−
F-305 (30 min)	<0,3	<0,8	N.D.	0,38	3,80	2,09	N.D.	N.D.	N.D.	N.D.	1,13	N.D.	0,3	0,88	0,95
i.v. bolus of CCK+secretin															
F-305 (30 min)	2,36	2,66	N.D.	2,25	2,07	N.D.	<0,3	4,06	2,19	N.D	35,2	N.D.	1,75	1,3	<0,8
F-305 (30 min)	1,07	2,3	N.D.	12,11	8,74	1,35	<0,3	3,73	<0,8	<0,3	1,34	N.D.	3,81	3,37	1,9
plasma level (after 90 min F-305 i.v.)	5,82	37,44	N.D.	2,12	6,39	N.D.	0,46	2,23	N.D.	<0,4	2,28	N.D.	2,85	8,70	N.D.
concentration in the tissue homogenate	<0,2	5,56	1,76	<0,2	6,63	1,19	N.D.	5,50	1,26	N.D.	7,45	1,06	0,26	3,22	0,42
	(µg / ml)			(µg/ml)			(µg/ml)			(µg/ml)			(µg/ml)		

b

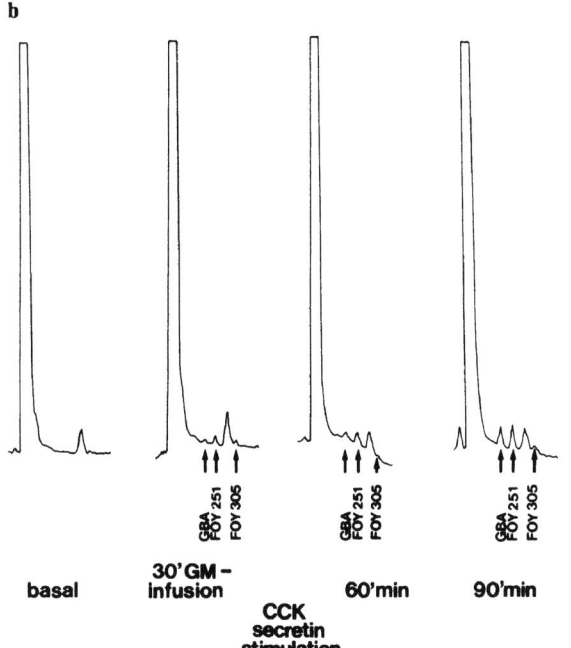

basal   30'GM-infusion   CCK secretin stimulation   60'min   90'min

GBA FOY 251 FOY 305

Abb. 2. a Die Spiegel von FOY-305, FOY-251 und GBA im Galle-Pankreassaft, in den Pankreashomogenaten sowie im Plasma nach systemischer Gabe von 5 mg/kg/Std FOY-305. **b** Die Chromatogramme der Saftspiegel von Experiment Nr. 5

Diskussion

FOY-305 hemmte in vitro die Trypsinaktivität, die von isolierten Pankreaslobuli in das Inkubationsmedium sezerniert wurde, wohingegen die Amylasefreisetzung unbeeinträchtigt blieb [6]. in dieser Untersuchung konnte gezeigt werden, daß die systemische Gabe von FOY-305 in vivo dosisabhängig zur Hemmung der Trypsinaktivität im Galle-Pankreassaft führt. Wahrscheinlich wird der Sekretionsvorgang selbst durch die akute FOY-305-Gabe nicht beeinflußt, wofür der immunologische Trypsinnachweis im Saft bei nicht meßbarer Trypsinaktivität spricht. Außerdem wurde die Amylasesekretion unter FOY-305-Infusion nicht verändert.

Angesichts der Trypsinhemmung im Saft ist anzunehmen, daß der Inhibitor vom Gefäßsystem in das Pankreasgewebe und letztlich in den Saft penetriert. Durch unsere Versuchsanordnung kann nicht ausgeschlossen werden, daß auch eine biliäre Elimination über die Leber erfolgt. Tatsächlich konnten FOY-305 und seine Metaboliten im Saft und den Pankreashomogenaten mittels HPLC nachgewiesen werden. Bekannt ist, daß FOY-305 rasch durch Esterasen und pH-abhängige Hydrolyse in FOY-251, ebenfalls antiproteolytisch wirksam, und das inaktive GBA abgebaut wird [5]. im Plasma konnten nur die Metaboliten, nicht jedoch FOY-305 aufgefunden werden, was auf den raschen Abbau der Substanz hinweist. Dennoch war FOY-305 in einigen Experimenten im Saft und stets im Gewebe nachweisbar.

Schlußfolgerung

FOY-305 penetriert nach systemischer Gabe in den Galle-Pankreassaft. Dort wird die Trypsinaktivität durch FOY-305 und/oder den aktiven Metaboliten FOY-251 dosisabhängig gehemmt. Trypsin wird auch dann immunologisch nachweisbar sezerniert, wenn aufgrund der FOY-305-induzierten Hemmung keine Enzymaktivität meßbar ist.

Anmerkung: Anne Hauff und Jutta Otto wird für perfekte Assistenz gedankt.

Literatur

1. Erlanger BF, Kokowsky N, Cohen W (1961) The preparation and properties of two new-cromogenic substrates of trypsin. Arch Biochem Biophys 95: 271–278 – 2. Lowry OH, Rosenbrough NJ, Farr AL, Randale RJ (1951) Protein measurement with the folin phenol reagent. J Biol Chem 193: 265–275 – 3. Maramuto M, Fujii S (1972) Inhibitory effect of ε-guanidino acid esters on trypsin, plasmin, plasmakallikrein, and thrombin. Biochim Biophys Acta 268: 221–224 – 4. Rick W, Stegbauer HP (1974) α-Amylase, Messung der reduzierenden Gruppen. In: Bergmeyer HU (Hrsg) Methoden der enzymatischen Analyse. Verlag Chemie, Weinheim, S 918 – 5. Saitoh Y (1981) Clinical results sith an oral protease inhibitor FOY-305 in chronic pancreatitis. In: Grözinger KH, Schrey A, Wabnitz RW (Hrsg) Proteasen-Inhibition. FOY-Workshop, Düsseldorf, S 108 – 6. Stöckmann F, Göke B, Otto J, Lankisch PG, Creutzfeldt W (1984) Der Einfluß von FOY-305 auf Aktivität und Sekretion von Pankreasenzymen in vitro. Z Gastroenterol (im Druck) – 7. Stöckmann F, Söling HD (1981) Regulation of biosynthesis of trypsinogen and chymotrypsinogen by nutritional and hormonal factors in the rat. Eur J Clin Invest 11: 121–132 – 8. Takasugi S, Toki N (1980) Inhibitory effects of native and synthetic protease inhibitors on plasma proteases in acute pancreatitis. Hiroshima J Med Sci 29: 189–194

Psychosomatik

Schepank, H., Tress, W., Schiessl, N. (Zentralinstitut für Seelische Gesundheit, Mannheim)
Symptomauslösende Konflikte bei psychosomatisch Kranken. Resultate aus dem Mannheimer Kohortenprojekt*

Unter psychosomatischen Erkrankungen verstehen wir funktionelle psychosomatische, gelegentlich auch somatopsychosomatische Beschwerden und Erkrankungen, entsprechend den ICD-Nummern 305 und 306 (WHO, 8. Rev.). Mit den symptomauslösenden Konflikten meinen wir die sogenannten Versuchs- und Versagungssituationen zur Zeit der Symptomentstehung. Das Besondere an unserem Design ist das Probandengut: Es stammt *nicht* aus einer Inanspruchnahmeklientel einer psychosomatischen Fachambulanz, Klinik oder ärztlichen Praxis. Vielmehr wurde eine „gesunde" deutsche Großstadtbevölkerung im Rahmen eines Forschungsvorhabens untersucht. Dieses sei hier zuerst beschrieben.

1. Das Mannheimer Kohortenprojekt

Das Mannheimer Kohortenprojekt ist eine aufwendige epidemiologische Studie (Personalkapazität bisher: 32 Mann-Jahre). Ziel des Projektes ist es, in der Normalbevölkerung die Häufigkeit des Vorkommens und den Verlauf psychogener Erkrankungen zu erfassen, d. h. der Psychoneurosen, der Persönlichkeitsstörungen im weitesten Sinne und der psychosomatischen Erkrankungen. Noch einmal: Es handelt sich nicht um ein Krankengut aus Praxen; sondern wir gehen zu den Menschen nach Hause, zu einer Zufallsstichprobe von insgesamt 600 erwachsenen deutschen Mannheimern, je einem Drittel aus den drei Geburtsjahrgängen 1935, 1945 und 1955. Die Daten der Probanden werden jeweils in einer etwa dreistündigen individuellen testpsychologischen und tiefenpsychologisch orientierten Untersuchung durch psychosomatisch erfahrene Ärzte und Psychologen erhoben. Derzeit läuft unsere Follow up-Studie, in der wir alle 600 Probanden in individuell dreijährigem Abstand erneut nachuntersuchen. 28% dieser Menschen haben deutlich psychosomatische Symptome in den letzten 7 Tagen gezeigt; bei knapp der Hälfte von diesen Probanden erreichte die Ausprägung stärkere Grade von Krankheitswert. Mit den insgesamt 163 psychosomatischen Symptomträgern und Kranken wollen wir uns jetzt befassen:

2. Ergebnisse zum Thema

2.1. Verteilung der Symptomatik: Von den 163 Probanden mit einer psychosomatischen Diagnose waren mit einem Drittel am häufigsten die Magen-Darmerkrankungen (33%); gefolgt von Kopfschmerzen (12%) und manifesten Eßstörungen (11%). Nächsthäufig folgen Schlafstörungen und schmerzhafte Muskel-Skelettsyndrome mit jeweils 9%. 10% der symptombefallenen Probanden klagen über eine undifferenzierte psychosomatische Polysymptomatik ohne einen deutlichen Schwerpunkt.

2.2. Demographische Deskription: Die psychosomatisch gestörten Probanden weisen im Vergleich mit den Symptomfreien und den anderen psychogenen Symptomträgern folgende demographische Eigentümlichkeiten auf: Eine Häufung findet sich unter den Probanden des Jahrganges 1945, also den etwa 35jährigen. Männer und Frauen haben zwar gleich häufige Beschwerden dieser ICD-Kategorie, eine stärkere Ausprägung von Krankheitswert (und

---

*   Projekt D 2 im SFB 116 (Psychiatrische Epidemiologie)

ICD	Anzahl der Probanden	
305.5 Magen-Darm	54	(33%)
306.8 Kopfschmerzen	20	(12%)
306.5 Eßstörungen	18	(11%)
306.4 Schlafstörungen	15	(9%)
305.1 Muskulatur-Skelett	15	(9%)
305.4 Herz-Kreislauf	10	(6%)
305.0 Hautsymptom	4	(3%)
305.2 Atmungsorgane	2	(1%)
305.9 Polysymptomatik	16	(10%)
Andere	9	(6%)
	163	(100%)

Tabelle 1. Mannheimer Kohortenprojekt: Häufigkeit der psychosomatischen Störungen

entsprechend eine Einstufung als „Fall" in unserer Studie) überwiegt jedoch signifikant bei den Frauen.

Hinsichtlich der sozialen Schicht dominiert die Unterschicht deutlich, während die Oberschichten merklich gesünder sind. Diese Aussage betrifft auch die anderen psychogenen Erkrankungen: die Psychoneurosen und die Persönlichkeitsstörungen!

2.3. Die auslösenden Konflikte sind im Rahmen einer Feldstudie nicht leicht und nur durch hohe fachliche Kompetenz eruierbar. Eine Systematisierung und Gliederung solcher Konfliktsituationen kann zudem nicht frei sein von ätiopathogenetischen Vorannahmen. Dennoch läßt sich folgendes sagen: 18% ($n = 30$) der psychosomatischen Beschwerden standen im Zusammenhang mit dem Tod einer nahen Beziehungsperson, mit der endgültigen Trennung von ihr oder der massiven Befürchtung einer solchen Trennung. Etwa ebenso oft, in 19% ($n = 31$) ging der Beginn der Erkrankung einher mit einer anderen Art der Trennung, der Herauslösung aus einer alten Form sozialer Identität, mit der Aufgabe, im Zuge des Heranwachsens – der Heirat, der Elternschaft oder auch des Auszuges eigener Kinder aus dem Haushalt – eine neue soziale Rolle gestalten zu müssen.

Tabelle 2. Mannheimer Kohortenprojekt: Auslösende Konfliktsituationen der häufigsten psychosomatischen Störungen

	Verlust von Bezugspersonen	Ablösung, Rollenwechsel	Zwischenmenschliche Spannungen	Emotionelle Probleme am Arbeitsplatz	Keine auslösende Situation erkennbar	Σ
	$n = 30$ (18%)	$n = 31$ (19%)	$n = 45$ (28%)	$n = 38$ (23%)	$n = 19$ (12%)	$n = 163$ (100%)
Magen-Darm ($n = 54$)	17%	28%	20%	26%	9%	100%
Kopfschmerzen ($n = 20$)	10%	10%	45%	20%	15%	100%
Eßstörungen ($n = 18$)	24%	9%	33%	10%	24%	100%
Schlafstörungen ($n = 15$)	19%	6%	31%	44%	0%	100%
Muskulatur-Skelett ($n = 15$)	27%	20%	20%	20%	13%	100%
Herz-Kreislauf ($n = 10$)	30%	10%	50%	0%	10%	100%

Weitere 28% unserer Probanden ($n = 45$) zeigen als Konfliktfeld und symptomauslösende Versuchs-Versagungssituationen zwischenmenschliche Spannungen in der Ehe/Partnerschaft, Kämpfe um Vorherrschaft oder die Erfüllung von Versorgungswünschen sowie partnerschaftliche Krisen mit außerehelichen Beziehungen oder die Aktualisierung latenter chronischer Familienkonflikte, wie etwa den Alkoholismus eines Angehörigen, schwere körperliche Erkrankungen, Fehlgeburten oder Neid- und Autoritätsprobleme. Für 23% der psychosomatisch Gestörten ($n = 38$) lag der emotionale Hauptkonflikt im Arbeits- und Leistungsbereich, wie z. B. bei beruflichen Autoritätskonflikten, Erfolgs-/Mißerfolgserlebnissen, Versagensängsten, Umstellungserfordernissen im Arbeitsfeld. – Bei $n = 19$, also 12% der Probanden, konnten keine auslösenden Konfliktsituationen eruiert werden.

Die Tabelle beantwortet auch die Frage nach Korrelationen zwischen speziellen Konfliktsituationen und spezifischen psychosomatischen Symptomkomplexen analog der *Spezifitätshypothese* in der klassischen Psychosomatik. Ergebnisse: Von einer strengen Zuordnung kann nicht gesprochen werden. Häufigkeitsschwerpunkte werden aber doch deutlich: So sind Kopfschmerzen am ehesten durch zwischenmenschliche Spannungen und Schlafstörungen durch emotionale Probleme am Arbeitsplatz ausgelöst; Eßstörungen bevorzugt durch den tatsächlich eingetretenen oder die massive Befürchtung vor dem Verlust einer nahen Bezugsperson wie auch durch zwischenmenschliche Spannungen; Herz-Kreislaufsymptome schließlich zeigen einen Häufigkeitsschwerpunkt bei zwischenmenschlichen Spannungen und realem oder befürchtetem Verlust von Bezugspersonen.

3. Diskussion

Die grundwissenschaftliche Bedeutung unserer Daten aus der Allgemeinbevölkerung mit den möglichen Implikationen für Prophylaxe und Therapie wollen wir hier nicht weiter erörtern. Uns lag daran, dem niedergelassenen Arzt für seine Sprechstunde und dem Kliniker die bevorzugten Konfliktfelder aufzuweisen, die er bei Patienten mit psychosomatischen Störungen erwarten darf. Dem Erfahrenen brauchen wir kaum zu sagen, daß solche Patienten bei naiver direkter Befragung persönliche Probleme oft erst einmal leugnen. Genau deshalb könnte es sich lohnen, über die heute von uns aufgezeigten Konfliktfelder näheres zu wissen, um sie systematischer eruieren zu können. Daraus kann sich die Indikation für eine – abhängig von der eigenen Fachkompetenz – psychotherapeutische Gesprächsführung über die Krisenpunkte mit dem Patienten ergeben oder die Möglichkeit, ihn zur weiteren fachpsychotherapeutischen Diagnostik und Therapie dem Spezialisten zuzuführen.

Seidl, O., Keller, Ch., Pfleger, H., Zöllner, N. (Med. Poliklinik der Universität München)
Prognostische Erfolgskriterien bei der Behandlung von Adipösen

Die Langzeiterfolge der Behandlung von Adipösen sind trotz großen Einsatzes der Beteiligten und unabhängig von der Diätform nur verhältnismäßig gering. Wir haben uns zwei Fragen gestellt: 1. Wie läßt sich dieses schlechte Ergebnis erklären? 2. Worin unterscheiden sich in der Behandlung die Erfolgreichen von den Nichterfolgreichen? Die Antwort hierauf soll uns die Voraussetzung für die Erarbeitung von prognostischen Erfolgskriterien liefern.

50 adipöse Patienten der Medizinischen Poliklinik erhielten eine Mischkost von 800–1 000 Kalorien und wurden individuell über 2 Jahre ärztlich betreut. Hatten die Patienten nach dieser Zeit mindestens 50% der angestrebten Gewichtsabnahme (in Regel das Sollgewicht nach Broca) erreicht, wurde sie der Gruppe der Erfolgreichen zugezählt. Zu Beginn der Behandlung wurde ein tiefenpsychologisch-biographisches Interview durchgeführt und später die Erfolgreichen mit den Nichterfolgreichen Adipösen verglichen.

Von den 50 Patienten konnten nach 2 Jahren 17 (34%) der Gruppe der Erfolgreichen und 33 (66%) der Gruppe der Nichterfolgreichen zugezählt werden. Neun Patienten (18%) hatten das Sollgewicht erreicht bzw. unterschritten, weitere acht Patienten (16%) lagen noch bis maximal 20% über ihrem Sollgewicht nach Broca. Bei den Nichterfolgreichen waren 17 Patienten (34%) mit dem Gewicht gleichgeblieben, zehn Patienten (20%) hatten ihr Gewicht um maximal 6% reduziert und sechs Patienten (12%) hatten nach 2 Jahren ein höheres Gewicht als bei Therapiebeginn.

Vergleicht man nun beide Gruppen hinsichtlich einiger Sozialdaten, so fällt auf, daß bei den Nichterfolgreichen eine größere Zahl von Angehörigen der Unterschicht war (84% im Vergleich zu 29%, dagegen war bei den Erfolgreichen mit 71% die Mittelschicht häufiger vertreten (36% bei den Nichterfolgreichen). Keine relevanten Unterschiede bestanden bezüglich Alter, Familienstand und Geschlecht, wohl aber hatten die Nichterfolgreichen im Durchschnitt ein höheres Ausgangsgewicht als die Erfolgreichen. Dies wird besonders deutlich, wenn man die Adipösen in Zehnergruppen nach dem Übergewicht in Prozent über dem Sollgewicht nach Broca aufteilt. Während bei einem Übergewicht von 10–40% gleich viel Erfolgreiche und Nichterfolgreiche waren, verschob sich die Relation ab 40% deutlich auf die Seite der Nichterfolgreichen, so daß hier ein Sprung in der Patientencompliance zu liegen scheint.

Vergleicht man die Erfolgreichen und Nichterfolgreichen Adipösen hinsichtlich ihrer Motivität zur Gewichtsabnahme, so kam der Anstoß bei 76% der Erfolgreichen gegenüber 21% der Nichterfolgreichen von ihnen selbst. Bei den Nichterfolgreichen war es in der Regel der Arzt, der zur Gewichtsabnahme riet. Als primären Grund für die Gewichtsabnahme gaben beide Gruppen etwa gleich häufig die Sorge um die Gesundheit an. Bei den Erfolgreichen spielte Aussehen bzw. das Körpergefühl eine ebenso große Rolle.

Diese Gründe lassen sich nur ausreichend beurteilen, wenn man die mit der Adipositas assoziierten internistischen Krankheiten beider Gruppen berücksichtigt. Immerhin boten 60% aller Adipösen relevante internistische Befunde, welche bei den Nichterfolgreichen häufiger zu finden waren als bei den Erfolgreichen (bei 67% der Patienten im Vergleich zu 47%). Auffällig ist hier der hohe Anteil der Hypertoniker (36% der Nichterfolgreichen im Vergleich zu 12% der Erfolgreichen) und der Diabetiker (21% im Vergleich zu 6%).

Deutliche Unterschiede ergab der Vergleich beider Gruppen bezüglich der Entstehungszeit der Adipositas bzw. deren Dauer. So waren 64% der Nichterfolgreichen schon vor der Pubertät adipös (12% der Erfolgreichen), 30% wurden erst nach der Pubertät dick (41% der Erfolgreichen) und nur 6% entwickelten nach dem 21. Lebensjahr eine Adipositas (47% der Erfolgreichen). Bei den in der Vorpubertät schon Adipösen fällt der Beginn der Fettsucht häufig in die Zeit der Einschulung, der ersten großen Bewährungsprobe im Leben des Kindes. Erwähnenswert ist, daß ein Drittel aller vorpubertär Dicken in früher Kindheit, wie sie es selbst ausdrückten, „spindeldürr" waren und zum Teil zur „Auffütterung" in Erholung geschickt wurden. Besonders deutlich sind die Unterschiede zwischen beiden Gruppen, wenn wir das Körpergewicht der Eltern vergleichen. Hier überwiegen bei den Nichterfolgreichen eindeutig die dicken Eltern: Bei 73% der Nichterfolgreichen waren beide Eltern, bei 18% ein Elternteil und nur bei 9% kein Elternteil adipös. Dem steht bei den Erfolgreichen eine Verteilung von 6%, 29% und 65% gegenüber. War nur ein Elternteil adipös, so war es bis auf eine einzige Ausnahme immer die Mutter.

Auch in der Arzt-Patienteninteraktion zeigen sich zwischen beiden Gruppen Unterschiede. Die Erfolgreichen fielen durch eine deutliche Hinwendung zum Arzt mit der Bereitschaft auf, sich entweder seiner Führung unterzuordnen oder aktiv die Behandlung mitzugestalten. Die Nichterfolgreichen hatten entweder keine konkreten Vorstellungen oder stellten wenig sinnvolle Forderungen an den Arzt, wie sofortige Einweisung in die Klinik, operative Darmausschaltung, Nulldiät usw.

Alle erfolgreichen Patienten konnten Kompensationsmöglichkeiten für das Essen angeben, wobei besonders häufig soziale Kontakte und Sport genannt wurden. Dieser wurde weniger im Hinblick auf einen zusätzlichen Kalorienverbrauch, sondern auf positives Körpergefühl betrieben. Zwei Drittel der Nichterfolgreichen konnten keine Kompensationsmöglichkeiten angeben, ein Fünftel der Patienten nannte sogar spontan Hemmnisse für eine Gewichtsabnahme, wobei vor allem das Gefühl der Isolation, der Scham über die Dicke und berufliches bzw. sexuelles Versagen genannt wurden. Während alle erfolgreichen Adipösen bei ihren Partnern eine aufmunternde Unterstützung bei Gewichtsabnahme fanden, wurden die Nichterfolgreichen überwiegend verspottet oder verachtet, zum Teil sogar von den eigenen Kindern.

Wir fanden bei allen Adipösen gehäuft depressive Merkmale (60%), die bei den Erfolgreichen häufiger noch mit zwanghaften Zügen kombiniert waren, wobei diese möglicherweise den Therapieerfolg gefördert haben könnten. Unsere tiefenpsychologischen Anamnesen sollten die Psychodynamik der Fettsucht klären helfen. Mehr oder weniger ausgeprägt fanden wir bei allen Adipösen, daß das Essen bei ihnen nicht bloß eine ungezügelte Bedürfnisbefriedigung darstellt, sondern einen Schutzmechanismus, den der Adipöse einmal in der Kindheit entwickelt hat zur Stützung seines prekären Selbstwertgefühls, so daß es sich bei der Fettsucht um eine sinnvolle und damit auch positive psychische Leistung handelt. Deshalb sollte sich ein Arzt vor der Behandlung eines Adipösen die Frage beantworten: Warum braucht mein Patient sein Fettpolster? Zu akzeptieren, daß die Fettsucht auch einen Sinn im Persönlichkeitsgefüge des Patienten hat, kann wesentlich den Umgang mit ihm und mit dem eigenen Versagen bei der Therapie erleichtern.

Einer weiteren Studie muß es überlassen bleiben, den prognostischen Wert der von uns festgestellten Unterschiede zwischen erfolgreich und nichterfolgreich behandelten Adipösen zu beurteilen.

Basler, H. D. (Institut für Med. Psychologie Marburg), Brinkmeier, U. (Abt. Med. Psychologie, Med. Hochschule Hannover), Buser, K. (Abt. Med. Soziologie, Med. Hochschule Hannover), Haehn, K. D. (Abt. Allgemeinmedizin, Med. Hochschule Hannover), Mölders-Kober, R. (Abt. Allgemeinmedizin, Med. Hochschule Hannover)

Gruppenbehandlung adipöser essentieller Hypertoniker in der Allgemeinpraxis durch geschulte Laien

Im Rahmen der Behandlung der essentiellen Hypertonie ist eine Beeinflussung des Gesundheitsverhaltens des Patienten unumgänglich. Ziele sind eine Reduktion des Salzkonsums, ein Abbau der durch Stressoren bedingten psychophysischen Aktiviertheit und bei Übergewichtigen eine Reduktion des Körpergewichts durch eine Veränderung der Eßgewohnheiten (Agras 1981; Hodapp und Weyer 1982; Hovell 1982; Jeffery et al. 1983).

Wir verfolgten diese Ziele in einer Gruppenbehandlung von adipösen essentiellen Hypertonikern, die in 15 ländlichen Allgemeinpraxen seit mindestens 1 Jahr medikamentös antihypertensiv behandelt worden waren. Als Gruppenleiter arbeiteten vom Arzt ausgewählte und von uns geschulte psychologische Laien (Patienten und Praxispersonal) nach einem standardisierten Gruppenbehandlungsprogramm über einen Zeitraum von $1/2$ Jahr, wobei während der Zeit der Gruppenbehandlung, die im Wartezimmer des behandelnden Arztes stattfand, eine wöchentliche Supervision durch Diplompsychologen erfolgte.

Nach Vorgabe des Programms wurde insbesondere die Veränderung der Eßgewohnheiten angestrebt, wobei wir uns an evaluierten verhaltenstherapeutischen Programmen orientierten (Ferstl et al. 1978; BZgA 1980; Gromus et al. 1983). Über Blutdruckselbstmessungen lernten die Patienten die Abhängigkeit der Variabilität des Blutdrucks von Belastungssituationen erkennen. In Anlehnung an ein Programm von Kallinke et al. (1982) wurde durch ein Training sozialer Kompetenz und durch den gezielten Einsatz entspannender Tätigkeiten ein kompetenterer Umgang mit belastenden Situationen angestrebt. Den Salzkonsum suchten wir primär über Informationen zu beeinflussen, wobei wir bei der Didaktik der

Informationsvermittlung Erkenntnisse aus dem Health Belief Model (Becker et al. 1982) berücksichtigten.

Insgesamt nahmen 261 adipöse essentielle Hypertoniker an der Studie teil, die nach im vorausgehenden Interview in Ruhe gemessenen Blutdruckwerten parallelisiert einer Versuchsgruppe mit Gruppenbehandlung (n = 155) und einer Wartekontrollgruppe zunächst ohne Gruppenbehandlung (n = 106) zugeteilt wurden. Sämtliche Patienten (auch die der Wartegruppe!) erhielten während der Gruppenbehandlungsphase eine intensivierte ärztliche Betreuung durch eine Einbestellung in die Arztpraxis in vierwöchentlichen Abständen, wobei der Blutdruck und das Gewicht bestimmt sowie über die verordnete Medikation gesprochen wurde. Nach Abschluß der Gruppenbehandlung wurde die Medikation durch den behandelnden Arzt dem von ihm erhobenen Blutdruckstatus angepaßt. An einem zweiten Interview nach einem Katamnesezeitraum von 4 Monaten nahmen 83% der Patienten der Versuchsgruppe und 76% der Patienten der Kontrollgruppe teil.

Die Stichprobe ist wie folgt zu beschreiben: Die Frauen überwiegen mit 62,8%. Die meisten Patienten haben einen Volksschulabschluß (79,2%) und sind nach der SSE-Skala der sozialen Unterschicht zuzuordnen (63%). 84,7% sind verheiratet. Das durchschnittliche Alter beträgt 50 Jahre.

Versuchs- und Wartekontrollgruppe unterscheiden sich nicht hinsichtlich der im ersten Interview erhobenen Blutdruckwerte und der Körpergröße. Das durchschnittliche Ausgangsgewicht der Versuchsgruppe liegt bei 88,8 kg, das der Kontrollgruppe bei 86,2 kg. Dieser Unterschied ist statistisch allerdings nicht zu sichern.

Es zeigen sich die folgenden Ergebnisse: Zum Zeitpunkt des ersten Interviews haben 68% der Patienten (n = 210) einen gut kontrollierten Blutdruck (Blutdruckwerte normoton oder im Grenzbereich). Im zweiten Interview ist der Anteil der gut kontrollierten Hypertoniker signifikant auf 78% (n = 207) angestiegen (χ^2 nach McNemar = 5,14; df = 1; p < 0,05), was als unspezifischer Effekt einer intensivierten ärztlichen Betreuung interpretiert wird, da die Unterschiede zwischen Versuchs- und Kontrollgruppe hinsichtlich des Behandlungserfolges statistisch nicht zu sichern sind (χ^2 = 3,39; df = 2; n.s.). Ein spezifischer Effekt der Gruppenarbeit zeigt sich am Ende der Gruppenbehandlungsphase in einer signifikant stärkeren Reduktion des Blutdrucks in der Versuchsgruppe (RR syst. = −14,5 mm Hg/RR diast. = −7,4 mm Hg) gegenüber der Kontrollgruppe (RR syst. = −7,5 mm Hg/RR diast. = −3,2 mm Hg) und nach der Anpassung der Medikation in einer signifikant reduzierten antihypertensiven Medikation. In der Versuchsgruppe wurde die Dosis des Medikamentes häufiger reduziert, bzw. das Medikament häufiger abgesetzt als in der Wartekontrollgruppe. Allerdings wurde das Medikament hier auch häufiger gewechselt, wobei die Veränderungen vor allem innerhalb der Gruppe der Kombinationspräparate vorgenommen wurden (χ^2 = 11,13; df = 4; p < 0,05). Das Gewicht der Versuchsgruppe ist während der Gruppenbehandlungsphase um 5,2 kg gesunken. Dieses Niveau konnte bis zum zweiten Interview gehalten werden. Auch in der Wartegruppe sank das Gewicht durch unspezifische Maßnahmen um 1,1 kg. Die Unterschiede der Gewichtsreduktion zwischen Versuchs- und Kontrollgruppe sind jedoch statistisch zu sichern (t = 6,44; df = 194; p < 0,01).

Zwischen Gewichtsreduktion und Höhe des Ausgangsgewichts besteht kein Zusammenhang. Auch weichen die Gewichtsreduktionen in den einzelnen Arztpraxen nicht signifikant voneinander ab (einfache Varianzanalyse: F = 0,707; df = 13,115; n.s.). Somit kann ein gruppenspezifischer Effekt bei der Gewichtsreduktion nicht nachgewiesen werden.

Folgende Schlußfolgerungen werden gezogen:
1. Eine intensivierte ärztliche Zuwendung wirkt sich bereits unspezifisch auf das Körpergewicht und den Blutdruck adipöser essentieller Hypertoniker aus.
2. Die Effekte der Gruppenbehandlung hinsichtlich Gewichts- und Blutdruckreduktion gehen deutlich über diese unspezifischen Effekte hinaus.
3. Unter der Voraussetzung der intensiven Schulung und Supervision kann das von uns erstellte standardisierte Gruppenbehandlungsprogramm auch durch nichtpsychologische Laien erfolgreich eingesetzt werden.

Anmerkung: Die Studie wurde durch die Firma Boehringer, Mannheim, unterstützt.

Literatur

Agras WS (1981) Behavioral approaches to the treatment of essential hypertension. Int J Obes 5: 173–181 – Bccker MH, Maiman LA, Kirscht JP, Haefner DP, Drachman RH, Taylor DW (1982) Wahrnehmungen des Patienten und Compliance: Neuere Untersuchungen zum „Health Belief Model". In: Haynes RB, Taylor DW, Sackett DL (Hrsg) Compliance-Handbuch. Oldenbourg, München Wien, S 94–132 – Bundeszentrale für gesundheitliche Aufklärung (1980) Abnehmen – aber mit Vernunft. Köln – Ferstl R, de Jong R, Brengelmann JC (1978) Verhaltenstherapie des Übergewichts – ein Modellversuch zur Selbstkontrolle des Eßverhaltens. BMJFG, Bd 45. Kohlhammer, Stuttgart – Gromus B, Kahlke W, Koch U (1983) Interdisziplinäre Therapie der Adipositas. Abschlußbericht an das BMJFG. Freiburg Hamburg – Hodapp V, Weyer G (1982) Zur Streß-Hypothese der essentiellen Hypertonie. In: Vaitl D (Hrsg) Essentielle Hypertonie – Psychologisch-medizinische Aspekte. Springer, Berlin Heidelberg New York, S 112–139 – Hovell MF (1982) The experimental evidence for weight-loss treatment of essential hypertension: a critical review. Am J Public Health 72: 359–368 – Jeffery RW, Gillum R, Gerber WM, Jacobs D, Elmer PJ, Prineas RJ (1983) Weight und sodium reduction for the prevention of hypertension: a comparison of group treatment and individual counseling. Am J Public Health 73: 691–693

Bengel, J. (Psycholog. Institut der Universität Freiburg, Abt. Rehabilitationspsychologie, Freiburg/Breisg.), Kludas, C. (Psychiatr. und Nervenklinik, Universitätskrankenhaus Hamburg-Eppendorf, Hamburg), Koch, U. (Psycholog. Institut der Universität Freiburg, Abt. Rehabilitationspsychologie, Freiburg/Breisg.)
Versuche der Beeinflussung des Risikofaktors Übergewicht durch niedergelassene Ärzte

Niedergelassene Ärzte, insbesondere Internisten, Allgemeinmediziner und praktische Ärzte sind in der Regel die erste Anlaufstelle für Personen mit Gewichtsproblemen. Bisher ist wenig darüber bekannt, wie niedergelassene Ärzte diese Patientengruppe wahrnehmen und betreuen (s. auch Steller und Becker 1982).

Design und Stichproben

Im Rahmen der Begleitforschung des Modellversuchs „Gesundheitsberatung durch Ärzte", durchgeführt vom Zentralinstitut für die Kassenärztliche Versorgung in der Bundesrepublik Deutschland, Köln, im Auftrag einiger Ersatzkassen und der Kassenärztlichen Bundesvereinigung, wurden in Hamburg und in der Pfalz niedergelassene Ärzte zu den Risikofaktoren Übergewicht, Rauchen, Bewegungsmangel, Hypertonie und Streß befragt (Brühne 1982; Bengel und Koch 1983.

Im Rahmen des Forschungsprojekts „Interdisziplinäre Therapie der Adipositas" an den Universitäten Freiburg und Hamburg wurden niedergelassene Ärzte mit einem teilstrukturierten Leitfaden zum Thema Übergewicht in den Praxen in Hamburg interviewt (Kludas 1984. Eine Kurzcharakterisierung der beiden Studien und der Stichproben findet sich in Tabelle 1.

Die Befragungsmethodik der beiden Studien ist nicht direkt vergleichbar (teilstrukturiertes Interview und standardisierter Fragebogen). Das Interview erlaubt gezielte Explorationen bestimmter Themenbereiche mit Arzt-Interviewerinteraktionen, während der Fragebogen zum Teil Antwortalternativen vorgibt und auf spontane Nennungen angewiesen ist.

Tabelle 1. Studien und Stichproben

	Modellversuch „Gesundheitsberatung"	Forschungsprojekt „Adipositastherapie"
Erhebungstechnik	Fragebogen	Interview
Erhebungszeitpunkt	1982	1979
Selektion	Teilnehmer am Modellversuch, $n = 171$	Zufallsstichprobe von $n = 163$ aus 1 216 Internisten und Allgemeinmedizinern
Stichprobengröße	145	52
Ort	Hamburg/Pfalz	Hamburg
Geschlecht (m : w)	3 : 1	4 : 1
Alter (arith. Mittel)	48	47
Fachrichtung		
Allgemeinmedizin	60%	52%
Arzt für innere Medizin	40%	48%
Eigenes Übergewicht		
> 10% Broca	9%	8%
Subjektiv	32%	62%

Im folgenden versuchen wir eine integrative Darstellung der Ergebnisse beider Studien zu folgenden Themenbereichen:
1. Häufigkeit von Übergewicht und Diagnosestellung,
2. Therapiedurchführung und Therapieerfolg,
3. Zuständigkeit für Therapie und Kooperation mit anderen Berufsgruppen.

Häufigkeit von Übergewicht und Diagnosestellung

Bei der Bestimmung von Übergewicht verwendet die Mehrheit der befragten Ärzte die auch in der Literatur üblichen „Normalgewicht + 10%" bzw. „Idealgewicht + 20%" nach Broca oder nimmt spezielle Tabellen zu Hilfe. Einigkeit besteht auch darin, daß Übergewicht als Risikofaktor u. a. für koronare Herzerkrankungen, Hypertonie und Diabetes zu betrachten sei. In der eingeschätzten Bedeutsamkeit bzw. Gefährlichkeit einzelner Risikofaktoren rangiert Übergewicht hinter Rauchen, jedoch vor Bewegungsmangel und Streß.

Die Schätzungen des Anteils Übergewichtiger an den in der jeweiligen Praxis behandelten Patienten schwanken zwischen 2% und 85% bei einem Mittelwert von 34%. Verglichen mit der Häufigkeit anderer Risikofaktoren sehen die befragten Ärzte beim Bewegungsmangel (50% aller Patienten) und Rauchen (37%) ein höheres Vorkommen in der Praxis. Fast die Hälfte der Ärzte nennt ein Überwiegen weiblicher Übergewichtiger, 40% geben eine gleichmäßige Geschlechterverteilung an. Die Mehrzahl sieht einen Altersschwerpunkt bei den Frauen zwischen 35 und 50, bei den Männern zwischen 30 und 35 Jahren.

Therapiedurchführung und Therapieerfolg

Die Hauptursachen für Übergewicht sehen die Ärzte in falschen Eßgewohnheiten. Psychische Probleme und übermäßiger Alkoholkonsum werden von der Mehrzahl als nicht entscheidend beurteilt.

Die Therapiebedürftigkeit wird beim Überschreiten des Idealgewichts um 20% bzw. des Normalgewichts um 10% gesehen. Nahezu alle befragten Ärzte geben an, regelmäßig mit ihren übergewichtigen Patienten dieses Problem anzusprechen. Zwei Drittel warnen vor den langfristigen Folgen des Übergewichts und klären über die Bedeutung als Risikofaktor auf. Auf die Ursachen und assoziierten Probleme der Patienten geht nur jeder sechste Arzt ein.

Bei den therapeutischen Maßnahmen dominiert die Verordnung von Reduktionsdiät. Das Spektrum reicht hier von rein kalorienbegrenzten Diäten (incl. FDH – Friß die Hälfte) über Atkins, Majo, Brigitte-Diät, bis hin zu Eiweißkonzentraten (wie Shape, Bionorm und Modifast). An zweiter Stelle folgt bereits die Verordnung von Medikamenten, hier vor allem Appetitzügler, aber auch Diuretika, Lipidsenker, Hormonpräparate, Vitamine und Beruhigungsmittel, einzeln oder in Kombination mit anderen Präparaten. An dritter Stelle folgt dann die Empfehlung von sportlichen Aktivitäten. In diesen spontanen Nennungen spielten Nulldiät, Psychotherapie und operative Behandlung eine untergeordnete Rolle.

Im Gegensatz zu den Angaben ihrer tatsächlichen Verordnungspraxis steht bei den Ärzten die Beurteilung der Angemessenheit der therapeutischen Mittel. Zwar genießt auch hier Reduktionskost die höchste Zustimmung, aber jetzt folgen an zweiter Stelle Sport und mit ebenfalls hoher Zustimmung bereits an dritter Stelle psychotherapeutische Maßnahmen. Eine – aus Sicht der meisten dann stationär durchzuführende – Nulldiät halten 50% der Befragten für sinnvoll, immerhin 28% stimmen der Verordnung von Medikamenten und 12% operativen Maßnahmen zu.

Vergleicht man das ärztliche Vorgehen bei den verschiedenen Risikofaktoren der koronaren Herzerkrankungen (Rauchen, Streß, Bewegungsmangel), so können die Ärzte am ehesten bei Übergewicht individuelle Möglichkeiten zur Veränderung der Risikofaktoren besprechen und allgemeine Ratschläge geben bzw. auf konkrete Angebote verweisen (z. B. Kuraufenthalt, Gruppentherapie). Für andere Risikofaktoren sehen die Ärzte weniger Erfolgsaussichten bzw. es sind ihnen weniger externe Angebote bekannt.

Die Ärzte benötigen für die Besprechung des Übergewichts und anderer Risikofaktoren im Schnitt jeweils 15 min. Die Angaben streuen von 2–60 min. Diese Angaben sind aufgrund der hohen Verteilung der erwähnten Risikofaktoren und der hohen Patientenzahlen in der Praxis ungewöhnlich.

Daß Zeitmangel zur Verminderung der Versorgungsqualität führen kann, wird auch aus den Angaben zu den tatsächlich eingesetzten therapeutischen Maßnahmen deutlich: Auch hier scheinen die Ärzte zu erheblichen Abstrichen gegenüber ihren Ansprüchen und Kenntnissen gezwungen, mit der bedenklichen Folge, daß z. B. knapp die Hälfte der Ärzte Medikamente wie Appetitzügler und Diuretika gegen Übergewicht einsetzt, obwohl nur 28% dies für eine sinnvolle therapeutische Maßnahme halten. Selbstkritisch beurteilen die Ärzte ihre Therapieerfolge wenig günstig. Die Abbrecherquote (ca. 50%) und die hohe Zahl der Rückfälle sowie mangelnde Motivation und Mitarbeit der Patienten sind aus Ärztesicht Gründe für die relative Erfolglosigkeit. Die schwere Beeinflußbarkeit der Persönlichkeitsstruktur (Suchtcharakter) wird ebenfalls angeführt.

Den Ärzten zufolge beendet nur etwa jeder sechste therapiebedürftige Übergewichtige die ärztliche Therapie erfolgreich, etwa jeder achte hält das reduzierte Gewicht 1 Jahr lang. Diese „Erfolgsbilanz" beruht dabei weder auf klar definierten Erfolgskriterien noch ist auszuschließen, daß die eigenen Therapieleistungen zu positiv eingeschätzt werden. Vielmehr wird die therapeutische Beeinflußbarkeit von Übergewicht betont und die Bemühungen werden nicht als aussichtslos betrachtet. Hier nehmen die Ärzte eine Haltung ein, die primär dem Patienten die Verantwortung für sein Gewicht und den Erfolg bzw. Mißerfolg der Therapie zuschreibt.

Zuständigkeit für Therapie und Kooperation mit anderen Berufsgruppen

Als zuständig für eine Adipositastherapie wird in erster Linie „der Arzt" gesehen. Diese Position wird von Allgemeinmedizinern nachhaltiger vertreten als von Internisten. Ärztliche Aufgaben in der Behandlung Übergewichtiger sind nach Meinung der befragten Ärzte vor allem Diätberatung und psychologische Führung der Patienten. Regelmäßige Gewichtskontrollen und medizinische Überwachung werden erst danach genannt.

Die ärztliche Ausbildung wird mehrheitlich (65%) als unzureichend für die Adipositastherapie eingeschätzt. Nur ein Viertel der Ärzte hält die Ausbildung in bezug auf die Therapie für ausreichend. Defizite sehen die Ärzte in der psychologischen und der diätetischen Ausbildung. Eine Zusammenarbeit mit Psychologen wird mehrheitlich zwar im Prinzip für vorstellbar gehalten; den Beitrag allerdings, den diese Berufsgruppe bei der Adipositasbehandlung leisten könnte, schätzen sie eher skeptisch ein. Die Beurteilung der möglichen Zusammenarbeit mit Diätassistenten fällt etwas positiver aus. Allerdings arbeitet nur einer der befragten Ärzte mit einer Diätberaterin zusammen. Offen bleibt, ob diese Vorbehalte auf mangelnder Kenntnis des potentiellen Beitrags dieser Berufsgruppen, auf zeitlichen und abrechnungstechnischen Hinderungsgründen beruhen, oder aber auch Ausdruck von Konkurrenzangst sind.

Abschließend soll noch einmal die begrenzte Aussagefähigkeit der hier berichteten Befunde betont werden. Immerhin haben ein Drittel der angeschriebenen Ärzte das Interview vor allem aus Zeitgründen abgelehnt. Die schriftlich befragten Ärzte sind zur Teilnahme an einem Modellversuch präventiver Gesundheitsberatung motiviert. Deshalb geben die hier berichteten Befunde ein eher zu positives Bild der Betreuung übergewichtiger Patienten in der Praxis des niedergelassenen Arztes.

Literatur

Bengel J, Koch U (1983) Erwartungen und Erfahrungen der an der Fortbildung teilnehmenden Ärzte. Teilprojekt der Evaluation des Modellversuchs „Gesundheitsberatung durch Ärzte". Köln: Zentralinstitut für die Kassenärztliche Versorgung in der Bundesrepublik Deutschland – Brühne C (1982) Gesundheitsberatung wird erprobt. Dtsch Ärztebl 79: 53–56 – Kludas C (1984) Übergewichtige in der ärztlichen Praxis – Wissen, Einstellungen und Erfahrungen von Internisten und Allgemeinmedizinern. Med. Diss., Universität Hamburg – Steller W, Becker H-G (1982) Was wissen Ärzte über Ernährung? Der informierte Arzt 10: 56–60

Paul, Th. (Ernährungspsycholog. Forschungsstelle der Universität Göttingen), Brand-Jacobi, J. (Psychopatholog. Forschungsstelle der Universität Göttingen), Pudel, V. (Ernährungspsycholog. Forschungsstelle der Universität Göttingen)

Symptomatologie der Bulimia nervosa:
Eine Untersuchung an 500 betroffenen Frauen

Die Bulimia nervosa ist ein Syndrom süchtigen Eßverhaltens mit den Leitsymptomen unkontrolliertes Hinunterschlingen großer Nahrungsmengen und selbstinduziertes Erbrechen oder Laxantienabusus.

Bei den Betroffenen handelt es sich fast ausschließlich um normal- oder idealgewichtige, weibliche Jugendliche oder jüngere Frauen. Berichte über männliche Patienten sind extrem selten.

Erst 1980 erkannte die American Psychiatric Association dieses Syndrom süchtiger Nahrungsaufnahme als eigenständige Erkrankung an und definierte in den DSM III folgende Kriterien, die in Tabelle 1 dargestellt sind.

Wenngleich bei dieser Symptomatik viele Berührungspunkte zur Anorexia nervosa bestehen, so läßt sich eine diagnostische Abgrenzung relativ eindeutig aufgrund des vehementen Leidensdrucks und des nicht bestehenden Untergewichtes vornehmen.

Infolge des häufigen Erbrechens kommt es vielfach zu Störungen des Mineralstoffhaushaltes, wobei *Hypochlorämie, Hypokaliämie* und *metabolische Alkalose* festzustellen sind

Tabelle 1. Diagnosedefinition nach dem „Diagnostic and Statistical Manual of Mental Disorders, DSM III" der American Psychiatric Association

Diagnostische Kriterien der Bullimia nervosa

1. Wiederkehrende Episoden von Heißhungerattacken (rascher Verzehr großer Nahrungsmengen in einer Bestimmten Zeitspanne, gewöhnlich weniger als 2 Std)
2. Mindestens drei der folgenden Verhaltensweisen
   - Aufnahme hochkalorischer, leicht verzehrbarer Nahrungsmittel während einer Heißhungerattacke
   - Heimliches Essen während einer Heißhungerattacke
   - Beendigung einer solchen Essensepisode durch Magenschmerzen, Schlaf, selbstinduziertes Erbrechen oder Störung durch Dritte
   - Wiederholte Versuche Gewichtsverluste durch strenge Nahrungsrestriktion, selbstinduziertes Erbrechen und Gebrauch von Laxantien oder Diuretika herbeizuführen
   - Häufige Gewichtsfluktuation von mehr als 5 kg, bedingt durch alternierende Heißhungerattacken und Fasten
3. Bewußtes Erkennen des abnormen Eßverhaltens und Furcht oder Unfähigkeit dieses freiwillig zu beenden
4. Depressive Verstimmung und selbstabwertende Gedanken nach einer Heißhungerattacke
5. Die bulimischen Episoden sind nicht auf Anorexia nervosa oder irgendeine andere bekannte somatische Erkrankung zurückzuführen

(Mitchell und Bantle 1983). Weiterhin wird berichtet von *Schwellungen der Ohrspeicheldrüsen* (Herzon und Kaufmann 1981); *Ösophagitis* (Gross 1983); *Schädigungen des Zahnschmelzes* durch Übersäuerung der Mundhöhle (Winstead und Willard 1983); *Menstruationsstörungen* (Mitchell et al. 1983); sowie *Hypovitaminosen* (Niiya et al. 1983).

Exakte Prävalenz*berechnungen* liegen bisher für keine Nation vor, was verständlich ist, bedenkt man, daß die Patientinnen fast ausnahmslos ihre Symptomatik verheimlichen, aufgrund bestehender Schuld- und Schamgefühle. Es muß daher mit einer großen Dunkelziffer gerechnet werden.

Prävalenz*schätzungen* reichen von 1,9% eines weiblichen Klientels einer Beratungsstelle für Familienplanung in England (Cooper und Fairburn 1983), bis hin zu 19% bei einer weiblichen amerikanischen Collegepopulation (Halmi et al. 1981).

Um einen Anhaltspunkt dafür zu bekommen, ob auch in der Bundesrepublik Deutschland mit einer größeren Anzahl von Betroffenen zu rechnen ist und zur Erlangung einer umfassenden und daher aussagekräftigen Stichprobe haben wir im Herbst 1983 in dem größten deutschen Frauenmagazin eine kleine Annonce „zur Mitwirkung an der Erforschung der Bulimie durch Betroffene" aufgegeben. Daraufhin meldeten sich über 600 betroffene Frauen mit größtenteils sehr ausführlichen Selbstschilderungen über die Krankheit, ihre Symptomatik und ihren Verlauf. Alle Zielpersonen erhielten in Abständen von ca. 6 Wochen jeweils mehrere Fragebögen mit der Bitte um Bearbeitung und Rücksendung. Die Antwortquote lag bei über 90%.

In die Untersuchung wurden solche Personen nicht aufgenommen, die angaben, noch nie erbrochen zu haben ($n = 39$) oder wenn die Diagose einer Anorexia nervosa wahrscheinlich war (Körpergewicht unter 30% Broca-Referenzgewicht, $n = 43$). Die hier mitgeteilten Resultate beziehen sich auf 484 Patientinnen.

Ergebnisse

Soziodemographie

Auffallend ist der hohe Ausbildungsstand der Betroffenen. Mehr als 60% von ihnen hat Abitur oder Hochschulabschluß. Nur 2% haben die Hauptschule ohne Abschluß beendet.

Die Mehrheit der Patientinnen liegt im Altersbereich zwischen 20 und 30 Jahren, nur 16% sind jünger und 22% sind älter.

Symptomatologie

Überwiegend beginnt die Symptomatik im Alter zwischen 14 und 20 Jahren. Die durchschnittliche Erkrankungsdauer liegt bei 7 Jahren.

Abb. 1 zeigt, daß die meisten Patientinnen ein aktuelles Körpergewicht besitzen, das im Bereich des Ideal- bzw. Normalgewichts liegt.

Deutlich wird hier vor allem die enorme *Gewichtsschwankung,* die viele Patientinnen in den letzten Jahren durchlebt haben. Im Durchschnitt haben sie in der Vergangenheit im Vergleich zum aktuellen Gewicht 8 kg mehr (Maximalgewicht) bzw. 7 kg weniger (Minimalgewicht) gewogen.

Bei der Mehrheit der Patientinnen (70%) kommt es fast täglich zu mindestens einer Heißhungerattacke, die in mehr als 80% der Fälle zwischen 15 min und 4 Std andauern. Bei 7% nimmt dieser Heißhunger z. T. auch mehr als 4 Std in Anspruch.

Nahezu zwei Drittel der Betroffenen reagiert im Anschluß dann mit Erbrechen. 60% erbrechen dann ein- bis zweimal. 30% bis zu sechsmal und 10% erbrechen unter Umständen noch deutlich häufiger. Anschließend daran wird in der Regel getrunken (88%), wobei 25%

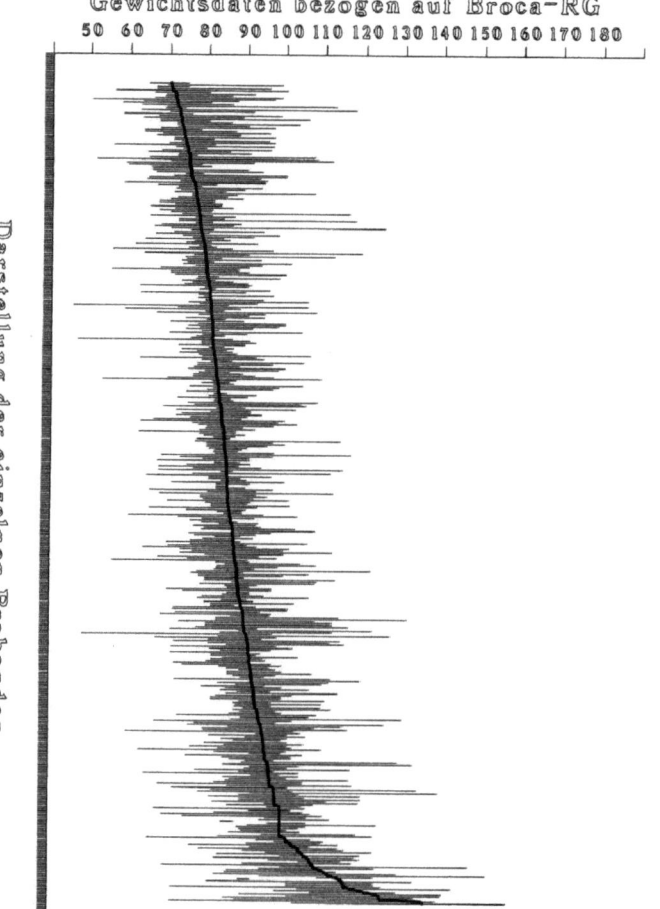

Abb. 1. Gruppierung aller Einzelfälle nach aufsteigender Ordnung des aktuellen Körpergewichts (dargestellt als Broca-Index) mit Angabe des maximalen bzw. minimalen Körpergewichts. Jeder Punkt mit den Balken stellt die Gewichtsanamnese einer Patientin dar

die aufgenommene Flüssigkeit erneut erbrechen – in einigen Fällen so häufig, bis die Nahrung restlos aus dem Magen entfernt ist.

Zusätzlich oder alternativ zum Erbrechen werden von 65% der Patientinnen Appetitzügler und von 50% Abführmittel eingenommen.

Als auslösende Bedingungen einer Heißhungerattacke wird von mehr als zwei Drittel der Patientinnen „ein unwiderstehliches Verlangen zu essen" angegeben und fast ebenso viele (71%) berichten, daß „sie einfach nicht mehr aufhören können, wenn sie nur eine Kleinigkeit gegessen haben". Intensive Gefühle des Hungers bzw. Appetits werden von nur 12% bzw. 34% als bedingende Faktoren einer Heißhungerattacke genannt, wobei angenommen werden kann, daß durch die lange Erkrankungsdauer keine adäquaten Körperempfindungen in bezug auf Hunger und Sättigung verspürt werden. Weiterhin werden auch noch Frustrationen (56%), Langeweile (35%) und Ärger bzw. Wut (27%) als begünstigende Bedingungen einer Heißhungerattacke genannt.

Zwei Drittel der Patientinnen können ihre Nahrungsaufnahme während einer Heißhungerattacke „überhaupt nicht kontrollieren", ein Viertel meint über eine „gewisse Kontrolle zu verfügen", während nur 10% angeben, daß sie sich auch in solchen Situationen kontrollieren könnten.

Den durchschnittlichen Energiegehalt der Nahrungsaufnahme während einer Heißhungerattacke schätzen die Betroffenen auf etwa 3 000–4 000 kcal. Bei 50% liegt diese Angabe über 6 000 kcal. Während einer Heißhungerattacke werden von fast allen (89%) bestimmte Lebensmittelgruppen bevorzugt. Die meisten wählen Süßigkeiten, wie Bonbons, Schokolade, aber auch Kuchen (70%), gefolgt von herzhafter Kost wie Butter, Fleisch, Wurst und Käse (38%).

Nach einer Heißhungerattacke werden überwiegend negative Gefühle berichtet, wobei 74% angeben „deprimiert" zu sein, 64% „hassen sich selbst" und 31% sind „unzufrieden".

Bewertung

Es ist davon auszugehen, daß unsere Gesellschaft, die Rahmenbedingungen für die Genese der Bulimia nervosa bildet, da in ihr Schlankheit als unverzichtbares Attribut weiblicher Attraktivität gewertet wird.

So greifen die Patientinnen auf eine zunächst sehr effektiv erscheinende Maßnahme zurück, nämlich das Erbrechen, um ihrem Eßbedürfnis nachgehen und gleichzeitig ihre Angst vor einer Gewichtszunahme abbauen zu können.

Was zunächst vielleicht als die „Methode der Wahl" erschien, endet schließlich vielfach in einem als teuflisch erlebten Kreislauf, der ohne fremde Hilfe nicht durchbrechbar erscheint.

Trotz noch unbekannter tatsächlicher Prävalenz muß mit einer großen Zahl von Bulimia nervosa-Erkrankungen gerechnet werden.

Literatur

American Psychiatric Association (1980) Diagnostic and statistical manual of mental disorders, 3rd ed. (DSM III). APA, Washington, DC – Cooper PJ, Fairburn CG (1982) Binge-eating and self-induced vomiting in the community. A preliminary study. Br J Psychiatry 142: 139–144 – Gross M (1983) Aspect of bulimia. Cleve Clin Q 50: 19–25 – Halmi KA, Falk JR, Schwartz E (1981) Binge-eating and vomiting: A survey of a college population. Psychol Med 11: 697–706 – Herzon FS, Kaufman A (1981) Vomiting and parotid enlargement. South Med J 74: 251 – Mitchell JE, Bantle JP (1983) Metabolic and endocrine investigations in women of normal weight with the bulimia syndrome. Biol Psychiatry 18: 355–365 – Mitchell JE, Pyle RL, Eckert ED et al. (1983) Electrolyte and other physiological abnormalities inpatients with bulimia syndrome. Psychol Med 13: 273–278 – Niiya K, Kitagawa T, Fujishita M (1983) Bulimia nervosa complicated by deficiency of vitamin k-dependent coagulation factors. JAMA 250: 792–793 – Winstead DK, Willard SR (1983) Diagnostic clues. South Med J 76: 313–315

Jonasch, K., Sellschopp, A. (Nachsorgeeinrichtung, Heidelberg)
Der Prozeß der Aufklärung als psychosozialer Streß für Patienten und das Behandlungsteam einer chirurgisch-onkologischen Station

Betrachten wir die Diskussion um pro und contra der Aufklärung, so sticht ein Panoramawechsel der Auffassungen in den letzten 20 Jahren ins Auge. Während die alten Autoren strikt abrieten aufzuklären unter dem Argument, die Aufklärung über seinen Krankheitszustand würde den Patienten mit Sicherheit schaden, geht seither der Trend mehr zu einer vollständigen Information des Patienten. Bei der Argumentation gegen die Aufklärung fällt auf, daß immer nur Einzelfallbeispiele aufgeführt werden und größere Untersuchungen statistischer Art nie versucht wurden. Analytisch ausgedrückt, durch den krebserkrankten Patienten gerät der Arzt in eine Gegenübertragung, die von Angst bestimmt wird und dadurch rationales kommunikatives Denken blockiert. Insbesondere die Selbstmordrate nach Information über eine Karzinomerkrankung scheint nach den vorliegenden Daten nicht erhöht (Senn 1981). Auch die Argumentation, daß der Patient die Wahrheit nicht wissen wolle, nicht danach frage, ja darauf dränge betrogen zu werden, hält empirischen Untersuchungen nicht stand (Jaspers 1956). Berücksichtigt man, daß nach einem Zeitraum von ca. 1 Jahr, wie unsere Erfahrungen zeigten, gleichviel Patienten über ihre Erkrankung Bescheid wissen, ob ursprünglich aufgeklärt oder nicht, so stellt sich die Frage in einem neuen Licht. Es geht nicht mehr um das Ja oder Nein einer Aufklärung sondern darum, wer sagt wann und wie die Wahrheit; welche Faktoren beim Patienten sind vorhanden, um eine Verarbeitung dieser Krise sicherzustellen und welche Hilfestellungen müssen dazu gegeben werden.

Die dabei auftretenden Ängste und Spannungen im Team einer chirurgisch-onkologischen Station waren das Hauptthema der wöchentlich stattfindenden Stationskonferenzen unter Beteiligung eines Mitarbeiters der psychosozialen Nachsorge. Dieses besteht aus einer interdisziplinären Gruppe von Psychologen, Ärzten, Sozialarbeiter und Krankenschwestern, die seit über 5 Jahren an der Chirurgie Heidelberg, Krebspatienten psychosozial betreuen. Es zeigten sich immer wiederkehrende typische Konfliktmuster, von denen hier einige in aller Kürze dargestellt werden sollen.

Der Patient kommt aus einer anderen Klinik, ist über seinen Zustand falsch bzw. nicht vollständig informiert, hat dann aber oft die Wahrheit durch einen Zufall erfahren. Er ist mißtrauisch, ängstlich, fast bis zur paranoiden Reaktion, und das Team der chirurgisch-onkologischen Station sieht sich kaum in der Lage, die vorausgegangene Katastrophe des Vertrauenszusammenbruches wieder aufzufangen. Der Patient verlangt bei jeder, buchstäblich jeder Kleinigkeit nach Aufklärung und Erklärung. Er neigt dazu, gegebene Informationen bei anderen gegenzuprüfen, indem er sich ahnungslos stellt und die gleiche Frage bei mehreren Ärzten, Schwestern und den Nachtdienst wiederholt. Hier genügen dann geringe evtl. nur sprachliche Differenzen, um das zurecht erworbene Mißtrauen wieder aufs Neue zu bekräftigen und ängstlichen Rückzug zu provozieren. In dieser Situation helfen nur genaueste Absprachen des Teams und weitgehende Wahrhaftigkeit. Dabei kann der Ärger des Teams über die Vorgänger, die sie in diese mißliche Lage brachten, beträchtliche Ausmaße erreichen.

Eine der schwierigsten Fallen für das Behandlungsteam stellt folgende Situation dar. Angehörige verlangen fast kategorisch dem Patienten die Wahrheit nicht mitzuteilen. Dies beginnt mit dem Satz, „wenn mein Mann/Frau Krebs haben sollte, sagen sie es ihm/ihr auf keinen Fall. Hier hilft nur geduldige Exploration der Ängste und Bedenken und ein Gegenüberstellen der eigenen gute Aufklärungserfahrungen. Besonders von Schwestern wird diese Situation als äußerst belastend empfunden, fühlen sie sich doch in ein Familienspiel von Spaltung und Unwahrhaftigkeit gefangen und eingespannt. Niemand läßt sich gern zum Betrug verpflichten. Hier ist es wichtig, in Stationskonferenzen einen allgemeinen Konsens über die Taktik, die Sprache der Aufklärung herzustellen. Diese Aufgabe muß in der Hierarchie durch die diensthabenden Chirurgen mitgetragen werden, da sich sonst Spaltungsphänomene, wie in der Familie, auf das stationäre Team übertragen können.

Tabelle 1. Als die Diagnose Ihrer Erkrankung feststand, wie hätte aus Ihrer heutigen Sicht der Arzt Sie aufklären sollen?

	Krebspatient ($n = 41$)	Nichtkrebspatient ($n = 106$)
Sofort und vollständig	88%	90%
Nur wenn Heilbarkeit vorlag	32%	17%
Er hätte mir nichts sagen sollen	10%	10%
Er hätte nur meine Familie informieren sollen, mich nicht	5%	10%
Er hätte mich zuerst, dann meine Familie aufklären sollen	65%	70%
Er hätte nur mich informieren, und mein Familie schonen sollen	22%	26%
Er hätte auf keinen Fall das Wort Krebs gebrauchen sollen	15%	18%
Er sollte erst dann aufklären, wenn die Krebsfolgen äußerlich sichtbar werden	7%	17%

Um die Aufklärungswünsche unserer Patienten zu objektivieren, wurden 106 Nichtkrebspatienten in der Ambulanz und 41 Krebspatienten kurz vor der Entlassung ein Fragebogen vorgelegt, von dem ein kurzer Ausschnitt dargestellt wird.

Nichts wissen wollten nach stattgefundener Aufklärung 10% der Krebspatienten. Diese Angabe steht in Übereinstimmung mit dem Ergebnis von Reynolds (1978) aus Großbritannien. Dabei kann noch nachgetragen werden, daß diese Patienten nicht in unserem Haus ursprünglich aufgeklärt wurden. Diese Patienten verfahren nach dem Motto, was ich nicht weiß, macht mich nicht heiß. Ihr Wunsch nach Verdrängung überwiegt. Alle anderen Krebspatienten stimmten dem Verfahren retrospektiv zu, wenn auch mit gewissen Einschränkungen. Man sollte ihnen die Heilbarkeit versprechen können (32%), und das Wort Krebs (15%) eher vermeiden. Nichtkrebspatienten aus der Ambulanz stimmten der Aufklärung in noch höherem Maße zu und wollen sich auch signifikant mehr einer infausten Prognose stellen.

Das für uns wichtigste Ergebnis besteht darin, daß nur 5% der Patienten dem Verfahren zustimmen, nur die Familie zu informieren und den Betroffenen selber nicht. Dies steht ganz im Gegensatz zu der landläufig häufigen Praxis. Ein anderes Bild ergibt sich, wenn man Patienten befragt, wie sich der Arzt im allgemeinen gegenüber anderen Patienten verhalten sollte. Hier stimmen 55% der Möglichkeit zu, den Patienten nicht, aber dafür die Familie zu informieren. Dies entspricht dem Verhalten vieler Ärzte, die angeben, daß man sie selber immer aufklären sollte, diesen Wunsch aber bei anderen nicht voraussetzen. Dies scheint für uns ein paradigmatisches Beispiel eines gespaltenen Bewußtseins, einer Schismogenese des Denkens und Handelns unter dem extremen Angstdruck der Krebserkrankung zu sein. Welches sind nun die realen und phantasierten Reaktionen auf das Karzinom. Die Diagnose läßt fast niemanden (5%) kalt, der Schock ist die Regel (85%). Ein Großteil der Angst bleibt (59%) und wird vor allem bei Kontrolluntersuchungen immer wieder spürbar. Aber es zeigt sich auch Hoffnung auf Bewältigung im Kreise der Familie und Freunde, die die größte Hilfsquelle im Coping darstellen. Erst an zweiter Stelle erscheint der Klinikarzt (63%), der Hausarzt (59%), während andere Personen, wie Geistliche, Psychotherapeuten, Krankenschwestern, eher eine untergeordnete Rolle spielen. So weit ein kurzer ausschnittsweise Abriß unserer Daten.

Zusammenfassend läßt sich das dargestellte wie folgt interpretieren. Eine patientengerechte Aufklärung erfordert eine stärkere Berücksichtigung des sozialen Feldes. Gerade hier besteht die Gefahr der Spaltung der Familie mit allen deletären Folgen, daß gerade die Haupthilfsquellen zur Bewältigung des Patienten auszufallen drohen. Mit einer kontinuierlichen Teamsupervision und Einsatz eines Psychotherapeuten auf der Station wurde versucht, mit dem Erkrankten und dessen Familie ein Klima der offenen Kommunikation zu schaffen. Dabei kommen sowohl individual- als auch systemtherapeutische Ansätze zum Tragen.

Literatur

Ansohn E (1965) Die Wahrheit am Krankenbett. Anton Pustet, München − Senn (1981) In: Meerwein F (Hrsg) Einführung in die Psycho-Onkologie. Huber, Bern − Cassileth BR (1980) Information and participation preferences among cancer patients. Ann Intern Med 832−836 − Hoff F (1976) Der Krebskranke, der Arzt und die Wahrheit. Therapiewoche 26: 6033−6039 − Kubanek B, Köhle K (1981) Psychologische Führung von Krebskranken. Münch Med Wochenschr 16−20 − Jaspers K (1956) Philosophische Weltorientierung. Springer, Berlin Göttingen Heidelberg − Reynolds MRW et al. (1981) Cancer and communication: information giving in an oncology clinic. Brit Med J 282: 1449−1451

Lempa, W., Wellmann, W., Künsebeck, H.-W., Freyberger, H. (Abt. Psychosomatik, Zentrum Psycholog. Medizin sowie Abt. Gastroenterologie und Hepatologie, Zentrum Innere Medizin und Dermatologie, Med. Hochschule Hannover, Hannover-Kleefeld)

Ergebnisse der kombinierten internistisch-psychosomatischen Behandlung bei Crohn-Patienten (kontrollierte Studie)

I. Colitisulcerosa

Der eine Typ der chronisch-entzündlichen Darmerkrankung, die *Colitisulcerosa,* ist jene internistische Erkrankung, die bisher in psychosomatischer Sicht am eingehendsten untersucht wurde. Zur Wirksamkeit der Psychotherapie bei Colitis ulcerosa-Patienten liegen eindrucksvolle empirische Ergebnisse vor [3, 5]. Unter Vergleich mit der ausschließlich internistischen Therapie kommt es im Falle der *kombinierten* internistisch-psychosomatischen Behandlung zu folgenden drei positiven Therapiewirkungen:
1. *Verlängerung* der *Remission* zwischen Kolitisschüben,
2. *Verkürzung* von Kolitisschüben,
3. *Milderung* des Leidensdruckes und *Förderung* der Rehabilitation.
    Anhand dieser Effektivität der Psychotherapie, ergänzend zur internistischen Behandlung, wird nachdrücklich die psychosomatische Mitbegründung der Colitis ulcerosa signalisiert, in deren Mittelpunkt psychodynamisch eine *neurotische Fehlentwicklung* steht.

II. Morbus Crohn

A) Allgemeine Überlegungen

Im Gegensatz zu den ausführlichen psychodynamischen und psychotherapeutischen Befunden bei Colitis ulcerosa liegen bei Patienten mit Morbus Crohn noch keine entsprechenden systematische Untersuchungsergebnisse vor. Seit Anfang 1979 erfaßten wir − in enger Kooperation mit unseren Gastroenterologen − 75 Crohn-Patienten. Bei der überwiegenden Mehrzahl dieser Crohn-Patienten fanden wir ebenfalls eindeutige Belege für eine *neurotische* Fehlentwicklung.

B) Vorläufige empirische Befunde

Ausgehend von diesem wichtigen psychologisch-medizinischen Befund bei unseren früheren 75 Patienten untersuchen wir zur Zeit systematisch – im Rahmen eines von der Stiftung Volkswagenwerk geförderten Forschungsprojektes – die Effekte von Psychotherapien bei Crohn-Patienten. Derzeit sind die Ergebnisse von zwei nach dem Zufallsprinzip gebildeten Patientengruppen verfügbar, die anläßlich ihres Aufenthaltes auf der gastroenterologischen Station erfaßt wurden: einesteils elf Patienten, die eine ausschließlich internistische Behandlung erhielten sowie anderenteils zwölf Patienten, die nicht nur internistisch, sondern ergänzend auch psychotherapeutisch behandelt wurden (entweder ausschließlich supportiv-psychotherapeutisch oder nachfolgend auch stationär-psychosomatisch im Rahmen eines klinisch-psychoanalytischen Settings [2].

Der supportive Anteil dieser Psychotherapie wird in Hannover durch *studentische Hilfstherapeuten* verwirklicht [4]. Voraussetzung dieser psychotherapeutsichen Aktivitäten ist, daß die Studenten regelmäßig supervidiert werden, und zwar im Rahmen einer täglich stattfindenden fallbezogenen Supervisionsgruppe von vierstündiger Dauer. Der professionale Supervisor hat für die Supervision etwa 20 Wochenstunden aufzubringen. Innerhalb dieses Zeitraumes lassen sich maximal 50 Patientenbehandlungsstunden wöchentlich kontrollieren. Wir erreichen also dank des Einsatzes der studentischen Hilfstherapeuten eine über zweifache Steigerung der therapeutischen Kapazität des Supervisors.

Die Effekte der ergänzenden Psychotherapie im Vergleich mit rein somatischer Therapie wurden anhand eines zweifaktoriellen Versuchsplanes mit Meßwiederholung überprüft (Tabelle 1). Die drei Meßzeitpunkte waren die Messung bei Beginn der stationären Behandlung, am Ende der stationären Behandlung und und bisher 4 Monate nach stationärem Behandlungsbeginn (Follow up-Messung). In diesem Design sind die unabhängigen Variablen die Behandlungsform (Somato- *und* Psychotherapie bzw. nur Somatotherapie) sowie die Zeit. Demgegenüber sind die abhängigen Variablen folgende drei psychologische Merkmale:

1. *BECK-Depressionsindex,*
2. *„Psychosomatische Gestörtheit"*, wobei es sich um eine bipolar angeordnete Skala des Freiburger Persönlichkeitsinventars handelt,
3. *Spielberger Trait-Angstfragebogen.*

Zu Behandlungsbeginn waren für die untersuchten Variablen keine signifikanten Unterschiede zwischen Psychotherapiegruppe und Kontrollgruppe festzustellen. Bei allen drei

Tabelle 1. Versuchsplan zur Evaluation der psychotherapeutischen Behandlung von Patienten mit Morbus Crohn

	Vortest	Behandlung 1	Nachtest	Behandlung 2	Follow-up 4 Monate nach Entlassung
Behand-lungsgruppe	BDI FPI STAI	Medikamentös plus supportiv-psychothera-peutisch	BDI EPI STAI	Stationäre tiefen-psychologisch fundierte Gruppen-psychotherapie	BDI FPI STAI
Kontroll-gruppe	BDI FPI STAI	Nur medikamentös	BDI FPI STAI	Keine	BDI FPI STAI

BDI : Beck-Depressionsindex
FPI : Freiburger Persönlichkeitsinventar
STAI : Spielberger Trait-Angstinventar

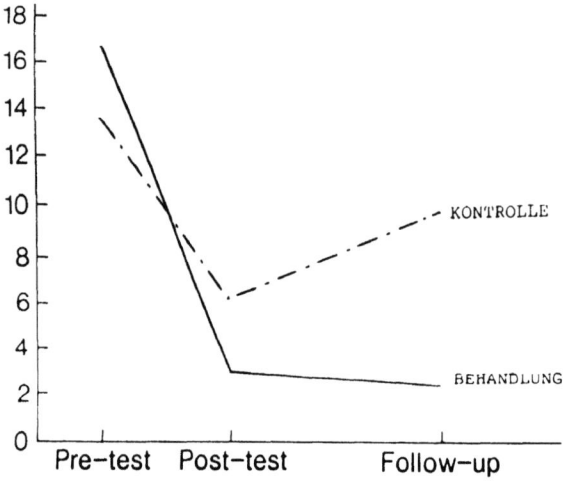

Abb. 1. Veränderungen in Depression (BDI) für Crohn-Patienten in Behandlungs- und Kontrollgruppe zwischen Beginn der Behandlung und 4 Monate späterem Follow up

Indikatoren lagen die Werte der beiden Untersuchungsgruppen deutlich über den jeweiligen Normwerten; d. h. alle Patienten waren in stärkerem Ausmaß psychosomatisch gestört, zeigten hohe allgemeine Angst sowie hochgradige Depressivität.

Betrachten wir den Behandlungsverlauf genauer, dann ergaben sich zunächst während der stationären Behandlung für die Psychotherapiegruppe eine signifikante Abnahme der Depressivität (Abb. 1); ferner deutliche Trends in Richtung einer Reduktion von psychosomatischer Gestörtheit (Abb. 2) und allgemeiner Angst (Abb. 3). Bei der Kontrollgruppe zeigten sich analoge deutliche Trends hinsichtlich Depressivität und allgemeiner Angst. In der Zeit zwischen der stationären Entlassung und der Follow up-Untersuchung jedoch stabilisierten sich dann diese Veränderungen in der Psychotherapiegruppe hinsichtlich

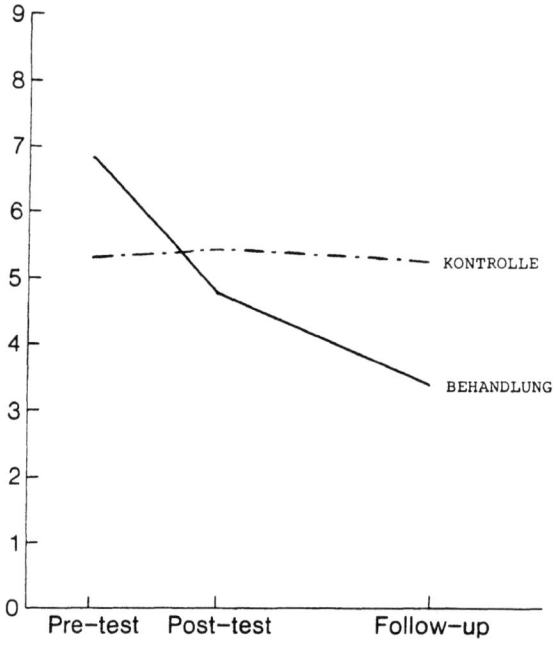

Abb. 2. Veränderungen in psychosomatischen Störungen (FPI 1) für Crohn-Patienten in Behandlungs- und Kontrollgruppe

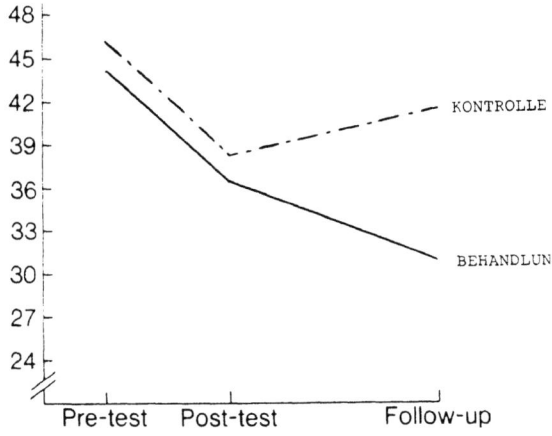

48
45
42 — · — · — · KONTROLLE
39
36
33
30 BEHANDLUNG
27
24

Pre-test   Post-test   Follow-up

Abb. 3. Veränderungen in Trait-Angst (STAI) für Crohn-Patienten in Behandlungs- und Kontrollgruppe

aller drei Variablen. Wir demonstrieren zunächst wiederum die Variable Depression mit ihrer signifikanten Reduktion anläßlich der Follow up-Untersuchung, während gleichzeitig in der Kontrollgruppe die Werte in Richtung des Ausgangsniveaus anstiegen (Abb. 1). Ein analog stabilisierender Verlauf ergab sich anläßlich der Follow up-Untersuchung für die Variable Angst mit der signifikanten Diskrepanz zwischen Reduktion in der Psychotherapiegruppe und Wiederanstieg in der Kontrollgruppe (Abb. 3). Schließlich blieben auch bezüglich der Variable psychosomatische Gestörtheit die Werte in der Kontrollgruppe auf relativ hohem Niveau, während sie sich in der Psychotherapiegruppe ebenfalls deutlich reduzierten (Abb. 2).

Die varianzanalytische Auswertung ergab somit für alle drei Variablen signifikante Behandlungs- und Wechselwirkungseffekte. Damit konnten wir empirisch nachweisen, daß die Teilnehmer der Psychotherapiegruppe zwischen Behandlungsbeginn und Follow up eine signifikante Verringerung der Depressivität, der allgemeinen Angst sowie der psychosomatischen Gestörtheit aufweisen, während bei der Kontrollgruppe bezüglich der drei Evaluationskriterien keine Veränderung in diesem Zeitraum erfolgte.

Anhand unserer Befunde sollte grundsätzlich angesichts von Crohn-Patienten die ergänzende psychotherapeutische Anzeige erwogen werden.

Die Ergebnisse zu somatischen Parametern — z. B. Crohn-Aktivitätsindex und Anzahl späterer Rezidive — stehen noch aus.

Literatur

1. Freyberger H, Liedtke R, Wellmann W (1980) Möglichkeiten und Grenzen der Psychotherapie bei Colitis ulcerosa und Morbus Crohn. Dtsch Ärztebl 77: 2731 — 2. Freyberger H, Köhle K, Speidel H (1983) Consultation liaison activities in West-Germany. In: Wise Th et al. (eds) Consultation liaison throughout the world. Adv Psychosom Med 11: 164 — 3. Karush A, Daniels GE, Flood Ch, O-Connor JF (1977) Psychotherapy in chronic ulcerative colitis. Saunders, Philadelphia — 4. Künsebeck HW, Lempa W, Besser L, Davin U, Freyberger H (1983) Ein psychosomatisch-psychotherapeutisches Versorgungsmodell im Krankenhaus, dargestellt am Beispiel der Grenzen und Möglichkeiten des Einsatzes studentischer Hilfstherapeuten. Krankenhausarzt 56: 619 — 5. Liedtke R, Schemmel K, Zepf S (1972) Med Klin 67: 1666

Gaus, E., Bechter, K., Köhle, K. (Bezirkskrankenhaus Günzburg, Abt. Psychiatrie II der Universität Ulm)
Vorstellungen von Patient und Arzt über Medikamente und ihr Einfluß auf die medikamentöse Compliance

I. Einführung

Die ärztliche Erfahrung und eine große Zahl empirischer Untersuchungen belegen, wie die Medikamenteneinnahme von Patienten von der ärztlichen Erwartung abweicht [9, 10, 14, 16]. Die Forschung zur Compliance hat sich zunächst vornehmlich mit der Auswirkung demographischer Patientenmerkmale, dem Einfluß von Faktoren wie Krankheitscharakteristika, Verordnungsmodus, Medikamenteneigenschaften, Art des medizinischen Settings und mit dem weitgehend frustran gebliebenen Versuch beschäftigt, eine Art von „Noncompliance-Persönlichkeit" herauszudestillieren. Die Untersuchungsergebnisse sind vielfältig, teils durch Widersprüche, die sich oft durch die angewandte Methodik erklären, charakterisiert [3, 9, 14, 16]. Ob die Kooperation eines Patienten gut oder schlecht ist, zeigt sich weniger von konstanten Persönlichkeitsmerkmalen als von situativen und interaktionellen Gegebenheiten abhängig [1, 2, 4, 8, 11, 12, 15]. Zunehmend wurden daher auch Variable der Beziehung von Patient und Arzt untersucht, beispielsweise Zufriedenheit, Wahrnehmung von Kompetenz, Komplementarität von Persönlichkeitsmerkmalen [4, 5, 13].

In einer von Haynes und Sackett (1979) vorgelegten monographischen Übersicht zur Compliance, in der ca. 540 empirische Arbeiten referiert werden, sind in etwa jeder achten Studie Aspekte der Arzt-Patientbeziehung mit abgehandelt.

In etwa jeder 25. Arbeit sind sie thematischer Schwerpunkt der Fragestellung.

Insgesamt zeigt sich, daß von psychodynamischen Hypothesen geleitete Fragen vergleichsweise wenig untersucht wurden, beispielsweise die Auswirkung spezifischer Bedeutungen, die Medikamente im Erleben und in den Phantasien der Patienten gewinnen, und die in einem Wechselwirkungsprozeß mit der Arzt-Patientbeziehung stehen. Wir selbst wurden auf die Bedeutung solcher Vorstellungen in Gruppensitzungen mit Hypertonikern in einer universitären Spezialambulanz für Hochdruckpatienten aufmerksam [6, 7]. Dabei wurden wir mit gravierenden Fehlvorstellungen hinsichtlich Wirkungen und Nebenwirkungen, Schädigungs- und Vergiftungsängsten konfrontiert, die die Arzt-Patientbeziehung wesentlich mitbestimmten und zum Teil auch einer Tendenz der Patienten entsprachen, Beziehungen nach einem Grundmuster ängstlich mißtrauischer Erwartung zu gestalten.

II. Fragestellungen

Ebenso wie Patienten mit internen Erkrankungen, z. B. Hypertoniker, benötigen psychiatrisch Erkrankte häufig eine medikamentöse Langzeittherapie. Im Rahmen unserer noch laufenden Untersuchung wollen wir einen Überblick gewinnen über Informiertheit, Vorerfahrungen mit und Vorstellungen über Medikamente und darauf bezogene Erwartungen bei stationär in einer psychiatrischen Klinik behandelten Patienten. In einem zweiten Schritt wird unsere Einschätzung des Einnahmeverhaltens mit dem beobachtbaren Verhalten verglichen. Wir wählten dafür die Selbstabholung der Medikamente durch die Patienten schon während ihrer stationären Behandlung innerhalb einer festgelegten Zeitspanne. Dabei gingen wir von der Vorstellung aus, daß es unabdingbar ist, Selbstverantwortung im Hinblick auf die nachfolgende ambulante Behandlung so früh wie möglich zu fördern. Die weitere kasuistische Analyse bei Problempatienten mit dem Fokus der Arzt-Patientbeziehung soll dazu beitragen, Risikokonstellationen für eine schlechte Compliance zu identifizieren.

III. Methodik

Im Zeitraum von Januar bis April 1984 wurden insgesamt 44 mit Medikamenten behandelte Patienten zweier Stationen einer psychiatrischen Klinik, nämlich einer Rehabilitationsstation vorzugsweise für

Tabelle 1. Einstellung von Patienten gegenüber Medikamenten

Eindeutig negativ bis indifferent	52%
(schroff ablehnend − skeptisch − indifferent)	
Wohlwollend kritisch bis magisch	48%
erwartungsvoll	
Einzelne Befürchtungen von Patienten bei Medikamenteneinnahme	
Angst vor Abhängigkeit	45%
Angst vor Schädigung/Vergiftung	50%
Angst vor Potenzminderung/Einschränkung der sexuellen	20%
Erlebnisfähigkeit	

(Nach semistrukturiertem Interview)

jüngere Patienten mit Psychosen und einer psychotherapeutisch orientierten Allgemeinstation, mittels eines ein- bis eineinhalbstündigen semistrukturierten Interviews untersucht. Zusätzlich wurde ein selbst entworfener Fragebogen mit Fragen zur Medikamenteneinnahme angewandt. Die Zuverslässigkeit der Selbstabholung wurde vom Pflegepersonal für jeden Patienten über 4 Wochen registriert. Eine subjektive Einschätzung durch den Arzt erfolgte unabhängig davon nach dem Interview. Bis zu ein Zehntel Abholfehler wurden als gute, bis zu einem Drittel als mittlere, häufigere Fehler als schlechte Compliance gewertet.

IV. Ergebnisse

Psychose aus dem schizophrenen Formenkreis war die am häufigsten gestellte Diagnose unter den 44 untersuchten Patienten. Von der Untersuchung waren Patienten mit einer floriden psychotischen Symptomatik ausgeschlossen. Es folgten der Häufigkeit nach Patienten mit Konfliktreaktionen, neurotischen und psychosomatischen Störungen und Patienten mit affektiven Psychosen. Die Geschlechtsverteilung war in etwa gleich, das Durchschnittsalter betrug 32 Jahre.

Zu unserer Überraschung waren sowohl im subjektiven Erleben der Patienten als auch objektiv vier Fünftel der Patienten gut über Art und Dosierung der eingenommenen Medikamente informiert. Auch die Informiertheit über Wirkungsweisen und Nebenwirkungen und den Ausscheidungsmodus waren bei etwa 40% der Patienten als gut zu bezeichnen, bei nur 7% als schlecht. Fast alle Patienten berichteten über wahrgenommene Wirkungen, drei Viertel über Nebenwirkungen, davon wieder drei Viertel über solche innerhalb des erwarteten Nebenwirkungsspektrums. Beim Versuch, die allgemeine Einstellung gegenüber

Tabelle 2

Informiertheit über Medikamente	Art und Dosis der Medikation	Wirkungen und Nebenwirkungen
Gut	79	41
Mittel	14	52
Schlecht	7	7
Zuverlässigkeit der Einnahme von Medikamenten	Einschätzung durch den Arzt	Kontrolle durch Selbstabholung
Gut	57	56
Mittel	38	28
Schlecht	5	16

Angaben in %, $n = 44$

Medikamenten auf einer Skala einzuschätzen, verteilten sich überwiegende Skepsis und eine überwiegend positive Haltung etwa gleich. Immerhin gab knapp die Hälfte der Patienten Angst vor Abhängigkeit an[1], bei 50% fanden sich im Interview Hinweise für Befürchtungen vor Schädigung bis hin zu Vergiftungsängsten. 20% der Patienten befürchteten eine Potenzminderung bzw. Einschränkung ihrer sexuellen Erlebnisfähigkeit (Tabelle 1). Wichtig erscheint, daß etwas mehr als ein Viertel der Patienten bei Absetzen der Medikamente keine Veränderung ihres Befindens oder sogar eine Besserung erwarteten. Drei Viertel aller Patienten hatten früher schon selbsttätig Medikamente abgesetzt nach ihren eigenen Angaben. Wir schätzten aufgrund des Interviews bei 57% der Patienten die Zuverlässigkeit der Einnahme als gut, bei 43% als mittel oder schlecht ein. Im selbst ausgefüllten Fragebogen hingegen gaben 80% aller Patienten eine „sehr zuverlässige" Einnahme an. Die ermittelte Zuverlässigkeit bei der Selbstabholung zeigte folgende Verteilung: 56% gut, 44% mittel und schlecht (Tabelle 2).

V. Diskussion

Überraschend war für uns die relativ gute Informiertheit der Patienten, die einen Informationsmangel als wesentliche Ursache mangelnder Kooperation der Patienten unwahrscheinlich macht. Die Kontrolle der Selbstabholung stellt sicherlich nur einen groben Annäherungswert für die tatsächliche Compliance dar. Sie bot sich wegen der Einfachheit und im Hinblick auf die Förderung der Selbstverantwortlichkeit der Patienten an. Patienten mit Psychosen aus dem schizophrenen Formenkreis waren in der Gruppe mit mittlerer und schlechter Kooperation deutlich überrepräsentiert. Dies mag u. a. auch damit zusammenhängen, daß unser Untersuchungsansatz mit dem Kriterium der rechtzeitigen Selbstabholung Fehler gerade bei Patienten mit einer Antriebsminderung begünstigt, wie sie sich nach dem Abklingen der akuten Psychose häufig findet. Zweitens besteht in dieser Krankheitsphase, vergleichbar mit Hypertonikern, gerade in Relation zu den erfahrenen oder befürchteten Nebenwirkungen oft ein geringer Leidensdruck. Von den sieben Patienten mit der geringsten Zuverlässigkeit äußerten fünf die Erwartung, bei Absetzen der Medikamente keine Veränderung oder sogar eine Verbesserung zu erfahren. Diese Angabe scheint als prognostischer Hinweis für das Einnahmeverhalten wichtig. Die Gruppe mit der schlechtesten Compliance wurde von uns relativ zutreffend eingeschätzt. Hingegen schätzten wir Patienten mit einer mittleren Zuverlässigkeit oft falsch ein. Wir erhoffen uns von der Analyse der Kasuistiken von Patienten mit gravierenden Abholfehlern, insbesondere solchen, die wir falsch einschätzten, weitere Hinweise für die klinische Beurteilung der zu erwartenden Compliance. Dabei scheint, wie auch Literaturhinweise [4, 11, 12, 14] zeigen, eine Gruppe von Patienten im zeitlichen Verlauf in ihrer Kooperation sehr wechselnd zu sein. Wir nehmen an, daß bei dieser situativen Variabilität neben den Real- auch Übertragungsaspekte der Rolle von Medikamenten in der Arzt-Patientbeziehung von Bedeutung sind.

Literatur

1. Baile WF, Engel B (1978) A behavioral strategy for promoting treatment compliance. Psychosom Med 40: 413–419 – 2. Becker MH, Maiman LA, Kirscht TP (1979) Patient perceptions and compliance. In: Haynes RB et al. (eds) Recent studies of the health belief model – 3. Blackwell B (1982) Treatment compliance. In: Greist JH, Jefferson JW, Spitzer RL (eds) Treatment of mental disorders. Oxford University Press, Oxford – 4. Davis MS (1971) Variations in patients' compliance with doctors' orders: Medical practice and doctor-patient-interaction. Psychiatr Med 2: 31–54 – 5. Francis V, Korsch B, Morris MJ (1969) Gaps in doctor-patient-communication. N Engl J Med 280: 535–540 – 6. Gaus E, Klingenburg M, Köhle K (1982) Integrierte psychosomatische Behandlung

---

1 Medikamente mit Suchtpotential wurden nur in ganz seltenen Ausnahmefällen und vorübergehend verabreicht

von Hypertoniepatienten. In: Köhle K (Hrsg) Zur Psychosomatik von Herz-Kreislauf-Erkrankungen. Forum Galenus 8. Springer, Berlin − 7. Gaus E, Klingenburg M, Köhle K (1983) Psychosomatische Gesichtspunkte in der Behandlung von Hypertoniepatienten − Möglichkeiten eines integrierten internistisch-psychosomatischen Ambulanzkonzeptes. Psychother Med Psychol (Sonderheft) 33: 53−60 − 8. Gutheil TG (1978) Drug therapy: Alliance and compliance. Psychosomatics 19: 219−225 − 9. Haynes RB, Taylor DW, Sackett DL (1979) Compliance in Health care. Johns Hopkins University Press, Baltimore − 10. Hermann JM, Gaus E (1981) Die klinische Bedeutung der Compliance. Schweiz Med Wochenschr 111: 1998−2005 − 11. Hulka BS (1979) In: Haynes RB et al. (eds) Patient − clinicians-interactions and compliance − 12. Kimball CP (1980) Non-Cooperation: An examination of factors leading to noncompliance in a hypertension clinic. Psychiatr J Univ Ottawa 6: 243−249 − 13. Ley P (1980) Verstehen und Behalten von Anweisungen. Kommunikationsfehler in Klinik und Praxis. Arzt und Patient 2: 71−79 − 14. Sackett DL, Haynes RB (1976) Compliance with therapeutic regimes. Johns Hopkins University Press, Baltimore − 15. Stoudemire A, Thompson TL (1983) Medication noncompliance: Systematic approaches to evaluation and intervention. Gen Hosp Psychiatry 5: 233−239 − 16. Weber E, Gundert-Remy U (1977) Patient-Compliance. Witzstrock, Baden-Baden

Pneumologie I

Baur, X., Mernitz, D., Fruhmann, G. (Pneumolog. Abt., Med. Klinik I, Klinikum Großhadern der Universität München)

Intravenöse Applikation von β_2-Sympathikomimetika (β_2-S.) im Status asthmaticus

Die Behandlung des Status asthmaticus erfolgt heute in den meisten Kliniken vorrangig mit Theophyllin, obwohl – wie in zahlreichen Vergleichsuntersuchungen belegt – β_2-Sympathikomimetika eine deutlich stärkere Senkung der Strömungswiderstände bewirken. β_2-S. werden im allgemeinen additiv per inhalationem verabreicht; der bronchospasmolytische Effekt ist im Status asthmaticus jedoch wegen der Unfähigkeit, das Aerosol im Bereich der tieferen Atemwege zu deponieren, gering. Von einigen Autoren wird die subkutane Applikation von β_2-Stimulantien vorgeschlagen. Letztere Medikation führt zu wirksamen Blutspiegeln, diese werden aber erst nach einer Latenzzeit von ca. 20 min erreicht und sind erheblichen Schwankungen unterworfen.

Es liegt nahe, die hochwirksamen β_2-S. nach unzureichender Wirkung der inhalativen Applikation zunächst in Form einer intravenösen Bolusinjektion und dann, solange erforderlich, als Dauerinfusion zu verabreichen; ein Verfahren, daß wir seit mehreren Jahren erfolgreich anwenden.

Ziel unserer folgenden Untersuchungen war es, diese empirische Erfahrung anhand quantitativer Daten zu objektivieren und gleichzeitig evtl. Risiken einer derartigen Behandlung aufzudecken.

Patienten, Versuchsablauf

Um den nicht kalkulierbaren Einfluß der im allgemeinen polypragmatischen Vormedikation zu umgehen, führten wir die Versuche nicht im Status asthmaticus, sondern bei Patienten mit bekannten schweren, jedoch stabilen Asthmaleiden durch; auf diese Weise war es vertretbar, die asthmawirksamen Medikamente vor Versuchsbeginn abzusetzen: inhalierbare β_2-S. mindestens 6 Std vorher, orale Bronchospasmolytika mindestens 20 Std vorher, Depotkortikosteroide mindestens 4 Wochen vorher (andere bronchospasmolytische Pharmaka wurden nicht eingenommen). Die in die Untersuchungen einbezogenen acht Probanden erfüllten folgende Kriterien: Atemwegwiderstand vor Versuchsbeginn $> 0,65$ kPa $\times l^{-1} \times s$, nach inhalativer Bronchospasmolyse $\geq 0,55$ kPa $\times l^{-1} \times s$.

Versuchsablauf: Nach Ruhemessung im Ganzkörperplethysmographen erfolgte die Inhalation von 0,4 mg Fenoterol mittels Dosieraerosol, nach 20 min die i.v. Bolusinjektion von 0,15 mg Fenoterol (in 15 min), nach weiteren 20 min eine Fenoteroldauerinfusion von 0,002 mg/kg/Std über 4 Std. Atemwegwiderstand (R_t) und intrathorakales Gasvolumen wurden zusätzlich vor Bolusgabe, ferner einmal vor, dreimal während und einmal 60 min nach Dauerinfusion registriert. Zu denselben, sowie fünf weiteren Zeitpunkten erfolgten Blutabnahmen für die Bestimmung der Fenoterolplasmakonzentration.

Ergebnisse

1. *Plasmaspiegel von Fenoterol:* Die Inhalation von 0,4 mg Fenoterol hat keinen nennenswerten Plasmaspiegel zur Folge; demgegenüber führt der i.v. Bolus von 0,15 mg Fenoterol zu verhältnismäßig hohen Konzentrationen, im Mittel 2,32 ng/ml. Während der Dauerinfusion

werden annähernd konstante Spiegel um 1,1 ng/ml erreicht; anschließend fällt die Plasmakonzentration rasch ab.

2. Verlauf der ganzkörperplethysmographisch bestimmten Resistancewerte: Die Fenoterolinhalation bewirkt in sieben der acht Fälle eine deutliche Abnahme, allerdings keine Normalisierung des Atemwegwiderstands. Die Bolusgabe führt bei allen Probanden zu einer weiteren Verbesserung der Meßwerte. Während der Dauerinfusion zeigen die Einzelwerte keine wesentlichen Veränderungen mehr. Aufgrund der sehr unterschiedlichen Ausgangswerte wurden für die statistische Berechnung die prozentualen Abweichungen herangezogen und das Signifikanzniveau nach dem Wilcoxon-Rang-Summentest für den Median berechnet. Die Inhalation von 0,4 mg Fenoterol bewirkt einen signifikanten R_t-Abfall; weitere, auf dem 5%-Niveau jeweils signifikante Verbesserungen (im Vergleich zum Meßwert nach Inhalation) können durch die i.v. Bolusgabe und auch während der vierstündigen Dauerinfusion erreicht werden; nach Beendigung der Therapie steigt R_t wieder an (Meßwert im Vergleich zum Zeitpunkt nach Inhalation nicht mehr signifikant verschieden). Nahezu identische Ergebnisse ergibt die Auswertung der spezifischen Resistance ($R_t \times IGV$).

Nebenwirkungen und subjektive Angaben

1. Herzfrequenz: Die Inhalation von 0,4 mg Fenoterol verursacht keine, die Bolusgabe und die Dauerinfusion jedoch einen signifikanten Anstieg der Herzfrequenz (im Mittel bis 21/min).

2. Blutdruck: Der Frequenzanstieg ist wahrscheinlich auf den gleichzeitig zu beobachtenden Abfall des systolischen (im Mittel bis 17 mm Hg) und diastolischen Blutdrucks (im Mittel bis 11 mm Hg) zurückzuführen; die Veränderungen sind allerdings nur kurzzeitig signifikant.

3. Rhythmusstörungen: Die Untersuchung mußte bei einem in die Auswertung nicht einbezogenen Patienten wegen supraventrikulärer Extrasystolie (1 : 1) mit Pulsdefizit und Schwindelsymptomatik abgebrochen werden; der 63jährige Patient litt an einer höhergradigen koronaren Herzkrankheit.

4. Subjektive Angaben: a) Fünf der acht Patienten klagten während der Bolusapplikation, die mit verhältnismäßig hohen Fenoterolplasmaspiegeln verbunden war, über starkes Herzklopfen, zwei auch während der Dauerinfusion. Schwindelgefühl wurde dreimal durch die Bolusinjektion und zweimal durch die Dauerinfusion ausgelöst. Diese Beschwerden traten bevorzugt bei Probanden mit niedrigerem Körpergewicht auf. b) Die Wirksamkeit der i.v. Gabe der β_2-S. (Bolus, Dauerinfusion) wurde von fünf Patienten als gut und von je einem als befriedigend, gering bzw. nicht befriedigend eingestuft.

Zusammenfassung

1. Die i.v. Bolusdosis von β_2-S. muß individuell unter Berücksichtigung von Risikofaktoren und Körpergewicht erfolgen; für Patienten ohne kardiovaskuläre Erkrankungen werden 2 µg Fenoterol/kg in 15 min empfohlen.
2. Die Dauerinfusion von β_2-S. geht mit sehr gleichmäßigen Plasmaspiegeln einher.
3. Die i.v. Bolusgabe und die intravenöse Dauerinfusion von β_2-S. führen bei schwerer bronchialer Obstruktion nach Inhalation von 0,4 mg Fenoterol zu einer weiteren, signifikanten Abnahme des Atemwegwiderstandes.
4. Als Nebeneffekt der intravenösen Fenoterolgabe kommt es zu einem Anstieg der Herzfrequenz und einem Abfall des systolischen und des diastolischen Blutdrucks.
5. Wesentliche Nebenwirkungen der intravenösen Therapie wurden bei 20 Versuchen nur einmal, und zwar bei einem Patienten mit kardialer Vorerkrankung beobachtet (gehäufte supraventrikuläre Extrasystolie).

Klein, G., Köhler, D., Fleischer, G., Zähringer, T., Matthys, H. (Abt. Pulmologie, Zentrum Innere Medizin und Abt. Nuklearmedizin, Zentrum Radiologie der Universität Freiburg/Breisg.)

Gibt es Wirkungsunterschiede auf die bronchiale Obstruktion zwischen totaler und intrabronchialer Deposition von 200 µg Fenoterol?[*]

Bezüglich der Wirkungsdosis und des Wirkungsortes inhalierter $Beta_2$-Sympathomimetika gibt es in der Literatur widersprüchliche Angaben. Nach Ulmer et al. [10] genügt es, das Aerosol in dem Hypopharynx zu deponieren. Newman et al. [7] und Davis [1] hingegen fanden, daß eine intrathorakale Deposition der $Beta_2$-Mimetika für einen antiobstruktiven Effekt erforderlich ist. Die dazu nötige Dosis betrug nach Ruffin et al. [8, 9] für Fenoterol ca. 35 µg. Auch bezüglich des intrathorakalen Depositionsortes zentral oder peripher gibt es bisher wenig Daten [3, 6, 9]. Ein Beitrag zur Klärung dieser Fragen sollte die folgende Untersuchung leisten, in der 200 µg Fenoterol aus einem Suspensionsdosieraerosol (Berotec) mit geringer, vorwiegend zentraler Lungendeposition mit der direkten intrathorakalen Deposition von 200 µg Fenoterol bei Patienten mit chronisch obstruktiver Bronchitis verglichen wurden.

Patienten und Methode

15 Patienten mit chronisch obstruktiver Bronchitis (Alter 52 $\pm$ 12 Jahre), deren Obstruktion nach inhalativer Gabe von ca. 500 µg Fenoterol aus einem Pari-Privatvernebler um mindestens 20% reversibel war, wurden in die Studie aufgenommen. Ohne Inhalation des $Beta_2$-Mimetikums hatten die Patienten im Mittel eine mäßiggradige Obstruktion mit FEV_1 66 $\pm$ 18% (Prozent/Sollwert), IVC 71 $\pm$ 16% (Prozent/Sollwert) und R_{aw} 0,71 $\pm$ 0,32 kPa/l/s. Die teilweise, zusätzlich bestehende antiobstruktive Medikation (Theophyllin und Steriode) wurde in konstanter Weise weitergegeben. An verschiedenen Tagen erhielten die Patienten in randomisierter Reihenfolge 200 µg Fenoterol auf zwei verschiedene Weise: einmalige Inhalation aus einem Berotec-Dosieraerosol (geübte Patienten, Inhalation bei ca. 50% IVC mit 5 s Atemanhaltezeit auf TLC-Niveau) und aus einer speziell entwickelten Verneblerapparatur, die über 95% des angebotenen Fenoterolaerosols quantitativ in der Lunge deponiert [5]. Die Verneblerapparatur wurde vorher mit radioaktiv markiertem Aerosol (99 mTc-DTPA) quantitativ geeicht. Vor der Inhalation des Fenoterols, nach 10, 20, 60 und 120 min wurde eine ganzkörperplethysmographische Messung der Lungenfunktion [5] durchgeführt. Die Patienten wurden so ausgewählt, daß ihre Ausgangswerte in der Lungenfunktion vor der Gabe von Fenoterol an den beiden Versuchstagen innerhalb 80% identisch waren. (Ursprünglich hatten 20 Patienten an der Studie teilgenommen.)

Ergebnisse

Die 15 Patienten zeigten in allen Obstruktionsparametern einen vom Ausgangswert hochsignifikant verschiedenen ($p < 0,001$) antiobstruktiven Effekt auf beiden Inhalationsarten. Die Unterschiede waren für die spezifische Resistance (Abb. 1) am deutlichsten, wobei die bronchospasmolytische Wirkung der peripher deponierten, höheren intrabronchialen Dosis signifikant deutlicher war und länger anhielt. Nach 120 min erreicht der Unterschied das höchste Signifikanzniveau ($p < 0,005$). Die Patienten profitierten nicht in gleicher Weise von der höheren intrabronchialen Dosis. Eine Korrelation des Unterschiedes zwischen den beiden Depositionsarten nach 120 min mit dem Ausgangswert vor der Inhalation zeigt eine positive Abhängigkeit, dargestellt in Abb. 2. Die Patienten mit höherem Obstruktionsgrad zeigen eine

* Mit Unterstützung der DFG, Ma 466/8-3

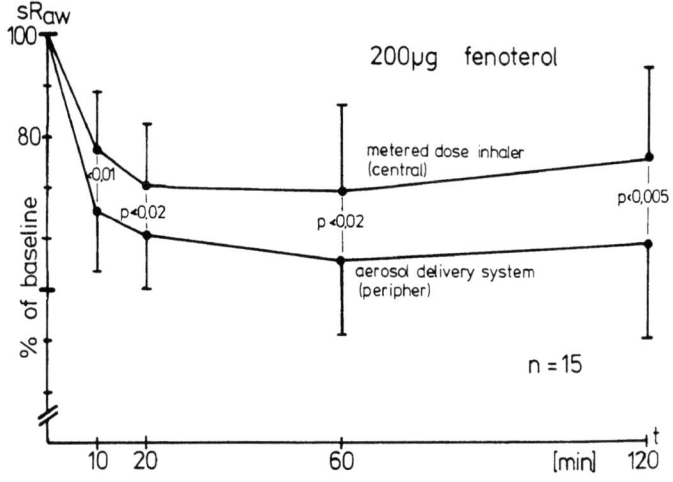

Abb. 1. Zeitlicher Verlauf der spezifischen Resistance über 120 min nach Inhalation von 200 µg Fenoterol aus einem Dosieraerosol (oben) und aus einer speziellen Verneblerapparatur mit nahezu quantitativer Deposition des Aerosols in der Lunge (unten). Die signifikanten Unterschiede zwischen den beiden Zeitpunkten sind angegeben (*t*-Test)

deutlichere Besserung auf die höhere intrabronchiale Fenoteroldosis ($r = +0,56$, $p < 0,02$).

Diskussion

Die intrabronchiale Deposition von ca. 30—40 µg Fenoterol [1, 2] aus einem Dosieraerosol zeigt im Vergleich zu der intrabronchialen Deposition von ca. 190 µg [4] einen geringen bronchospasmolytischen Effekt, der zudem kürzer anhielt (Abb. 1). Dieses steht teilweise im Widerspruch zu den Ergebnissen von Ruffin et al. [8, 9], die mit Dosen von 127 µg im Vergleich zu 32 µg Fenoterol nur eine geringe, nichtsignifikante Zunahme der bronchospasmolytischen Wirkung sahen. Allerdings hatten die dort untersuchten zwölf Patienten mit chronisch obstruktiver Bronchitis nur eine geringgradige Obstruktion. Die hier gezeigte Wirkung der unterschiedlichen intrabronchialen Fenoteroldosis an den 15 Patienten zeigt eine deutliche Abhängigkeit vom Ausgangswert der Obstruktion in der Art, daß der Teil der Patienten mit höheren Atemwegswiderständen von der höheren Dosis profitierten. Newman et al [7] konnte ebenfalls zeigen, daß mehrfache Inhalationen aus einem Dosieraerosol bei einigen Patienten einen größeren bronchospasmolytischen Effekt zeigte, wobei jedoch die Abhängigkeit vom Ausgangswert der Obstruktion vor der Inhalation nicht untersucht wurde. Die regionale intrabronchiale Aerosolverteilung (zentral oder peripher) scheint nach Newhouse und Ruffin [6] keine entscheidende Rolle zu spielen. Diese Ergebnisse werden durch unsere Untersuchungen indirekt bestätigt, da man annehmen muß, daß nach Abzug der höheren intrabronchialen Dosis bei der peripheren Deposition die Unterschiede zwischen den

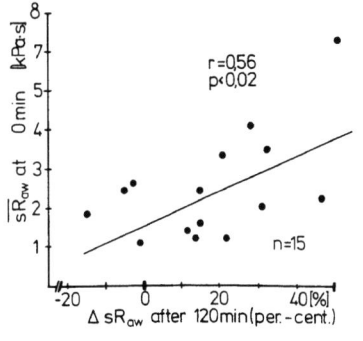

Abb. 2. Korrelation der Unterschiede der spezifischen Resistance nach 120 min zwischen den beiden Inhalationsarten gegen den Ausgangswert der spezifischen Resistance vor der Inhalation (Mittelwerte zwischen den beiden Untersuchungen)

beiden Inhalationsarten geringer und vermutlich nicht mehr signifikant verschieden wären.

Literatur

1. Davies DS (1978) Pharmacokinetics of inhaled substances. Scand J Respir Dis 103:44−49 − 2. Heyder J, Gebhard J, Stahlhofen W (1980) Inhalation of aerosols: particle deposition and retention. In: Willeke K (ed) Generation of aerosols and facilities for exposure experiments. Ann Arbor Science, Ann Arbor − 3. Ingram RH, McFadden ER (1977) Localisation and mechanisms of airway responses. N Engl J Med 297:596−600 − 5. Köhler D, Schümichen C, Daikeler G, Matthys H (1980) Neues Verfahren zur Messung der regionalen Lungenventilation. Schweiz Med Wochenschr 110:1864−1867 − 5. Matthys H, Zaiss A, Fischer J, Kienzle P (1982) On-line Programm für die Ganzkörperplethysmographie. Atemwegs-Lungenkr 8:268−273 − 6. Newhouse MT, Ruffin RE (1978) Deposition and fate of aerosolized drugs. Chest 73:936−942 − 7. Newman SP, Pavia D, Clarke S (1981) How should a pressurized β_2-adrenergic bronchodilatator be inhaled? Eur J Respir Dis 62:3−21 − 8. Ruffin RE, Kenworthy B, Newhouse MT (1978) Response of asthmatic patients to Fenoterol inhalation: A method of quantifying the airway bronchodilator dose. Clin Pharmacol Ther 23:338−345 − 9. Ruffin RE, Dolovich MB, Oldenburg FA, Newhouse MT (1981) The preferential deposition of inhaled isoproterenol and propanolol in asthmatic patients. Chest 80:904−907 − 10. Ulmer WT, Islam MS, Zimmermann I, Bugalho de Almeida AA (1982) Antiaggression und Abwehr am Beispiel Lunge. Verh Dtsch Ges Inn Med 88:245−252

Lanser, K., Goebel, K. M., Kind, J. (Med. Poliklinik im Zentrum Innere Medizin der Philipps-Universität Marburg)
Veränderungen des Fließverhaltens von Erythrozyten bei Patienten mit chronischen Lungenerkrankungen

Neben den Fließbedingungen in der organspezifischen Mikrostrombahn sind die Fließeigenschaften des Blutes für die Gewebsversorgung entscheidend [4, 6]. Bei einer Anzahl von internen Erkrankungen sind ursächlich hämorheologische Störungen nachgewiesen worden [12]. Eine chronische Hypoxie, durch die sich schwere obstruktive und restriktive Lungenerkrankungen auszeichnen, verändern die Deformierbarkeit der Erythrozytenmembran und die Fluidität der roten Blutkörperchen in den Kapillaren [1, 2, 9, 14]. Ebenso setzen Tabakrauchinhalation und Kohlenmonoxid die Fließfähigkeit von Erythrozyten herab [3, 5, 8, 11]. Die kapilläre Viskositätsänderung kann somit eine wesentliche Ursache einer Gewebshypoxidose sein.

Meßtechnisch erfaßbar sind Fluiditätsänderungen von korpuskulären Blutbestandteilen mit Hilfe von Filtrationsmeßmethoden, bei denen die Passage von Erythrozyten pro Zeiteinheit durch definierte Poren in Filtermembranen registriert wird [7, 10, 13]. Es werden die Ergebnisse einer Studie an Patienten mit einer chronischen Lungenerkrankung und Hypoxie im Vergleich zu Normalpersonen in der nachfolgenden Arbeit präsentiert.

Patientenkollektive

In die Studie aufgenommen wurden nach Anamnese und Lungenfunktion zehn Normalpersonen im mittleren Alter von 28 ± 4,3 Jahren sowie 30 Probanden (Alter: 58 ± 10,2 Jahre) mit obstruktiver Ventilationsstörung und einer respiratorischen Insuffizienz mit einem Sauerstoffpartialdruck < 60 mm Hg, die mindestens 1 Jahr bestanden hat.

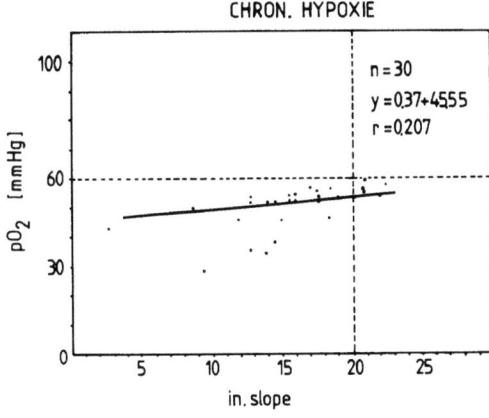

Abb. 1. Sauerstoffpartialdruck (pO₂) in mm Hg und Erythrozytenverformbarkeit („initialer slope") sowie Gerade der linearen Regression für 30 Patienten mit chronischer Hypoxie

Meßmethodik

Nach der Methode des „Single Erythrocyte Rigidometers" von Kiesewetter et al. [7] und Teitel [13] wurde die Fließfähigkeit von Erythrozyten im Vierkanalmikroprozessor kontrollierten Meßplatz mit optoelektrischen Transducern zur Meßwerterfassung der Fa. Myrenne MF 4 evaluiert. Als Kapillarfilter dienten Porenmembranen aus Polykarbonat und Polyestern mit einer Membrandicke von 10 µm, einer Porendichte von 4×10^5 Poren/cm² und einer Porengröße von 5,0 µm der Fa. Nuclepore. Als Maß der Fließfähigkeit der Erythrozyten wurde der „initiale slope" erfaßt, d. h. diejenige Zeit, in der 20% der roten Blutkörperchen durch die Kapillarmembran hindurchgetreten sind.

Meßergebnisse

Für die Normalpersonen wurde ein mittlerer initialer Slope (I. S.) von 21,63 1,07 bei einem mittleren pO₂ von 89,1 ± 4,6 mm Hg ermittelt. Der pCO₂ lag bei 34,6 ± 3,3 mm Hg, der pH bei 7,419 ± 0,03 im Mittel. Bei den Patienten mit chronischer Hypoxie mit einem pO₂ von 50,3 ± 8,9 mm Hg, einem pCO₂ von 45,5 ± 10,8 mm Hg und einem pH von 7,411 ± 0,05 wurde ein I. S. von 14,62 ± 5,9 gemessen. In beiden Kollektiven zeigten die Raucher gegenüber den Nichtrauchern eine vergleichsweise erniedrigte Erythrozytenverformbarkeit. In der Betrachtung der Patienten mit chronischer Hypoxie hinsichtlich der Abhängigkeit des

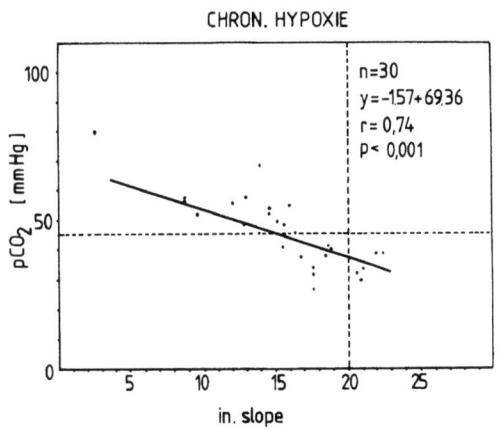

Abb. 2. „Initialer slope" als Maß der Erythrozytenverformbarkeit in Abhängigkeit vom Kohlensäurepartialdruck bei Patienten mit chronischer Hypoxie und kompensierter sowie dekompensierter respiratorischer Azidose

Fluiditätsverhaltens der Erythrozyten vom Sauerstoffpartialdruck ließ sich keine statistische Abhängigkeit verifizieren.

Demgegenüber ist die Filtrierbarkeit der roten Blutzellen mit einer hohen statistischen Wahrscheinlichkeit ($p < 0,001$) mit dem Kohlensäurepartialdruck und dem pH-Wert korreliert.

Diskussion

Krankheiten mit chronischer Hypoxie infolge respiratorischer Erkrankungen sind nach Untersuchungen anderer Autoren beispielhaft durch eine eingeschränkte Erythrozytenverformbarkeit charakterisiert [1, 2, 6, 9, 12, 14]. Weiterhin wird die Filtrationsfähigkeit der Erythrozyten durch Tabakrauchexposition deutlich eingeschränkt [11]. Diese bisher gut belegte Tatsache fand auch in unseren Ergebnissen eine erneute Bestätigung.

Das Fluiditätsverhalten der Erythrozyten bei chronischen Lungenerkrankungen wird initial durch die Hypoxie bestimmt. Die Verformbarkeit der Erythrozytenmembran nimmt ab. Mit fortschreitender respiratorischer Partialinsuffizienz ist jedoch statistisch keine Abhängigkeit vom Ausmaß des Sauerstoffpartialdruckes mehr zu erfassen. Kommt es zu einer Hyperkapnie mit Anstieg des Kohlensäurepartialdruckes, so wird die notwendige Verformbarkeit der Erythrozyten für eine Kapillarpassage weiter vermindert. Im Stadium der dekompensierten respiratorischen Azidose sind die Erythrozyten so rigide, daß ihre Deformierbarkeit ein Minimum erreicht. Die niedrigste Verformbarkeitsrate wurde bei Patienten mit respiratorischer Globalinsuffizienz und dekompensierter respiratorischer Azidose gemessen, die infolge ihres chronischen Lungenleidens auf unserer Intensivstation künstlich beatmet werden mußten. Drei von vier Patienten sind trotz aller therapeutischer Bemühungen verstorben. Die Bedeutung der Störung im Fließverhalten der Erythrozyten bei chronischen Lungenerkrankungen ist auch nach klinischer Erfahrung und nach Analysen im Sektionsgut hervorzuheben, da sich bei diesen Patienten eine doppelt so hohe Inzidenz von peripheren Durchblutungsstörungen und thromboembolischen Komplikationen als in normalen Vergleichskollektiven finden läßt.

Literatur

1. Benis AM, Lacoste J, Lockart A (1968) Rheological aspects of pressure/flow relations studied on perfused isolated lobes of the canine lung. Bull Physiopathol Respir 4: 417 − 2. Clivati A, Marazzim L, Realini M, Longhini E (1980) Le caratteristiche reologiche del sangue nell' insufficienza respiratoria globale cronica: importanza dell' aggregabilita del globulo rosso. OSP Magg 75: 166 − 3. Dintenfass L (1975) Elevation of blood viscosity, aggregation of red cells, hematocrit values and fibrinogen levels in cigarette smokers. Med J Aust 1: 617 − 4. Dormandy J, Bennett D, Ernst E (1981) Erythrocyte deformability in the pathophysiology of the microcirculation. Res Clin 11: 35 − 5. Ehrly AM, Schrimpf WJ (1978) Einfluß des akuten Zigarettenrauchens auf die Verformbarkeit von Erythrozyten. Herz/Kreislauf 10: 245 − 6. Ernst E (1980) Erythrozyten-Verformbarkeit und ihre Bedeutung. Med Welt 31: 1382 − 7. Kiesewetter H, Dauer U, Teitel P, Schmid-Schoenbein H, Trapp R (1982) The single erythrocyte rigidometer (SER) as a reference for RBC deformability. Biorheology 19: 737 − 8. Landgraf H, Ehrly AM (1981) Chronic cigarette smoking and flow properties of blood. Clin Hemorheol 3: 241 − 9. Lanser K (1984) Hemorheology in chronic pulmonary disease. Biorheology (in press) − 10. Mussler K, Teitel P (1979) The filtrometer. An automatic electronic instrument for investigating the flow behaviour of red blood cells at low shear stresses. Biorheology 16: 506 − 11. Norton JM, Rand PW (1981) Decreased deformability of erythrocytes from smokers. Blood 57: 671 − 12. Pfafferott C, Vogler E (1983) Bedeutung der Fließeigenschaften des Blutes für die Mikrozirkulation. Dtsch Med Wochenschr 108: 1845 − 13. Teitel P (1977) Basic principles of the "Filterability Test" (FT) and analysis of erythrocyte flow behaviour. Blood Cells 3: 55 − 14. Vogler E (1984) Einflüsse der Hypoxie auf die Erythropoese, Sauerstoffbindung des Hämoglobins, Gerinnung und Rheologie des Blutes. Atemwegs-Lungenkr 10: 37

Mayer, J., Fuchs, E., Hügens, M., Penzel, Th., Peter, J. H., Podszus, Th., Schnell, H., von Wichert, P. (Med. Poliklinik der Philipps-Universität Marburg)

Orale Langzeittherapie mit Theophyllin bei Schlafapnoesyndrom

Das Schlafapnoesyndrom hat in den letzten Jahren zunehmende Beachtung gefunden. Vermutet wird, daß eine Vielzahl von Krankheiten ursächlich durch ein Schlafapnoesyndrom ausgelöst werden. Hierzu gehören sowohl Herzrhythmusstörungen, Hypertonie und plötzlicher nächtlicher Herztod als auch psychische Störungen wie depressive Verstimmung, Verwirrtheitszustände bis hin zu Persönlichkeitsveränderungen und Leistungsknick [1].

Nach den Kriterien der American Society of Sleep Centers Association ist eine Apnoephase als Sistieren des Atemflusses für mehr als 10 s definiert und bei mehr als 30 Apnoephasen während 7 Std Schlafes wird von einem Schlafapnoesyndrom gesprochen. Dieses Syndrom wird gehäuft bei Männern ab dem 40. Lebensjahr gefunden. Nach neueren epidemiologischen Erhebungen sind zumindest 1,26% aller erwachsenen Männer betroffen, vermutet wird jedoch, daß eine Zahl zwischen 4% und 5% der tatsächlichen Verbreitung des Krankheitsbildes am nächsten kommt [2].

Das wesentliche, den Gesamtorganismus betreffende pathophysiologische Moment scheint die langdauernde, durch die intermittierende Apnoe ausgelöste, arterielle Hypoxämie zu sein. Rechnet man die Apnoephasen eines mittelschweren Krankheitsbildes zusammen, so werden 1−4 Std des Nachtschlafes in Hypoxämie verbracht. Hierdurch kommt es zu kardiovaskulären Störungen wie Arrhythmie und Blutdruckerhöhung, welche sich im Laufe der Zeit chronifizieren können [3−6].

Obwohl das Krankheitsbild und seine Symptomatik mittlerweile intensiv erforscht wurden, existiert noch kein definitives Therapieschema.

Über die Anwendung von Theophyllin wurde in verschiedenen Publikationen schon seit längerer Zeit gemutmaßt [7−9].

Insbesondere durch seine atemanaleptische Wirkung und seine möglicherweise weiteren zentral stimulierenden Eigenschaften [10−12] versprach man sich eine günstige Beeinflussung der Apnoesymptomatik.

In einer früheren Studie an 16 Patienten mit Schlafapnoesyndrom konnten wir einen günstigen therapeutischen Effekt oraler Theophyllinmedikation nachweisen [13]. Wir hatten uns jetzt die Aufgabe gestellt, die Langzeiteffekte unseres Behandlungsschemas $\frac{1}{2}$ Jahr nach Therapiebeginn zu überprüfen. Untersucht wurden 14 Patienten mit Schlafapnoesyndrom und Herzinsuffizienz, zwölf Patienten hatten außerdem eine pulmonale und eine systemarterielle Hypertonie, vier Patienten zusätzlich behandlungsbedürftige ventrikuläre Herzrhythmusstörungen. Das Durchschnittsalter betrug 54 Jahre.

Vor der Therapie mit Theophyllin waren in einem ersten Schritt alle die Hypersomnie verstärkenden und das Vigilanzniveau senkenden Substanzen abgesetzt worden. In einem zweiten Schritt wurden die Herzinsuffizienz und ggf. die Hypertonie mit Diuretika, Digitalis und Vasodilatantien behandelt. Die Theophyllindosis betrug 2 × 300 mg per os (Pulmidur forte).

Die Aphoesymptomatik wurde durch ambulante nächtliche Langzeitregistrierungen von thorakaler und abdomineller Atemaktivität, EKG, sowie transkutan gemessenem Sauerstoffpartialdruck erfaßt [14].

Zusätzlich zu den bereits nach Therapieeinleitung aufgetretenen Veränderungen nahm die Anzahl der Apnoe- wie auch der Hypopnoephasen weiter signifikant ab ($p < 0,01$), die Dauer der hypoxischen Phasen war ebenso weiter rückläufig ($p < 0,05$). Außerdem gaben alle diese Patienten eine deutliche Besserung ihres Befindens an. Zwei Patienten nahmen die Theophyllinpräparate z. Z. der Untersuchung nicht mehr. Bei ihnen wurden die o. g. Parameter im Vergleich zur Vormessung wieder verschlechtert gefunden. Die signifikante Besserung der objektiven und subjektiven Parameter gegenüber der Ausgangssituation und gegenüber den Ergebnissen nach Kurzzeittherapie belegen den Nutzen einer Langzeittherapie mit Theophyllinpräparaten bei Schlafapnoesyndrom.

Literatur

1. Guilleminault C, v d Hoed J, Mitler HM (1978) Clinical overview of the sleep apnea syndromes. In: Guilleminault C, Dement WC (eds) Sleep apnea syndromes. A.R. Liss Inc., New York, pp 1–12 – 2. Lavie P (1983) Sleep apnea in industrial workers. In: Guilleminault C, Lugaresi E (eds) Sleep/wake disorders. Raven Press, New York, pp 127–135 – 3. Coccagna G, Lugaresi E (1978) Arterial blood gases and pulmonary and systemic arterial pressure during sleep in chronic obstructive pulmonary disease. Sleep 1: 117–124 – 4. Schröder JS, Motta J, Guilleminault C (1978) Haemodynamic studies in sleep apnea. In: Guilleminault C, Dement WC (eds) Sleep apnea syndromes. A.R. Liss Inc., New York, pp 177–197 – 5. Bolm-Audorff U, Köhler U, Becker E, Fuchs E, Meinzer K, Peter JH, von Wichert P (1984) Nächtliche Herzrhythmusstörungen bei Patienten mit Schlafapnoesyndrom. Dtsch Med Wochenschr 109: 853–856 – 6. Peter JH, Bolm-Audorff U, Ebele R, Meinzer K, Penzel Th, von Wichert P (1983) Schlafapnoe und essentielle Hypertonie. Verh Dtsch Ges Inn Med 89: 1132 – 7. Guilleminault C, Cummiskey J, Dement WC (1980) Sleep apnea syndrome: recent advances. Adv Intern Med 26: 347–372 – 8. McCoy KS, Koopmann ChF, Taussig LM (1981) Sleep related breathing disorders. Am J Otolaryngol 2/3: 228–239 – 9. Tobin MJ, Cohn MA, Sackner MA (1983) Breathing abnormalities during sleep. Arch Intern Med 143: 1221–1228 – 10. Dowell AR, Heymann A, Sieker HO, Tripathy K (1965) Effects of aminophylline on respiratory center sensitivity in Cheyne-Stokes respiration and in pulmonary emphysema. N Engl J Med 273: 1447–1452 – 11. Lakshminarayan S, Sahn SA, Weil JV (1978) Effect of aminophylline on ventilatory responses in normal men. Am Rev Respir Dis 117: 33–88 – 12. Sanders JS, Berman TM, Bartlett MH, Kronenberg RS (1980) Increased hypoxic ventilatory drive due to administration of aminophylline in normal men. Chest 78: 2 – 13. Mayer J (1983) Untersuchung zur Wirkung von Theophyllin bei Patienten mit Schlafapnoesyndrom. Inanguraldissertation, Philipps-Universität Marburg – 14. Peter JH, Becker E, Fuchs E, Meinzer K, von Wichert P (1982) Ambulante transkutane Langzeit-Registrierung von arterieller Sauerstoffspannung und Herzrhythmusstörungen bei Patienten mit Schlafapnoesyndrom. Verh Dtsch Ges Inn Med 88: 390–393

Petro, W., Konietzko, N. (Abt. Innere Medizin und Funktionsdiagnostik, Ruhrlandklinik Essen)

Bronchiale Reagibilität bei mechanischen Insulten (Bronchoskopie, Mediastinoskopie, Thorakotomie)[*]

Zusammenfassung

Bronchoskopie, Mediastinoskopie und Thorakotomie zählen zu den alltäglichen Eingriffen in der Pneumologie mit häufigen Folgesymptomen, wie Husten, Auswurf und Atemnot.

Zur Frage, ob diese Eingriffe als mechanische Insulte mit Ausbildung einer unspezifischen bronchialen Hyperreagibilität wirken, wurde vor und nach Bronchoskopie (starr in Allgemeinnarkose, $n = 24$; flexibel in Lokalanästhesie, $n = 30$), Mediastinoskopie ($n = 31$) und Thorakotomie ($n = 29$) untersucht: Parameter der Oszilloresistometrie und des Carbacholtestes.

Starre und flexible Bronchoskopie erzeugen eine passagere Obstruktion durch direkte Stimulation der „irritant receptors" der Bronchialschleimhaut.

Beide diagnostische Methoden, vor allem jedoch die starre Bronchoskopie, verursachen eine gesteigerte Reagibilität und Sensitivität.

Mediastinoskopie und Thorakotomie sind in ihrer Wirkung auf die Atemmechanik indifferent. Sie erzeugen lediglich eine Restriktion.

Die inhalative Applikation von β_2-Adrenergika und Kortikosteroiden zeigt eine Protektion der carbacholinduzierten bronchialen Hyperreagibilität.

---

[*] Mit Unterstützung der Arbeitsgemeinschaft zur Förderung der Pneumologie an der Ruhrlandklinik e.V.

Einleitung

Mechanische Insulte, wie sie im Rahmen der Diagnostik und chirurgischen Behandlung in der Pneumologie alltäglich sind, können zu Atemwegsobstruktionen führen und sich im Symptomkomplex Husten, Auswurf und Atemnot äußern [3]. Diese klinische Beobachtung führte zur Frage nach einer sich entwickelnden Hyperreagibilität der Atemwege. Dabei sollte durch Gegenüberstellung von intrabronchialen (Bronchoskopie) und extrabronchialen Insulten (Mediastinoskopie, Thorakotomie) an Atemwegen und Lungen der möglicherweise unterschiedliche Entstehungsmechanismus geklärt werden.

Patienten und Methodik

Die Funktionstests basierten auf der Oszilloresistometrie [2] (Realteil der respiratorischen Impedanz R_e, oszillatorisch bestimmte funktionelle Residualkapazität FRC) und dem Carbacholtest (ganzkörperplethysmographische Bestimmung der spezifischen Konduktance sG_{aw} mit Ausgangswert, Meßwert nach Inhalation von 0,9% NaCl und Carbachol in den Konzentrationsstärken 0,05, 0,1, 0,15 und 0,25%); Berechnung der Steilheit (Slope) der Dosiswirkungskurve als Maß der Reagibilität und der Provokationskonzentration, die zu einem 25%igem bzw. 60%igem Abfall der sG_{aw} (PC 25%, PC 60%) führten [1].
Es wurden drei Patientengruppen untersucht:
1. 54 Patienten, die sich aus diagnostischen Gründen einer Bronchoskopie unterziehen mußten (davon 24 mit starrer Bronchoskopie in Allgemeinnarkose; 30 mit Fiberbronchoskopie in Lokalanästhesie). Lungenfunktion vor und 1, 3, 5 Std und 1 Tag nach Bronchoskopie.
2. 31 Patienten vor und 1, 3, 5 Std und 1 Tag nach Mediastinoskopie; davon 18 Patienten Mediastinoskopie kombiniert mit starrer Bronchoskopie.
3. 29 Patienten vor und 1, 2, 3 und 10 Tage nach Thorakotomie, wobei bei 14 eine Lobektomie, bei sieben eine Segmentresektion, bei sieben eine Keilresektion oder Enukleation und bei einem eine Manschettenresektion vorgenommen wurde.
Bei sämtlichen Patienten war die sG_{aw} vor dem Eingriff $> 0,10$ (cm $H_2O \cdot s)^{-1}$, IgE-Serumspiegel und Bluteosinophilie im Normbereich.

Ergebnisse und Diskussion

Flexible und starre Bronchoskopie führen zu einer passageren Bronchialobstruktion, die nach 5 Std weitgehend abgeklungen ist. Der Realteil der respiratorischen Impedanz steigt von $3,1 \pm 0,2$ auf $3,9 \pm 0,65$ bzw. von $3,0 \pm 0,3$ auf $4,4 \pm 0,4$ (cm $H_2O/l \cdot s$). Während bei diesen intrabronchialen Eingriffen die sich entwickelnde Bronchialobstruktion durch direkte mechanische Reizung der „irritant receptors" im Vordergrund steht, führen vorwiegend extrabronchiale Manipulationen zu einer Restriktion. Die FRC fällt bei der Mediastinoskopie und Thorakotomie von $3,65 \pm 0,36$ auf $2,92 \pm 0,23$ bzw. $3,6 \pm 0,5$ auf $2,2 \pm 0,3$ l. Diese Restriktion wird bei der Mediastinoskopie verursacht durch postendoskopisches Sekretverhalten und in Einzelfällen durch Nachblutungen [5], bei der Thorakotomie durch den Parenchymverlust, der bei Lobektomie bezüglich der Funktion bis zu 13% betragen kann [4]. In deutlichem Umfang ändert sich die Reagibilität, angezeigt durch eine Zunahme des Slopes der Dosiswirkungskurve (Abb. 1) in der Reihenfolge starre Bronchoskopie, Mediastinoskopie, Fiberbronchoskopie und Thorakotomie. Die am Ort des Insultes stattfindende Sensitivitätsänderungen werden anhand der PC 25% (Abb. 2) deutlich. Die Sensitivität wird am stärksten durch die starre Bronchoskopie erhöht; in der Reihenfolge des Effekts folgen die Fiberbronchoskopie, Thorakotomie und Mediastinoskopie, bei der sich sogar eine postendoskopische geringere Sensitivität zeigt. Betrachtet man das prozentuale Verhalten von

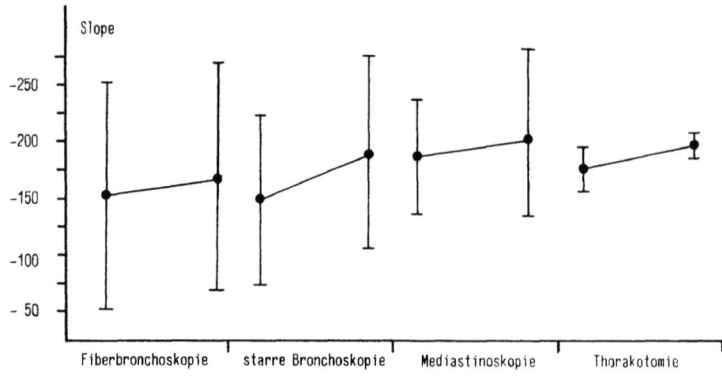

Abb. 1. Mittelwerte und Standardabweichungen des Slopes der Dosiswirkungskurve des Carbacholtestes vor und nach mechanischem Insult bei starrer Bronchoskopie, Fiberbronchoskopie, Mediastinoskopie und Thorakotomie

hyperreagiblen Patienten vor und nach mechanischen Insulten, ergeben sich folgende Änderungen:

Starre Bronchoskopie von 23% auf 31%, Fiberbronchoskopie von 13% auf 33%, Mediastinoskopie bei 20% unverändert, Thorakotomie von 10% auf 7% abnehmend.

Es zeigt sich mit eindrucksvoller Deutlichkeit, daß nur die direkte mechanische Reizung der Bronchialschleimhaut zu einer Stimulation der „irritant receptors" führt. Dies hat zur Folge, daß sich eine zeitlich begrenzte Obstruktion einstellt, kombiniert mit einer Hyperreagibilität mit gesteigerter Reagibilität und Sensitivität. Dieser pathophysiologische Mechanismus kann ggf. zu o. g. Symptomkomplex führen. Bei der Mediastinoskopie und Thorakotomie stehen als Ursache von Beschwerden Sekretverhaltung und Hypoventilation infolge verminderter Bronchialclearance und gestörtem Hustenmechanismus im Vordergrund.

Als therapeutischer Ansatzpunkt wurde eine protektive Gabe von Salbutamolinhalationslösung (0,5%, insgesamt 5 mg/Tag) akut vor Fiberbronchoskopie und Salbutamolinhalationslösung (0,5% insgesamt 5 mg/Tag) und Beclometasondipropionatinhalationslösung (0,5 mg/Tag) über 3 Wochen versucht. Während die protektive Einmalgabe lediglich die passagere Obstruktion verhindern konnte, zeigte die Langzeitgabe über 3 Wochen eine effektive Protektion der unspezifischen bronchialen Hyperreagibilität.

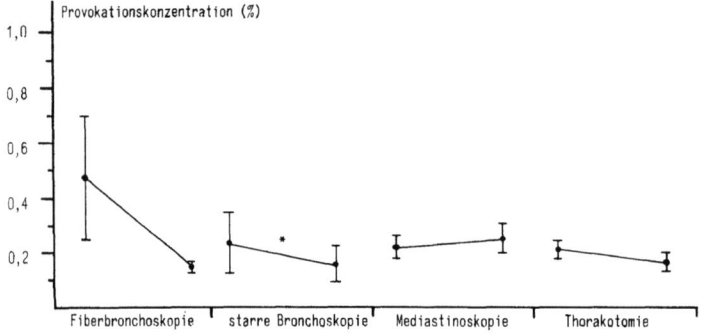

Abb. 2. Mittelwerte und Standardabweichungen der Provokationskonzentration, die zu einem 25%igen Abfall der spezifischen Konduktance (PC 25%) führt bei starrer Bronchoskopie, Fiberbronchoskopie, Mediastinoskopie und Thorakotomie

Literatur

1. Orehek J, Gayrard P, Smith AP, Grimaud C, Charpin J (1977) Airway response to carbachol in normal and asthmatic subjects. Am Rev Respir Dis 115: 937–943 – 2. Petro W, Gahlen G, Korn V, Smidt, U, Nahkosteen JA, Konietzko N (1980) Praktikabilität einer schnellen He-Mischmethode zur Bestimmung des Residualvolumens mittels Dichtemessung. Prax Pneumol 34: 541–547 – 3. Petro W, Zimmermann W, Loddenkemper R, Macha HN (1983) Effekt der Bronchoskopie (starr und fiberoptisch) auf Atemmechanik und Reagibilität der Atemwege. Prax Pneumol 37: 866–870 – 4. Petro W (1983) Pulmonale Funktionsdiagnostik bei thoraxchirurgischen und endoskopischen Eingriffen. Habilitationsschrift, Universität Essen – 5. Petro W, Widlitzeck H, Greschuchna D, Konietzko N (1984) Führt die Mediastonoskopie zu Veränderungen der Lungenfunktion? In: 31. Tag Dtsch Ges für Pneumologie und TBC, Essen. Prax Pneumol (in Vorbereitung)

Podszus, Th., Becker, I., Bongartz, F., Mayer, J., Peter, J. H., Schäfer, K., von Wichert, P. (Med. Poliklinik Marburg)

Schlafapnoe und pulmonale Hypertonie

Die Schlafapnoe ist gekennzeichnet durch nächtliche intermittierende Atemstillstände, für die zentrale Störungen der Atmungsregulation sowie obstruktive Veränderungen der oberen Atemwege verantwortlich gemacht werden. Nach Guilleminault [1] wird die Diagnose Schlafapnoesyndrom gestellt beim Auftreten von 30 und mehr Apnoephasen während einer siebenstündigen Schlafzeit im REM- und NONREM-Schlaf. Die Mindestdauer einer Apnoephase muß 10 s betragen.

Untersuchungen aus Schlaflaboratorien berichteten [2–4] in den letzten Jahren über pulmonalarterielle Blutdruckanstiege im Zusammenhang mit dem Apnoegeschehen. Ziel unserer Untersuchung war es, Aussagen über die Häufigkeit pathologischer pulmonalarterieller Blutdruckverhältnisse bei Patienten mit Schlafapnoe zu gewinnen.

Methode

Zur Diagnostik der Schlafapnoe wurden nächtliche Registrierungen mit einer Meßeinheit [5] durchgeführt, die die Atemaktivität im Thorax- und Zwerchfellbereich, transkutan die arterielle Sauerstoffspannung sowie ein Langzeit-EKG erfaßt. Patienten mit nachgewiesenem Schlafapnoesyndrom wurden einer Einschwemmkatheteruntersuchung, einer allgemeininternistischen Untersuchung, einer Röntgenuntersuchung der Thoraxorgane und einer Lungenfunktionsuntersuchung zugeführt.

Ergebnisse

Bei 65 Patienten konnte die Diagnose Schlafapnoesyndrom gestellt werden. Hierbei handelte es sich um 61 Männer und vier Frauen. Das Alter der Patienten lag im Mittel bei 52 ± 8 Jahren, das Gewicht bei 122 nach Brocca. Durchschnittlich konnten 98 ± 32 Apnoephasen registriert werden. Die Ergebnisse der Einschwemmkatheteruntersuchung zeigt Tabelle 1.

31 Patienten hatten eine latente pulmonale Hypertonie, 13 eine manifeste.

Fünf Patienten mit pathologischen Druckverhältnissen im Lungenkreislauf litten an einer obstruktiven Atemwegserkrankung. Restriktive Ventilationsstörungen konnten nicht festgestellt werden. Somit zeigten 39 Patienten, bei denen keine Ventilationsstörung nachweisbar war, ein pathologisches pulmonalarterielles Blutdruckverhalten.

Zwei Patienten zeigten die Zeichen der Linksherzinsuffizienz im Stadium III nach der Klassifikation der NYHA auf dem Boden einer koronaren Herzkrankheit. Bei einem weiteren Patienten konnte eine dilatative Kardiomyopathie festgestellt werden.

Tabelle 1. Pulmonalarterieller Mitteldruck in Ruhe und unter Belastung bei 65 Patienten mit Schlafapnoesyndrom

Patienten	PAP-MD (mm Hg)	
	Ruhe	Belastung
21	15	22
31	18	35
13	29	45
65	19	33

Insgesamt ließen sich bei acht Patienten pulmonale oder kardiale Erkrankungen feststellen, die Ursache für ein pathologisches Blutdruckverhalten im Lungenkreislauf sein können.

Die vergleichende Untersuchung der registrierten Apnoephasen insgesamt sowie des Apnoeindex (Gesamtzahl der Apnoephasen dividiert durch die Schlafzeit) mit dem pulmonalarteriellen Blutdruck ergab keinen linearen Zusammenhang. Aus der Ausprägung der Schlafapnoe kann daher nicht auf das pulmonalarterielle Blutdruckverhalten geschlossen werden.

In einem weiteren Untersuchungsschritt wurden elf Patienten des Kollektivs einer nächtlichen Registrierung in unserem Schlaflabor zugeführt. Fünf Patienten entwickelten ausgeprägte pulmonalarterielle Blutdruckanstiege im Zusammenhang mit dem Apnoegeschehen. Die hämodynamischen Parameter dieser fünf Patienten sind in Tabelle 2 dargestellt.

Der pulmonalarterielle Mitteldruck stieg im Schlaf durchschnittlich um 19 mm Hg, der pulmonalkapilläre Verschlußdruck um 8 mm Hg. Weiterhin konnte ein Anstieg des Herzminutenvolumens, bei drei Patienten ein Anstieg des pulmonalvaskulären Widerstandes und bei zwei Patienten ein Abfall des letzteren verzeichnet werden.

Für den nächtlichen pulmonalarteriellen Blutdruckanstieg scheint bei drei Patienten eine hypoxisch bedingte Vasokonstriktion von Bedeutung zu sein, bei zwei Patienten kann dies nicht über diesen Mechanismus erklärt werden. Die Diskussion um die pathophysiologischen Zusammenhänge nächtlicher pulmonalarterieller Blutdruckanstiege bei Patienten mit Schlafapnoe ist derzeit noch nicht abgeschlossen, die endgültige Klärung bleibt weiteren Untersuchungen vorbehalten.

Tabelle 2. Hämodynamische Parameter von fünf Patienten im Wachzustand (w) sowie im Schlaf (s)

Patient	PAP (mm Hg)		$\overline{PAP}$ (mm Hg)		PCWP (mm Hg)		HZV (l/min)		CI (l/min/m²)		PVR (dyn · s · cm⁻⁵)	
	w	s	w	s	w	s	w	s	w	s	w	s
1	25/10	55/30	15	38	8	13	8,1	11,8	4,3	6,2	148	258
2	24/ 6	63/29	12	40	4	12	9,0	15,1	3,9	6,6	107	212
3	35/12	53/27	19	35	7	16	9,0	13,9	4,4	6,8	169	201
4	30/10	50/20	17	30	6	15	5,6	11,7	2,9	6,0	243	205
5	30/15	56/22	20	33	6	16	8,3	11,2	3,9	5,2	267	236

w: wach; s: Schlaf

Zusammenfassung

Bei 65 Patienten mit Schlafapnoesyndrom wurde eine Einschwemmkatheteruntersuchung durchgeführt. Bei 55% fand sich ein pathologisches pulmonalarterielles Blutdruckverhalten entsprechend einer latenten bzw. manifesten pulmonalen Hypertonie ohne Hinweis auf eine kardiale oder pulmonale Erkrankung, die in der Genese der pulmonalen Hypertonie von Bedeutung sein könnte.

Die Ausprägung der Schlafapnoe geht nicht parallel einher mit dem Schweregrad der hämodynamischen Veränderungen. Patienten mit weniger und kürzeren Apnoephasen sind daher ebenfalls gefährdet, eine pulmonale Hypertonie zu entwickeln. Jeder Patient, bei dem ein Schlafapnoesyndrom festgestellt wird, muß einer Einschwemmkatheteruntersuchung zugeführt und einer konsequenten Behandlung unterzogen werden.

Literatur

1. Guilleminault C (1976) The sleep apnea syndromes. Am Rev Med 27: 465–484 – 2. Tilkian AG et al. (1976) Hemodynamics in sleep-induced apnea. Studies during wakefulness and sleep. Ann Intern Med 85: 714–719 – 3. Coccagna G et al. (1972) Continuous recording of the pulmonary and systemic arterial pressure during sleep in syndromes of hypersomnia with periodic breathing. Bull Physiol Pathol 8: 1159–1172 – 4. Guilleminault C et al. (1975) Sleep apnea syndrome. Can it induce hemodynamic changes? West J Med 123: 7–16 – 5. Peter JH et al. (1982) Ambulante transkutane Langzeitregistrierung von arterieller Sauerstoffspannung und Herzrhythmusstörungen bei Patienten mit Schlafapnoesyndrom. Verh Dtsch Ges Inn Med 88: 390–393

Rubin, R., Müller-Quernheim, J. (Abt. Pneumologie, Universitätsklinikum Mainz)

Klinische Aktivitätsparameter der Sarkoidose in Korrelation zur Zytologie der bronchoalveolären Lavage

1. Einleitung

Zur Aktivitätsbeurteilung der Sarkoidose werden bislang unterschiedliche Untersuchungsverfahren herangezogen. Die am häufigsten angewandten Methoden sind die bronchoalveoläre Lavage (BAL) [1, 2], die Bestimmung des Serum-Angiotensin-Converting-Enzyms (SACE) [3, 4] und das Gallium-67-Szintigramm [5, 6]. Daneben ist die Beurteilung des konventionellen Röntgenthoraxbildes [5] und der Lungenfunktion [7] gebräuchlich. Der Versuch, andere Laborparameter wie die Verteilung der T-Helferzellen und der Supressorzellen im peripheren Blut [8], die Bestimmung des Serum- und Urinkalziums [9] und der Lektimstimulation von peripheren Lymphozyten [8] in die klinische Diagnostik einzuführen, hat zu keinem routinemäßig anwendbaren Verfahren geführt.

In den letzten Jahren hat sich die BAL als eine Methode zur Beurteilung der Alveolitis etabliert [2]. Sie bietet die Möglichkeit, die Verteilung von immunoregulativ aktiven Zellen, welche in der Pathogenese der Sardoidose eine zentrale Rolle spielen, zu untersuchen [5]. Hierbei spiegelt die Relation von Makrophagen zu Lymphozyten in gewissen Grenzen den Entzündungsstatus dieser Zellen wider. In der hochgradigen Alveolitis, die mit einem aktiven Stadium gleichzusetzen ist, produzieren die T-Helferzellen große Mengen von Interleukin-2 [10], und die Makrophagen zeigen einen suprimierten oxidativen Stoffwechsel [11]. Damit scheint die BAL die mit der Krankheitsaktivität korrelierenden Phänomene von den zur Zeit verfügbaren Methoden am genauesten wiederzugeben.

Die weit verbreitete Methode, das BAL-Material mit Immunfluoreszenzverfahren oder ähnlichen Methoden aufzuarbeiten, ist in der klinischen Routine aufwendig. Wir ermittelten daher den Anteil der Lymphozyten und der Granulozyten mittels einer panoptischen Färbung. Da mittels dieser Färbung die Differenzierung von Lavage-Lymphozyten und -Makrophagen bisweilen schwierig sein kann, wurde der Makrophagenanteil durch die unspezifische Esterasefärbung bestimmt [12]. Um die klinische Wertigkeit dieses Verfahrens genauer zu beschreiben, haben wir unsere BAL-Befunde mit anderen etablierten oder möglichen Aktivitätsparametern der Sarkoidose verglichen. Neben der Untersuchung des SACE und des röntgenologischen Verlaufes kamen die Bestimmungen der Blutsenkungsgeschwindigkeit (BSG), des Differentialblutbildes, des Makrophagenanteils der mononukleären Zellen aus dem peripheren Blut sowie anderer möglicher Entzündungsparameter (Transaminasen, Eisen-Kupferdissoziation, Kalziämie und Kalziurie) zur Auswertung.

2. Material und Methode

2.1 Patientenkollektiv

Es wurden 21 Patienten mit histologisch gesicherter Sarkoidose, die sich in der ambulanten Betreuung durch unsere Abteilung befinden, einer BAL zugeführt. Der radiologische Status sowie der Krankheitsverlauf sind der Tabelle 1 zu entnehmen.

2.2 BAL

Die BAL wurde entsprechend den Angaben von Reynolds et al. [1] durchgeführt. Der Makrophagenanteil wurde mit der unspezifischen Esterasefärbung entsprechend den Angaben von Tucker [12] ermittelt. Der Grad der Alveolitis (entzündungsfrei: Makrophagenanteil gleich/über 89%; geringgradige Alveolitis: 73–88% Makrophagenanteil; hochgradige Alveolitis: Makrophagenanteil gleich/unter 72%) wurde modifiziert nach Hunninghake [5] bestimmt. Mittels einer panoptischen Färbung (Hemacolor, Merck Diagnostika, Darmstadt, BRD) wurde der korrespondierende Lymphozytenanteil sowie der Anteil von Granulozyten bestimmt. Überstieg der Anteil der Granulozyten 0,5%, wurde diese BAL nicht in die Studie aufgenommen.

2.3 Makrophagen im peripheren Blut

Die Makrophagen (Esterase-positive mononukleäre Zellen) aus dem peripheren Blut wurden, wie in der vorangegangenen Veröffentlichung beschrieben, bestimmt [11].

2.4 SACE

Das SACE wurde nach der beschriebenen Methode [3, 4] bestimmt.

2.5 Andere Laborparameter

Die übrigen Labordaten (Differentialblutbild, Transaminasen, Serum- und Harnelektrolyte, BSG) wurden mit den Methoden des klinischen Routinelabors bestimmt [13].

3. Ergebnisse

3.1 Korrelation des Alveolitisgrades mit dem SACE

In Abb. 1 ist der Alveolitisgrad, ausgedrückt durch den Makrophagenanteil in der BAL, gegen das SACE aufgetragen. Es zeigt sich, daß Patienten, bei denen vom klinischen und radiologischen Verlauf her eine Therapie indiziert war, gleichzeitig eine Alveolitis unterschiedlicher Ausprägung aufwiesen (15 von 15). Bemerkenswert ist, daß zehn dieser Patienten (10 von 15) ein normales SACE hatten (Abb. 1).

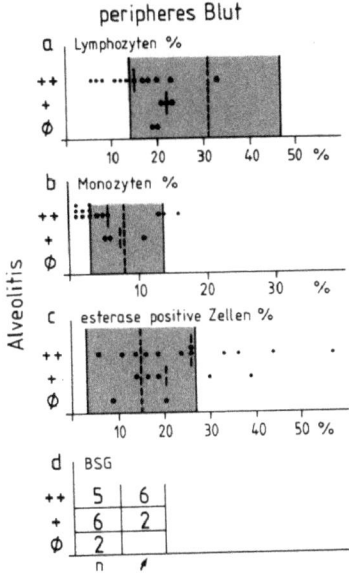

peripheres Blut

a Lymphozyten %

b Monozyten %

c esterase positive Zellen %

d BSG

++	5	6
+	6	2
∅	2	
	n	↗

Alveolitis

Abb. 1. Der Grad der Alveolitis aus der BAL (durchgestrichene Null: keine Alveolitis, +: geringgradige Alveolitis, ++: hochgradige Alveolitis) in 21 Sarkoidosepatienten in Korrelation zum SACE (Normalbereich bis 45 U/l). ● Patienten mit Spontanremission, + sofortige Therapie notwendig. Wie aus den Regressionsgeraden ($r = 0,048$) zu ersehen, besteht keine Korrelation zwischen den Parametern

Patienten, die nach radiologischen und klinischen Parametern nicht behandlungsbedürftig waren, hatten ein normales SACE (5 von 6) und eine normale BAL-Zytologie (2 von 6) oder aber eine nur geringgradige Alveolitis (2 von 6). Die beiden Patienten dieser Gruppe mit hochgradiger Alveolitis (2 von 6) wurden trotz dieses Befundes nicht behandelt, da aus der vorangehenden Röntgenverlaufsbeobachtung ein Regreß der Erkrankung zu ersehen war und klinische Symptome fehlten.

In der Abbildung sind ferner die Regressionsgeraden (x nach y und y nach x) eingetragen. Es ist ersichtlich, daß zwischen den erhobenen Parametern keine Korrelation besteht ($p = 0,048$).

3.2 Korrelation der Alveolitis mit anderen Laborparametern?

Da eine periphere Lymphopenie in der Sarkoidose beschrieben ist [6, 8] und somit eine relative Monozytose zu erwarten wäre, haben wir versucht, eine Beziehung zwischen der Alveolitis und dem Differentialblutbild herzustellen.

In Abb. 2 sind die Parameter des Differentialblutbildes gegen die Alveolitis aufgetragen. Im allgemeinen zeigt sich, daß die Streuung in Sarkoidosepatienten sehr viel stärker ist als im

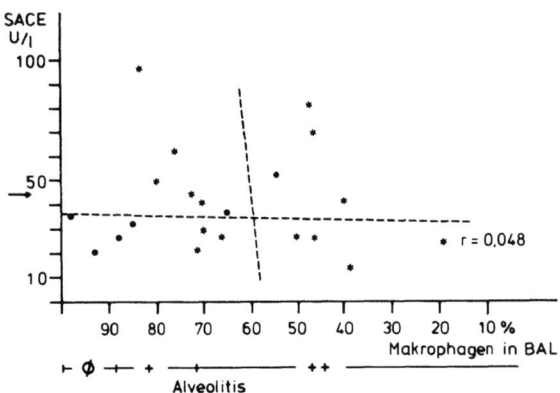

Abb. 2. Serochemische Parameter bei Sarkoidosepatienten: _a_ Veränderungen des Lymphozytenanteils in Korrelation zur Alveolitis. _b_ Veränderungen der Monozyten _c_ Veränderungen der esterase-positiven Zellen (= Monozyten) (Mittelwert ± 20 aus Färbung von mononukleären Zellen von 38 alters- und geschlechtsgepaarten Kontrollpersonen). _d_ Blutsenkungsgeschwindigkeit bei Sarkoidosepatienten in Korrelation zur Alveolitis (∅, +, ++ s. Abb. 1)

1109

Tabelle 1. Radiomorphologische Veränderungen und ihr Verlauf in Abhängigkeit zur Alveolitis und Kortikosteroidtherapie

| Alveolitis | Befallmuster | | | Röntgenverlauf | | | | | |
| | | | | Ohne Therapie | | | Mit Therapie | | |
	N	P	N + P	p	s	r	p	s	r
Hochgradige	3	2	8			1		3	7
Geringgradige	1	2	2	1	2	2			
Keine	1	1				2			

N = Lymphknoten; P = Parenchym
p = progressiv; r = regressiv; s = stationär

Normalkollektiv. Dennoch ist eine Tendenz zur Lymphopenie bei hochgradiger Alveolitis zu erkennen. Hinsichtlich der Monozyten ist eine eindeutige Aussage, wegen der breiten Streuung bei einem kleinen Kollektiv, nicht möglich. Verwendet man allerdings angereicherte mononukleäre Zellen und färbt diese zur Monozytenzählung mit der Esterasefärbung, so kann klar die Tendenz zum relativ hohen Monozytenanteil bei hochgradiger Alveolitis demonstriert werden.

In Abb. 2 ist die Alveolitis gegen die BSG aufgetragen. Hier zeichnet sich kein einheitlicher Trend ab, jedoch auffällig ist, daß nur sechs von zwölf Patienten mit hochgradiger Alveolitis eine beschleunigte BSG aufweisen.

Weiterhin haben wir versucht, die Transaminasen, die Eisen-Kupferdissoziation sowie die Kalziurie und Kalziämie mit der Intensität des Krankheitsgeschehens zu korrelieren. Dies führte jedoch zu keinerlei statistisch aussagekräftigen Daten.

3.3 Korrelation der Alveolitis zum Röntgenbefallsmuster und -verlauf unter Kortikosteroidtherapie

In Tabelle 1 ist der radiologische Befallsmuster (bihiläre Lymphknotenveränderungen, Parenchymbefall alleine oder mit Lymphknotenvergrößerungen) in Korrelation zur Alveolitis dargestellt. Gleichzeitig wurde der radiologische Verlauf ohne und mit Therapie mit dem Alveolitisgrad verglichen.

Es zeigt sich, daß Patienten mit Lymphknoten- und Lungenparenchymbefall oder alleinigem Lungenparenchymbefall in der Regel eine Alveolitis unterschiedlichen Ausmaßes aufweisen (14 von 15 Patienten). Die entzündliche Lavage-Zytologie ist aber auch bei vier von fünf Patienten mit alleinigen Lymphknotenvergrößerungen nachzuweisen.

Aus dem Vergleich des radiologischen Verlaufes mit dem Alveolitisgrad zeigt sich, daß eine normale oder gering entzündliche Zytologie in der BAL eher zur Spontanregression prädisponiert. Patienten mit einer hochentzündlichen Alveolitis zeigen unter Behandlung eine Besserung des radiologischen Befundes, jedoch weisen immerhin drei von zehn Patienten in dem Beobachtungszeitraum keine Veränderung ihres radiologischen Befundes auf.

4. Diskussion

Das therapeutische Vorgehen bei der Sarkoidose ist uneinheitlich und stellt den klinisch tätigen Arzt mitunter vor erhebliche Probleme. Wegen der relativ hohen Spontanremissionsrate der Erkrankung einerseits und der Unkenntnis der Faktoren, die diese Rückbildung prädisponieren andererseits, werden unterschiedliche Parameter für die Entscheidung zum Einsatz von Kortikosteroiden zugrundegelegt [14, 15]. Entsprechend dem pathologischen Konzept der Sarkoidose, die ihren Ausgang von einer Alveolitis nimmt [5, 14], scheinen sich die Hinweise zu verdichten, daß die Bestimmung des Entzündungsgrades und des Funktionszustandes der in der Alveolitis involvierten Zellen die für die Therapie und Prognose der Erkrankung zuverlässigsten Parameter darstellen.

In der vorliegenden Arbeit haben wir eine vereinfachte Methode zur Aufarbeitung der BAL vorgestellt, bei der der Makrophagenanteil mit Hilfe der Esterasefärbung und der Anteil anderer Zellkompartimente durch eine panoptische Färbung identifiziert werden.

Hier haben wir untersucht, ob diese Methode mit dem klinischen Erscheinungsbild der Erkrankung korreliert. Dazu wurde der Alveolitisgrad mit dem SACE, Parametern des Blutbildes, der Eisen-Kupferdissoziation, dem Serum- und Urinkalzium, der BSG, den Transaminasen, dem Röntgenstatus zum Zeitpunkt der Lavage sowie dem nachfolgenden klinischen und radiologischen Verlauf korreliert.

Vergleicht man die BAL-Zytologie mit dem als Aktivitätsparameter der Sarkoidose etablierten SACE, so zeigt sich, daß diese beiden Parameter nicht korrelieren. Man muß daraus schließen, daß zwar beide Größen die Aktivität der Sarkoidose beschreiben, jedoch hierbei zwei verschiedene Phänomene erfaßt werden. Diese verlaufen offenbar nicht immer konkordant. Dies führt zu der Überlegung, daß bei der Verlaufsbeobachtung die Besserung eines Parameters nicht unbedingt den klinischen Regreß der Erkrankung anzeigt, da andere Mechanismen der Pathophysiologie unbeeinflußt geblieben sein können. Die mangelnde Korrelation des SACE mit dem relativen Lymphozytenanteil wurde in ähnlicher Weise auch von anderen Autoren beschrieben [16]. Dies schließt jedoch nicht aus, daß andere BAL-Parameter, z. B. die absolute T-Zellausbeute, durchaus mit dem SACE korrelieren [17]. Hinsichtlich der Therapiebedürftigkeit und des klinischen Verlaufes scheint die Bestimmung des Alveolitisgrades eine höhere Aussagekraft zu besitzen. Dies folgern wir aus der Tatsache, daß von den 15 therapiebedürftigen Patienten lediglich fünf zum Zeitpunkt der Lavage ein erhöhtes SACE aufwiesen, jedoch elf eine hochgradige Alveolitis, vier eine geringgradige Alveolitis und keiner einen Normalbefund der BAL-Zytologie aufwiesen. Möglicherweise ist die Relation nicht ganz realistisch, da drei der 15 Patienten innerhalb von 6 Monaten vor der Lavage eine Kortikosteroidtherapie erhielten. In diesen drei Fällen wäre ohne Therapie mit einem erhöhten SACE zu rechnen gewesen [18].

Die vorbeschriebenen Befunde der Lymphopenie und der Monozytose [8] sind zwar im statistischen Mittel nachvollziehbar, jedoch sind die in der Sarkoidose veränderten Werte wegen der großen Standardabweichung im Normalkollektiv ohne allgemeine klinische Aussage. Im Einzelfall können dennoch extreme Blutbildveränderungen wertvolle klinische Aussagen ergeben. Das gleiche gilt für die Befunde der Transaminasen, des Serumspiegels von Kalzium, Eisen und Kupfer, des Urinspiegels von Kalzium und der BSG. Hier ergaben sich keine statistisch signifikanten Beziehungen zur Alveolitis, da die Befundkonstellationen sehr heterogen sind und der Stichprobenumfang relativ klein ist.

Geht man von der Stadieneinteilung nach Wurm aus [15], so sind bei isoliertem Lymphknotenbefall keine Aussagen über eventuell entzündliche Vorgänge im Lungenparenchym möglich. Die Daten in Tabelle 1 zeigen in der ersten Spalte, daß von fünf Patienten mit radiologisch isoliertem Lymphknotenbefall immerhin vier eine Alveolitis aufweisen. Umgekehrt findet man bei radiologisch aparentem Lungenparenchymbefall in 14 von 15 Fällen (Spalte 2 und 3 in Tabelle 1) eine Alveolitis. Dies bedeutet, wenn entzündliche Vorgänge im Parenchym zu erwarten sind, so werden diese auch durch die BAL-Zytologie aufgezeigt. Es muß betont werden, daß ein Sarkoidoseverlauf ohne Parenchymbeteiligung, auch wenn er radiologisch inapperzept ist, eher unwahrscheinlich ist. Dies ist aus neueren Untersuchungen zur Pathogenese verständlich, da als Primäraffekt eine Alveolitis demonstriert werden konnte [14]. Dieser Schluß wird unterstützt durch Untersuchungen mit dem Gallium[67]-Scan, die eine Divergenz zwischen dem so gemessenen Aktivitätsgrad der Sarkoidose und dem Röntgenstadium aufwiesen [16]. Die alleinige Begründung von Therapieentscheidungen auf das radiologische Erscheinungsbild kann gerade bei Stadium I zu Fehleinschätzungen führen, wenn hier eine hochgradige Alveolitis vorliegt.

Die Kenntnis des Alveolitisgrades erlaubt auch prognostische Aussagen. Betrachtet man den röntgenologischen Verlauf im Zusammenhang mit der BAL-Zytologie, so zeigt sich, daß

Patienten mit geringgradiger Alveolitis oder mit normaler Zytologie in der Regel keiner Therapie bedurften. Die Patienten mit hochgradiger Alveolitis waren unter Berücksichtigung des späteren klinischen Verlaufes therapiebedürftig (10 von 11). Wie andere Untersuchungen zeigen, neigen Patienten mit hochgradiger Alveolitis zu einem Progreß der Erkrankung [5, 14]. Auch in unserer Patientenpopulation sind Problemfälle gerade in dieser Gruppe zu lokalisieren. Sieht man diese Befunde im Kontext mit der Literatur, so scheint eine therapeutische Intervention beim Nachweis einer hochgradigen Alveolitis trotz normalem SACE und ohne radiologisch nachweisbarem Parenchymbefall gerechtfertigt.

Die hier vorliegenden Daten bestätigen die Qualität der BAL als Aktivitätsparameter der Sarkoidose. Benutzt man einfache Methoden, wie die Esterasefärbung, zum Nachweis der morphologisch schwierig zu charakterisierenden Alveolarmakrophagen, so ist die BAL schnell und einfach anzuwenden. Die große Nähe dieser Methode zu pathologisch wichtigen Vorgängen im Lungenparenchym sowie die gute Korrelation zum klinischen und radiologischen Verlauf lassen dieses einfache Verfahren zu einem wichtigen Werkzeug werden. Die Methode erlaubt darüber hinaus, therapeutische Entscheidungen unmittelbar auf pathogenetisch relevante Vorgänge zu gründen.

Zusammenfassung

Die Beschreibung der Aktivität der Sarkoidose ist problematisch. Dies führt zu schlecht objektivierbaren Therapieentscheidungen. Eine Möglichkeit zur Überwindung dieses Dilemmas scheint in der bronchoalveolären Lavage (BAL) vorzuliegen.

Hier wird gezeigt, daß die BAL-Befunde weder mit den Serum-Angiotensin-Converting-Enzymwerten noch mit dem Röntgenstatus oder anderen unspezifischen Entzündungsparametern korreliert.

Um zeitraubende Immunfluoreszenztechniken zu umgehen, stellen wir hier eine einfache Methode vor, mit deren Hilfe über die unspezifische Esterasefärbung der Anteil der Makrophagen leicht bestimmt werden kann.

Die Verlaufsbeobachtung von Sarkoidosepatienten mit Hilfe der Lavage zeigt, daß beim Vorliegen einer hochentzündlichen Lavagezytologie – unabhängig von den anderen Parametern – eine Therapienotwendigkeit gegeben war. Bei einer geringgradigen Alveolitis ist es hingegen gerechtfertigt, den Spontanverlauf abzuwarten.

Somit erscheint die BAL als eine Methode, die es erlaubt, therapeutische Entscheidungen auf relevante pathogenetische Vorgänge zu gründen.

Literatur

1. Reynolds HY, Fulmer JD, Kazmierowski JA et al. (1977) Analysis of cellular and protein content of bronchoalveolar lavage fluid from patients with idiopathic pulmonary fibrosis and chronic hypersensitivity pneumonitis. J Clin Invest 59: 165–175 – 2. Weinberger SE, Kelman JA, Elson NA et al. (1978) Bronchoalveolar lavage in interstitial lung disease. Ann Intern Med 89: 459–466 – 3. Lieberman J (1975) Elevation of serum angiotensin-convertingenzyme (ACE) level in sarcoidosis. Am J Med 59: 365–372 – 4. Silverstein E, Pertschuk LP, Friedland J (1979) Immunofluorescent localisation of angiotensin converting enzyme in epitheloid and giant cells of sarcoidosis granulomas. Proc Natl Acad Sci 76: 6646–6648 – 5. Hunnighake GW, Keogh BA, Line BR et al. (1980) Pulmonary sarcoidosis: Pathogenesis and therapy. In: Baros/Yoshida (eds) Basic and clinical aspects of granulomatous disease, pp 275–287 – 6. Crystal RG, Roberts WC, Hunnighake GW et al. (1981) Pulmonary sarcoidosis: A disease characterized and perpetuated by activated lung T-Lymphocytes. Ann Intern Med 94: 73–94 – 8. Daniele RP, Dauber JH, Rossmann MD (1980) Immunologic abnormalities in sarcoidosis. Ann Intern Med 92: 406–423 – 7. Crystal RG, Gadek JE, Ferrans VJ et al. (1981) Interstitial lung disease: Currenst concept of pathogenesis, staging and therapy. Am J Med 70: 542–568 – 9. Böttger D (1982) Kalziumstoffwechsel. In: Sarkoidose, Theorie und Praxis. J. Ambrosius Barth, Leipzig, S 207–208 – 10. Pinkston P, Bittermann PB, Crystal RG (1983) Spontaneous release of interleucin-2 by lung

T-Lymphocytes in active pulmonary sarcoidosis. N Engl J Med 309: 793–800 – 11. Müller-Quernheim J, Rubin R, Leimer L et al. (1983) Studien zur Funktion von Makrophagen in der Sarkoidose. I. Supprimierter oxidativer Metabolismus von Makrophagen bei der Sarkoidose in Korrelation zur Entzündung. Prax Pneumol 37: 1130–1133 – 12. Tucker SB, Pierre RV, Jordan RE (1977) Rapid identification of moncytes in a mixed mononuclear cell preparation. J Immunol Methods 14: 267 – 13. Prellwitz W (1976) Klinisch-chemische Diagnostik. Thieme, Stuttgart – 14. Crastal RG, Bitterman PB, Rennard SI et al. (1984) Interstitial lung disease of unknown cause: Disorders characterized by chronik inflammation of the lower respiratory tract. N Engl J Med 310: 235–244 – 15. Wurm K (1968) Charakteristika und Besonderheiten der Lungensarkoidose im Röntgenbild. Radiologie 8: 103–110 – 16. Schoenberger CI, Line BR, Keogh BA et al. (1982) Lung inflammation in sarcoidosis: Comparison of serum angiotensin-converting enzyme levels with bronchoalveolar lavage and gallium-67 scanning assessment of T lymphocyte alveolitis. Thorax 37: 19–25 – 17. Rossmann MD, Dauber JH, Cardillo ME et al. (1982) Pulmonary sarcoidosis: Correlation of serum angiotensin-converting enzyme with blood and bronchoalveolar lymphocytes Am Rev Respir Dis 125: 366–369 – 18. Müller W, Uhl H, Steppling H et al. (1983) ACE-Serumspiegel in Korrelation zum klinischen Verlauf der Sarkoidose. Prax Pneumol 37: 553–556

Schött, D., Höltmann, B., Ulmer, W. T. (Med. Univ.-Klinik „Bergmannsheil" Bochum)

Die Wirkung von Digitalis auf den arteriellen und zentralvenösen Sauerstoffdruck (pO_{2a}, $pO_{2\bar{v}}$), die arterielle und zentralvenöse Sauerstoffsättigung (SO_{2a}, $SO_{2\bar{v}}$) und die arteriovenöse Sauerstoffdifferenz ($AVDO_2$) von Patienten mit chronischem Cor pulmonale (CCP)

Einleitung

Während die positive inotrope Wirkung von Digitalis bei der Insuffizienz des linken Herzens bewiesen ist, wird die Wirksamkeit beim CCP zum Teil sehr widersprüchlich beurteilt. Eine Reihe von Autoren lehnen eine Digitalisbehandlung wegen fehlender Wirksamkeit vollständig ab [5, 6]. Andere Untersucher sehen eine Indikation zur Verordnung von Digitalis nur dann gegeben, wenn neben dem CCP zusätzlich eine Linksherzinsuffizienz vorliegt [9]. Außerdem finden sich in der Literatur zahlreiche Hinweise darauf, daß Digitalis bei Patienten mit CCP wegen häufig zu beobachtender Herzrhythmusstörungen mit großer Zurückhaltung eingesetzt werden soll [3, 12]. Auch Harvey [7] hat bereits früher auf diese Tatsache hingewiesen und vor einer allzu großzügigen Sättigungsbehandlung gewarnt. Die mangelhafte und zum Teil sogar schädliche Wirkung von Digitalis wird mehrfach unter anderem damit begründet, daß die Verträglichkeit der Herzglykoside mit zunehmender Hypoxie und Azidose des Myokards abnimmt [4, 8]. Solange es nicht gelingt, die Situation der Lunge zu verbessern, solange bleibt die Wirkung von Digitalis bei Patienten mit CCP begrenzt [13].

Fragestellung

Während in der uns bekannten Literatur überwiegend zu klinischen sowie rhythmologischen und nur selten zu hämodynamischen Gesichtspunkten bei der Digitalisbehandlung von Patienten mit CCP Stellung genommen wird und Digitalis überwiegend als wenig wirksam oder sogar schädlich beurteilt wird, haben wir uns die Frage gestellt, ob sich nicht doch ein günstiger Einfluß auf die Sauerstoffversorgung des Gesamtorganismus von Patienten mit langjähriger arterieller Hypoxie und radiologischen sowie elektrokardiographischen Zeichen der Rechtsherzbelastung als Folge von chronisch obstruktiven Atemwegserkrankungen nachweisen läßt.

Methodik

Wir untersuchten hierzu bei zehn männlichen Patienten (67,4 ± 8,7 Jahre) mit mehr als zehnjährigen Verläufen einer chronisch obstruktiven Atemwegserkrankung und Zeichen der Rechtsherzbelastung im EKG als Hinweis auf ein CCP die arteriellen und zentralvenösen Blutgase, die $AVDO_2$ sowie die hämodynamischen Parameter mittels dem Einschwemm-katheter nach der Methode von Swan-Ganz. Außerdem ermittelt wurde die Herzfrequenz. Die genannten Parameter wurden unmittelbar vor sowie 1, 2, 3 und 4 Std nach Injektion von 0,5 mg k-Strophantin (Kombetin) bestimmt. Die ersten Messungen wurden 30 min nach Plazierung des Einschwemmkatheters in der Pulmonalarterie vorgenommen, um sicher zu sein, daß sich die Kreislauf- und Atmungsparameter in einem Ruhegleichgewicht befanden. Eine Linksherzinsuffizienz wurde bei allen Patienten ausgeschlossen. Bei keinem der Patienten konnte vor Untersuchungsbeginn Digitalis im Serum nachgewiesen werden.

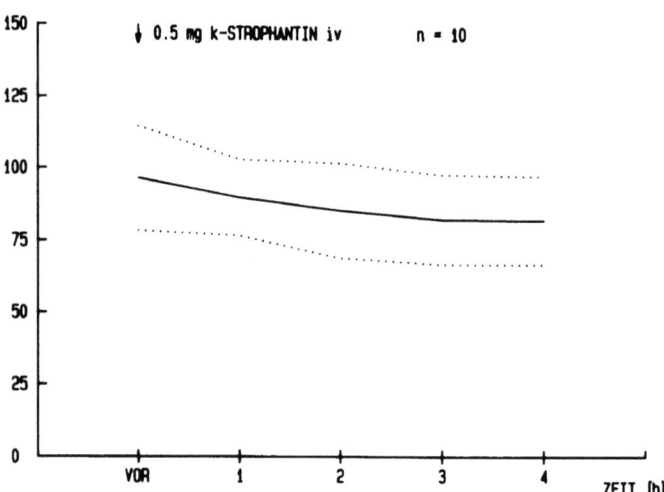

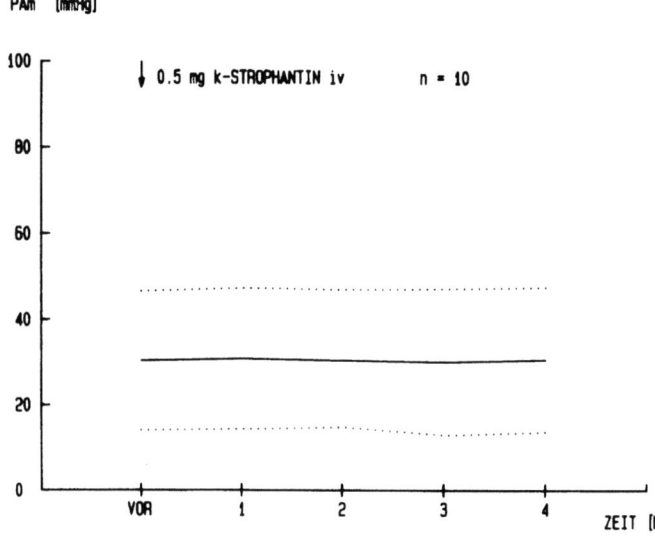

Abb. 1. *Obere Bildhälfte:* Verhalten der Herzfrequenz vor und bis 4 Std nach Injektion von 0,5 mg k-Strophantin. Statistische Angaben: s. Ergebnisteil. *Untere Bildhälfte:* Verhalten des Pulmonalarterienmitteldrucks PAm vor und bis 4 Std nach Injektion von 0,5 mg k-Strophantin

Die Mitteldrucke im rechten Vorhof betrugen bei unseren Patienten im Mittel vor der Digitalisgabe 10,2 ± 2,49 mm Hg und lagen 4 Std nach der Injektion noch immer bei 9,7 ± 2,26 mm Hg. Ein statistisch signifikanter Unterschied war nicht zu sichern. Die Drucke waren somit insgesamt deutlich erhöht. Der Pulmonalarterienmitteldruck PAm war als Ausdruck des CCP im Mittel bei allen Patienten vor der Digitalisgabe mit 30,3 ± 16,3 mm Hg deutlich erhöht. Eine signifikante Änderung des PAm war zu keinem Zeitpunkt der mehrfachen Messungen feststellbar; auch 4 Std nach der Injektion lagen die Werte im Mittel bei 30,6 ± 17 mm Hg (Abb. 1, untere Bildhälfte).

Die Herzfrequenz, die im Mittel vor der Injektion von Digitalis 96,5 ± 18,1 Schläge/min betrug, zeigte als Ausdruck der Digitaliswirksamkeit innerhalb der ersten 3 Std einen signifikanten Abfall auf 82,4 ± 15,5 Schläge/min im Mittel (Vergleich 1. und 3. Std:

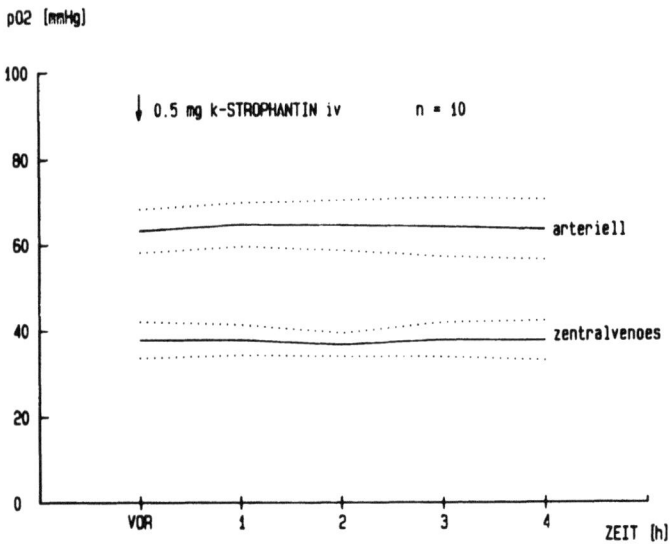

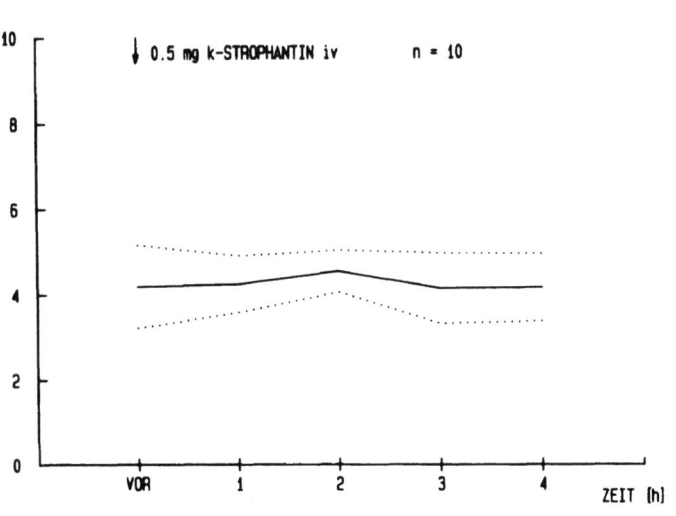

Abb. 2. *Obere Bildhälfte:* Verhalten des arteriellen und zentralvenösen Sauerstoffdrucks vor und bis 4 Std nach Injektion von 0,5 mg k-Strophantin. *Untere Bildhälfte:* Verhalten der arteriovenösen Sauerstoffdifferenz AVDO$_2$ vor und bis 4 Stunden nach Injektion von 0,5 mg k-Strophantin

1115

p 0,00006). Nach der 4. Std war ein weiterer signifikanter Frequenzabfall nicht mehr feststellbar (Vergleich 3. und 4. Std: n. s.). Die Frequenz betrug dann im Mittel 82,2 ± 15,2 Schläge/min (Abb. 1, obere Bildhälfte). Bei allen Patienten lag vor und nach der Digitalisinjektion ein regelmäßiger Sinusrhythmus vor. Vor und während der gesamten Untersuchung, die unter Monitorkontrolle durchgeführt wurde, wurden keine zusätzlichen Herzrhythmusstörungen festgestellt. Der pO_{2a} betrug vor der Digitalisinjektion bei allen Patienten im Mittel 63,2 ± 5,1 mm Hg und änderte sich während der gesamten Untersuchungsdauer nicht signifikant. 4 Std nach der Injektion wurden noch immer im Mittel 63,4 ± 7 mm Hg gemessen. Der altersentsprechende Normwert lag für unsere Patienten bei 80 ± 10 mm Hg [10]. Auch der $pO_{2\bar{v}}$, der vor der Digitalisinjektion im Mittel 37,8 ± 4,2 mm Hg betrug, zeigte selbst 4 Std nach der Injektion keine signifikante Veränderung und lag noch immer im Mittel bei 37,6 ± 4,6 mm Hg. Die Normalwerte schwanken hier zwischen 39,4 ± 5,76 mm Hg [11] und 43 ± 3 mm Hg [2] (Abb. 2, obere Bildhälfte).

Die SO_{2a} und $SO_{2\bar{v}}$ blieben ebenfalls durch die Injektion von Digitalis bei unseren Patienten unbeeinflußt. So betrug die SO_{2a} vor der Gabe des Präparates im Mittel 92,5 ± 1,3 % und 4 Std danach noch immer im Mittel 92,5 ± 2,0 %. Die Werte der $SO_{2\bar{v}}$ waren vor der Injektion mit 71,8 ± 6,4 % im Mittel nicht signifikant unterschiedlich zu den 4 Std nach der Injektion gemessenen Werten, die im Mittel 72,1 ± 5,5 % betrugen. Die Normalwerte der SO_{2a} liegen bei 97,4 ± 1,8 %, die der $SO_{2\bar{v}}$ bei 76,8 ± 3,8 % [11]. Somit zeigte auch die $AVDO_2$ als bedeutsamer Parameter der Sauerstoffversorgung des Gesamtorganismus und folglich auch das Herzminutenvolumen bei unseren Patienten mit CCP durch die Injektion von Digitalis keine signifikante Veränderung. Die $AVDO_2$ betrug vor der Injektion im Mittel 4,18 ± 0,97 Vol% und lag 4 Std danach im Mittel noch immer bei 4,15 ± 0,78 Vol%. Die Normalwerte betragen 3,9 ± 0,5 Vol% [2]. 2 Std nach der Digitalisinjektion war ein geringfügiger Anstieg der $AVDO_2$ oder folglich eine ebenso geringfügiger Abfall des Herzminutenvolumens zu beobachten, der jedoch nicht die Signifikanzgrenze erreichte und nach der 4. Std nicht mehr nachweisbar war (Abb. 2, untere Bildhälfte).

Zusammenfassung

Die von uns durchgeführten Untersuchungen haben gezeigt, daß Digitalis im Akutversuch bei Patienten mit CCP und pathologischen Drucken im rechten Vorhof sowie noch deutlicheren pathologischen Pulmonalarteriendrucken keinen Einfluß auf die genannten Parameter zeigt. Auch auf die pathologischen arteriellen Sauerstoffdrucke und Sättigungen sowie die weniger pathologischen venösen Werte übt Digitalis keinen Effekt aus. Die $AVDO_2$, die bei unseren Patienten geringfügig über die Norm erhöht war, was gleichbedeutend einem gering erniedrigten Herzminutenvolumen ist, wurde durch Digitalis nicht signifikant verändert. Der vorübergehende, jedoch nicht signifikante Anstieg der $AVDO_2$ um etwa 10 % in der 2. Std nach Digitalisgabe ist schwer zu erklären. Möglicherweise wird er bedingt durch eine akute periphere Vasokonstriktion, die als Digitaliswirkung bekannt ist [1]. Ob aufgrund dieser Beobachtung ein negativer Effekt der Digitalisierung von Patienten mit CCP abzuleiten ist, muß offen bleiben. Zur Klärung dieser Frage ist die Untersuchung eines größeren Patientenkollektivs und die gleichzeitig exakte Messung des peripheren Widerstandes erforderlich.

Als einzigen Effekt der Digitalisierung konnten wir bei unseren Patienten einen geringen, jedoch signifikanten Abfall der Herzfrequenz feststellen. Bei gleichbleibender $AVDO_2$, entsprechend einem gleichbleibenden Herzminutenvolumen resultiert daraus ein geringfügig gesteigertes Schlagvolumen. Eine reine Änderung des Schlagvolumens kann unseres Erachtens jedoch nicht als Beweis einer günstigen hämodynamischen Wirkung von Digitalis angesehen werden. Herzrhythmusstörungen hat Digitalis bei unseren Patienten nicht ausgelöst.

Für eine Indikation zur Behandlung mit Digitalis lassen sich somit für Patienten mit fortgeschrittenem CCP und pathologischen arteriellen und zentralvenösen Blutgaswerten aus diesen Untersuchungen zunächst keine Argumente ableiten, da weder günstige Auswirkungen auf die Sauerstoffversorgung noch auf die Hämodynamik nachgewiesen werden konnten.

Literatur

1. Braunwald E, Boodwell RD, Goldberg LJ, Morrow AG (1961) Studies on digitalis IV. Observations in man on the effects of digitalis preparations on the contractility of the nonfailing heart and on total vascular resistance. J Clin Invest 40: 52−59 − 2. Bühlmann AA (1979) Lunge und Atmung. In: Siegenthaler W (Hrsg) Klinische Pathophysiologie. Thieme, Stuttgart, S 726 − 3. Corazza LJ, Pastor BH (1958) Cardiac arrhythmias in chronic cor pulmonale. N Engl J Med 259: 862−865 − 4. Donlon JV, Yu PN (1969) Cardiovascular response of hypoxic myocardium to acetylstrophantidin. Am Heart J 78: 238−244 − 5. Fishman AP (1976) Chronic cor pulmonale. Am Rev Respir Dis 114: 775−794 − 6. Hargreave FE (1965) Digitalis and cor pulmonale. Br Med J 2: 943 − 7. Harvey RM, Ferrer MJ, Richards DW, Cournand A (1951) Influence of chronic pulmonary disease on the heart and circulation. Am J Med 10: 719−738 − 8. Jahrmärker H (1964) Die Spätprognose der Digitalistherapie. Internist 5: 341−349 − 9. Nager F, Bühlmann A (1970) Therapie und Prognose des chronischen Cor pulmonale. Schweiz Med Wochenschr 100: 135−143 − 10. Nunn JF (1981) Oxygen. In: Nunn JF (ed) Applied respiratory physiology. Butterworths, London Boston, p 375 − 11. Schmutzler H (1979) Ergometrische Oxymetrie. In: Mellerowicz H (Hrsg) Ergometrie. Urban und Schwarzenberg, München Wien Baltimore, S 297 − 12. Schüren KP, Calder D, Hüttemann U (1973) Rhythmusstörungen bei chronischem Cor pulmonale. Dtsch Med Wochenschr 98: 2111−2114 − 13. Szám J (1975) Herzglykoside. In: Szám J (Hrsg) Cor pulmonale chronicum. Schattauer, Stuttgart New York, S 91

Pneumologie II

Velcovsky, H. G. (Med. Klinik III und Poliklinik, Zentrum für Innere Medizin, Universität Gießen), Lindemann, H. (Univ.-Kinderklinik, Gießen), Federlin, K. (Med. Klinik III und Poliklinik, Zentrum für Innere Medizin, Universität Gießen)

**Angiotensin-Converting-Enzymaktivität
bei Patienten mit verschiedenen Lungenerkrankungen unter Diabetikern
sowie Kontrollpersonen vor und nach Belastung**

Das Angiotensin-Converting-Enzym (A.C.E.) ist eine Carboxypeptidase mit einem Molekulargewicht von 150 000−480 000. Normalerweise kommt es an der Oberfläche aller Endothelzellen vor, in hoher Konzentration findet es sich in Kaveolen an der Oberflächenmembran der Endothelzellen der Lungenkapillaren. Bereits 1975 wurden von Lieberman [3] bei Patienten mit einer akuten, nichtbehandelten Sarkoidose erhöhte Serum-A.C.E.-Spiegel festgestellt. In der Folgezeit wurden auch bei anderen Lungenerkrankungen, wie Silikose, Asbestose, allergische Alveolitis, nicht jedoch bei Lungenfibrosen, chronischer Bronchitis, Emphysem und Asthma bronchiale, erhöhte Enzymspiegel festgestellt [1]. 1980 wurden erneut von Lieberman und Sastre [4] bei Diabetikern mit einer schweren proliferativen Retinopathie erhöhte A.C.E.-Spiegel im Serum nachgewiesen.

Vor kurzem erschienen in der Literatur Mitteilungen [2, 5], daß es auch unter körperlicher Belastung zu einem Anstieg der Serum-A.C.E.-Aktivität kommen würde.

Ziel der vorgelegten Untersuchung war es zu überprüfen, inwieweit die körperliche Aktivität einen Einfluß auf das Ergebnis des Serum-A.C.E.-Spiegels hat. Damit sollte sichergestellt werden, daß diese Untersuchungsmethode als Parameter zur Diagnostik bzw. Krankheits- und Therapieüberwachung bei ambulanten Patienten mit verschiedenen Lungenerkrankungen eingesetzt werden kann. Neben Patienten mit Lungenerkrankungen wurden außerdem noch insulinpflichtige Diabetiker sowie Kinder verschiedener Altersstufen in die Untersuchung einbezogen.

Zur Bestimmung des Normalbereiches bei Erwachsenen wurden die Seren von 30 normotonen Erwachsenen im Alter von 20−52 Jahren untersucht. Bei 18 dieser Personen konnte außerdem eine submaximale Ergometerbelastung über 6−10 min durchgeführt werden, nach der Belastung wurde ebenfalls Blut zur Bestimmung der A.C.E.-Aktivität abgenommen. Weiterhin wurden bei 69 Patienten mit einer bronchopulmonalen Sarkoidose A.C.E.-Spiegelbestimmungen durchgeführt, 22 dieser Patienten waren in einem klinisch akuten Krankheitsstadium ohne Therapie, 25 weitere Patienten wurden mit Kortison behandelt, und weitere 22 Patienten befanden sich in einem inaktiven Stadium der Sarkoidose. Außerdem wurden bei 79 Patienten mit verschiedenen Lungenerkrankungen, wie allergische Alveolitis, Lungenfibrose und Asthma bronchiale oder obstruktive Bronchitis das Serum-A.C.E. gemessen. Zusätzlich bestimmten wir bei 36 Diabetikern mit und ohne proliferierende Retinopathie das Serum-A.C.E. 50 Kinder wurden zur Festlegung von Normalwertgrenzen als Kontrollpersonen mit untersucht, 24 waren zwischen 2 und 8 Jahren, 26 zwischen 8 und 16 Jahren alt. Entsprechend diesen Altersstufen wurden zwei Krankheitskollektive, zum einen 25 Kinder mit einer allergischen Alveolitis und 71 Kinder mit Herzvitien, in der Hauptsache Shunt-Vitien, untersucht.

Die Serum-A.C.E.-Aktivitätsbestimmung wurde mit einem kommerziellen Radioassay der Firma Ventrex durchgeführt. Bei dieser Bestimmung wird Patientenserum mit dem A.C.E.-Substrat, es handelt sich um eine ^{3}H-Thymidin-markierte Hippuryl-Glycyl-Glycinlösung, 1 Std bei 37° C inkubiert. Anschließend wird Salzsäure und Äthylazetat zugegeben. Nach Mischung und Zentrifugation des Gemisches erfolgt die Auswertung. Das A.C.E. spaltet von dem A.C.E.-Substrat das Dipeptid Glycyl-Glycin, so daß die radioaktiv markierte Hippursäure übrig bleibt. Durch Äthylazetat kann in der Lösung eine Trennung von intaktem und gespaltenem Substrat durchgeführt werden. Die abgespaltene Hippursäure entspricht dem Aktivitätsgrad des Serums an Angiotensin-Converting-Enzym. Bei jeder Bestimmung werden Kontrollen zur Standardisierung durchgeführt, die Abweichung lag jeweils unter 5%.

Ergebnisse

Bei den erwachsenen Normalpersonen lag der Mittelwert bei 94,6 E, der SEM betrug ± 3,73. Der Mittelwert ± 1 S-Bereich lagen zwischen 74 und 115 E, Mittelwert ± 2 S lagen zwischen 55 und 136 E. Bei der Untersuchung von 18 Normalpersonen vor und nach submaximaler Ergometerbelastung über 6−10 min ergab sich ein Mittelwert von 93,0 ± 5,15 E SEM. Insgesamt wurden Veränderungen zwischen 5 und 20% im Vergleich zu dem Wert vor der Belastung festgestellt, jedoch wurden neben Anstiegen auch Abfälle gesehen. Wichtig war jedoch, daß bei keinem Patienten ein extremer Anstieg in den pathologischen Bereich eintrat.

Bei der Untersuchung der Patienten mit bronchopulmonaler Sarkoidose fanden wir bei 22 Patienten im aktiven Krankheitsstadium in 86,4% erhöhte Serum-A.C.E.-Spiegel, der Mittelwert lag bei 147,8 ± 7,63 E. Bei Patienten mit einem aktiven Krankheitsstadium und einer Kortisontherapie wurden jedoch nur noch bei 16% erhöhte A.C.E.-Spiegel gemessen, ähnlich wie auch bei Patienten mit einem inaktiven Krankheitsstadium, hier wurden in 18,2% erhöhte Werte gesehen. Die Mittelwerte lagen mit 98,7 ± 6,57 und 100,2 ± 6,18 fast im Bereich der Norm (Tabelle 1).

Bei der Untersuchung von Patienten mit den übrigen oben aufgeführten Lungenerkrankungen fanden wir bei Patienten mit einer allergischen Alveolitis in 47,1% erhöhte A.C.E.-Spiegel. Auch der Mittelwert war deutlich gegenüber dem Normalkollektiv erhöht. Bei Patienten mit einem Asthma bronchiale sowie einer obstruktiven Bronchitis konnten wir ebenfalls in 38,6% erhöhte Spiegel nachweisen (Tabelle 1). Hingegen lagen die Werte der Patienten mit einer Lungenfibrose, es handelt sich in der Hauptsache um Patienten mit einer idiopathischen Lungenfibrose im Normalbereich.

Bei den Patienten mit einem Diabetes mellitus lagen die Mittelwerte entweder knapp oberhalb bzw. geringgradig unterhalb des Mittelwertes der Normalpersonen (Tabelle 1).

Tabelle 1. Serum-A.C.E.-Spiegel bei erwachsenen Normalpersonen sowie bei Normalpersonen nach submaximaler Ergometerbelastung, außerdem bei Patienten mit verschiedenen Lungenerkrankungen sowie Diabetikern mit und ohne proliferativen Retinopathie

	n	$\bar{x} \pm$ SEM	Streuung	% erhöht
Normalpersonen	30	94,6 ± 3,73 (± 1S 74,2−115,0)	55,3−136,9	
Normalpersonen nach Belastung	18	93,0 ± 5,15	65,5−141,1	
Sarkoidose, aktiv	22	147,8 ± 7,63	83,0−267,3	86,4%
Sarkoidose + Therapie	25	98,7 ± 6,57	37,0−193,5	16,0%
Sarkoidose, inaktiv	22	100,2 ± 6,18	58,9−178,9	18,2%
Alveolitis	17	118,5 ± 9,26	55,1−202,7	47,1%
Lungenfibrose	18	85,1 ± 6,04	28,0−121,7	
Asthma bronchiale und Bronchitis	44	117,7 ± 6,40	59,3−249,0	38,6%
Diabetes mellitus	9	106,8 ± 8,76	68,8−144,9	44,4%
Diabetes mellitus ± Retinopathie	27	89,7 ± 4,01	44,7−134,4	3,7%

Tabelle 2. Serum-A.C.E.-Spiegel bei Kindern in zwei Altersgruppen zur Festlegung von Normalbereichen. Außerdem Mittelwerte bei Kindern mit einer allergischen Alveolitis sowie mit Herzvitien, insbesondere Shunt-Vitien

	Alter	n	$\bar{x} \pm$ SEM	Streuung	% erhöht
Normalpersonen	unter 8 Jahren	24	129,3 ± 5,02 (± 1S 104,7−153,9)	74,6−178,3	
	über 8 Jahren	26	119,9 ± 6,52 (± 1S 78,6−145,2)	38,7−159,8	
Herzvitien	unter 8 Jahren	45	168,7 ± 6,29	90,6−275,7	62,2%
	über 8 Jahren	28	185,3 ± 10,9	102,8−424,4	85,7%
Alveolitis	unter 8 Jahren	4	151,9 ± 19,00	105,3−186,0	50,0%
	über 8 Jahren	21	161,0 ± 13,38	58,7−312,6	57,1%

Bei der Untersuchung der Kinderseren auf den Gehalt an A.C.E.-Aktivität fanden wir in Abhängigkeit vom Alter deutlich höhere Werte im Vergleich zu den Erwachsenen. So betrug der Mittelwert bei der Kindergruppe unter 8 Jahren 129,3 ± 5,02 E, die Werte streuten zwischen 74,6 und 178,3 E. Bei den Kindern über 8 Jahren lag der Mittelwert bei 111,9 ± 6,52 E. Interessant waren hier die Ergebnisse der beiden Krankheitskollektive, so fanden wir bei den Kindern mit Herzvitien, es handelte sich insbesondere um Shunt-Vitien bzw. Vitien mit einer pulmonalen Hypertonie bei den Kindern unter 8 Jahren in 62,2% und bei den Kindern über 8 Jahren in 85,7% der Fälle deutlich erhöhte Spiegel gegenüber dem Normalkollektiv (Tabelle 2). Bei den Kindern mit einer allergischen Alveolitis konnten wir bei den Kindern unter 8 Jahren in 50,0% und bei den Kindern über 8 Jahren in 57,1% der Fälle erhöhte Serum A.C.E.-Spiegel feststellen. Die genauen Zahlen zeigt die Tabelle 2.

Diskussion und Schlußfolgerung

Diese Untersuchungen zeigen, daß die körperliche Belastung der Patienten in einem gewissen Prozentsatz zu einer Erhöhung des Serum-A.C.E.-Spiegels führen kann, jedoch liegt die Erhöhung im Normalbereich, so daß die Untersuchung des Serums ohne Bedenken bei ambulanten Patienten zur Diagnostik, Verlaufskontrolle und Aktivitätsbeurteilung bestimmter Erkrankungen eingesetzt werden kann. Es konnte damit ausgeschlossen werden, daß durch die Belastung ansonsten falschpathologische Werte gemessen werden. Bei den in der Literatur mitgeteilten Serumerhöhungen handelte es sich um Belastungen, die im Maximalbereich liegen [2, 5]. Bei Kindern müssen in Abhängigkeit vom Lebensalter, wie oben dargestellt, höhere Normalwertbereiche eingesetzt werden.

Bei der Untersuchung der Seren von Patienten mit verschiedenen Lungenerkrankungen fanden wir in Übereinstimmung mit der Literatur [1, 3, 4] bei Patienten mit einer aktiven bronchopulmonalen Sarkoidose oder einer allergischen Alveolitis deutlich erhöhte Aktivitätsspiegel.

Durch die Kortisontherapie bzw. beim inaktiven Krankheitsstadium der Sarkoidose können nur noch in einem sehr geringen Prozentsatz erhöhte A.C.E.-Spiegel im Serum gemessen werden. Bei Lungenfibrosen findet sich keine Vorhebung im Vergleich zum Normalkollektiv. Anders verhielt es sich bei unseren Untersuchungen der Patienten mit einem allergischen Asthma bronchiale bzw. einer obstruktiven Bronchitis. Hier konnten von uns im Gegensatz zur Literatur in einem deutlichen Prozentsatz erhöhte Werte gemessen werden. Eine eindeutige Erklärung kann jedoch nicht gegeben werden. Das Alter der Patienten lag zwischen 16 und 46 Jahren.

Auf der anderen Seite jedoch konnten wir bei den Diabetikern, insbesondere bei den Diabetikern mit einer deutlichen proliferativen Retinopathie im Gegensatz zur Literatur [3] keine eindeutigen A.C.E.-Aktivitätserhöhungen nachweisen. Weitere Untersuchungen werden von uns durchgeführt.

Interessant war das Ergebnis bei den Kindern mit Herzvitien, insbesondere Shunt-Vitien und Vitien mit einer ausgeprägten pulmonalen Hypertonie. Hier wurden teilweise sehr hohe Aktivitätswerte gemessen. Möglicherweise kommt es bei diesen Kindern zu Veränderungen in dem Bereich der Lungenkapillaren, so daß es zu einem Aktivitätsanstieg des Serum-A.C.E. kommt. Ob dabei eine Korrelation zu dem Schweregrad des Herzvitiums besteht, kann zu dem jetzigen Zeitpunkt noch nicht vollständig beantwortet werden. Ebenso wollen wir auch untersuchen, ob mit dieser Methode nach einer operativen Korrektur des Herzvitiums eine Verlaufsbeobachtung und Erfolgsbeurteilung durchgeführt werden kann.

Insgesamt stellt die Bestimmung der Serum-A.C.E.-Aktivität bei den verschiedenen oben dargestellten Krankheitsbildern im Rahmen der ambulanten Betreuung dieser Patienten eine wertvolle Screening-Methode dar.

Literatur

1. Baur X, Fruhmann G, König G, Rienmüller R, Kuonsalla M, Dahlheim H (1980) Die Bedeutung des Angiotensin-I-Converting-Enzyms für die Diagnose einer Sarkoidose. Klin Wochenschr 58: 199–206 – 2. Ertl G, Gerhards W, Wichmann J, Fauth S, Schweisfurth H (1982) Myocardischämie, Plasmarenin- und Converting-Enzym-Aktivität unter Belastung. Z Kardiol 71: 604 – 3. Lieberman J (1975) Elevation of serum angiotensin-converting-enzyme (A.C.E.) level in sarcoidosis. Am J Med 59: 365–372 – 4. Lieberman J, Sastre A (1980) Serum Angiotensin-converting-enzyme: elevations in diabetes mellitus. Ann Intern Med 93: 825–826 – 5. Schweisfurth H (1982) Das Angiotensin-I-Converting-Enzym. Dtsch Med Wochenschr 107: 1815–1818

Worth, H. (Med. Klinik B, Universität Düsseldorf), Schmidt Osterkamp, O. (Krankenhaus Bethanien, Moers), Smidt, U. (Institut für Arbeitsmedizin, Moers)

Diagnostische Trennschärfe verschiedener funktionsanalytischer Emphysemparameter bei Patienten mit und ohne röntgenologische Emphysemzeichen

Die Diagnostik des Lungenemphysems beruht intra vitam auf Parametern geringer Spezifität und Sensibilität. Dies gilt sowohl für die klinischen als auch für die funktionsanalytischen und radiologischen Emphysemkriterien. In fortgeschrittenen Emphysemstadien sind die röntgenologischen Kenngrößen in bezug auf die pathologisch-anatomische Diagnose des Emphysems allerdings zuverlässiger [1, 6] und können als Referenzmethode herangezogen werden. Neben den bekannten Standardparametern der funktionsanalytischen Emphysemdiagnostik (erhöhtes Residualvolumen, verminderter Atemstoßwert bei normalem Atemwegswiderstand, verminderter CO-Transferfaktor) sind in den letzten Jahren weitere Kenngrößen vorgeschlagen worden, die sich aus der Analyse der Auswaschkinetiken inerter Gase [2] sowie des Mischluftanteils exspiratorischer Partialdruckkurven respiratorischer und inerter Gase [7, 8] ergeben haben. Ferner soll der mit der Oszillationsmethode bestimmte negative Phasenwinkel [3] auf ein Lungenemphysem hinweisen, wenn unter einer Broncholyse keine Positivierung des Phasenwinkels auftritt. Ziel der vorliegenden Arbeit ist es, die diagnostische Trennschärfe dieser funktionsanalytischen Parameter an Patienten mit und ohne Zeichen des Lungenemphysems im Röntgenbild zu untersuchen.

Tabelle 1. Einteilung der Patienten in Gruppen mit und ohne Emphysem nach röntgenologischen Kriterien

Gruppen	Kriterien A	n	Kriterien B	n
Emphysen	≥ 2 Bedingungen: 1. Beweglichkeit des Zwerchfells ≤ 1,5 cm 2. Abgeflachte Zwerchfellkuppen 3. Verminderter retrosternaler retrokardialer Verdunkelungseffekt	7	Alle 3 Bedingungen: 1. Abgeflachte Zwerchfellkuppen 2. Tiefstehendes Zwerchfell 3. Erhöhte Strahlentransparenz	16
Kein Emphysem	≥ 2 Bedingungen: 1. Beweglichkeit des Zwerchfells ≥ 3 cm 2. Normale Zwerchfellform 3. Ausreichende retrosternale retrokardiale Verdunkelung	28	Alle 3 Bedingungen: 1. Normaler Zwerchfellstand 2. Normale Zwerchfellform 3. Normale Strahlentransparenz	11
Rest		35		43

Methodik

Die funktionsanalytischen und röntgenologischen Emphysemparameter werden an 70 konsekutiv untersuchten Männern (mittleres Alter: 54,7 Jahre) mit Asthma bronchiale, chronischer Bronchitis, Emphysem und/oder Silikose bestimmt. Die Einteilung der Patienten in Gruppen mit und ohne Emphysem nach den in Tabelle 1 aufgeführten radiologischen Kriterien resultiert in den Referenzgruppen A und B, denen unterschiedliche Kombinationen der röntgenologischen Emphysemzeichen zugrunde liegen (Tabelle 1).

Funktionsanalytische Meßgrößen sind die Lungenvolumina (Vitalkapazität, VC; Residualvolumen, RV; funktionelle Residualkapazität, FRC), der Atemstoßwert (FEV_1), der bodyplethysmographisch bestimmte Atemwegswiderstand (R_{aw}), das thorakale Gasvolumen (TGV), die arteriellen Blutgase, die alveoloarterielle O_2-Partialdruckdifferenz ($AaDO_2$), die fraktionelle CO-Aufnahme (F_{CO}) sowie die Compliance (C_{rs}) des respiratorischen Systems [5]. Mit der Oszillationsmethode werden Atemwiderstand (R_{os}) und Phasenwinkel (φ) bestimmt [3]. Die Analyse der Auswaschkurven der Inertgase He und SF_6 umfaßt die Angabe der Anzahl der Atemzüge (n_b) bis zur Auswaschung der Inertgase auf 5% der jeweiligen Testgaskonzentration vor Beginn der Auswaschung sowie die Festlegung des Kreuzungspunktes (COP) der endexspiratorischen Partialdrücke von He und SF_6 [2]. Der Mischluftanteil der exspiratorischen CO_2-Partialdruckkurven läßt sich durch die Beziehung $\Delta V_{25-50}/\Delta V_I$ charakterisieren, die Beziehung zwischen dem Volumen der Phase II der exspiratorischen pCO_2-Kurven, das zwischen 25% und 50% der inspiratorisch/endexspiratorischen Partialdruckamplitude ausgeatmet wird, und dem inspirierten Atemzugvolumen (V_I) [7].

Die diagnostische Trennschärfe der funktionsanalytischen Parameter in bezug auf die röntgenologischen Emphysemkriterien wird mit einem Separationsindex (S.I.) beschrieben, dessen Wert mit zunehmender Treffsicherheit der Einteilung in Patienten mit und ohne Emphysem zunimmt:

$$\text{S.I.} = \frac{\bar{x}_E - \bar{x}_{NE}}{s_{\bar{x}_{NE}}} \qquad (1)$$

($\bar{x}_{E,NE}$: Mittelwerte für die Patienten mit (E) und ohne (NE) Emphysem, $s_{\bar{x}_{NE}}$: Standardabweichung des Mittelwertes der Patienten ohne Emphysem).

1122

Tabelle 2. Diagnostische Trennschärfe, S.I., verschiedener funktionsanalytischer Parameter in bezug auf radiologische Emphysemkriterien (s. Methodik)

Parameter	S.I.	Parameter	S.I.
R_{aw}	2,18	VC	0,95
RV/VK	1,70	φ	0,90
n_b (5% He)	1,64	COP	0,84
ΔV_{25-50} $(CO_2)/\Delta V_I$	1,57	$AaDO_2$	0,72
n_b (5% SF_6)	1,33	RV (% Soll)	0,71
FEV_1	1,18	FRC	0,70
TGV	0,97	C_{rs}	0,57
F_{CO}	0,97		

Ergebnisse

Der Vergleich der S.I.-Werte der funktionsanalytischen Parameter zwischen den Referenzgruppen A und B ergibt höhere Werte für A als für B, die Reihenfolge abnehmender S.I.-Werte ist in beiden Gruppen annähernd gleich. Daher sind in Tabelle 2 die S.I.-Werte von A und B gemittelt. Es resultiert folgende Sequenz abnehmender S.I.-Werte: $R_{aw} >$ RV/VC $>$ n_b: 5% (He) $> \Delta V_{25-50}$ $(CO_2)/\Delta V_I > n_b$: 5% $(SF_6) > FEV_1 >$ TGV $> F_{CO}$ (Tabelle 2).

Diskussion

Auffälligstes Resultat ist der hohe S.I.-Wert für den Atemwegswiderstand (R_{aw}), einen Parameter, der als Kenngröße der Atemwegsobstruktion und nicht des Lungenemphysems gilt. Möglicherweise ist die hohe diagnostische Trennschärfe von R_{aw} Ausdruck der Häufigkeit von Atemwegsobstruktion und Emphysem in der untersuchten Patientengruppe. Die bis um den Faktor 6 höhere Abweichung von dem Normbereich, die für R_{aw} bei den Emphysempatienten gefunden worden ist, übertrifft diejenigen aller anderen Funktionsparameter und kann nach Gleichung (1) durch Verschiebung des Mittelwertes der Emphysempatienten zu einem höheren Wert den S.I.-Wert ebenfalls stark beeinflussen. Möglicherweise begünstigt die Auswahl der röntgenologischen Emphysemkriterien, die vorwiegend Parameter der Überblähung (Tabelle 1) sind und weniger solche, die einen Parenchymschwund kennzeichnen, die hohen S.I.-Werte für R_{aw}. Nach den vergleichenden pathologisch-anatomischen Untersuchungen von Nicklaus et al. [1] stimmen jedoch gerade die hier ausgewählten Parameter gut mit den pathologisch-anatomischen Befunden eines Emphysems überein.

Auch die Anzahl der Atemzüge, die bis zur Auswaschung der Inertgase He und SF_6 auf 5% der initialen Testgaskonzentration vor Beginn der Auswaschung notwendig ist, weist eine befriedigende Trennschärfe der Einteilung in Patienten mit und ohne Emphysem auf. Da die Messung der Inertgaspartialdrücke eine aufwendige Apparatur (Massenspektrometer), eine exakte Eichung bzw. Linearitätsprüfung der in geringen Konzentrationen verwendeten Inertgase, relativ kostspielige Gasgemische und einen hohen Zeitaufwand der Auswertung erfordert, kann dieses Verfahren nicht als Routinemethode empfohlen werden.

Die Bestimmung von $\Delta V_{25-50}/\Delta V_I$ aus der Analyse des Mischluftanteils der gegen das Volumen aufgetragenen exspiratorischen CO_2-Partialdrücke kann mit einem schnellen CO_2-Analysator durchgeführt werden. Mit Hilfe eines Mikroprozessors [4] lassen sich die Mischluftvolumina V_{25-50} von CO_2 automatisch ermitteln und den jeweiligen Inspirationsvolumina V_I zuordnen, so daß aus 20–30 Atemzügen der Wert von $\Delta V_{25-50}/\Delta V_I$ graphisch festgelegt werden kann. Wegen der befriedigenden diagnostischen Trennschärfe und der einfachen, wenig aufwendigen Durchführung der Messung kann dieser Parameter als geeignete neue Kenngröße des Lungenemphysems betrachtet werden, die zudem von der Mitarbeit des Probanden und vom Ausmaß der Atemwegsobstruktion unabhängig ist [7].

Literatur

1. Nicklaus TM, Stowell DW, Christiansen WR, Renzetti AD (1966) The accuracy of the roentgenologic diagnosis of chronic pulmonary emphysema. Am Rev Respir Dis 93: 889–899 – 2. v Nieding G, Löllgen H, Smidt U, Linde H (1977) Simultaneous washout of helium and sulfur hexafluoride in healthy subjects and patients with chronic bronchitis, bronchial asthma, and emphysema. Am Rev Respir Dis 116: 649–660 – 3. Nolte D, Korn H (1979) Oszillatorische Messung des Atemwiderstandes. Dustri, München – 4. Smidt U, Worth H (1977) Zur Diagnostik des Lungenemphysems aus exspiratorischen CO_2-Partialdruckkurven mit Hilfe eines Mikroprozessors. Biomed Technik 22: 357–358 – 5. Suratt PM, Owens DH, Kilgore WT, Harry RR, Hsiao H (1980) A pulse method of measuring respiratory system compliance. J Appl Physiol 49: 1116–1121 – 6. Thurlbeck WM (1979) Changes in lung structure. In: Macklem PT, Permutt S (eds) The lung in the transition between health and disease. Dekker, New York Basel – 7. Worth H, Smidt U (1980) Analyse des Mischluftanteils exspiratorischer Partialdruckkurven zur Diagnostik des Lungenemphysems. Prax Pneumol 34: 400–406 – 8. Worth H, Smidt U (1982) Phase II of expiratory curves of respiratory and inert gases in normals and in patients with emphysema. Bull Eur Physiopathol Respir 18: 247–253

Costabel, U., Huck, E., Bross, K. J., Rühle, K. H., Matthys, H. (Med. Univ.-Klinik Freiburg/Breisg.)
Verschiebungen der Lymphozytensubpopulationen in der bronchoalveolären Lavage (BAL) bei Pneumokoniosen

Einleitung

Bei Pneumokoniosen wurden verschiedene immunologische Störungen beschrieben, die pathogenetisch bedeutsam sein könnten. So wurde bei Asbestose im peripheren Blut eine Abschwächung der zellulären Immunität bei gleichzeitiger Steigerung der humoralen Immunität (Serumimmunglobuline und Autoantikörper vermehrt) beobachtet [8, 10, 12, 13, 15]. Die Zahl der zirkulierenden T- und B-Lymphozyten ist bei dieser Krankheit vermindert [8, 10, 12]. Bei Silikose scheint die zelluläre Immunität intakt zu sein, während die humoralen Immunfunktionen ebenfalls gesteigert sind [9, 10].

In diesem Zusammenhang erschien es uns von Interesse, immunregulatorisch wirksame Lymphozyten und ihre Subpopulationen nicht nur im peripheren Blut, sondern auch im Kompartiment der Lunge durch bronchoalveoläre Lavage (BAL) zu erfassen, um auch bei Pneumokoniosen Aufschlüsse über die zellulären Immunvorgänge im befallenen Organ selbst zu erhalten, wie es bei Patienten mit Sarkoidose oder exogenallergischer Alveolitis bereits geschehen ist [4–6, 11, 14]. Bislang wurden Lymphozytensubpopulationen in der BAL von Pneumokoniosen nicht differenziert.

Patienten und Methode

Wir untersuchten 17 Patienten mit Pneumokoniosen (alles Männer; 13 Nichtraucher, 4 Raucher). Darunter waren zehn Patienten mit Mischstaubpneumokoniosen (Anthrakosiderosilikosen) mit einem mittleren Alter von 48 ± 7 und einer Expositionsdauer von 20 ± 11 Jahren, sechs Patienten mit Asbestosen (Alter 66 ± 7, Expositionsdauer 24 ± 17 Jahre) und ein Patient mit Antimonstaublunge (Alter 45, Expositionsdauer 21 Jahre). Lungenfunktionell fand sich bei den 17 Patienten eine leichte zentrale Atemwegsobstruktion (R_{aw} $133 \pm 43\%$ Soll), eine leichte relative Überblähung (RV/TLC $125 \pm 27\%$ Soll) und eine leicht erniedrigte CO-Diffusionskapazität ($75 \pm 15\%$ Soll). Unter den sechs Patienten mit Asbestosen befanden sich zwei mit Pleuramesotheliom, ein Patient hatte ein Bronchialkarzinom. Keiner der Patienten war zum Zeitpunkt der BAL immunsuppressiv oder zytostatisch behandelt.

Die BAL wurde wie früher beschrieben mit 5×20 ml NaCl-Lösung 0,9% durchgeführt [5, 6]. Zur Bestimmung der Lymphozytensubpopulationen wurde die von Bross (1978, 1980) entwickelte Immunperoxidaseobjektträgermethode angewandt. Zur Markierung der Lymphozyten wurden die monoklonalen Antikörper OKT3, 4 und 8 (Fa. Ortho) sowie B_1 (Fa. Coulter) benutzt. Blutzellen wurden nach Ficollseparation in analoger Weise wie die BAL-Zellen markiert.

Die Pneumokoniosen wurden wie folgt diagnostiziert: In vier Fällen war die Diagnose aufgrund klinischer und radiologischer Befunde bereits bekannt gewesen, in sechs Fällen wurde die klinisch vermutete Diagnose durch die BAL mit Nachweis von Staubpartikeln oder Asbestkörperchen in Alveolarmakrophagen gesichert, und in sieben weiteren Fällen war die Diagnose bei unklarem interstitiellem Lungenprozeß vorher nicht vermutet worden und erst aus der BAL gestellt worden.

Ergebnisse

In Tabelle 1 sind die Mittelwerte ($\pm$ SD) der BAL- und Blutbefunde für die beiden Pneumokoniosegruppen und nichtrauchende Kontrollpersonen wiedergegeben. Daraus geht hervor, daß die Gesamtzellzahl in der BAL bei beiden Krankheitsgruppen signifikant im Vergleich zu den Kontrollpersonen erhöht ist. Diese erhöhte Gesamtzellzahl beruht vorwiegend auf einer Lymphozytenvermehrung, die bei den Asbestosen ausgeprägter ist als bei den Mischstaubpneumokoniosen. Aus Abb. 1a geht hervor, daß bei drei von sechs Patienten mit Asbestose der Lymphozytenprozentsatz in der BAL über die Norm (normal unter 11%) erhöht war auf Werte, die zwischen 36 und 50% betrugen (Mittelwert $45 \pm 8\%$ bei diesen drei Patienten). Dies entspricht einer mittelgradigen bis starken Lymphozytose. Weniger stark ausgeprägt waren die Lymphozytosen bei den sechs von zehn Patienten mit Mischstaubpneumokoniosen, bei denen Lymphozytenvermehrungen in der BAL gefunden wurden. Die Prozentsätze lagen zwischen 13 und 27% (Mittelwert $19 \pm 5\%$ bei diesen sechs Patienten), was einer leichtgradigen Lymphozytose entspricht.

Sehr auffällig waren die entgegengesetzten Verschiebungen der Lymphozytensubpopulationen bei den beiden Pneumokoniosegruppen (Abb. 1b). Bei den Patienten mit Asbestose war der T-Helper-/T-Suppressorquotient (OKT4/OKT8-Ratio) signifikant auf $4,8 \pm 2,0$ erhöht, während dieser Quotient bei den Patienten mit Mischstaubpneumokoniosen signifikant auf $0,8 \pm 0,6$ erniedrigt war. Diese Verschiebungen waren auch bei Patienten mit normalem Gesamtlymphozytenprozentsatz in der BAL zu beobachten. In beiden Krankheitsgruppen lagen die beiden Raucher mit ihrer OKT4/OKT8-Ratio im jeweiligen unteren Bereich (Abb. 1b). Wir führen dies auf den Einfluß des Rauchens auf die Relation zwischen den T-Lymphozytensubpopulationen in der Lunge zurück. Wie wir kürzlich beschrieben haben, findet sich in der BAL von gesunden Rauchern ein signifikant erniedrigter T-Helper-/T-Suppressorquotient [7].

Im Unterschied zur BAL fanden wir im peripheren Blut keine signifikanten Unterschiede bei den prozentualen Anteilen der Lymphozytensubpopulationen zwischen Krankheitsgruppen und Kontrollpersonen (Tabelle 1). Die Absolutzahl der Lymphozyten war jedoch bei Patienten mit Asbestose signifikant vermindert (Abb. 1c). Diese Verminderung betraf sowohl die T-Lymphozyten mit ihren Subpopulationen der Helper- und Suppressorzellen als auch die B-Lymphozyten (Tabelle 1).

Tabelle 1. Zelluläre Befunde in bronchoalveolärer Lavage und im peripheren Blut bei Patienten mit Mischstaubpneumokoniosen, Asbestosen und Kontrollpersonen

	Mischstaub-pneumokoniosen (n = 10)	Asbestosen (n = 6)	Normale Nichtraucher (n = 11)
BAL			
Zellzahl ($\times 10^6$)	20 ± 15*	26 ± 14*	7 ± 2
Makrophagen (%)	84 ± 8*	73 ± 23	92 ± 4
Lymphozyten (%)	14 ± 7*	26 ± 22	7 ± 3
Granulozyten (%)	2 ± 2	1 ± 1	1 ± 1
OKT3$^+$ (% der Lymphozyten)	74 ± 12	86 ± 11*	73 ± 5
OKT4$^+$ (% der Lymphozyten)**	34 ± 14*	72 ± 11*	55 ± 12
OKT8$^+$ (% der Lymphozyten)**	51 ± 15*	18 ± 9*	32 ± 7
OKT4/OKT8-Quotient**	0,8 ± 0,6*	4,8 ± 2,0*	1,9 ± 0,8
B$_1^+$ (% der Lymphozyten)	< 1	< 1	< 1
Blut			
Lymphozyten (abs./mm^3)	1 805 ± 742	1 170 ± 666*	2 066 ± 557
OKT3$^+$ (% der Lymphozyten)	65 ± 9	70 ± 7	86 ± 6
OKT3$^+$ (abs./mm^3)	1 208 ± 565	788 ± 373*	1 387 ± 368
OKT4$^+$ (% der Lymphozyten)	41 ± 8	46 ± 8	44 ± 8
OKT4$^+$ (abs./mm^3)	766 ± 265	535 ± 328	902 ± 286
OKT8$^+$ (% der Lymphozyten)	31 ± 10	26 ± 12	26 ± 7
OKT8$^+$ (abs./mm^3)	537 ± 326	285 ± 155*	534 ± 158
OKT4/OKT8-Quotient	1,5 ± 0,7	2,3 ± 1,4	1,9 ± 0,7
B$_1^+$ (% der Lymphozyten)	13 ± 8	7 ± 4	12 ± 5
B$_1^+$ (abs./mm^3)**	210 ± 75	73 ± 63*	243 ± 111

OKT3$^+$: Pan-T-Lymphozyten; OKT4$^+$: T-Helper-/Inducerzellen; OKT8$^+$: Suppressor/zytotoxische Zellen; B$_1^+$: B-Lymphozyten
* Signifikanter Unterschied zu Kontrollpersonen (t-Test), $p < 0,5$
** Signifikanter Unterschied zwischen Mischstaubpneumokoniosen und Asbestosen

Der Patient mit Antimonstaublunge hatte in der BAL 55% Lymphozyten. Davon waren 53% T-Helperzellen und 39% T-Suppressorzellen (OKT4/OKT8-Ratio: 1,4).

Es fanden sich keine signifikanten Korrelationen zwischen BAL-Befunden, Blutlymphozyten und Lungenfunktionswerten. Bei den Patienten mit Asbestose ergab sich jedoch eine Beziehung zwischen Expositionsdauer und BAL-Lymphozytose: Die drei Patienten mit erhöhtem BAL-Lymphozytenprozentsatz hatten alle eine Expositionsdauer von über 30 Jahren, die anderen drei Patienten mit normalem BAL-Lymphozytenprozentsatz waren alle weniger als 20 Jahre lang asbestexponiert.

Diskussion

Unsere Untersuchungen zeigen, daß etwa die Hälfte der Patienten mit Asbestose und mit Mischstaubpneumokoniosen Lymphozytenvermehrungen in der BAL aufwiesen. Der Grad der Lymphozytose war bei den Asbestosen stärker als bei den anderen Pneumokoniosen. Diese Ergebnisse stehen, was die Asbestose anbelangt, im Widerspruch zu den ersten publizierten BAL-Befunden [1] bei dieser Krankheit; diese Autoren fanden keine Vermehrung der Lymphozyten. Kürzlich wurden allerdings bei zwei Patienten mit Asbestose und einem Patient mit Mischstaubpneumokoniose ähnlich hohe Lymphozytosen in der BAL beschrieben [16], wie wir sie sahen.

Erstmals bestimmten wir bei Patienten mit Pneumokoniosen die Lymphozytensubpopulationen in der BAL. Vergleichend wurde das periphere Blut mituntersucht. Unsere

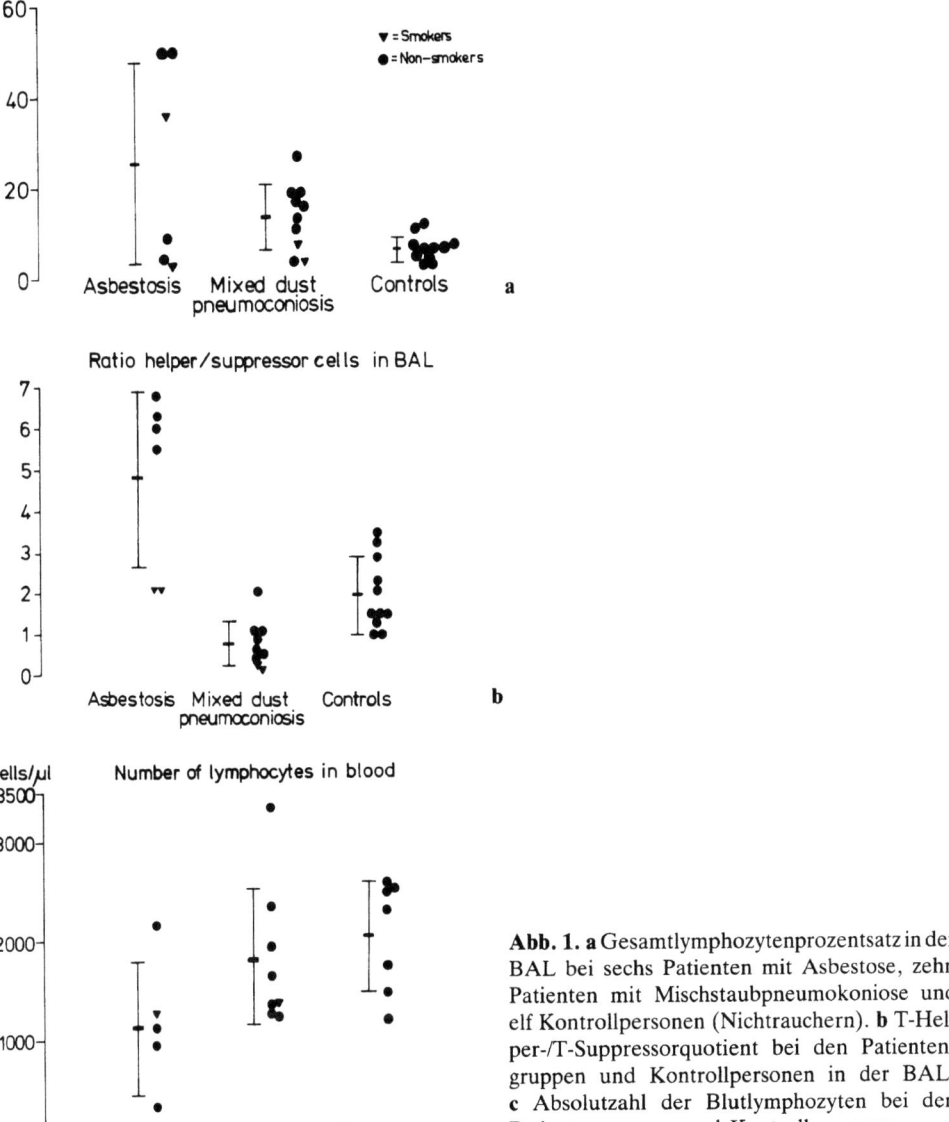

Abb. 1. a Gesamtlymphozytenprozentsatz in der BAL bei sechs Patienten mit Asbestose, zehn Patienten mit Mischstaubpneumokoniose und elf Kontrollpersonen (Nichtrauchern). **b** T-Helper-/T-Suppressorquotient bei den Patientengruppen und Kontrollpersonen in der BAL. **c** Absolutzahl der Blutlymphozyten bei den Patientengruppen und Kontrollpersonen

Ergebnisse im peripheren Blut bei Asbestosen stehen in guter Übereinstimmung mit den Befunden von DeShazo et al. [8], die ebenfalls eine Verminderung von Lymphozyten beschrieben, die gleichermaßen T-Lymphozyten mit den Subpopulationen der Helper- und Suppressorzellen sowie B-Lymphozyten betraf. Wir konnten nun durch Untersuchungen von BAL-Lymphozyten zeigen, daß bei Asbestose analog den Verhältnissen bei Sarkoidose [4, 5, 11, 14] im Kompartiment der Lunge andere Verhältnisse als im peripheren Blut vorherrschen. In der Lunge sind die T-Lymphozyten vermehrt und es findet sich ein signifikant erhöhter T-Helper-/T-Suppressorquotient. Nach diesen Befunden könnten die bei Asbestose beobachtete T-Lymphozytopenie auf eine vermehrte Sequestration dieser Zellen in die Lunge, an den Ort der Krankheitsaktivität, zurückzuführen sein.

1127

Entgegengesetzte Verschiebungen der T-Lymphozytensubpopulationen wie bei den Asbestosen ergaben sich bei den Patienten mit Mischstaubpneumokoniosen. Hier war der T-Helper-/T-Suppressorquotient signifikant erniedrigt. Dies betraf nur die BAL-Lymphozyten, im peripheren Blut zeigten sich keine Abweichungen von der Norm.

Der Patient mit Antimonstaublunge bot eine ähnliche Konstellation wie die Asbestosen. Antimonhydroxid besteht aus nadelartigen Kristallen von ähnlicher Form und Größe wie native Asbestfasern. Bei unserem Patienten waren diese nadelartigen Antimoneinschlüsse in zahlreichen Alveolarmakrophagen nachweisbar.

Insgesamt sprechen unsere Befunde dafür, daß von der Art der inhalativen Noxe abhängig unterschiedliche Mechanismen in der Immunpathogenese der Pneumokoniosen ausgelöst werden. Die beobachtete Störung des lokalen Immunregulationssystems könnte die Erklärung für eine Reihe von immunologischen Epiphänomenen bei Patienten mit Pneumokoniosen darstellen. Unsere Untersuchungen deuten an, daß die BAL auch bei Pneumokoniosen besser als andere Methoden aktive, progrediente Krankheitsstadien erfassen kann. Der genaue Stellenwert dieser neuen risikoarmen Methode auch für die Pneumokoniosediagnostik, -aktivitätsbeurteilung und Malignomrisikoabschätzung (Asbestosen) muß allerdings noch durch weitere Untersuchungen ermittelt werden.

Zusammenfassung

1. Die BAL eignet sich zur Diagnostik von Pneumokoniosen durch den Nachweis von Staubpartikeln in Alveolarmakrophagen.
2. Die Lymphozyten sind bei einem Teil der Patienten mit Pneumokoniosen in der BAL vermehrt, im Blut hingegen normal bis erniedrigt (Asbestosen).
3. Es besteht eine positive Beziehung zwischen Lymphozytose in der BAL und Dauer der Asbestexposition.
4. Das Gleichgewicht der T-Lymphozytensubpopulationen ist in der BAL gestört:
   − bei Asbestosen findet sich ein signifikant erhöhter Helper-/Suppressorquotient,
   − bei Mischstaubpneumokoniosen ist dieser Quotient signifikant erniedrigt.
   Im Blut ist diese Relation normal.

Literatur

1. Bignon J, Atassi K, Jaurand MC et al. (1978) Cellular and protein content analysis of bronchoalveolar lavage fluid from patients with idiopathic pulmonary fibrosis and asbestosis (abstract). Am Rev Respir Dis (Suppl) 117: 56 − 2. Bross KJ, Pangalis GA, Staatz CG, Blume KG (1978) Demonstration of cell surface antigens and their antibodies by the peroxidase-anti-peroxidase method. Transplantation 25: 331−334 − 3. Bross KJ (1980) Nachweis von Zellmembran-Antigenen mit einer Immunperoxidase-Objektträgermethode. Habil.-Schrift, Freiburg i. Br. − 4. Costabel U, Bross KJ, Matthys H (1982) Lymphozytensubpopulationen in der bronchoalveolären Lavage bei Sarkoidose. Verh Dtsch Ges Inn Med 88: 422−426 − 5. Costabel U, Bross KJ, Matthys H (1983) Pulmonary sarcoidosis: assessment of disease activity by lung lymphocyte subpopulations. Klin Wochenschr 61: 349−356 − 6. Costabel U, Bross KJ, Marxen J, Matthys H (1984) T-Lymphocytosis in bronchoalveolar lavage fluid of hypersensitivity pneumonitis: changes in profile of T-cell subsets during the course of disease. Chest 85: 514−521 − 7. Costabel U, Reuter C, Bross KJ, Rühle KH, Matthys H (1984) Alterations in immunoregulatory T cells in smoking are more pronounced in bronchoalveolar lavage fluid than in blood. Am Rev Respir Dis (Suppl) 129 (abstract) (in press) − 8. DeShazo RD, Hendrick DJ, Diem JE et al. (1983) Immunologic aberrations in asbestos cement workers: dissociation from asbestosis. J Allergy Clin Immunol 72: 454−461 − 9. Doll NJ, Stankus RP, Hughes J et al. (1981) Immune complexes and autoantibodies in silicosis. J Allergy Clin Immunol 68: 281−285 − 10. Doll NJ, Stankus RP, Barkman WH (1983) Immunopathogenesis of asbestosis, silicosis, and coal worker pneumoconiosis. Clin Chest Med 4: 3−14 − 11. Hunninghake GW, Crystal RG (1981) Pulmonary sarcoidosis: a disorder mediated by excess helper T-lymphocyte activity at sites of disease activity. N Engl J Med 305: 429−434 − 12. Kang KY, Sera Y, Okochi T et al. (1974) T-lymphocytes in asbestosis. N Engl J Med 291: 735−736 − 13. Lange A (1980) An epidemiological survey of immunological abnormalities in

asbestos workers. Environ Res 22: 162−175, 176−183 − 14. Rust M, Bergmann L, Mitrou PS, Kühn T, Meier-Sydow J (1983) T-Lymphozyten und ihre Subpopulationen im Blut und in der bronchoalveolären Lavage bei Patienten mit Sarkoidose. Verh Dtsch Ges Inn Med 89: 1191−1194 − 15. Turner-Warwick M, Parkes WR (1970) Circulating rheumatoid and antinuclear factors in asbestos workers. Br Med J 3: 492−495 − 16. Velardocchio JM, Boutin C, Irisson M (1983) Bronchoalveolar lavage in diffuse lung diseases, comparison with transbronchial and thoracoscopic lung biopsy. Eur J Respir Dis (Suppl 126) 64: 457−458

Magnussen, H., Hartmann, V., Reuß, G. (Med. Univ.-Poliklinik Bonn)
Der Einfluß des Kalziumantagonisten Diltiazem auf das anstrengungsinduzierbare Asthma bronchiale

Einleitung

Das anstrengungsinduzierbare Asthma bronchiale kann durch die orale Gabe von Nifedipin [1, 2, 4] oder die Inhalation von Verapamil [5] abgeschwächt werden. Wir untersuchten den Kalziumantagonisten Diltiazem, dessen protektiver Effekt auf die anstrengungsinduzierbare Atemwegsobstruktion bisher nicht bekannt ist. Da der respiratorische Wärmeaustausch als ein Stimulus des anstrengungsinduzierbaren Asthma angesehen wird [3], wurden die Versuchsbedingungen sorgfältig durch die Kontrolle der inhalativen thermischen Belastung standardisiert.

Methodik

Wir untersuchten zehn Patienten mit Asthma bronchiale (5 männlich, 5 weiblich; mittleres Alter: 27,9 Jahre; Bereich 19−41), deren Symptomatologie vornehmlich durch die anstrengungsinduzierbare Komponente ihres Krankheitsbildes geprägt war. Die Patienten benötigten während der Untersuchung keine kontinuierliche Therapie.

Die Patienten erhielten 4 Std vor Versuchsbeginn 60 mg Diltiazem oder Plazebo in einer doppelblinden, randomisierten, Cross over-Anordnung. Die körperliche Belastung wurde auf einem Fahrradergometer durchgeführt, während die Probanden kalte, trockene Luft einatmeten. Die Versuchsbedingungen wurden durch die Messung des respiratorischen Wärmeaustausches kontrolliert, der sich aus der Ventilation, der Temperatur- und Wassergehaltsdifferenz zwischen der ein- und ausgeatmeten Luft ergibt. 3, 10, 15 und 30 min nach der inhalativen thermischen Provokation wurden spirometrische und ganzkörperplethysmographische Lungenfunktionsdaten gemessen und mit denjenigen Werten verglichen, die vor der körperlichen Belastung erhoben wurden.

Ergebnisse

Die Lungenfunktionsdaten vor körperlicher Belastung lagen bei allen Probanden im Bereich der Norm und zeigten keinen Unterschied an den beiden Versuchstagen. Der respiratorische Wärmeaustausch unterschied sich nach Gabe von Plazebo und Diltiazem nicht. Der Verlauf der Atemwegsobstruktion nach körperlicher Belastung, ausgedrückt durch den Atemwegswiderstand, ist in Abb. 1 wiedergegeben. Es zeigt sich, daß bis auf den Patienten Nr. 1 Plazebo im Vergleich zu Diltiazem keine Änderung des Verlaufes des Atemwegswiderstandes nach körperlicher Belastung bewirkt. Die mittlere (SD) maximale prozentuale Abnahme von $FEV_{1,0}$ nach körperlicher Belastung betrug bei Diltiazem 21,7 (17,5), nach Plazebo 24,8 (20,1), während der mittlere maximale prozentuale Anstieg des Atemwegswiderstandes 238

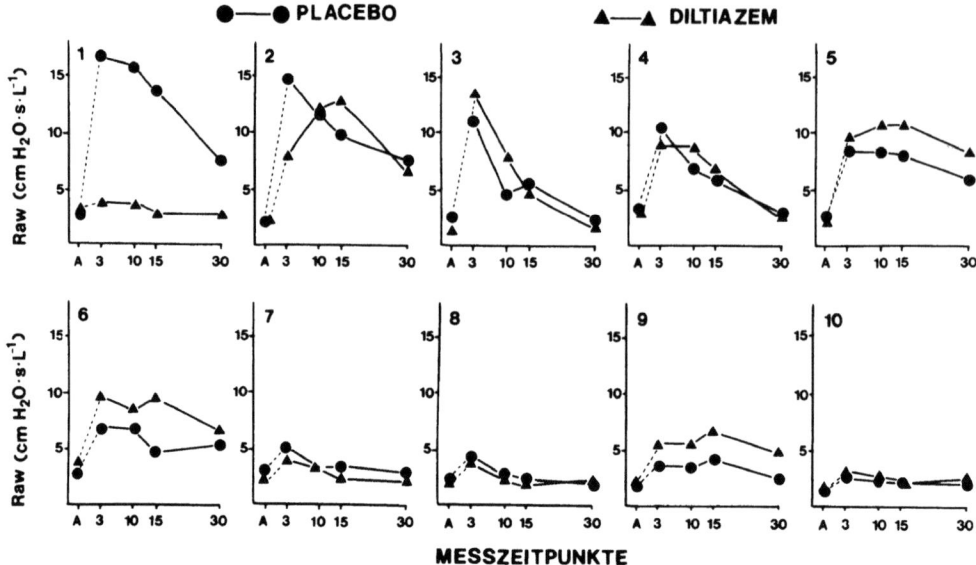

Abb. 1. Zeitlicher Verlauf des Atemwegswiderstandes nach Vorbehandlung mit Plazebo und Diltiazem für zehn Patienten mit Asthma bronchiale. A: Ausgangswert; 3, 10, 15, 30: Zeit (in Minuten), bei welcher die Lungenfunktion nach körperlicher Belastung und Einatmung kalter Luft gemessen wurde

(194) nach Diltiazem und 303 (364) nach Plazebo ausmachte. Die statistische Analyse der Daten offenbart keinen Unterschied zwischen der oralen Gabe von Diltiazem und Plazebo.

Diskussion

Patienten mit anstrengungsinduzierbarem Asthma bronchiale werden durch die orale Gabe von 60 mg Diltiazem 4 Std vor einer körperlichen Belastung im Vergleich zu Plazebo nicht geschützt. Dieses Ergebnis deckt sich nicht mit den Literaturdaten, die einen protektiven Effekt von Nifedipin beim anstrengungsinduzierbaren Asthma bronchiale zeigen konnten [1, 2].

Da wir in eigenen Untersuchungen nachweisen konnten, daß die orale Gabe von 60 mg Diltiazem bei Patienten mit überempfindlichem Bronchialsystem das Ausmaß der histamin- und carbacholinduzierten Bronchokonstriktion abschwächt, sind wir nicht der Meinung, daß der mangelnde Effekt des Diltiazem auf das anstrengungsinduzierbare Asthma bronchiale auf eine Unterdosierung dieses Präparates zurückzuführen ist. Es konnte kürzlich gezeigt werden [6], daß Verapamil beim allergischen Schaf die allergeninduzierte Bronchokonstriktion vermindert, während die histamin- und carbacholinduzierte Atemwegsreaktion nicht beeinflußt wurden. Diese Ergebnisse deuten an, daß der Effekt der Kalziumantagonisten von dem Stimulus abhängig ist, mit welchem eine Bronchokonstriktion ausgelöst wird.

Da unsere Versuchsanordnung keinen direkten Vergleich verschiedener Kalziumantagonisten vorsah, müssen weitere Untersuchungen zeigen, ob den verschiedenen Kalziumantagonisten eine differentialtherapeutische Bedeutung zukommt.

Literatur

1. Barnes PJ, Wilson NM, Brown MJ (1981) A calcium antagonist, nifedipine, modifies exercise-induced asthma. Thorax 36: 726–730 – 2. Cerrina J, Denjean A, Alexandre G, Lockhart A, Duroux P

(1981) Inhibition of exercise-induced asthma by a calcium antagonist, nifedipine. Am Rev Respir Dis 123: 156–160 – 3. Deal EC Jr, McFadden ER Jr, Ingram RH Jr, Strauss RH, Jaeger JJ (1979) Role of respiratory heat exchange in production of exercise-induced asthma. J Appl Physiol 46: 467–475 – 4. Patel KR (1981) The effect of calcium antagonist, nifedipine, in exercise-induced asthma. Clin Allergy 11: 429–432 – 5. Patel KR (1981) Calcium antagonists in exercise-induced asthma. Br Med J 282: 932 – 6. Russi EW, Marchette B, Yerger L, Abraham WM, Ahmed T (1983) Modification of allergic bronchoconstriction by a calcium antagonist: mode of action. Am Rev Respir Dis 127: 675–679

Kronenberger, H. (Abt. für Pneumologie, Zentrum der Inneren Medizin, J.-W.-Goethe-Universität Frankfurt), Bechstein, P.-B., Faßbinder, W. (Abt. für Nephrologie, Zentrum der Inneren Medizin, J.-W.-Goethe-Universität Frankfurt), Schneider, M. (Zentrum der Pathologie, J.-W.-Goethe-Universität Frankfurt), Tuengerthal, S. (Zentrum der Radiologie, J.-W.-Goethe-Universität Frankfurt), Meier-Sydow, J. (Abt. für Pneumologie, Zentrum der Inneren Medizin, J.-W.-Goethe-Universität Frankfurt), Schoeppe, W. (Abt. für Nephrologie, Zentrum der Inneren Medizin, J.-W.-Goethe-Universität Frankfurt)

Ungewöhnlicher Verlauf einer Wegenerschen Granulomatose mit primär diffuser Lungeninfiltration und Hämoptoe: Vergleichende Darstellung mit idiopathischer Lungenhämosiderose und Goodpasture-Syndrom

1. Einleitung

Eine Hämoptoe mit röntgenologisch diffuser bilateraler Lungenverschattung ist selten und kann unter anderem bei pulmonaler Lymphangioleiomyomatose, systemischen Lupus erythematodes und einem Goodpasture-Syndrom auftreten [6]. Die Wegenersche Granulomatose weist typischerweise herdförmige Lungenveränderungen auf und wird daher im allgemeinen nicht in die o.g. Differentialdiagnose einbezogen [5]. Im folgenden soll die Problematik der Diagnosesicherung bei einem atypischen Fall von Wegenerscher Granulomatose mit diffuser Lungeninfiltration dargestellt und einem Goodpasture-Syndrom sowie einer idiopathischen Lungenhämosiderose gegenübergestellt werden.

2. Kasuistik: Patient F., F.; 35 Jahre

Vorgeschichte: 6 Monate vor der Erkrankung Gelenk- und Augenschmerzen. Stationäre Aufnahme wegen Hämoptoe, Temperaturen um 38° C, dunklem Urin. *Körperliche Untersuchung:* An Rachen, Gaumen und der Wangenhaut mehrere linsengroße flache Ulzera mit gerötetem Randsaum. *Labordaten:* BSG 40/95 mm n. WG., Hb 8 g%, Leukozyten 16 000/mm^3, im Urinsediment massenhaft Erythrozyten, Erythrozytenzylinder, Leukozyten und granulierte Zylinder, Kreatinin 9,0 mg/dl, Harnstoff 154 mg/dl. Immunglobuline (IgA, IgG, IgM) und C_3-Komplementfraktion normal. *Röntgenthoraxuntersuchung (Abb. 1a):* Zum Aufnahmezeitpunkt bilaterale, in den Unterfeldern betonte, retikuläre diffuse Lungenzeichnungsvermehrung bei unauffälliger Herzkonfiguration. Ein differentialdiagnostisch erwogenes Goodpasture-Syndrom und ein systemischer Lupus erythematodes wurden serologisch ausgeschlossen. *Fiberbronchoskopie:* Endoskopisch ältere Blutspuren im Mittellappenbronchus, kein Anhalt für eine frische Blutungsquelle. *Transbronchiale Lungenbiopsie:* Frische und Residuen älterer Blutungen im Lungenparenchym. Frisches Ulkus der Bronchialschleimhaut. *Nierenbiopsie:* Schwere nekrotisierende Glomerulonephritis mit halbmondförmiger Kapselproliferation; immunhistoserologisch granuläre Ablagerungen von Immunkomplexen (IgG und C_3). *Haut-PE (Wange):* histologisch nekrotisierende Vaskulitis mit negativer

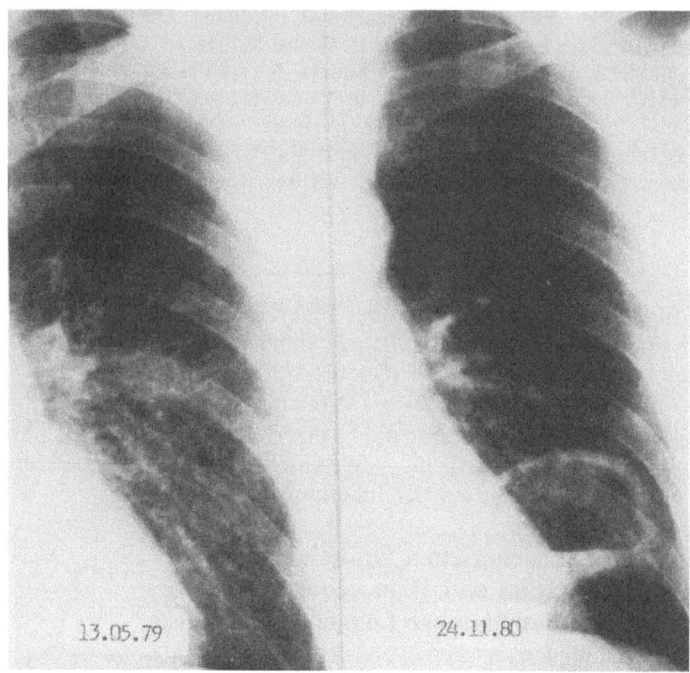

13.05.79   24.11.80

Abb. 1. Patient F. F., 35 Jahre: Wegenersche Granulomatose, *links:* bei Aufnahme diffuse Lungenzeichnungsvermehrung, *rechts:* im weiteren Verlauf Ausbildung eines Rundschattens mit zentraler Einschmelzung

Immunfluorescenz. *HNO-Untersuchung:* unauffällig. Unter hochdosierter immunsuppressiver Therapie mit Methylprednisolon, Zyklophosphamid und Plasmapheresen prompte Rückbildung der Lungeninfiltrationen; wegen weiterer Zunahme der Niereninsuffizienz Einsatz der Hämodialysebehandlung. Im weiteren Verlauf, ca. 1 Jahr später, unter niedrigdosierter Kortikosteroidmedikation vermehrt Husten und Auswurf. *Erneute Fiberbronchoskopie:* Mehrere ulzerative Schleimhautveränderungen mit unspezifischer Histologie. Im transbronchialen Lungenbioptat kein Anhalt für spezifische Entzündung oder Vaskulitis. *Erneute HNO-Untersuchung:* Granulationsartige Wucherungen in den Choanen mit histologischem Bild einer Wegnerschen Granulomatose. *Röntgenthoraxkontrolle:* Links parakardial pflaumengroße Verschattung mit zentraler Aufhellung.

Tabelle 1. Differentialdiagnose der morphologischen und immunologischen Befunde

	Serum	Lungenbiopsie		Nierenbiopsie	
		Angiitis	Immun-fluoreszens	Glomerulo-nephritis	Immun-fluoreszens
Goodpasture-Syndrom	GBM-AK*	–	+ (Linear)	+	+ (Linear)
Wegenersche Granulomatose	± ZIK**	+	± (Granulär)	+	± (Granulär)
Idiopathische pulmonale Hämosiderose	–	–	–	–	–

* Antikörper gegen die glomeruläre Basalmembran; ** Zirkulierende Immunkomplexe

3. Beurteilung

Somit zeigte dieser Patient erst 1 Jahr nach Krankheitsbeginn das Vollbild einer Wegenerschen Granulomatose mit typischem Lungenbefund (solitärem Rundherd) und ulzerativen Veränderungen im HNO-Bereich, die auch histologisch die Diagnose stützten. Als Ausdruck einer klassischen Wegenerschen Granulomatose (Liebow) waren bereits initial eine rapid progressive Immunkomplexnephritis nachgewiesen worden. Auch die kutane Vaskulitis weist auf den systemischen Charakter hin und stützt die Diagnose. Im weiteren Verlauf kam es unter höher dosierter Immunsuppression zu einer Einschmelzung und Kavernenbildung des Rundherdes (Abb. 1b). Im Bronchialsekret Reinkultur von Proteus mirabilis. Unter ergänzender antibiotischer Behandlung rasche Entfieberung und Rückbildung der Kaverne. Seither unter niedrigdosierter Kortikoiddauertherapie keine weiteren Komplikationen.

4. Differentialdiagnose

Um die differentialdiagnostischen Schwierigkeiten bei diffuser Lungenverschattung mit Hämoptoe zu verdeutlichen, sei kurz je ein Fall mit einem Goodpasture-Syndrom und einer idiopathischen Lungenhämosiderose erwähnt.

Ein Thoraxbild mit vergleichbarer Röntgenmorphologie zeigte ein 18jähriger Schüler, der plötzlich Nierenschmerzen, Dyspnoe und Hämoptoe entwickelte. Die Diagnosesicherung erfolgte durch Nierenbiopsie, die histologisch − dem ersten Fall vergleichbar − eine rapid progressive Glomerulonephritis ergab, jedoch immunhistoserologisch eine lineare Fluoreszenz im Bereich der Basalmembran der Glomerulumschlingen erbrachte. Der letztgenannte Befund ist beweisend für das Goodpasture-Syndrom. Immunsuppressive Therapie mit Nephrektomie führte zu rascher Rückbildung der Lungenverschattung.

Episoden von schwerer Dyspnoe, Hämoptysen und Lungenverschattung mit diffuser, feinfleckiger Zeichnungsvermehrung charakterisieren das Krankheitsbild einer 36jährigen Patientin, die in einem auswärtigen Krankenhaus einem dritten Rezidiv mit schwerer kardiorespiratorischer Insuffizienz erlag und uns zur Autopsie überwiesen wurde. Bemerkenswert war eine seit Jahren bekannte Eisenmangelanämie. Als Ursache der Lungenverschattung war klinisch eine Linksherzinsuffizienz oder Sarkoidose vermutet worden. Die Autopsie ergab eine diffuse Lungenfibrose mit ausgeprägter intraalveolärer und interstitieller Siderose im Sinne einer idiopathischen Lungenhämosiderose ohne Anhalt für eine Systemkrankheit.

5. Diskussion

Bei dem Patienten mit der Wegenerschen Granulomatose wurde aufgrund des pulmorenalen Syndroms eine Systemkrankheit vermutet und eine Nierenbiopsie durchgeführt. Der immunhistoserologische Befund erlaubte zwar den Ausschluß eines Goodpasture-Syndroms, eine eindeutige Diagnose konnte jedoch nicht gestellt werden. Gegen einen systemischen Lupus erythematodes sprach die Serologie, gegen eine Panarteriitis nodosa der fehlende arterielle Hochdruck und die ausgeprägte Lungenverschattung. Eine Lymphangioleiomyomatose wird nur bei Frauen im gebärfähigen Alter beobachtet. Eine idiopathische Lungenhämosiderose tritt definitionsgemäß ohne Nierenbeteiligung auf. Daher war die Diagnose einer Wegenerschen Granulomatose initial ohne typische Lungenverschattung und/oder Veränderungen im HNO-Bereich nicht zu verifizieren. Die definitive Diagnose erbrachte erst der weitere Verlauf mit Auftreten typischer Veränderungen im Respirationstrakt.

In die röntgenologische Differentialdiagnose diffuser Lungenverschattungen wird die Wegenersche Granulomatose im allgemeinen nicht einbezogen [2]. Bisher wurde nur ganz vereinzelt auf Fälle mit diffuser Lungenverschattung hingewiesen [7]. Lediglich von Stokes et al. [9] wurde autoptisch eine pulmonale Vaskulitis mit ausgedehnten Kapillarnekrosen im

Sinne einer diffusen Wegenerschen Granulomatose beschrieben. Obwohl die transbronchiale Lungenbiopsie bei unserem Patienten lediglich unspezifische Veränderungen zeigte, interpretieren wir die Lungenzeichnungsvermehrung bei diesem Fall als Ausdruck einer generalisierten Vaskulitis bei Wegenerscher Granulomatose. Nach Katzenstein und Askin [4] ist das mittels transbronchialer Biopsie gewonnene Material zu klein und daher für die pathologische Beurteilung unzureichend. Andere Ursachen der Zeichnungsvermehrung, wie eine kardial oder renal bedingte pulmonale Überwässerung, können aufgrund der klinischen, laborchemischen und röntgenologischen Befunde ausgeschlossen werden. Auch die prompte Rückbildung der Lungenverschattung unter der immunsuppressiven Therapie spricht gegen eine Flüssigkeitslunge. Obwohl schwere Lungenblutungen bei Wegenerscher Granulomatose beschrieben sind [3, 5, 7, 9], spricht der endoskopische Befund und die feinfleckig diffuse Zeichnung gegen eine profuse bronchiale Hämorrhagie. Somit basiert die Diagnose der Wegenerschen Granulomatose sowohl auf morphologischen als auch auf klinischen Kriterien.

In Tabelle 1 wurden die morphologischen und die immunologischen Befunde der hier diskutierten Erkrankungen gegenübergestellt. Während das Goodpasture-Syndrom serologisch und durch lineare Immunfluoreszenz an Lunge und Niere eindeutig erfaßbar ist, sind die immunologischen Merkmale der Wegenerschen Granulomatose vieldeutig und inkonstant. Zirkulierende Immunkomplexe sind nur bei einem Teil der Patienten nachweisbar und von fraglicher Relevanz [1]. Besteht eine Nierenbeteiligung (klassische Form n. Liebow), findet sich dort eine schwache granuläre Immunfluoreszenz. Inzwischen wurden von Shasby et al. [8] erstmals auch in der Lunge Immunkomplexablagerungen nachgewiesen. Im Gegensatz zum Goodpasture-Syndrom besteht immer eine pulmonale Angiitis [4]. Die idiopathische pulmonale Hämosiderose weist im Vergleich zu den beiden genannten Erkrankungen weder eine Angiitis noch Immunphänome auf. Sie führt jedoch aufgrund des protrahierten Verlaufes zu einer Lungenfibrose.

6. Schlußfolgerungen

Die Wegenersche Granulomatose kann sich röntgenologisch atypisch mit bilateraler diffuser Lungenverschattung manifestieren. Finden sich im HNO-Bereich keine pathognomonischen Veränderungen, so können solche Fälle durch Nieren- und/oder Lungenbiopsie mit Immunhistoserologie verifiziert werden. Die transbronchiale Lungenbiopsie ist für die histologische Diagnose unzureichend; eine offene Lungenbiopsie ist anzustreben. Ein Goodpasture-Syndrom kann serologisch durch glomeruläre Antibasalmembranantikörper oder immunhistoserologisch durch lineare Immunfluoreszenz nachgewiesen werden. Bei der idiopathischen Lungenhämosiderose ist die Diagnose nur durch Lungenbiopsie zu stellen.

Literatur

1. Dreisin RB (1981) Lung diseases associated with immune complexes. In: Daniele RP (ed) Symposium on immune complex injury of the lung. Am Rev Respir Dis 124: 748–752 – 2. Fraser RG, Pare JAP (1979) Diagnosis of diseases of the chest, vol IV. Saunders, Philadelphia London Toronto – 3. Hensley MJ, Feldman NT, Lazarus JM, Galvanek EG (1979) Diffuse pulmonary hemorrhage and rapidly progressive renal failure; an uncommon presentation of Wegener's granulomatosis. Am J Med 66: 894–898 – 4. Katzenstein ALA, Askin FB (1982) Surgical pathology of non-neoplastic lung disease. Saunders, Philadelphia London Toronto – 5. Maguire R, Fauci AS, Doppman JL, Sheldon MW (1978) Unusual radiographic features of Wegener's granulomatosis. Am J Roentgenol 130: 233–238 – 6. Morgan PGM, Turner-Warwick M (1981) Pulmonary hemosiderosis and pulmonary hemorrhage. Br J Dis Chest 75: 225–242 – 7. Schachter EN, Finkelstein FO, Bastl C, Smith GJW (1977) Diagnostic problems in pulmonary-renal syndromes. Am Rev Respir Dis 115: 155–159 – 8. Shasby DM, Schwarz MI, Forstot JZ, Theofilopoulos AN, Kassan SS (1982) Pulmonary immune complex deposition in Wegener's granulomatosis. Chest 81: 338–340 – 9. Stokes TC, McCann BG, Rees RT, Sims EH, Harrison BDW (1982) Acute fulminating intrapulmonary haemorrhage in Wegener's granulomatosis. Thorax 37: 315–316

Rheumatologie

Greif, G., Bandilla, K., Berg, D., Schimsheimer, G., Schmidt, H. (Deutsche Klinik für Diagnostik, Wiesbaden), Schicketanz, K.-H. (Institut für med. Statistik und Dokumentation, Universität Mainz)

Diagnoseprogramm zur Abklärung von Rückenschmerzen — Diskriminanzanalyse anhand von 500 Patienten

Rückenschmerzen gehören zu den häufigsten Beschwerden in der ärztlichen Praxis. Dort werden die entscheidenden Weichen für das diagnostische Vorgehen gestellt.

Das Ziel unserer Untersuchungen war die Erstellung eines einfachen und kostengünstigen Programmes, mit dem eine diagnostische Zuordnung und differentialdiagnostische Abgrenzung beim Symptom Rückenschmerzen in den meisten Fällen möglich sein sollte.

Für die systematische Untersuchung haben wir die möglichen zugrundeliegenden Erkrankungen in *fünf Gruppen* eingeteilt und pro Gruppe an jeweils 100 Patienten retrospektiv das Vorgehen bis zur endgültigen Diagnose untersucht.

Gruppe 1 umfaßt die chronisch-entzündlichen Wirbelsäulenerkrankungen wie ankylosierende Spondylitis (AS), M. Reiter, Spondylitis bei entzündlichen Darmerkrankungen, Psoriasisarthritis bzw. -spondylitis.

Der *Gruppe 2* wurden die Wurzelreizsyndrome zugeordnet.

In der *Gruppe 3* finden sich die in der Praxis am häufigsten vorkommenden mechanisch-muskulären Rückenschmerzen, degenerative Wirbelsäulenveränderungen, Fehlhaltungen oder -stellungen, Rückenmuskelinsuffizienz und Hypermobilität der Wirbelsäule.

Gruppe 4 ist ein Sammelbecken von Erkrankungen unterschiedlichster Dignität, Therapie und Prognose, aber ähnlicher Symptomatik: Maligne Erkrankungen mit Befall der Wirbelsäule (55 Patienten), M. Paget (drei Patienten) und metabolische Erkrankungen wie Osteoporose und Osteomalazie (42 Patienten).

Gruppe 5 umfaßt Rückenschmerzen als Ausdruck einer psychosomatischen Störung bzw. einer psychischen Fehlhaltung.

Nach Erfassung von detaillierter Anamnese, klinischem Befund, Laborbefunden, Röntgendiagnosen, Szintigraphie und konsiliarischen Untersuchungen wie z. B. neurologische Untersuchung, psychosomatisches Konsil erfolgten Auswertungen mittels Häufigkeits- und Diskriminanzanalysen.

Dabei wurden die Parameter selektiert, die

1. ausreichend häufig vorkamen, um repräsentative Ergebnisse erbringen zu können und

2. zu einer guten Diskriminanz der fünf Gruppen führten, d. h. hohe differentialdiagnostische Wertigkeit besitzen.

Die große Zahl aufgenommener Daten reduzierte sich damit auf ein Minimalprogramm für Anamnese, klinischen Befund, Labor und Röntgen. Die Befunde der Zusatzuntersuchungen wurden zwar für Einzelanalysen gespeichert, gingen aber sonst nicht in die Auswertung ein.

Das Ergebnis war ein Satz von 27 Parametern (17 anamnestische Angaben, acht Untersuchungsbefunde und zwei Laboruntersuchungen), mit dem eine korrekte Gruppenzuordnung in 81% zu erreichen war, d. h. 405 der 500 Patienten konnten der richtigen Diagnosegruppe zugeteilt werden.

Gesonderte Analysen zeigten, daß die Anamnese den größten Anteil an der richtigen Diagnosezuteilung hatte: 21 anamnestische Daten erbrachten bereits eine korrekte Zuordnung von 73% gesamt, besser noch für die Gruppen 1 und 4, die für uns Zielgruppen darstellten. Zum Vergleich der klinische Befund = 65% mit 15 Untersuchungsteilen und Labor = 44% mit vier Parametern. Bei den Laboruntersuchungen konnte allerdings

Tabelle 1. Parameter zur Diagnose von Gruppe 4

Gruppe 4 (korrekte Zuordnung 96%)	
Röntgendiagnose	
Bekanntes Malignom	
Bewegungs-/Erschütterungsschmerz	Metastasen
Intensiver therapierefraktärer Schmerz	Plasmozytom
Größenabnahme	Osteoporose/-malazie
Alter zum Untersuchungszeitpunkt (> 50 Jahre)	M. Paget
Knöcherne Deformierungen	Hyperparathyreoidismus
Reduzierter Allgemeinzustand	
Alkalische Phosphatase ↑	
Alpha-2-Globuline ↑	
Claudicatioähnlicher Schmerz	
Segmentale Hypästhesien (Beine)	Wurzelreiz bei Gruppe 4
ASR/PSR Pathologisch	
Arthritis (vorwiegend untere Extremität)	Gruppe 4
Psychische Auffälligkeiten	

HLA-B 27 nicht eingehen, da es nur für die Gruppen 1, 3 und 5 ausreichend oft untersucht worden war. Gesonderte Untersuchungen bestätigten die hohe Wertigkeit des Parameters für Gruppe 1.

Durch Hinzunahme der Röntgendiagnose ließ sich das Ergebnis um 2% auf 83% verbessern, wovon vor allem die Gruppen 4, 3 und 1 profitierten.

Einzelfall- und Detailanalysen bestätigten, daß die positive Röntgendiagnose bei einer großen Zahl der Fälle der Parameter mit der höchsten Signifikanz war, während bei negativem Röntgenbefund entscheidende Informationen vor allem durch die Anamnese gewonnen wurden.

Dies galt gerade für die Zielgruppen 1 und 4.

Die wichtigsten diagnostischen Parameter stellten für Gruppe 4 die Röntgendiagnose und ein aktuelles Lebensalter von mehr als 50 Jahren dar. Weitere wichtige Daten für Anamnese, klinischen Befund und Labor sind Tabelle 1 zu entnehmen.

Als Kriterien mit negativer Korrelation fanden sich Arthritis peripherer Gelenke und Zeichen einer psychischen Fehlhaltung.

Mit diesen Parametern lag die korrekte Zuordnung bei 96%.

Für die Gruppe 1 ergaben sich die beiden wichtigsten Daten aus den anamnestischen Angaben Brustkorbexpansionsschmerz und Nachtweckschmerz nach 1.00 Uhr. Weitere Variable sind in Tabelle 2 aufgelistet.

Die Röntgendiagnose stand bei der Untersuchung der Gruppe 1 an 9. Stelle in der Wertigkeit.

Signifikante Laborparameter fanden sich nicht. HLA-B 27 muß allerdings – obwohl nicht in diese Analyse eingegangen – hier aufgeführt werden.

Kriterien mit negativer Korrelation: Segmentale Hypaesthesien und Hyperflexibilität der Wirbelsäule.

Diese Variablen ermöglichten eine korrekte Gruppenzuteilung in 94%.

Aus den Ergebnissen aller Auswertungen erarbeiteten wir ein *Diagnoseprogramm für das Leitsymptom Rückenschmerzen*.

Die Anamnese wurde in Form eines Fragebogens gefaßt, der vom Patienten selbst ausgefüllt und vom Arzt in einem Gespräch mit dem Patienten validiert werden sollte. Zur klinischen Untersuchung bieten wir ein leicht zu erlernendes Befundsystem an, das mit einigen wenigen Kürzeln eine exakte und vergleichbare Dokumentation einschließlich Befundgraduierung zuläßt. Zusätzlich werden wichtige Einzelparameter auf einer Liste angeboten. Das

Tabelle 2. Pharameter zur Diagnose von Gruppe 1

Gruppe 1 (korrekte Zuordnung 94%)	
Brustkorbexpansionsschmerz	
Nachtweckschmerz (nach 1.00 Uhr)	
Iritis bekannt	
Jünger als 30 Jahre bei Symptombeginn	
Arthritis (vorwiegend untere Extremität, anatomisch)	Ankylosierende Spondylitis
Morgensteifigkeit	M. Reiter
Alter zum Untersuchungszeitpunkt (20–40 Jahre)	Arthritis/Spondylitis bei
Befund an sternum-nahen Gelenken	– Psoriasis
Brustkorbexpansion/Schober, pathologisch	– Enteropathien
Psoriasis	
Arthritis (vorwiegend untere Extremität, klinisch)	
Röntgendiagnose (HLA-B 27-positiv)	
Segementale Hypästhesien (Beine)	Gruppe 1
Hyperflexibilität	

Laborprogramm umfaßt BSG, kleines Blutbild, Eiweißelektrophorese, alkalische Phosphatase, Kalzium im Serum und gegebenenfalls HLA-B 27.

Gefordert ist weiterhin eine Röntgenaufnahme der LWS a.p. und seitlich inklusive Darstellung der Iliosakralgelenke, gegebenenfalls die Beckenübersicht.

Mit der Unterstützung von acht niedergelassenen Ärzten (Internisten, Orthopäden und Praktiker) und zwei Rheumakliniken überprüften wir die Praktikabilität des Programmes in der Praxis.

Im Kliniksbereich warf die Akzeptanz keine Probleme auf.

Schwierigkeiten ergaben sich in der Praxis, weil zumindest für den mechanisch-muskulären Rückenschmerz eine Diskrepanz zwischen Aufwand und Organisation einerseits und den diagnostischen Gewinn andererseits gesehen wurde.

Bei Problemfällen wurde das Programm allerdings vollständig genutzt und half offensichtlich in befriedigendem Umfang bei der jeweiligen Problemlösung.

Wie Gespräche mit den Kollegen ergaben, verzeichneten sie bei häufigerem Umgang mit dem Programm einen deutlichen Lerneffekt, der zu einer differenzierteren Betrachtung des Problems Rückenschmerzen führte.

In einer Feldstudie soll nun die Praktikabilität in größerem Rahmen getestet werden.

Gefördert vom *Bundesministerium für Forschung und Technologie,* Förderungskennzeichen: *DVM 651.*

Zarges, S., Dreher, R., Federlin, K. (Gießen/Bad Nauheim)
Über die Behandlung der therapieresistenten rheumatoiden Arthritis (RA) mit Methotrexat (MTX)

Manuskript nicht eingegangen

Gross, W. L., Lüdemann, G., Schmidt, K. L. (Abt. Allgemeine Innere Medizin im Zentrum Konservative Medizin I der Christian-Albrechts-Universität Kiel und Klinik für Physikalische Medizin, Balneologie und Rheumatologie der Justus-Liebig-Universität Gießen)

Verstärkte LIF-Antwort auf Klebsiella pneumoniae bei der Strümpell-Marie-Bechterewschen Erkrankung

Von allen mit HLA-Genprodukten assoziierten Erkrankungen zeigen besonders bestimmte Formen seronegativer Arthritiden (Reiter-Syndrom, reaktive Arthritiden, Arthritis psoriatica etc.) sowie Spondylitiden (ankylosierende Spondylitis ASP) – heute häufiger mit dem umstrittenen Terminus „seronegative, HLA-B27-assoziierte Spondarthritiden" markiert –, daß zur Manifestation der Erkrankung zu der genetischen Prädisposition ein exogener Auslösemechanismus erforderlich ist. Die vielfach bestätigte und außergewöhnlich starke Assoziation des Hauptrepräsentanten der o. g. Krankheitsgruppe mit dem HLA-B27 hat mittlerweile zur Eingliederung der B27-Typisierung in die sog. Rheumaserologie geführt [1]. Andererseits kommt der dem „spondarthritischen Syndrom" vorausgehenden dysenteritischen oder genitalen Infektion durch zumeist gramnegative Bakterien im allgemeinen nur bei den mehr akuten Verlaufformen (z. B. Reiter-Syndrom, reaktive Arthritiden etc.) vorrangiges diagnostisches Interesse zu; hier führen dann bakteriologische bzw. bakteriologisch-immunologische Befunde z. B. zu der Diagnose einer yersiniainduzierten reaktiven Arthritis [2]. Wenngleich aufgrund klinischer Beobachtungen vergleichbare Vorerkrankungen bei der ASP eher die Besonderheit darstellen und bakteriologische sowie bakteriologisch-serologische Untersuchungen nicht zu einheitlichen Ergebnissen geführt haben, wird in der weithin anerkannten Arbeitshypothese von einer krankheitsauslösenden Rolle von Klebsiella pneumoniae (Klebs) für die ASP ausgegangen (Übersicht: [3]).

Zunächst war von Ebringer et al. [4] über eine Partialantigengemeinschaft von HLA-B27 und Klebs berichtet worden; diese Untersuchungsergebnisse wurden später von anderen bestätigt (Übersicht: [3]). Später wurde dann über eine Häufung von Klebs im Stuhl von ASP-Patienten berichtet [4, 5], verstärkte Seroreaktionen gegenüber Klebs beschrieben [6], aber andererseits über eine mangelhafte Lymphozytenantwort im Lymphoproliferationsassay (DNA-Synthese) auf Klebs bei ASP-Patienten berichtet [7]. Nachdem wir etwa zur gleichen Zeit zeigen konnten, daß Klebsiella pneumoniae K43 als polyklonaler B-Zellaktivator (PBA) für B-Lymphozyten von gesunden Blutspendern anzusehen ist [7], stellte sich nun die Frage, inwieweit Klebs aufgrund dieser Eigenschaft geeignet ist, eine spezifische Lymphozytenantwort abzurufen. In der vorliegenden Arbeit soll daher der immundiagnostische und immunpathogenetische Wert der Lymphozytenantwort auf Klebs bei Patienten mit ASP diskutiert werden. Zu diesem Zweck wurden Untersuchungen im LIF-Assay (Zweiphasenleukozytenmigrationstest unter Agarose in der Clausen-Technik) und im Lymphozytentransformationstest (^{3}H-Thymidineinbau in proliferierende Zellen) durchgeführt; Details zu diesen Techniken sind ausführlich publiziert [8]. Als Vergleichskollektiv zu den ASP-Patienten dienten Probanden mit einer durchgemachten Klebsiellainfektion („Sensibilisierte") sowie HLA-B27-positive und -negative gesunde Blutspender. An mononukleären Zellen (MNC) gesunder Blutspender wurde zunächst mit verschiedenen Zellkomponenten von Klebsiella pneumoniae K43 (Stamm mit einer nachgewiesenen Kreuzreaktivität zu HLA-B27) ein Dosiswirkprofil ermittelt. Hierbei zeigte sich, daß inaktivierte intakte Bakterien, Zellmembranpräparationen (Klebs M) und die Kapselantigenpräparation (Klebs K) in einem weiten Dosisbereich (1–200 µg/ml) zu keiner signifikanten Lymphoproliferation (Stimulationsindex SI 3) führen, wenn die Kulturen am Tag 3 oder 5 geerntet werden. Darüber hinaus haben auch kinetische Untersuchungen (Abschluß der Kultur Tag 2 bis Tag 9) erkennen lassen, daß zu keinem Zeitpunkt eine signifikante DNA-Synthese in den Klebs-exponierten MNC-Kulturen zu dokumentieren war. Demgegenüber zeigte sich, daß intakte Bakterien, Klebs M und zu einem geringeren Ausmaß Klebs K im höheren Konzentrationsbereich (10 µg/ml) mononukleäre Zellen Gesunder zur LIF-Produktion veranlassen (Abb. 1). Wenn nun die Migrationsindizes von HLA-B27-positiven und -negativen Blutspendern miteinander verglichen werden, zeigt sich kein signifikanter

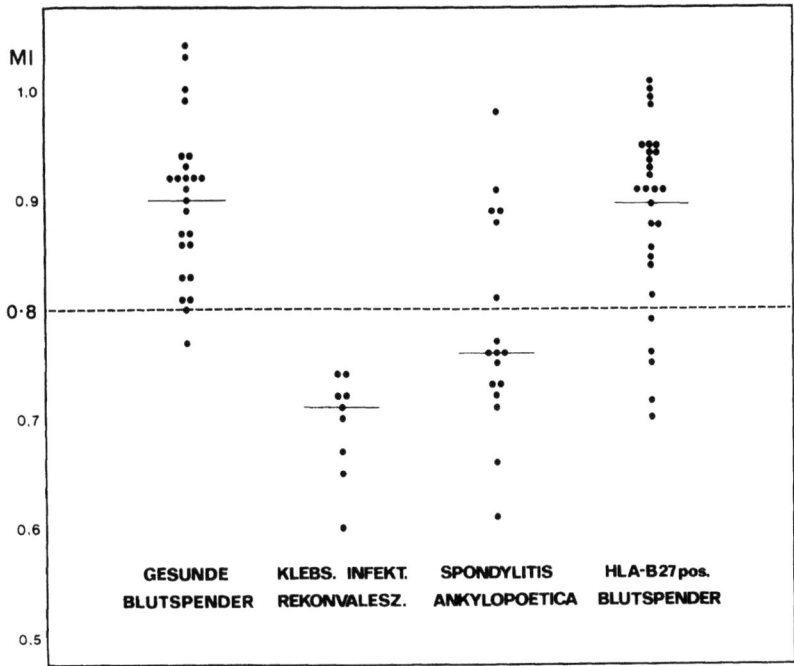

Abb. 1. Lymphozytenantwort auf Klebsiella pneumoniae K43 Zellmembranen (Klebs M: 1 µg/ml) von gesunden Blutspendern, gesunden Blutspendern mit HLA-B27, Rekonvaleszenten einer Klebsiellainfektion und Patienten mit ankylosierender Spondylitis im LIF-Assay. MI: Migrationsindex. MI $\leqq$ 0,8 entspricht signifikanter Migrationshemmung bzw. Lymphozytenantwort

Unterschied, so daß die beobachtete Lymphozytenreaktion (LIF-Produktion) auf Klebs M vermutlich nicht durch die beschriebene Kreuzreaktivität beeinflußt wird.

Demgegenüber führen die verschiedenen Zellkomponenten von Klebs (besonders: Klebs M) bei „Sensibilisierten" auch im sehr niedrigen Dosisbereich (0,1 µg Klebs M/ml) zur LIF-Bildung (Abb. 1). Diese verstärkte LIF-Antwort war über einen längeren Zeitraum reproduzierbar: fünf von neun „Sensibilisierten" konnten nach 12 Monaten nachuntersucht werden und zeigten alle weiterhin in diesem niedrigen Dosisbereich eine LIF-Produktion. Diese LIF-Produktion war somit noch zu einem Zeitpunkt nachweisbar, zu dem die Seroreaktion mit dem Kapselantigen (Nachweis der Sensibilisierung) nicht mehr nachweisbar war. Wie bei Gesunden war auch bei den Rekonvaleszenten einer Klebsiellainfektion mit den verschiedenen Zellwandpräparationen keine signifikante Lymphoproliferation zu verzeichnen.

Hiernach wurde die Lymphozytenantwort auf Klebs M bei Patienten mit einer ankylosierenden Spondylitis studiert. Während sich wiederum im Lymphozytentransformationstest in den MNC-Kulturen von ASP-Patienten nach Klebs M-Exposition keine gesteigerte DNA-Synthese erkennen ließ, kam es auch in diesem Kollektiv (wie bei den Rekonvaleszenten einer Klebsiellainfektion) im niedrigen Dosisbereich zu einer LIF-Produktion. Darüber hinaus unterscheiden sich die mittleren Migrationsindices in den verschiedenen Konzentrationsbereichen für Klebs M (0,1 und 10 µg/l) statistisch signifikant, wenn sie mit den Mittelwerten der Migrationsindizes von den parallel untersuchten gesunden Blutspendern (gepaart nach Alter und Geschlecht) verglichen wurden. Da sich zumindest andeutungsweise eine bimodale Verteilung in den Migrationsindices des ASP-Kollektivs erkennen ließ, wurde nach Korrelationen zwischen dem Ergebnis der Lymphozytenantwort und klinischen Merkmalen gesucht. Dabei zeigte sich, daß besonders ASP-Patienten mit aktiver Erkrankung eine verstärkte LIF-Produktion nach Stimulation mit Klebs M ausweisen.

Tabelle 1. Klinische Charakterisierung und Einteilung von ASP-Patienten nach Krankheitsaktivität in Gruppe A (Schmerz und Dauermedikation von nichtsteroidalen Antirheumatika) und Gruppe B (kein Schmerz und keine dauernde Pharmakotherapie)

| Pat.-Nr. | Geschlecht | Alter | | HLA-B27 | Klinische Parameter | | | Entzündungsreaktion | | Pharmakotherapie | Klebs M | | A-ScM | |
		a^1	b^2		ASP^3	SII^3	Schmerz	BSG	CRP^4		MI^5	SI^6	MI^7	SI^8
A[9]														
1	w	35	35	+	I	II	Ja	6/18	–	Diclofenac	0,73	1,4	0,74	9,3
2	w	21	23	+	III	III	Ja	43/72	–	Diclofenac	0,72	4,0	0,55	9,0
3	m	25	43	+	III	IV	Ja	9/24	–	Piroxycam	0,76	2,2	0,63	8,0
4	w	34	44	+	III	III	Ja	26/38	–	Diclofenac	0,76	1,9	0,65	4,4
5	m	14	22	+	I	III	Ja	2/6	–	Indomethacin	0,76	1,0	0,67	6,4
6	m	21	23	+	I	I	Ja	12/37	n.d.	Indomethacin, Phenylbutazon	0,77	n.d.	0,75	n.d.
7	w	20	31	–	III	II	Ja	9/25	–	Diclofenac	0,75	n.d.	0,60	n.d.
8	m	49	62	+	II	IV	Ja	52/92	+	Diclofenac	0,81	1,7	0,67	18,0
9	w	38	39	–	I	I	Ja	1/8	–	Indomethacin	0,71	4,3	0,75	21,5
10	m	57	62	+	IV	IV	Ja	49/78	+	Azetylsalizyl	0,61	1,8	0,79	20,2
B[10]														
11	m	27	34	+	IV	IV	Nein	1/24	n.d.	Keine	0,73	1,8	0,57	6,5
12	w	24	39	+	III	III	Nein	17/46	+	Keine	0,91	2,1	n.d.	17,2
13	m	26	39	+	I	III	Nein	7/18	–	Keine	0,89	0,8	0,71	6,0
14	m	46	72	–	II	II	Nein	8/19	–	Keine	0,98	n.d.	0,63	n.d.
15	m	18	31	+	III	III	Nein	13/32	–	Keine	0,66	2,6	0,60	6,4
16	m	26	42	+	I	I	Nein	3/11	–	Diclofenac[11]	0,89	3,3	0,70	27,0
17	m	18	23	+	I	III	Nein	8/25	+	Phenylbutazon[11]	0,88	0,8	0,96	7,5

1 Alter zu Beginn der Erkrankung
2 Alter zu Beginn der Studie
3 SII = Sakroileitis ASP³ = ankylosierende Spondylitis; Stadieneinteilung: [9, 10]
4 CRP = C-reaktives Protein
5 Migrationsindex mit 1 µg/ml Klebs M
6 Stimulationsindex mit 100 µg/ml Klebs M
7 Migrationsindex mit 10 µg/ml A-ScM
8 Stimulationsindex mit 100 µg/ml A-ScM
9 Gruppe mit Krankheitsaktivität nach Ebringer et al. (1978)
10 Gruppe ohne Krankheitsaktivität
11 Intermittierend

Gleichfalls zeigten Patienten mit einer erst kürzeren Krankheitsphase eine stärkere LIF-Antwort auf Klebs M (Tabelle 1). Demgegenüber war kein Einfluß von HLA-B27 auf die Lymphozytenantwort von ASP-Patienten auf Klebs M zu beobachten.

Die dargestellten Untersuchungsergebnisse zeigen, daß mit groben Zellwandkomponenten (z. B. Klebs M) Lymphozyten auch immunologisch spezifisch aktiviert werden können. Darüber hinaus bestätigen diese Ergebnisse den vermuteten Zusammenhang von Klebsiella pneumoniae und ankylosierender Spondylitis. Im Gegensatz zu den eingangs erwähnten Arbeiten findet sich aber eine verstärkte Lymphozytenreaktion.

Literatur

1. Svejgaard A, Platz P, Ryder LP (1982) HLA and disease − A survey. Immunol Rev 70: 230 − 2. Aho K (1983) Yersinia reactive arthritis. Br J Rheumatol 22: 41 − 3. Ebringer A (1983) The cross tolerance hypothesis, HLA-B27 and ankylosing spondylitis. Br J Rheumatol 22: 53 − 4. Ebringer A, Cowling P, Ngwa Suh N, James DCO, Ebringer RW (1976) Cross-reactivity between Klebsiella and B lymphocyte antigens as an aetiological factor in ankylosing spondylitis. In: Dausset I, Svejgaard A (eds) HLA and disease, vol 58. Inserm, Paris, p 27 − 5. Kuberski TT, Morse HG, Rate RG, Bonnell MD (1983) Increased recovery of klebsiella from the gastrointestinal tract of Reiter's syndrome and ankylosing spondylitis patients. Br J Rheumatol 22: 85 − 6. Trull A, Ebringer A, Panayi G, Ebringer R, James DCO (1984) HLA-B27 and the immune response to enterobacterial antigen in ankylosing spondylitis. Clin Exp Immunol 55: 74 − 7. Gross WL, Rucks A (1983) Klebsiella pneumoniae stimulate highly purified human blood B cells to mature into plaque-forming cells without prior proliferation. Clin Exp Immunol 52: 372 − 8. Gross WL, Rautmann A, Utecht B, Held H, Schlegelberger T, Lüdemann J, Kekow J (1984) Polyklonale B-Zellaktivierung: Separation und Stimulation von hochgereinigten humanen B-Lymphozyten. In: Leibold W (Hrsg) Aktuelle Methoden in der zellulären Immunologie. Verlag Chemie, Weinheim (im Druck) − 9. Nold F, Ott VR, Hentschel HD (1969) Kriterien des Behandlungserfolges bei ankylosisierender Spondylitis. Verh Dtsch Ges Rheumatol 1: 292 − 10. Ott VR, Frencl V, Schmidt KL (1979) A contribution to diagnostic criteria of ankylosing spondylitis in various stages. Scand J Rheumatol 32: 234

Holz, G., Rotzler, B., Ziegler, R. (Abt. Endokrinologie, Med. Poliklinik Heidelberg)
Vergleichende Untersuchung zur Häufigkeit der Osteodystrophia deformans Paget in zwei verschiedenen Bundesländern

1. Einleitung

Als der Londoner Chirurg Sir James Paget [4] im Jahre 1876 erstmals das später nach ihm benannte Krankheitsbild der Osteodystrophia deformans beschrieb, sprach er von einer „seltenen Knochenerkrankung". Jedoch schon im Jahre 1932 wurde durch Untersuchungen des Dresdner Pathologen Schmorl [6] die weite Verbreitung der Erkrankung belegt: er fand unter 4 614 obduzierten Personen jenseits des 40. Lebensjahres in 3% einen Pagetherd. In der gleichen Größenordnung (3,7%) liegt die 1956 in England von Collins [2] an einem kleineren Kollektiv ermittelte Inzidenz. Pygott [5] sichtete 1957 fast 10 000 Röntgenaufnahmen des Beckens und der LWS und fand in 3,5% eine Osteodystrophia deformans jenseits des 45. Lebensjahres. Der recht hohen Inzidenz der Erkrankung steht allerdings eine wesentlich geringere Morbidität gegenüber. Aufgrund obiger Untersuchungen geht man bisher von einer etwa gleichen Häufigkeit des M. Paget in England und Deutschland aus. Bemerkenswert und bislang ungeklärt ist eine deutlich erhöhte Inzidenz bis max. 8,3% in dem eng umgrenzten Gebiet von Lancashire in Großbritannien, die von Barker [1] bei Durchsicht der Röntgenbilder des Abdomens aus Krankenhäusern in 31 Städten Großbritanniens gefunden wurde. Diskutiert wird der Einfluß von Umgebungsfaktoren, eventuell ein Zusammenhang mit der großen Industrialisierung dieses Gebietes, ohne daß bisland genauere Vorstellungen über den zugrundeliegenden Mechanismus bestehen. Im Hinblick auf diese Aspekte verglichen wir die Ergebnisse einer Umfrage zur Häufigkeit des M. Paget in Baden-Württemberg bzw. im Saarland.

2. Material und Methoden

1981 wurde ein Fragebogen an praktische Ärzte, Internisten, Chirurgen und Orthopäden in Baden-Württemberg versandt, in dem nach Anzahl der bekannten Pagetfälle, deren Therapiebedürftigkeit sowie ggf. Art der Therapie gefragt wurde.

Diese Umfrage wurde 1983 mit einem etwas modifizierten Fragebogen im Saarland wiederholt, wobei dieses Bundesland wegen seiner Industrialisierung unter dem Gesichtspunkt, ob eventuell ähnliche Tendenzen wie in Großbritannien erkennbar sind, ausgewählt wurde.

3. Ergebnisse

Von 6 751 befragten Ärzten in Baden-Württemberg antworteten 1 245, wobei 325 Fälle einer Pagetmanifestation gemeldet wurden. Zum damaligen Zeitpunkt betreute unsere Arbeitsgruppe 47 Patienten mit einem M. Paget aus diesem Bundesland; 18 hiervon, d. h. knapp die Hälfte, konnten wir aus den Rückmeldungen identifizieren. Mit einigen Vorbehalten läßt sich unter Berücksichtigung der uns bekannten, aber nicht gemeldeten Pagetfälle aus der gemeldeten Anzahl von 325 Patienten auf eine Anzahl von ca. 700 bekannten Pagetfällen in Baden-Württemberg schließen [8].

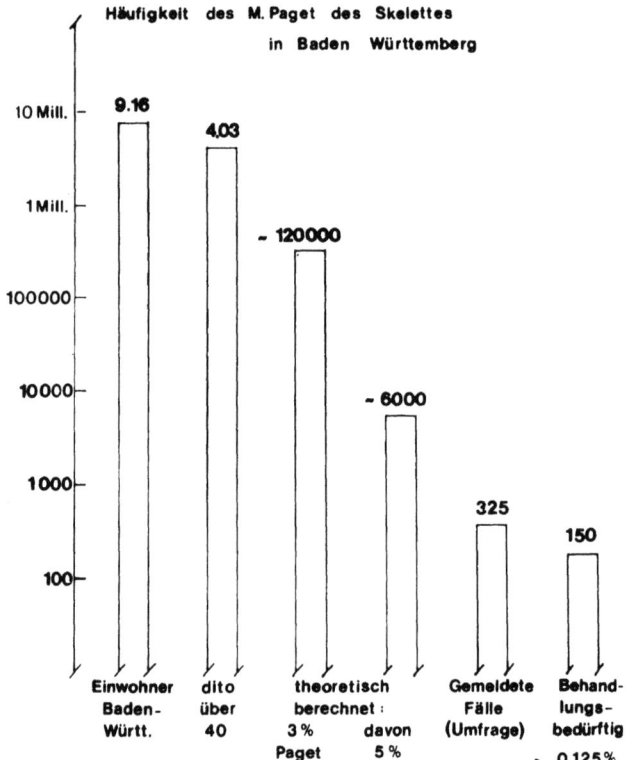

Abb. 1. Schätzung der Häufigkeit des M. Paget in Baden Württemberg im Vergleich zu den Ergebnissen der Umfrage

Angesichts einer Bevölkerungszahl von 4 Millionen Menschen jenseits des 40. Lebensjahres müßte nach Schmorl ein Pagetbefall bei 120 000 Menschen zu erwarten sein, was für eine beträchtliche Dunkelziffer sprechen würde. Bezogen auf die Bevölkerungsdichte von knapp 10 Millionen Einwohnern ergibt sich aus der Umfrage für Baden-Württemberg ein mitgeteilter Fall auf 28 000 Einwohner.

Von 690 befragten Ärzten des Saarlandes sandten 25% eine Rückantwort, meist eine Fehlanzeige. Von 21 Ärzten wurden 30 Patienten gemeldet; daraus ergibt sich bei einer Bevölkerungszahl von ca. 1 Million ein gemeldeter Fall auf 35 000 Einwohner. Damit kann die Vermutung, daß z. B. der Industrialisierungsgrad einen Einfluß auf die Pagetmorbidität hat, für das Saarland nicht bestätigt werden.

Unter Zugrundelegung der von Schmorl gefundenen Häufigkeit des M. Paget wäre im Saarland bei 12 000 Menschen eine Osteodystrophia deformans zu erwarten (3% der etwa 400 000 Einwohner jenseits des 40. Lebensjahres); demgegenüber stehen 30 gemeldete Patienten.

Die Analyse der befallenen Skelettanteile ergab bei den Patienten beider Bundesländer – in Übereinstimmung mit dem an einem größeren Kollektiv erstellten Befallsmuster – eine Bevorzugung des Beckens, dann der Femora, des Schädels und Tibia; einschränkend muß jedoch darauf hingewiesen werden, daß auswärts sicherlich nicht alle Patienten zur Aufdeckung klinisch stummer Herde szintigrafiert wurden.

Abschließend soll noch auf den Aspekt der Therapiebedürftigkeit eingegangen werden. Nach Woodhouse [7] wird für England in etwa 5% der Fälle eines Pagetherdes eine Behandlungsnotwendigkeit gesehen. In Baden-Württemberg wurden bei der Umfrage von 325 gemeldeten Patienten 150 als therapiebedürftig eingeschätzt, das entspricht 0,125% der theoretisch berechneten 120 000 Pagetträger.

Im Saarland wäre unter Zugrundelegung der englischen Zahlen bei theoretisch berechneten 12 000 Pagetfällen in 5%, d. h. bei 600 eine Therapiebedürftigkeit anzunehmen. Dem stehen 30 gemeldete Fälle bzw. 22 als behandlungsbedürftig eingestufte Patienten gegenüber.

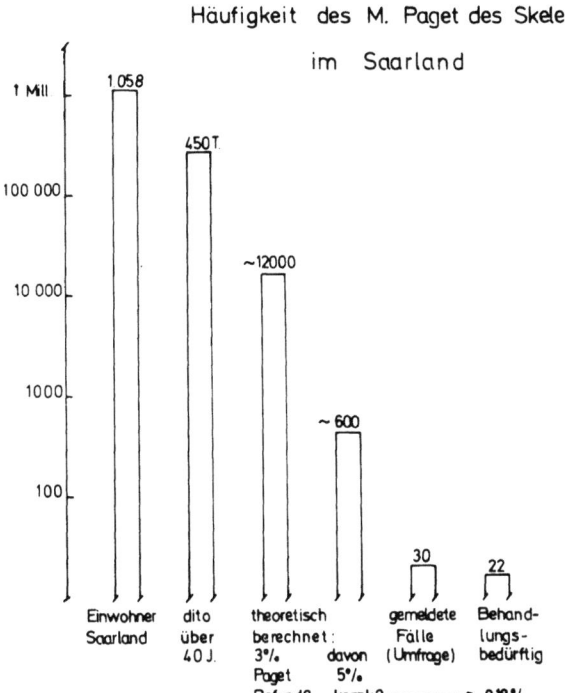

Häufigkeit des M. Paget des Skelettes im Saarland

Abb. 2. Schätzung der Häufigkeit des M. Paget im Saarland im Vergleich zu den Ergebnissen der Umfrage

1143

4. Diskussion

Es ergibt sich somit eine Kluft von ein bis zwei Zehnerpotenzen bezüglich Häufigkeit und Behandlungsbedürftigkeit zwischen den von uns befragten Bundesländern und den aus Großbritannien bekannten Zahlen. Selbst wenn man berücksichtigt, daß sicherlich nicht alle Fälle uns gemeldet wurden, daß darüber hinaus eine Ausweitung des Labor-Screenings und auch eine erhöhte Aufmerksamkeit der Ärzte gegenüber diesem Krankheitsbild die Anzahl der Fälle in Zukunft noch anheben wird, erscheint es doch sehr fraglich, ob die weit höheren britischen Zahlen erreicht werden. In diesem Zusammenhang ist die Untersuchung von Detheridge [3] interessant, der in analoger Weise wie Barker [1] Röntgenbilder in einer deutschen Großstadt (Essen) überprüfte und nur in 1,3% einen Pagetherd fand. Es kann also eine deutliche Diskrepanz der Zahlen bezüglich Inzidenz und Morbidität des Paget zwischen den britischen Untersuchungen und unserer Erhebung konstatiert werden. Als möglicher Grund wäre denkbar, daß die von Schmorl vor ca. 50 Jahren festgestellte Häufigkeit heute nicht mehr zutrifft; aktuelle vergleichbare autoptische Untersuchungen gibt es bislang nicht. Nicht auszuschließen ist auch, daß die von Schmorl ermittelten Zahlen zwar weiterhin zutreffen, die Morbidität des Leidens aber geringer ist als in England.

Literatur

1. Barker DJP, Chamberlain AT, Guyer PB, Gardener MJ (1980) Paget's disease of bone. The Lancashire focus. Br Med J 1: 1105−1107 − 2. Collins DH (1956) Paget's disease of bone. Incidence and subclinical forms. Lancet 2: 1−57 − 3. Detheridge FM, Guyer PB, Barker DJP (1982) European distribution of Paget's disease of bone. Br Med J 285: 1005−1008 − 4. Paget J (1877) On a form of chronic inflammation of bones (Osteitis deformans). Med-Chir Transactions 60: 37−63 − 5. Pygott F (1957) Paget's disease of bone. The radiological incidence. Lancet 1: 1170−1171 − 6. Schmorl G (1932) Über Osteitis deformans Paget. Virchows Arch [Pathol Anat] 283: 694−751 − 7. Woodhouse NJJ (1977) Historical and epidemiological aspects of Paget's disease. In: MacIntyre (ed) Human calcitonin and Paget's disease. Huber, Bern Stuttgart Wien, p 50 − 8. Ziegler R (1982) EHDP − Ein neues therapeutisches Prinzip bei Osteopathien und Calciumstoffwechselstörungen. Einführung zur Thematik. In: Ziegler R (Hrsg) EHDP. Ein neues therapeutisches Prinzip bei Osteopathien und Calciumstoffwechselstörungen. Urban und Schwarzenberg, München Wien Baltimore, S 1

Sprandel, U., Kremer, H. (Med. Poliklinik der Universität München), Wallnöfer, K., Weber, F. (München), Schattenkirchner, M. (Med. Poliklinik der Universität München)
NMR-Tomographie der Gelenke

Die NMR-Tomographie ist ein neues, sich rasch entwickelndes, bildgebendes Verfahren, das völlig neue Dimensionen für die Diagnostik zu eröffnen scheint. Als Möglichkeiten der Methode gelten gute Gewebedifferenzierungen [1, 2]. Die zweidimensionale Abbildung kann dabei in allen Schnittebenen des Körpers ohne störenden Einfluß knöcherner Strukturen erfolgen. Durch unterschiedliche Aufnahmesequenzen kann man zwischen Bildern mit hoher anatomischer Auflösung, oder hohem Kontrast zwischen normalen und pathologischen Gewebe wählen. Dies wird aus der Entstehung des Kernspinresonanzsignals und ihren Grundlagen klar. Bestimmte Atomkerne, wie Wasserstoff, rotieren wie ein Kreisel um ihre eigene Achse und bauen dadurch ein Magnetfeld auf. In einem Magnetfeld kommt es nach Abschalten des Wechselfeldes zu einem Kernresonanzsignal, das von einer Empfangsspule aufgefangen und computergesteuert auf einem Monitor abgebildet wird. Das kernspintomographische Bild wird dabei von verschiedenen Faktoren bestimmt. So ist die Signalstärke proportional der Protonendichte. Die weitere Differenzierung erfolgt durch die magnetische Relaxation, d. h., die Wiederausrichtung der Protonen im Magnetfeld, nachdem sie durch den

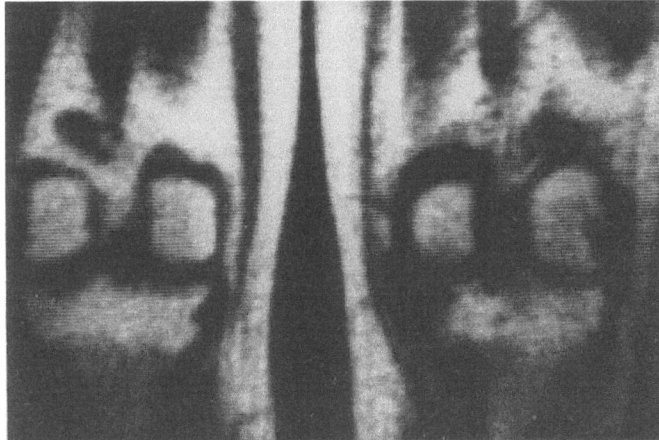

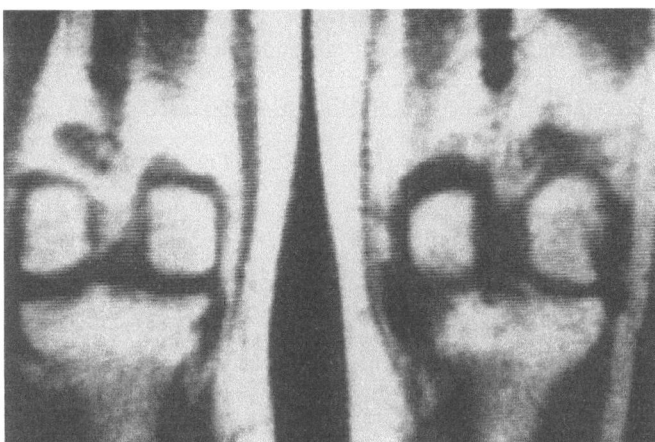

Abb. 1 und 2. NMR-Tomographie eines normalen Kniegelenks (linke Bildhälfte) und eines Kniegelenkergusses (rechte Bildhälfte), aufgenommen in koronarer Schnittebene. Die Abb. 1 zeigt die Aufnahmesequenz des Inversion recovery (1 400/400) – die Abb. 2 wurde mit der Pulssequenz des Spinecho (1 120/60) mit einem NMR-Tomographen (Picker, 0,15 Tesla) aufgenommen

elektromagnetischen Hochfrequenzimpuls aus ihrem Ruhezustand abgelenkt worden sind. Die Relaxationszeit T_1 wird mit der Pulssequenz des Inversion recovery erfaßt. Die Relaxationszeit T_2 wird durch die Pulssequenz des Spinechos erfaßt. Alle Gewebe besitzen typische Relaxationszeiten, die in einem gewissen Streubereich schwanken. Die intensivsten kernspintomographischen Untersuchungen betreffen den Schädel [3, 4]. Da bislang keine systematischen Untersuchungen über Gelenke vorliegen, haben wir normale Gelenke und solche mit verschiedenen entzündlichen Erkrankungen untersucht.

Es wurden daher 24 Patienten mit überwiegend entzündlichen Gelenkerkrankungen untersucht. Die Untersuchungen erfolgten mit einem supraleitendem NMR-Tomographiegerät der Firma Picker mit einer Feldstärke von 0,15 Tesla. Je nach Gelenkart wurden Einzel- bzw. Mehrschichtaufnahmen in drei verschiedenen Schnittebenen durchgeführt. In einer Vorstudie wurde der Einfluß unterschiedlicher Pulssequenzen auf die Bildeigenschaft untersucht. Auf der Grundlage dieser Untersuchungen kamen die Pulssequenzen des Inversion recovery mit einem t von 400 ms sowie jeweils eine kurze Spinechosequenz mit 10 oder 20 ms und eine lange Spinechosequenz mit 60 oder 80 ms zum Einsatz. Die Wiederholungszeit T_R betrug für Einzelschichtaufnahmen 1 000 ms und für Multischichtaufnahmen 2 000 bzw. 3 000 ms.

Die NMR-Tomographie erlaubte mit allen Pulssequenzen eine klare anatomisch-topographische Differenzierung. Die beste anatomische Auflösung war mit kurzen Spinechosequenzen und über die Protonendichte (FID) zu erzielen. Inversion recovery (1 400/400) zeigte bei guter Auflösung in der Regel hohe Kontrastunterschiede zwischen normalen und pathologischen Regionen. Dies trifft vor allem für Ergüsse zu. Der höchste Kontrast zwischen gesunden und pathologischen Geweben war mit langen Spinechosequenzen zu erzielen. Die anatomische Auflösung leidet jedoch beträchtlich bei Anwendung langer Spinechosequenzen.

Als vorteilhaft erwies sich die Möglichkeit, sämtliche Gelenke in beliebigen Schnittebenen, Projektionen, Vergrößerungen und Grauwertintensitäten darzustellen, ohne den Patienten umlagern zu müssen. Probleme bereiteten dagegen die langen Untersuchungszeiten. Gelenkentzündungen stellten sich dunkel bei Inversion recovery und hell bei langem Spinecho dar, d. h. es bestand eine deutliche Verlängerung der T_1- und T_2-Werte. Gelenksergüsse stellten sich schwarz im Inversion recovery-Verfahren und im Spinechoverfahren mit langer und kurzer Auslösezeit ebenfalls schwarz dar. Gelenksergüsse besitzen daher langes T_1 und extrem kurzes T_2. Die Kombination beider Untersuchungssequenzen erlaubt die Unterscheidung zwischen normalen Gelenksverhältnissen, Entzündung und Erguß. In einigen Fällen mit beginnenden entzündlichen Gelenkserkrankungen waren bereits Veränderungen im NMR festzustellen, ohne daß mit anderen bildgebenden Verfahren, wie Röntgen und CT typische Veränderungen erkennbar waren.

Größere Untersuchungszahlen, sorgfältiger Vergleich mit anderen bildgebenden Verfahren und Korrelation zu klinischen, laborchemischen und histologischen Befunden sind jedoch erforderlich, um den Stellenwert dieses neuen Untersuchungsverfahrens für die Rheumatologie zu beurteilen.

Literatur

1. Pykett I (1982) NMR imaging in medicine. Sci Am 246: 78 − 2. Kaufman L, Crooks L, Margulis AR (eds) (1981) Nuclear magnetic resonance imaging in medizine. Igaku-Shoin, New York − 3. Bydder GM, Steiner RE, Young IR et al. (1982) Clinical NMR imaging of the brain: 140 cases. AJNR 3: 459 − 4. Brant-Zawadzki M, Davis PL, Crooks LE et al. (1983) NMR demonstration of cerebral abnormalities: Comparison with CT. AJNR 4: 117

Stoffwechsel I

Diehm, C., Gnasso, A., Schettler, G., Augustin, J. (Med. Univ.-Klinik Heidelberg)
Effekte eines Ausdauertrainings auf Lipoproteine und Apoproteine bei Patienten mit Claudicatio intermittens

Einleitung

Querschnittsuntersuchungen zeigen, daß bei Patienten mit peripherer arterieller Verschluß-krankheit (PAVK) häufiger Fettstoffwechselstörungen vorkommen als bei gesunden Kontrollpersonen [1, 2]. Zahlreiche Untersuchungen beschäftigen sich mit den Effekten eines körperlichen Trainings auf die Lipide und Lipoproteine [7]. Bislang ist nicht klar, ob die Veränderungen des Lipid- und Lipoproteinstoffwechsels Folge der relativen körperlichen Immobilisation bei Claudicatio intermittens-Patienten sind. Wir untersuchten deshalb, ob sich die ungünstigen Lipidveränderungen bei diesen Patienten durch ein Ausdauertraining beeinflussen lassen.

Patienten und Methoden

15 männliche Patienten (mittleres Alter 55,3 Jahre) mit PAVK im Stadium II nach Fontaine (angiographisch gesicherte Becken- und Oberschenkelarterienverschlüsse) wurden 2 Monate lang täglich 3−4 Std in einer Gruppe trainiert. Durch ein spezielles Fahrradergometertraining mit Einsatz der Muskulatur des Oberkörpers sollte trotz der sonst limitierten Claudicatio eine Steigerung der kardiopulmonalen Leistungsfähigkeit erreicht werden.

Vor Trainingsbeginn, nach zweimonatigem Training sowie nach einer dreimonatigen Trainingspause wurden folgende Parameter des Fettstoffwechsels untersucht:
Triglyzeride und Cholesterin (Bestimmungen nach den von Eggstein [4] und Röschlan [6] beschriebenen Methoden).
VLDL-, IDL-, LDL-, HDL-Lipoproteinfraktionen. (Die Auftrennung der Lipoproteinfraktionen erfolgte in einer Beckmann L8-70-Ultrazentrifuge.)
Apoproteine A-I, A-II, B und C (nach der von Haberbosch beschriebenen Methode [5]).

Ergebnisse

Während und nach der Trainingsphase blieb das Körpergewicht der Patienten nahezu konstant (Tabelle 1). Auch die Zusammensetzung der Nahrung und die Gesamtkalorienzahl blieb unverändert (Tabelle 1). Die maximale Gehstrecke der Claudicatio intermittens-Patienten nahm von initial 140 m auf 290 m nach Trainingsende zu, verringerte sich dann aber wieder auf 231 m (Tabelle 1).

Alle Patienten konnten ihre Leistungsfähigkeit steigern. Als Ausdruck der erreichten kardiopulmonalen Trainingseffekte fielen Herzfrequenz, systolischer Blutdruck und Laktatproduktion bei maximal möglicher Belastung ab (Tabelle 2).

Die Plasmatriglyzeride (TG) konnten durch das Training von 180,67 auf 152,47 mg% (= −16%) gesenkt werden. Sie stiegen aber dann in der trainingsfreien Zeit wieder über das Ausgangsniveau an (Tabelle 3).

In der VLDL-TG- und IDL-TG-Fraktion zeigten sich analoge Verläufe. Dagegen wiesen die LDL-TG im Gesamtkollektiv einen signifikanten Anstieg während des Trainings auf (Tabelle 3). Bei den HDL_2-TG und HDL_3-TG kam es während des Trainings zu einem signifikanten Anstieg (Tabelle 3).

Tabelle 1. Körpergewicht, Broca-Index, Gesamtkalorienaufnahme sowie maximale Gehstrecke auf dem Laufband (3,5 km/Std/10% Steigung) vor Trainingsbeginn, nach zweimonatigem Training und nach dreimonatiger Trainingspause (Medianwerte) ($n = 15$)

	Vor Trainingsbeginn	Nach 2 Monaten Training	Nach 3 Monaten Trainingspause
Körpergewicht (kg)	77	75	73,7
Broca-Index (%)	105	105	104
Gesamtkalorienaufnahme	2 377	2 175	2 449
Maximale Gehstrecke (m)	140	290	231

Tabelle 2. Maximal erbrachte Leistung auf dem Fahrradergometer und des dabei gemessenen Herzschlages, systolischen Blutdrucks und des Laktatanstiegs (Medianwerte) ($n = 15$)

	Max. Belastung (Watt)	Herz-frequenz (Schläge/min)	Systolischer Blutdruck (mm Hg)	Laktat-anstieg (mmol/l)
Vor Training	75	125	160	1,84
Nach 2 Monaten Training	125	120	150	0,79
3 Monate und Training	75	117	145	0,90

Tabelle 3. Lipide und Lipoproteine (in mg%) vor Training (A), nach 8 Wochen Training (B) sowie nach einer dreimonatigen Trainingspause (C) bei Patienten mit PAVK ($n = 15$). x ± SD

	A	B	C
Plasma-TG	180,67 ± 80,12	152,47 ± 78,54	224,24 ± 185,09
		$\longleftrightarrow$ $p \leq 0{,}02$	
VLDL-TG	120,40 ± 72,40	92,40 ± 67,83	155,07 ± 163,69
		$\longleftrightarrow$ $p \leq 0{,}02$	
IDL-TG	15,47 ± 7,58	9,60 ± 4,00	12,93 ± 7,80
		$\longleftrightarrow$ $p \leq 0{,}01$	$\longleftrightarrow$ $p \leq 0{,}01$
LDL-TG	20,07 ± 8,46	23,60 ± 6,24	24,40 ± 4,69
		$\longleftrightarrow$ $p \leq 0{,}10$	
		$\longleftrightarrow$ $p \leq 0{,}05$	
HDL$_2$-TG	3,47 ± 1,46	4,87 ± 1,19	5,47 ± 2,47
		$\longleftrightarrow$ $p \leq 0{,}01$	
		$\longleftrightarrow$ $p \leq 0{,}01$	
HDL$_3$-TG	6,93 ± 2,25	7,73 ± 1,33	8,00 ± 3,07
		n.s.	

Tabelle 4. Lipide und Lipoproteine (in mg%) vor Training (A), nach zweimonatigem Training (B) sowie nach dreimonatiger Trainingspause (C) bei Patienten mit PAVK ($n = 15$). x ± SD

	A	B	C
Plasma-CH	233,60 ± 48,82	227,60 ± 31,12 n.s.	221,88 ± 40,81
VLDL-CH	25,33 ± 14,56	19,87 ± 14,29	34,00 ± 34,42
		← $p \leq 0,10$ →	
IDL-CH	9,73 ± 5,51	7,67 ± 3,72 n.s.	8,60 ± 6,06
LDL-CH	142,13 ± 35,79	135,87 ± 21,77 n.s.	124,40 ± 26,80
HDL$_2$-CH	9,53 ± 4,24	12,47 ± 4,47	11,53 ± 5,85
	← $p \leq 0,02$ →		
		$p \leq 0,05$	
HDL$_3$-CH	22,80 ± 6,09	25,80 ± 5,77	20,77 ± 6,92
	← $p \leq 0,01$ →	← $p \leq 0,01$ →	
HDL-CH (gesamt)	32,26 ± 8,68	38,26 ± 8,20	32,06 ± 8,72
	← $p \leq 0,01$ →	← $p \leq 0,01$ →	

Die Plasmacholesterinkonzentration (CH) verminderte sich im Gesamtkollektiv während des Trainings nicht signifikant (Tabelle 4). Bei den Hyperlipoproteinämikern unter den Claudicatio-Patienten nahm die Cholesterinkonzentration allerdings um 13% ab.

Die VLDL-CH- und die IDL-CH-Fraktion nahm während des Trainings ab (Tabelle 4). Das LDL-CH, das den größten Anteil des CH ausmacht, verringerte sich während des Trainings bei den hyperlipämischen Patienten von 167,2 auf 138,4 mg% (= −17%).

Das HLD$_2$-CH und das HDL$_3$-CH nahm während des Trainings signifikant zu (Tabelle 4).

Die Apoproteine verhielten sich analog der Lipoproteinfraktionen, in denen sie anteilsmäßig am stärksten vertreten sind. Es fand sich ein signifikanter Anstieg der Apoprotein A-I- und der Apoprotein A-II-Konzentrationen (Tabelle 5).

Diskussion

Auch bei bewegungseingeschränkten Claudicatio-Patienten lassen sich durch ein Ausdauertraining Triglyzeride signifikant senken. Bei Patienten mit deutlich erhöhten initialen Triglyzeridspiegeln war die Senkung noch ausgeprägter. Während sich das Cholesterin im Gesamtkollektiv nur unwesentlich verminderte, kam es in der Gruppe der Hyperlipoproteinämikern zu einer deutlicheren Senkung. Die Verminderung des LDL-Cholesterins bei den hyperlipoproteinämischen PAVK-Patienten ist klinisch von Interesse, weil dem LDL-Cholesterin auch bei der Entstehung der peripheren arteriellen Verschlußkrankheit eine atherogene Bedeutung beigemessen wird [2]. Eindrucksvoll ist die Erhöhung der HDL$_2$-Cholesterinfraktion um 31% während des Trainings. Das HDL$_2$ gilt als die antiatherogene Subfraktion des HDL-Cholesterins.

Das Apoprotein A-I und A-II stieg ebenfalls signifikant an.

Insgesamt ähneln die beobachteten Effekte eines körperlichen Trainings auf den Fettstoffwechsel denen, die auch bei Normalpersonen beobachtet werden [7]. Körperliches Training kann somit bei Patienten den Lipidstoffwechsel normalisieren und damit möglicherweise die Langzeitprognose dieser atherosklerotischen Gefäßkrankheit verbessern. Daß die Hyperlipoproteinämie für die Pathogenese der PAVK eine wesentliche Rolle spielt, wird auch durch eine aktuelle Interventionsstudie unterstützt: Duffield und Lewis konnten durch angiographische Vergleichsuntersuchungen zeigen, daß durch eine diätetische und medikamentöse Senkung des Cholesterins um 25% und des LDL-Cholesterins um 28% sowie der Triglyzeride um 45% bei Claudicatio intermittens-Patienten die Progression der Atherosklerose im femoro-poplitealen Bereich im Vergleich zu nichtbehandelten Patienten aufgehalten werden kann [3].

Zusammenfassung

Patienten mit peripheren arteriellen Durchblutungsstörungen haben häufiger Fettstoffwechselstörungen als Kontrollpersonen. Die vorliegenden Untersuchungen zeigen, daß ein spezielles Ausdauertraining auch bei Claudicatio intermittens-Patienten zu einer günstigen Beeinflussung des Fettstoffwechsels führt. Der veränderte Lipidstoffwechsel dürfte durch die zwangsweise relative körperliche Immobilisierung der Claudicatio-Patienten mitbedingt sein. Neben den vorteilhaften Effekten auf die klinischen und hämodynamischen Parameter beeinflußt die Bewegungstherapie somit möglicherweise auch die Progression der Atherosklerose bei Patienten mit peripherer arterieller Verschlußkrankheit.

Literatur

1. Bradby GVH, Valente AJ, Walton KW (1978) Serum high density lipoproteins in peripheral vascular disease. Lancet 2: 1271 − 2. Diehm C, Müller-Bühl U, Mörl H, Heuck CC, Janssen EJ, Schettler G (1984) Serumlipide und Lipoproteine bei Patienten mit peripherer arterieller Verschlußkrankheit. In: Mahler F, Nachbur B (Hrsg) Zerebrale Ischämie. Huber, Bern Stuttgart Wien, S 325 − 3. Duffield RGM, Lewis B (1983) Treatment of hyperlipidemia retards progression of symptomatic femoral atherosclerosis. Lancet 2: 639−641 − 4. Eggstein M, Kreuz FH (1966) Eine neue Bestimmung der Neutralfette im Blutserum und Gewebe. Klin Wochenschr 44: 262−267 − 5. Haberbosch W, Poli A, Marx A, Augustin J (1982) Quantifizierung von Apoproteinen − Klinische Bedeutung. Inn Med 9: 9−103 − 6. Röschlan P, Berut E, Gruber W (1975) 9th Int. Congr. on Clin. Chemistry, Toronto. Abstr. No. 1 − 7. Wood PO, Haskell W, Klein H, Lewis S, Stern MP, Farouahr JW (1976) The distribution of plasma lipoproteins in middle-aged male runners. Metabolism 25: 1249

Cremer, P. (Abt. Klin. Chemie, Zentrum Innere Medizin, Universität Göttingen), Wieland, H., Kreuzer, H. (Abt. für Kardiologie und Pulmonologie, Zentrum Innere Medizin, Universität Göttingen), Seidel, D. (Abt. Klin. Chemie, Zentrum Innere Medizin, Universität Göttingen)

Lipide, Lipoproteine und Apoproteine:
Beeinflussung durch Medikation mit β-Rezeptorenblockern

Die Frage, inwieweit β-Rezeptorenblocker atherogene Veränderungen im Lipoproteinmuster induzieren und ihre Anwendung unter diesem Aspekt eingeschränkt werden sollte, wird derzeit kontrovers diskutiert [1, 2]. In unserer Studie verglichen wir Lipid-, Lipoprotein- und Apoproteinwerte bei Koronarangiographierten mit und ohne β-Blockerbehandlung, da bei diesen Patienten ein relativ einheitliches klinisches Bild bestand, besonders verläßliche

Angaben über frühere und aktuelle Medikation sowie ausführliche anamnestische Angaben erhältlich und umfassende Laboruntersuchungen einschl. differenzierter Fettstoffwechseldiagnostik möglich waren. Um den Koronarbefund als zusätzliche Variable auszuschließen, wurden alle Auswertungen für angiographisch Koronarkranke und -gesunde getrennt durchgeführt.

In die Studie einbezogen wurden 576 koronarangiographierte Männer der Altersgruppe 40–60 Jahre. Von den 338 Koronarkranken waren 186 seit mindestens 3 Monaten nicht mehr mit β-Rezeptorenblockern behandelt worden, 93 erhielten seit mindestens 3 Monaten den kardiounspezifischen, mit intrinsischer sympathomimetischer Aktivität (ISA) ausgestatteten β-Blocker Pindolol (Visken), 59 das kardioselektive, nicht über ISA verfügende Präparat Metoprolol (Beloc). Unter den 238 Koronargesunden waren 145 Unbehandelte, 61 Pindolol- und 32 Metoprololtherapierte.

Metroprolol- und Pindololbehandelte sowie unbehandelte Kontrollen waren bezüglich Alter, relativem Körpergewicht, Rauch- und Alkoholgewohnheiten sowie Medikation mit Diuretika gut vergleichbar (Tabelle 1). Um einheitlichere Kollektive zu erhalten, waren dabei nur Personen in die Studie aufgenommen worden, die entweder keine oder Thiaziddiuretika erhielten. Behandlung mit anderen diuretischen Präparaten führte zum Ausschluß aus der Studie, ebenso klinisch manifeste Begleiterkrankungen von Leber, Niere, Gallenblase, Schilddrüse, Nebenniere sowie Diabetes mellitus und Hyperurikämie.

Die Lipide wurden enzymatisch (Boehringer, Mannheim), die Lipoproteine mittels quantitativer Lipoproteinelektrophorese (Immuno GmbH, Heidelberg) und Präzipitationsverfahren (Boehringer, Mannheim; Merck, Darmstadt) gemessen. Apo B und Apo A-I wurden mittels Rate-Nephelometrie [3, 4] quantifiziert.

Beziehungen zwischen β-Blockermedikation und den einzelnen Lipoproteinparametern sind in Tabelle 2 am Beispiel der Koronarkranken aufgezeigt. Bei den Koronargesunden ließen sich exakt dieselben Trends herausarbeiten, doch waren sie in bezug auf Gesamt- und β-Cholesterin sowie Apo B geringer ausgeprägt, möglicherweise als Folge der erheblich niedrigeren Ausgangswerte im koronargesunden Teilkollektiv (im Gegensatz zu den in Tabelle 1 angegebenen Mittelwerten für Koronarkranke lagen die Durchschnittswerte bei Koronargesunden für Gesamtcholesterin um 215, für β-Cholesterin um 150 und für Apo B um 115 mg/dl).

Anhand der Daten in Tabelle 1 wird deutlich, daß beide β-Blocker, besonders aber Metoprolol, die eigentlich atherogenen Parameter (β-Cholesterin und Apo B) eher günstig

Tabelle 1. Vergleichbarkeit von Metoprolol- und Pindololbehandelten sowie Kontrollpersonen in bezug auf Alter, relatives Körpergewicht, Rauch- und Alkoholgewohnheiten sowie Diuretikamedikation

Patienten	Alter $\bar{x} \pm S$ (Jahre)	Relatives Körpergewicht $\bar{x} \pm S$ (%)[a]	Anteil Raucher (%)	Alkoholkonsum			Diuretika- medikation (%)
				Nie (%)	1–4mal pro Woche (%)	Regel- mäßig (%)	
Metoprolol- behandelte ($n = 91$)	46,1 ± 4,1	108,7 ± 14,4	62	13	33	54	23
Pindolol- behandelte ($n = 154$)	46,3 ± 4,4	108,2 ± 12,9	64	13	33	54	25
Kontrollen ($n = 331$)	45,4 ± 5,2	107,2 ± 11,4	63	13	34	53	25

[a] Bezogen auf Normalgewicht (= 100%) nach Broca

Tabelle 2. Einfluß von β-Rezeptorenblockern auf Fettstoffwechselparameter und Lipoproteinmuster bei angiographisch Koronarkranken

Patienten	Chol $\bar{x} \pm S$ (mg/dl)	TG $\bar{x} \pm S$ (mg/dl)	β-Chol $\bar{x} \pm S$ (mg/dl)	p-β-Chol $\bar{x} \pm S$ (mg/dl)	α-Chol $\bar{x} \pm S$ (mg/dl)
Metoprololbehandelte (M) ($n = 59$)	247 ± 62	229 ± 198	167 ± 55	39 ± 31	41 ± 13
Pindololbehandelte (P) ($n = 93$)	245 ± 45	190 ± 88	179 ± 35	27 ± 14	39 ± 14
Kontrollen (K) ($n = 186$)	264 ± 64	269 ± 211	193 ± 55	30 ± 28	41 ± 11
M vs. P: p <	n.s.	0,01	n.s.	0,001	n.s.
M vs. K: p <	n.s.	n.s.	0,001	0,05	n.s.
P vs. K: p <	0,01	0,05	0,01	n.s.	n.s.

Patienten	β/α $\bar{x} \pm S$	Apo B $\bar{x} \pm S$ (mg/dl)	Apo A-I $\bar{x} \pm S$ (mg/dl)	B/A-I $\bar{x} \pm S$
Metoprololbehandelte (M) ($n = 59$)	$1,63 \pm 0,48$	135 ± 47	108 ± 34	$1,25 \pm 0,42$
Pindololbehandelte (P) ($n = 93$)	$1,83 \pm 0,57$	137 ± 35	104 ± 26	$1,32 \pm 0,37$
Kontrollen (K) ($n = 186$)	$1.88 \pm 0,60$	152 ± 46	106 ± 28	$1,47 \pm 0,52$
M vs. P: p <	0,01	n.s.	n.s.	n.s.
M vs. K: p <	0.001	0,05	n.s.	0,001
P vs. K: p <	n.s.	0,01	n.s.	0,01

beeinflussen. Prä-β-Cholesterin und dadurch bedingt Serumtriglyzeride, deren atherogene Bedeutung nicht sicher geklärt ist, steigen unter Metoprolol erheblich an, bleiben von einer Medikation mit Pindolol dagegen unbeeinflußt. Dies ist möglicherweise eine Folge der intrinsischen sympathomimetischen Aktivität dieses Präparates, mit der Metoprolol nicht ausgestattet ist. Die als antiatherogen geltenden Parameter α-Cholesterin und Apo A-I verändern sich im Gegensatz zu vielen Literaturangaben nicht in relevantem Ausmaß unter einer Medikation mit Pindolol oder Metoprolol. Die geringgradig niedrigeren Meßwerte für diese Parameter, die bei Pindololbehandelten zu beobachten sind, werden durch die niedrigeren Durchschnittswerte für β-Cholesterin bzw. Apo B mehr als ausgeglichen, wie die Mittelwerte für das β/α-Lipoprotein- und das B/A-I-Verhältnis zeigen.

Insgesamt kann somit für das mit ISA ausgestattete Präparat Pindolol kein ungünstiger Einfluß auf das Lipoprotein- oder Apoproteinmuster beobachtet werden. Dagegen mag der z. T. deutliche Anstieg der Serumkonzentrationen für prä-β-Cholesterin und dadurch bedingt der Serumtriglyzeride, der unter Behandlung mit Metoprolol zu beobachten war, in einzelnen Fällen bedenklich sein: wenn es unter β-Blockerbehandlung zu einem massiven Anstieg der Serumkonzentrationen für diese beiden Parameter kommt und/oder hohe Ausgangswerte vorliegen, könnte das Risiko für Koronarerkrankungen oder auch andere Folgeerscheinungen einer ausgeprägten Hypertriglyzeridämie (abdominale Koliken, Pankreatitis) in nicht vertretbarer Weise gesteigert werden. In den meisten Fällen, bei denen die Werte trotz Anstieg im normalen bis leicht erhöhten Bereich bleiben, ist die klinische Bedeutung dieser Metoprololwirkung dagegen sicherlich gering, besonders, wenn gleichzeitig die auffallend günstige Beeinflussung der eigentlich atherogenen Fettstoffwechselparameter, der β-Lipoproteine und des Apo B berücksichtigt werden.

Insgesamt kann anhand unserer Daten eine Forderung nach weitreichender Einschränkung der Verordnung von β-Rezeptorenblockern im Hinblick auf potentiell ungünstige Einflüsse auf den Fettstoffwechselbefund nicht unterstützt werden. Lediglich in Einzelfällen mit erhöhten Ausgangswerten für prä-β-Cholesterin und Serumtriglyzeride erscheint die sorgfältige Wahl des β-sympatholytischen Präparates (z. B. mit ISA) und die Kontrolle des Lipoproteinstatus unter Therapie empfehlenswert. Dagegen stellen verminderte Werte für α-Cholesterin und erhöhte Werte für Gesamtcholesterin und β-Cholesterin keine Kontraindikation für β-Rezeptorenblocker dar. Im letztgenannten Fall kann sogar ein die lipidsenkende Therapie unterstützender Effekt erhofft werden.

Literatur

1. Lohmann FW (1982) Veränderungen der Serumlipide bei der medikamentösen Hochdrucktherapie. Wien Med Wochenschr (Suppl II) 132: 6–14 – 2. Krone W, Greten H (1984) Antihypertensive Therapie und Fettstoffwechsel. Klin Wochenschr 62: 193–202 – 3. Wieland H, Cremer P, Seidel D (1982) Determination of apolipoprotein B by kinetic (rate) nephelometry. J Lipid Res 23: 893–902 – 4. Weinstock N, Bartholome M, Seidel D (1981) Determination of apolipoprotein A-I by kinetic nephelometry. Biochim Biophys Acta 663: 279–288

Weisweiler, P., Merk, W., Schwandt, P. (Med. Klinik II, Klinikum Großhadern, Universität München)

Apolipoprotein E-4 und verminderte lipolytische Aktivität bei Typ V-Hyperlipoproteinämie

Einführung

Das Krankheitsbild der Typ V-Hyperlipoproteinämie ist durch eruptive Xanthome, Hepatosplenomegalie und Abdominalschmerzen bzw. Pankreatitis, weniger durch das vorzeitige Auftreten einer koronaren Herzkrankheit gekennzeichnet [1]. Patienten mit dieser Stoffwechselerkrankung haben nüchtern stark erhöhte Serumtriglyzeridkonzentrationen aufgrund einer Vermehrung von Chylomikronen und Lipoproteinen sehr niedriger Dichte (VLDL). Bei genetischer Inhomogenität der Typ V-Hyperlipoproteinämie spielen pathogenetisch neben der Überproduktion triglyzeridreicher Lipoproteine häufig eine verminderte Aktivität der heparinstimulierten Lipoproteinlipase [5, 6] und eine bestimmte Konstellation des Apolipoprotein E-Phänotyps (vermehrter Nachweis von Apolipoprotein E-4 [4]) eine Rolle. Wir untersuchten, inwieweit Beziehungen zwischen dem klinischen Schweregrad der Erkrankung und der Aktivität der Lipoproteinlipase einerseits, dem Vorkommen von Apolipoprotein E-4 andererseits bestehen.

Patienten und Methodik

Von den untersuchten 13 Patienten mit primärer, meist familiärer Typ V-Hyperlipoproteinämie hatten elf bereits Abdominalschmerzen und/oder Pankreatitiden erlitten. Bei vier Patienten bestanden zusätzlich eindeutige Zeichen einer koronaren Herzkrankheit. Als Kontrollen dienten acht altersentsprechende, stoffwechselgesunde Probanden. Serum- und Lipoproteinlipidkonzentrationen wurden mit den üblichen Methoden bestimmt [9]. Das Apolipoprotein E-Isoformenmuster der VLDL wurde durch Isoelektrofokussierung in Harnstoff auf horizontalen, ultradünnen Gelplatten im pH-Bereich 3,5–9,5 analysiert [10]. Die Bezeichnung der korrespondierenden Phänotypen erfolgte nach der internationalen

Tabelle 1. Serumtriglyzeridkonzentrationen und Lipoproteinlipaseaktivitäten bei Kontrollen und Typ V-Patienten ohne und mit Apolipoprotein E-4 (M ± SD, Signifikanzen − Wilcoxon-Test − Kontrollen vs. Typ V-Patienten mit Apolipoprotein E-4[a] und Patienten ohne vs. Patienten mit Apolipoprotein E-4[b], $p < 0{,}05$)

	Serumtriglyzeride (mg/dl)	Lipoproteinlipase (mmol/l · 20 min freie Fettsäuren)
Kontrollen	144 ± 51	14,1 ± 3,2
Typ V-Patienten ohne Apolipoprotein E-4	1 400 ± 458	10,6 ± 4,7
Typ V-Patienten mit Apolipoprotein E-4	1 698 ± 410	6,7 ± 5,6[a, b]

Nomenklatur [7]. Die Aktivität der heparinstimulierten Lipoproteinlipase im Serum (20 min nach 100 IE Heparin/kg Körpergewicht) wurde mit intralipid als Substrat und unter Messung der freien Fettsäuren nach Chromy et al. [3] nach der Methode von Boberg [2] bestimmt.

Ergebnisse und Diskussion

Die Konzentrationen (Mittelwerte ± SD in mg/dl) von Cholesterin und Triglyzeriden im Serum und Cholesterin in VLDL, Lipoproteinen niedriger und hoher Dichte (LDL und HDL) waren bei Typ V-Hyperlipoproteinämie wie folgt (Kontrollwerte in Klammern) 334 ± 104 (208 ± 41), 1569 ± 456 (144 ± 51), 72 ± 28 (24 ± 10), 83 ± 49 (140 ± 26) und 16 ± 19 (41 ± 12). Sieben der 13 Patienten wiesen die Apolipoprotein E-4-Isoform auf: vier hatten den Phänotyp E-3/4, drei hatten den Phänotyp E-4/4 (stoffwechselgesunde Kontrollen E-3/3). Alle Patienten mit Apolipoprotein E-4 hatten eine positive Anamnese mit Abdominalschmerzen bzw. Pankreatitis. Die vier Patienten mit koronarer Herzkrankheit zusätzlich gehörten ebenfalls in diese Gruppe. Serum- und Lipoproteinlipidwerte unterschieden sich bei Typ V-Hyperlipoproteinämien mit und ohne Apolipoprotein E-4 nicht signifikant. Allerdings hatten die Typ V-Patienten mit Apolipoprotein E-4 niedrigere Lipoproteinlipaseaktivitäten als die Kontrollen (−51,8%) und als die Patienten ohne Apolipoprotein E-4 (−36,6%, Tabelle 1).

Unter den Stoffwechseldefekten, die das Krankheitsbild der Typ V-Hyperlipoproteinämie auslösen, sind Störungen der Hydrolyse von Chylomikronen und VLDL aufgrund einer verminderten Aktivität der heparinstimulierten Lipoproteinlipase häufig und für die akute klinische Symptomatik schwerer Hypertriglyzidämien bedeutsam [6]. Die funktionelle Bedeutung der Apolipoprotein E-Isoformen im Metabolismus der triglyzeridreichen Lipoproteine besteht in der Akkumulation von atherogenen Partikeln der Chylomikronen und VLDL, wie sie typischerweise bei der Typ III-Hyperlipoproteinämie zu beobachten sind [8]. Ob mit dem genetisch bedingten Vorkommen von Apolipoprotein E-4 zusammen mit der Verminderung der Lipoproteinlipaseaktivität bei Typ V-Hyperlipoproteinämie eine besonders schwerwiegende Stoffwechselstörung mit erhöhtem Atheroskleroserisiko assoziiert ist, bedarf weiterer Untersuchungen.

Danksagung: Die Untersuchung wurde durch die Deutsche Forschungsgemeinschaft gefördert (We 955/1−3).

Literatur

1. Assman G (1982) Lipidstoffwechsel und Atherosklerose. Schattauer, Stuttgart New York −
2. Boberg J (1970) Quantitative determination of heparin released lipoprotein lipase activity in human

plasma. Lipids 5: 452–456 – 3. Chromy V, Gergel J, Vozniček J, Krombholzova L, Musil J (1977) Assay of serum free fatty acids by extraction-photometric procedure. Clin Chim Acta 80: 327–332 – 4. Ghiselli G, Schaefer EJ, Zech LA, Gregg RE, Brewer HB Jr (1982) Increased prevalence of apolipoprotein E-4 in type V hyperlipoproteinemia. J Clin Invest 70: 474–477 – 5. Greten H, DeGrella R, Klose G, Rascher W, de Gennes JL, Gjone E (1976) Measurement of two plasma triglyceride lipases by an immunochemical method: Studies in patients with hypertriglyceridemia. J Lipid Res 17: 203–210 – 6. Krauss RM, Levy RI, Fredrickson DS (1974) Selective measurement of two lipase activities in postheparin plasma from normal subjects and patients with hyperlipoproteinemia. J Clin Invest 54: 1107–1124 – 7. Schneider WJ, Kovanen PT, Brown MS, Goldstein JL, Utermann G, Weber W, Havel RJ, Kotite L, Kane JP, Innerarity TL, Mahley RW (1981) Abnormal binding of mutant apolipoprotein E to low density lipoprotein receptors of human fibroblasts and membranes from liver and adrenal of rats, rabbits, and cows. J Clin Invest 68: 1075–1085 – 8. Utermann G, Hees M, Steinmetz A (1977) Polymorphism of apolipoprotein E and occurrence of dysbetalipoproteinemia in men. Nature 269: 604–607 – 9. Weisweiler P, Schwandt P, Friedl C (1984) Determination of human apolipoproteins A-I, B, and E by laser nephelometry. J Clin Chem Clin Biochem 22: 113–118 – 10. Weisweiler P, Jüngst D, Schwandt P (1983) Quantitation of apolipoprotein E-isoforms in diabetes mellitus. Horm Metab Res 15: 201

Stange, E. F., Spady, D. K., Dietschy, J. M. (University of Texas Health Science Center at Dallas, Dallas, Texas)
Die Bedeutung von Cholesterinsynthese versus LDL-Aufnahme in vivo

In verschiedenen Organen wie z. B. Leber, Dünndarm oder peripheren Geweben wird die Cholesterinversorgung durch eine Reihe von prinzipiell unabhängigen Mechanismen gewährleistet:
– Durch lokale Cholesterinsynthese, ausgehend von Azetyl-CoA,
– oder rezeptorabhängige oder -unabhängige Aufnahme von LDL als Abbauprodukt der VLDL,
– ferner in der Leber eine rezeptorvermittelte Aufnahme von Chylomikronen- oder VLDL-Remnants
– und schließlich durch Erwerb von Cholesterinestern aus bestimmten HDL-Subfraktionen.

In der vorliegenden Arbeit versuchten wir folgende Fragestellung am Tiermodell der Ratte zu beantworten:
1. Welche quantitative Bedeutung haben lokale Cholesterinsynthese und LDL-Aufnahme in verschiedenen Organen am lebenden Tier?
2. Werden Cholesterinsynthese und LDL-Aufnahme in vivo, ähnlich wie bei kultivierten Zellen in vitro, koordiniert reguliert?

Dabei wurden folgende etablierte Methoden zur Quantifizierung der zellulären Cholesterinakquisition aus beiden Quellen verwendet:

1. Messung der absoluten Cholesterinsyntheserate mit (^{3}H)Wasser während 1 Std in vivo. Da die intrazelluläre spezifische Aktivität dieses Vorläufers genau bestimmt werden kann und das Wasserstoff/Kohlenstoffinkorporationsverhältnis bekannt ist, kann aus den Daten die Anreicherung neu synthetisierten Cholesterins in absoluten Werten berechnet werden. Die Differenzierung lokal gebildeter oder aufgenommenen neu synthetisierten Cholesterins erfolgte in Versuchen bei Ratten mit durch Chylomikroneninfusion geblockter hepatischer Cholesterinsynthese, da hier kein neu gebildetes markiertes Cholesterin zirkuliert [1].

2. Messung der absoluten LDL-Aufnahmerate in vivo mit homologer (^{14}C)Sucrose markierter Ratten-LDL der Dichte 1,03–1,055 bei konstanter spezifischer Radioaktivität im Plasma. Die Versuchstiere erhalten eine Bolusinjektion von (^{14}C)Sucrose-LDL über einen Femoralvenenkatheter sowie eine anschließende konstante Infusion entsprechend der LDL-Abbaurate, so daß die Plasmaradioaktivität stabil bleibt. Gruppen von Ratten werden dann zu verschiedenen Zeitpunkten getötet, die Organe entnommen, ihre Radioaktivität in

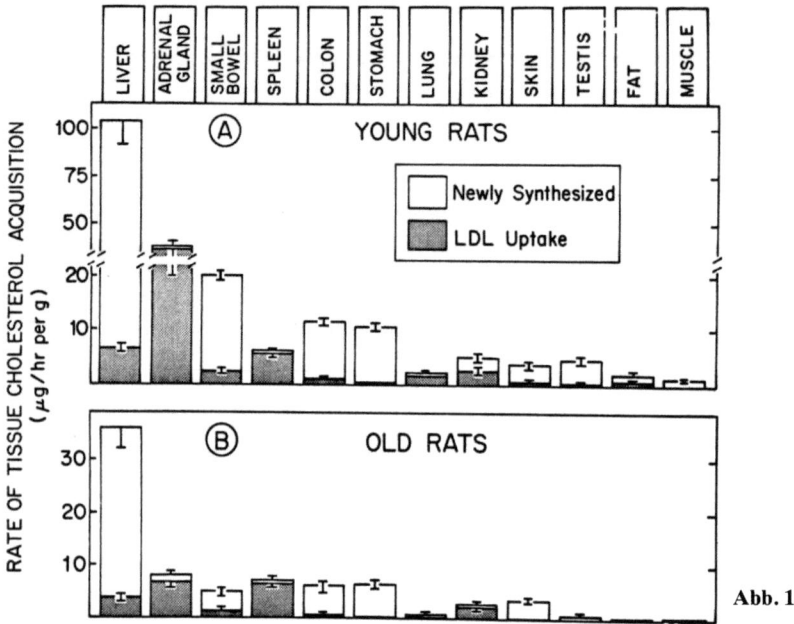

Abb. 1

dpm/g bestimmt und zur Plasmaaktivität in dpm/µl in Beziehung gesetzt. Hieraus ergibt sich der Geweberaum in µl/g für ein bestimmtes Protein, in unserem Fall Apoprotein B und E. Da (^{14}C)Sucrose im Gewebe akkumuliert und nicht abgebaut werden kann, andererseits aber die Aufnahme linear über die Zeit erfolgt, läßt sich aus der Steigung der Geraden die Gewebeclearance für LDL in µl/Std und g berechnen. Diese läßt sich wiederum zu der

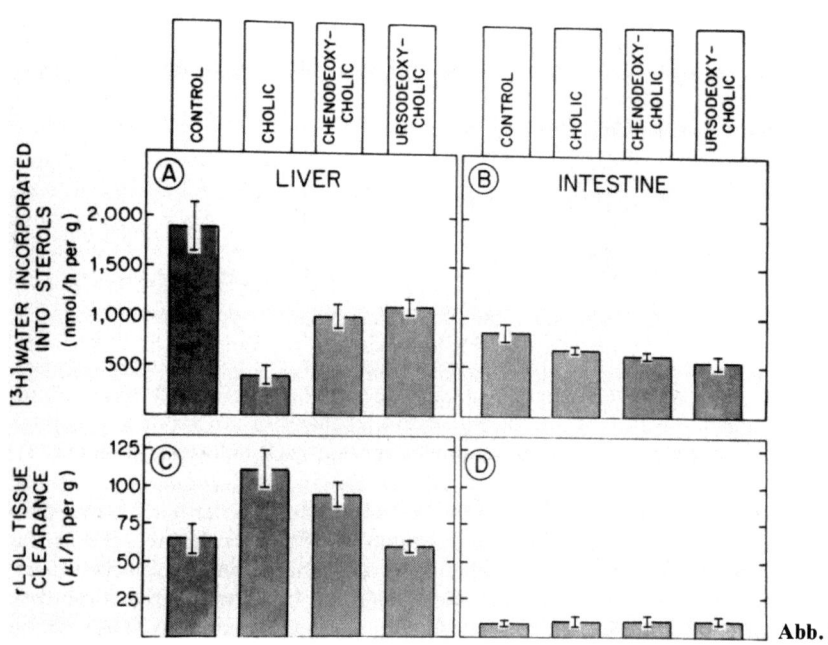

Abb. 2

1156

Plasma-LDL-Konzentration in Beziehung setzen (µg LDL Cholesterin/µl Plasma), woraus sich die absolute LDL-Cholesterinaufnahmerate ergibt [2].

Zunächst wurden Ratten mit 100 g Körpergewicht und einem Alter von 4 Wochen verglichen mit Tieren, die 450–500 g wogen und 15 Wochen alt waren, d. h. Gruppen mit sehr unterschiedlichen Wachstumsraten und vermutlich entsprechend unterschiedlichem zellulären Cholesterinbedarf. In beiden Altersgruppen war in den meisten Organen die LDL-Clearance ähnlich, dies gilt insbesondere für die Leber, die Niere, den Dünndarm, die Lunge und das Kolon in der Reihenfolge der Clearanceraten. Eine Ausnahme bildete die Nebenniere, die besonders bei den jungen Tieren LDL extrem rasch aufnahm. Interessant erscheint auch, daß das Fettgewebe und die Haut bei den rasch wachsenden Tieren im Gegensatz zu den älteren Tieren noch eine meßbare LDL-Aufnahme aufwiesen.

Der Organgehalt an de novo synthetisiertem Cholesterin war demgegenüber in sämtlichen Organen der jüngeren Tiere deutlich höher als bei den älteren. Dies gilt vor allem für die Leber, die Nebenniere, den Gastrointestinaltrakt, Lunge, Milz und Niere. Wie oben bereits erwähnt, war es nunmehr möglich, aus diesen Daten den jeweiligen Beitrag von Synthese und LDL-Aufnahme zu quantifizieren.

Diese Cholesterinakquisitionsrate in µg/Std und g lag in der Leber am höchsten (Abb. 1), es folgten die Nebenniere, der Dünndarm und der übrige Gastrointestinaltrakt, die Lunge, Milz, Haut und übrigen Organe. Diese Rate lag in fast allen Organen um den Faktor 2 bis 3 höher bei den jungen Tieren als bei den älteren. Außerdem zeigten sich wesentliche Unterschiede zwischen den Organen in der jeweiligen quantitativen Bedeutung der beiden Quellen: Leber, Gastrointestinaltrakt, Haut und Testis beziehen ihr Cholesterin zu über 80% aus Synthese, während Nebenniere, Milz und Lunge überwiegend aus LDL-Cholesterin versorgt werden. Der eventuelle Beitrag von HDL-Cholesterin konnte aus technischen Gründen bisher noch nicht exakt quantifiziert werden.

Zur Beantwortung der Frage, ob Synthese und LDL-Aufnahme in vivo koordiniert reguliert werden, wurden Gruppen von Ratten mit verschiedenen Gallensäuren, nämlich Cholsäure, Chenodeoxycholsäure oder Ursodeoxycholsäure gefüttert. Sämtliche Gallensäuren supprimierten die hepatische, aber auch die intestinale Cholesterinsynthese in unterschiedlichem Maße (Abb. 2), wobei Cholsäure eindeutig am wirksamsten war. Demgegenüber wurde durch Chol- und Chenodeoxycholsäure die LDL-Aufnahme in der Leber überraschenderweise sogar stimuliert, während sie im Dünndarm unverändert blieb. Somit war es in diesem Modell in vivo möglich, Cholesterinsynthese und LDL-Aufnahme in Leber und Dünndarm zu dissoziieren.

In einem weiteren Experiment wurden Gruppen von Ratten mit Cholesterin, Surfomer (eine Hemmsubstanz für die Cholesterinabsorption), Cholestyramin oder Maisöl diätetisch behandelt und Cholesterinsynthese und LDL-Aufnahme im Dünndarmepithel gemessen. Auch hier zeigte sich, daß das Gewebe auf Änderungen des Cholesterinangebots oder -bedarfs primär mit einer Adaptation der Cholesterinsynthese antwortete, d. h. mit einer signifikanten Zunahme unter Surfomer, Cholestyramin und Maisöl, während die LDL-Aufnahme nur geringgradig variierte.

Ein letztes Beispiel für diese regulatorische Dissoziation findet sich beim Vergleich von Cholesterinsynthese und LDL-Aufnahme longitudinal entlang dem Dünndarm bei der normalen Ratte. Im mittleren Jejunum bis oberen Ileum, d. h. im Bereich aktiver Cholesterinabsorption, ist die lokale Synthese von Cholesterin supprimiert. Die LDL-Aufnahmerate bleibt demgegenüber vom Duodenum bis terminalem Ileum im wesentlichen unverändert [3].

Zusammenfassend ergab sich aus diesen Daten, daß Leber, Gastrointestinaltrakt, Haut und Testis ihr Cholesterin überwiegend aus lokaler Synthese beziehen, während Nebenniere, Milz und Lunge vorwiegend aus LDL-Aufnahme versorgt werden. Bei einer Änderung von Cholesterinangebot bzw. -bedarf steht die Regulation der Synthese, nicht aber der LDL-Aufnahme im Vordergrund.

Literatur

1. Turley SD, Andersen JM, Dietschy JM (1981) Rates of sterol synthesis and uptake in the major organs of the rat in vivo. J Lipid Res 22: 551–569 – 2. Spady DK, Bilheimer DW, Dietschy JM (1983) Rates of receptor-dependent and independent low density lipoprotein uptake in the hamster. Proc Natl Acad Sci USA 80: 3499–3503 – 3. Stange EF, Dietschy JM (1983) Cholesterol synthesis and low density lipoprotein uptake are regulated independently in rat small intestinal epithelium. Proc Natl Acad Sci USA 80: 5739–5743

v. Hodenberg, E., Khoo, J. C., Vance, J., Witztum, J. L., Jensen, D., Steinberg, D. (Dept. of Medicine, University of California, San Diego, La Jolla, USA)
Mobilisierung von Triglyzeriden aus Schaumzellen in Form von freien Fettsäuren

1. Einleitung

In der letzten Zeit wurden bedeutende Erkenntnisse über die besondere Funktion der Makrophagen im Lipidstoffwechsel gewonnen [1]. Makrophagen verändern sich in bestimmten Situationen zu Schaumzellen, die sowohl in arteriosklerotischen Läsionen als auch in eruptiven Xanthomen gefunden werden. In Verbindung mit Hyperchylomikronämie können diese eruptiven Xanthome nach einem kurzen Zeitintervall entstehen und sich fast ebenso schnell wieder zurückbilden [2], offensichtlich, weil Schaumzellen die Fähigkeit besitzen, gespeicherte Lipide zu metabolisieren bzw. zu mobilisieren. Lindqvist et al. zeigten, daß in vitro mit Triglyzeriden (TG) beladene Makrophagen ihren TG-Gehalt verringern können, vorausgesetzt, ein entsprechender Akzeptor (Albumin) befand sich im Inkubationsmedium [3]. Die Erklärung dieses Mobilisierungsprozesses war Gegenstand unserer Untersuchungen.

2. Methoden

Wir veränderten Makrophagen zu Schaumzellen, indem wir sie 24 Std in einem mit ^{3}H markierten ölsäure/albuminkomplexhaltigen Kulturmedium inkubierten. Dies führte zu einem 6–10fachen Anstieg des intrazellulären TG-Gehalts. Wir untersuchten zwei verschiedene Zellarten: J774, eine aus einem Aszites von einer tumorkranken Maus abstammende Zellinie und primäre, frisch isolierte peritoneale Mausmakrophagen. Nach der Inkubation wurden die Zellen mit Kulturmedium gewaschen und in einem 2,5% albuminhaltigen Medium inkubiert. Als Parameter für die Freisetzung der Lipide von Makrophagen in das Medium wurden die Zellen und das Medium dünnschichtchromatographisch untersucht, sowie die freie Fettsäure (FFS)-Konzentration und die in das Medium freigesetzte Radioaktivität gemessen. Die Bestimmung der FFS erfolgte nach der Methode von Ho [4].

3. Ergebnisse

Nach 20stündiger Inkubation in albuminhaltigem Medium verringerten die zuvor mit TG beladenen Zellen ihren TG-Gehalt um 60%. Gleichzeitig wurde im umgebenden Medium ein dementsprechender Anstieg von FFS beobachtet. Radioaktivität und Konzentration veränderten sich proportional (Abb. 1). Zeitabhängig fand sich eine lineare Zunahme der FFS-Konzentration im Medium, vorausgesetzt das Medium wurde zu den gegebenen

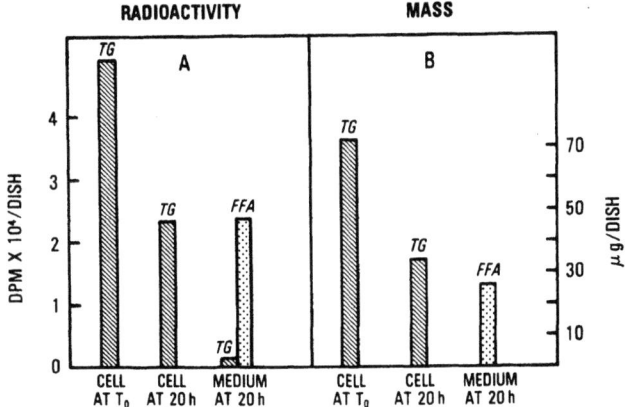

Abb. 1. Mobilisierung gespeicherter TG aus J774-Zellen, die zuvor mit ^{14}C-radioaktiv markierten ölsäure/albuminhaltigen Medium 24 Std inkubiert wurden. Der intrazelluläre Lipidgehalt wurde am Ende dieser Inkubation (Zeit T_0)) in einer Gruppe von Zellen bestimmt. Die andere Gruppe der Zellen wurde in 2,5% albuminhaltigen Medium 20 Std inkubiert. Anschließend wurde der Lipidgehalt der Zellen und des Inkubationsmediums gemessen. Resultate sind ausgedrückt in Radioaktivität (A) und Masse (B)

Meßpunkten mit frischem albuminhaltigen Medium ersetzt (Abb. 2). Wurde das Medium nicht erneuert, fiel die Freisetzungsrate der FFS progressiv ab und erreichte ein Plateau nach 10–20stündiger Inkubation. In Anwesenheit von Chloroquin (20 µM), das den intrazellulären lysosomalen Stoffwechselweg blockiert, blieb die Freisetzung der FFS unverändert. Die Konzentration von 20 µm Chloroquin reichte jedoch aus, um den Abbau von ^{125}I-Azetyl-LDL in Makrophagen um 50% zu verringern. Folglich können wir annehmen, daß die TG-Hydrolyse in den Makrophagen extralysosomal stattfindet. Diese Ergebnisse weisen auf die Bedeutung einer kürzlich von Khoo et al. in unserem Labor entdeckten neutralen TG-Lipase in Makrophagen hin [5]. Diese sehr aktive TG-Lipase wurde in verschiedenen Makrophagentypen (alveolare Kaninchenmakrophagen, peritoneale Mausmakrophagen, J774-Zellen, menschliche Monozyten) nachgewiesen. Optimale Aktivität dieses Enzyms konnte in einem 25 mM Hepespuffer bei pH 6,6 erreicht werden. Monoglyzeride und Cholesterinester sind für dieses Enzym keine Substrate, hingegen können Diglyzeride genausogut wie TG hydrolysiert werden. Des weiteren ist dieses Enzym äußerst hitzestabil,

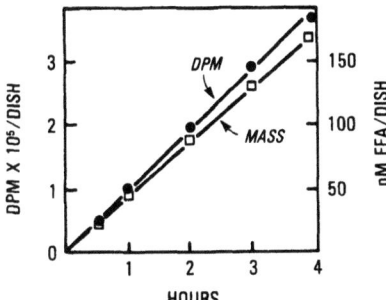

Abb. 2. Freisetzung ^{3}H-markierter freier Fettsäuren aus J774-Zellen in Abhängigkeit zur Zeit. Die Zellen wurden zuvor mit ^{3}H-markierten Ölsäure/Albuminkomplexen inkubiert, um den intrazellulären TG-Gehalt zu erhöhen. Anschließend wurden die Zellen in 2,5% albuminhaltigen Medium inkubiert und an jedem Zeitpunkt wurde die freie Fettsäurenkonzentration im Inkubationsmedium bestimmt. Dabei wurde das Inkubationsmedium an jedem Zeitpunkt mit frischem 2,5% albuminhaltigen Medium ersetzt. Die Kurve zeigt die kumulative Freisetzung der freien Fettsäuren, gemessen in Radioaktivität und Masse

Erwärmung auf 50° C während 6 Std führte zu keinem signifikanten Verlust der Enzymaktivität.

4. Diskussion

Unsere Ergebnisse deuten darauf hin, daß die Mobilisierung der in Schaumzellen gespeicherten TG durch eine Hydrolyse mit einer neutralen TG-Lipase und anschließender Freisetzung von FFS erfolgt. Überwiegt in Schaumzellen die TG-Hydrolyse gegenüber dem Cholesterinesterabbau, so kann die Aufnahme TG-reicher Lipoproteine in Schaumzellen zu einer Nettocholesterinesterakkumulation führen und somit von besonderer Bedeutung für die Atherogenese sein.

Literatur

1. Mahley RW (1979) Dietary fat, cholesterol and accelerated atherosclerosis. Atherosclerosis Rev 5: 1−34 − 2. Parker F, Bagdale JD, Odland GF, Bierman EL (1970) Evidence for the chylomicron origin of lipids accumulating in diabetic eruptive xanthomas: a correlative lipid biochemical, histological, and electron microscopic study. J Clin Invest 49: 2172−2187 − 3. Lindqvist P, Ostlund-Lindqvist A-M, Witztum JL, Steinberg D, Little JA (1983) The role of lipoproteinlipase in the metabolism of triglyceride-rich lipoproteins by macrophages. J Biol Chem 256: 7105−7108 − 4. Ho RJ (1970) Radiochemical assay of long-chain fatty acids using ^{63}Ni as tracer. Anal Biochem 36: 105−113 − 5. Khoo JC, Vance JE, Mahoney EM, Jensen D, Wancewicz E, Steinberg D (1984) Neutral triglyceride lipase in macrophages. Atherosclerosis 4: 34−40

Stoffwechsel II

Kather, H., Wieland, E., Fischer, B., Wirth, A. (Klin. Institut für Herzinfarktforschung an der Med. Univ.-Klinik Heidelberg)

Einfluß von längerem Fasten auf die adrenerge Regulation der Fettgewebslipolyse bei übergewichtigen Patienten

Einleitung

Katecholamine spielen für die Mobilisation von Depotfett im Organismus eine wichtige Rolle. Im Gegensatz zu anderen Spezies vermag diese Hormonklasse beim Menschen die Freisetzung von Glyzerin und Fettsäuren aus dem Fettgewebe nicht nur zu stimulieren, sondern auch zu hemmen (Kather 1981). Die aktivierenden Wirkungen von Adrenalin und Noradrenalin werden über Beta-Rezeptoren vermittelt, die Hemmung der Depotfettmobilisation erfolgt über $Alpha_2$-Rezeptoren.

Während des Fastens stellt das Depotfett die Hauptenergiequelle des Organismus dar. Die lipolytische Wirkung der Katecholamine ist während des Fastens verstärkt (Arner et al. 1981). Überraschenderweise wurden in isolierten Fettzellen gefasteter Probanden vorwiegend antilipolytische Katecholamineffekte beobachtet, die über $Alpha_2$-Rezeptoren vermittelt werden (Kjellberg und Östman 1971). In den vorliegenden Untersuchungen wurde versucht, die Ursachen für diese Diskrepanz zwischen In vivo- und In vitro-Ergebnissen aufzuklären.

Material und Methoden

Es wurden sieben stoffwechselgesunde übergewichtige Probanden beiderlei Geschlechts im Alter von 29–71 Jahren untersucht. Den Patienten wurde Fettgewebe vor und während einer vierwöchigen Fastenperiode (300 cal./Tag) entnommen. Die Gewebsentnahmen erfolgten durch Nadelbiopsien. Aus dem Biopsiematerial wurden isolierte Fettzellen nach der Methode von Rodbell (1964) isoliert. Die isolierten Fettzellen wurden 3 Std bei 37° C in Krebs-Henseleit-Bikarbonatpuffer, pH 7,4, der 40 g/l humanes Serumalbumin und 5 mmol/l Glukose enthielt, inkubiert. Das freigesetzte Glyzerin wurde mit Hilfe einer neuentwickelten Biolumineszenzmethode bestimmt (Kather et al. 1982). Die Ergebnisse wurden auf die Zellzahl bezogen, die durch Auszählung in 10 µl-Aliquots der Zellsuspension ermittelt wurde.

Ergebnisse

Fasten bewirkte einen ca. 1,8fachen Anstieg der basalen Lipolyserate in isolierten menschlichen Fettzellen (Abb. 1). Entfernung von endogenem Adenosin durch Zusatz von Adenosindesaminase (1,6 µm/ml) führte sowohl vor als auch während des Fastens zu einer Verdoppelung der basalen Lipolyserate. Vor dem Fasten bewirkten Adrenalin und Noradrenalin eine dosisabhängige Stimulierung der Glyzerinfreisetzung (Abb. 1c). Nach vierwöchiger Nahrungsrestriktion kehrte sich die Adrenalinwirkung um; statt einer Aktivierung wurde eine dosisabhängige Hemmung beobachtet, die bei Adrenalin stärker ausgeprägt war als bei Noradrenalin (Abb. 1d). Die Umkehr der Katecholaminwirkung wurde bereits vor dem Fasten beobachtet, wenn das von den Zellen produzierte Adenosin durch Adenosindeaminase aus dem Medium entfernt wurde.

Weitere Untersuchungen mit selektiven Beta- und $Alpha_2$-Agonisten ergaben, daß längeres Fasten keine Änderung der $Alpha_2$- und Beta-adrenergen Ansprechbarkeit bewirkt

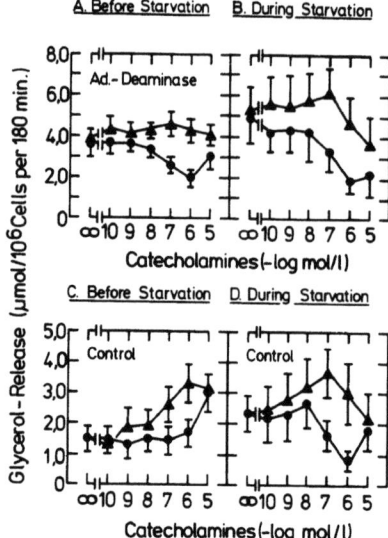

Abb. 1. Dosiswirkungskurven für Adrenalin und Noradrenalin vor und während einer vierwöchigen Nahrungsrestriktion (300 cal./Tag). Die Ergebnisse sind Mittelwerte ± SE aus sieben Experimenten in Anwesenheit (Abb. 1a, b) oder Abwesenheit (Abb. 1c, d) von 1,6 µg/ml Adenosinedeaminase. Noradrenalin ist durch Dreiecke gekennzeichnet, die Punkte betreffen Adrenalin

(nicht gezeigt). Die Umkehr der Katecholaminwirkung muß deshalb auf dem Wegfall endogener Hemmwirkungen während des Fastens beruhen.

Diskussion

Die Diskrepanz zwischen der Wirkung von Katecholaminen während des Fastens in vivo und in vitro beruht nicht auf Änderungen in der Alpha$_2$- oder Beta-adrenergen Ansprechbarkeit der Zellen, sondern auf dem Wegfall endogener Hemmwirkungen unter Fastenbedingungen unter In vitro-Bedingungen. Das Katecholaminsignal ist für die menschliche Fettzelle doppeldeutig, da gleichzeitig gegensinnige Alpha$_2$- und Beta-adrenerge Impulse übermittelt werden. Der physiologische Sinn der Doppelsteuerung eines einzigen Stoffwechselweges durch eine einzige Klasse von Hormonen ist unklar. Es ist jedoch anzunehmen, daß die Zelle außer der Möglichkeit die widersprechenden Katecholaminsignale zu erkennen, in der Lage ist, das doppeldeutige Signal im Sinne der Bedürfnisse des Gesamtorganismus zu interpretieren. Nach unseren Beobachtungen könnten endogene Hemmstoffe, wie Adenosin, für diesen Interpretationsprozeß von zentraler Bedeutung sein.

Eine Übertragung unserer In vitro-Ergebnisse auf die Verhältnisse in vivo ist schwierig. Eine Stimulierung der Depotfettmobilisation ist in vitro nur bei vorbestehender Hemmung möglich. Im intakten Organismus ist Insulin das wichtigste antilipolytisch wirksame Hormon (Hales et al. 1978).

Hier nicht gezeigte Ergebnisse zeigen, daß Insulin, ähnlich wie Adenosin, zu einer Umkehrung der Katecholaminwirkung führt. Vermutlich ist die Konzentration zirkulierenden Insulins auch während des Fastens ausreichend, um eine gewisse Hemmung der basalen Depotfettmobilisation und damit eine Aktivierbarkeit durch Katecholamine zu gewährleisten.

Literatur

Arner P, Engefeldt P, Nowak J (1981) In vivo observations on the lipolytic effect of noradrenaline during therapeutic fasting. J Clin Endocrinol Metab 53: 1207–1212 – Hales CN, Lucio JP, Siddle K (1978) Hormonal control of adipose tissue lipolysis. Biochem Soc Symp 43: 97–135 – Kather H (1981) Hormonal regulation of adipose tissue lipolysis in man: Implications for the pathogenesis of obesity.

Triangle 20: 131–143 – Kather H, Schröder F, Simon B (1982) Microdetermination of glycerol using bacterial NADH-linked luciferase. Clin Chim Acta 120: 295–300 – Kjellberg J, Östman J (1971) Lipolysis and glucose tolerance in obese subjects during prolonged starvation. Acta Med Scand 190: 191–198 – Rodbell M (1964) Metabolism of isolated fat cells. J Biol Chem 239–384

Hauner, H., Feick, P., Löffler, G. (Institut für Biochemie der Universität Regensburg)

Charakterisierung adipogener Faktoren im menschlichen Serum

Über die Ätiologie der menschlichen Fettsucht gibt es bisher keine klaren Vorstellungen. Neben nutritiven Einflüssen sind auch hormonelle und genetische Faktoren, über die bisher wenig bekannt ist, an der Entwicklung und Regulation des Fettgewebes beteiligt [1]. Die In vitro-Differenzierung von 3T3 L1-Präadipozyten stellt ein experimentelles Modell dar, diese Vorgänge unter kontrollierten Bedingungen zu studieren. In Anwesenheit von Serum im Inkubationsmedium durchlaufen diese fibroblastenähnlichen Zellen eine sog. adipogene Konversion und nehmen morphologische und biochemische Eigenschaften von Fettzellen an [2]. Dieser Prozeß beruht wahrscheinlich auf einer Umorganisation des Genexpressionsmusters, für die adipogene Serumfaktoren erforderlich sind [3–5]. Ziel der Arbeit war, menschliches Serum auf adipogene Faktoren zu untersuchen und diese Faktoren näher zu charakterisieren.

Methoden

3T3 L1-Fibroblasten wurden in DME-Medium, angereichert mit 10% Neugeborenenkälberserum, zur Konfluenz aufgezogen. Zu diesem Zeitpunkt wurde adipogene Differenzierung mit einem DME-Medium, das neben Insulin, Isobutylmethylxanthin und Biotin native Serumproben oder Serumextrakte enthielt, gestartet. Nach 8 Tagen wurden die Zellrasen geerntet und homogenisiert. Als Maß der adipogenen Konversion diente die Bestimmung der Glyzerophosphatdehydrogenase (GPDH), eines lipogenetischen Schlüsselenzyms [5].

Ergebnisse

In Abhängigkeit von der Menge eines Standardhumanserums, das sich aus Proben schlanker Erwachsener zusammensetzte, nahm die Aktivität der GPDH zu (Abb. 1). Nach Ablauf der

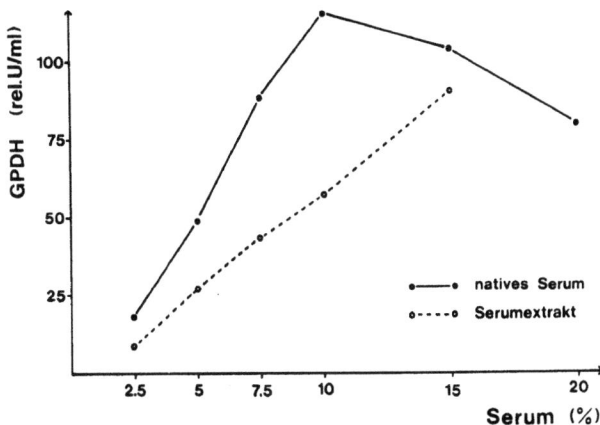

Abb. 1. Abhängigkeit der adipogenen Differenzierung von 3T3 L1-Fibroblasten vom Zusatz von Serum bzw. einem Serumextrakt zum Medium

1163

achttägigen Inkubation fand sich bei 10% Serumanteil ein maximaler Anstieg der Enzymaktivität um etwa den Faktor 200, der bezogen auf den DNS-Gehalt als Maß der Zelldichte einer ca. 50fachen Zunahme pro Zelle entsprach. Bei Serumkonzentrationen von 15% und höher nahm die GPDH-Aktivität wieder ab, während der DNS-Gehalt der Kulturen weiter anstieg. Die Akkumulation mitogener Substanzen mit steigenden Serummengen führte offensichtlich zur Suppression der adipogenen Aktivität.

Durch 15minütige Hitzebehandlung bei 95° C und anschließender Ethanolextraktion nach Ansäuerung auf pH 4,5 wurde ein Serumextrakt gewonnen, der einen großen Teil der ursprünglichen adipogenen Aktivität – im Mittel annähernd 50% – behielt. Die Dosiswirkungskurve zeigt eine lineare Beziehung bis 15% Serumextrakt im Inkubationsmedium. Die mitogene Aktivität des nativen Serums ging durch die Extraktionsbehandlung weitgehend verloren.

Wie von einer amerikanischen Arbeitsgruppe kürzlich mitgeteilt wurde, besitzt Wachstumshormon einen direkten adipogenen Effekt auf die Differenzierung von 3T3-Präadipozyten [6]. Es stellte sich daher die Frage, inwieweit die adipogene Aktivität des Humanserums auf menschliches Wachstumshormon (hGH) zurückzuführen ist. Nach Dosiswirkungsuntersuchungen für hGH erfolgte der Maximaleffekt bereits bei einer Konzentration von 10^{-10} M = 2,2 ng/ml. Bei 5% Serumanteil im Kulturmedium und damit einer Verdünnung von 1 : 20 konnte hGH nur partiell für die adipogene Serumaktivität verantwortlich sein. Während natives Standardserum eine hGH-Konzentration von 4,3 ng/ml enthielt, waren im Serumextrakt lediglich hGH-Spiegel von < 0,3 ng/ml radioimmunologisch nachweisbar. Von zugesetztem 125-J-hGH blieben nach dem gleichen Extraktionsverfahren nur 3% der ursprünglichen Radioaktivität erhalten.

Die chromatographische Auftrennung des Hitzeextrakts mit Gelfiltration auf AcA 202 in 0,1% (v/v) Trifluoressigsäure führte zu einer Anreicherung der adipogenen Aktivität in einem Molekulargewichtsbereich von ca. 6 000 D. Verglichen mit nativem Serum entsprach dieser Schritt einer Zunahme der spezifischen Aktivität um den Faktor 250.

Da menschliches Serum eine hohe adipogene Potenz zeigte, wurden die Seren verschiedener Probandengruppen miteinander verglichen (Tabelle 1). Die höchsten GPDH-Aktivitäten fanden sich im Nabelschnurblut von Neugeborenen (freundlicherweise bereitgestellt von Herrn Prof. H. Versmold, Klinikum Großhadern). Sie lagen im Mittel um 72% höher als die Serumaktivitäten von 20 normalgewichtigen, jungen Erwachsenen. Im Vergleich zu dieser Gruppe waren die adipogenen Serumaktivitäten von zehn adipösen Erwachsenen (freundlicherweise bereitgestellt von Herrn Prof. L. Weiss, KH München-Harlaching) und von zehn älteren Probanden (freundlicherweise gesammelt von Frau Dr. D. Zimny, KH Bobingen) leicht erniedrigt. Beim Vergleich der GPDH-Aktivitäten in Hitzebzw. Ethanolextrakten war kein statistisch signifikanter Unterschied zwischen den Proben der Neugeborenen und der Erwachsenen mehr feststellbar. Dieser Befund weist darauf hin, daß

Tabelle 1. GPDH-Aktivitäten (rel. U) und hGH-Konzentrationen (ng/ml) in nativen Seren verschiedener Probandengruppen. Jeweils 5% Serum im Inkubationsmedium

Gruppe	n	Alter x̄ (Jahre)	GPDH (rel. U)	hGH (ng/ml)
Erwachsene, weiblich, normalgewichtig	10	22	53,5	5,3
Erwachsene, männlich, normalgewichtig	10	23	40,1	2,9
Erwachsene, zusammen, normalgewichtig	20	22	46,7	4,1
Neugeborene	10	–	80,3	24,9
Erwachsene, zusammen, adipös, > 30% Übergewicht	10	23	35,0	1,1
Senioren, zusammen	10	76	37,7	2,2
Standardserum			50,0	4,3

die höheren adipogenen Aktivitäten in den Neugeborenenseren ausschließlich eine Folge der deutlich höheren hGH-Konzentrationen sind.

Zusammenfassung

1. Im nativen Humanserum sind adipogene Faktoren enthalten, welche die In vitro-Differenzierung von 3T3 L1-Fibroblasten zu Fettzellen induzieren.
2. Menschliches Wachstumshormon ist für einen Teil der adipogenen Serumaktivität verantwortlich.
3. Im menschlichen Serum ist mindestens ein weiterer, bisher unbekannter adipogener Faktor präsent, der nicht mit Wachstumshormon identisch ist.

Die Arbeit wurde durch die Deutsche Forschungsgemeinschaft (SFB 43) in dankenswerter Weise unterstützt.

Literatur

1. Vasselli JR et al. (1983) Modern concepts of obesity. Nutr Rev 41: 361–373 – 2. Green H, Kehinde O (1975) An established preadipose cell-line and its differentiation in culture. II. Factors influencing the adipose conversion. Cell 5: 19–27 – 3. Kuri-Harcuch W, Green H (1978) Adipose conversion of 3T3 cells depends on a serum factor. Proc Natl Acad Sci USA 75: 6107–6109 – 4. Grimaldi P et al. (1982) Differentiation of ob 17 preadipocytes to adipocytes: requirement of adipose conversion factor(s) for fat cell cluster formation. EMBO J 1: 687–693 – 5. Löffler G et al. (1983) An adipogenic serum factor in genetically obese rodents. FEBS Lett 153: 179–182 – 6. Morikawa M et al. (1982) Growth hormone and the adipose conversion of 3T3 cells. Cell 29: 783–789

Häussinger, D. (Med. Univ.-Klinik Freiburg/Brsg.), Sies, H. (Institut für Physiolog. Chemie I, Düsseldorf), Gerok, W. (Med. Univ.-Klinik Freiburg/Brsg.)

Leber und pH-Regulation: Die Bedeutung des interzellulären Glutaminzyklus

Untersuchungen zur Leberzellheterogenität an der strukturell und metabolisch intakten perfundierten Rattenleber zeigten, daß die beiden NH_4^+-Eliminationssysteme Harnstoff- und Glutaminsynthese in verschiedenen Bereichen des Leberazinus lokalisiert sind [1, 2]. Die Harnstoffsynthese findet periportal, die Glutaminsynthese perivenös statt. Aufgrund der kinetischen Eigenschaften von Carbamylphosphatsynthetase I und Glutaminsynthetase ist die Entgiftung von NH_4^+ in niedrigen Konzentrationen ($< 50\ \mu M$) nur durch Glutamin-, jedoch nicht durch Harnstoffbildung möglich. Somit erfolgt im Leberazinus die NH_4^+-Entgiftung durch ein System mit vergleichsweise niedriger Substrataffinität, jedoch hoher Kapazität (periportale Harnstoffsynthese), dem ein System mit hoher Substrataffinität (perivenöse Glutaminsynthese) nachgeschaltet ist. Das glutaminspaltende Enzym, die Glutaminase, ist gemeinsam mit den Enzymen des Harnstoffzyklus im periportalen Areal des Leberazinus lokalisiert [1]. Glutaminase und Glutaminsynthetase sind in der Leber gleichzeitig aktiv, so daß aus dem simultan stattfindenden periportalen Glutaminabbau und der perivenösen Glutaminresynthese ein interzellulärer Glutaminzyklus (im Gegensatz zu einem intrazellulären Zyklus) resultiert. Dieser interzelluläre Glutaminzyklus unterliegt einer komplexen Regulation durch die portale NH_4^+- und Glutaminkonzentration, durch den pH-Wert und durch Hormone [3–5]. Durch den periportal stattfindenden Glutaminabbau wird die Harnstoffsynthese durch zusätzliche Substratbereitstellung gesteigert, während Glutamin im perivenösen Bereich des Leberazinus aus NH_4^+ resynthetisiert wird, welches einer Entgiftung durch Harnstoffsynthese entging. Somit steigert der interzelluläre Glutaminzyklus die Effizienz der hepatischen Harnstoffsynthese und ermöglicht die nahezu vollständige Umwandlung portaler NH_4^+ zu Harnstoff, die ansonsten aufgrund der kinetischen Eigenschaften der Harnstoffzyklusenzyme nicht erfolgen könnte.

Zur Aufrechterhaltung der pH-Homöostase im Organismus sind Mechanismen erforderlich, die das HCO_3^--/CO_2-Verhältnis im Blut stabilisieren. Während CO_2 und H_2O die einzigen Produkte bei der vollständigen Oxidation von Kohlehydraten und Fetten sind, entsteht bei der Verbrennung von Proteinen und Aminosäuren zusätzlich HCO_3^- aus deren Carboxylgruppen. Bei einer täglichen Proteinzufuhr von 100 g beträgt die tägliche HCO_3^--Produktion etwa 1 Mol. Während CO_2 und H_2O durch Niere und Lunge ausgeschieden werden können, ist die renale Elimination solcher hoher HCO_3^--Mengen nicht möglich angesichts des begrenzten täglichen Urinvolumens. Der wichtigste Weg für die Beseitigung von HCO_3^- im Organismus ist die Harnstoffsynthese [6, 7] wobei pro Mol gebildetem Harnstoff 2 Mol HCO_3^- verbraucht werden:

$$HCO_3^- + 2\ NH_4^+ \rightarrow H_2NCONH_2 + 2\ H_2O = H^+$$
$$\underline{HCO_3^- + H^+ \rightleftharpoons H_2O + CO_2}$$
$$2\ HCO_3^- + 2\ NH_4^+ \rightarrow H_2NCONH_2 + CO_2 + 3\ H_2O$$

Demgegenüber erfolgt die NH_4^+-Entgiftung durch Glutaminsynthese ohne HCO_3^--Verbrauch, so daß im Rahmen der hepatischen NH_4^+-Elimination eine Regulation des HCO_3^--Haushalts möglich ist [6–8]. In der perfundierten Leber werden bei Azidose NH_4^+ verstärkt durch Glutaminbildung entgiftet, während die Harnstoffsynthese und damit der HCO_3^--Verbrauch gedrosselt werden (Abb. 1A). Umgekehrt ist bei Alkalose die HCO_3^--Aufnahme durch vermehrte Harnstoffbildung gesteigert, während die Glutaminbildung gehemmt ist und Glutamin netto von der Leber aufgenommen wird und als zusätzliches Substrat der Harnstoffsynthese dient. Diese Anpassung der hepatischen NH_4^+-Elimination an den Bedarf der pH-Homöostase erfolgt durch die Regulation der am interzellulären Glutaminzyklus beteiligten Enzyme. Bei Azidose ist die periportal lokalisierte Glutaminase gehemmt (Abb. 1B); somit entfällt eine zusätzliche Substratbereitstellung durch Glutaminspaltung für den Harnstoffzyklus. Gleichzeitig ist der Fluß durch die perivenös lokalisierte Glutaminsynthetase gesteigert (Abb. 1B). Umgekehrt kommt es bei Alkalose zu

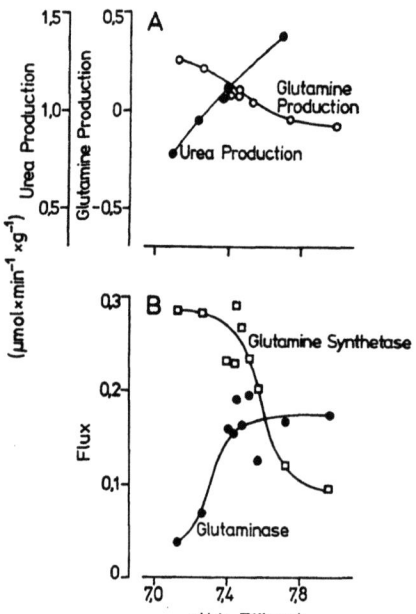

Abb. 1. A Einfluß des pH-Werts im Perfusat auf die Harnstoff- und Glutaminproduktion der Leber. Das einfließende Perfusat enthielt Glutamin und NH_4Cl in einer Konzentration von jeweils 0,6 mM. **B** Einfluß des pH-Werts im Perfusat auf die Flüsse durch Glutaminase und Glutaminsynthetase. Experimentelle Bedingungen wie in Abb. 1A

einer Steigerung der Harnstoffproduktion durch Stimulation der Glutaminasereaktion, während perivenös der Fluß durch die Glutaminsynthetase abnimmt. Somit entscheidet in erster Linie, neben anderen Faktoren [8], der durch den aktuellen pH-Wert regulierte Fluß durch die Glutaminase, inwieweit zusätzliches Substrat für die Harnstoffsynthese und damit für die HCO_3^--Elimination zur Verfügung gestellt wird, wobei gleichzeitig die effektive Elimination von NH_4^+ durch gegenläufige Flußänderungen durch die perivenös lokalisierte Glutaminsynthetase gewährleistet ist. Diese Einflußnahme der Leber auf die pH-Homöostase erfolgt nicht nur bei metabolisch, sondern auch bei respiratorisch bedingten Störungen des Säurebasenhaushalts, da der Fluß durch die Glutaminase durch das HCO_3^-/CO_2-Verhältnis bestimmt wird [9]. Dieser hepatische Mechanismus zur pH-Regulation durch Veränderung der HCO_3^--Elimination im Rahmen der beiden NH_4^+-Entgiftungswege erklärt auch die Entstehung einer Alkalose bei Lebererkrankungen als Folge einer verminderten HCO_3^--Entfernung durch eine gestörte Harnstoffsynthese.

Eine renale Säureausscheidung mit Hilfe des sogenannten „Glutaminmechanismus", d. h. der passiven Diffusion von NH_3 in das Tubuluslumen und nachfolgender Fixierung eines Protons unter NH_4^+-Bildung muß bezweifelt werden, da bei der renalen Glutaminasereaktion nicht NH_3 sondern NH_4^+ entsteht [6]. Somit stellt die bei Azidose gesteigerte Glutaminaseaktivität in der Niere lediglich eine Anpassung an eine andere Form der Ausscheidung von überschüssigem Stickstoff dar, während der pH-regulierende Schritt in der Leber durch Festlegung des HCO_3^--Verbrauchs im Rahmen der Stickstoffentgiftung lokalisiert ist.

Literatur

1. Häussinger D (1983) Hepatocyte heterogeneity in glutamine and ammonia metabolism and the role of an intercellular glutamine cycle during ureogenesis in perfused rat liver. Eur J Biochem 133: 269–275 – 2. Häussinger D, Gerok W (1984) Hepatocyte heterogeneity in ammonia metabolism: impairment of glutamine synthesis in CCl_4 induced liver cell necrosis with no effect on urea synthesis. Chem Biol Interact 48: 191–194 – 3. Häussinger D, Sies H (1979) Hepatic glutamine metabolism under the influence of the portal ammonia concentration in the perfused rat liver. Eur J Biochem 101: 179–184 – 4. Häussinger D, Gerok W, Sies H (1983) Regulation of flux through glutaminase and glutamine synthetase in isolated perfused rat liver. Biochim Biophys Acta 755: 272–278 – 5. Häussinger D, Sies H (1984) Effect of phenylephrine on glutamate and glutamine metabolism in isolated perfused rat liver. Biochem J (in press) – 6. Atkinson DE, Camien MN (1982) The role of urea synthesis in the removal of metabolic bicarbonate and the regulation of blood pH. Curr Top Cell Regul 21: 261–302 – 7. Oliver J, Koelz AM, Costello J, Bourke E (1977) Acid-base induced alterations in glutamine metabolism and ureogenesis in perfused muscle and liver of the rat. Eur J Clin Invest 7: 445–449 – 8. Häussinger D, Gerok W, Sies H (1984) Hepatic role in pH regulation. Role of the intercellular glutamine cycle. Trends Biochem Sci (in press) – 9. Häussinger D, Akerboom TPM, Sies H (1980) The role of pH and the lack of a requirement for hydrogencarbonate in the regulation of hepatic glutamine metabolism. Hoppe Seylers Z Physiol Chem 361: 995–1001

Limberg, B., Kommerell, B. (Med. Univ.-Klinik Heidelberg)
Protektiver Effekt von Somatostatin auf die galaktosamininduzierte Leberschädigung

Die durch Galaktosamin hervorgerufene Leberschädigung hat sich als ein brauchbares tierexperimentelles Modell einer akuten Leberschädigung erwiesen. Es ist bekannt, daß das Ausmaß einer experimentellen Leberschädigung unter anderem von der Konzentration der Schilddrüsenhormone im Plasma [1] und der extrazellulären Kalziumkonzentration [2] abhängt. Somatostatin (SRIF) hemmt die TSH-stimulierte Sekretion der Schilddrüsenhormone und beeinflußt den Kalziumeinstrom in die Zelle [3]. Aufgrund dieser physiologischen Wirkungen von Somatostatin erschien es deshalb sinnvoll, den Einfluß von Somatostatin auf die morphologischen und biochemischen Veränderungen bei der durch D-Galaktosamin hervorgerufenen Leberschädigung zu untersuchen.

Versuchsdurchführung und Methodik

Männliche Wistar-Ratten (200 g) erhielten Wasser und Futter ad libitum. D-Galaktosamin wurde den Tieren in leichter Äthernarkose über die Schwanzvene intravenös injiziert (1,2 g/kg Körpergewicht). Den mit Somatostatin behandelten Tieren wurde entweder 2 Std vor und erneut 12 Std nach der Gabe von Galaktosamin oder 2 und erneut 12 Std oder 5 und erneut 12 Std nach der Injektion von Galaktosamin Somatostatin (125 µg/100 g; lin. SRIF in Protaminzinksulphat) s.c. appliziert. Ferner wurde der Einfluß von Somatostatin auf die durch Dibutyryl-cAMP (DB-cAMP) verstärkte galaktosamininduzierte Leberschädigung untersucht. Dibutyryl-cAMP wurde 2 und erneut 12 Std nach der Gabe von Galaktosamin in einer Dosierung von 5 mg/100 g intraperitoneal injiziert. Bei einer weiteren Gruppe von Tieren wurde 10 min vor der Gabe von DB-cAMP zusätzlich Somatostatin injiziert. Und schließlich wurde der Einfluß einer intraperitonealen Injektion von Kalziumchlorid (10 mg/100 g) 10 min nach der Injektion von Somatostatin auf die Galaktosaminschädigung der Leber untersucht.

28 Std nach der Injektion von Galaktosamin wurden die Tiere in Narkose getötet. Die Leber wurde lichtmikroskopisch untersucht. Als Marker für die Leberschädigung wurde im Serum die Konzentration der Transaminasen bestimmt. Bei den Tieren, die nur Galaktosamin bzw. Galaktosamin plus Somatostatin erhielten, wurde außerdem noch die Konzentration der Schilddrüsenhormone im Serum bestimmt.

Ergebnisse

28 Std nach der Injektion von Galaktosamin waren die GOT und GPT im Serum deutlich angestiegen (Abb. 1). Die histologische Untersuchung der Leber zeigte die typischen

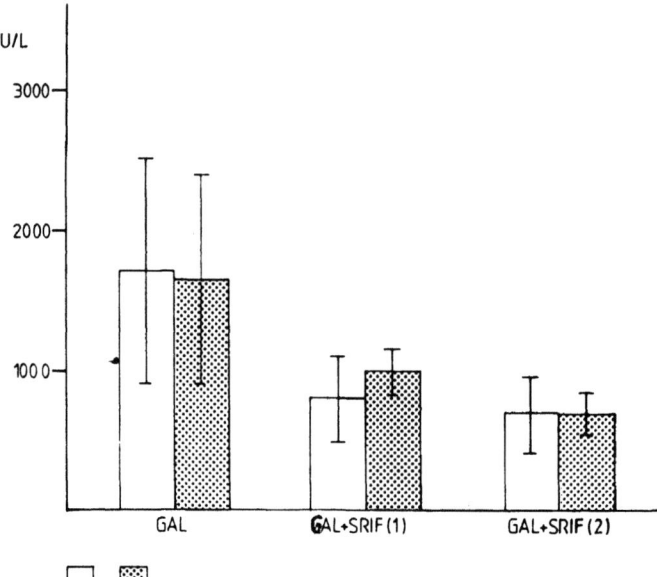

Abb. 1. Einfluß von Galaktosamin (GAL) und Galaktosamin plus Somatostatin (GAL + SRIF) auf die Serumtransaminasen. GAL + SRIF (1): Injektion von Somatostatin 2 Std vor der Gabe von Galaktosamin. GAL + SRIF (2): Injektion von Somatostatin 2 und erneut 12 Std nach der Gabe von Galaktosamin

Veränderungen der Galaktosaminhepatitis. Die Injektion von Somatostatin reduzierte den durch Galaktosamin induzierten Anstieg der Transaminasen signifikant ($p < 0,025$); die histologischen Veränderungen waren ebenfalls geringer ausgeprägt. Die zusätzliche Gabe von Dibutyryl-cAMP führte zu einem stärkeren Anstieg der Transaminasen bei der durch Galaktosamin hervorgerufenen Leberschädigung. Die Injektion von Somatostatin 10 min vor der Gabe von DB-cAMP verhinderte den Effekt von DB-cAMP auf den Anstieg der Transaminasen. Wurde Kalziumchlorid 10 min nach der Gabe von Somatostatin intraperitoneal injiziert, so wurde der positive Effekt von Somatostatin auf den Anstieg der Transaminasen nach der Gabe von Galaktosamin vollständig aufgehoben. Die Konzentration der Schilddrüsenhormone im Serum war bei den Kontrollen und bei den Tieren, die Galaktosamin oder Galaktosamin plus Somatostatin erhalten hatten, gleich.

Diskussion

Durch Gabe von Somatostatin konnte die galaktosamininduzierte Leberschädigung reduziert werden; dieser Effekt war auch noch nachweisbar, wenn das Hormon bis zu 5 Std nach der Gabe von Galaktosamin injiziert wurde. Der protektive Effekt von Somatostatin spiegelte sich in den geringeren histologischen Veränderungen und einem geringeren Anstieg der Transaminasen wider. Der Effekt des Somatostatin ist jedoch nicht, wie für die Behandlung mit Propylthiouracil gezeigt werden konnte [4], auf eine Beeinflussung der Serumkonzentrationen der Schilddrüsenhormone zurückzuführen, da die Konzentrationen der Schilddrüsenhormone bei den mit Galaktosamin und Galaktosamin plus Somatostatin behandelten Tieren gleich war. Durch die Injektion von DB-cAMP wurde die galaktosamininduzierte Leberschädigung verstärkt; dieser Effekt des DB-cAMP konnte durch die gleichzeitige Gabe von Somatostatin aufgehoben werden. DB-cAMP greift als „Second messenger" direkt auf zellulärer Ebene an. Die Verhinderung des Effektes von DB-cAMP auf die Galaktosaminschädigung der Leber durch Somatostatin legt deshalb den Schluß nahe, daß Somatostatin seinen protektiven Effekt direkt an der Zelle ausübt. Da jedoch Somatostatin die Sekretion zahlreicher Hormone hemmt, muß auch diskutiert werden, daß dieser Effekt des Somatostatin durch eine Beeinflussung der Sekretion anderer Hormone vermittelt wird. Der Mechanismus der Zytoprotektion durch Somatostatin ist zum gegenwärtigen Zeitpunkt unklar. Die Tatsache, daß durch Injektion von Kalzium der protektive Effekt des Hormons aufgehoben wurde, läßt an eine Beeinflussung des Kalziumeinstroms in die Zelle als mögliche Erklärung für die Wirksamkeit des Hormons denken.

Literatur

1. Orrego H, Carmichael FJ, Phillips MJ, Kalant H, Khanna J, Israel Y (1976) Gastroenterology 71: 821–826 – 2. Schanne FAX, Pfau RG, Farber JL (1980) Am J Pathol 100: 25–38 – 3. Reichlin S (1983) N Engl J Med 309: 1556–1563 – 4. Limberg B, Kommerell B (1983) IRCS Med Sci 11: 572–573

Leiß, O., von Bergmann, K., Gnasso, A., Augustin, J. (Med. Univ.-Kliniken Bonn und Heidelberg)
Einfluß von Gemfibrozil auf den biliären Lipidstoffwechsel bei normolipämischen männlichen Probanden

Zusammenfassung

Epidemiologische Studien haben gezeigt, daß unter Therapie mit Clofibrat die Inzidenz von Gallensteinen erhöht ist. Hinweise auf diese Nebenwirkung wurden bereits früher durch einen erhöhten lithogenen Index (L. I.) in der Galle und eine vermehrte biliäre Cholesterinsekretion gefunden. Es ist daher sinnvoll, den L. I. in der Galle vor und unter Gabe eines neuen Lipidsenkers zu bestimmen, um ein mögliches Risiko der Gallensteinbildung abschätzen zu können. Deswegen wurden bei acht männlichen normolipidämischen Probanden der Einfluß eines neuen Fibratderivates, Gemfibrozil (2 × 600 mg täglich) auf Serumlipide, L. I. in der Blasengalle und biliäre Lipidsekretion vor und nach dreimonatiger Gabe untersucht. Serumcholesterin und -triglyzeride wurden um 19% ($p < 0,05$ und 46% ($p < 0,05$) gesenkt, das HDL-Cholesterin stieg um 10% ($p < 0,05$) an. Der L. I. in der Blasengalle stieg von 0,73 auf 1,37 ($p < 0,05$) und in der hepatischen Galle von 0,86 auf 1,42 ($p < 0,01$). Die biliäre Cholesterinsekretion nahm von 47 mg/Std auf 70 mg/Std zu ($p < 0,01$), während die Gallensäureausscheidung von 943 mg/Std auf 694 mg/Std abnahm ($p < 0,01$). Die Abnahme der Gallensäuresekretion korrelierte mit einer Verminderung der Sekretion von Chenodesoxycholsäure ($r = 0,845$, $p < 0,001$). Es fand sich eine positive Korrelation zwischen der Cholesterinsekretion und dem L. I. ($r = 0,850$, $p < 0,01$) und eine negative Korrelation zwischen der Gallensäuresekretion und dem L. I. ($r = -0,70$, $p < 0,05$). Die Ergebnisse dieser Untersuchungen legen die Schlußfolgerungen nahe, daß unter Gabe von Gemfibrozil das Gallensteinrisiko ebenfalls erhöht sein dürfte.

Einleitung

Durch eine lipidsenkende Behandlung können Inzidenz und Mortalität der koronaren Herzkrankheit gesenkt werden [13, 22, 23]. Da die lipidsenkende Therapie eine Dauertherapie ist, müssen die entsprechenden Medikamente sicher und frei von Nebenwirkungen sein. Von Clofibrat, einem der bestuntersuchtesten Lipidsenker, ist bekannt, daß es das Gallensteinrisiko erhöht [5, 31, 34, 42]. Diese mögliche Nebenwirkung war von Grundy et al. [10] und Pertsemlidis et al. [33] aufgrund des erhöhten Cholesteringehaltes der Galle unter Clofibratgabe vorausgesagt worden. Kürzlich konnten wir nachweisen, daß unter Therapie mit den neueren Clofibratderivaten Fenofibrat und Bezafibrat bei Patienten mit Hyperlipoproteinämie der L. I. der Galle ansteigt. Messungen der biliären Lipidsekretion bei drei Patienten vor und unter Bezafibrattherapie ergaben einen signifikanten Anstieg der biliären Cholesterinsekretion [21, 45]. Gemfibrozil, ein neues nichthalogeniertes wasserlösliches Fibratderivat wurde kürzlich zur Behandlung der Hyperlipoproteinämien zugelassen. Während die Effekte von Gemfibrozil auf Cholesterin, Triglyzeride und HDL-Cholesterin in zahlreichen Studien untersucht wurden [8, 15–18, 27–30, 38], existiert nur eine Untersuchung über Einflüsse von Gemfibrozil auf den biliären Lipidstoffwechsel [12]. Um mögliche Effekte dieses Fibratederivates auf den biliären Lipidstoffwechsel aufzuklären, wurden daher bei acht normolipidämischen Probanden vor und nach dreimonatiger Gemfibrozilgabe Serumlipide, Lipidzusammensetzungen der Gallenblasengalle und biliäre Lipidsekretion gemessen.

Material und Methoden

Probanden

Die Untersuchungen wurden an acht normolipämischen männlichen Probanden durchgeführt. Das Alter der Probanden lag zwischen 24 und 39 Jahren (x = 31 Jahre), die Größe bei 182 cm, das Gewicht zwischen 63 und 89 kg (x = 75 kg). Das Gewicht blieb während der Studiendauer konstant. Alle Probanden hatten normale Laborwerte und keine Hinweise auf Leber-, Nieren- oder Schilddrüsenerkrankungen. Alle hatten eine funktionierende Gallenblase ohne Steine, was durch Ultraschalluntersuchungen vor und nach Cholezystokiningabe festgestellt wurde. Die Studie wurde in Übereinstimmung der Helsinki-Deklaration durchgeführt, jeder Proband gab seine Einwilligung.

Studienplan

Blut zur Lipidbestimmung wurde nach zwölfstündiger Nüchternperiode mehrmals vor und jeweils einmal nach 4 und 8 Wochen sowie zweimal während der 12. Woche abgenommen. Lipidzusammensetzung der Gallenblase und biliäre Lipidsekretion wurden vor und 3 Monate nach Gabe von Gemfibrozil (2 × 600 mg) bestimmt. Serumcholesterin und -triglyzeride wurden mittels bekannter enzymatischer Verfahren gemessen]9, 35]. Die Bestimmung des HDL-Cholesterins erfolgte entsprechend dem Protokoll der Lipid Research Clinics [24] in dem Überstand nach VLDL-Trennung mittels Ultrazentrifugation und anschließender LDL-Fällung mittels Polyanionen. Die Bestimmung der biliären Lipidsekretion erfolgte mittels intestinaler Perfusion nach Grundy und Metzger [11]. Hierzu wurden die Probanden jeweils für 1 Tag stationär aufgenommen. Am Vorabend der Untersuchung schluckten die Probanden eine dreilumige Sonde, nach zwölfstündiger Nüchternperiode wurde die Sonde am nächsten Morgen so in Position gebracht, daß die beiden proximalen Öffnungen genau gegenüber der Papille zu liegen kamen und die distale Öffnung 10 cm tiefer, in Höhe des Ligamentum Treitz. Nach intravenöser Injektion von Cholezystokinin (0,5 IE/kg Körpergewicht) wurden ca. 20 ml dunkle Gallenblasengalle aspiriert, geschüttelt und ein Aliquot sofort unter dem Polarisationsmikroskop auf Cholesterinkristalle untersucht [39]. 3 ml wurden zu 30 ml Chloroform/Methanol (v : v = 2 : 1) gegeben, der Rest durch die proximale Öffnung ins Duodenum zurückgegeben. Anschließend wurde eine flüssige Formuladiät (Nutrodip, Wander, Osthofen, BRD) zusammen mit β-Sitosterin als nichtresorbierbarem Marker durch die proximale Öffnung mit konstanter Geschwindigkeit infundiert. Nachdem 4 Std zur Stabilisierung der Gallenblasenkontraktion und Erreichung eines Steady state der enterohepatischen Gallensäurezirkulation vergangen waren, wurden über 6 Std stündliche Proben aus proximaler und distaler Öffnung mittels kontinuierlicher Aspiration durch automatische Pumpen gewonnen. Die proximalen Proben wurden zu Chloroform/Methanol, die distalen zu Ethanol gegeben. Aufarbeitung der proximalen Proben und der Gallenblasengalle erfolgte nach dem Protokoll der National Cooperative Gallstone Study [14]. Cholesterin und β-Sitosterin wurden gaschromatographisch als TMS-Derivate mit 5-alpha-Cholestan als internem Standard analysiert [25]. Die Gesamtgallensäuren wurden enzymatisch [32], die Phospholipide kolorimetrisch nach Bartlett [6] bestimmt. Die stündlichen Sekretionsdaten von Cholesterin, Gallensäuren und Phospholipide wurden entsprechend den von Grundy und Metzger angegebenen Formeln [11] ermittelt. Die Lipidzusammensetzung der Gallenblasengalle wurde als mol% angegeben [2] und der L. I. nach Carey and Small [7] berechnet, wobei ein Gesamtlipidgehalt von 20 g/dl in der Gallenblasengalle und von 7,5 g/dl in der hepatischen Galle zugrundegelegt wurde. Die individuellen Gallensäuren wurden gaschromatographisch bestimmt. Die konjugierten Gallensäuren wurden enzymatisch dekonjugiert [26, 41] und solvolysiert [43]. Nach Methylierung und Derivatisierung zu TMS-Ethern erfolgte die gaschromatographische Bestimmung auf Kapillarsäulen [45].

Die statistischen Berechnungen wurden mit dem Wilcoxon-Rang-Test durchgeführt.

Ergebnisse

Die Gabe von Gemfibrozil führte zu einer Senkung des Serumcholesterins von 19% (von 196 mg/dl ± 39 mg/dl auf 159 ± 30 mg/dl) und der Triglyzeride von 46% (126 mg/dl auf 68 mg/dl). Das HDL-Cholesterin stieg gering, aber signifikant an (von 51 auf 56 mg/dl; $p < 0,05$).

Molare Lipidzusammensetzung und L. I. der Gallenblasengalle vor und unter Gemfibrozilgabe sind in Tabelle 1 dargestellt. Der molare Cholesteringehalt stieg im Durchschnitt um 118% an und der molare Phospholipidgehalt um 29%. Der molare Gallensäuregehalt nahm um 14% ab. Diese Änderungen gingen mit drastischen Änderungen der Lithogenität einher, der L. I. stieg um 88% von 0,73 auf 1,37 an. Obwohl die Galle bei jedem Probanden unter Gemfibrozil mit Cholesterin übersättigt war, konnten keine Cholesterinkristalle festgestellt werden. Die molare Lipidzusammensetzung der hepatischen Galle wurde in

Tabelle 1. Einfluß von Gemfibrozil auf die Lipidzusammensetzung der Gallenblase (x̄ ± SD)

	Cholesterin (mol%)	Gallensäuren (mol%)	Lezithin (mol%)	L.I. (20 g/dl)
Kontrolle	5,0 ± 1,2	78,0 ± 3,0	17,0 ± 1,8	0,73 ± 0,12
Gemfibrozil	10,9 ± 3,0	67,2 ± 8,3	22,0 ± 6,4	1,37 ± 0,26
	$p < 0,05$	$p < 0,05$	$p < 0,05$	$p < 0,05$

ähnlicher Weise verändert, der Cholesteringehalt stieg um 82% an, der Gallensäuregehalt nahm um 9% ab, der Phospholipidgehalt blieb unverändert.

Unter Gabe von Gemfibrozil stieg die hepatische Sekretion von Cholesterin von 47 ± 9 mg/Std auf 70 ± 22 mg/Std an (47%; $p < 0,01$), während die Gallensäurensekretion von 943 ± 129 mg/Std auf 694 ± 123 mg/Std abnahm (26%; $p < 0,01$). Die Phospholipidsekretion blieb unverändert und betrug unter Kontrollbedingungen 348 ± 109 mg/Std und unter Gemfibrozilgabe 325 ± 106 mg/Std. Es fanden sich einerseits eine signifikante positive Korrelation zwischen der hepatischen Cholesterinsekretion und dem L. I. der Gallenblasengalle ($r = 0,850$; $p < 0,001$) und dem L. I. der hepatischen Galle ($r = 0,772$; $p < 0,001$) und andererseits eine signifikante negative Korrelation zwischen der hepatischen Gallensäurensekretion und dem L. I. der Gallenblasengalle ($r = -0,700$; $p < 0,05$) und dem L. I. der hepatischen Galle ($r = -0,680$; $p < 0,01$).

Tabelle 2 zeigt die molare Zusammensetzung und die Sekretionsraten der individuellen Gallensäuren. Mol% und Sekretionsraten von Lithocholsäure (LCA) und Ursodesoxycholsäure (UDCA) wurden durch Gemfibrozil nicht beeinflußt. Der molare Gehalt von Chenodesoxycholsäure (CDCA) und Desoxycholsäure (DCA) nahm unter Gemfibrozil um 6% bzw. 21% ab, während der Gehalt an Cholsäure (CA) um 32% zunahm ($p < 0,05$). Die Sekretionsraten von CDCA und DCA nahmen dagegen signifikant um 33% und 35% ab ($p < 0,05$), während die Sekretionsrate von CA unverändert blieb (-7%).

Diskussion

Cholesterin wird unter physiologischen Bedingungen hauptsächlich über zwei Wege aus dem Körper eliminiert: entweder nach Umwandlung zu Gallensäuren und anschließender biliärer Sekretion von Gallensäuren oder unverändert als biliär sezerniertes Cholesterin.

Während eine verstärkte Umwandlung von Cholesterin in Gallensäuren z. B. unter Gabe von Anionenaustauschern die Cholesterinsättigung der Galle nicht erhöht, führen Medikamente, die die biliäre Sekretion von Cholesterin stimulieren wie z. B. Clofibrat, Östrogene und Nikotinsäure [3, 20] zu einem Anstieg der Cholesterinsättigung der Galle. Clofibrat führt darüber hinaus zu einer Abnahme der Gallensäurensynthese [33]. Unter Clofibrattherapie ist die Galle mit Cholesterin übersättigt, was die Entstehung von Cholesteringallensteinen begünstigt. In großen epidemiologischen Studien wurde eine erhöhte Gallensteininzidenz unter Clofibrat beschrieben [5, 31, 34, 42].

Die Effekte der neueren Clofibratderivate Bezafibrat und Fenofibrat auf den biliären Lipidstoffwechsel werden derzeit noch widersprüchlich beurteilt. Während Schlierf et al. [37] unter Langzeitbehandlung mit Bezafibrat keinen signifikant erhöhten L. I. feststellen konnten, ergaben eigene Untersuchungen an Patienten mit Hyperlipoproteinämie nach 3–4wöchiger Behandlung mit Bezafibrat einen signifikanten Anstieg des L. I. Wie mittels Messungen der biliären Lipidsekretion festgestellt werden konnte, beruht dieser Anstieg des L. I. unter Bezafibrattherapie auf einer signifikant erhöhten biliären Sekretion von Cholesterin [21, 45].

Untersuchungen an normolipämischen Probanden hatten für Fenofibrat keine signifikante Erhöhung des L. I. ergeben [36]. Bei Behandlung von Patienten mit Hyperlipoproteinämie

Tabelle 2. Einfluß von Gemfibrozil auf molare Zusammensetzung und hepatische Sekretion der individuellen Gallensäuren

Proband	Periode	DCA (mol%)	CDCA (mol%)	CA (mol%)	DCA (mg/Std)	CDCA (mg/Std)	CA (mg/Std)
1	I	23	48	23	181 ± 39	377 ± 83	177 ± 42
	II	27	40	23	226 ± 52	327 ± 54	188 ± 26
2	I	25	53	18	258 ± 65	547 ± 122	185 ± 41
	II	19	53	25	135 ± 11	371 ± 32	178 ± 14
3	I	27	40	29	243 ± 43	357 ± 68	262 ± 58
	II	16	34	49	87 ± 16	195 ± 50	273 ± 57
4	I	10	54	33	112 ± 10	582 ± 48	356 ± 38
	II	18	42	37	156 ± 6	362 ± 17	321 ± 20
5	I	34	42	21	329 ± 97	417 ± 133	206 ± 54
	II	18	44	34	89 ± 38	221 ± 90	169 ± 73
6	I	61	25	11	464 ± 129	189 ± 53	85 ± 25
	II	47	31	19	328 ± 108	221 ± 77	133 ± 52
7	I	5	65	28	54 ± 9	722 ± 111	314 ± 49
	II	5	59	34	31 ± 5	380 ± 72	220 ± 42
8	I	3	56	39	32 ± 7	525 ± 86	361 ± 61
	II	3	52	43	24 ± 2	401 ± 41	328 ± 38
Mean ± SD	I	24 ± 19	48 ± 12	25 ± 9	209 ± 146	465 ± 164	243 ± 97
	II	19 ± 14	44 ± 10	33 ± 10	135 ± 102	310 ± 84	226 ± 73
		n.s.	n.s.	$p < 0{,}01$	n.s.	$p < 0{,}01$	n.s.

mit Fenofibrat wurde jedoch ein signifikanter Anstieg der Cholesterinsättigung der Galle beobachtet [21, 45], was ebenfalls auf eine Erhöhung der biliären Cholesterinsekretion zurückgeführt werden konnte [46]. Im Gegensatz dazu wurden bei Patienten mit familiärer Hyperlipoproteinämie unter Ciprofibrattherapie keine signifikanten Veränderungen des L. I. und der biliären Sekretion von Cholesterin, Phospholipiden und Gallensäuren beobachtet [4].

Die vorliegenden Untersuchungen zu Gemfibrozil wurden zwar an normolipämischen Probanden durchgeführt, die Senkungen der Triglyzeride (−46%) und des Cholesterins (−19%) ebenso wie der Anstieg des HDL-Cholesterins lagen jedoch in der gleichen Größenordnung wie sie von anderen Autoren unter Therapie mit Gemfibrozil bei Patienten mit Hyperlipoproteinämie beobachtet wurden [8, 15−18, 27−30, 38]. Hull et al. [12] fanden bei zehn normolipämischen Probanden nach vierwöchiger Behandlung mit Gemfibrozil oder Clofibrat zwar einen deutlichen Anstieg des L. I., der jedoch weder für Gemfibrozil noch für Clofibrat Signifikanzniveau erreichte. In der vorliegenden Studie waren dagegen der L. I. der Blasengalle und der stimulierten hepatischen Galle nach dreimonatiger Gabe von Gemfibrozil signifikant erhöht. Darüber hinaus fand sich eine positive Korrelation zwischen der biliären Cholesterinsekretion und dem L. I. der Blasengalle und der stimulierten hepatischen Galle und eine negative Korrelation zwischen der biliären Gallensäurensekretion und dem L. I. von Gallenblasen- und hepatischer Galle. Der Anstieg des L. I. unter Gemfibrozil beruht demnach auf zwei Mechanismen: einer erhöhten Cholesterinsekretion und einer verminderten Gallensäurensekretion. Die verminderte Gallensäurensekretion könnte auf einer Reduktion der Gallensäurensynthese beruhen, wie dies für Clofibrat gezeigt wurde [33].

Interessanterweise scheint sich die Wirkung von Gemfibrozil auf den Gallensäurenstoffwechsel ausschließlich auf CDCA zu beschränken, da nur die Sekretionsraten von CDCA unter Gemfibrozil signifikant erniedrigt waren (Tabelle 2). Der Stoffwechsel von CA scheint nicht beeinflußt zu werden, die Sekretionsrate von CA wurde nicht verändert. Da die biliäre Cholesterinsekretion u. a. auch vom molaren CDCA-Gehalt der Galle mitabhängt [1, 19], könnte die drastische Erhöhung der biliären Cholesterinsekretion unter Gemfibrozil z. T. auch auf der Reduktion der biliären CDCA-Sekretion beruhen.

Die vorliegenden Ergebnisse stehen in Einklang mit Befunden von Kesaniemi und Grundy [16], die unter Therapie mit Gemfibrozil eine erhöhte fäkale Ausscheidung neutraler Steroide und eine verminderte fäkale Ausscheidung saurer Steroide fanden. Die Nettosteroidbilanz war unverändert.

Da die Cholesterinsynthese (aufgrund von Bestimmungen der Plasma-Squalenkonzentration) unter Gemfibrozil erniedrigt zu sein scheint [46], könnte die erhöhte fäkale Cholesterinausscheidung auf einer Mobilisation von Cholesterin aus Gewebepools beruhen, wie dies von Grundy et al. [10] für Clofibrat vermutet wurde.

Der drastische Anstieg der Cholesterinsättigung unter Gemfibroziltherapie spricht für ein erhöhtes Gallensteinrisiko unter dieser Therapie. Auch wenn Cholesterinkristalle − als Schlüsselschritt in der Entstehung von Cholesteringallensteinen [40] − in der frisch entnommenen Gallenblasengalle nicht nachgewiesen werden konnten, scheint dennoch die Schlußfolgerung berechtigt, daß das Gallensteinsrisiko unter Therapie mit Gemfibrozil ähnlich erhöht sein dürfte wie unter Therapie mit Clofibrat. Letztlich kann dies jedoch nur in epidemiologischen oder prospektiven klinischen Studien geklärt werden.

Literatur

1. Adler RD, Bennion LH, Duane WS et al. (1975) Effects of low dose chenodeoxycholic acid feeding on biliary lipid metabolism. Gastroenterology 68: 326−334 − 2. Admirand WH, Small DM (1968) The physicochemical basis of cholesterol gallstone formation in man. J Clin Invest 47: 1043−1052 − 3. Angelin B, Einarsson K, Leijd B (1979) Biliary lipid composition during treatment with different hypolipidaemic drugs. Eur J Clin Invest 9: 185−190 − 4. Angelin B, Einarsson K, Leijd B (1984) Effect of ciprofibrate treatment on biliary lipids in patients with hyperlipoproteinaemia. Eur J Clin Invest 14: 73−78 − 5. Bateson MC, Maclean D, Ross PE et al. (1978) Clofibrate therapy and gallstone

induction. Dig Dis 23: 623–628 – 6. Bartlett GR (1959) Phosphorous assay in column chromatography. J Biol Chem 234: 466–468 – 7. Carey M, Small DM (1978) The physical chemistry of cholesterol solubility in bile. Relationship to gallstone formation and dissolution in man. J Clin Invest 61: 998–1026 – 8. Creger PL, Moersch GW, Neuklis WA (1976) Structure activity relationship of gemfibrozil (CI-719) and related compounds. Proc R Soc Med (Suppl 2) 69: 3–5 – 9. Eggstein M, Kreutz FH (1966) Eine neue Bestimmung der Neutralfette in Blutserum und Gewebe. Klin Wochenschr 44: 262–266 – 10. Grundy SM, Ahrens EH Jr, Salen G et al. (1972) Mechanisms of action of clofibrate on cholesterol metabolism in patients with hyperlipidemia. J Lipid Res 13: 531–551 – 11. Grundy SM, Metzger AL (1972) A physiological method for estimation of hepatic secretion of biliary lipids in man. Gastroenterology 62: 1200–1217 – 12. Hall MJ, Nelson LM, Russel RI et al. (1981) Gemfibrozil – the effect on biliary cholesterol saturation of a new lipid-lowering agent and its comparison with clofibrate. Atherosclerosis 39: 511–516 – 13. Hjermann I, Velve Byre K, Holme I, Leren P (1981) Effect of diet and smoking intervention on the incidence of coronary heart disease. Lancet 2: 1303–1313 – 14. Hofmann AF, Grundy SM, Lachin JM et al. (1982) Pretreatment biliary lipid composition in white patients with radiolucent gallstones in the National Cooperative Gallstone Study. Gastroenterology 83: 738–752 – 15. Kaukola S, Manninen V, Malkonen M et al. (1981) Gemfibrozil in the treatment of dyslipidaemias in middle-aged male survivors of myocardial infarction. Acta Med Scand 209: 69–73 – 16. Kesaniemi YA, Grundy SM (1984) Influence of gemfibrozil on metabolism of cholesterol and plasma triglycerides in man. JAMA (in press) – 17. Kissebah AH, Adams PA, Wynn V (1976) Lipokinetic studies with gemfibrozil (CI-719). Proc R Soc Med (Suppl 2) 69: 94–97 – 18. Lageder H, Irsigler K (1976) Evalution of increasing doses of gemfibrozil in hyperlipoproteinaemia. Proc R Soc Med (Suppl 2) 69: 71–75 – 19. LaRusso NF, Hoffman NE, Hofmann AF et al. (1975) Effect of primary bile acid ingestion on bile acid metabolism and biliary lipid secretion in gallstone patients. Gastroenterology 69: 1301–1314 – 20. Leiß O, von Bergmann K (1983) Zusammenhänge zwischen Serum-Lipopro-teinstoffwechsel und biliärem Lipidstoffwechsel. Klin Wochenschr 61: 579–592 – 21. Leiß O, von Bergmann K (1984) Einfluß von Fenofibrat und Bezafibrat auf den biliären Lipidstoffwechsel. In: Kaffarnik H, Schneider J (Hrsg) Hyperlipoproteinämie. Pathophysiologie – Diagnostik – Therapie. perimed Fachbuch-Verlagsgesellschaft mbH, Erlangen, S 168–174 – 22. Lipid Research Clinics Program (1984) The lipid research clinics coronary primary prevention trial results. I. Reduction in incidence of coronary heart disease. JAMA 251: 351–364 – 23. Lipid Research Clinics Program (1984) The lipid research clinics coronary primary prevention trial results. II. The relationship of reduction in incidence of coronary heart disease to cholesterol lowering. JAMA 251: 365–374 – 24. Lipid Research Clinics Program Manual of Laboratory Operations (1974) Department of Health, Education of Welfare Publication. NIH 75-628 – 25. Miettinen TA, Ahrens EH, Grundy SM (1965) Quantitative isolation and gas-liquid chromatographic analysis of total dietary and fecal neutral steroids. J Lipid Res 6: 411–424 – 26. Nair PP, Gordon M, Reback J (1967) The enzymic cleavage of the carbon-nitrogen bound in 3-alpha, 7-alpha, 12-alpha-trihydroxy-5-beta-cholan-25-oylglycine. J Biol Chem 242: 7–11 – 27. Nash DT (1980) Gemfibrozil – a new lipid lowering agent. J Med 11: 107–116 – 28. Nikkila EA, Ylikahri R, Huttunen JK (1976) Gemfibrozil: effect on serum lipids, lipoproteins, postheparin plasma lipase activities and glucose tolerance in primary hypertriglyceridaemia. Proc R Soc Med (Suppl 2) 69: 58–63 – 29. O'Connor RE (1982) Gemfibrozil – Results of clinical studies in the United States. In: Ricci G, Paoletti R, Pocchiari F, Poggiolini D (eds) Therapeutic selectivity and risk/benefit assessment of hypolipidemic drugs. Raven Press, New York, pp 59–61 – 30. Olsson AG, Roessner S, Wallding G et al. (1976) Effect of gemfibrozil on lipoprotein concentrations in different types of hyperlipo-proteinaemia. Proc R Soc Med (Suppl 2) 69: 28–31 – 31. Palmer RH (1978) Prevalence of gallstones in hyperlipidemia and incidence during treatment with clofibrate and/or cholestyramine. Trans Assoc Am Physicians 91: 424–432 – 32. Paumgartner G, Horak W, Probst P et al. (1971) Effect of phenobarbital on bile flow and bile salt excretion in the rat. Naunyn-Schmiedebergs Arch Pharmakol 270: 98–102 – 33. Pertsemlidis D, Panveliwalla D, Ahrens EH Jr (1974) Effects of clofibrate and of an estrogen-progestin combination on fasting biliary lipids and cholic acid kinetics in man. Gastroente-rology 66: 565–573 – 34. Report from the Committee of Principal Investigators (1978) A co-operative trial in the primary prevention of ischemic heart disease using clofibrate. Br Heart J 40: 1069–1118 – 35. Roeschlau P, Bernt E, Gruber W (1974) Enzymatische Bestimmung des Gesamt-Cholesterins im Serum. Z Klin Chem Klin Biochem 12: 226–231 – 36. Schlierf G, Chwat M, Feuerborn E et al. (1980) Biliary and plasma lipids and lipid-lowering chemotherapy – studies with clofibrate, fenofibrate and etofibrate in healthy volunteers. Atherosclerosis 36: 323–329 – 37. Schlierf G, Fischer H, Roche A et al. (1980) Gallenlipide unter Bezafibrat. Münch Med Wochenschr 122: 165–168 – 38. Schwandt P, Weisweiler P, Neureuther G (1979) Serum lipoprotein lipids after gemfibrozil treatment. Artery 5: 117–124 – 39. Sedaghat A, Grundy SM (1980) Cholesterol crystals and the formation of cholesterol gallstones. N Engl J Med 302: 1274–1277 – 40. Sedaghat A, Kesaniemi YA, Grundy SM (1983)

Cholesterol crystals – a crucial link in formation of cholesterol gallstones. In: Paumgartner G, Stiehl A, Gerok W (eds) Bile acids and cholesterol in health and diseases. MTP Press, Lancaster, pp 43–53 – 41. Talalay P (1960) Enzymatic analysis of steroid hormones. Methods Biochem Anal 8: 114–143 – 42. The Coronary Drug Project Research Group (1975) Coronary drug project. Clofibrate and niacin in coronary heart disease. JAMA 231: 360–381 – 43. Van Berge Henegouwen GP, Allan RN, Hofmann AF et al. (1977) A facile hydrolysis-solvolysis procedure for conjugated bile acid sulfates. J Lipid Res 18: 118–122 – 44. Vessby B, Lithell H, Boberg J et al. (1976) Gemfibrozil as a lipid lowering compound in hyperlipoproteinaemia. A placebo-controlled cross-over trial. Proc R Soc Med (Suppl 2) 69: 30–37 – 45. von Bergmann K, Leiss O (1984) Effect of short-term treatment with bezafibrate and fenofibrate on biliary lipid metabolism in patients with hyperlipidemia. Eur J Clin Invest 14: 150–154 – 46. von Bergmann K, Leiß O (1984) Unveröffentlichte Ergebnisse

Stoffwechsel III

Schwartzkopff, W. (Fett- und Stoffwechselambulanz, Abt. Innere Medizin und Poliklinik, FU Berlin, Klinikum Charlottenburg), von Baeyer, H. (Abt. Innere Medizin, Bereich Nephrologie, FU Berlin, Klinikum Charlottenburg), Schwerdtfeger, R. (Abt. Innere Medizin, Bereich Hämatologie und Onkologie, FU Berlin, Klinikum Charlottenburg), Weiss, R. (Fett- und Stoffwechselambulanz, Abt. Innere Medizin und Poliklinik, FU Berlin, Klinikum Charlottenburg)

Die Behandlung der familiären Hypercholesterinämie durch Plasmapherese oder in Kombination mit selektiver Proteinultrafiltration (SPU)

Bei der homozygoten oder heterozygoten Hyperlipoproteinämie von Typ IIa führt die medikamentöse Therapie oft zu keiner hinreichenden Senkung der Cholesterinkonzentration im Blutserum und somit auch zu keiner Rückbildung von atherosklerotischen Plaques, speziell in den Koronargefäßen [3, 8, 9]. Operative Maßnahmen zur Reduzierung des Serumcholesterins und zur Rückbildung von atherosklerotischen Gefäßveränderungen wurden deshalb empfohlen. Hierzu gehören der ileale Bypaß [4, 5, 11] und der portokavale Shunt [2, 4]. Eine Alternative zu diesen operativen Eingriffen stellt die Plasmapherese dar [7, 10, 12, 13, 18–22]. Sie wird in verschiedenen Variationen durchgeführt, und zwar

1. als alleinige Plasmapherese oder in Kombination mit der selektiven Plasmaproteinfiltration (SPF) und
2. in Form der Immunapherese mit Bindung der β-Lipoproteine an spezifische LDL-Antikörper [15, 16].

Wir möchten unsere bisherigen Ergebnisse von 13 Patienten mit familiärer Hyperlipoproteinämie Typ IIa vorstellen, die von uns seit Januar 1983 entweder mit Plasmapherese oder mit der selektiven Proteinfiltration behandelt wurden.

Unsere Fragestellungen waren sowohl theoretischer als auch praktischer Art. Sie lauteten:

1. Worin unterscheiden sich Plasmapherese und selektive Proteinfiltration?
2. Mit welcher Effizienz kann durch Plasmapherese oder durch die SPF die zirkulierende Lipid- und Lipoproteinmenge gesenkt werden?
3. Mit welcher Geschwindigkeit kehren nach beiden Verfahren die Lipide und Lipoproteine auf den Ausgangswert zurück? und
4. In welchen Abständen müssen Plasmapherese oder SPF durchgeführt werden, damit die Lipide und Lipoproteine langfristig gesenkt werden und hierdurch das Cholesterin aus atherosklerotischen Plaques bzw. aus planen, tuberösen oder tendinösen Xanthomen zur Rückbildung gebracht wird?

Zu Frage 1: Technische Unterschiede von Plasmapherese und selektiver Plasmaproteinfiltration

Bei der Plasmapherese werden 40 ml Plasma/kg KG in 3–4 Std ausgetauscht. Bei einer regulären Plasmapherese werden etwa 75% des ausgetauschten Volumens durch 4%ige Humanalbuminlösung und die restlichen 25% des entnommenen Volumens durch isotone Kochsalzlösung ersetzt.

Bei der selektiven Plasmafiltration werden die Plasmaproteine durch Membranen mit definierter Porengröße filtriert. Hierdurch soll erreicht werden, daß die pathologischen Lipoproteine, wie z. B. die LDL, vor bzw. in dem Filter hängen bleiben und nur solche Lipoproteine die künstliche Membran passieren, die keine atherogene Eigenschaft, wie z. B. die HDL, besitzen. Dieses angestrebte Ziel wird mit der SPF allerdings nur unvollständig erreicht, da die Molekülradien der verschiedenen Lipoproteine dicht beieinander liegen und somit nahezu alle Lipoproteine und Proteine am Durchtritt durch die Membran behindert werden. Inwieweit die Immunabsorption oder LDL-Apherese zu besseren Ergebnissen führt, wird die Zukunft zeigen.

Wir kommen jetzt zu den Unterschieden in den Effekten auf die Plasmaproteine bei Plasmapherese oder selektiver Plasmaproteinfiltration. Durch beide Verfahren werden alle

Tabelle 1. Zirkulierende Lipid- und Lipoproteinmengen vor Plasmapherese (PP) bzw. selektiver Proteinfiltration (SPU) und die entfernten Mengen in g bzw. rel.%. Zirkulierende Menge (g) = Pl.V. in 1 × Concentration/1

	Circulating amount (g)		Amount removed (g)		Amount removed (% of circul. amount)	
	PP	SPU	PP	SPU	PP	SPU
Total-Cholesterol	9,55± 3,7	9,11± 2,1	5,64± 1,6	4,82±1,6	59,0±6,6	53,0± 8,0
LDL-Cholesterol	7,2 ± 2,77	6,68± 2,5	4,33± 1,7	4,1 ±1,2	60,0±7,3	56,0± 9,0
HDL-Cholesterol	1,69± 0,5	1,1 ± 0,48	0,71± 0,23	0,44±0,21	61,0±8,4	43,0±10,0
Apoprotein A	7.13± 1,6	6.5 ± 2,3	4,33± 0,95	2,7 ±0,72	61,0±7,7	41,0± 7,0
Apoprotein B	5,0 ± 2,1	5.4 ± 1,6	3,05± 1,26	3,1 ±0,9	61,0±7,4	57,0± 6,5
Beta-Lipoprotein	16,2 ± 5,2	17.5 ± 7,4	9,8 ± 3,2	9,9 ±4,2	60,0±5,7	56,5± 8,0
Alpha-Lipoprotein	8,2 ± 2,9	6,8 ± 3,3	5,0 ± 1,75	2,41±1,2	61,0±8,3	35,0±10,0
Totalprotein	174,0 ±40,0	172.0 ±33,0	52,0 ±12,0	49,0 ±9,5	29,0±5,0	28,5± 5,4
Proteinsubstitute (g)	72,0 ±13,0	0 −30				
Plasmavolume 1	2,55± 0,25	2,65± 0,36				

Plasmaproteine, insbesondere auch die Gerinnungsfaktoren, das Fibrinogen sowie die Immunglobuline IgG, IgA und IgM reduziert. Die Plasmapherese senkt aber stärker die Konzentration von Plasmathrombin, Fibrinogen sowie von IgG und IgA als die selektive Plasmaproteinfiltration. Bei der Plasmapherese müssen im Durchschnitt 72 g Protein, bei der SPF aber nur 0−30 g der entnommenen Plasmaproteine durch Serumalbumin ersetzt werden.

Frage 2, nach der Effizienz beider Verfahren, kann folgendermaßen beantwortet werden (Tabelle 1): Im Durchschnitt kommt es bei der Plasmapherese und auch bei der selektiven Plasmafiltration zu einer Senkung des Cholesterins um 60 bzw. 53%. Die Triglyzeride nehmen um 51 bzw. 35% ab, das Apoprotein A sinkt um 61 bzw. 41%. Das Apoprotein B wird durch beide Verfahren um 61 bzw. 57% vermindert. Die selektive SPF führt zu einer geringeren Siebung des HDL-Cholesterins, was sich an dem geringeren HDL-CH-Verlust von nur 43% im Vergleich zu 61% nach Plasmapherese ausdrückt. Parallel zu der geringeren Abnahme des HDL-CH fand sich auch eine deutlich niedrigere Senkung der Alpha-Lipoproteine von 35% bei der SPF im Vergleich zu 61% bei der Plasmapherese.

Die hier angegebenen entnommenen Mengen wurden aus der Differenz des Produktes von zirkulierender Menge vor bzw. nach Plasmapherese etc. errechnet. Bei allen Patienten war vor der ersten Plasmapherese das Plasmavolumen mit dem Farbstoff Evans blue bestimmt worden.

Die in der Zeiteinheit durch beide Verfahren entfernten Lipoprotein- und Apoproteinmengen sind bei stets konstanter Plasmapheresedauer und Austausch eines stets gleichen Plasmavolumens eine Funktion der zirkulierenden Lipid- und Lipoproteinmengen.

Frage 3, nach den zeitlichen Abständen der erforderlichen Plasmapheresen bzw. SPF, kann aus der Normalisierungsgeschwindigkeit der Lipoproteine beantwortet werden. Für Albumin und Globulin kann gesagt werden, daß diese Proteine nach ca. 5−6 Tagen, speziell das Albumin, die Alpha$_1$-Globuline, die Beta-Globuline, hingegen etwas später die Gamma- und das Alpha$_2$-Globulin, zu den Ausgangskonzentrationen vor Plasmapherese zurückkehren.

Für die Lipide und Lipoproteine ergibt sich folgender Befund (Abb. 1): Nach ca. 5 Tagen findet man noch das Cholesterin und die Beta-Lipoproteine gegenüber dem Ausgangswert um 40% erniedrigt. Dies trifft auch für das LDL-CH zu. Hingegen zeigen das Alpha-Lipoprotein

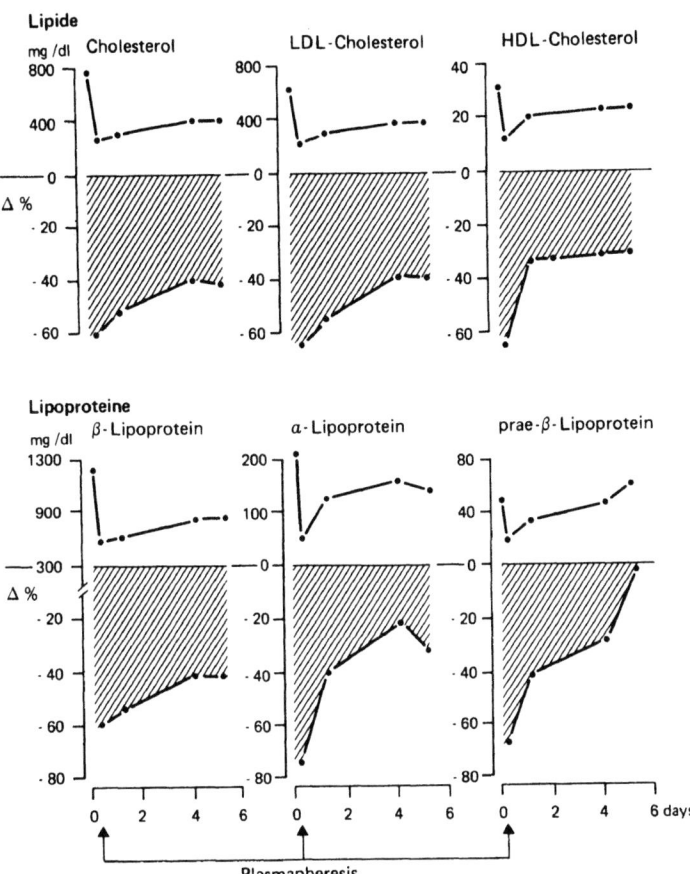

Abb. 1. Verhalten der Lipoproteine und Lipide vor und nach Plasmapherese

und das HDL-CH eine schnellere Rückkehrtendenz als die vorgenannten Lipide und Lipoproteine. Am raschesten normalisiert sich das prä-Beta-Lipoprotein, das der Träger der Triglyzeride ist.

Am Beispiel einer Patientin mit homozygoter HLP Typ IIa, die 16mal in 148 Tagen mit der selektiven Plasmaproteinfiltration behandelt wurde, wird gezeigt (Abb. 2), wie rasch die Cholesterinkonzentration auf den Ausgangswert zurückkehrt, wieviel Gramm Cholesterin pro SPF eliminiert werden und wie groß die Cholesterineliminationsrate bei jeder Behandlung ist. Während der 148tägigen Beobachtung wurden unter den 16 durchgeführten Serumproteinfiltrationen am Ende des Intervalles zwischen zwei Plasmapheresen (SPF) die ursprünglichen Cholesterinmengen und -konzentrationen nicht mehr nachgewiesen. Die jeweils entfernte Cholesterinmenge durch SPF betrug ca. 6 g, die Eliminationsrate 50%.

Durch die SPF wurden insgesamt 234 g Beta-Lipoprotein, 107 g Cholesterin, 98 g LDL-Cholesterin, 67 g Apoprotein B und 59 g Apoprotein A entfernt. Der Verlust an Alpha-Lipoprotein betrug 25,6 g, der an HDL-Cholesterin 2,1 g. Am größten war der Verlust an Plasmaprotein = 760 g. Die Relation der eliminierten Mengen an Beta- und Alpha-Lipoprotein betrug 9 : 1, die für LDL-CH zu HDL-CH 22 : 1. Auch aus diesen Quotienten wird ersichtlich, daß mit dem Verfahren der Plasmapherese oder der SPF die Beta-Lipoproteine wesentlich stärker als die Alpha-Lipoproteine und somit auch vermehrt LDL- als HDL-Cholesterin eliminiert werden.

Aufgrund der gemessenen Lipid- und Lipoproteinverluste und der Verlaufsbeobachtung der Lipid- und Lipoproteinkonzentration war es möglich, mit Hilfe eines Einkompartmentmodells die täglichen Raten zu berechnen, mit denen die Verluste für die einzelnen Lipide und Lipoproteine ausgeglichen werden.

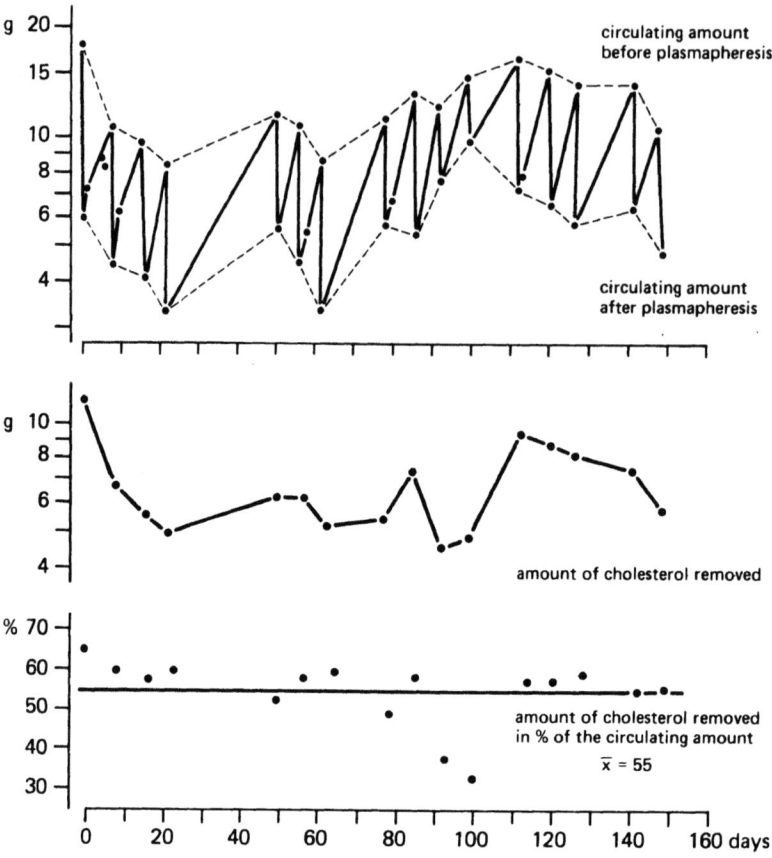

Abb. 2. Zirkulierendes Cholesterin in g (Pl. V. in l × Ch/l) bei einem Patienten mit homozygoter HLP Typ IIa vor und nach 16 Plasmapheresen mit selektiver Proteinfiltration über die Dauer von 148 Tagen (♀, 26 Jahre, KG 51 kg)

Die kinetische Analyse ergab (Tabelle 2), daß unabhängig von dem angewandten Verfahren am raschesten das Apoprotein A im Kreislauf auf seinen Ausgangswert zurückkehrt. Etwas langsamer strömt das HDL-Cholesterin in die Blutbahn ein. Aus den Daten der Tabelle 2 wird ersichtlich, daß am langsamsten der Verlust an LDL, Beta-Lipoprotein und Apoprotein B nach der Plasmapherese bzw. SPF ausgeglichen wird.

Tabelle 2. Daten für die entfernten Lipid-, Lipoprotein- und Apoproteinmengen nach PP und SPF sowie die Halbwertszeiten und Raten für den Anstieg auf den Ausgangswert

	Amount removed (g)	Half time (in days)	Synthesis rate (per day)
Apoprotein A	5,10	3,30	0,21
HDL-CH	0,94	4,34	0,16
Cholesterin	6,10	4,30	0,16
Apoprotein B	2,62	5,23	0,13
LDL-CH	4,83	4,61	0,15
Beta-Lipoprotein	9,9	5,01	0,14
Alpha-Lipoprotein	5,1	3,92	0,18

Frage 4, nach der Häufigkeit von Plasmapheresen, durch die eine hinreichende und dauerhafte Senkung des Cholesterinspiegels und der geringste Verlust an antiatherogenen Apoprotein A- und Alpha-Lipoproteinen gewährleistet wird, kann folgendermaßen beantwortet werden: *Bei wöchentlicher Wiederholung* des Plasmaaustausches oder Durchführung einer SPF kommt es zu *einer 50%igen Senkung der Lipide und Lipoproteine* im Vergleich zur Vorphase. *Wird das Intervall auf* annähernd *2 Wochen verlängert*, findet sich *nur noch eine 30%ige Senkung der Blutlipide. Bei einem Intervall von 3 Wochen zeigt sich kein Unterschied mehr gegenüber der Vorphase in den Lipidkonzentrationen.* Der Effekt der Plasmapherese und der SPF muß jetzt als ineffizient angesehen werden.

Das HDL-Cholesterin kehrt grundsätzlich etwas schneller als das LDL-Cholesterin nach Plasmapherese oder SPF auf den Ausgangswert zurück. Dennoch bleibt die Frage offen, welche Folgen und Auswirkungen die durch eine Plasmapherese mitbedingte HDL-Senkung auf den Rücktransport von Cholesterin aus dem Gewebe zur Leber hat. In der Zukunft wird man nach Membranen suchen müssen, die gut zwischen HDL und LDL diskriminieren und bei denen ein nur geringer Verlust der Plasmaproteine und der HDL-Lipoproteine beobachtet wird.

Für die Klinik ist die Beobachtung von Bedeutung, daß es mit den beiden Verfahren, Plasmapherese und SPF, gelingt, plane und tuberöse Xanthome zur Rückbildung zu bringen. Dies war besonders auffällig bei der Patientin mit familiärer homozygoter HCH vom Typ IIa. Insgesamt kam es bei allen Patienten zu einer deutlichen Abnahme in der Frequenz der pektanginösen Beschwerden und zu einer Reduzierung der Zusatztherapie mit Dinitraten und Beta-Blockern. Durch die Plasmapherese wird offenbar auch die Blutviskosität vermindert, was zur besseren Perfusion der Koronararterien mit beiträgt.

Insgesamt stellt die Plasmapherese und die SPF eine Methode dar, mit der es gelingt, unter allerdings sehr aufwendigen und kostspieligen Bedingungen, bei wöchentlichem Einsatz das atherogene LDL-Cholesterin weit stärker als das antiatherogene HDL-Cholesterin aus dem Kreislauf zu eliminieren. Bei Langzeittherapie scheint es möglich zu sein, auch atherosklerotische Veränderungen zur Rückbildung zu bringen.

Literatur

1. von Beyer H, Kochinke F (1983) Ein neues Verfahren zur Durchführung der Kaskadenplasmapherese. Biomed Techn (Berlin) 28: 137–144 – 2. Bilheimer D, Goldstein J, Grundy S, Brown M (1975) Reduction in cholesterol and low density lipoprotein synthesis after portacaval shunt surgery in a patient with homozygous familial hypercholesterolemia. J Clin Invest 56: 1420–1430 – 3. Brown M, Goldstein J (1976) Familial hypercholesterolemia: A genetic defect in the low-density lipoprotein receptor. N Engl J Med 294: 1386–1390 – 4. Buchwald H (1964) Lowering of cholesterol absorption and blood levels by ileal exclusion. Circulation 29: 713–720 – 5. Buchwald H, Moore RB, Varco RL (1974) Ten years clinical experience with partial ileal bypass in management of the hyperlipidemias. Ann Surg 180: 384–392 – 6. Fuchs C, Windisch M, Wieland H, Armstrong V, Rieger J, Kostering H, Seidel D (1983) Selective continuous extracorporeal elimination of low density lipoproteins from plasma by precipitation with heparin without cations. ASAIO-Transactions 29 (in press) – 7. Gofman JW, Jones HB, Lindgren FT, Lyon TP, Elliott HA, Strisower B (1950) Blood lipids and human atherosclerosis. Circulation 2: 161–178 – 8. Goldstein J, Brown M (1977) The low-density lipoprotein pathway and its relation to atherosclerosis. Annu Rev Biochem 46: 897–930 – 9. Goldstein JL, Kita T, Brown MS (1983) Defective lipoprotein receptors and atherosclerosis. N Engl J Med 309: 288–296 – 10. Graisely B, Cloarec M, Salmon S, Polonovski J, Polonovski CL, Delacotte JM, Gardent J, Cavalier J, Vergoz D, Salmon CH (1983) Extracorporeal plasma therapy for homozygous familial hypercholesterolaemia. Lancet 1: 1147 – 11. Grundy S (1972) Treatment of hypercholesterolemia by interference with bile acid metabolism. Arch Intern Med 130: 638–648 – 12. King ME, Breslow JL, Lees RS (1980) Plasma-exchange therapy of homozygous familial hypercholesterolemia. N Engl J Med 302: 1457–1459 – 13. Leonard JV, Clarke M, Macartney FJ, Slack J (1981) Progression of atheroscl. in homozygous familial hypercholesterolaemia during regular plasma exchange. Lancet 2 – 14. Starzl T, Chase P, Putnam CH, Porter K (1972) Portacaval shunt in hyperlipoproteinaemia. Lancet 1: 940–944 – 15. Stoffel W, Demant TH, Siebert HG, Borberg H, Glöckner WM (1980) Selective removal of Apo B containing serum lipoproteins from blood plasma. Plasma Exchange. Intern. Symp. Köln, 6.–7. Juni

1980. Schattauer, Stuttgart – 16. Stoffel W, Borberg H, Greve V (1981) Application of specific extracorporeal removal of low density lipoprotein in familial hypercholesterolaemia. Lancet 2: 1005–1007 – 17. Schwerdtfeger R, von Baeyer H, Marx R, Schwartzkopff W (1983) Selective removal of plasma lipoproteins by plasmapheresis and extracorporeal blood purification technique. Third Internat. Austrian Atherosclerosis Conference, 4.–9. April 1983 (in press) – 18. Thompson GR, Lowenthal R, Myant NB (1975) Plasma exchange in the management of homozygous familial hypercholesterolaemia. Lancet 2: 1208–1211 – 19. Thompson GR, Myant NB, Kilpatrick D, Oakley CM, Raphael MJ, Steiner RE (1980) Assessment of long-term plasma exchange for familial hypercholesterolaemia. Br Heart J 43: 680–688 – 20. Thompson GR (1981) Plasma exchange in hyperlipidemia. In: Gurland HJ, Heinze V, Lee HA (eds) Therapeutic plasma exchange. Springer, Berlin Heidelberg New York, pp 89–98 – 21. Thompson GR (1981) Plasma exchange for hypercholesterolaemia. Lancet 2: 1246–1248 – 22. Witztum JL, Williams JC, Ostlund R, Shermann L, Siccard G, Schonfeld G (1980) Successful plasmapheresis in a 4-year-old child with homozygous familial hypercholesterolemia. J Pediatr 97: 615–618

Keller, Ch., Demant, Th., Spengel, F., Hailer, S., Wolfram, G. (Med. Poliklinik der Universität München)

Vergleich von Plasmaaustausch und Arzneimitteln gegenüber modifizierter LDL-Apherese zur Therapie der familiären Hypercholesterinämie (zellbiochemisch gesichert)

Vier Patienten, zwei Männer (21 und 39 Jahre) mit rezeptornegativer bzw. rezeptordefektiver homozygoter familiärer Hypercholesterinämie und zwei Männer (18 und 25 Jahre) mit heterozygoter familiärer Hypercholesterinämie wurden regelmäßig mit Plasmaaustausch behandelt, weil die Hypercholesterinämie durch Arzneimittel nur ungenügend therapiert werden konnte und bei allen eine gesicherte koronare Atherosklerose mit Koronarinsuffizienz vorlag. In drei Fällen fanden sich außerdem Veränderungen an den Aortenklappen und in der Aortenwurzel. Bei den beiden homozygoten Patienten entsprachen die klinischen Befunde einem kombinierten Aortenklappenvitium, einer supravalvulären Aortenstenose bei dem 18jährigen heterozygoten Patienten [1].

Die regelmäßige Plasmaaustauschbehandlung wurde im längsten Falle seit 1976, allerdings mit einigen mehrmonatigen Unterbrechungen, im kürzesten Falle seit einem halben Jahr durchgeführt. Für die LDL-Apherese liegen kürzere eigene Erfahrungen vor.

Im folgenden sollen anhand der Befunde des 18jährigen heterozygoten Patienten die Ergebnisse von Plasmaaustausch und LDL-Apherese verglichen werden.

Der konventionelle Plasmaaustausch wird als kontinuierliche Plasmaseparation mit einem IBM-Zellseparator und 5% Humanalbumin als Substitutionslösung wöchentlich oder zweiwöchentlich durchgeführt. Das Austauschvolumen beträgt 2,5 l, zwischen 70 und 80% des gesamten Plasmavolumens des Patienten [2].

In Abwandlung der von Stoffel et al. [3] zuerst beschriebenen LDL-Apherese mit kontinuierlicher LDL-Immunabsorption während der Plasmaseparation in einem geschlossenen Kreislauf, haben wir ein zweizeitiges Verfahren entwickelt, das die LDL-Apherese ohne wesentlichen apparativen Aufwand als Dauerbehandlung ermöglichen könnte.

Das durch herkömmliche Plasmaseparation gewonnene Plasma des Patienten wird im Labor unter Sterilbedingungen im Kühlraum über das LDL-Absorbens geleitet und solange rezirkuliert, bis das Plasmaeluat LDL-frei ist. Bei dieser Form der LDL-Absorption kann eine geringere Menge Apoprotein B-antikörperhaltiges Absorbens verwendet werden als bei einer On line-Behandlung, weil der Plasmadurchfluß durch die Säule langsam sein und die Rezirkulation beliebig ausgedehnt werden kann. Nach Beendigung der LDL-Elimination werden mikrobiologische Tests zur Sicherstellung von Sterilität und Pyrogenfreiheit des gewonnenen Plasmas vorgenommen, deren Ergebnis vor Wiederverwendung des Plasmas abgewartet wird.

Nach dieser Behandlung steht autologes Plasma für den Patienten zum nächsten Plasmaaustausch bereit, dem vor Rückinfusion Kalium und Kalzium in physiologischer Konzentration und Heparin (IE/ml) zugesetzt werden und aus dem bis 3 g LDL-Cholesterin entfernt wurden.

Aus Tabelle 1 gehen die Ergebnisse von vier verschiedenen Behandlungsabschnitten hervor.

Vor dem Beginn der Plasmapheresetherapie bewegten sich die Serumcholesterinspiegel des Patienten zwischen 550 und 680 mg/dl.

Zunächst wurde der Patient alle 2 Wochen behandelt (Spalte 1), dann wurden zusätzlich Arzneimittel verordnet (Spalte 2), Cholestyramin (16 g/Tag) und β-Pyridylcarbinol (0,9 g/Tag) in einer Dosierung, die beim Heterozygoten üblicherweise ausreichend cholesterinsenkend wirkt. Im Vergleich zum Plasmaaustausch allein konnte weder eine weitere Cholesterinsenkung erzielt werden, noch die Wiederanstiegsgeschwindigkeit der einzelnen Lipid- und Lipoproteinfraktionen verringert werden. Lediglich Apolipoprotein B wurde durch β-Pyridylcarbinol gegenüber der Plasmaaustauschbehandlung allein weiter gesenkt, eine Wirkung, die wir unter Cholestyramin allein nicht beobachtet hatten.

Die wöchentliche Plasmaaustauschbehandlung (Spalte 3) bewirkte eine weitere Senkung von Gesamt- und LDL-Cholesterin, wohingegen LDL-Apolipoprotein B nicht stärker gesenkt wurde als bei 14tägigem Plasmaaustausch mit Albumin. Mit Hilfe der LDL-Apherese (Spalte 4), die ebenfalls wöchentlich angewandt wurde, ließ sich ein vergleichbares Ergebnis erzielen. Das LDL-Apolipoprotein B liegt während dieses Behandlungsabschnittes gering-

Tabelle 1. Ergebnisse des Plasmaaustausches alle 14 Tage mit gleichzeitiger Arzneimitteltherapie (Cholestyramin 16 g/Tag, Beta-Pyridylcarbinol 0,9 g/Tag), des Plasmaaustausches alle 7 Tage und der LDL-Apherese alle 7 Tage bei einem Patienten mit heterozygoter familiärer Hypercholesterinämie [$\bar{x} \pm$ SD (mg/dl) bei $n = 4$, $n = 3$, $n = 3$]

Therapie	Gesamtcholesterin			LDL-Cholesterin		
	Vor PE[a]	Nach PE[a]	7 Tage später	Vor PE[a]	Nach PE[a]	7 Tage später
PE alle 14 Tage, keine Arzneimittel	512 ± 63	222 ± 25	417 ± 16	445 ± 55	193 ± 24	352 ± 7
PE alle 14 Tage, Arzneimittel	481 ± 13	203 ± 8	408 ± 19	413 ± 17	177 ± 11	343 ± 30
PE alle 7 Tage	363 ± 23	168 ± 5	358 ± 16	300 ± 29	143 ± 9	288 ± 14
LDL-Apherese alle 7 Tage	333 ± 18	182 ± 15	343 ± 6	257 ± 22	140 ± 14	270 ± 4

	HDL-Cholesterin			LDL-Apolipoprotein B		
PE alle 14 Tage, keine Arzneimittel	28 ± 5	12 ± 2	26 ± 4	268 ± 12	106 ± 11	241 ± 45
PE alle 14 Tage, Arzneimittel	27 ± 3	9 ± 2	24 ± 7	189 ± 17	92 ± 6	188 ± 10
PE alle 7 Tage	22 ± 2	8 ± 2	24 ± 3	192 ± 5	89 ± 5	190 ± 3
LDL-Apherese alle 7 Tage	17 ± 4	12 ± 4	15 ± 3	217 ± 33	96 ± 25	229 ± 35

[a] PE = Plasmaaustausch

fügig höher als in dem vorhergehenden Zeitraum, jedoch sind die Unterschiede statistisch nicht signifikant.

Diese ersten Ergebnisse mit der LDL-Apherese im Vergleich zum konventionellen Plasmaaustausch beim gleichen Patienten zeigen, daß vergleichbare Ergebnisse in der LDL-Cholesterinsenkung erreicht werden können, wobei andere Serumparameter wie Transaminasen, Elektrolyte und Proteine keine wesentlichen Abweichungen von den Ausgangswerten zeigen.

Die Kölner Arbeitsgruppe um Stoffel und Borberg hat inzwischen weiterreichende Erfahrungen mit der LDL-Apherese, die während einer konventionellen Plasmaseparation durchgeführt wird. Der Plasmaaustausch mit einer Flußrate von 90–100 ml/min und einem Plasmafluß von 40–45 ml/min dauert bei einem Austauschvolumen von 2,5 l etwa 90 min gegenüber 3 Std einer kontinuierlichen LDL-Immunabsorption im geschlossenen Kreislauf.

Ein Vorteil des zweizeitigen Verfahrens, wie wir es erprobt haben, ist, daß es für den Patienten nicht länger dauert als der Plasmaaustausch mit Albumin, da die Absorption des LDL und die Desorption und Regeneration der mit LDL beladenen Sepharosesäule später erfolgen und keinen zusätzlichen Apparat benötigen.

Die bislang veröffentlichten Ergebnisse der Kölner Arbeitsgruppe [5] zeigen eine ausgeprägtere Cholesterinsenkung als wir sie bei unseren Patienten erreichten. Ein Grund dafür könnte das größere Austauschvolumen sein, in Köln durchschnittlich 5 800 ml. Die Möglichkeit, große Austauschvolumen für eine Behandlung zu wählen, ist ein Vorteil der LDL-Apherese, da körpereigene Proteine außer Apolipoprotein B-haltigen Lipiden dem Patienten rückinfundiert werden. Beim Plasmaaustausch mit Albumin sind sowohl die Verluste von Proteinen und Gerinnungsfaktoren wie der hohe Preis für das Albumin Gründe, das Austauschvolumen auf 2,5 l zu begrenzen.

Bei unserem 39jährigen homozygoten Patienten, der sich jetzt auch der LDL-Apherese unterzieht, konnten wir nach fast 4 Jahren 14tägigem Plasmaaustausch mit Albumin nachweisen, daß der Gradient über die Aortenklappe, der vor dem Plasmaaustausch bestanden hatte, nicht mehr zu messen war und daß die Stenosierungen der Koronararterien in diesem Zeitraum nicht zugenommen hatten. Die LDL-Apherese sollte zu vergleichbaren Ergebnissen führen.

Danksagung. Die Untersuchungen wurden mit Unterstützung der Deutschen Forschungsgemeinschaft durchgeführt.

Literatur

1. Keller C, Lohmöller G, Schmitz H (1980) Homozygote familiäre Hypercholesterinämie. Kardiovaskuläre Befunde bei zwei Patienten. Münch Med Wochenschr 122: 1717 – 2. Keller C, Hailer S, Wolfram G, Zöllner N (1984) Changes of clinical findings and of hypercholesterolemia on long-term plasmapheresis. In: Carlson LA, Olsson AG (eds) Treatment of hyperlipidemia. Raven Press, New York, p 141 – 3. Stoffel W, Borberg H, Greve V (1981) Application of specific extracorporal removal of low density lipoprotein in familial hypercholesterolemia. Lancet 2: 1005 – 4. Borberg H, Bode C, Mattele L, Oette K, Tauchert M, Stoffel W (1983) LDL-Apheresis in hypercholesterolemic patients: technical and clinical aspects. In: Lysaght MJ, Gurland HJ (eds) Plasma separation and plasma fractionation. Karger, Basel, p 266

Adam, O., Wieczorek, A., Wolfram, G., Zöllner, N. (Med. Poliklinik der Universität München)

Hämodilution und Cholesterinsenkung durch höhermolekulare Dextrane bei Gesunden und Patienten mit familiärer Hypercholesterinämie (FHC)

Einleitung

Infusionen mit 10% Dextran (MW 40 000) werden zur Hämodilution verwendet. Bereits 1957 hat Wallenius [6] eine Verminderung der Plasmalipide durch Dextraninfusionen beobachtet. Dieser Effekt wurde später von mehreren Autoren bestätigt [1, 2, 4] und auf eine Hämodilution oder sterische Interaktion zwischen Dextranen und Lipoproteinen zurückgeführt. Bis heute ist wenig über Faktoren bekannt, welche in vivo die Senkung des Plasmacholesterins durch Dextrane beeinflussen.

Methode

Wir haben zehn beschwerdefreie Personen (Alter 40−60 Jahre) untersucht, denen wegen eines Hörsturzes über 9−12 Tage 500 ml/Tag einer Dextranlösung (MW 40 000) infundiert wurden. Mit Zustimmung der Patienten wurde vor Beginn und am Ende der Therapie das Plasmavolumen durch In-113m-Chloridmarkierung des Transferrins gemessen. Zu denselben Zeitpunkten wurden das Cholesterin [7] im Plasma und bei fünf der Patienten auch in den Lipoproteinfraktionen VLDL, LDL und HDL gemessen. Das Plasmaprotein, nach Präzipitation mit Trichloressigsäure und der Hämatokrit (Coulter Counter Modell S5) wurde als Maß der Hämodilution bestimmt. Das rote und weiße Blutbild, die Thrombozyten, Harnsäure, Kreatinin und die Leberfunktionsproben wurden mit Standardlabormethoden gemessen.

Am Ende der Therapie hatte das Plasmavolumen im Durchschnitt von 2,7 auf 3,05 l zugenommen und entsprechend war eine Abnahme des Hämatokrit von 42 auf 39 und des Plasmaproteins von 7,3 auf 6,7 g/l festzustellen. Das Plasmacholesterin hatte gleichzeitig von 224 auf 140 mg/100 ml abgenommen, der aus Plasmacholesterin und Plasmavolumen berechnete gesamte Plasmacholesteringehalt war von 6,0 auf 4,3 g gesunken (Tabelle 1). Die prozentualen Änderungen waren entsprechend für das Plasmavolumen +11%, das Gesamteiweiß −7%, den Hämatokrit −8% und für das Plasmacholesterin −38% (Abb. 1).

In den Lipoproteinfraktionen nahm vor allem das LDL-Cholesterin ab, während sich die Cholesterinkonzentration in den HDL und VLDL nur entsprechend der Hämodilution verminderte.

Bei einem Patienten, der wegen einer heterozygoten FHC von uns seit mehr als 10 Jahren behandelt wurde, konnte das Plasmacholesterin auch unter einer Therapie mit Beta-Pyri-

Tabelle 1. Bestimmungen des Plasmavolumens, des Hämatokrit, des Gesamteiweißes und des Cholesterins im Plasma ($\bar{x} \pm$ SD) von zehn Patienten mit akutem Hörsturz vor und nach 9−12 Tagen Infusionstherapie mit Rheomacrodex 10% (MW 40 000) 500 ml/Tag

	Behandlungstag	
	0	9−12
Plasmavolumen (l)	2,7 ± 0,2	3,05 ± 0,3
Hämatokrit	42 ± 3,5	39 ± 3,1
Gesamteiweiß (g/l)	7,3 ± 0,7	6,7 ± 0,8
Gesamtcholesterin (mg/100 ml)	224 ± 11	140 ± 21

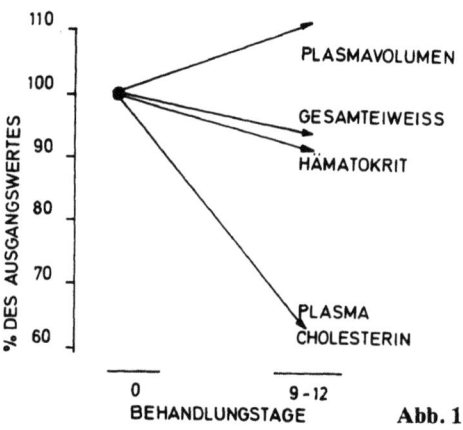

Abb. 1

dylcarbinol (900 mg/Tag) und Cholestyramin (12 g/Tag) nicht unter 310 mg% gesenkt werden. Nach Gabe von neun Infusionen 500 ml/Tag Dextran 40 (Rheomacrodex), wegen eines akut aufgetretenen Morbus Menière, war das Plasmacholesterin auf 120 mg/100 ml gesunken. Gleichzeitig hatte der Hämatokrit bei diesem Patienten nur von 42 auf 40 abgenommen. Bei diesem Patienten mit heterozygoter FHC wurde der Wiederanstieg des Plasmacholesterins nach den Dextraninfusionen gemessen. Es dauerte 12 Tage bis die Ausgangswerte des Cholesterins im Plasma (345 mg/dl) wieder erreicht waren.

Untersuchungen an Zellkulturen

Diese Befunde veranlaßten eine In vitro-Untersuchung der Bindung und Internalisierung von LDL an Hautfibroblasten von Gesunden und Patienten mit FHC. Kontrollen waren Zellinien

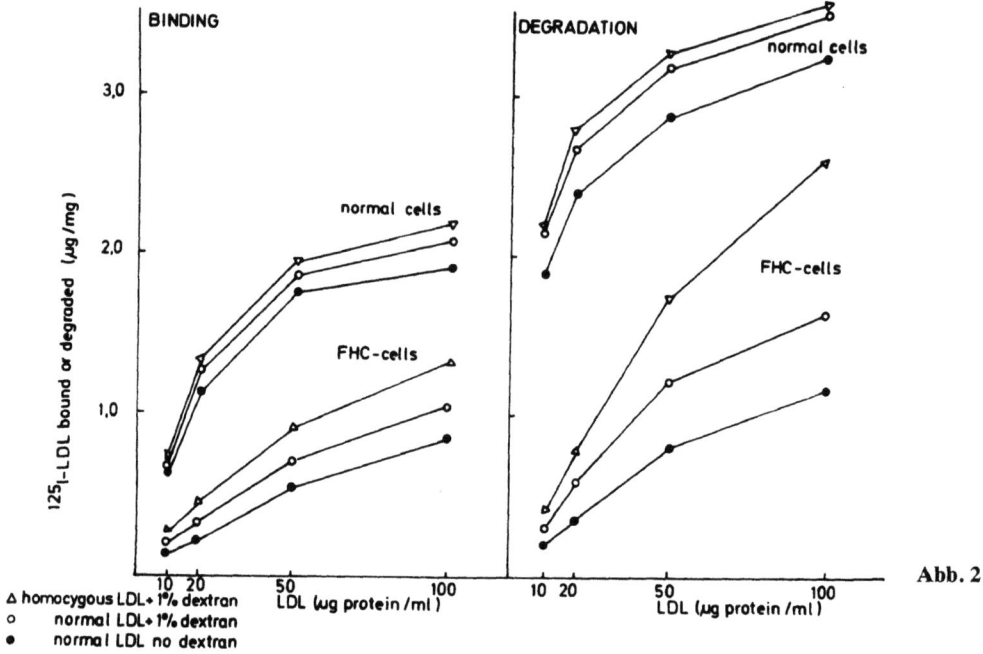

Abb. 2

von neun gesunden Personen (Alter 15−38 Jahre). Drei Zellinien von homozygoten FHC-Patienten, welche rezeptornegativ waren, wurden von Mammalian Genetic Mutant Cell Repository, Camden, N.J. (GM 376, GM 488, GM 1112) bezogen. Zusätzlich wurde eine Zellinie von einem 14jährigen Jungen mit homozygoter FHC vom rezeptordefizienten Typ untersucht. Bei diesem Jungen wurde eine Plasmaaustauschbehandlung durchgeführt und wir konnten deshalb von diesem Patienten isolierte LDL untersuchen. Normale Zellen und FHC-Zellen wurden mit ^{125}J-LDL von normolipämischen Spendern und mit ^{125}J-LDL des 14jährigen FHC-Patienten inkubiert. 1% Dextran 40 wurde gleichzeitig mit den markierten LDL zugegeben. ^{125}J-LDL wurde entsprechend der von Goldstein und Brown [5] beschriebenen Methode hergestellt. Die Bindung und Degradation von ^{125}J-LDL wurde in konfluenten Fibroblastenkulturen nach 24stündiger Inkubation mit lipoproteinfreiem Minimal-Essential-Medium gemessen. Die Zellen wurden 6 Std in lipoproteinfreiem Medium inkubiert, welches 10, 20, 50 oder 100 μg ^{125}J-LDL/ml enthielt. Die Degradation von internalisiertem ^{125}J-LDL wurde durch Bestimmung der ^{125}J-Thyrosinradioaktivität gemessen.

FHC-Zellen zeigten im Vergleich zu gesunden eine deutlich stimulierte Bindung und Internalisation von LDL in Anwesenheit von 1% Dextran im Kulturmedium (Abb. 2).

Diskussion

Die Ergebnisse zeigen, daß höhermolekulare Dextrane eine mäßige Hämodilution bewirken. Das Plasmacholesterin wird weit mehr gesenkt, als es die Hämodilution erwarten läßt. Die Abnahme des Plasmacholesterins wird vor allem durch die Abnahme des LDL-Cholesterins bewirkt. Entsprechend ist die Verminderung des Plasmacholesterins bei Patienten mit familiärer Hypercholesterinämie größer als bei Gesunden. Untersuchungen an Zellkulturen haben ergeben, daß durch Dextran 40 eine verstärkte Bindung, Internalisation und Degradation von LDL bewirkt wird. Aus der Literatur [1] ist bekannt, daß Dextrane keine erhöhte Cholesterinausscheidung bewirken. Es muß deshalb angenommen werden, daß Plasmacholesterin verstärkt in andere Compartments, z. B. das retikoloendotheliale System, verschoben wird. Die Folgen dieser Cholesterinverschiebung sind bisher nicht bekannt. Unbekannt ist weiter, ob durch die verstärkte Internalisation bei Patienten mit FHC die körpereigene Cholesterinsynthese vermindert wird und dadurch eine Senkung des Plasmacholesterins erfolgt. Tierversuche haben eine Verminderung der Arteriosklerose im Zusammenhang mit der Verabreichung von Dextran ergeben [3]. Diese Zusammenhänge konnten bisher für den Menschen nicht gezeigt werden.

Zusammenfassung

Höhermolekulare Dextrane (MW 40 000) bewirken eine Hämodilution und eine darüber hinausgehende Senkung des Plasmacholesterins, welche vorzüglich durch eine Verminderung des LDL-Cholesterins verursacht wird. Die Abnahme des Plasmacholesterins ist bei Patienten mit FHC besonders eindrucksvoll. Untersuchungen an Zellkulturen zeigen eine verstärkte Bindung und Internalisierung von LDL durch Dextran 40.

Literatur

1. Flotte CT, Buxton RW (1963) Reduction of serum cholesterol by dextran. Circulation 28: 721 − 2. Morrison AB (1956) The effect of dextran on serum proteins and serum cholesterol. Q J Exp Physiol 41: 51−57 − 3. Pataky J, Szikulay L, Sajtos L, Josza L, Perneczky M, Lusztig G (1961) Klinische Beobachtungen bei Atherosklerose im Zusammenhang mit der Verabreichung von Dextran. Z Gesamte Inn Med 16: 854−857 − 4. Pučar Z, Keler-Bačoka M (1961) Effect of molecular weight of colloidal dextran on human serum lipids. Science 134: 1369−1370 − 5. Shepherd J, Bedford DK, Morgan HG

(1976) Radioiodination of human low density lipoprotein: A comparison of four methods. Clin Chim Acta 66: 97 − 6. Wallenius G (1957) Det nefrotiska syndromet. Experimentella studier av glomerulus membrans permeabilitet. Nord Med 57: 283 − 7. Zak B (1965) Standard methods of clinical chemistry, vol 5. Academic Press, New York, p 79

Janka, H. U. (III. Med. Abt., Krankenhaus München-Schwabing, München), Dirschedl, P. (Inst. für Statistik und Biomathematik, Klinikum Großhadern, München), Standl, E., Mehnert, H. (III. Med. Abt., Krankenhaus München-Schwabing, München)

Hypertriglyzeridämie − ein unabhängiger Risikoindikator für Herz-Kreislaufkrankheiten bei weiblichen Typ II-Diabetikern

Diabetiker entwickeln häufiger und frühzeitiger arteriosklerotische Gefäßkrankheiten als Nichtdiabetiker [1]. In der Bedford-Studie zum Beispiel wiesen männliche Diabetiker eine doppelte, diabetische Frauen eine vierfach höhere 10-Jahressterblichkeit an Herz-Kreislaufkrankheiten auf als entsprechende Kontrollpersonen [2]. Trotz einer Reihe von klinischen Untersuchungen besteht immer noch Unklarheit hinsichtlich der pathogenetischen Faktoren, die für die Exzeßmortalität des Diabetikers verantwortlich sind. Dabei wurde auch die Diskussion um die Risikofaktoren Hypercholesterinämie und Hypertriglyzeridämie kontrovers geführt. Serumlipide wurden auch in der sog. Schwabinger Studie zur Makroangiopathie bei Diabetikern miterfaßt, über deren 5-Jahres-Follow up berichtet werden soll.

Personen und Methoden

In der Diabetikerambulanz der III. Medizinischen Abteilung des Krankenhauses München-Schwabing wurden 1976 615 ambulante Diabetiker aller Altersklassen auf das Vorliegen von Herz-Kreislaufkrankheiten hin untersucht. Neben einem Ruhe-EKG kamen die Ultraschalldopplermethode, elektronische Oszillographie mit Belastung und eine gründliche angiologische Untersuchung zur Anwendung. Darüber hinaus wurde eine Reihe von anerkannten Risikoindikatoren erfaßt. Serumcholesterin und Serumtriglyzeride wurden enzymatisch nach Standardmethoden (Boehringer-Kit) ermittelt.

Ergebnisse

Fünf Jahre nach Beginn der Studie konnten 542 Diabetiker bei der Follow up-Untersuchung erfaßt werden. Davon wiesen 139 schwere Herz-Kreislaufkomplikationen auf: 46 Diabetiker starben an einem kardiovaskulären Tod, 13 erlitten einen apoplektischen Insult, 68 wiesen myokardinfarkttypische EKG-Veränderungen (Minnesota-Code $I_{1,2}$, V_1, VII_1) und elf eine ischämische Fußgangrän auf. Für die Multivarianzanalysen mußten aus dem Gesamtkollektiv weitere 71 Patienten wegen einzelner fehlender Werte ausgeschlossen werden, so daß die Daten von 471 Diabetikern (209 Männern und 262 Frauen) ausgewertet werden konnten. 27,8% der Männer ($n = 58$) und 26,7% der Frauen ($n = 70$) wiesen Komplikationen auf, d. h. das Geschlechterverhältnis war ausgeglichen. Tabelle 1 zeigt die Variablen der Frauen bei der Erstuntersuchung (die Standardabweichungen wurden aus Platzgründen weggelassen) und den p-Wert der Univarianzanalyse. Wegen schiefer Verteilung mußten einige Variable logarithmiert werden. Da eine Unterteilung in Typ I- und Typ II-Diabetiker oftmals sehr schwierig, retrospektiv aber unmöglich ist, wurde angenommen, daß Personen mit einem Diabetesbeginn nach dem 40. Lebensjahr zum überwiegenden Teil Typ II-Diabetiker repräsentieren. Sie wurden in der multiplen logistischen Analyse gesondert betrachtet. Im Gegensatz zu den Männern, bei denen sich neben dem Lebensalter lediglich die systolischen Blutdruckwerte als signifikant herausstellten (nicht dargestellt), traten bei den Frauen mehrere Interaktionen der Variablen auf (Tabelle 2), die berücksichtigt werden mußten. Ein

1188

Tabelle 1. Variable von 262 Frauen bei der Erstuntersuchung

Variable	Schwere Kreislaufkomplikationen		p-Wert
	Nein ($n = 192$)	Ja ($n = 70$)	
1. Alter (Jahre)	54,5	65,9	0,0001
2. Diabetesdauer (Jahre)	7,9	11,3	0,003
ln (diab)	1,7	2,1	0,0016
3. Cholesterin (mg/dl)	197,3	217,2	0,0052
ln (Chol)	5,3	5,4	0,0046
4. Triglyzeride (mg/dl)	178,6	242,9	0,003
ln (trigl)	5,0	5,3	0,0002
5. Glukose (mg/dl)	204,7	213,5	0,2568
ln (gluc)	5,3	5,3	0,1177
6. Systolischer RR (mm Hg)	152,3	168,5	0,0001
7. Diastolischer RR (mm Hg)	86,0	88,4	0,097
8. % Idealgewicht	124,6	132,9	0,0053
9. Rauchen	20,8%	20,0%	0,7361
Derzeit	9,9%	7,1%	
10. Therapie			
Insulin	60,4%	47,1%	
Orale Antidiabetika	27,1%	44,3%	< 0,0001
Diät	12,5%	8,6%	

t-Wert von 1,96 wird allgemein als signifikant angesehen. Die Serumtriglyzeride erwiesen sich bei den Frauen sowohl im Gesamtkollektiv als auch bei den Typ II-Diabetikerinnen als unabhängige, signifikante Risikoindikatoren. Im Vergleich zu den Triglyzeriden war HDL-Cholesterin bei der Follow up-Untersuchung schwächer mit der Makroangiopathie assoziiert, der Korrelationskoeffizient zwischen diesen Lipiden betrug nur −0,421.

Diskussion

Fettstoffwechselstörungen werden bei Diabetikern häufig beobachtet. Besonders oft (ca. 30%) wird der Typ IV der Hyperlipoproteinämie (das sind erhöhte endogene Triglyzeride)

Tabelle 2. Multiple logistische Analyse von Risikofaktoren der Erstuntersuchung bei Frauen mit und ohne schwere Herz-Kreislaufkomplikationen

Variable	Alle ($n = 262$)		Diabetesbeginn nach dem 40. Lebensjahr ($n = 191$)	
	β	t-Wert	β	t-Wert
Alter	− 0,027	− 1,01	0,233	1,346
Systolischer RR	0,037	2,35	0,047	2,654
ln (diab)	0,477	0,48	0,882	0,540
Alter × ln (diab)	0,031	2,33	0,039	1,733
Systolischer RR × ln (diab)	− 0,014	− 1,96	− 0,019	− 2,374
ln (Triglyzeride)	0,598	2,34	4,460	2,003
Cholesterin				
Glukose				
Diastolischer RR				
% Idealgewicht				
Rauchen				
Therapie				

gefunden [3]. Es finden sich in der Literatur eine Reihe von Berichten, die beim Diabetiker eine engere Assoziation der Arteriosklerose mit der Hypertriglyzeridämie als mit der Hypercholesterinämie fanden, und namhafte Lipidforscher erkannten den erhöhten Triglyzeridwerten beim Diabetiker ein erhöhtes Risiko zu [4, 5]. Die Ergebnisse der Schwabinger Studie stützen diese Annahme. Im Gegensatz zu den Cholesterinwerten stellte die Hypertriglyzeridämie einen von den anderen untersuchten Risikofaktoren unabhängigen Risikofaktor dar (Tabelle 2).

In den letzten Jahren wurde um den Risikofaktor „Hypertriglyzeridämie" eine sehr heftige Diskussion geführt [6]. Hulley et al. glauben, daß die Aussagekraft der Triglyzeridwerte in einigen epidemiologischen Studien nur deshalb bestand, weil HDL-Cholesterin in der Multivarianzanalyse nicht berücksichtigt wurde [7]. Die bekannte negative Korrelation zwischen Serumtriglyzeriden und HDL-Cholesterin ist nicht besonders hoch. In der Follow up-Untersuchung der Schwabinger Studie betrug der Korrelationskoeffizient bei 746 untersuchten Personen lediglich −0,421. Deshalb kann nicht regelhaft bei hohen Triglyzeridwerten mit einem niedrigen HDL-Cholesterin und umgekehrt gerechnet werden. Kürzliche Ergebnisse aus der Lipidforschung zeigen, daß die der Hypertriglyzeridämie zugrundeliegende Erhöhung von Chylomikronen und VLDL, insbesondere die remnanthaltigen Fraktionen, atherogen sein können [8]. Somit ist die Forderung nach Senkung von VLDL, Chylomikronen und Serumtriglyzeriden und damit auch der Anerkennung des Risikofaktors Hypertriglyzeridämie eine pathophysiologische Grundlage gegeben. Es steht außer Zweifel, daß erhöhte Serumlipide, insbesondere die Hypertriglyzeridämie, ein Charakteristikum einer unzureichenden Blutzuckereinstellung beim Diabetiker ist. Selbst wenn in den statistischen Prüfverfahren die stark schwankenden Blutglukosewerte sich nicht als signifikante Risikofaktoren herauskristallisieren, so ist indirekt an den Triglyzeridwerten die schlechte Stoffwechseleinstellung als bedeutendes Risiko abzuleiten und entsprechend zu behandeln.

Literatur

1. Jarrett RJ, Keen H, Chakrabarti R (1982) Diabetes, hyperglycaemia and arterial disease. In: Keen H, Jarrett J (eds) Complications of diabetes, 2nd edn. Edward Arnold, London, pp 179−204 − 2. Jarrett RJ, MacCartney P, Keen H (1982) The Bedford Survey: ten year mortality in newly diagnosed diabetics, borderline diabetics and normoglycaemic controls and risk indices for coronary heart disease in borderline diabetics. Diabetologia 22: 79−84 − 3. Ganda OM (1980) Pathogenesis of macrovascular disease in the human diabetic. Diabetes 29: 931−942 − 4. Biermann EL (1979) Atherosclerosis and lipoproteins in diabetes mellitus. Diabetes 28: 580−585 − 5. Santen RJ, Willis PW, Fajans SS (1972) Atherosclerosis in diabetes mellitus. Arch Intern Med 130: 533 − 6. Heyden S (1981) Präventive Kardiologie. Studienreihe Boehringer, Mannheim, S 101−108 − 7. Hulley SB, Rosenman RH et al. (1980) Epidemiology as a guide to clinical decisions: the association between triglyceride and coronary heart disease. N Engl J Med 302: 1383−1389 − 8. Weisweiler O, Drosner M, Schwandt P (1982) Dietary effects on very low-density lipoprotein in type 2 (non-insulin-dependent) diabetes mellitus. Diabetologia 23: 101−104

Doss, M., Verspohl, F., Becker, U. (Abt. Klin. Biochemie, FB Humanmedizin der Universität Marburg), Meinhof, W. (Abt. Dermatologie, Med. Fakultät der RWTH Aachen)

Akute hepatische Porphyrie vom Typ der Variegata in der Bundesrepublik Deutschland

1. Klassifikation und Vorkommen

Die Porphyria variegata (PV) ist der zweithäufigste Typ unter den akuten hepatischen Porphyrien (AHP) mit autosomal dominantem Erbgang. An erster Stelle steht die akute intermittierende Porphyrie (AIP), an dritter die hereditäre Koproporphyrie (HKP) [8], über die wir in den Verhandlungen der Deutschen Gesellschaft für innere Medizin 1982 berichtet haben [11].

Die PV wird vorwiegend in Südafrika beobachtet und synonym als „South African genetic porphyria" [13] bezeichnet. Dort sind schätzungsweise 10 000 Personen von der PV betroffen. Sie stammen größtenteils aus einer Familie, die mit der Heirat von Jan Gerrit von Deventer, einem Freibürger des Kaps, mit Ariaantje Adriaansse, einer holländischen Waisen, im Jahre 1680 gegründet wurde und über 17 Generationen zurückverfolgt werden konnte [6]. In Cape Town fallen gegenwärtig 90% aller diagnostizierten Porphyrien auf die PV oder Porphyria cutanea tarda, deren Hautsymptome von der PV nicht unterschieden werden können [13].

Inzwischen wurde die PV in Skandinavien [24, 29, 30], in USA [14, 22], in England [19] und Frankreich [17, 25] sowie in der Bundesrepublik [15, 21] gefunden. Während in Südafrika ein Genträger unter 200 Einwohnern vermutet wird [3], liegt das Vorkommen der PV und Koproporphyrie in Dänemark bei 2−5 pro 1 000 000 Einwohner [30]. In Finnland hingegen wurde eine Prävalenz der PV von 1−3 pro 100 000 Einwohner ermittelt [23], während das Gesamtvorkommen der AHP bei 3−4/100 000 liegt [24]. In der Bundesrepublik erkannten wir 38 PV-Patienten seit 1970; allerdings scheint mit dieser Gruppe nur ein Teil der Fälle erfaßt zu sein. Die Prävalenz schätzen wir auf 1−2 pro 1 000 000 Einwohner. Eine Entdeckung großer Familien wie in Finnland [23] und USA [14] wird die Einschätzung des Vorkommens revidieren. Bei allen Patienten mit akuter Symptomatik stand der abdominale Schmerz im Vordergrund [12]. Die akute Symptomatik ist immer mit einer Erhöhung von δ-Aminolävulinsäure und Porphobilinogen gekoppelt [18]. Können die beiden Porphyrinvorläufer im Urin bei akuter abdominaler Symptomatik nicht nachgewiesen werden, dann ist im Gegenschluß anzunehmen, daß die abdominale Symptomatik nicht auf eine Porphyrie bezogen werden kann. Bei der PV besteht noch eine engere Korrelation zwischen der Höhe der Ausscheidung der beiden Porphyrinvorläufer und der Schwere der akuten Krise als bei der AIP [18]; im allgemeinen überwiegt die Ausscheidung von δ-Aminolävulinsäure derjenigen von Porphobilinogen. Ein Rückgang der Metabolitenausscheidung im Urin ist immer mit einer klinischen Besserung assoziiert [18]. Hautsymptome treten in 80% der PV-Manifestationen in Südafrika auf [12, 18], während in Nordeuropa Hautsymptome nur bei 50% der PV-Patienten und hier auch nur in geringerer Ausprägung im Vergleich zu derjenigen in Südafrika beobachtet werden [24].

2. Enzymologie

Die primäre enzymatische Störung bei der PV wurde zunächst in einer mangelhaften Konversion von Protoporphyrinogen in Protoporphyrin vermutet [26]. Eine südafrikanische Arbeitsgruppe hat hingegen eine „inaktive Ferrochelatase" als primären Enzymmangel bei der PV postuliert [1, 27]. Untersuchungen an Hautfibroblastenkulturen [2] und Lymphozyten [7] bestätigten jedoch, daß die Aktivität der Protoporphyrinogenoxidase bei PV-Patienten um etwa die Hälfte gegenüber Kontrollen reduziert ist, während die Aktivität der Ferrochelatase sowohl in intakten als auch in mit Ultraschall behandelten Zellen normal war. Demzufolge scheint eine verminderte Protoporphyrinoxidaseaktivität tatsächlich der primäre enzymatische Defekt bei der PV zu sein.

3. Historische Aspekte

Malcalpine et al. [20] fanden in historischen Studien heraus, daß Mitglieder der Königshäuser von Hannover, Preußen und Stuart an einer akuten Porphyrie vom Typ der Variegata periodisch erkrankt waren: Exemplarische Anamnesen entdeckten sie bei George III., dem Hannoveraner auf dem englischen Königsstuhl, bei Friedrich dem Großen von Preußen, James V. und Maria Stuart von Schottland. Inzwischen konnte die Erkrankung bis zu Heinrich VI. von England und Charles VI. von Frankreich ins 14. und 15. Jahrhundert zurückverfolgt werden [16].

Tabelle 1. Porphyria variegata : Altersverteilung

	Jahre ($\varnothing$)	Manifest	Latent
Weiblich ($n = 24$)	12−65 (30)	$\varnothing$ 29	$\varnothing$ 44
Männlich ($n = 14$)	14−72 (35)	$\varnothing$ 42	$\varnothing$ 35

4. Patientenstudien

Im Rahmen einer Gesamtgruppe von 345 Patienten mit AHP haben wir 38 Patienten mit PV gefunden, von denen 18 eine akute Symptomatik wie bei der AIP entwickelten (Tabellen 1 und 2). Hautsymptome wie leichte Verletzbarkeit und Blasenbildung an belichteten Hautpartien (Gesicht und Hände) traten bei weniger als der Hälfte der Patienten auf und blieben klinisch nachrangig; sie erreichten in den von uns beobachteten Fällen im Gegensatz zu den südafrikanischen Patienten [12, 13] niemals das Ausmaß wie bei einer klinisch manifesten chronischen hepatischen Porphyrie bzw. Porphyria cutanea tarda.

Die biochemische Untersuchung umfaßte die Metabolitenexkretion in Urin und Stuhl, die Aktivität der Uroporphyrinogensynthase in peripheren Erythrozyten sowie die Porphyrine in Blut und Plasma und in Einzelfällen auch in der Leber [8]. Der Manifestationsgipfel liegt bei Frauen um 30, bei Männern um 40 Jahre; verzögerte Konsultation und Diagnostik kann dieses Ergebnis nach oben verfälscht haben. Schwangerschaften verliefen ohne Komplikationen und Reaktivierung der akuten Porphyriekrise (Tabelle 2).

Im Urin war die Porphyrinvorläuferausscheidung zum Teil extrem hoch (Tabelle 3) und lag in der für die AIP bekannten Größenordnung. Unter den Porphyrinen dominiert Koproporphyrin im Gegensatz zur AIP mit Uroporphyrin im akuten Syndrom. Ausnahmen, resultierend aus der nichtenzymatischen, probentransportbedingten Konversion von Porphobilinogen in Uroporphyrin sind möglich, wurden aber selten beobachtet. In der Remission und anschließenden Latenzphase kommt es im Gegensatz zur AIP zu einem relativ raschen Rückgang der Porphyrinvorläufer und Porphyrine im Urin. Die Konversionsrate von Porphobilinogen zu Porphyrinen als ein Indikator der sekundär limitierenden Funktion der Uroporphyrinogensynthase [8] steigt über 15% an und vermittelt einen wichtigen differentialdiagnostischen Hinweis insbesondere dann, wenn eine Untersuchung der Porphyrine im Stuhl noch nicht oder nicht simultan mit dem Urin erfolgte (Tabelle 4).

Im Stuhl dominiert Protoporphyrin, das mindestens zehnfach über dem mittleren Normwert oder fünffach über die obere Normgrenze ansteigt (Tabelle 4). Die pathologische Ausscheidung von Protoporphyrin in der Latenzphase ermöglicht in den meisten Fällen die Diagnose zu einem späteren Zeitpunkt sowie die Erkennung von Anlageträgern im Rahmen einer Familienuntersuchung. Genträger ohne pathologische Porphyrinausscheidung können allerdings nur enzymologisch erfaßt werden; die Untersuchung der mitochondrialen Protoporphyrinogenoxidase ist z. Z. in der Bundesrepublik noch nicht möglich.

5. Diagnose und Differentialdiagnose

Die Diagnose erfolgt bei Verdacht auf eine AHP am einfachsten und schnellsten aus der gleichzeitigen Untersuchung einer spontanen Urin- und Stuhlprobe (Tabelle 5). Die Erhöhung beider Porphyrinvorläufer im Urin und der Porphyrine sowohl im Urin als auch im Stuhl macht das Vorliegen einer AHP vom Typ der Variegata oder Koproporphyrie wahrscheinlich. Die Porphyrine im Stuhl sind bei der AIP nur gering- bis mäßiggradig während der akuten Phase erhöht. In den Latenzphasen ist die Ausscheidung der Hämsynthesemetabolite abgeschwächt (Tabelle 5). Die Differentialdiagnose zwischen der PV und der HKP erfolgt durch eine individuelle chromatographische Analyse von Proto- und Koproporphyrin im Stuhl: Bei der PV überwiegt Protoporphyrin (Tabelle 4), bei der HKP hingegen Koproporphyrin im Stuhl [11]. Außerdem findet sich bei PV im Stuhl und Urin ein hydrophiles Porphyrinpeptid, das sog. Porphyrin X, das in Position 2 und 4 des Porphyrinmoleküls über Thioätherbindung ein saures Peptid trägt [12, 13]. Die Leberporphyrine können bei PV erhöht sein [4].

Tabelle 2. Porphyria variegata

	Anzahl	Manifest	Latent	Familien-untersuchung	Schwanger-schaft
Weiblich	24	14	10	11	9
Männlich	14	4	10	10	–
Gesamt	38	18	20	21	9

Tabelle 3. Porphyria variegata: Urinbefunde

Metabolite ($\bar{x} \pm S$) im Urin (µmol/24 Std)	Akute Phase ($n = 18$)	Latenzphase ($n = 20$)	Obere Norm
δ-Aminolävulinsäure	279 ± 61	37 ± 6	49
Porphobilinogen	280 ± 71	5 ± 1	8
Uroporphyrin	1,1 ± 0,4	0,1 ± 0,04	0,03
Koproporphyrin	2,7 ± 0,1	0,3 ± 0,07	0,12
Konversion (%) Porphobilinogen → Porphyrine	10 ± 2	28 ± 6	8

Tabelle 4. Porphyria variegata: Porphyrine im Stuhl und Aktivität der Uroporphyrinogensynthase in Erythrozyten

Porphyrine ($\bar{x} \pm S$) im Stuhl (nmol/g)	Akute Phase ($n = 18$)	Latenzphase ($n = 20$)	Obere Norm
Uroporphyrin	49 ± 9	7 ± 1	7
Koproporphyrin	410 ± 38	59 ± 14	37
Protoporphyrin	1 052 ± 89	301 ± 56	151
Uroporphyrinogensynthase (µmol/l · Std)	58 ± 3	64 ± 7	65

Tabelle 5. Akute hepatische Porphyrien: Phasendiagnostik

Porphyrie	Urin		Stuhl, Porphyrine
	ALS und PBG	Porphyrine	
AIP			
Akut	> 400	> 5	< 0,5
Latent	< 200	< 3	< 0,5
Variegata			
Akut	> 200	> 3	> 1
Latent	< 50	< 1	< 1
Koproporphyrie			
Akut	> 200	> 3	> 1
Latent	< 50	< 1	< 1

Obere Norm: ALS 49 und PGB 8 µmol/24 Std; Urinporphyrine < 0,2 µmol/24 Std und Stuhlporphyrine < 0,2 µmol/g

Von diagnostischer, differentialdiagnostischer und prognostischer Bedeutung sind auch Metabolitenquotienten im Urin sowie der relative molare Konversionsfaktor von Porphobilinogen zu Porphyrinen bei akuten hepatischen Porphyrien (Tabelle 6). Ein Quotient von δ-Aminolävulinsäure/Porphobilinogen < 1 ist für ein akutes Syndrom im Zusammenhang mit den in Tabelle 5 angegebenen Größenordnungen charakteristisch. Der Quotient von Uro-/Koproporphyrin liegt im akuten Syndrom bei AIP > 1, hingegen bei Variegata und Koproporphyrie < 1. Nur im akuten Syndrom ist die molare Konversion von Porphobilinogen in Porphyrine auch bei Variegata und Koproporphyrie eingeschränkt und liegt bei 10% (bei AIP in der Regel < 10%). Aufgrund der Induktion der hepatischen δ-Aminolävulinsäuresynthese kommt es auch bei Variegata und Koproporphyrie zu einer Überschußproduktion von δ-Aminolävulinsäure, die in hohem Maße in Porphobilinogen umgesetzt wird, da das zweite Enzym der Hämbiosynthesekette, die δ-Aminolävulinsäuredehydratase (Porphobilinogensynthase) nicht limitierend wirkt. Die Syntheseexpansion – aufgrund der Induktion der δ-Aminolävulinsäuresynthese – kann jedoch nicht in vollem Umfang auf die Porphyrinsynthese übertragen werden, da die Uroporphyrinogensynthaseaktivität begrenzt ist. Bei dieser Enzymsequenz handelt es sich um den zweiten limitierenden Schritt der Hämsynthese und quasi um das Nadelöhr der gesamten Porphyrinbiosynthesekette [8]. Da die Porphyrinvorläuferausscheidung, welche die Aktivität der δ-Aminolävulinsäuresynthese in der Leber reflektiert, bei Variegata und Koproporphyrie schneller rückläufig wird als bei der AIP mit genetisch determiniertem Uroporphyrinogensynthasedefekt, wird das Nadelöhr reziprok zum Porphyrinvorläuferrückgang wieder „aufgehen" und eine höhere Konversion des Monopyrrols in Tetrapyrrole ermöglichen. Der Konversionsfaktor > 15 und weit darüber hinaus ist also charakteristisch für die Latenzphase der PV und Koproporphyrie (Tabelle 6). Eine Differenzierung der Latenzphase bei Variegata und Koproporphyrie in „dekompensiert" und „kompensiert" erscheint im Gegensatz zur AIP (Tabelle 6) aufgrund der noch relativ kleinen Fallzahlen nicht möglich.

Die häufigste Ursache zur Fehldiagnose liegt im Nichterkennen des Ansatzes, daß der Ausschluß einer PV von der Bestimmung der Stuhlporphyrine, insbesondere des Protoporphyrins, abhängt [13]. Bereits Wetterberg et al. [29] haben bei ihren Familienuntersuchungen in Schweden 1968 festgestellt, daß die Stuhlporphyrine ein wichtiger diagnostischer Index zwischen AIP und PV sind. δ-Aminolävulinsäure und Porphobilinogen können bei PV innerhalb von 3 Wochen zur Norm zurückgehen im Gegensatz zur AIP [12]. Bei AIP ist die erhöhte Ausscheidung der beiden Porphyrinvorläufer ein konsistentes Merkmal [8, 12]. In weniger als der Hälfte porphyrinogener Arzneimittelexpositionen wurde eine akute Symptomatik präzipitiert; nach Untersuchungen in Cape Town verliefen 20% der PV-Fälle nur akut (wie eine AIP), etwa 20% als Mischform (akut und kutan) und ca. 50% ausschließlich kutan; Latenzfälle wurden in etwa 10% der gesamten PV-Gruppe gefunden (ausschließlich

Tabelle 6. Metabolitenquotienten im Urin und relative molare Konversion von Porphobilinogen in Porphyrine bei akuten hepatischen Porphyrien

Parameter	Akute intermittierende Porphyrie			Variegata		Koproporphyrie	
	Akut	Latenzphase		Akut	Latent	Akut	Latent
		Dekompensiert	Kompensiert				
ALS/PBG	< 1	~ 1	> 1	< 1*	< 1	< 1*	> 1
Uroporphyrin/ Koproporphyrin	> 1	~ 1	< 1	< 1	< 1	< 1	< 1
Konversion (%) von PBG in Porphyrine	< 10	~ 10	> 10	~ 10*	> 15	~ 10*	> 15

* Reflektiert die sekundär limitierende Funktion der Uroporphyrinogensynthase

biochemische Diagnose) [12]. Eine Manifestation der PV vor der Pubertät ist selten; auch Kinder mit homozygoter PV-Anlage (beide Eltern PV-Genträger) entwickelten keine Symptome [3]. Das Vorkommen von PV und PCT in einer Familie sowie die Koexistenz von pathobiochemischen Parametern der PV und PCT wurde beschrieben [5, 28]. Im letzteren Fall handelt es sich wahrscheinlich um eine Sonderform der PV.

6. Therapie und Prophylaxe

Therapie und Prophylaxe sind für die AHP identisch [8]. Auch bei der PV handelt es sich, wie bei der AIP und Koproporphyrie, um eine pharmakogenetische Erkrankung [9]. So steht im Vordergrund von Therapie und Prophylaxe die Meidung porphyrinogener Medikamente (s. Rote Liste im orangenen Teil), von Alkohol, Hunger und Östrogenen. Diätmaßnahmen zur Gewichtsreduktion können gefährlich sein und sollten ohne ärztliche Führung und Kenntnis der metabolischen und klinischen Zusammenhänge für die Porphyriemanifestation nicht gewagt werden. Kohlenhydratbehandlung mit Glukose steht an erster Stelle aller therapeutischen Maßnahmen [9, 10]. In Südafrika wird eine hochkalorische orale Kohlenhydrattherapie („Hycal": Glukosepräparation mit 244 kcal/100 ml) durchgeführt. Diese Therapie ist ungewöhnlich erfolgreich und der Hämatintherapie keineswegs unterlegen; zwischen 1970 und 1980 war kein Todesfall in einer akuten Krise bei PV dank dieser hochkalorischen Kohlenhydrattherapie beobachtet worden [12]. Hämatininfusionen sollten bei Nichtansprechen auf die Kohlenhydrattherapie und/oder bei schwerem Verlauf versucht werden.

7. Überlegungen für eine enzymologische Klassifikation

Wie bereits in den Verhandlungen 1983 ausgeführt wurde, handelt es sich bei den AHP um pharmakogenetische Erkrankungen, die überwiegend medikamentös ausgelöst werden infolge einer genetisch determinierten Regulationsstörung, die auf relativen Enzymdefekten an verschiedenen Sequenzen der Hämsynthesekette beruht [9]. Aufgrund der weitgehend einheitlichen klinischen Symptomatik und der fließenden biochemisch-diagnostischen Übergänge zwischen diesen drei autosomal dominant vererbten akuten hepatischen Porphyrien könnten die nur historisch verstehbaren Bezeichnungen „AIP", „PV" und „Koproporphyrie" anstelle einer rationalen Klassifikation der Porphyriesyndrome nach dem primären genetischen Defekt verlassen werden. In eine neue enzymologisch ausgerichtete Klassifikation sollten auch die akute hepatische Porphyrie vom rezessiven Typ mit Porphobilinogensynthasedefekt einbezogen werden [8, 9]. Unser Vorschlag lautet: AHP Typ 1 – Porphobilinogensynthasedefekt; AHP Typ 2 – Uroporphyrinogensynthasedefekt („AIP"); AHP Typ 3 – Koproporphyrinogenoxidasedefekt („Hereditäre Koproporphyrie"); AIP Typ 4 – Protoporphyrinogenoxidasedefekt („PV"). Aus einer solchen Klassifikationsempfehlung würden sich die klinisch-biochemischen Ansprüche an die Diagnostik (Tabelle 5 und 6) logisch ableiten lassen. Für klinische Situationen, insbesondere für Therapie und Prophylaxe, ist die Diagnose „AHP" ausreichend. Eine pathobiochemische Differentialdiagnose sollte erfolgen, da die klinische Prognose der PV und Koproporphyrie wahrscheinlich günstiger ist als bei der AIP. Diese Vermutung wird mit dem schnelleren Rückgang der neurotoxischen Porphyrinvorläufer bei PV und Koproporphyrie begründet.

8. Resümee

Unter den AHP ist die PV der zweithäufigste Typ; sein Anteil am Gesamtvorkommen der akuten hepatischen Porphyrien nach unseren Untersuchungen beträgt 11%. Die klinische Symptomatik der Variegata ist der AIP in der Regel analog; nur in etwa einem Drittel der Fälle entwickeln sich auch Hautsymptome, die meistens nur geringgradig ausgeprägt sind; es überwiegt das abdominal-neurologische Syndrom bei der klinischen Manifestation.

Die Differentialdiagnose kann nur durch parallele Untersuchung von Urin, Stuhl und Heparinblut geführt werden. In der akuten Phase ist die Metabolitenkonstellation der Hämpräkursoren einschließlich der Porphyrinvorstufen im Urin derjenigen der AIP zum Verwechseln ähnlich: δ-Aminolävulinsäure > 200 µmol/24 Std (normal < 49), Porphobilinogen > 200 µmol/24 Std (normal < 8) und Porphyrine > 3 µmol/24 Std (normal < 0,2). Im Gegensatz zur AIP ist die Porphyrinausscheidung im Stuhl mit der Dominanz von Protoporphyrin erheblich erhöht (> 1,5 µmol/g; bei AIP < 0,5 µmol/g (normal < 0,2 µmol/g). Die Aktivität der Uroporphyrinogensynthase in den Erythrozyten ist normal. Aufgrund dieser Untersuchungen fanden wir 38 Patienten mit PV (14 Männer, 24 Frauen), darunter 20 in der Latenzphase. Die Konversionsrate von Porphobilinogen zu Porphyrinen steigt bei Variegata im Gegensatz zur AIP in der Remissionsphase über 15 an (bei AIP < 10 auch in der Latenzphase). Diesem Faktor kommt differentialdiagnostische Bedeutung zu. Der primäre enzymatische Defekt bei Variegata ist in einer verminderten Aktivität der Protoporphyrinogenoxidase zu suchen.

Die Prognose der Variegata im Hinblick auf die neurologische Symptomatik ist günstiger als bei der AIP, da der Anstieg der neurotoxisch wirksamen Porphyrinvorläufer, insbesondere der δ-Aminolävulinsäure, schneller zurückgeht als bei der AIP. Ihr zur AIP zunächst simultaner Anstieg bei Variegata resultiert aus der Induktion der δ-Aminolävulinsäuresynthase und der sekundär limitierenden Funktion der Uroporphyrinogensynthase [8]. Regulatorische Therapie mit Glukose hat sich bei klinischer Manifestation, insbesondere in aszendierender Phase, auch bei Variegata bewährt [10].

Danksagung: Den medizinisch-technischen Mitarbeiterinnen der Klinischen Biochemie, Frl. Heidrun Baumann, Heide Sauer, Sabine Preis, Martina Bernshausen und Angelika Nitz danken wir für engagierte Mitarbeit und Unterstützung bei den Untersuchungen, deren Auswertung und Manuskriptvorbereitung. Die experimentellen Arbeiten wurden von seiten der Deutschen Forschungsgemeinschaft gefördert.

Literatur

1. Becker DM, Viljoen JD, Katz J, Kramer S (1977) Reduced ferrochelatase activity: a defect common to porphyria variegata and protoporphyria. Br J Haematol 36: 171–179 – 2. Brenner DA, Bloomer JR (1980) The enzymatic defect in variegate porphyria. Studies with human cultured skin fibroblasts. N Engl J Med 302: 765–769 – 3. Cartwright JD, Becker DM, Viljoen JD, Kramer S, Jenkins T (1978) Porphyria variegata – studies of an affected couple and their children. S Afr Med J 53: 669–671 – 4. Day RS, Blekkenhorst GH, Eales L (1980) Hepatic porphyrins in variegate porphyria. N Engl J Med 303: 1368 – 5. Day RS, Eales PhD, Meissner D (1982) Coexistenz variegate porphyria and porphyria cutanea tarda. N Engl J Med 307: 36–41 – 6. Dean G (1982) Porphyria variegata. Acta Derm Venereol [Suppl] (Stockh) 100: 81–85 – 7. Deybach JCh, de Verneuil H, Nordmann Y (1981) The inherited enzymatic defect in porphyria variegata. Hum Genet 58: 425–428 – 8. Doss M (1982) Hepatic porphyrias: Pathobiochemical, diagnostic, and therapeutic implications. In: Popper H, Schaffner F (eds) Progress in liver diseases, vol VII. Grune and Stratton, New York, pp 573–597 – 9. Doss M (1983) Porphyrien. Verh Dtsch Ges Inn Med 89: 1321–1329 – 10. Doss M, Verspohl F (1979) Therapie akuter hepatischer Porphyrien. Med Klin 74: 1229–1245 – 11. Doss M, von Tiepermann R, Verspohl F, Becker U (1982) Hereditäre Koproporphyrie in der Bundesrepublik Deutschland. Verh Dtsch Ges Inn Med 88: 701–704 – 12. Eales L, Day RS, Blekkenhorst GH (1980) The clinical and biochemical features of variegate porphyria: an analysis of 300 cases studied at Groote Schuur Hospital, Cape Town. Int J Biochem 12: 837–853 – 13. Eales L, Grosser Y, Sears WG (1975) The clinical biochemistry of the human hepatocutaneous porphyrias in the light of recent studies of newly identified intermediates and porphyrin derivatives. Ann NY Acad Sci 244: 441–471 – 14. Fromke VL, Bossenmaier I, Cardinal R, Watson CJ (1978) Porphyria variegata. Study of a large kindred in the United States. Am J Med 65: 80–88 – 15. Hofmann C, Schmidt D, Braun-Falco O (1975) Zur Porphyria variegata. Münch Med Wochenschr 117: 1969–1974 – 16. Hurst LC (1982) Porphyria revisited. Med Hist 26: 179–182 – 17. Husquinet H, Noirfalise A, Parent MTh (1978) Porphyria variegata. Etude d'une grande famille. J Genet Hum 26: 367–383 – 18. Kramer S (1980) Porphyria variegata. Clin Haematol 9: 303–322 – 19. Leading article (1975) Differential diagnosis of the hepatic porphyrias. Br Med J 4: 725–726 – 20. Malcalpine I, Hunter R, Rimington C (1968) Porphyria in the Royal Houses of Stuart, Hanover and

Prussia. A follow-up study of George III's illness. Br Med J 1: 7–18 – 21. Meinhof W, Kraus F, Reiffers-Mettelock J, Verspohl F, Doss M (1980) Porphyria variegata. Hautarzt 31: 595–601 – 22. Muhlbauer JE, Pathak MA, Tishler PV, Fitzpatrick TB (1982) Variegate porphyria in New England. JAMA 247: 3095–3102 – 23. Mustajoki P (1980) Variegate porphyria. Q J Med (New Series XLIX) 194: 191–203 – 24. Mustajoki P, Koskelo P (1976) Hereditary hepatic porphyrias in Finland. Acta Med Scand 200: 171–178 – 25. Perrot H, Thivolet J, Boucherat M, Gervez F (1976) La porphyrie variegata (à propos de 4 cas). Lyon Médical 235: 905–915 – 26. Smith SG, Jackson AG, Jackson TR (1976) Incubation of double labelled coproporphyrinogen with chicken red cell haemolysates, chemical and TLC fractionation of extracts. Ann Clin Res (Suppl 17) 8: 53–55 – 27. Viljoen DJ, Cayanis E, Becker DM, Kramer S, Dawson B, Bernstein R (1979) Reduced ferrochelatase activity in fibroblasts from patients with porphyria variegata. Am J Hematol 6: 185–190 – 28. Watson CJ, Cardinal RA, Bossenmaier I, Petryka ZJ (1975) Porphyria variegata and porphyria cutanea tarda in siblings: chemical and genetic aspects. Proc Natl Acad Sci USA 72: 5126–5129 – 29. Wetterberg L, Haeger-Aronsen B, Stathers G (1968) Faecal porphyrins as a diagnostic index between acute intermittent porphyria and porphyria variegata. Scand J Clin Lab Invest 22: 131–136 – 30. With TK (1983) Hereditary coproporphyria and variegate porphyria in Denmark. Dan Med Bull 30: 106–112

Overkamp, D. (Med. Univ.-Klinik, Abt. IV, Tübingen), Weidle, E. (Univ.-Augenklinik, Abt. I, Tübingen), Jakober, B. (Med. Univ.-Klinik, Abt. IV, Tübingen), Thiel, H.-J. (Univ.-Augenklinik, Abt. I, Tübingen), Luft, D., Eggstein, M. (Med. Univ.-Klinik, Abt. IV, Tübingen)

Richner-Hanhart-Syndrom gemeinsam mit Morbus Wilson

Die Tyrosinämie mit dem klinischen Bild des Richner-Hanhart-Syndroms ist eine äußerst seltene, autosomal rezessiv vererbte Stoffwechselerkrankung mit charakteristischen Augen- und Hautveränderungen und in einigen Fällen geistiger Retardierung [14, 21].

Ursache ist eine Störung des Tyrosinstoffwechsels mit erhöhten Tyrosinspiegeln im Serum und Urin und vermehrter renaler Exkretion von Tyrosinmetaboliten [11]. Es handelt sich um ein polyphänes Krankheitsbild, bei dem das eine oder andere Symptom auch fehlen kann. Auch die hepatolentikuläre Degeneration ist eine äußerst seltene, autosomal rezessiv vererbte Stoffwechselerkrankung, deren Ursache in einer gestörten hepatischen Kupferausscheidung mit konsekutiv toxischer Ablagerung von Kupfer im Gehirn, der Leber, dem Auge, der Niere und anderen Organen liegt. Ein goldbräunlich pigmentierter Ring am Rande der Kornea ist ein ophthalmologisches Symptom.

Wir hatten Gelegenheit, einen Patienten mit Symptomen beider Erkrankungen zu untersuchen:

1960 wurde das damals $1^{1}/_{2}$jährige Kind erstmals wegen Tränenfluß beider Augen mit Rötung der tarsalen Konjunktiven vorgestellt. Eine ophthalmologische Untersuchung zeigte durch Sondierung der Tränenwege frei durchgängige Tränenkanälchen. Die Lidränder wiesen einen zarten borkigen Belag auf, makroskopisch keine Veränderung der Kornea. Im 3. und 6. Lebensjahr fielen an beiden Augen zentral gelegene, oberflächliche, streifen- bzw. sternförmige Trübungsfiguren auf; es wurde der Verdacht auf eine gittrige Hornhautdystrophie geäußert. Wegen immer wiederkehrender Schmerzanfälle mit plötzlicher Unruhe, starkem Tränenfluß und heftigem Reiben in den Augen wurde ein Krampfleiden angenommen, das Kind mehrfach in kinderneurologische Behandlung gegeben und als schwer erziehbar eingestuft. Wegen des immerwährenden Augentränens konnte der Junge im Winter häufig nicht ins Freie, verlor den Kontakt zu Spielkameraden, fehlte häufig in der Schule und mußte schließlich in einer Sonderschule unterrichtet werden. Eine Berufsausbildung unterblieb wegen der ständig vorhandenen Augenbeschwerden. Der mittlerweile 22jährige Patient wurde dann wieder in die Augenklinik eingewiesen unter der Diagnose rezidivierender herpetischer Keratitiden, die jeder Behandlung trotzten.

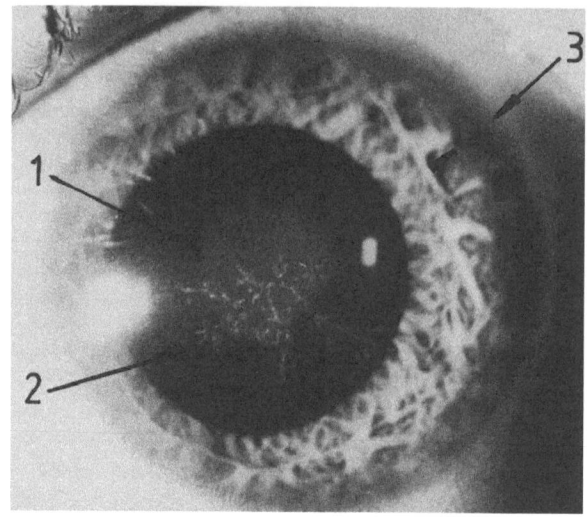

Abb. 1. Biomikroskopische Vergrößerung des linken Auge des Patienten. *1* Sonnenblumenkatarakt. Scheibenförmige, sich nach peripher in den Randstrahlen verlierende Trübung der Augenlinse durch subkapsuläre Kupfereinlagerung in der Pupillarebene. *2* Herpetiforme Epitheldystrophie. Die filigrane Astfigur liegt im Epithel der Hornhautmitte. *3* Kaiser-Fleischerscher Kornealring. Die Einlagerung von Kupfer in den peripheren Anteilen der Hornhautrückfläche imponiert als unscharf begrenzter Trübungsring

Ophthalmologischer Befund

Am linken Auge fand sich eine feine dendritische Trübungsfigur des zentralen Hornhautepithels, rechts fehlte dieser Befund zunächst, trat später aber in symmetrischer Form auf. Die Hornhautsensibilität war regelrecht. An beiden Augen fand sich außerdem ein Kaiser-Fleischerscher Kornealring und eine Sonnenblumenkatarakt (Abb. 1). Auf der Basis dieser Befunde wurden die Verdachtsdiagnosen gestellt und eine internistische und laborchemische Klärung vorgenommen.

Als wesentliches internmedizinisches Pathologikum fand sich eine Leberzirrhose, die durch Ultraschall, Laparoskopie und Biopsie gesichert wurde. Die Histologie ergab eine ungeordnete Zirrhose mit feinvakuolärer Leberzellverfettung und Vermehrung des kupferassoziierten Proteins in der Orceinfärbung. Die wichtigsten Laborwertveränderungen waren eine Hypozöruloplasminämie, eine Hypokupriämie und Hyperkupriurie sowie eine Hypertyrosinämie und Hypertyrosinurie (Tabelle 1).

Diskussion

Sowohl die hepatolentikuläre Degeneration als auch die Tyrosinämie Typ II sind äußerst seltene Stoffwechselerkrankungen. Die Prävalenz des M. Wilson wurde 1978 auf ca. 1 000

Tabelle 1. Klinische und laborchemische Befunde und Zuordnung zu den Krankheitsentitäten

Morbus Wilson			
Kaiser-Fleischersche Kornealringe	Zöruloplasmin	5 mg/dl	(20− 45 mg/dl)
Sonnenblumenkatarakt	Serumkupfer	51 µg/dl	(75−150 µg/dl)
Leberzirrhose	Urinkupfer	307 µg/24 Std	(20− 70 µg/24 Std)
Richner-Hanhart-Syndrom			
Herpetiforme Korneadystrophie	Serumtyrosin	1 200 µmol/l	(32− 87 µmol/l
Mäßige geistige Retardierung	Urintyrosin	1 294 µmol/24 Std	(40−270 µmol/24 Std)

Fälle in den USA geschätzt [3], in der Bundesrepublik sind z. Z. etwa 100 Patienten bekannt [8]. Franceschetti et al. berichten von 17 Fällen von Richner-Hanhart-Syndrom bis 1972 in Europa [10], Goldsmith über sieben in den USA bis 1978 [12]. Daß zwei so seltene Erkrankungen bei einem Patienten gleichzeitig auftreten sollten, ergab daher zunächst Zweifel an der Richtigkeit der vermuteten Diagnosen.

Der Kaiser-Fleischersche Kornealring wird heute nicht mehr als pathognomonisches Zeichen des M. Wilson anerkannt, da er auch bei Patienten mit primär biliärer Zirrhose und chronisch aktiver Hepatitis mit Zirrhose gesehen wird [6, 7]. Auch eine erhöhte renale Kupferausscheidung wird nicht ausschließlich bei M. Wilson beobachtet, sondern auch bei der PBC [17]. Schließlich sichert auch der Zöruloplasminspiegel die Diagnose nicht zweifelsfrei, da im Grenzbereich zum Normalen liegende Werte bei homozygoten Patienten mit M. Wilson und niedrige Konzentrationen bei heterozygoten Merkmalsträgern gefunden werden. Außerdem sind Hypozöruloplasminämien bei der Lebernekrose, Nephrose und Sprue bekannt [17].

Bei unserem Patienten ließ sich die Diagnose M. Wilson durch die eindeutige Kombination von Symptomen mit ophthalmologischen (Kaiser-Fleischerscher Kornealring, Sonnenblumenkatarakt), histologischen (Leberzirrhose mit Vermehrung des kupferassoziierten Proteins in der Orceinfärbung) und laborchemischen (Hypozöruloplasminämie, Hypokupriämie, Hyperkupriurie) Methoden sichern.

Auch die zweite Verdachtsdiagnose gründet sich zunächst auf den ophthalmologischen Befund. Die Hornhaut des Patienten zeigte das Bild einer herpetiformen, epithelialen Veränderung, wies im Gegensatz zur Keratitis herpetica aber folgende Charakteristiken auf:

Bei der Tyrosinämie treten die ersten Augensymptome typischerweise in früher Kindheit auf, sind beidseits symmetrisch ausgebildet und bleiben lange unverändert bestehen. Die Hornhautsensibilität bleibt beim Richner-Hanhart-Syndrom regelrecht, während sie bei der Keratitis herpetica erlischt. Es bestehen typische tages- und jahreszeitliche Schwankungen der Ausprägung der Symptomatik (Heliophobie, Blepharospasmus) mit Betonung am Nachmittag und im Winter im Gegensatz zur Konstanz der Symptomatik bei der Keratitis herpetica [16].

Unser Patient wies alle diese charakteristischen ökulären Symptome auf. Wie von anderen Autoren beschrieben [1, 9, 13, 20, 22], waren zwei der drei klinischen Symptome des Richner-Hanhart-Syndroms bei unserem Patienten nur ganz diskret nachweisbar. So fanden sich nur ganz geringfügige palmare Hyperkeratosen und die geistige Entwicklung war nur wenig retardiert.

Der Nachweis erhöhter Tyrosinkonzentrationen im Serum und Urin legte den Zusammenhang mit der Hornhautsymptomatik nahe, wie er zunächst von Burns [2] in Tierexperimenten, später dann auch klinisch nachgewiesen wurde [11].

In unserem Fall blieb die Frage zu klären, ob die Hypertyrosinämie nicht Folge der Leberzirrhose bei M. Wilson und die Hypertyrosinurie nicht Folge einer Kupferablagerung in der Niere sein könne.

Gegen eine Verursachung der Tyrosinämie durch die Leberzirrhose bei dem beschriebenen Patienten spricht die Tatsache, daß die Serumtyrosinkonzentrationen hier um den Faktor 10 höher lag, als bei Leberzirrhotikern sonst beobachtet [18]. Außerdem liegt die Tyrosinkonzentration bei unserem Patienten im gleichen Bereich, wie für andere Patienten mit Tyrosinämie Typ II beschrieben [12, 15, 19]. Darüber hinaus fanden wir bei zwei weiteren Patienten mit M. Wilson und darauf zurückzuführender Leberzirrhose nur eine Einschränkung des Tyrosinabbaus, durch die die Zirrhose allein erklärbar ist.

Die Lokalisation des beim Richner-Hanhart-Syndrom zur Hypertyrosinämie führenden Enzymdefekts ist nach wie vor nicht ganz geklärt.

Das Metabolitverteilungsmuster ist sowohl mit einer Aktivitätsminderung der zytoplasmatischen Tyrosinaminotransferase als auch der Parahydroxyphenylpyruvatoxidase vereinbar [4]. Für beides fanden sich klinische Beispiele [2, 4, 5].

Die Behandlung des M. Wilson bestand in Verabreichung einer kupferarmen Diät und Gabe von D-Penizillamin 1 500 mg/Tag, was ohne Komplikationen vertragen wurde. Der

Therapieerfolg konnte durch nachweisbaren Rückgang der Sonnenblumenkatarakt demonstriert werden.

Die Therapie des Richner-Hanhart-Syndroms besteht in einer diätetischen Behandlung mit 2 g Protein/kg/Tag, die 40–90 mg Tyrosin und 80–200 mg Phenylalanin/kg/Tag enthält. Diese Maßnahme wurde von dem Patienten abgelehnt. Daher konnten wir die Besserung der durch die Tyrosinämie hervorgerufenen Beschwerden nicht zeigen, wie sie von anderen Autoren beschrieben wurde, zumindest, wenn die Behandlung im Kindesalter beginnt [11, 15, 23].

Literatur

1. Bardelli AM, Borgogni P, Farnetani MA, Fois A, Frezotti R, Mattei R, Molinelli M, Sargentini I (1977) Familial tyrosinemia with eye and skin lesions. Presentation of two cases. Ophthalmologica 175: 5–9 – 2. Burns RP (1972) Soluble tyrosine aminotransferase deficiency: An unusual cause of corneal ulcers. Am J Ophthal 73: 400–402 – 3. Cartwright GE (1978) Diagnosis of treatable Wilson's disease. N Engl J Med 298: 1347–1350 – 4. Faull KF, Gan I, Halpern B, Hammond J, Im S, Cotton RGH, Danks DM, Freeman R (1977) Metabolic studies on two patients with nonhepatic tyrosinemia using deuterated tyrosine loads. Pediatr Res 11: 631–637 – 5. Fellman JH, Vanbellinghen PJ, Jones RT, Koler RD (1969 Soluble and mitochondrial forms of tyrosine aminotransferase. Relationship to human tyrosinemia. Biochemistry 8: 615–622 – 6. Fleming CR, Dickson ER, Hollenhorst RW, Goldstein NP, McCall JT, Baggenstoss AH (1975) Pigmented corneal rings in a patient with primary biliary cirrhosis. Gastroenterology 69: 220–225 – 7. Fleming CR, Dickson ER, Wahner HW, Hollenhorst RW, McCall JT (1977) Pigmented corneal rings in non Wilsonian liver disease. Ann Intern Med 86: 285–288 – 8. Fouquet H, Broser F (1977) Die Behandlung der hepatolenticulären Degeneration. Med Klin 72: 2174–2177 – 9. Franceschetti A, Thier CJ (1961) Über Hornhautdystrophien bei Genodermatosen unter besonderer Berücksichtigung der Palmoplantarkeratose (klinische, genetische und histologische Studien). Graefes Arch Ophthal 162: 610–670 – 10. Franceschetti A, Schnyder UW, Felgenhauer WR (1972) Die Corne beim Richner-Hanhart-Syndrom. Ber. 71 Zusammenkunft der deutschen ophthalmologischen Gesellschaft, Heidelberg 1971. Bergmann, München – 11. Goldsmith LA, Kang E, Bienfang DC, Jimbow K, Gerald P, Baden HP (1973) Tyrosinemia with plantar and palmar keratosis and keratitis. J Pediatr 83: 798–805 – 12. Goldsmith LA, Reed J (1976) Tyrosine-induced eye and skin lesions. A treatable genetic disease. JAMA 236: 382–384 – 13. Goldsmith LA (1978) Molecular biology and molecular pathology of a newly described molecular disease – Tyrosinemia II (the Richner Hanhart Syndrome). Exp Cell Biol 46: 96–113 – 14. Hanhart E (1947) Neue Sonderform von Keratosis palma plantaris, u. a. eine regelmäßig dominate Form mit systematisierten Lipomen, ferner zwei einfach rezessive, mit Schwachsinn und z. T. Hornhautveränderungen des Auges (Ektodermalsyndrom). Dermatologia 94: 286–308 – 15. Hunziker N (1980) Richner Hanhart Syndrome and tyrosinemia type II. Dermatologica 160: 180–189 – 16. Jaeger W, Gallasch G, Schnyder UW, Lutz P, Schmidt H (1978) Tyrosinämie als Ursache einer doppelseitigen herpetiformen Hornhaut-Epithel-Dystrophie (Richner-Hanhart-Syndrom). Klin Monatsbl Augenheilkd 173: 506–515 – 17. Lössner J, Storch W, Bachmann H, Biesold D, Kühn HJ (1980) Untersuchungen zur Wilsonschen Erkrankung in der DDR. Teil III: Diagnose und Therapie. Z Gesamte Inn Med 35: 161–166 – 18. Nordlinger BM, Fulenwider JT, Ivey GL, Faraj BA, Ali FM, Kutner M, Henderson JM, Rudman D (1979) Tyrosine metabolism in cirrhosis. J Lab Clin Med 94: 832–840 – 19. Pelet B, Antener J, Faggioni R, Spahr A, Gautier E (1979) Tyrosinemia without liver or renal damage with plantar and palmar keratosis and keratitis (hypertyrosinemia type II). Helv Paediatr Acta 34: 177–183 – 20. Rehak A, Selim MM, Yadav G (1981) Richner Hanhart Syndrome (tyrosinemia – II) (report of four cases without ocular involvement). Br J Dermatol 104: 469–475 – 21. Richner H (1938) Hornhautaffektionen bei Keratoma palmare et plantare hereditarium. Klin Monatsbl Augenheilkd 100: 580–588 – 22. Sandberg HO (1975) Bilateral keratopathy and tyrosinosis. Acta Ophthalmol (Kbh) 53: 760–764 – 23. Zaleski WA, Hill A, Kushniruk W (1973) Skin lesions in tyrosinosis: response to dietary treatment. Br J Dermatol 88: 335–340

Steinhagen-Thiessen, E., King, A., Gehrckens, H., Hamm, C., Daerr, W., Kupper, W.,
Kober, H., Gniesmer, B., Klose, G., Greten, H. (Med. Kern- und Poliklinik,
Univ.-Krankenhaus Eppendorf, Hamburg)

Sind „Case control"-Studien zur Ermittlung eines nichtinvasiven Parameters zur koronaren Risikoeinschätzung geeignet?

Während epidemiologische Studien eine kontinuierliche Beziehung zwischen der Höhe der Serumcholesterinkonzentrationen und dem koronaren Risiko belegen, geht aus „Case control"-Studien eine breite Überlappung von Parametern des Lipidstoffwechsels bei Patienten und Gesunden hervor. Es liegt deshalb nahe, durch eine differenzierte Lipidanalytik einen spezifischeren, unabhängigen und nichtinvasiven Parameter zu evaluieren, der insbesondere für die individuelle Risikoeinschätzung bei der koronaren Herzkrankheit (KHK) geeignet ist.

Studien, die die Zusammenhänge zwischen angiographisch gesichertem Ausmaß einer KHK mit Plasmalipidkonzentrationen untersuchten, erbrachten zum Teil uneinheitliche Ergebnisse [1, 4].

Ziel der vorliegenden Studie war zu prüfen, ob eine differenzierte Lipidanalytik die Spezifität der individuellen Risikoeinschätzung erhöht und ob „Case control"-Studien überhaupt zur Ermittlung eines nichtinvasiven Parameters zur Abschätzung des Schweregrades der KHK geeignet sind.

Dazu wurden 207 konsekutiv koronarangiographierte Patienten beiderlei Geschlechts und jeder Altersgruppe (durchschnittliches Alter: ♀ = 49 Jahre; ♂ = 58 Jahre) in die Studie aufgenommen.

Patienten mit einem frischen Myokardinfarkt wurden ausgeschlossen.

Der Schweregrad der KHK wurde mittels eines Scores, modifiziert nach Kaltenbach [5], bestimmt, indem die Anzahl der Plaques, die Lokalisation und das Ausmaß der Stenosierung nach einem Punktsystem festgelegt wurden. Neben der Anamnese und der Routineuntersuchung wurden die Patienten eingehend bezüglich der Risikofaktoren und ihrer Lebensgewohnheiten untersucht und befragt. Neben den üblichen Routinelaborparametern erhielt jeder Patient eine Standardlipiddiagnostik (Gesamtcholesterin, Gesamttriglyzeride, LDL-Cholesterin, VLDL-Cholesterin, HDL-Cholesterin). Außerdem wurden die Apoproteine AI, AII und B und die LDL$_1$- und LDL$_2$-Fraktionen bestimmt.

Bei der hier vorgelegten ersten Auswertung zeigte sich keine signifikante Korrelation des Gesamtcholesterins, des LDL-Cholesterins, des HDL-Cholesterins und der Apoproteine AI und AII mit dem angiographisch gesicherten Ausmaß der KHK.

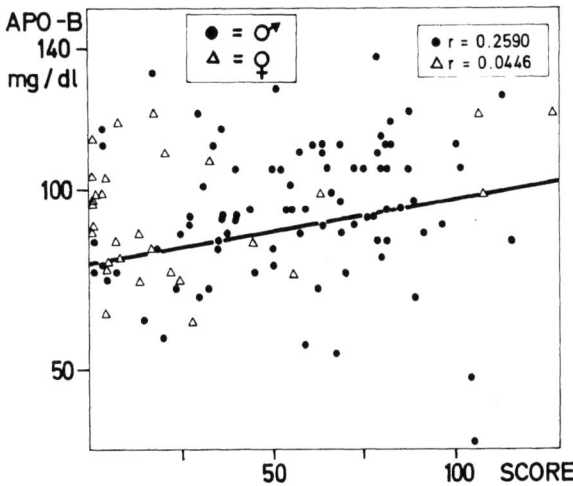

Abb. 1. Die Apoprotein B-Konzentration (mg/l) in Korrelation zum Ausmaß der KHK (Score) bei 153 koronarangiographierten Patienten

Tabelle 1. Die Konzentration von Apoprotein B, Gesamttriglyzeriden und VLDL-Cholesterin im Serum von Koronargesunden (Gruppe A = Score 0–16) im Vergleich zu Patienten mit einem pathologischen Koronarangiogramm (Gruppe B = Score 16–127)

Parameter		A	B	Signifikanz
Apo B	(mg/dl)	86,5 ± 21,0	98,6 ± 17,9	$p < 0,05$
TG	(mg/dl)	117,2 ± 52,4	152,9 ± 88,2	$p < 0,05$
VLDL	(mg/dl)	23,4 ± 10,4	30,4 ± 17,6	$p < 0,05$
Anzahl	♂	16	90	

Score: A < 14; B > 16

Eine signifikante Korrelation zwischen der Apoprotein B-Konzentration und dem Ausmaß der KHK besteht dagegen bei den Männern (Abb. 1). Zur weiteren Analyse wurden die Daten zwei Gruppen zugeordnet. Die Patienten der Gruppe A hatten einen Score von 0–16, entsprechend koronarangiographisch einer geringen KHK. Die Patienten der Gruppe B wiesen einen Score von über 16 auf, d. h. bei diesen Patienten wurde ein deutlich pathologisches Koronarangiogramm ermittelt.

Für die Gruppe der Männer mit anatomisch ausgeprägter KHK (Gruppe B) ergibt sich ein signifikanter Unterschied zu den Patienten der Gruppe A für das Apoprotein B, die Gesamttriglyzeride und das VLDL-Cholesterin, wie in Tabelle 1 dargestellt.

Unsere Daten zeigen, daß eine differenziertere Lipidanalytik zwar die Spezifität bezüglich der Aussage zum koronaren Risiko erhöht, daß aber eine differenziertere Analytik nicht genügend zur individuellen Prognose beiträgt.

Literatur

1. Miller NE, Hammett F, Saltissi S, Rao S, van Zeller H, Coltart J, Lewis B (1981) Relation of angiographically defined coronary artery disease to plasma lipoprotein subfractions and apolipoproteins. Clin Res 282: 1741–1744 – 2. Cremer P, Weise M, Wieland H, Seidel D, Schulze F, Kreuzer H (1982) Bewertung des Plasmalipoproteinstatus von 657 koronarangiographierten Patienten mit und ohne Koronarsklerose. Inn Med 9: 257–265 – 3. Lippi U, Cappelletti P, Signori D, Burelli C (1983) Clinical chemical indexes and severity of coronary atherosclerosis. Clin Chim Acta 130: 283–289 – 4. Maciejko JJ, Holmes DR, Kottke BA, Zinsmeister AR, Dinh M, Mao SJT (1983) Apolipoprotein A-I as a marker of angiographically assessed coronary-artery disease. N Engl J Med 309: 385–389 – 5. Heiden GL, Barboriak JK, Sasse EA, Yorde DE (1984) Correlation of the extent of coronary occlusion with Apo B levels. Atherosclerosis 50: 29–33 – 6. Kaltenbach M (1975) Quantitative Bewertung koronarangiographischer Befunde mit Hilfe eines Punktesystems (Score). Z Kardiol 64: 597–606

Weilemann, L. S., Neuhäuser, M., Bäßler, K. H. (II. Med. Klinik und Poliklinik der Universität Mainz und Physiologisch-Chemisches Institut der Universität Mainz)
Untersuchungen zum Katabolismus interner Intensivpatienten unter besonderer Berücksichtigung der 3-Methylhistidinausscheidung

Einleitung

Im Zusammenhang mit Untersuchungen zum Muskelabbau hat sich die Messung von 3-Methylhistidin als Marker für den Katabolismus weitgehend etabliert.

Das bisherige Interesse galt metabolischen Veränderungen bei Polytrauma, Sepsis, schweren Verbrennungen und chirurgischen Eingriffen. Eine vergleichbare Studie für das intensivinternistische Krankengut ist nicht verfügbar und wir gingen daher von folgender Fragestellung aus:

1. Katabolismus von Patienten einer internen Intensivstation unter definierter parenteraler Ernährung.
2. Wertigkeit von 3-Methylhistidin als Monitor für den „muscle-protein-breakdown".

Patienten und Methodik

Untersucht wurden 15 Patienten einer internen Intensivstation mit den Diagnosen: Schwere Intoxikation, Zustand nach kardiopulmonaler Reanimation und schwere Pneumonie. *Gemeinsames Merkmal:* Initialer Kreislaufschock, Respiratortherapie sowie definierte parenterale Ernährung: 30 kcal Kohlehydrate pro kg Körpergewicht sowie 1 g Standard-aminosäuren pro kg Körpergewicht.

Bestimmt wurden: 3-Methylhistidin im 24-Std-Urin, Stickstoffausscheidung nach Kjeldahl im 24-Std-Urin sowie Stickstoffbilanz und Kreatinin im Urin. Routinelaborparameter zur täglichen Überwachung.

Ergebnisse

Grundlage für die Untersuchungen war ein Kollektiv von 40 gesunden Personen, die sich einer fleischfreien Diät unterzogen hatten. Die 3-Methylhistidinabsolutwerte betragen für dieses Kollektiv 148 μmol/Tag für Frauen und 252 μmol/Tag für Männer bzw. 200 μmol/Tag für beide zusammen.

Die 3-Methylhistidinkreatininratio bzw. der prozentuale Muskelumbau beträgt 138 μmol/g respektive 0,94%, wobei 1 g Kreatinin nach Graystone 20 kg Muskelmasse entsprechen.

Vor diesem Hintergrund die Ergebnisse der Intensivpatienten für die ersten 7 Tage. Danach war für die Mehrzahl der Patienten totale parenterale Ernährung nicht mehr indiziert

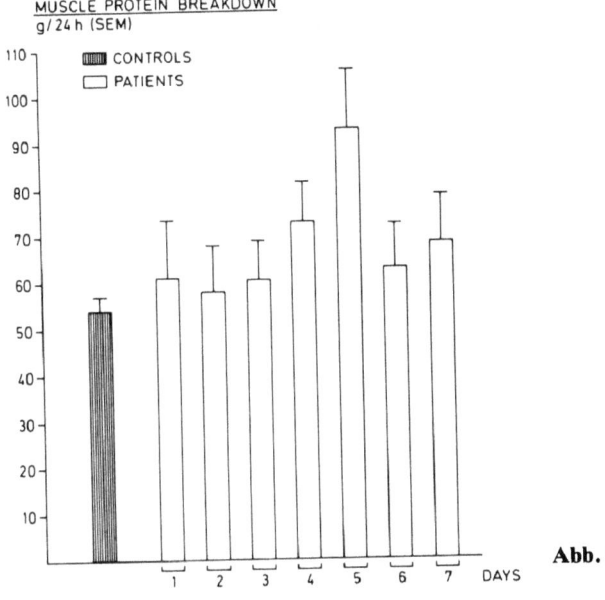

Abb. 1

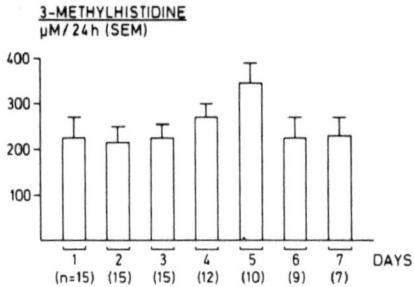

3-METHYLHISTIDINE
µM/24h (SEM)

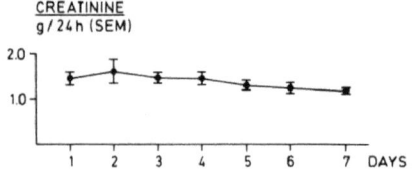

CREATININE
g/24h (SEM)

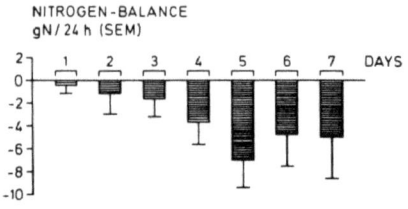

NITROGEN-BALANCE
gN/24h (SEM)

Abb. 2

und das Kollektiv dadurch für weitergehende Interpretationen zu gering. Die Abb. 1 zeigt folgendes:

Der kalkulierte Muskelabbau steigt bis zu 93 g am 5. Tag an und signalisiert eine verstärkte Katabolismusphase. Im Vergleich zu anderen Streßsituationen liegen die Werte zwischen denen von Patienten mit chirurgischen Elektiveingriffen und Patienten mit Sepsis.

Abb. 2 zeigt eine Synopse der 3-Methylhistidinausscheidung, des Kreatininverlaufs und der Stickstoffbilanz.

Die 3-Methylhistidinabsolutwerte entsprechen während der ersten 3 Tage Normalwerten. Es beginnt dann ein Anstieg am 4. Tag bis zu einem Maximum von 345 µmol am 5. Tag und danach wieder ein Abfall.

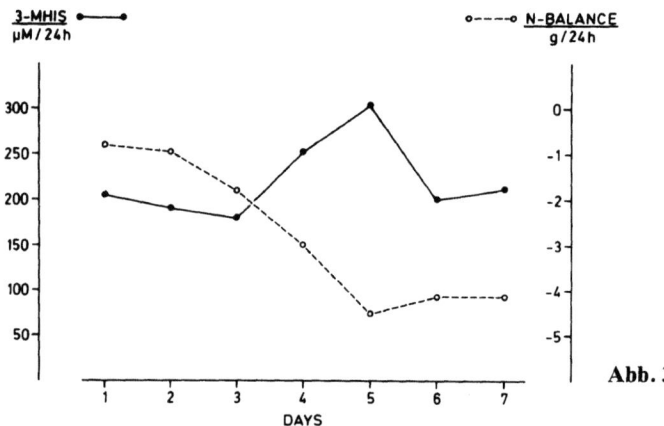

Abb. 3

Die mittlere Kreatininausscheidung bleibt relativ konstant. Es läßt sich lediglich eine leichte Abnahme der Werte vom 4. Tag an feststellen. Parallel zum Anstieg von 3-Methylhistidin findet sich eine Negativierung der Stickstoffbilanz.

Zur besseren Darstellung dieser deutlichen negativen Korrelation zwischen 3-Methylhistidin und Stickstoffbilanz sind in Abb. 3 die Medianwerte von 3-Methylhistidin und der Stickstoffbilanz aufgetragen.

Diskussion

Alle Daten weisen auf einen Hyperkatabolismus hin mit Zunahme des Muskelabbaues und Reduktion der Muskelmasse.

Unabhängig von der Behandlung und bei gleichbleibender totaler parenteraler Ernährung findet sich am 5. Tag eine offenbar kritische Phase, die möglicherweise einer Änderung des Ernährungsregims bedarf.

So erweist sich die 3-Methylhistidinausscheidung als sehr gut brauchbarer Indikator für die Entwicklung der metabolischen Situation, wobei Einzelwerte wegen größerer individueller Tag-zu-Tag-Schwankungen vorsichtig zu interpretieren sind.

In Beantwortung der eingangs gestellten Frage ergibt sich folgende

Schlußfolgerung

1. Zusammen mit der Stickstoffbilanz signalisieren die Daten eine kritische Zunahme der Katabolie am 4. bis 5. Tag.
2. Die 3-Methylhistidinausscheidung eignet sich zur Verlaufsbeobachtung des Katabolismus kritisch Kranker einer internen Intensivstation.

Literatur

Askanazi J, Fürst P, Michelsen CB, Elwyn DH, Vinnars E, Gump FE, Stinchefeld FE, Kinney JM (1980) Muscle and plasma amino acids after injury. Hypocaloric glucose vs. amino acid infusion. Ann Surg 191: 469 − Bilmazes C, Uauy R, Haverberg LN, Munro NH, Young VR (1978) Muscle protein breakdown rates in humans based on N-methylhistidine (3-methylhistidine) content of mixed proteins in skeletal muscle and urinary output of N-methylhistidine. Metabolism 27: 525 − Fürst P, Neuhäuser M, Bergström J, Chao L, Vinnars E, Liljedahl S-O, Holmström B (1978) Determination of 3-methylhistidine in biological fluids: Normal values and clinical findings in different catabolic states. In: Kluthe R, Katz NR (eds) First International Workshop on Histidine. Thieme, Stuttgart − Fürst P, Bergström J, Holmström B, Liljedahl S-O, Neuhäuser M, Vinnars E (1980) N-methylhistidine (3-methylhistidine) in trauma. In: Partsch G , Batsford S (eds) Histidine II, laboratory and clinical aspects − therapeutics use of histidine and zink. Thieme, Stuttgart New York − Forbes G, Bruining RM (1968) Urinary creatine excretion and lean body mass. Am J Clin Nutr 29: 1359 − Graystone JE (1968) In: Check DB (ed) Creatine excretion during growth. Lea and Febiger, Philadelphia − Gross E, Holbrook IB, Irvin MH (1978) The effect of elective surgery on 3-methylhistidine excretion. Br J Surg 65: 663 − Holbrook IB, Gross E, Milewski PJ, Shipley K, Irving MH (1980) N-methylhistidine excretion and myofibrillar protein breakdown in patients receiving intravenous or enteral nutrition. Clin Sci 59: 211 − Kim C-W, Okada A, Itakura T, Kawashima Y, Konishi H, Nakajima T (1979) Urinary excretion of 3-methylhistidine in patients receiving parenteral nutrition. J Parent Enter Nutr 3: 255 − Long CL, Birkhanh Geiger JW, Betts JE, Schiller WR, Blakemore WS (1981) Urinary excretion of 3-methylhistidine: An assessment of muscle protein catabolism in adult normal subjects and during malnutrition, sepsis and skeletal trauma. Metabolism 30: 765 − Neuhäuser M, Bürst P (1979) An automatic method for determination of urinary 3-methylhistidine: Normal values. Anal Biochem 92: 294

– Neuhäuser M, Bergström J, Chao L, Holmström B, Nordlund L, Vinnars E, Fürst P (1980) Urinary excretion of 3-methylhistidine as an index of muscle protein catabolism in postoperative trauma: The effect of parenteral nutrition. Metabolism 29: 1206 – Shenkin A, Neuhäuser M, Bergström J, Chao L, Vinnars E., Larsson J, Liljedahl S-O, Schildt B, Fürst P (1980) Biochemical changes associated with severe trauma. Am J Clin Nutr 33: 2119 – Ward LC, Cooksley WG (1979) The excretion of 3-methylhistidine by the normal healthy adult. Clin Chim Acta 91: 363 – Young VR, Munro HN (1978) N-methylhistidine (3-methylhistidine) and muscle protein turnover: an overview. Fed Proc 37: 2291

MIX
Papier aus verantwortungsvollen Quellen
Paper from responsible sources
FSC® C105338

If you have any concerns about our products,
you can contact us on
ProductSafety@springernature.com

In case Publisher is established outside the EU,
the EU authorized representative is:
Springer Nature Customer Service Center GmbH
Europaplatz 3, 69115 Heidelberg, Germany

Printed by Libri Plureos GmbH
in Hamburg, Germany